普通高等教育精品教材

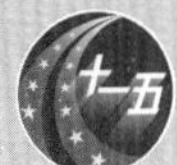
普通高等教育"十一五"国家级规划教材

"十四五"普通高等教育本科规划教材

供本科护理学类专业用

# 外科护理学

第 3 版


**主　编**　路　潜　张美芬　田建丽

**副主编**　庞　冬　孙玉倩　岳树锦　邹继华

**编　委**（按姓名汉语拼音排序）

程　丽（中山大学护理学院）
邓述华（北京大学第三医院）
韩烜烨（哈尔滨医科大学护理学院）
何　洁（重庆医科大学附属第二医院）
金三丽（北京大学护理学院）
李俊梅（北京大学第一医院）
李　娜（昆明医科大学第一附属医院）
梁绮媚（广州医科大学附属第一医院）
路　潜（北京大学护理学院）
马丽和（山西医科大学护理学院）
庞　冬（北京大学护理学院）
沙凯辉（滨州医学院护理学院）
邵广宇（首都医科大学燕京医学院）
孙甜甜（齐鲁医药学院护理学院）
孙玉倩（华北理工大学护理与康复学院）
田建丽（承德医学院护理学院）
王　瑞（广东药科大学护理学院）
王晓月（北京大学第一医院）
武江华（山东第一医科大学护理学院）
夏杰琼（海南医学院国际护理学院）
杨　萍（北京大学护理学院）
岳树锦（北京中医药大学护理学院）
曾芬莲（遵义医科大学护理学院）
张美芬（中山大学护理学院）
张　敏（北华大学护理学院）
张细梅（邵阳学院第二临床学院）
赵博伦（大连大学护理学院）
赵艺媛（北京大学肿瘤医院）
郑静云（汕头大学护理学系）
邹继华（丽水学院医学院）

**编写秘书**　金三丽


北京大学医学出版社

WAIKE HULIXUE

**图书在版编目（CIP）数据**

外科护理学 / 路潜，张美芬，田建丽主编 . —3 版 . —北京：北京大学医学出版社，2023.1
ISBN 978-7-5659-2678-5

Ⅰ. ①外… Ⅱ. ①路… ②张… ③田… Ⅲ. ①外科学 – 护理学 – 教材 Ⅳ. ① R473.6

中国版本图书馆 CIP 数据核字（2022）第 120237 号

**外科护理学（第 3 版）**

**主　　编**：路　潜　张美芬　田建丽
**出版发行**：北京大学医学出版社
**地　　址**：（100191）北京市海淀区学院路 38 号　北京大学医学部院内
**电　　话**：发行部 010-82802230；图书邮购 010-82802495
**网　　址**：http：//www.pumpress.com.cn
**E-mail**：booksale@bjmu.edu.cn
**印　　刷**：北京瑞达方舟印务有限公司
**经　　销**：新华书店
**责任编辑**：杨　杰　**责任校对**：靳新强　**责任印制**：李　啸
**开　　本**：850 mm × 1168 mm　1/16　**印张**：37　**字数**：1062 千字
**版　　次**：2006 年 8 月第 1 版　2023 年 1 月第 3 版　2023 年 1 月第 1 次印刷
**书　　号**：ISBN 978-7-5659-2678-5
**定　　价**：80.00 元

# 第3轮修订说明

国务院办公厅印发的《关于加快医学教育创新发展的指导意见》提出以新理念谋划医学发展、以新定位推进医学教育发展、以新内涵强化医学生培养、以新医科统领医学教育创新；要求全力提升院校医学人才培养质量，培养仁心仁术的医学人才，加强护理专业人才培养，构建理论、实践教学与临床护理实际有效衔接的课程体系，提升学生的评判性思维和临床实践能力。《教育部关于深化本科教育教学改革全面提高人才培养质量的意见》要求严格教学管理，把思想政治教育贯穿人才培养全过程，全面提高课程建设质量，推动高水平教材编写使用。新时代本科护理学类人才培养及教材建设面临更高的要求和更大的挑战。

为更好地支持服务高等医学教育改革发展、本科护理学类人才培养，北京大学医学出版社有代表性地组织、邀请全国高等医学院校启动了本科护理学类专业规划教材第3轮建设。在各方面专家的指导下，结合各院校教学教材调研反馈，经过论证决定启动27种教材建设。其中修订20种教材，新增《基础护理学》《传染病护理学》《老年护理学》《助产学》《情景模拟护理综合实训》《护理临床思维能力》《护理信息学》7种教材。

修订和编写特色如下：

1. 调整参编院校

教材建设的院校队伍结合了研究型与教学型院校，并注重不同地区的院校代表性；由知名专家担纲主编，由教学经验丰富的学院教师及临床护理教师参编，为教材的实用性、权威性、院校普适性奠定了基础。

2. 更新知识体系

对照教育部本科《护理学类专业教学质量国家标准》及相关考试大纲，结合各地院校教学实际修订教材知识体系，更新已有定论的理论及临床护理实践知识，力求使教材既符合多数院校教学现状，又适度引领教学改革。

3. 创新编写特色

本着“以人为中心”的整体护理观，以深化岗位胜任力培养为导向，设置“导学目标”，使学生对学习的基本目标、发展目标、思政目标有清晰了解；设置“案例”“思考题”，使教材贴近情境式学习、基于案例的学习、问题导向学习，促进学生的临床护理评判性思维能力培养；设置“整合小提示”，探索知识整合，体现学科交叉；设置“科研小提示”，启发创新思维，促进“新医科”人才培养。

4. 融入课程思政

将思政潜移默化地融入教材中，体现人文关怀，提高职业认同度，着力培养学生“敬佑生命、救死扶伤、甘于奉献、大爱无疆”的医者精神，引导学生始终把人民群众生命安全和身体健康放在首位。

5. 优化数字内容

在第2轮教材与二维码技术初步结合实现融媒体教材建设的基础上，第3轮教材改进二维码技术，简化激活方式、优化使用形式。按章（或节）设置一个数字资源二维码，融拓展知识、微课、视频等于一体。设置“随堂测”二维码，实现即时形成性评测及反馈，促进“以学生为中心”的自主学习。

为便于教师、学生下载使用，PPT课件统一做成压缩包，用微信“扫一扫”扫描封底激活码，即可激活教材正文二维码、导出PPT课件。

第2轮教材的部分教材主编因年事已高等原因，不再继续担任主编。她们在这套教材的建设历程中辛勤耕耘、贡献突出，为第3轮教材建设日臻完善、与时俱进奠定了坚实基础。各方面专家为教材的顶层设计、编写创新建言献策、集思广益，在此一并致以衷心感谢！

本套教材供本科护理学类专业用，也可供临床护理教师和护理工作者使用及参考。希望广大师生多提宝贵意见，反馈使用信息，以逐步完善教材内容，提高教材质量。

# 前言

外科护理学是高等医学院校护理学专业本科学生的必修课程，是一门针对外科疾病患者进行整体护理的学科。作为护理学的重要分支，外科护理学研究提供以人的健康为中心的整体护理理论、方法及其应用。

第3版《外科护理学》在承袭前两版教材编写理念和经验的基础上，结合当前国内外护理学教育和护理实践的现况与需求，在编写结构、内容与形式上进行了相应修订与调整。在编写内容上，增加了部分疾病患者的护理，如“胸主动脉疾病患者的护理”“腹主动脉瘤患者的护理”等。在编写体例上，章前设立导学目标，帮助学习者明确学习重点；每章给出至少1个分阶段的常见典型导引案例，并围绕护理评估、医疗诊断、主要护理诊断/问题或者护理措施等提出相应问题，以引发学生思考，培养学生发现问题、分析问题和解决问题的能力；章节正文以护理程序为框架，以护理评估、主要护理诊断/问题、护理措施为主线进行编写；章末给出小结，总结核心知识点，并设置案例分析形式的思考题，以帮助学习者进一步梳理和总结本章内容，复习和巩固所学知识。

本书在编写过程中得到北京大学护理学院、中山大学护理学院、承德医学院护理学院及其他编者所在院校、临床医学院领导的大力支持，在此表示衷心的感谢！

由于时间、能力有限，虽然已尽最大努力，但难免有不足和不妥之处，恳请广大师生在应用中发现问题，并给予批评、指正。

主　编

# 目录

# 第一章 绪 论

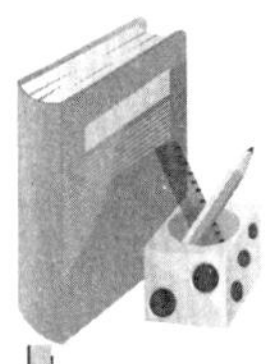

**导学目标**

通过本章内容的学习，学生应能够：

◆ **基本目标**

1. 说出外科护理学的定义及范畴。
2. 解释外科护理学与外科学的关系。
3. 应用正确的方法学习外科护理学。

◆ **发展目标**

理解外科护理学发展与医学以及外科学发展的联系。

◆ **思政目标**

树立全人护理理念，提供以患者为中心的整体护理。

## 一、外科学及外科护理学的范畴

外科疾病（surgical disease）是指主要通过手术或手法修复处理才能获得最佳治疗效果的疾病。外科学（surgery）是医学科学的一个重要组成部分，是研究外科疾病的演进、预防、诊断和治疗的一门学科，其范畴在医学的历史发展中逐渐形成，并不断变化发展。在古代，外科学的范畴仅限于一些体表疾病和外伤，而现代外科学的范畴已经包括许多内部的疾病。按病因分类，属于外科诊治的疾病大致分为7类：①创伤，因暴力或其他致伤因子引起的人体组织的破坏，如内脏破裂、烧伤、骨折等；②感染，因致病微生物侵袭致组织器官损害，可导致内脏器官脓肿、坏死，如胆囊炎、肝脓肿等；③肿瘤，分为良性和恶性2种，绝大多数肿瘤需要手术治疗；④畸形，如先天性心脏病、肛管直肠闭锁等先天性畸形需要手术治疗，而烧伤后瘢痕等后天性畸形也需要手术修复；⑤内分泌功能失调，如甲状腺功能亢进；⑥寄生虫病，如胆道蛔虫症；⑦其他，如肠梗阻、尿路梗阻等空腔器官梗阻；下肢深静脉血栓形成、门静脉高压等血液循环障碍；胆石症、尿路结石等结石形成；各种原因导致的大出血等，也常需要手术予以纠正。

外科学与内科学的范畴是相对的。手术是外科治疗的重要组成部分，但是外科疾病并不一定都需要手术，而是常在一定的发展阶段才需要手术。例如，化脓性感染，早期一般先用药物治疗，当脓肿形成时才需要施行引流术。随着医学技术的发展，对于一些原本需要手术的疾病，可采用非手术方法治疗，如肾结石采用体外冲击波碎石。而对于原本无法手术的疾病，也开展了有效的手术方法，如先天性心脏病的手术治疗。此外，微创和内镜诊疗技术、介入治疗的发展也使外科学与其他学科更趋于交叉，外科学的领域也在不断地变化。

外科护理学（surgical nursing）是护理学的一大分支，是研究外科疾病患者身心康复的护理方法及预防保健的一门学科，涉及多学科知识与技术，不仅包括医学基础理论、外科学的基础理论以及护理学的基础理论及技术，还包括护理心理学、护理伦理学和社会学等人文社会科学知识。外科护理学是基于外科学的发展而形成的，其范畴也随着外科学的变化而变化。外科护士与外科医师一起，对外科疾病患者进行治疗和护理，并在护理的过程中，体现以人为中心、个体化的整体护理。同时，外科护士的工作范畴也由医院向社区、家庭延伸。

## 二、外科学和外科护理学的发展

自人类出现就有疾病，而且就有手术的存在，但在19世纪之前，外科手术一直都是一种简陋而又危险的治疗方式。

在古代，外科医师有时会在患者头顶部钻孔，作为一种驱除疾病的方法，这种技术就是现代所称的“环锯钻孔”（trepanning or trephining）。早期的外科手术很简陋，因而手术常失败，所以不到万不得已不会请外科医师解决问题。

在2世纪以前，外科还未被列入医学专业的领域，外科医师被其他医师和牧师们所轻视，其声望比医学同行们低得多，常由水平低、未受过教育的人担任，而且是以学徒的方式培养起来的。在5—15世纪漫长的中世纪时代，欧洲进入封建社会，受宗教统治的文化进入黑暗时期。在中世纪早期，外科医师到处流浪，为白内障和疝患者做手术，然后在并发症发生之前就已离开。外科医师被认为是“手艺人”，多为兼职，并根据内科医师的指示进行某些外科操作。那时的外科护理除了生活照料，仅仅是准备器材和敷料及协助包扎等。

14世纪，由于火药的发明及其在战争中的应用，导致出现了枪伤、火器伤，这也促进了外科学的发展。15世纪的文艺复兴更促进了解剖学和外科学的发展。1540年，英国的外科医师和理发匠联合成立了理发匠外科医师协会（Barber-Surgeons Company），自此，外科医师就与内科医师分门别类，组织了另一个团体。

19世纪40年代，消毒灭菌和无菌技术、止血与输血、麻醉止痛技术的问世，解决了长期困扰外科的感染、出血和疼痛等问题，成为外科学的三大里程碑，是外科学进入现代外科学的标志。

手术疼痛曾是影响外科发展的重要因素之一。1846年，美国人Morton首先采用乙醚作为全身麻醉药，并将之应用于很多大手术，自此，乙醚麻醉就被普遍应用于外科。1892年，德国人Schleich首先倡导应用可卡因做局部浸润麻醉，但因其毒性强，不久便被普鲁卡因替代，至今普鲁卡因仍在临床上应用。

伤口感染是外科的又一大难题。1846年，匈牙利人Semmelweis首先提出在检查产妇前用漂白粉溶液洗手，使其治疗的产妇死亡率从10%下降到1%，这是抗菌技术的开始。1867年，英国人Lister采用石炭酸溶液冲洗手术器械，并用石炭酸溶液浸湿的纱布覆盖伤口，使其截肢术患者死亡率由46%降至15%，从而奠定了抗菌术（antisepsis）的基本原则。1877年，德国人Bergmann提出，确保伤口不再被污染更为重要，在此基础上采用蒸汽灭菌法对布单、敷料、手术器械进行灭菌处理，建立了现代外科学的无菌术（asepsis）。1889年，德国人Fürbringer提出了手臂消毒法。1890年，美国人Halsted倡议戴橡胶手套，这也使得无菌术日臻完善。

手术出血也是影响外科学发展的另一个重要因素。1872年，英国人Wells介绍了止血钳。1873年，德国人Esmarch提出在截肢时使用止血带。1901年，美国人Landsteiner发现了血型。1915年，德国人Lewisohn提出，混加枸橼酸钠溶液可使血液不凝固，这使得间接输血成为可能，之后又有血库的建立，逐渐解决了出血问题。

1929年，英国人Fleming发现了青霉素。1935年，德国人Domagk提倡使用百浪多息（磺

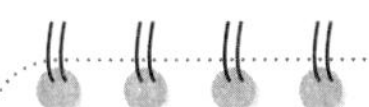

胺类药），此后抗菌药的使用遍及全世界，为外科学的发展开辟了一个新时代。之后，麻醉术得到不断改进，输血、补液和营养支持也日益受到重视，进一步扩大了外科手术的范围，提高了手术的安全性。

同一时期，南丁格尔在克里米亚战场上，通过清洁、消毒、换药、包扎伤口、改善休养环境等措施使伤员死亡率从50%下降到2.2%，首次以无可辩驳的事实向社会显示了护理在外科学发展中的重要作用。护理工作得到了英国朝野的认同后，南丁格尔以此为契机创建了护理学专业，推动了全世界护理学的发展。可见，现代护理学是以外科护理学为开端的。

20世纪中叶以来，外科学进入了一个蓬勃发展的阶段。20世纪50年代初期低温麻醉和体外循环的研究成功，为心脏直视手术开辟了发展道路。20世纪60年代显微外科技术的形成和发展，20世纪70年代以来内镜的出现，特别是介入放射学的形成与发展，将诊断、治疗深入到病变的内部结构。此外，随着分子生物学技术的发展，20世纪80年代初期提出了基因治疗的概念，它是将外源基因导入目的细胞并有效表达，从而达到治疗目的。20世纪90年代初期，随着世界首例腺苷脱氨酶缺乏性重症免疫缺陷病的治疗获得成功，基因治疗获得了临床治疗的批准，进而推动了其他一些疾病基因治疗的发展。当前，现代外科学和外科护理学的研究和实践领域还不断地在广度和深度上迅速发展。此外，人类基因组计划、蛋白质组计划、干细胞技术、纳米技术、组织工程等高新技术的开展与完善，以及机器人外科和远程微创外科手术取得成功，也给传统外科学带来了前所未有的机遇与挑战。

在中国的医学史中，外科有着悠久的历史和丰富的实践经验。公元前14世纪商代的甲骨文中就有关于“疥”“疮”等的记载。在周代（公元前1066年—前249年），外科已独成一门，外科医师被称为“疡医”；秦汉时代的医学名著《黄帝内经》中有“痈疡篇”外科专章；汉末名医华佗（公元141—203年）擅长外科技术，他使用麻沸汤为患者进行死骨剔除术、剖腹术等；南北朝龚庆宣整理的《刘涓子鬼遗方》（公元499年）是我国最早的外科学专著，其中的金疡专论反映了当时处理创伤的情况。隋代巢元方所著《诸病源候论》（公元610年）叙及断肠缝连、腹疝脱出等手术采用丝线结扎血管，已认识到炭疽为“人先有疮而乘马”所患病，并指出单纯性甲状腺肿的发生与地区水质有关。唐代孙思邈所著《千金要方》（公元652年），记载了应用手法整复下颌关节脱位，与现代医学手法类似。宋代王怀隐所著《太平圣惠方》（公元992年）记载了用砒剂治疗痔核。元代危亦林所著《世医得效方》（1337年）中已有正骨经验的描述。明代是我国中医外科迅速发展的时期，名医众多，如薛己、汪机、王肯堂等，遗留了不少著作。清代设有专治骨折和脱臼者，《医宗金鉴》内有“正骨心法”专篇，总结了传统的正骨疗法。清末高文晋所著《外科图说》（1834年）是一本以图释为主的中医外科学著作。

现代外科学传入我国虽有百余年历史，但在早期进展缓慢，外科医师很少，外科尚未形成一门专科。1949年后，我国逐步建立了比较完整的外科体系，外科队伍不断壮大，外科技术不断得到普及和提高。在当今外科学的微创外科技术和器官移植领域，我国外科医师做出的突出成绩在国际上得到了肯定。与此同时，外科护理学也随之不断发展。我国外科学领域取得的成绩同样离不开精湛的围术期护理。外科学发展日趋专科化、精细化，相应的专科护理实践也不断拓展，专科护理人才队伍不断壮大。外科护士不仅是护理服务的提供者、决策者、管理者和协调沟通者，而且是教育咨询者和研究者，推动着外科护理学在广度与深度上不断变革与发展。

**科研小提示**

可以探索外科学领域的专科护士在外科护理学科发展中的角色定位与核心能力要求。

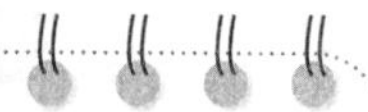

## 三、如何学习外科护理学

### （一）以现代护理观为指导

1．贯彻整体护理理念　现代护理学概念的变化经历了以疾病为中心、以患者为中心及以健康为中心3个阶段。早在1948年，WHO就提出“健康不仅是没有疾病或缺陷，而且是身体、精神和社会的完好适应状态”。1973年，国际护士学会提出“护理是帮助健康的人或患病的人保持或恢复健康，或平静地死去”。1980年，美国护士协会提出“护理是诊断与处理人类对现有的和潜在的健康问题的反应”。这些定义充分说明了护理服务的目的和意义，表明了护理服务的对象是整体的人，是每个人，甚至是整个社会。因此，在外科护理工作中不仅要关注外科疾病患者本身，而且要关注其家人；不仅要注重疾病状态下的护理，而且要注重疾病的预防和健康的维护，要提供以人的健康为中心的全方位的、全生命周期的、延续性的护理。

2．运用护理程序的方法　护理程序的理论基础是系统论，它为护理实践提供了科学的方法。在外科护理工作中，要全面、系统地收集和分析资料，发现患者现有的或潜在的健康问题，做出准确的临床判断，采取有科学依据的护理措施，及时评价其效果并做相应的修改和补充，最终达到帮助患者解决健康问题的目的。

3．兼顾科学性与艺术性　在学习外科护理学时，不能仅仅局限于学习医学、护理学理论知识，还应学习相关的人文科学知识，充分领会护理学的科学性和艺术性，树立良好的职业思想，学以致用，在实践中运用知识奉献爱心，审慎地为患者提供人性化的护理服务。

### （二）掌握外科护理学的特点

学习外科护理学应关注外科护理学的学科特点。外科疾病患者在围术期有共性的护理问题，也有与疾病和手术相关的特异性健康问题，因此，应善于总结和归纳，在掌握共性问题的基础上，明晰不同疾病患者护理的特殊性。外科范畴疾病的病情复杂多变，且麻醉和手术会给患者带来一定的危险性。外科急诊多、抢救多、卧床患者多，疾病发生突然，且病情变化快，有效抢救时间常较短。而外科医师常忙于手术，所以在患者住院期间，护士是与之接触最为密切的医务人员。因此，护士应具备高度的责任感，善于观察，勤于思考，审时度势，及时、有效地采取护理措施，挽救患者的生命。另外，还必须明确外科疾病不仅是局部疾病，同时也是全身病变的反映，学习外科护理学必须有整体理念。到外科就诊的患者常需要手术治疗，患者除了要承受疾病痛苦外，还要承受手术带来的身心压力，而且不同患者对手术的认识及反应不同，因此，要学会理解患者。另外，大多数患者是首次面对所患的外科疾病，首次面对手术治疗，通常缺乏与之相关的知识。因此，应根据患者的特点和需求给予适当的健康指导。

### （三）理论联系实际

外科护理学是一门实践性的学科，应重视临床实践。书本上的知识不能代替实践。通过实践，可进一步加深对理论知识的理解和掌握。应多与患者接触，多争取动手机会，善于分析实践过程中遇到的问题，独立思考、寻找答案，以提高发现问题、分析问题和解决问题的能力。术前患者与术后患者的护理重点会有所不同，应结合具体病例，运用解剖学、生理学等基础知识，结合具体手术方式，分析患者存在的健康问题，制订有针对性的护理计划。

### （四）既重视“三基”，又注重知识更新

“三基”即基本理论、基本知识和基本技能，是做好外科护理工作的基础。只有具备扎实的理论基础，才能在临床工作中做到原则性和灵活性相结合，在实际工作中有所创新。如果没有掌握基本知识，在处理实际问题时，就不能做出正确的临床决策；如果没有熟练的基本技能，不仅不能高质、高效地完成临床护理工作，影响患者的康复进程，甚至还会影响患者对护理工作的信任度和满意度。外科学和外科护理学仍处于不断发展的阶段，新理论、新技术不断

涌现，对护理人员的要求也不断提高。必须不断学习和更新知识，才能适应现代外科护理学发展的要求，成为一名合格的护理人才。

## 小结

外科疾病是指主要通过手术或手法整复处理才能获得最佳治疗效果的疾病。外科学与内科学的范畴是相对的，随着医学的发展，其领域也在不断地变化。外科护理学是研究外科疾病患者身心康复的护理方法及预防保健的一门学科，其范畴也随着外科学的变化而变化。在外科护理学学习过程中，应以现代护理观为指导，结合外科护理学的学科特点，坚持理论联系实际，注重基本理论、基本知识和基本技能，并不断更新知识，以适应现代外科护理学发展的要求。

（路 潜）

第 2 章数字资源

# 水、电解质及酸碱平衡失调患者的护理

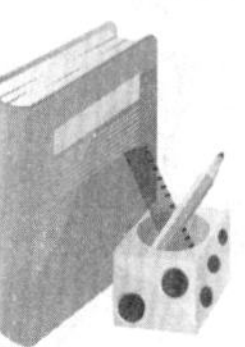

## 导学目标

通过本章内容的学习，学生应能够：

◆ **基本目标**

1. 列举常见水、电解质及酸碱平衡失调的分类。
2. 复述常见水、电解质及酸碱平衡失调的定义。
3. 描述常见水、电解质及酸碱平衡失调的临床表现、辅助检查和治疗原则。
4. 解释常见水、电解质及酸碱平衡失调的病理生理。

◆ **发展目标**

运用护理程序对水、电解质以及酸碱平衡失调患者实施整体护理。

◆ **思政目标**

培养“严谨求实、认真负责、细致观察”的工作态度和“动作迅速、思维敏捷、有条不紊”的工作作风。

### 案例 2-1A

男性，65 岁，进食后出现腹部阵发性剧烈绞痛，伴恶心、呕吐，呕吐频繁且量多，主要为胃内容物。24 h 尿量为 800 ml，尿液颜色深黄。

**请回答：**

针对该患者的水和电解质失调情况，应该重点评估哪些内容？

体液主要由水和电解质组成，广泛分布于组织、细胞内外。正常的体液容量、渗透压、电解质含量和酸碱度是维持机体正常代谢、内环境稳定及各器官系统生理功能的基本保证。禁食、创伤、感染、手术及其他外科疾病均可导致水、电解质和酸碱平衡失调，甚至危及生命。及时识别并积极配合医师纠正各种水、电解质和酸碱平衡失调是外科临床护理工作的重要内容之一。

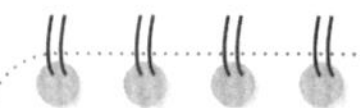

## 第一节　水和钠代谢失调

$Na^+$ 是细胞外液最重要的阳离子，主要生理功能是维持细胞外液渗透压和神经肌肉的兴奋性。正常血清钠离子浓度为 135 ～ 145 mmol/L。

在细胞外液中，水和钠的关系非常密切。水、钠代谢失调常同时存在，并相互影响。但不同原因引起的水、钠代谢失调，造成的病理生理变化和临床表现也不相同。临床常见的水、钠代谢失调有等渗性脱水（isotonic dehydration）、低渗性脱水（hypotonic dehydration）、高渗性脱水（hypertonic dehydration）及水中毒（water intoxication）。

### 【病因】

1．等渗性脱水　又称急性脱水或混合型脱水，是外科最常见的脱水类型，是指水和钠等比例丢失，血清钠在正常范围内，细胞外液渗透压可保持正常。常见原因有以下几种。

（1）消化液急性丢失：如频繁大量呕吐、严重腹泻、肠外瘘等。

（2）体液严重丢失：如弥漫性腹膜炎、急性肠梗阻等，体液丢失在感染区或软组织内；或大面积烧伤早期，大量体液经创面迅速外渗。

2．低渗性脱水　又称慢性脱水或继发性脱水，是指水与钠同时丢失，但失水少于失钠，血清 $Na^+$ 和细胞外液渗透压均低于正常范围。常见原因有以下几种。

（1）消化液慢性持续性丢失：如反复呕吐、长期胃肠减压引流或慢性肠梗阻等，大量钠离子随消化液丢失。

（2）大创面的慢性渗液：如烧伤或术后创面的广泛渗液。

（3）治疗不当：如应用排钠利尿药时未及时补钠，等渗性脱水治疗时只补充水分而未补钠。

3．高渗性脱水　又称原发性脱水，是指水和钠同时丢失，但失水多于失钠，血清钠和细胞外液渗透压高于正常范围。常见原因有以下几种。

（1）水分摄入不足：如吞咽困难、禁食、对危重患者补水不足。

（2）水分丢失过多：如过度通气、高热、大量出汗（汗液中含氯化钠 0.25%）、大面积烧伤暴露疗法、糖尿病患者血糖未控制导致高渗性利尿等；中枢性或肾性尿崩症；使用大量脱水剂（如甘露醇、高渗葡萄糖溶液等）；经鼻胃管或空肠造口管给予高浓度肠内营养液等。

4．水中毒　又称稀释性低钠血症，是指机体摄入水总量超过了排出水总量，以致水在体内潴留，引起循环血量增加、血浆渗透压下降，血清钠离子浓度降低。常见原因有以下几种。

（1）各种原因引起的抗利尿激素分泌过多。

（2）肾功能不全，排尿能力下降。

（3）机体摄入水分过多，如剧烈运动后大量补水，输液过多、过快，用大量清水洗胃、灌肠。

### 【病理生理】

1．等渗性脱水　细胞外液量迅速减少，血压下降，既可通过多种途径兴奋肾素 - 血管紧张素 - 醛固酮系统，引起醛固酮分泌增加，促进肾对 $Na^+$ 和水的重吸收增加，还可引起抗利尿激素分泌增多。上述机制均可通过减少尿量而代偿性地使细胞外液量增多，以纠正血容量不足。细胞外液渗透压基本保持正常，细胞内液量一般不发生变化。若等渗液体持续丢失，细胞内液可逐渐外移，引起细胞内脱水。

2．低渗性脱水　当细胞外液渗透压降低时，水分子可由细胞外进入细胞内，导致细胞外

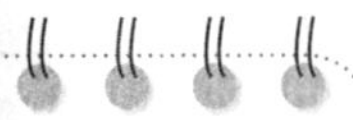

液减少。机体通过减少抗利尿激素分泌，使肾小管重吸收水分减少，尿量排出增多，以提高细胞外液渗透压，但可导致细胞外液进一步减少。当机体血容量明显不足时，机体将优先保证和恢复血容量，表现为肾素 - 血管紧张素 - 醛固酮系统兴奋，远曲小管对 $Na^+$ 和水的重吸收增多。当代偿机制无法维持时，则出现休克。细胞内水分增多，可引起细胞肿胀和细胞内低渗状态，影响酶的活性。脑组织对此改变最为敏感。

3．高渗性脱水　细胞外液渗透压增高时，可刺激视丘下部的口渴中枢，患者因口渴而主动增加饮水。另外，高渗状态还可引起抗利尿激素分泌增多，使肾小管对水的重吸收增加，尿量减少。以上机制均可使细胞外液渗透压降低并恢复容量。细胞外液呈高渗状态时，细胞内水分移向细胞外，可导致细胞内液及细胞外液量均减少。严重脱水时，可引起细胞内液严重不足。脑细胞脱水可导致脑功能障碍。

4．水中毒　大量水分进入体内，使细胞外液量急剧增加，血钠浓度下降。循环血量增多可抑制醛固酮分泌，使远曲小管对钠的重吸收减少，尿中排钠量增加，从而使血钠浓度进一步下降。细胞外渗透压降低时，一方面，水分由细胞外移向细胞内，可导致细胞水肿，细胞膜破裂，使细胞内、外液渗透压均降低；另一方面，抗利尿激素分泌减少，使尿量增多。

## 【护理评估】

（一）临床表现

1．等渗性脱水

（1）脱水表现：尿少，皮肤、黏膜干燥，眼窝凹陷，但无口渴。当短时间内体液丢失量达体重的 5%时，患者可出现血容量不足的表现。体液丢失达体重的 6% ~ 7%时，患者可出现明显的休克表现。

（2）缺钠表现：厌食、恶心、乏力。

（3）酸碱平衡失调：休克时的微循环障碍可导致大量酸性代谢产物积聚，患者常伴有代谢性酸中毒。严重呕吐丢失大量胃液时则可出现代谢性碱中毒。

2．低渗性脱水

（1）轻度缺钠：血钠浓度为 130 ~ 135 mmol/L，患者感疲乏、头晕、手足麻木，无口渴。尿多，尿钠减少。

（2）中度缺钠：血钠浓度为 120 ~ 129 mmol/L，除上述症状外，患者还常有食欲缺乏、恶心、呕吐、脉搏细速、血压不稳或下降、视物模糊、直立性低血压性晕厥。尿量减少，尿液中几乎不含钠离子及氯离子。

（3）重度缺钠：血钠浓度在 120 mmol/L 以下，患者神志不清，肌痉挛性抽痛，腱反射减弱或消失，出现木僵甚至昏迷。常发生低血容量性休克。

3．高渗性脱水

（1）轻度脱水：脱水量占体重的 2% ~ 4%，患者仅有口渴，其他表现不明显。

（2）中度脱水：脱水量占体重的 4% ~ 6%，患者极度口渴，伴乏力、烦躁，皮肤松弛、唇干舌燥、眼窝下陷。尿少、尿比重增加。

随堂测 2-1

（3）重度脱水：脱水量超过体重的 6%。除上述症状外，患者还可出现脑功能障碍，表现为躁狂、幻觉、谵妄，甚至昏迷。

4．水中毒

（1）急性水中毒：发病急骤，主要表现为因脑细胞肿胀和脑组织水肿导致的一系列神经、精神症状，如头痛、嗜睡、躁动、谵妄、惊厥，甚至昏迷，严重者可发生脑疝。

（2）慢性水中毒：症状不典型，多被原发病症状掩盖。患者可有嗜睡、头痛、软弱无力、恶心、呕吐、体重增加等表现。

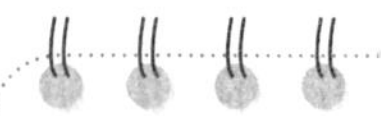

（二）辅助检查

脱水时可见血液浓缩现象，红细胞计数、血红蛋白量、血细胞比容均明显升高；高渗性脱水和等渗性脱水时可有尿比重增高，低渗性脱水时尿比重降低。水中毒时可见血细胞计数、血红蛋白量、血细胞比容及血浆渗透压均降低。血清电解质检查可用于评估血钠、血钾、血钙等水平。动脉血气分析可用于判断是否合并酸碱失衡。

（三）与疾病相关的健康史

评估患者存在的导致体液失衡的原因和危险因素，包括：年龄、性别、体重；近期饮食、饮水情况和运动情况；有无腹泻、呕吐、大量出汗等诱发体液失衡的症状；是否患有糖尿病、肝病、肾病、心力衰竭、肠梗阻、消化道瘘等易引起体液失衡的疾病；是否接受过容易诱发体液失衡的治疗，如使用利尿药、类固醇药物或强效泻药，以及胃肠减压、透析、放疗等；液体治疗情况等。

（四）心理社会状况

评估患者及家属对水、钠代谢紊乱及原发疾病的认识程度、心理反应和承受能力。

（五）治疗原则

1．处理原发病因 是纠正体液失衡最根本的措施。

2．补液 根据体液失衡的类型和程度进行补液治疗。各种补液计算公式仅作为参考。应根据实验室检查结果、血气分析等随时调整输液计划。

（1）等渗性脱水：静脉滴注平衡盐溶液或等渗盐溶液，以尽快恢复血容量。平衡盐溶液的电解质成分与血浆内成分相似，常作为首选。常用的有乳酸钠（1.86%）和复方氯化钠注射液（比例为 1∶2）、碳酸氢钠注射液（1.25%）和等渗盐溶液（比例为 1∶2）。等渗盐溶液中 $Cl^-$ 含量（154 mmol/L）高于血清 $Cl^-$ 含量（103 mmol/L），大量应用易引起高氯性酸中毒。此外，由于纠正脱水后机体排钾量增加，同时血清钾离子浓度被稀释而降低，因此，补足血容量后应注意预防低钾血症。

（2）低渗性脱水：静脉补充等渗盐溶液或高渗盐溶液，以纠正细胞外液的低渗状态及血容量不足。根据血钠降低速度、程度和症状进行。对轻、中度低渗性脱水者补充等渗盐溶液，对重度缺钠致休克者应先应用晶体液（复方乳酸氯化钠溶液、等渗盐溶液）、白蛋白及血浆等胶体溶液补足血容量，然后静脉滴注高渗盐溶液（如 3%～10%氯化钠溶液）。补钠量计算公式：需补钠盐量（mmol）=[ 血钠正常值（mmol/L）－血钠测得值（mmol/L）]× 体重（kg）×0.6（女性为 0.5），其中，17 mmol $Na^+$=1 g 钠盐。上述量应分 2 天补给，且每天加补正常需要钠盐量 4.5 g。

（3）高渗性脱水：以补水为主，从而降低细胞外液的高渗透压。可口服或静脉补液，如 5%葡萄糖溶液或 0.45%氯化钠溶液。补液量的估计方法：①先根据临床表现估计失水量占体重的百分比（轻度脱水补液量为体重的 2%～4%，中度为 4%～6%，重度为 6%以上），再按每丧失体重的 1%补液 400～500 ml 计算。②根据血钠浓度计算，补水量（ml）=[ 血钠测得值（mmol/L）－血钠正常值（mmol/L）]× 体重（kg）×4。计算补液量应分 2 天补给。注意纠正高渗性脱水速度不宜过快，以免导致脑水肿。高渗性脱水时，血清 $Na^+$ 增高是因血液浓缩引起的，实际上机体钠也是缺乏的，故补水同时还应补钠，以避免出现低钠血症。

3．水中毒的处理 立即停止补充水分。轻者通过机体代偿可自行缓解。对严重者应给予渗透性利尿药（20%甘露醇或 25%山梨醇等）或袢利尿药（呋塞米、依他尼酸等），加速水分排出，减轻脑细胞水肿。应用利尿药时应注意补钾。

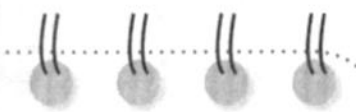

**案例 2-1B**

患者入院后体格检查：T 38℃，P 96 次 / 分，R 20 次 / 分，BP 110/70 mmHg，身高 175 cm，体重 80 kg。眼窝凹陷，口干舌燥，皮肤弹性差。

腹部 X 线检查提示“急性肠梗阻”。血清电解质：[$Na^+$] 136 mmol/L，[$K^+$] 3.8 mmol/L，[$Cl^-$] 96 mmol/L。

**请回答：**

1. 该患者存在哪些与水、电解质平衡失调相关的护理诊断 / 问题？
2. 主要的护理措施有哪些？

## 【主要护理诊断 / 问题】

1．体液不足　与呕吐、腹泻、高热、胃肠减压、腹膜炎等原因所致体液丢失过多或摄入不足有关。

2．体液过多　与水分摄入过多、排出不足或脏器功能不全有关。

3．活动无耐力　与体液不足或伴随的钠、钾等电解质紊乱有关。

4．有受伤的危险　与水、钠代谢紊乱导致的感觉异常、意识障碍、直立性低血压有关。

5．潜在并发症：休克、酸碱平衡紊乱、电解质紊乱、昏迷、颅内压增高、脑疝等。

## 【护理措施】

1．维持充足的体液量

（1）控制或去除病因：对有体液失衡危险因素和诱发因素的患者采取有效的预防措施，或遵医嘱积极处理原发病，以减少体液的丢失，防止病情加重。

（2）准确实施液体疗法

1）估计补液总量：补液总量包括生理需要量、已经损失量和继续损失量。①生理需要量：成人每日需要水分 2000 ～ 2500 ml，氯化钠 5 ～ 9 g，氯化钾 2 ～ 3 g，葡萄糖 100 ～ 150 g，一般以 5%～ 10%葡萄糖溶液 1500 ml，加生理盐水 500 ml 和 10%氯化钾溶液 30 ml 补给。②已经损失量：或称累积失衡量，一般根据病史、临床表现和辅助检查结果估计失水量或失钠量，分 2 天补足。③继续损失量：或称额外损失量，原则上是“丢多少、补多少”。应严格观察和记录每日出入液量，如成人气管切开时每日增加水分补充 800 ～ 1200 ml，汗液湿透一身衣裤时约需补水 1000 ml，体温每升高 1℃，每日每千克体重需增加水分补充 3 ～ 5 ml。此部分的损失量通常安排在次日补给。

2）确定补液种类：根据体液失衡的类型和丢失体液的性质选择液体，患者出现休克时应先补足血容量。等渗性脱水时应选择等渗盐溶液或平衡盐溶液；高渗性脱水时应选择低渗盐溶液或 5%葡萄糖溶液；低渗性脱水时应选择高渗盐溶液或等渗盐溶液；丢失汗液时应选择低渗盐溶液；丢失胃液时应选择生理盐水；丢失小肠液时应选择平衡盐溶液。

3）选择补液途径常用的有经外周静脉、经中心静脉和经外周静脉穿刺的中心静脉导管（peripherally inserted central venous catheter，PICC）3 种。根据补液种类、补液速度、补液时间和病情缓急综合考虑。

4）安排补液顺序：一般原则是“先盐后糖、先晶后胶、见尿补钾”。具体情况根据患者病情而定。

5）控制补液速度：根据患者的脱水程度和有效循环血量情况而定。一般按照“先快后慢、量出为入、分批补给、随时调整”的原则。即先快速补充血容量，改善微循环；然后以较慢的速度维持，以防补液过多、过快而引发急性肺水肿或急性心力衰竭等并发症。输注高渗盐溶液时应严格控制滴速，每小时不应超过 100 ～ 150 ml。

6）病情监测和疗效观察：密切观察患者的生命体征、意识状态、尿量、皮肤黏膜情况、外周静脉充盈情况等；记录 24 h 出入量；了解血常规、尿常规、血气分析、血清电解质、血生化检查等实验室检查结果；必要时监测中心静脉压。

2．水中毒的护理

（1）脱水治疗的护理：使用甘露醇时应快速静脉滴注，一般 250 ml 应在 20 min 内滴注完。甘露醇外渗可致组织水肿、皮肤坏死，应注意避免。部分患者使用甘露醇可导致过敏，出现皮疹、荨麻疹，甚至呼吸困难、过敏性休克，应及时处理。脱水治疗期间应注意监测血电解质情况。

（2）预防水中毒：严格按计划补液，防止补液过多、过快。失血、创伤、休克等因素可导致抗利尿激素分泌过多，补液时应控制速度和量。对急性肾功能不全和慢性心功能不全患者，应严格限制水摄入量。大量洗胃、灌肠时，应用生理盐水。

3．逐渐提高活动耐力　过度虚弱、精神异常、意识障碍等重症患者应卧床休息。待患者病情稳定、意识清醒后，应逐渐增加活动量，并尽早下床，以免长期卧床导致失用性肌萎缩，同时也可增强患者治疗的信心。根据患者的耐受程度，与患者及家属共同制订循序渐进的活动计划，之后再根据患者肌力和肌张力的改善程度，逐步调整活动内容、时间、形式和幅度。

4．减少受伤害的危险　加强疲乏无力、意识障碍、抽搐发作患者的安全防护措施：①移去环境中的危险物品、减少意外受伤的可能；②病床双侧安装床栏，防止坠床；③适当约束患者肢体活动并做好指导；④病情危重时严格卧床休息，加强监护。定时监测血压，患者血压偏低或病情不稳定时，告知患者和家属，坐起或下床时动作宜缓慢，以免因直立性低血压或眩晕而跌倒受伤。

5．维持皮肤黏膜的完整性　保持皮肤清洁，定时擦洗、少用肥皂，以免皮肤过于干燥。协助虚弱或意识不清的患者定时翻身或床上被动运动，减少骨隆突处长期受压。每日观察并记录皮肤黏膜情况，出现发红、触痛，甚至紫红、水疱等压疮表现时，应及时处理。

6．口腔护理　指导患者餐后漱口，早晚刷牙，以保持口腔清洁，预防感染。鼓励饮水，保持口腔清洁、湿润；避免口腔黏膜干燥、损伤。不能饮水者，鼓励漱口，必要时润唇。对接受氧疗或使用呼吸机者，应维持足够的湿润状态。已发生口腔黏膜炎症和溃疡时，需加强口腔护理。

7．并发症的观察与护理　密切观察患者有无低钾血症、休克、颅内压增高等并发症的表现，一旦发现，应及时通知医师，并配合抢救和处理。

**案例 2-2A**

患者，女性，76 岁，因高血压长期服用排钾利尿药，近 3 个月出现畏食、恶心、腹胀、进食量减少，2 天前突然出现双下肢无力。

**请回答：**

1. 该患者可能出现了什么问题？
2. 应从哪些方面进行护理评估？

## 第二节　钾代谢失调

钾是机体重要的矿物质之一，钾离子主要存在于细胞内液，细胞外液的钾含量仅为总量的2%。正常血钾浓度为3.5 ～ 5.5 mmol/L。钾的功能非常重要，它参与细胞的新陈代谢、细胞内液渗透压的维持、心肌收缩、神经 - 肌肉的应激性以及酸碱平衡的调节。钾的代谢异常有低钾血症（hypokalemia）和高钾血症（hyperkalemia）。临床上以低钾血症多见。

### 【病因】

（一）低钾血症

1．钾摄入不足　如因治疗需长期禁食，昏迷、消化道梗阻长期不能进食，经静脉补液或补充营养时钾盐补充不足。

2．钾丢失过多　呕吐、腹泻、持续胃肠减压、肠外瘘等情况下经消化道失钾增多；长期使用排钾性利尿药（呋塞米、依他尼酸）及肾上腺皮质激素可经肾丢失过多的钾。

3．钾向细胞内转移　大量输入葡萄糖和胰岛素（葡萄糖合成糖原时，钾离子可进入细胞内）、碱中毒或低钾性周期性麻痹时，细胞外液钾离子转入细胞内。

（二）高钾血症

1．钾摄入过多　服用过多含钾食物或药物，静脉输注氯化钾过多、过快，输入大量库存血等。

2．肾排钾功能减退　是高钾血症的主要原因，如急性及慢性肾衰竭、应用保钾利尿药（螺内酯、氨苯蝶啶）、盐皮质激素不足等。

3．细胞内钾外移　大量溶血、严重脱水、休克以及酸中毒、严重组织损伤（挤压综合征）等，使钾从细胞内移向细胞外。

### 【护理评估】

（一）临床表现

1．低钾血症

（1）神经肌肉症状：肌无力是最早、最突出的表现，多由四肢肌肉开始，患者可表现为四肢软弱无力、上睑下垂、吞咽困难，进一步可累及躯干和呼吸肌，引起呼吸困难和窒息；另外，还可出现软瘫、腱反射减弱或消失。累及胃肠道平滑肌时，患者可出现厌食、恶心、呕吐、腹胀和便秘等胃肠蠕动减慢的表现，严重时可有麻痹性肠梗阻。

（2）心脏功能异常：低钾可致心肌应激性减低，患者可出现各种心律失常和传导阻滞。轻者有窦性心动过速、房性或室性期前收缩、房室传导阻滞；重者可出现阵发性房性或室性心动过速，甚至心室颤动、猝死。

（3）代谢性碱中毒：血钾过低时，$K^+$ 由细胞内移出，与细胞外液中的 $Na^+$、$H^+$ 交换增加，使细胞外液 $H^+$ 浓度降低，从而发生碱中毒。但因远曲肾小管 $Na^+$ 和 $K^+$ 交换减少，$Na^+$ 与 $H^+$ 交换增多，所以患者尿液呈酸性，称为反常性酸性尿。

2．高钾血症　早期无特异性症状，可有四肢及口周麻木感、乏力、腹胀和腹泻、肌肉酸痛、烦躁、神志淡漠等表现。严重时（血清钾＞ 7 mmol/L）可出现肢体苍白、湿冷、青紫或低血压等微循环障碍的表现，甚至出现软瘫、窒息或意识障碍。高钾时心肌功能受到抑制，患者可表现为心音减弱、心动过缓、传导阻滞或室性异位心律，甚至心搏骤停。

随堂测 2-2

（二）辅助检查

1．低钾血症　血钾低于 3.5 mmol/L。心电图早期出现 T 波压低、变平或倒置，随后出现 ST 段降低、QT 间期延长和 U 波（图 2-1）。

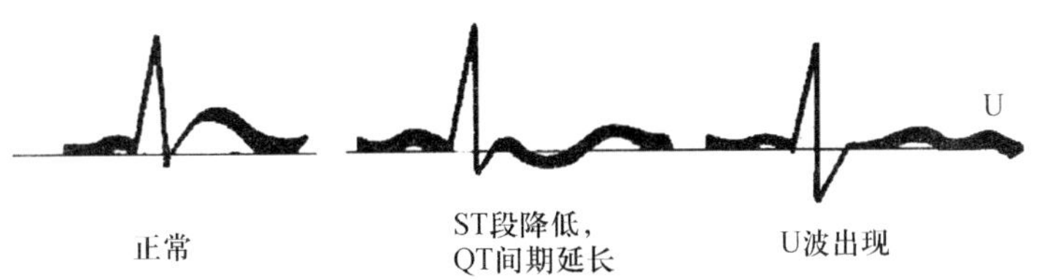


图 2-1　低钾血症的心电图表现

2．高钾血症　血清钾高于 5.5 mmol/L。心电图改变为早期 T 波高尖，P 波振幅下降、QT 间期延长，继之 QRS 波群增宽、振幅下降，PR 间期延长（图 2-2）。

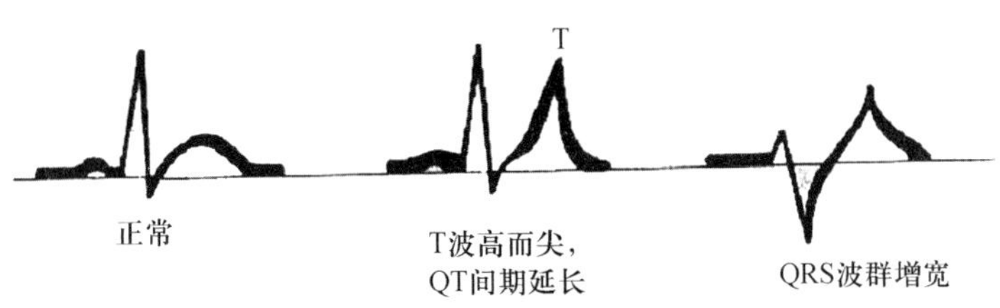


图 2-2　高钾血症的心电图表现

（三）与疾病相关的健康史

评估患者是否存在引起钾代谢异常的病因和危险因素。低钾血症患者可有禁食、呕吐、腹泻、使用利尿药、合并碱中毒等情况。对高钾血症患者应注意进食和用药情况，注意肾功能情况，评估病史，注意有无挤压伤、酸中毒等情况。

（四）心理社会状况

评估患者和家属对钾代谢异常发生原因和防治知识的知晓情况、心理状态和接受能力，评估患者的家庭和社会支持情况等。

（五）治疗原则

1．低钾血症

（1）积极治疗原发病。

（2）补钾：通常根据血钾浓度估算补钾量。首选 10%氯化钾溶液，既可补钾，又可减轻低钾性碱中毒。首选口服补钾，最为方便、直接和安全。外科疾病患者常无法口服，以静脉补钾为主。一般采用分次补钾、边治疗边观察的原则，通常需要连续治疗 3 ～ 5 天。

2．高钾血症

（1）去除诱发高钾血症的原因。

（2）禁钾：停止使用一切含钾药物和食物，避免输入库存血。

（3）转钾：静脉注射乳酸钠溶液或碳酸氢钠溶液，或静脉输注高渗葡萄糖溶液及胰岛素，使钾离子进入细胞内。

（4）排钾：口服阳离子交换树脂，促进消化道排钾。为防止便秘、粪块阻塞，可同时口服山梨醇或甘露醇导泻。静脉注射呋塞米等排钾利尿药。严重高钾血症或上述治疗无效时，可行透析治疗。

（5）抗心律失常：使用 10%葡萄糖酸钙溶液静脉注射，可以对抗过量钾对心肌的抑制作用。注射后可迅速起效，若患者心电图无明显改善，则可反复使用，但对服用洋地黄类药物者应慎用。

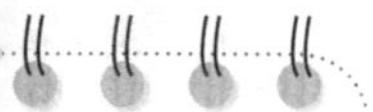

**案例 2-2B**

患者入院后体格检查：T 36.5℃，P 84 次 / 分，R 21 次 / 分，BP 110/75 mmHg。神志清楚，肠鸣音减弱；双下肢肌力Ⅲ级。

血清电解质：$[Na^+]$ 136.0 mmol/L，$[K^+]$ 2.6 mmol/L。

心电图表现：T 波低平，ST 段压低，有频发室性期前收缩。

**请回答：**

1. 该患者可能出现了何种电解质失衡？
2. 目前主要的护理诊断 / 问题有哪些？
3. 目前的护理措施是什么？

## 【主要护理诊断 / 问题】

1．活动无耐力　与低钾血症或高钾血症导致的肌无力有关。

2．（有）便秘（的危险）　与肠道平滑肌无力及肠蠕动减慢有关。

3．有受伤的危险　与钾代谢异常引起的四肢无力、眩晕和意识障碍有关。

4．潜在并发症：麻痹性肠梗阻、呼吸肌麻痹、代谢性碱（酸）中毒、心搏骤停。

## 【护理措施】

（一）低钾血症

1．减少钾丢失　遵医嘱予以止吐、止泻等治疗，以减少钾继续丢失。

2．增加钾摄入　鼓励能经口进食者口服补钾。指导患者多进食含钾量高的食物，如大豆类、海带、紫菜、菌菇类等。口服氯化钾易出现胃肠道反应，可在餐后与果汁或牛奶搭配同服，必要时可改用枸橼酸钾以减轻胃肠道反应。

3．遵医嘱经静脉补钾

（1）见尿补钾：肾功能不全时可影响钾离子排出，每日尿量需大于 500 ml 或每小时尿量大于 40 ml，才能安全经静脉补钾。

（2）浓度不能过高：禁止静脉直接注射高浓度钾盐，以免血钾突然升高导致心搏骤停。浓度不宜超过 40 ～ 60 mmol/L（以每克氯化钾含钾 13.4 mmol 计算，相当于氯化钾 3 g）。

（3）速度不能过快：不宜超过 20 ～ 40 mmol/h。

（4）限制补钾总量：一般禁食患者，每日补钾量为 2 ～ 3 g，重症缺钾者 24 h 补钾量不宜超过 6 ～ 8 g。

（5）严密监测：钾离子进入细胞内的速度很慢，约 15 h 才能达到细胞内、外平衡，有时甚至需要 1 周或更长时间，故纠正低钾切勿过急或中途停止。应密切监测患者尿量、血钾浓度、心电图变化等，观察肢体肌力、呼吸困难等症状是否改善，及时调整每日补钾量。

（6）保护血管：钾离子对局部组织和血管具有明显刺激性，静脉输注时易引起疼痛。应选择粗大的深静脉或使用留置针，减少局部刺激；避免同一部位或同一静脉反复穿刺，以免引起静脉炎；保护好输液的肢体，注意检查是否有渗漏或脱管；疼痛明显时可热敷，必要时局部涂硝酸甘油，以缓解疼痛；高浓度补钾时应选择中心静脉导管穿刺，并使用微量泵泵入。

**科研小提示**

可以探索缓解静脉补钾引起局部疼痛的方法。

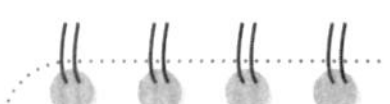

4．促进排便　鼓励患者多饮水、进食富含纤维素的食物，给予腹部按摩，以利于排便通畅。出现便秘时，给予缓泻药。

5．病情监测　监测血钾情况、心率、心律、心电图以及意识状态，必要时行血气分析，以便及时发现并发症。

6．其他护理　加强基础护理，及时发现和处理心律失常等并发症，予以心理护理，避免意外伤害等。

**知识链接**

**静脉高浓度快速补钾的循证医学证据**

研究表明，高浓度补钾引起心搏骤停的决定因素是单位时间内流经心脏的钾离子浓度。因此，对单位时间内补钾总量的控制需要更为科学。补钾速度的限制远比补钾浓度的规定更为重要和严格。

循证医学证据表明，高浓度氯化钾（200 mmol/L）以 20 mmol/h 的速度输注是可以耐受的，既能够降低室性心律失常发作的频率，又不会引起高钾血症。静脉补钾通常不超过 10 ～ 20 mmol/h，否则需进行心电监护。近年来，微量泵或电子输液泵通过中心静脉（以锁骨下静脉最佳）高浓度补钾的应用，打破了以往不能静脉推注的禁区，具有缓慢、均匀、微量、易控等优点，可以减少血管刺激，快速补钾。

（二）高钾血症

1．指导患者停用含钾药物，避免进食含钾量高的食物。

2．遵医嘱用药，对抗心律失常并降低血钾水平。

3．对透析患者做好透析护理。

4．监测血钾情况、心率、心律、心电图，及时发现并发症。

## 第三节　其他电解质代谢失调

### 一、钙代谢失调

人体内的钙大部分以磷酸钙和碳酸钙的形式储存于骨骼中。细胞外液中的钙仅占总量的0.1%，其中 55%是与蛋白质或有机酸结合的非离子钙，45%为离子钙。离子钙对维持神经、肌肉的稳定性具有重要作用。正常血清钙浓度为 2.25 ～ 2.75 mmol/L，钙代谢异常可分为低钙血症（hypocalcemia）和高钙血症（hypercalcemia），外科疾病患者以低钙血症多见。

（一）低钙血症

低钙血症是指血清钙低于 2.25 mmol/L。常见病因包括甲状旁腺功能减退症、降钙素分泌亢进、高磷酸血症、维生素 D 缺乏、肾衰竭、急性重症胰腺炎、坏死性筋膜炎、梗阻性黄疸、腹泻等。

血清钙浓度降低可导致神经肌肉兴奋性增强。患者表现为易激动、口周和指（趾）尖麻木及针刺感、手足抽搐、肌肉疼痛、腱反射亢进，Chvostek 征阳性及 Trousseau 征呈阳性。

处理原则包括积极处理原发疾病和补充钙剂。出现手足抽搐时，可用 10%葡萄糖酸钙 10 ～ 20 ml 稀释后静脉滴注，或用 5%氯化钙 10ml 稀释后静脉缓慢推注。对甲状旁腺功能受

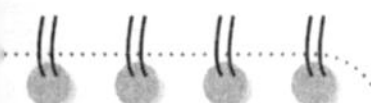

损和维生素 D 缺乏者，应同时补充维生素 D。口服钙剂易引起便秘和增加泌尿系结石形成的风险，应指导患者多进食富含膳食纤维的蔬菜、水果等，保持排便通畅，同时多饮水，以增加尿量。静脉输注钙剂时应注意：①速度要慢，以免造成血压过低或心律失常；②避免局部渗漏引起组织坏死；③不可与碳酸盐及磷酸盐类溶液混合使用，以防发生沉淀。

（二）高钙血症

高钙血症是指血清钙高于 2.75 mmol/L，主要见于甲状旁腺功能亢进症患者，其次是恶性肿瘤骨转移患者。

早期症状有乏力、倦怠、软弱及神志淡漠。严重时可出现腹痛、呕吐和体重减轻，肌无力、腱反射减弱，并有头痛、背痛、四肢疼痛、口渴和多尿等。当血清钙＞ 3.75 mmol/L 时，患者可出现谵妄、惊厥，甚至昏迷等高钙危象的表现。

应给予对因处理，如手术治疗甲状旁腺功能亢进症。扩容、利尿以及应用依地酸钙钠、类固醇或硫酸钠等药物，促进钙的排出。对转移性骨肿瘤患者可用双膦酸盐类药物抑制破骨细胞的活性，以降低血钙。

指导患者低钙饮食、多饮水，降低血清钙水平；鼓励患者多食富含膳食纤维的食物，促进钙的排出。大量快速输注生理盐水扩容、利尿时，应密切观察患者有无肺水肿及心力衰竭发生。使用依地酸钙钠时，应注意监测患者肾功能。使用双膦酸盐类药物时，应注意观察患者有无发热、寒战、骨痛、关节痛等不良反应。

## 二、镁代谢失调

体内 60%的镁存在于骨骼中，其余的几乎都在细胞内，细胞外液中的镁仅占总量的 1%。镁对维持机体多种酶的活性、肌肉及心脏的收缩运动、神经 - 肌肉兴奋性等生理功能具有重要作用。正常血清镁浓度为 0.75 ～ 1.25 mmol/L，镁代谢失调包括低镁血症（hypomagnesemia）和高镁血症（hypermagnesemia）。

（一）低镁血症

低镁血症是指血清镁低于 0.75 mmol/L。其发生原因有进食不足、长期消化液丢失、长期使用利尿药等。

早期表现有厌食、恶心、呕吐、虚弱和神志淡漠。病情加重时的症状与缺钙相似，有神经、肌肉及中枢神经系统功能亢进表现，如易激动、手足抽搐、肌震颤、Chvostek 征阳性。严重者可有癫痫样发作。镁缺乏常伴有钾和钙缺乏，患者可有相应的表现。镁负荷试验对机体镁缺乏具有诊断价值。

轻度镁缺乏时，可经饮食补充或口服镁剂补充。可静脉补充氯化镁溶液或硫酸镁溶液，注意输液速度不可太快，以免引起急性镁中毒，导致心搏骤停。经肌内注射补充，应行深部注射，并经常更换注射部位，以防局部形成硬结而影响疗效。完全纠正镁缺乏需要较长时间，故症状消失后应继续补充 1 ～ 3 周。在纠正低镁血症的同时，还应纠正低钙血症、低钾血症、低磷血症及碱中毒等。

（二）高镁血症

高镁血症是指血清镁浓度高于 1.25 mmol/L，主要见于肾功能不全患者，还可见于长期口服镁剂（如氧化镁）和应用硫酸镁治疗先兆子痫或子痫的过程中用量过大。烧伤早期、大面积损伤或外科应激反应、严重细胞外液量不足和严重酸中毒也可导致血清镁浓度增高。

患者早期症状轻且无特异性。血清镁浓度＞ 2 mmol/L 时，患者可出现乏力、倦怠、肌张力减弱、腱反射消失和血压下降等。严重者可发生呼吸抑制、嗜睡、昏迷和心搏骤停。心电图改变与高钾血症相似。

发现镁过多时，应立即停止补镁，遵医嘱经静脉缓慢注射 10%葡萄糖酸钙溶液 10 ～ 20 ml

或 10%氯化钙溶液 5 ～ 10 ml，以对抗镁对心肌的抑制作用。同时应予以利尿、纠正酸中毒、补充血容量。必要时行透析治疗。

### 三、磷代谢失调

人体内的磷约 85%存在于骨骼内。磷对机体代谢有十分重要的作用，可参与蛋白质的磷酸化过程，参与细胞膜的组成，是凝血因子的成分之一，参与维持酸碱平衡等。

（一）低磷血症

低磷血症（hypophosphatemia）是指血清磷浓度低于 0.8 mmol/L，见于磷摄入不足（如长期禁食、进食障碍）、丢失过多或吸收障碍（如频繁呕吐、消化道瘘、长期应用利尿药、甲状旁腺功能亢进症等）、严重烧伤或感染、大量输入葡萄糖及胰岛素等。

临床表现缺乏特异性，可有头晕、厌食、肌无力等神经、肌肉症状，重者可有抽搐、精神异常、昏迷，甚至呼吸肌无力而危及生命。

应积极处理原发病因，及早预防。如对于长期禁食经静脉补充营养者，应每日常规补充磷 10 mmol（10%甘油磷酸钠 10 ml），并监测血清磷水平。

（二）高磷血症

高磷血症（hyperphosphatemia）是指血清磷浓度高于 1.6 mmol/L，主要见于急性肾衰竭、甲状旁腺功能低下、酸中毒等患者。临床表现不典型，严重时主要为原发病的表现以及继发的低钙血症表现。除积极处理病因外，无症状或肾功能正常的高磷血症患者无需特殊治疗，过量的磷可以经肾排出。对急性肾衰竭或伴有明显高磷血症患者，可通过透析清除过多的磷。慢性高磷血症的治疗包括限制食物中的磷含量，口服钙盐、氢氧化铝等。

**案例 2-3A**

患者，男性，70 岁，糖尿病 10 余年，因“头痛、头晕、恶心、呕吐 3 天”入院。拟诊断为糖尿病酮症酸中毒。

**请回答：**

该患者目前的主要护理评估内容有哪些？

## 第四节　酸碱平衡失调

维持体液酸碱平衡是机体组织、细胞进行正常生命活动的重要保证。pH、$HCO_3^-$ 及 $PaCO_2$ 是反映机体酸碱平衡的三大基本要素。其中，$HCO_3^-$ 反映代谢性因素，其减少或增加可引起代谢性酸中毒或碱中毒；$PaCO_2$ 反映呼吸性因素，其减少或增加可引起呼吸性碱中毒或酸中毒。

### 一、代谢性酸中毒

代谢性酸中毒（metabolic acidosis）是外科最常见的酸碱平衡紊乱，由体内酸性物质积聚或产生过多，或 $HCO_3^-$ 丢失过多引起，以 $HCO_3^-$ 降低（< 21 mmol/L）和 pH 降低（< 7.35）为主要特征。

**【病因】**

1．代谢性产酸过多　见于各种原因引起的缺血、缺氧或组织低灌注，使细胞内无氧酵解增加而产生大量乳酸和丙酮酸，导致乳酸性酸中毒，如严重损伤、腹膜炎、高热或休克等。糖尿病或长期不能进食者，体内脂肪分解过多，形成大量酮体，引起酮症酸中毒；抽搐、心搏骤停等也可引起体内有机酸形成过多。

2．外源性固定酸性物质摄入过多　见于应用氯化铵、盐酸精氨酸或盐酸等药物治疗时输入过多，使血浆中 $Cl^-$ 增多，$HCO_3^-$ 减少。

3．碱性物质丢失过多　见于腹泻、肠瘘、胆瘘、胰瘘等，导致大量碱性消化液丢失。

4．肾功能不全　肾小球滤过功能下降、肾小管功能障碍或应用碳酸酐酶抑制剂（如乙酰唑胺），可使内生性 $H^+$ 排出减少和（或）$HCO_3^-$ 重吸收减少。

5．高钾血症　各种原因引起细胞外液 $K^+$ 增高，$K^+$ 与细胞内 $H^+$ 交换，引起细胞外 $H^+$ 增加，导致代谢性酸中毒。

## 【病理生理】

血浆中 $HCO_3^-$ 不足，而 $H_2CO_3$ 相对过多时，机体可通过肺和肾进行代偿性调节，表现为呼吸加深、加快，以加速 $CO_2$ 的排出。同时，肾小管上皮细胞中的碳酸酐酶和谷氨酰酶活性升高，增加 $H^+$ 和 $NH_3$ 的生成，从而使 $H^+$ 排出增加，$NaHCO_3$ 吸收增加。若病因持续存在，超过机体的代偿能力，则可引起失代偿性代谢性酸中毒。

## 【护理评估】

### （一）临床表现

1．呼吸代偿　肺功能代偿加强，加速二氧化碳呼出，使 $PaCO_2$ 下降，呼吸深快（Kussmaul 呼吸）是最突出的表现，有时呼出气中带有酮味。

2．心血管功能改变　酸中毒时 $H^+$ 浓度增高，且常伴高钾，二者均可抑制心肌的收缩功能，表现为心律失常、心音低弱、血压下降。$H^+$ 浓度增高，刺激毛细血管扩张，患者面部潮红，口唇呈樱桃红色。

3．中枢神经功能障碍　酸中毒可抑制脑细胞代谢活动，患者可有头痛、头晕、嗜睡等现象，甚至出现神志不清或昏迷。

### （二）辅助检查

代偿期血气分析可见血浆 pH 正常，$HCO_3^-$、碱剩余（BE）和 $PaCO_2$ 有一定程度的降低；失代偿时，pH 下降，$HCO_3^-$ 明显下降，$PaCO_2$ 正常。尿液呈强酸性，但合并高钾血症时，患者可出现反常性碱性尿。

### （三）与疾病相关的健康史

了解患者有无严重损伤、感染、休克、抽搐、心搏骤停等情况，是否存在消化液大量丢失，既往合并疾病（如糖尿病、肾功能不全等）等与代谢性酸中毒相关的因素。

### （四）心理社会状况

乏力和眩晕等可加重患者的不适感觉，呼吸频率加快可使患者及家属产生焦虑和恐惧心理；严重酸中毒患者可出现意识障碍，更加剧家属的心理反应。应评估患者及家属对疾病及其伴随症状的认知程度、心理反应和承受能力。

### （五）治疗原则

1．治疗原发病　积极处理原发病是治疗的首要措施，包括纠正循环障碍、改善组织灌注、控制感染等。

2．纠正酸中毒　轻者（$HCO_3^-$ 16 ～ 18 mmol/L）可自行代偿，不必纠正。对重者（$HCO_3^- <$ 10 mmol/L）需补充碱性溶液，临床上常用 5% $NaHCO_3$。$HCO_3^-$ 需要量（mmol/L）=[$HCO_3^-$ 浓度正常值（mmol/L）–$HCO_3^-$ 浓度测得值（mmol/L）]× 体重 ×0.4。一般将计算值的一半量在

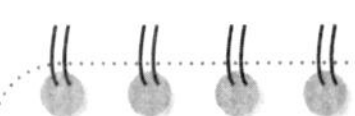

第 1 个 24 h 内输入，之后根据病情决定是否继续补充。纠酸不宜过快、过于彻底，一般使血 $HCO_3^-$ 和 pH 分别维持在 8 ～ 10 mmol/L 和 7.2 ～ 7.25 即可。

3．纠正继发的电解质紊乱　予以补钙、补钾等。

**案例 2-3B**

患者入院后体格检查：面部潮红，口唇呈樱桃红色。呼吸深快，呼出气中带有酮味。动脉血气分析示：pH 7.25，$PaCO_2$ 40 mmHg，$HCO_3^-$ 18 mmol/L。

**请回答：**

1. 该患者可能出现了何种酸碱平衡失调？
2. 目前应如何处理？

### 【主要护理诊断 / 问题】

1．低效性呼吸型态　与酸中毒导致的呼吸代偿有关。

2．（有）口腔黏膜完整性受损（的危险）　与代谢性酸中毒所致呼吸深快有关。

3．潜在并发症：意识障碍、心律失常、低钙或低钾血症。

### 【护理措施】

1．病情观察　密切观察患者的生命体征、意识状态及原发疾病的病情变化，遵医嘱定时复查血气分析、血清电解质等结果，及时发现心律失常、低钾血症、低钙血症等并发症；准确记录出入量。

2．用药护理　5% $NaHCO_3$ 为高渗溶液，输注过快可导致高钠血症，输入过量可致容量过多及代谢性碱中毒。经外周静脉输注时，应严防药液外渗，以免造成组织坏死。注意钙剂与 $NaHCO_3$ 混合使用时可能出现沉淀。

3．加强口腔护理　预防和处理口腔黏膜干燥、损伤。

## 二、代谢性碱中毒

代谢性碱中毒（metabolic alkalosis）由体内 $H^+$ 丢失或 $HCO_3^-$ 增多（> 26 mmol/L）引起。

### 【病因】

1．酸性物质丢失过多　见于幽门梗阻、严重呕吐、长期胃肠减压等，可丢失大量的 $H^+$ 及 $Cl^-$，上述作用均可使血浆 $HCO_3^-$ 增高。

2．碱性物质摄入过多　长期服用碱性药物，可中和胃内的盐酸，使肠液中的 $HCO_3^-$ 增多。大量输注库存血时，抗凝剂入血后可转化成 $HCO_3^-$。

3．缺钾　钾缺乏时，$K^+$ 从细胞内移至细胞外，$H^+$ 和 $Na^+$ 则进入细胞内，引起细胞内酸中毒和细胞外碱中毒。同时，由于血容量不足，机体为了保 $Na^+$，经远曲小管排出 $H^+$ 及 $K^+$ 增多，$HCO_3^-$ 重吸收也增加，可出现反常性酸性尿。

4．应用利尿药　呋塞米（速尿）依他尼酸（利尿酸）可抑制肾近曲小管对 $Na^+$ 和 $Cl^-$ 的重吸收，导致低氯性碱中毒。

### 【病理生理】

血浆 $H^+$ 浓度降低可使呼吸中枢受到抑制，呼吸变浅、变慢，使 $CO_2$ 的呼出减少。同时，肾小管上皮细胞中的碳酸酐酶和谷氨酰酶活性降低，$H^+$ 排出和 $NH_3$ 生成减少，同时 $HCO_3^-$ 重吸收也减少。

### 【护理评估】

1．临床表现　患者一般无明显症状，有时可有呼吸变浅、变慢，或神经、精神方面的异常，如谵妄、精神错乱或嗜睡等。严重时，患者可因脑和其他器官代谢障碍而发生昏迷。患者常伴有低钾血症、低氯血症表现。

2．辅助检查　代偿期血浆 pH 在正常范围，$HCO_3^-$ 和 BE 呈一定程度的增高。失代偿期血浆 pH 和 $HCO_3^-$ 增高，$PaCO_2$ 正常或代偿性增高。

3．与疾病相关的健康史　评估患者是否有胃酸丢失病史，是否有长期应用碱性药物、利尿药等病史。

4．心理社会状况　疾病严重时，可影响患者的意识状态，家属会出现焦虑、恐惧心理，常担心发生意外。

5．治疗原则

（1）治疗原发病。

（2）纠正碱中毒：代谢性碱中毒时，氧合血红蛋白解离曲线左移，氧不易从氧合血红蛋白中释放。对病情轻者只需补充等渗盐溶液、氯化钾，即可纠正碱中毒。病情严重但能口服者，可给予氯化铵 1 ～ 2 g，每天 3 ～ 4 次。紧急情况下可使用 0.15 mmol/L 的盐酸溶液经中心静脉缓慢滴注。

（3）积极处理低渗性脱水、低钾血症、低钙血症等并发症。

### 【主要护理诊断 / 问题】

1．有受伤的危险　与代谢性碱中毒所致意识障碍有关。

2．潜在并发症：低钾血症、低钙血症。

### 【护理措施】

1．病情观察　定时监测并记录生命体征、出入量、意识状态，遵医嘱每 4 ～ 6 h 监测血气分析及电解质结果。如患者出现烦躁不安、焦虑、恐惧、嗜睡、意识模糊等，提示病情危重。

2．用药护理　盐酸溶液应经中心静脉滴入，以免渗漏引起软组织坏死；输注速度不宜过快（一般为 25 ～ 50 ml/h），以免造成溶血等不良反应。

3．避免意外损伤。

## 三、呼吸性酸中毒

呼吸性酸中毒（respiratory acidosis）由肺通气或换气功能减弱，致使体内产生的 $CO_2$ 不能充分排出，或 $CO_2$ 吸入过多而引起。

### 【病因】

凡能引起肺泡通气不足或换气功能障碍的疾病或情况均可导致呼吸性酸中毒。如呼吸道梗阻、肺部疾患（如肺广泛纤维化、肺气肿）、胸部损伤、呼吸机使用不当、呼吸中枢抑制（如中枢神经系统损伤、全身麻醉过深、镇静药使用过量）等。

### 【病理生理】

呼吸性酸中毒时，机体主要通过血液缓冲系统和肾进行代偿调节。血液中的 $H_2CO_3$ 与

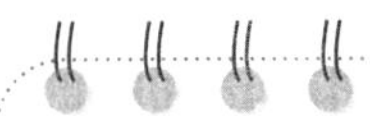

$Na_2HPO_4$ 结合，形成 $NaHCO_3$ 和 $NaH_2PO_4$，后者随尿液排出。小管上皮细胞中的碳酸酐酶和谷氨酰酶活性增高，可增加 $H^+$ 和 $NH_3$ 的生成，从而使 $H^+$ 排出增加，$NaHCO_3$ 吸收增加。

### 【护理评估】

1．临床表现　主要表现为胸闷、气促、呼吸困难、发绀、头痛、躁动不安等缺氧症状。严重者可有血压下降、谵妄、昏迷等。持续性头痛多见于高碳酸血症患者，尤以夜间、清晨为重，高浓度 $CO_2$ 可引起脑血管扩张，继而使颅内血容量增多，导致颅内压增高而引起头痛。严重酸中毒时，患者可因血钾浓度升高而突发心室颤动。

2．辅助检查　急性酸中毒时，血浆 pH 降低、$PaCO_2$ 增高，血浆 $HCO_3^-$ 可正常或略增高。慢性酸中毒时，pH 下降不明显，$PaCO_2$ 和血浆 $HCO_3^-$ 增高。

3．与疾病相关的健康史　评估患者的呼吸功能，是否有呼吸中枢抑制、呼吸道梗阻、胸廓活动受限等病史。

4．心理社会状况　因呼吸困难、胸闷、头痛等可影响休息，患者常会有焦虑、烦躁心理。

5．治疗原则

（1）治疗原发病，消除疾病诱因。

（2）积极改善通气功能，保持呼吸道通畅，纠正缺氧。如解除呼吸道梗阻、使用呼吸兴奋剂等，必要时行气管插管或气管切开辅助呼吸。

（3）酸中毒较重（$pH < 7.20$）时，应适当补碱，可用碳酸氢钠或氨丁三醇。

（4）纠正钾代谢异常。

### 【主要护理诊断 / 问题】

1．低效性呼吸型态　与颅内压增高、呼吸道梗阻、呼吸机管理不当等有关。

2．潜在并发症：心律失常、意识障碍、心搏骤停。

### 【护理措施】

1．保持呼吸道通畅，改善通气　条件允许时，协助患者取半坐卧位，以增加膈肌活动幅度，有利于呼吸。指导患者练习深呼吸和有效咳嗽的方法和技巧，协助患者定时翻身叩背，必要时予以雾化吸入和体位引流，协助医师行气管插管或气管切开等，以解除呼吸道梗阻。指导高碳酸血症患者缩唇式呼吸。调节呼吸机参数。

2．持续低流量吸氧　高浓度吸氧可降低呼吸中枢对缺氧的敏感性，使呼吸更受抑制，故吸入氧浓度不可过高。

3．病情观察　密切观察患者的生命体征、意识水平变化，必要时行心电监护。警惕心律失常、颅内压增高，甚至昏迷、心搏骤停等呼吸、中枢神经系统及心血管系统功能异常，及时报告医师并配合处理。遵医嘱定时复查血气分析、血清电解质等。

4．用药护理　使用氨丁三醇时，应注意控制量及速度，同时密切观察患者的呼吸情况，大量快速滴注可引起呼吸抑制和低血压。

5．其他护理　加强心理护理、防止意外伤害等。

## 四、呼吸性碱中毒

呼吸性碱中毒（respiratory alkalosis）由肺泡通气过度，体内 $CO_2$ 排出过多，以致血液中 $PaCO_2$ 降低而引起。

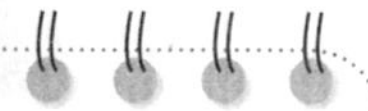

## 【病因】

凡可导致通气过度的疾病均可引起呼吸性碱中毒，如癔症、高热、疼痛、严重创伤或感染、中枢神经系统疾病、低氧血症、肝衰竭、呼吸机使用不当导致过度通气等。

## 【病理生理】

血液中 $PaCO_2$ 降低可抑制呼吸中枢，使呼吸变浅、变慢，使血液中 $H_2CO_3$ 代偿性升高。但此代偿可导致机体缺氧，难以维持。因此，代偿主要是肾通过减少肾小管上皮细胞泌 $H^+$ 及 $HCO_3^-$ 的重吸收，从而使血浆 pH 维持在正常范围。

## 【护理评估】

随堂测 2-3

1．临床表现　主要表现为呼吸急促。由于血清游离钙降低，患者可出现口周和手足麻木及针刺感、肌震颤，甚至手足抽搐、腱反射亢进。$PaCO_2$ 降低可引起脑血管痉挛，患者可出现头痛、头晕、惊厥，甚至昏迷。

2．辅助检查　血气分析可见血 pH 升高，$PaCO_2$ 和 $HCO_3^-$ 降低，常伴有血清钙降低。

3．与疾病相关的健康史　评估患者是否有高热、疼痛、严重创伤、呼吸机使用不当等过度通气的因素。

4．心理社会状况　患者常出现呼吸过快、肌肉应激性增加，患者及家属常出现明显焦虑和恐惧心理。

5．治疗原则　治疗原发病的同时，应进行对症治疗，如用长筒、长袋罩住口鼻，以便增加呼吸道无效腔，减少 $CO_2$ 直接呼出，或吸入含 5% $CO_2$ 的氧气，使血液 $PaCO_2$ 升高。对精神障碍导致通气过度者，适量应用镇静药可减少通气。对呼吸机使用不当导致过度通气者，则应调整其相应参数。对危重患者或中枢神经系统病变所致呼吸急促者，可用药物阻断其自主呼吸，使用呼吸机辅助呼吸。对伴有低钙性手足抽搐者，可适当补充钙剂。

## 【主要护理诊断 / 问题】

1．低效性呼吸型态　与呼吸过快、呼吸机使用不当导致过度通气等有关。

2．有受伤的危险　与中枢神经系统功能异常及神经、肌肉应激性增加有关。

## 【护理措施】

1．定时监测并记录患者的生命体征、出入量、意识状态，以及血气分析、血清电解质结果等。

2．指导患者放慢呼吸速度、加大呼吸深度，教会患者使用纸袋呼吸的方法。

3．根据病情鼓励并协助患者活动，注意采取保护性措施，如使用床栏或移除障碍物等，避免受伤等意外发生。

# 小　结

一、水和钠代谢失调

1．脱水　等渗性脱水是外科疾病患者最易发生的脱水类型，常见于消化液急性丢失以及体液严重丢失的情况下，患者兼有脱水与缺钠的双重表现。低渗性脱水常见于消化液慢性持续性丢失、应用排钠利尿药和等渗性脱水治疗时只补水，患者休克出现早。高渗性脱水常见于水分摄入不足、丢失过多时，患者口渴症状突出。脱水的类型不同，补液种类也不同，应尽快去除病因并制订补液计划，对出现休克者先补充血容量。护理重点为加强病情观察及补液护理。

2．水中毒　常见于抗利尿激素分泌过多、肾功能不全、机体摄入水分过多或医源性补充过多。应立即停止补充水分，必要时行脱水、利尿治疗。护理重点为水中毒的预防和病情观察。

二、钾代谢失调

1．低钾血症　多见于钾摄入不足、钾排出过多和细胞外钾内移；肌无力为早期表现，患者可合并代谢性碱中毒，出现反常性酸性尿；治疗以补钾为主，护理中应严格遵循补钾的原则。

2．高钾血症　多见于钾摄入过多、钾排出减少以及细胞内钾外移；主要表现为神经-肌肉传导障碍，严重者可出现呼吸抑制和心脏停搏；应消除病因、停钾、抗钾和降钾。护理应密切观察关注患者的病情变化、监测心电图，及时识别和处理致命性心律失常。

三、其他电解质代谢失调

1．钙代谢异常　低钙血症多见于重症胰腺炎、肾衰竭、甲状旁腺功能受损患者；高钙血症多见于甲状旁腺功能亢进症和恶性肿瘤骨转移患者。应在处理原发病的基础上，补充钙剂或促进钙的排出。

2．镁代谢异常　低镁血症见于进食不足、丢失过多或吸收障碍者；高镁血症主要见于肾功能不全患者。应在处理原发疾病的基础上，补充镁剂或促进镁的排出。

3．磷代谢异常　低磷血症多见于磷摄入不足、甲状旁腺功能亢进症患者，高磷血症少见。应在处理原发疾病的基础上，补充磷剂或促进磷的排出。

四、酸碱平衡失调

1．代谢性酸中毒　见于酸性物质产生或摄入过多、肾排酸减少、碱性物质丢失过多等情况，呼吸深快是最突出的表现。积极处理原发病是首要措施，对重症患者需要输注碱性溶液。

2．代谢性碱中毒　见于酸性物质丢失过多、碱性物质输入过多、低钾血症患者，主要表现为呼吸浅慢和精神异常。应积极纠正碱中毒，对严重者给予稀盐酸溶液缓慢输注。

3．呼吸性酸中毒　见于各种原因引起的通气和换气功能障碍患者。应积极治疗原发病，改善肺通气。

4．呼吸性碱中毒　是由于肺泡通气过度所致。应积极治疗原发病，指导患者减少 $CO_2$ 的呼出和增加 $CO_2$ 的吸入。

## 思考题

患者，男性，65 岁，因肺癌行左下肺叶切除术。术后第 1 天，患者出现胸闷、气促、呼吸困难、头痛、发绀。

体格检查：体温 38.7℃，脉搏 96 次 / 分，呼吸 28 次 / 分，血压 135/100 mmHg。血气分析示：pH 7.20，$PaO_2$ 50 mmHg，$PaCO_2$ 60 mmHg，$HCO_3^-$ 浓度为 25 mmol/L。

请回答：

1．该患者存在哪种类型的酸碱平衡失调？判断依据是什么？

2．该患者的处理原则是什么？

3．该患者存在哪些护理诊断 / 问题？主要护理措施有哪些？

（王　瑞）

第 3 章数字资源

# 外科营养支持患者的护理

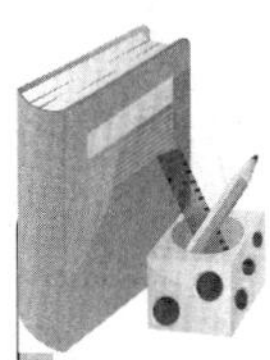

## 导学目标

通过本章内容的学习，学生应能够：

◆ **基本目标**

1. 复述营养筛查、营养评定、营养支持、肠内营养和肠外营养的定义。
2. 叙述营养筛查与营养评定的目的及方法。
3. 列举肠内营养和肠外营养的常用制剂、输注途径及方式。
4. 解释营养支持患者常见并发症的发生原因和预防措施。

◆ **发展目标**

结合具体外科疾病患者的代谢特点以及营养筛查与营养评定结果，选择适宜的营养干预方案。

◆ **思政目标**

培养团结协作精神，与营养支持团队共同为患者提供高质量的营养照护服务。

**案例 3-1A**

患者，女性，68 岁，既往有胃溃疡病史，未行正规治疗。因呕吐宿食，腹痛 2 周就诊。患者近 2 个月体重由 56 kg 减至 46 kg。

体格检查：T 37.4℃，P 86 次 / 分，BP 120/70 mmHg，身高 163 cm，双下肢可见凹陷性水肿。

实验室检查：血清白蛋白 28 g/L，血清转铁蛋白 1.2 g/L，血清前白蛋白 84 mg/L，淋巴细胞总数 $1.2 \times 10^9$/L。

**请回答：**

1. 该患者是否存在营养问题？
2. 如何对该患者进行营养筛查与营养评定？

良好的营养状态和正常营养代谢是维持正常生命活动的重要保证。外科疾病患者由于疾病和手术创伤，营养不良较为常见。如果营养不良得不到及时纠正，就会使机体抵抗力降低，从而增加手术风险，影响术后康复。因此，应遵循规范化营养诊疗流程对外科疾病患者实施营养护理。营养诊疗流程包括营养筛查、营养评定、营养干预（包括干预后监测）3 个基本步骤。营养筛查（nutritional screening）是应用营养筛查工具判断患者营养相关风险的过程，以决定是否需要进行详细的营养评定和营养干预。营养评定（nutritional assessment）是对有营养风险的患者进一步了解其营养状况的过程，目的在于开具营养用药处方、评定（诊断）营养不良及实施监测。营养干预（nutritional intervention）是根据营养筛查和必要的营养评定结果，对具有营养风险或营养不足的目标人群制订营养支持（nutritional support，NS）计划并实施的过程。营养监测包括对营养支持效果及并发症的监测。营养支持包括肠内营养（enteral nutrition，EN）与肠外营养（parenteral nutrition，PN）。前者是将营养物质经胃肠道途径提供给患者。后者又称静脉营养，是将营养物质经静脉途径提供给患者。其中，将患者所需的全部营养物质都经静脉供给称为完全肠外营养（total parenteral nutrition，TPN）。

## 【病理生理】

### （一）正常情况下的营养物质代谢

正常情况下，机体将食物中所含的营养物质转化成生命活动所需的能量或能量储存形式，以维持机体正常新陈代谢和生理功能。食物中的营养底物进入人体后，参与体内一系列代谢过程，通过合成代谢使人体结构得以生长、发育、修复及再生，并为机体生命活动提供必不可少的能量。

蛋白质、脂肪与糖类是营养素中的能源物质。糖类的主要生理功能是供能，同时也是细胞结构的重要成分；脂肪除了提供能量外，还参与构成身体组织、供给必需脂肪酸并携带脂溶性维生素；蛋白质的主要生理功能是参与构成各种细胞组织，维持细胞组织的生长、更新和修复。

### （二）机体能量需求

正常人体每日的能量消耗包括基础能量消耗（basal energy expenditure，BEE）、食物热效应（thermic effect of food，TEF）和活动代谢消耗（activity metabolic expenditure，AME）。

1．基础能量消耗　是指机体在安静和恒温条件下，禁食 12 h 后，静卧、放松而又清醒时维持最基本的生命活动所需要的能量。可用仪器测量，也可由 Harris-Benedict 公式推算。

（1）男性：BEE（kcal）$=66.5+13.75\times W+5.0\times H-6.8\times A$

（2）女性：BEE（kcal）$=655.1+9.56\times W+1.85\times H-4.68\times A$

公式中，W 为体重（kg），H 为身高（cm），A 为年龄（岁）。

2．静息能量消耗（resting energy expenditure，REE）　是指餐后 2 h 以上，常温安静平卧或静坐 30 min 以上所测得的能量消耗，可用代谢仪测出。REE 比 BEE 高 10%～20%，正常成人的 REE 约为每日 104.6 kJ（25 kcal）/kg。

3．实际能量消耗（actual energy expenditure，AEE）　$AEE=BEE\times AF\times IF\times TF$。其中，AF 为活动因素（active factor）（完全卧床时为 1.1，卧床加活动时为 1.2，正常活动时为 1.3）；IF 为损伤因素（injury factor）（中等手术时为 1.1，毒血症时为 1.3，骨折时为 1.35，腹膜炎时为 1.4，烧伤面积小于 20%时为 1.5）；TF 为发热因素（thermal factor，TF）（体温正常时 TF 为 1.0，每升高 1℃，即增加 0.12）。

4．简易估算　可根据患者的性别、体重、应激情况估算每日基本需要的热量，男性和女性非应激状态分别为 25～30 kcal/kg 和 20～25 kcal/kg，应激状态下分别为 30～35 kcal/kg 和 25～30 kcal/kg。目前认为，对于非肥胖者，25～30 kcal/（kg·d）能满足大多数住院患者的能量需求，而对于 BMI ≥ 30 $kg/m^2$ 的肥胖患者，推荐的能量摄入为正常目标量的 70%～80%。

### （三）饥饿时机体的代谢变化

饥饿时，机体活动减少、代谢率降低，以减少能量消耗，从而减少机体内营养物质的分解。多种激素参与了这一反应过程。饥饿初期，血糖降低，为维持机体血糖水平，胰岛素分泌减少，胰高血糖素、生长激素、儿茶酚胺分泌增加，以加速糖原分解，使葡萄糖生成增加。随

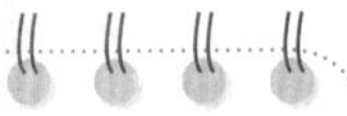

着饥饿时间的延长，上述激素变化促使氨基酸自肌肉开始动员，肝糖异生增加，葡萄糖生成增加，同时机体蛋白质被消耗。之后，体内脂肪分解增加，逐步成为机体最主要的能源。饥饿可导致机体组成改变，如水分丢失，大量脂肪分解，蛋白质不可避免地被分解，组织、器官重量减轻、功能减退。

（四）创伤、感染等应激状态下机体的代谢变化

在创伤或感染等应激状态下，机体表现为高代谢状态，以分解代谢为主，能量消耗增加，而合成代谢降低。主要表现为能量代谢增高、蛋白质丢失增加、糖代谢紊乱和脂肪利用增加。此时交感神经系统兴奋，胰岛素分泌减少，体内促分解代谢激素分泌均增加。创伤或感染时与饥饿状态下机体代谢最显著的不同点是蛋白质的持续分解。

## 【护理评估】

（一）营养筛查

营养筛查包括营养风险筛查和营养不良筛查。前者是指应用营养风险筛查 2002（nutritional risk screening tool 2002，NRS 2002）工具判断患者是否有营养风险（nutritional risk），即由于营养相关因素对患者临床结局产生不利影响的风险。后者是发现个体有无营养不良或营养不良风险。

随堂测 3-1

NRS 2002 由疾病严重程度评分、营养状态受损评分和年龄评分三方面组成（表 3-1），适用于成年住院患者，入院 24 ～ 48 h 内进行，总评分≥ 3 分时有营养风险，有进一步制订营养支持计划或进行营养评定的指征，对总评分＜ 3 分者，每周复评一次或患者疾病状况发生变化时复评。

表 3-1　营养风险筛查 2002（NRS 2002）工具

| 项目 | 评分 |
| --- | --- |
| 疾病严重程度 | 1．评分 1 分：□ 髋骨骨折　□ 慢性病急性发作或有并发症者　□ COPD<br>□ 血液透析　□ 肝硬化　□ 一般恶性肿瘤患者　□ 糖尿病；<br>2．评分 2 分：□ 腹部大手术　□ 脑卒中　□ 重度肺炎　□ 血液系统恶性肿瘤；<br>3．评分 3 分：□ 颅脑损伤　□ 骨髓移植　□ APACHE Ⅱ评分＞ 10 分的 ICU 患者 |
| 营养状态受损 | 1．BMI（$kg/m^2$）　□ ＜ 18.5（3 分），一般情况差；<br>2．体重减轻＞ 5%是在：□ 3 个月内（1 分）　□ 2 个月内（2 分）　□ 1 个月内（3 分）；<br>3．1 周内进食量较之前减少　□ 25% ～ 50%（1 分）　□ 51% ～ 75%（2 分）<br>□ 76% ～ 100%（3 分） |
| 年龄 | 年龄≥ 70 岁（1 分）；<br>年龄＜ 70 岁（0 分） |
| 对于表中没有明确列出诊断的疾病参考以下标准，依照调查者的理解进行评分：<br>1 分：慢性疾病患者因出现并发症而住院治疗；患者虚弱但不需要卧床；蛋白质需要量略有增加，但可通过口服补充；<br>2 分：患者需要卧床，如腹部大手术后；蛋白质需要量相应增加，但大多数患者仍可以通过肠外或肠内营养支持得到恢复；<br>3 分：患者在加强病房中依靠机械通气支持；蛋白质需要量增加且不能通过肠外或肠内营养支持补充，但是通过肠外或肠内营养支持可使蛋白质分解和氮质丢失明显减少 | |

科研小提示

现阶段有数十种营养筛查工具，可以探讨如何评价与比较营养筛查工具的有效性。

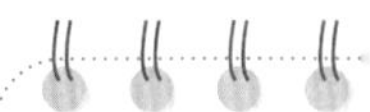

（二）营养评定

1．体格检查　营养不良患者可出现毛发脱落、指（趾）甲无光泽、皮肤干燥、肝大、心界缩小、肌力减弱、水肿或腹腔积液等情况，应重点检查，并注意与其他疾病相鉴别。

2．人体测量

（1）体重：是评估营养状况最简单、可靠的指标，可从总体上反映机体的营养状况，但需注意排除脱水或水、钠潴留的影响。一般情况下，实际体重是标准体重的 80%～90%为轻度营养不良，60%～80%为中度营养不良，＜ 60%为重度营养不良。我国常用的标准体重计算公式为：标准体重（kg）= 身高 –105（cm）。此外，1 周内体重减轻＞ 1%～ 2%，1 个月内减轻＞ 5%，3 个月内减轻＞ 7.5%，或半年内减轻＞ 10%，都具有临床意义。

（2）身体质量指数（body mass index，BMI）：是反映蛋白质 - 能量营养不良以及肥胖症的可靠指标。BMI= 体重（kg）/ 身高 $^2$（$m^2$）。中国成人 BMI 正常参考值为 18.5 ～ 23.9 kg/$m^2$，＜ 18.5 kg/$m^2$ 为低体重，24.0 ～ 27.9 kg/$m^2$ 为超重，≥ 28.0 kg/$m^2$ 为肥胖。BMI ＜ 18.5 kg/$m^2$，合并一般情况差时，可判断为营养不良。

（3）三头肌皮褶厚度（triceps skinfold thickness，TSF）：是间接反映机体脂肪含量的指标。测量时患者取坐位，双臂自然下垂或平卧位双臂在胸前交叉，用卡钳夹住肩峰与尺骨鹰嘴连线中点处的上臂伸侧皮肤 3 s，测量其厚度。参考值：男性为 11.3 ～ 13.7 mm，女性为 14.9 ～ 18.1 mm。低于参考值 10%，提示营养不良。

（4）上臂肌围（arm muscle circumference，AMC）：用于推断骨骼肌或体内瘦体（非脂肪）组织量。计算公式为：AMC= 上臂中点周长（cm）–3.14 × TSF（cm）。参考值：男性为 22.8 ～ 27.8 cm，女性为 20.9 ～ 25.5 cm。低于参考值 10%，提示营养不良。

（5）握力（grip strength，GS）：是反映肌肉状况的有效指标，与机体营养状况及手术后恢复程度有关，可在整个病程中重复测定、监测其变化。正常男性握力≥ 35 kg，女性握力≥ 23 kg。

3．人体组成评定　对构成体重的体脂、总体水和瘦体重的量与比例进行测定，可了解疾病状态下机体各组成成分的改变情况和营养状况。临床常用方法为生物电阻抗分析法（bioelectrical impedance analysis，BIA）和双能 X 射线吸收法（dual energy X-ray absorptiometry，DEXA）。

4．实验室检查

（1）血浆蛋白：可以反映机体蛋白质营养状况、疾病严重程度和预测手术风险程度，也是临床常用的营养评价指标之一。常用的血浆蛋白指标包括白蛋白、转铁蛋白、前清蛋白、视黄醇结合蛋白等。白蛋白半衰期约 18 d，不能反映短期内的营养状况变化情况。转铁蛋白（8 d）、前清蛋白（2 d）和视黄醇结合蛋白（12 h）半衰期短、血清含量少且全身代谢池小，反映营养状况变化更敏感。

随堂测 3-2

（2）氮平衡试验：氮平衡是评价机体蛋白质代谢状况的可靠指标。氮平衡 = 摄入氮量 – 排出氮量。氮的摄入量大于排出量为正氮平衡，反之为负氮平衡；前者表示机体蛋白质合成量大于分解代谢量，后者表示机体蛋白质分解量大于合成量。

（3）总淋巴细胞计数：是评价细胞免疫功能的简易参数，正常值为（2.5 ～ 3.0）× $10^9$/L。

（4）肌酐身高指数：肌酐是肌组织中肌酸的代谢产物，尿液中的肌酐排泄量与骨骼肌群呈正比，可用于判断骨骼肌含量。肌酐身高指数（%）={ 尿肌酐排泄量（mg/24 h）/[ 身高（cm）–100] × 23（女性为 18）} × 100%。

（5）其他检测指标：如炎症因子、肝功能、肾功能、血糖、血脂、血清电解质及酸碱平衡指标等。

（三）与疾病（营养）相关的健康史

评估患者的疾病史、手术史等，因其可影响患者的进食、营养摄入和吸收情况。呕吐、腹泻、肠瘘、肾病综合征等可使营养物质丢失增加，而大手术、创伤、大面积烧伤、感染等应激

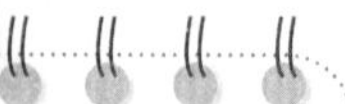

状态以及长期发热、肿瘤等消耗性疾病可使营养物质需求量增加。此外，还应注意患者的饮食习惯及近期的进食情况。

（四）心理社会状况

评估患者和家属对营养支持必要性和重要性的认知程度和心理承受能力，对营养液输注途径的认可和接受程度，对营养支持费用的经济承受能力。

知识链接

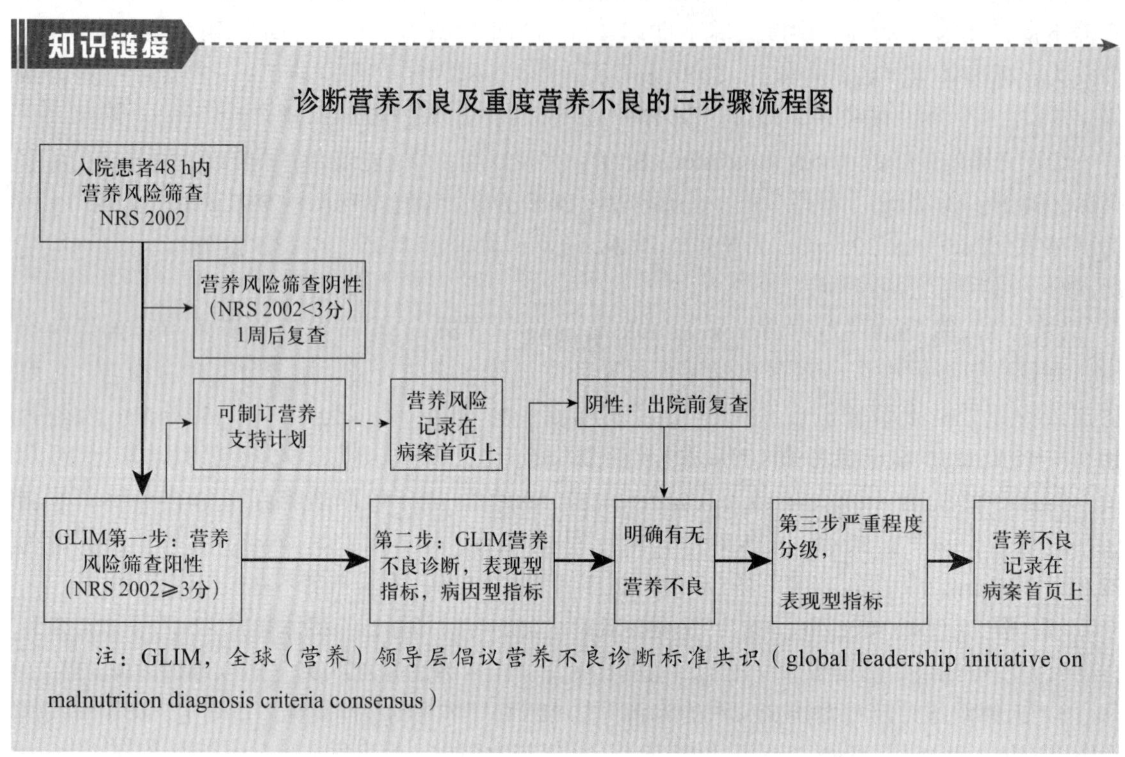


注：GLIM，全球（营养）领导层倡议营养不良诊断标准共识（global leadership initiative on malnutrition diagnosis criteria consensus）

（五）治疗原则

1．肠内营养　是通过胃肠道途径为人体提供代谢所需营养素的营养支持方法。与肠外营养相比，肠内营养具有符合生理状态、维护肠屏障功能、减少代谢并发症、改善临床结局、节约医疗费用等优点。因此，对具有肠道功能者均应首选肠内营养。

（1）肠内营养制剂：根据其组成，分为非要素型和要素型，有粉剂和溶剂 2 种。选择时应考虑患者的年龄、疾病种类、消化和吸收功能、喂养途径及耐受力等，必要时调整配方。

1）非要素型制剂：即整蛋白型制剂，以完整蛋白质形式为氮源，渗透压接近等渗（约 320 Osm/L），口感较好，耐受性强，口服或管饲均可。适用于胃肠道功能较好的患者，是应用最为广泛的肠内营养制剂。某些配方还含有谷氨酰胺、膳食纤维等，以维持肠道黏膜的正常结构和功能。

2）要素型制剂：以蛋白水解产物（或氨基酸）为主，溶液的渗透压较高（470 ~ 850 Osml/L），不含乳糖和膳食纤维，不需要消化即可直接或接近直接吸收。但其口感较差，需管饲给予。适用于胃肠道消化、吸收功能部分受损者。

此外，以某种或某类营养素为主，对完全型肠内营养制剂进行补充或强化的营养制剂称为组件型营养剂，包括蛋白质组件、脂肪组件、糖类组件等，以满足患者的特殊需要。另外，还有根据不同疾病特征设计的特殊治疗用制剂，如糖尿病、肝病、肾病、肺病、肿瘤、婴幼儿、创伤等专用制剂，以满足个性化营养支持的需要。

（2）输入途径：包括口服营养补充（oral nutritional supplements，ONS）和管饲。口服营

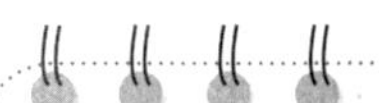

养补充（ONS）是以增加口服营养摄入为目的，将能够提供多种宏量营养素和微量营养素的营养液体、半固体或粉剂等制剂加入饮品和食物中经口服补充。一般情况下，对于消化道功能正常或具有部分消化道功能的患者，如果普通饮食无法满足其需求，则应优先选择口服营养补充，对于因经口摄入受限或不足的患者，则应采用管饲。

1）鼻胃管或鼻肠管：经鼻置喂养导管进行肠内营养简便、易行，是临床上使用最多的管饲喂养方法，适用于短期（＜ 2 周）肠内营养支持的患者。

2）胃造口或空肠造口：即经造口途径进行肠内营养，适用于需要较长时间营养支持的患者，可采用手术或经皮内镜辅助放置胃 / 空肠造口管。

经胃途径喂养的优点是容量大，对营养液的渗透压不敏感，适合于各种完全型制剂配方。若患者存在胃功能不良、排空障碍或由于各种原因导致反流、误吸风险较大，则宜选择经肠途径喂养。具体途径的选择取决于患者的疾病情况、喂养时间长短和胃肠道功能等。

（3）输注方式

1）间歇一次性投给：将配制好的肠内营养液用注射器分次缓慢注入，10 ～ 20 min 内完成，每次 200 ml 左右，每日 6 ～ 8 次。此方式常用于长期予以家庭肠内营养的胃造口患者。优点是操作方便、费用低廉；缺点是易引起误吸及恶心、呕吐、腹胀、腹泻等胃肠道症状。

2）间隙性重力滴注：将营养液经输注管与喂养管相连，借助重力作用缓慢滴入胃肠道内。每次 250 ～ 400 ml，每日 4 ～ 6 次，此方式使患者有较多的自由活动时间，类似正常进食，多数患者可耐受。

3）持续经泵输注：在间隙性重力滴注方式的基础上，使用肠内营养泵持续 12 ～ 24 h 输注。可保持预先设置的滴注速度，便于监控管理，尤其适用丁病情危重、胃肠道功能和耐受性较差、经十二指肠或空肠造口管进行管饲的患者。

（4）并发症

1）胃肠道并发症：是肠内营养最多见的并发症。主要有恶心、呕吐、腹胀、腹泻、便秘等。其中，腹泻最常见。腹泻的主要原因包括：①营养液输注速度过快或温度过低；②摄入高渗性食物；③乳糖酶缺乏者应用含乳糖的营养液；④肠腔内脂肪酶缺乏，导致脂肪吸收障碍；⑤细菌污染营养液；⑥低蛋白血症和营养不良患者，小肠吸收能力下降；⑦同时应用某些治疗性药物。

2）代谢性并发症：主要包括水、电解质平衡失调，糖、维生素和蛋白质代谢异常，以及内脏器官功能异常等。

3）感染性并发症：①误吸和吸入性肺炎，是肠内营养最严重的并发症，经鼻胃管喂养者多见。误吸时表现为突然出现呼吸急促、心率加快、咳泡沫样非脓性痰，X 线检查提示肺部有浸润影。②营养液及喂养管污染所致感染，营养液在配制时或配好后长时间暴露造成污染，或者鼻胃管在插管时可能将咽部的细菌带入胃内。③造口渗漏所致感染，多因造口局部愈合不良，胃内容物自导管周围漏入腹腔而造成腹腔内感染，或溢出体外导致皮肤发红、糜烂等，常见于机体抵抗力低下者。

4）机械性并发症：①鼻咽部和食管黏膜损伤，喂养管质硬、管径粗，置管时用力不当或放置时间较长，可压迫损伤鼻咽部和食管黏膜。②营养管堵塞，多因食物残渣或粉碎不全的药片黏附在管壁上，或药物与食物不相容而造成混合液凝固所致，管径太细也是原因之一。

2．肠外营养　是通过胃肠外（静脉）途径为人体代谢需要提供各种基本营养素的营养支持方法。主要适用于肠内营养不能满足人体代谢需要或不宜给予肠内营养的各类患者，也可与肠内营养联合应用。

（1）肠外营养制剂

1）（高渗）葡萄糖：是肠外营养的主要能源物质。供给量一般为 3 ～ 3.5 g/（kg · d），供能约占总热量的50%。对严重应激状态下的患者，葡萄糖供给量应降为2 ~ 3 g/（kg · d）。高浓度葡萄糖因渗透压高，对静脉壁刺激性很强，故需经中心静脉输注。机体利用葡萄糖的能力有限，应激状态下其利用率降低，过量、过快输入可引起高血糖、尿糖，甚至非酮症高渗性昏迷，多余的葡萄糖可转化为脂肪沉积在肝内，损害肝功能，故强调糖和脂肪双能量来源。此外，对糖尿病和手术创伤所致应激性高血糖患者，须补充外源性胰岛素，并根据血糖监测结果调整使用剂量。

2）脂肪乳剂：是肠外营养的另一种重要能源物质，还可提供必需脂肪酸，以维持细胞膜结构。一般甘油三酯剂量为0.7 ~ 1.3 g/（kg · d），供给机体总热量的30% ~ 40%。脂肪乳剂具有良好的理化稳定性，其微粒直径与天然乳糜微粒相仿，其10%溶液为等渗，可经外周静脉输入，但输注速度不宜过快，应先从1 ml/min开始（< 0.2 g/min）。临床常用的脂肪乳剂有长链脂肪乳剂、中 / 长链脂肪乳剂、含橄榄油脂肪乳剂以及含鱼油脂肪乳剂等。

3）复方氨基酸溶液：是肠外营养中唯一的氮源，其营养价值在于提供机体合成蛋白质及其他生物活性物质的氮源，而非提供能量。摄入量为1.2 ~ 1.5 g/（kg · d），严重应激、创伤时可增至1.5 ~ 2.0 g/（kg · d），占总能量的15% ~ 20%。输注时应同时提供足量非蛋白热量，以保证氨基酸能被机体有效利用。复方氨基酸溶液分为平衡型与特殊型。平衡型制剂的氨基酸组成符合正常机体代谢的需要，适用于多数患者。特殊型制剂的氨基酸组成是针对某一疾病患者的代谢特点而设计，兼有营养和治疗的双重作用。临床须根据治疗目的以及患者的病情、年龄等因素进行选择。谷氨酰胺属于非必需氨基酸，应激状态下内源性谷氨酰胺不能满足机体的代谢需要，严重缺乏将影响器官功能。因此，临床上将丙氨酰 - 谷氨酰胺双肽制剂用于肠外营养，适用于严重分解代谢患者。

4）电解质：可补充钾、钠、氯、钙、镁及磷，以维持水、电解质及酸碱平衡，保持人体内环境稳定，维护各种酶的活性和神经、肌肉的应激性。

5）维生素：①水溶性维生素，在体内无储备，进行肠外营养时应每日给予。②脂溶性维生素，在体内有一定储备，禁食时间超过2 ~ 3周才需要补充。

6）微量元素：复方微量元素静脉用制剂，含人体所需锌、铜、锰、铁、铬、钼、硒、氟、碘9种微量元素。短期禁食者可不予补充，对全肠外营养超过2周者需予以补充。

（2）输入途径：①经外周静脉途径，适用于营养支持在2周以内，用量少或因单纯肠内营养不能满足需要而需辅以肠外营养的患者；②经中心静脉途径，适用于肠外营养，需要高渗营养液的患者，包括经锁骨下静脉或颈内静脉穿刺置管入上腔静脉途径，以及经外周静脉穿刺的中心静脉导管（peripherally inserted central venous catheter，PICC）途径。

（3）输注方式：①全营养混合液（total nutrients admixture，TNA）方式，即在无菌条件下，将各种营养素混匀配制在静脉输液袋中。这种静脉输液袋的容量为3000 ml，所以又称3升袋。临床已有标准化、工业化生产的多腔肠外营养袋，这种营养袋中有分隔腔，分装氨基酸、葡萄糖和脂肪乳剂，有隔膜将各成分隔开，临用前用手加压即可撕开隔膜，使各成分立即混合，节省了配制所需的设备，也简化了步骤，常温下可保存较长时间。②单瓶输注，不具备TNA输注条件时可采用，但由于各种营养素为非同步输入，不利于所供营养素的有效利用。此外，单瓶输注葡萄糖或脂肪乳剂，可因单位时间内进入体内的葡萄糖或脂肪酸过多而增加代谢负荷，甚至引发代谢相关并发症，故应控制输注速度。

（4）并发症

1）机械性并发症：多由插管或长期置管引起，主要有血胸、气胸、胸导管损伤、空气栓塞、导管位置不当致血栓形成等。

2）代谢性并发症：①高血糖及非酮症高渗性昏迷，是由单位时间内输入过量葡萄糖或胰岛素相对不足引起，严重的高血糖可致非酮症高渗性昏迷而危及生命。②低血糖及低血糖性休克，由突然停止输注高渗葡萄糖溶液或营养液中胰岛素含量过多所致。③水、电解质紊乱，在葡萄糖和胰岛素存在的条件下，钾和磷向细胞内转移。此外，蛋白质合成时磷的需要量增加，造成低钾、低磷血症。④微量元素缺乏，锌缺乏较多见，表现为口周及肢体皮疹、皮肤褶痕及神经炎。⑤肝胆系统异常，主要表现为肝酶谱异常、肝脂肪变性和胆汁淤积等，可能与长期全肠外营养（TPN）、配方不合适或胆碱缺乏有关。

3）感染性并发症：①穿刺部位感染，一般于置管数天或数周后出现，表现为穿刺部位红肿、压痛。②导管相关脓毒症，常见原因为患者免疫力低下，静脉穿刺置管、局部护理和营养液配制时无菌操作不严格等。③肠源性感染，TPN 患者因长期禁食，胃肠道黏膜缺乏食物刺激致其结构和屏障功能受损、通透性增高而造成肠内细菌易位和内毒素吸收，并发全身性感染。因此，提倡尽可能应用肠内营养或在 TPN 时增加经口进食的机会。

**知识链接**

**NRS 2002 呈阳性时的营养干预流程图**

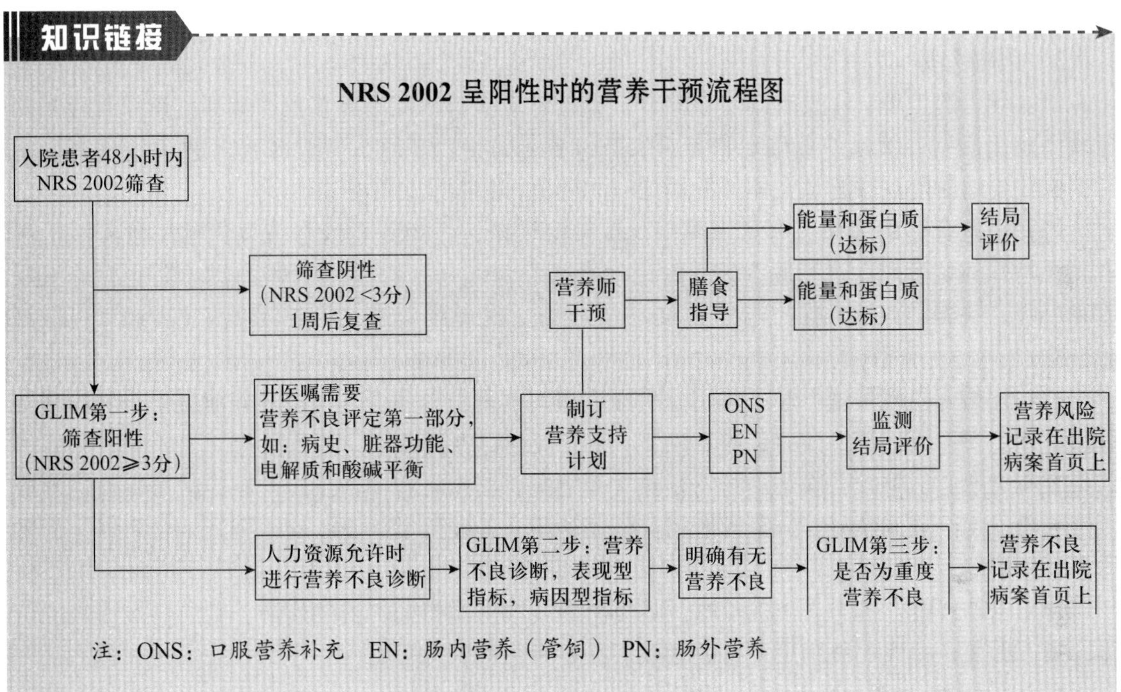


注：ONS：口服营养补充　EN：肠内营养（管饲）　PN：肠外营养

**案例 3-1B**

患者入院后，遵医嘱给予肠外营养支持。输注营养液 2 h 后，患者出现口渴、多尿、心悸、神志淡漠，继而昏迷。

**请回答：**

1. 该患者出现上述表现的原因是什么？
2. 应如何处理？

## 【主要护理诊断 / 问题】

1．有皮肤黏膜完整性受损的危险　与长期置管压迫局部组织有关。
2．有误吸的危险　与胃排空障碍、喂养管尖端位置、患者的意识和体位等有关。
3．有感染的危险　与长期中心静脉置管、机体抵抗力差有关。

4．潜在并发症：机械性并发症、胃肠道并发症、代谢性并发症等。

## 【护理措施】

（一）肠内营养

1．保持喂养管通畅　妥善固定喂养管，避免压迫、折叠、扭曲、拉扯喂养管。自制营养液在灌注前需进行过滤，以防食渣过大而堵塞导管。输注营养液前后、连续管饲过程中，应每4 h用20 ～ 30 ml温水脉冲式冲洗喂养管。应避免将pH ＜ 5的液体药物与营养液混合。口服药应研碎、溶解后注入喂养管。如喂养管阻塞，应用温水冲洗无效时，可使用5% $NaHCO_3$溶液冲洗。

2．避免黏膜和皮肤损伤　每天进行口腔护理，观察患者口腔黏膜有无干燥、破溃。每天用油膏擦拭鼻腔黏膜，必要时用液状石蜡润滑鼻腔。对胃、空肠造口者，应注意保持造口周围皮肤清洁、干燥，并涂以氧化锌软膏，减少对皮肤的刺激。

3．预防误吸

（1）导管的护理：①妥善固定喂养管，鼻置管应妥善固定于鼻翼及面颊部；造口管应采用缝线固定于腹壁；②输注前确定喂养管尖端位置是否恰当，首次置管时应借助X线检查确定管端位置；输注前观察管道在体外的标记有无变化，判断管道是否移位。

（2）安置合适的体位：有意识障碍、胃排空迟缓、经鼻胃管或胃造口管输注营养液的患者，无特殊体位禁忌，进行肠内营养时，抬高床头30° ～ 45°取半卧位有助于防止营养液反流和误吸，喂养结束后宜保持半卧位30 ～ 60 min。经鼻肠管或空肠造口管滴注者通常可取舒适卧位。

随堂测3-3

（3）评估胃内残留量：对于采用分次推注和间歇重力滴注者，每次喂养前应检查胃内残留量。重症患者持续经泵输注时，应每隔4 ～ 6 h检查胃内残留量。若残留量＞ 200 ml，则应评估患者有无恶心、呕吐、腹胀、肠鸣音异常等情况；若患者有不适反应，则应减慢输注速度或暂停喂养，遵医嘱调整喂养方案或使用胃肠促动药。若残留量＞ 500 ml，则宜结合患者主诉和体征暂停喂养。

（4）密切观察：若患者出现呛咳、呼吸急促或咳出类似营养液的痰液，则应怀疑误吸的可能，须立即停止输注，鼓励患者有效咳嗽，必要时行气管内吸引。

4．预防胃肠道并发症

（1）控制营养液的浓度、输注速度和量：输注时应循序渐进，开始时采用低浓度、低剂量、低速输注，根据个体耐受情况逐渐增加。①经胃管输注：开始即可用全浓度，速度约50 ml/h，每日给予500 ～ 1000 ml，3 ～ 4 d内逐渐将速度增至100 ml/h，直至达到目标摄入量。②经肠管输注：先用1/4 ～ 1/2全浓度（即等渗溶液），速度宜慢（20 ～ 50 ml/h），从500 ～ 1000 ml/d开始，逐日增加速度、浓度，5 ～ 7 d达到目标摄入量。用肠内营养专用输注泵控制输注速度效果较好。

（2）调节营养液的温度：输注时应保持营养液的温度接近体温，室温较低时可使用恒温加热器。

（3）避免营养液污染、变质：营养液应在无菌环境下现用现配，常温保存不宜超过4 h，超过4 h应置于4℃冰箱内冷藏，24 h内未用完应丢弃。每日须更换输注管或专用输注泵管。

（4）观察肠内营养耐受情况：注意观察患者有无腹痛、腹胀、腹泻、恶心、呕吐等胃肠道不耐受症状。若患者出现上述不适，则应查明原因，针对性地采取措施，如减慢输注速度、降低浓度或遵医嘱应用胃肠促动药。若患者对乳糖不耐受，则应改用无乳糖配方营养制剂。

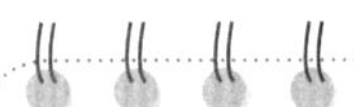

**知识链接**

**肠内营养耐受性评分表**

| 项目 | 0分 | 1分 | 2分 | 5分 |
| --- | --- | --- | --- | --- |
| 腹痛、腹胀 | 无 | 轻度 | 感觉明显，可自行缓解或腹内压为15～20 mmHg | 严重腹胀、腹痛感，无法自行缓解或腹内压＞20 mmHg |
| 恶心、呕吐 | 无 | 有轻微恶心，无呕吐 | 恶心、呕吐，但不需要胃肠减压或胃内残留量＞250 ml | 呕吐，需要胃肠减压或残留量＞500 ml |
| 腹泻 | 无 | 每天3～5次稀便，排便量＜500 ml | 每天稀便＞5次，且排便量为500～1500 ml | 每天稀便＞5次，且排便量＞1500 ml |

注：0～2分，继续肠内营养，维持原输注速度，予以对症治疗；
3～4分，继续肠内营养，减慢输注速度，2 h后重新评估；
≥5分，暂停肠内营养，重新评估或更换输入途径。

5．其他　①注意监测患者血糖或尿糖，以便及时发现高血糖和非酮症高渗性昏迷；②记录液体出入量，监测电解质变化，防止水、电解质平衡失调及糖代谢紊乱；③定期监测肝、肾功能，动态评价肠内营养支持的效果和安全性，必要时调整营养支持方案。

（二）肠外营养

1．导管的护理

（1）对穿刺点周围皮肤需定期消毒、更换敷料。若置管局部皮肤有发红、肿胀、疼痛、发热等感染征象，则应及时拔出导管。

（2）导管应妥善固定，翻身时应防止导管扭曲、折断或滑脱。

（3）注意保持管道通畅，输液完毕时用肝素稀释液封管，以防止血栓形成。中心静脉导管输注时，可能会由钙、磷和残留的脂肪乳剂形成复合物而引起导管堵塞。可采用0.9%氯化钠注射液或低浓度肝素冲洗管腔。

2．定期监测和评价　最初3天，应每天监测患者血清电解质、血糖水平，3天后视情况每周测1～2次。血清白蛋白、转铁蛋白、前白蛋白等营养指标及肝、肾功能每1～2周测定1次，每周测量体重，有条件时进行氮平衡试验，以动态评价营养支持的效果和安全性。

3．并发症的观察与护理

（1）非酮症高渗性昏迷：若患者出现口渴、多尿、体重减轻、高度脱水、心悸、神志淡漠继之昏迷，则提示为非酮症高渗性昏迷。应立即停止输注营养液，并输入低渗或等渗氯化钠溶液，加入胰岛素以降低血糖水平。

（2）低血糖：突然停止输注时，患者出现心率加快、面色苍白、四肢湿冷、震颤、乏力，提示发生低血糖，应立即注射含糖溶液。预防方法是输注全营养混合液。

（3）导管相关脓毒症：若患者出现难以解释的发热、寒战、反应淡漠或烦躁不安，甚至出现休克，则应怀疑为导管相关脓毒症。须立即按无菌操作要求拔管，将导管尖端剪下两段同时采血，分别做细菌和真菌培养。拔管后立即建立外周静脉通路，更换输液系统和营养液，根据患者病情选用抗生素。观察12～24 h后，可按需要更换部位重新穿刺置管。

随堂测3-4

（4）肝功能损害：监测患者血胆红素浓度及转氨酶，检测结果升高为肝功能损害的表现，原因主要是葡萄糖超负荷引起肝脂肪变性。应减少总能量摄入、调整葡萄糖与脂肪的比例、更换氨基酸制剂，或停用 TPN 1 ～ 2 周。

（三）健康教育

1．告知患者营养不良对机体的危害，使其认识到合理营养支持的重要性。

2．鼓励患者在病情允许的情况下经口饮食，使患者充分认识到肠内营养的优势。

3．对于携带胃或空肠喂养管出院的患者，需要对患者和家属进行居家喂养和自我护理的指导。

4．嘱患者定期到医院复诊，监测营养状况的变化情况。

## 小结

1．营养支持的基本原则是，对肠道功能正常或存在部分胃肠道功能者，予以营养支持时均应首选肠内营养。

2．营养状况评估应综合病史、体格检查、实验室检查等诸多方面资料，不同的评价指标反映的营养问题可不相同，故应综合多方面因素进行判断。

3．肠内营养支持的主要并发症为机械性并发症、代谢性并发症、感染性并发症和胃肠道并发症，其中最常见的是胃肠道并发症，最严重的并发症是误吸。应加强胃肠道并发症以及误吸的观察与护理。

4．肠外营养支持的主要并发症包括机械性并发症、代谢性并发症和感染性并发症。其中，空气栓塞和非酮症高渗性昏迷是最严重的并发症，应加强观察和护理。此外，还应重视导管相关脓毒症的预防和护理。

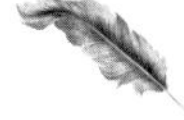

## 思考题

患者，男性，52 岁，因胃癌行胃大部切除术。术后第 2 天，经鼻肠管输入肠内营养液约 500 ml 后，患者出现腹胀、腹泻。

请回答：

1．引起上述问题的主要原因是什么？

2．如何预防和处理上述问题？

（路　潜）

# 外科休克患者的护理

第 4 章数字资源

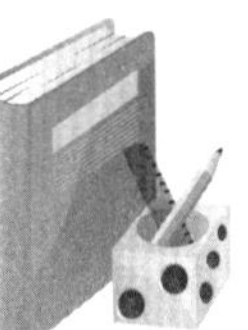

## 导学目标

通过本章内容的学习，学生应能够：

◆ **基本目标**

1. 复述休克的定义。
2. 描述休克的病因、分类及治疗原则。
3. 解释休克的病理生理过程及临床表现。
4. 应用相关知识参与休克患者的抢救及护理。

◆ **发展目标**

综合运用所学知识正确评估休克患者并为其制订护理计划。

◆ **思政目标**

培养“敬佑生命、救死扶伤、甘于奉献、大爱无疆”的医者精神，以及团队合作精神和急救意识。

### 案例 4-1A

患者，男性，43 岁，因车祸撞击腹部，1 h 后急诊就医。患者自诉全腹剧烈疼痛。

体格检查：T 38.3℃，P 136 次 / 分，R 32 次 / 分，BP 76/52 mmHg。神志不清、极度烦躁，面色苍白，肢体湿冷，尿量 18 ml/h。

辅助检查：中心静脉压 4 $cmH_2O$；RBC $3.5 \times 10^{12}$/L，Hb 80 g/L，血细胞比容 30%，WBC $9 \times 10^{9}$/L；腹腔穿刺抽出不凝血液 20 ml。

**请回答：**

1. 目前最可能的医疗诊断是什么？
2. 该患者的护理评估要点有哪些？

休克（shock）是机体受到强烈的致病因素（如创伤、大血管破裂出血、感染等）侵袭后，导致有效循环血容量锐减，组织血流灌注不足引起的以微循环障碍、细胞代谢紊乱和功能受损，以及重要内脏器官继发性损害为特点的病理生理改变综合征，是严重的全身性应激反应。组织细胞氧供应不足和需求增加是休克的本质，产生炎症介质是休克的特征。现代医学观点将

随堂测 4-1

休克视为一个序贯性事件，认为休克是一个从亚临床阶段的组织血流灌注不足向多器官功能障碍综合征（multiple organ dysfunction syndrome，MODS）或多器官衰竭（multiple organ failure，MOF）发展的连续过程。休克可由多个过程共同参与组成。

## 【病因与分类】

根据病因可将休克分为低血容量性休克、感染性休克、心源性休克和过敏性休克。其中，外科休克以低血容量性休克（hypovolemic shock）及感染性休克（septic shock）最常见。

1．低血容量性休克　是外科最常见的休克类型，常由于大量出血或体液丢失，或液体积存于第三间隙，导致有效循环血容量降低所致，包括失血性休克（hemorrhagic shock）和创伤性休克（traumatic shock）。

（1）失血性休克：由急性大量出血所引起，多见于大血管破裂，腹部损伤引起的肝、脾破裂，胃、十二指肠出血，门静脉高压所致食管、胃底曲张静脉破裂出血等。当出血量超过总血容量的 20%时，即可发生休克。

（2）创伤性休克：多见于各种严重创伤，如大范围组织挫伤、大面积撕脱伤、挤压伤、骨折或大手术等，血液或血浆的丢失，加之损伤处炎性肿胀和体液渗出，即导致低血容量性休克。受伤时机体释放出的血管活性物质可引起微血管扩张和通透性增高，导致有效循环血容量进一步降低。另外，严重损伤还可刺激神经系统，引起疼痛和一系列神经 - 内分泌反应，影响心血管功能。

2．感染性休克　是外科多见并且较难治疗的休克类型，可继发于以释放内毒素的革兰氏阴性杆菌为主的感染，如胆道感染、急性腹膜炎、绞窄性肠梗阻、泌尿系感染及败血症等，亦称内毒素性休克。内毒素与体内的抗体、补体结合，可引起血管痉挛及血管内皮细胞损伤。同时，内毒素可促使体内组胺、激肽等多种炎症介质释放，引起全身炎症反应综合征（systemic inflammatory response syndrome，SIRS），最终导致微循环障碍、代谢改变及器官功能衰竭。

感染性休克按血流动力学可分为低动力型休克和高动力型休克。前者又称低排高阻型休克、冷休克，是最常见的类型；后者又称高排低阻型休克、暖休克，临床较少见。

## 【病理生理】

各类休克的共同病理生理基础是有效循环血量锐减和组织灌注不足，以及由此导致的微循环改变、代谢改变、内脏器官的继发性损害。

### （一）微循环改变

根据休克发展不同阶段的病理生理特点，可将微循环障碍分为 3 期（图 4-1）。

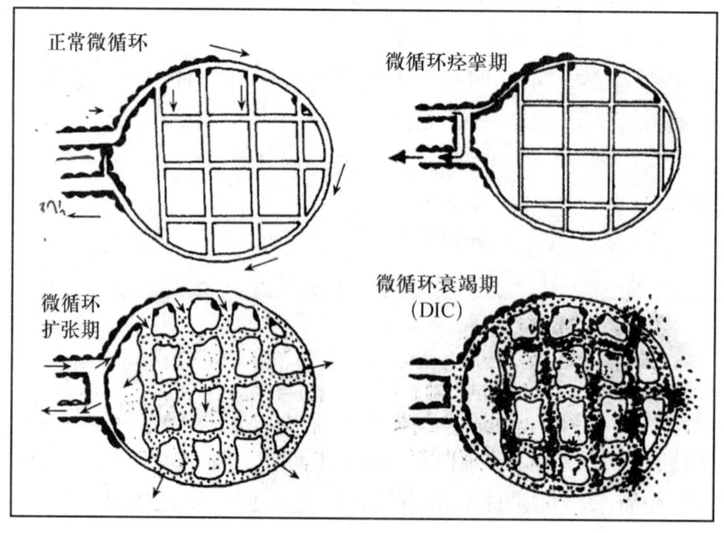


**图 4-1　休克各期微循环变化示意图**

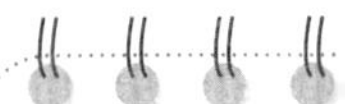

1．微循环痉挛期　在休克早期，有效循环血容量锐减，血压下降导致组织灌注不足和细胞缺氧，机体通过主动脉弓和颈动脉窦压力感受器引起血管舒缩中枢加压反射，交感神经-肾上腺轴兴奋可引起心搏加快、心排血量增加，以维持循环相对稳定。选择性地收缩外周（如皮肤、骨骼肌）和内脏器官（肝、脾、肠道等）的小血管，使循环血量重新分布，保证心、脑等重要器官的有效灌注。动静脉短路和直捷通路开放，外周血管阻力和回心血量均有所增加。但此时微循环内迂回通路因前括约肌收缩而致“只出不进”，血量减少，组织仍处于低灌注、缺氧状态。如此时去除病因、积极复苏，休克可较容易纠正，故此期也称为休克代偿期。

2．微循环扩张期　如休克未积极纠正，病情继续发展，流经毛细血管的血量继续减少，组织严重缺氧而处于无氧代谢状态，大量乳酸类酸性产物堆积，组胺等血管活性物质释放，毛细血管前括约肌松弛，而后括约肌仍处于收缩状态，结果导致微循环内“只进不出”，大量血液淤滞在毛细血管内，血管内静水压升高，通透性增加，血浆外渗至第三间隙。血液浓缩，血液黏滞度增加。回心血量进一步减少，血压下降，重要内脏器官灌注不足。此期又称为休克抑制期。

3．微循环衰竭期　病情进一步发展，休克即进入不可逆阶段。由于微循环内血液浓缩、黏滞度增加和酸性环境中血液呈高凝状态，使红细胞和血小板易发生凝集并形成微血栓，甚至发生弥散性血管内凝血（disseminated intravascular coagulation，DIC）。随着各种凝血因子的消耗，激活纤维蛋白溶解系统，出现严重出血倾向。组织细胞因严重缺氧而发生变性、坏死，引起广泛的组织损害，甚至多器官功能受损。

（二）代谢变化

1．能量代谢障碍　创伤和感染使机体处于应激状态，交感-肾上腺髓质系统和下丘脑-垂体-肾上腺皮质轴兴奋，使机体儿茶酚胺和肾上腺皮质激素水平明显升高，从而抑制蛋白质合成、促进蛋白质分解，以便为机体提供能量和合成急性期蛋白的原料，还可促进糖异生、抑制糖降解，导致血糖水平升高。在应激状态下，蛋白质作为底物被消耗。当具有特殊功能的酶类蛋白质被消耗后，复杂的生理过程难以完成，即导致多器官功能障碍综合征。应激时，脂肪分解代谢明显增强，成为危重症患者机体获得能量的主要来源。

2．代谢性酸中毒　随着无氧代谢的加重，乳酸盐不断增加，同时肝因血流灌注量减少，处理乳酸的能力减弱，使乳酸在体内的清除减少，可导致代谢性酸中毒。

3．膜屏障功能障碍　能量不足和代谢性酸中毒可影响细胞各种膜的屏障功能，导致细胞膜的钠-钾泵功能失常，表现为细胞外钾离子无法进入细胞内，而细胞外液则随钠离子进入细胞内，造成细胞外液减少及细胞过度肿胀、变性，甚至死亡。另外，细胞膜、线粒体膜等质膜被破坏，释放出大量水解酶，引起细胞自溶和组织损伤，可进一步加重休克。

（三）炎症介质释放和缺血再灌注损伤

严重出血、感染、创伤等可刺激机体释放过量炎症介质。炎症介质包括白介素、肿瘤坏死因子、干扰素、血管扩张剂一氧化氮（NO）和集落刺激因子等。在炎症反应中，血管内皮细胞可通过调节血流、白细胞的黏附及聚集影响炎症应答的进程。在炎症应答中，首先被激活的是中性粒细胞。炎症介质及胞外配体激活中性粒细胞后，可促进中性粒细胞在组织中的游走。一方面分化形成的多形核中性粒细胞（polymorphonuclear neutrophil，PMN），可清除感染源；另一方面激活 PMN 介导的细胞毒作用，产生活性氧、蛋白水解酶、血管活性分子等物质，可加重细胞、组织的损伤，甚至可能与休克相关的多器官功能障碍综合征的发展有关。

（四）内脏器官的继发性损害

严重休克时，可出现多个内脏器官功能衰竭的现象。2 个或 2 个以上的重要器官或系统同时或序贯发生功能障碍或衰竭，称为多器官功能障碍综合征。内脏器官继发性损害的发生，与休克的原因和持续时间有密切关系，是造成休克患者死亡的主要原因。

1．肺　低灌注和缺氧可损伤肺毛细血管内皮细胞和肺泡上皮细胞，导致血管通透性增高而引起肺间质水肿。肺泡上皮细胞损伤可使肺表面活性物质生成减少，肺顺应性降低，继发肺泡萎陷而引起局限性肺不张，进而导致氧弥散障碍，通气 / 血流比值失调，造成无效腔样通气和（或）功能性分流，患者出现进行性呼吸困难和顽固性低氧血症，称为急性呼吸窘迫综合征（acute respiratory distress syndrome，ARDS），常发生于休克期内或稳定后 48 ～ 72 h 内。

2．肾　休克早期，循环血量不足加之抗利尿激素和醛固酮分泌增多，可造成肾前性少尿。如果休克时间短，经输液治疗使血压恢复后，肾功能多能恢复。若休克持续时间长，肾缺血超过 3 h，则可造成肾实质损害，严重时可并发急性肾衰竭（acute renal failure，ARF）。临床表现为少尿（每日尿量＜ 400 ml）或无尿（每日尿量＜ 100 ml）。

3．心脏　冠状动脉灌流量的 80%发生在舒张期，冠状动脉的平滑肌以 β 受体占优势。休克代偿期，冠状动脉收缩不明显，心脏的血液供应无明显减少。休克抑制期，心排血量和主动脉压降低，舒张期血压也下降，可使冠状动脉灌注量减少，心肌缺氧受损，造成心功能不全。此外，休克时的酸中毒及高钾血症、低氧血症等均可加重心肌损害，心肌微循环内血栓形成可引起心肌局灶性坏死。

4．脑　休克早期，患者一般没有明显的脑功能障碍。随着休克的进一步发展，由于血压持续下降，脑灌注压和血流量下降，则可引起脑缺氧。缺氧和酸中毒引起毛细血管周围胶质细胞肿胀、血管通透性增高，可继发脑水肿并导致颅内压增高，甚至发生脑疝。

5．胃肠道　胃肠道缺血、缺氧可引起黏膜糜烂、出血，肠道黏膜屏障碍功能受损，可并发急性胃黏膜糜烂、应激性溃疡（stress ulcer）或上消化道出血。

6．肝　休克时，肝因缺血、缺氧、血液淤滞而明显受损。肝血管窦和中央静脉内微血栓形成，造成肝小叶中心坏死。肝代谢和解毒功能下降，可导致肝衰竭。

## 【护理评估】

### （一）临床表现

根据休克的发病过程，可将其分为休克代偿期和休克抑制期，不同时期的临床表现见表 4-1。

**表 4-1　休克的临床表现和程度**

| 分期 | 程度 | 神志 | 外周循环 | | | | 生命体征 | | 尿量 | 估计失血量 * |
|---|---|---|---|---|---|---|---|---|---|---|
| | | | 口渴 | 皮肤黏膜色泽 | 皮肤温度 | 体表血管 | 脉搏 | 血压 | | |
| 休克代偿期 | 轻度 | 神志清楚，伴痛苦表情，精神紧张 | 口渴 | 开始苍白 | 正常或发凉 | 正常，无塌陷 | ＜ 100 次 / 分，尚有力 | 收缩压正常或稍升高，舒张压升高，脉压缩小 | 正常或稍少 | ＜ 20%（＜ 800 ml） |
| 休克抑制期 | 中度 | 神志尚清楚，表情淡漠 | 很口渴 | 苍白 | 发冷 | 表浅静脉塌陷，毛细血管充盈迟缓 | 100 ～ 120 次 / 分 | 收缩压为 90 ～ 70 mmHg，脉压小 | 尿少 | 20%～ 40%（800 ～ 1600 ml） |
| | 重度 | 神志尚清楚，表情淡漠 | 非常口渴，但可能无主诉 | 显著苍白，肢端青紫 | 厥冷（肢端更明显） | 表浅静脉塌陷，毛细血管充盈非常迟缓 | 细速，或触不清 | 收缩压在 70 mmHg 以下或测不到 | 尿少或无尿 | ＞ 40%（＞ 1600 ml） |

* 成人低血容量性休克

随堂测 4-2

1．休克代偿期　又称休克早期。当失血量占循环血量的 20% 以下时，由于机体的代偿作用，交感 - 肾上腺轴兴奋，表现为精神紧张、兴奋或烦躁不安，口渴，面色苍白，手足湿冷，心率和呼吸加快，血压变化不大，但舒张压可升高，脉压减小（< 30 mmHg），尿量正常或减少。此时若处理得当，休克可纠正，否则将进入休克抑制期。

2．休克抑制期　又称休克期。患者表现为神志淡漠，反应迟钝，甚至出现意识模糊或昏迷，皮肤和黏膜发绀，四肢厥冷，脉搏细速或触不清，血压下降，尿量减少甚至无尿。若皮肤黏膜出现紫斑或消化道出血，则表示病情已发展至 DIC 阶段。若患者出现进行性呼吸困难、烦躁、发绀，给予吸氧仍不能改善，则应警惕并发 ARDS。此期患者常继发多器官功能障碍综合征而死亡。

感染性休克因其血流动力学分类不同，临床表现有其特征性（表 4-2）。

**表 4-2　感染性休克的临床表现**

| 临床表现 | 冷休克（低排高阻型） | 暖休克（高排低阻型） |
|---|---|---|
| 神志 | 躁动、淡漠或嗜睡 | 清醒 |
| 皮肤色泽 | 苍白或发绀 | 淡红或潮红 |
| 皮肤温度 | 湿冷或出冷汗 | 比较温暖、干燥 |
| 毛细血管充盈时间 | 延长 | 1 ~ 2 s |
| 脉搏 | 细速 | 慢、搏动有力 |
| 脉压（mmHg） | < 30 | > 30 |
| 尿量（ml/h） | < 25 | > 30 |

全身炎症反应综合征（SIRS）的特征性表现：①体温 > 38℃或 < 36℃；②心率 > 90 次 / 分；③呼吸频率 > 20 次 / 分或呈过度通气，或动脉血二氧化碳分压（$PaCO_2$）< 32 mmHg；④外周血白细胞计数 > $12 \times 10^9$/L，或 < $4 \times 10^9$/L，或未成熟白细胞 > 10%；⑤机体呈高代谢状态，耗氧量高，通气量增加，高血糖，蛋白质分解增加，呈负氮平衡与高乳酸血症；⑥高动力循环状态，心排血量增高和外周阻力降低；⑦脏器低灌注，低氧血症、急性神志改变（如兴奋、烦躁或嗜睡）、少尿等，血液中多种炎症介质和细胞因子测定值显著高于正常范围。

发生感染性休克时，机体可同时存在以下情况：①全身炎症反应综合征（SIRS）；②细菌学感染的证据 [ 可以是细菌培养呈阳性和（或）临床感染证据 ]；③休克的临床表现。

### （二）辅助检查

1．实验室检查

（1）血液、尿液和粪便常规检查：①红细胞计数、血红蛋白值降低提示失血；血细胞比容增高提示血浆丢失；白细胞计数和中性粒细胞比例升高提示感染。②尿比重增高提示血液浓缩或血容量不足。③粪便隐血试验呈阳性或黑便提示消化系统出血。

（2）血生化检查：包括肝、肾功能检查，动脉血乳酸盐、血糖、血电解质测定等，可用于了解患者是否合并多器官功能障碍综合征、细胞缺氧、酸碱平衡紊乱的程度等。

（3）凝血功能测定：包括血小板、出血及凝血时间、血浆纤维蛋白原、凝血酶原时间及凝血因子等。进行 DIC 监测时，在下列 5 项指标中，3 项以上异常可诊断为 DIC。①血小板计数 < $80 \times 10^9$/L；②凝血酶原时间较正常延长 3 s 以上；③血浆纤维蛋白原 < 1.5 g/L 或呈进行性降低；④ 3P 试验（血浆鱼精蛋白副凝试验）呈阳性；⑤血涂片中破碎红细胞占比超过 2%。

（4）动脉血气分析：动脉血氧分压（$PaO_2$）可反映血液携氧状态，正常值为 80 ~ 100 mmHg，$PaO_2$ < 60 mmHg 提示组织有缺氧的可能，应及时做必要的检查和处理。如 $PaO_2$

< 60 mmHg，吸入纯氧后无改善，则提示有 ARDS 的可能。动脉血二氧化碳分压（$PaCO_2$）是反映通气和换气功能的指标，正常值为 34 ~ 45 mmHg，平均值为 40 mmHg，可作为呼吸性酸中毒或呼吸性碱中毒的判断依据。休克时，可因肺换气不足，出现体内 $CO_2$ 堆积而导致 $PaCO_2$ 明显升高。相反，如患者原来无肺部疾病，因过度换气可导致 $PaCO_2$ 降低。$PaCO_2$ 超过 45 ~ 50 mmHg 时，提示肺泡通气功能障碍。动脉血 pH 正常值为 7.35 ~ 7.45。通过监测血气分析的动态变化，有助于判断休克的严重程度和复苏的情况。

2．血流动力学监测

（1）中心静脉压（central venous pressure，CVP）：代表右心房或者胸腔段静脉内的压力，其变化可反映血容量和右心功能。正常值为 5 ~ 12 $cmH_2O$。CVP < 5 $cmH_2O$，提示血容量不足；CVP > 15 $cmH_2O$，提示心功能不全、静脉血管过度收缩或肺循环阻力增高；CVP > 20 $cmH_2O$，提示充血性心力衰竭。临床上结合血压可分析循环系统的情况并指导输液。

（2）肺动脉楔压（pulmonary capillary wedge pressure，PCWP）：可反映肺静脉、左心房和右心室压力，应用 Swan-Ganz 漂浮导管测量。PCWP 正常值为 6 ~ 15 mmHg，PCWP 低于正常范围提示血容量不足（较 CVP 敏感），PCWP 增高则提示肺循环阻力增加，如急性肺水肿。另外，通过 Swan-Ganz 漂浮导管可获得混合静脉血标本进行血气分析，以判断预后。

（3）心排血量（cardiac output，CO）：CO 等于心率和每搏输出量的乘积，正常值为 4 ~ 6 L/min。可经 Swan-Ganz 漂浮导管应用热稀释法测得。

（4）心脏指数（cardiac index，CI）：即单位体表面积的心排血量，可反映外周血管阻力的改变情况和心脏功能。正常值为 2.5 ~ 3.5 L/（min · $m^2$）。

3．影像学检查　对创伤患者，应做相应部位的影像学检查，以排除颅脑、内脏等损伤。对感染患者可通过 B 超检查发现感染灶，并判断感染的原因。

4．阴道穹后部穿刺　育龄期妇女有月经过期史时，应做阴道穹后部穿刺，如抽出不凝固血性液体，则疑为异位妊娠破裂出血。

### （三）与疾病相关的健康史

了解引起休克的各种原因。如患者有无腹痛和发热，有无严重烧伤、创伤或感染引起的大量失血和失液，对育龄期妇女要了解月经史，以及患者受伤或发病后的救治情况等。

### （四）心理社会状况

休克患者通常起病急，病情变化快，并有神志改变，加之抢救过程中使用的监测和治疗仪器较多，易使患者和家属有病情垂危及面临死亡的感受，以致出现不同程度的紧张、焦虑或恐惧情绪。应注意了解患者及家属的心理承受能力及其对治疗和预后的认知程度。

### （五）治疗原则

关键是尽早去除病因，迅速恢复有效循环血容量，纠正微循环障碍，增强心肌功能，恢复机体正常代谢。对感染性休克患者，在休克未纠正时，着重治疗休克；休克纠正后，则着重治疗感染。

1．急救措施

（1）处理原发伤：对创伤大出血的患者，应立即控制大出血，如予以加压包扎、固定、制动等，必要时使用抗休克裤（military anti-shock trousers，MAST）（图 4-2），为手术争取时间。在快速补充血容量的同时，应积极做好手术准备，及早进行手术止血。对危及生命的情况（如张力性气胸等），应立即予以处理。对骨折患者应进行初步处理，防止损伤进一步加重。对需要手术治疗的患者，应尽量在其血压回升或稳定后进行。

（2）保持呼吸道通畅：立即松解领扣，解除气道压迫；清除呼吸道内分泌物或异物，保持患者头部后仰，使气道通畅。早期以鼻导管或面罩间歇给氧。对呼吸困难严重者，可行气管插管或气管切开。

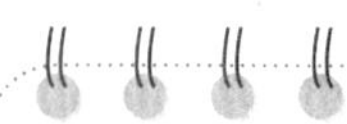

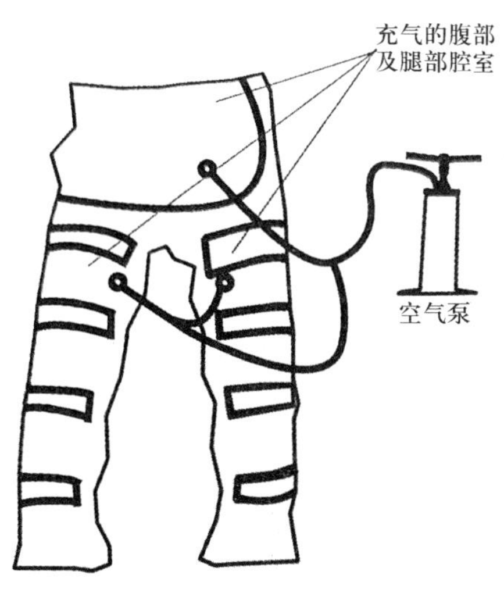


**图 4-2　抗休克裤**

（3）其他：如注意保暖，尽早建立静脉通路，遵医嘱应用止痛药。

2．补充血容量　积极、快速补充血容量是纠正组织低灌注和缺氧的关键。原则是及时、快速、足量。根据患者的症状、体征、血流动力学指标等确定补液的量及种类。应在连续监测动脉血压、尿量和 CVP 的基础上，结合患者的皮肤温度、末梢循环、脉率及毛细血管充盈时间等情况，判断补充血容量的效果。通常先采用晶体液（如平衡液），继而选用胶体液、白蛋白、血浆或全血，以恢复足够的循环血量。对感染性休克患者建议不用分子量（MW）> 20 万 kDa 和（或）取代度 > 0.4 的羟乙基淀粉。白蛋白是严重脓毒症和感染性休克初始液体复苏可选择的液体之一。如患者血红蛋白 > 100 g/L，血细胞比容 > 30%，提示可不必输血；如低于该标准，则可根据患者的血压、脉率、CVP 等情况输入血液制品，使血细胞比容至少恢复至 25% 以上。3% ~ 7.5% 的高渗盐溶液在抗休克治疗中也有良好的扩容和减轻组织细胞肿胀的作用。

现代危重休克患者的治疗已普遍在监测血流动力学的情况下进行，常用的有脉搏指示连续心排血量技术（pulse-indicator continuous cardiac output technology，PICCO）监测（图 4-3），可根据 CVP、PCWP、CO、CI 等指标来评估血容量、心功能及外周血管功能等情况。此外，

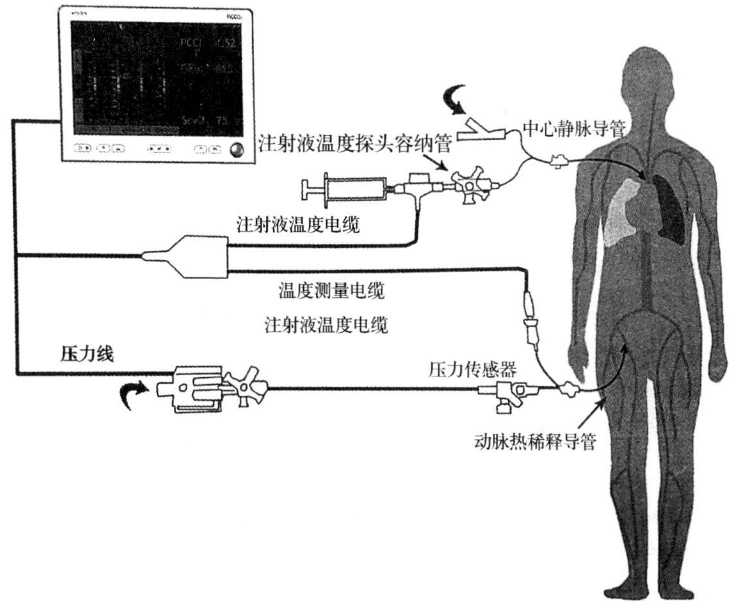


**图 4-3　PICCO 监测**

还可根据供氧和耗氧指标来指导和评估休克的治疗。

3．积极处理原发病　外科疾病引起的休克患者多存在需手术处理的原发病变，如内脏大出血、消化道穿孔、肠袢坏死和脓肿等。应在尽快恢复有效循环血容量后，及时施行手术，以处理原发病变，必要时应在积极抗休克的同时进行手术，以免延误抢救时机。

**知识链接**

### 延迟液体复苏

创伤性休克的传统救治措施是尽早、尽快补液，恢复有效血容量和组织灌注。早期快速补充有效循环血量是抢救患者生命、降低病死率的关键，但可能引起失血加速、不易形成凝血块或使已形成的凝血块脱落、血液过度稀释和加重酸中毒等不良后果。延迟液体复苏（delayed fluid resuscitation），又称限制性液体复苏或低压复苏，即对创伤性休克患者在确定止血之前不输液或控制输液的速度和量。延迟液体复苏是寻求一个复苏的平衡点，既可通过液体复苏适当地恢复组织器官的血流灌注，又不至于过多地扰乱机体的代偿机制和内环境，能减少未控制出血性休克患者的病死率和并发症的发生，其疗效优于积极的液体复苏（即正压复苏）。

4．纠正酸碱平衡失调　酸性环境有利于氧与血红蛋白解离，增加组织氧供，有利于休克复苏。碱性环境则相反，故不主张早期使用碱性药物，即“宁酸毋碱”。轻度酸中毒，在补足血容量后可缓解，但重度休克患者在扩容治疗后仍有严重的代谢性酸中毒，则需使用碱性药物，如5%碳酸氢钠。

5．应用血管活性药物

（1）血管收缩药：常用的血管收缩药有多巴胺、去甲肾上腺素、间羟胺等。多巴胺仅限于心律失常风险极低、心排血量低下或心率慢的患者。小剂量多巴胺可增强心肌收缩力和增加心排血量，扩张肾和胃肠道等内脏器官血管，大剂量多巴胺可使血管收缩，外周阻力增加，因此抗休克时多采用小剂量多巴胺。为提升血压，临床可将多巴胺与其他血管收缩药合用而不增加多巴胺的剂量。对感染性休克患者，首选去甲肾上腺素。去甲肾上腺素可兴奋心肌，收缩血管，升高血压及增加冠状动脉血流量，作用时间短。对于某些特殊病例，如心律失常风险小，存在显著的左心室收缩功能低下或心率显著减慢，常以多巴胺作为去甲肾上腺素的替代药。若心功能不全或补液后仍存在低灌注状态，则可加用多巴酚丁胺。

**知识链接**

### 使用升压药物时的血压管理目标

对于所有类型的休克患者，平均动脉压（mean arterial pressure，MAP）目标至少为65 mmHg。较高的血压目标对于特定患者能降低急性肾损伤的风险，但可能会增加快速型心律失常的发生风险，临床医师须在二者间权衡利弊。

当MAP低于60 mmHg时，冠状动脉、肾和脑血管就会失去自动调节功能，机体血液无法从次要器官转移到重要的器官，此时的器官灌注完全依赖压力。当MAP低于45 mmHg时，大循环血流量减少到小于支持微循环的临界闭合压，器官的血流将会完全停止。虽然脓毒症休克指南建议MAP目标至少为65 mmHg，但对于老年患者、高血压或动脉粥样硬化患者，可能需要更高的MAP才能达到自动调节基线。对于脑卒中、脑外伤患者，也可能需要更高的 MAP 来应对颅内压增高，但较高的血压（MAP 75 ～ 85 mmHg）可能会增加快速型心律失常的发生风险，临床医师必须在低血压风险与升压药物潜在不良反应之间权衡利弊。

（2）血管扩张药：常用的血管扩张药有阿托品、山莨菪碱、东莨菪碱、酚妥拉明等。血管扩张药可解除小动脉痉挛，改善微循环，但可使血管容量扩大、血容量相对不足而致血压下降。因此，在血容量基本补足而患者发绀、四肢厥冷、毛细血管充盈不良等循环障碍未见好转时，才应考虑使用血管扩张药。

（3）强心药：常用的强心药有强心苷类，如毛花苷 C。强心药可增强心肌收缩力，减慢心率。通常在输液量已足够但动脉压仍低，而 CVP 检测提示前负荷已足够（CVP > 15 $cmH_2O$）的情况下使用。可静脉缓慢注射毛花苷 C，如有效，则可再给予维持剂量。

6．改善微循环　若休克发展到 DIC 阶段，则需用肝素抗凝治疗。DIC 晚期，纤维蛋白溶解系统功能亢进，可使用抗纤溶药（如氨甲苯酸、氨基己酸）及抗血小板黏附和聚集的药物（如阿司匹林、双嘧达莫和低分子右旋糖酐等）。

7．皮质激素和其他药物的应用　皮质激素可用于感染性休克和其他较严重的休克患者，其主要作用是：①扩张血管，改善微循环；②防止细胞内溶酶体破坏；③增强心肌收缩力，增加心排血量；④增强线粒体功能；⑤促进糖异生，减轻酸中毒。应早期、大剂量、短程使用，临床常用氢化可的松、地塞米松等。

其他药物，如钙通道阻滞药维拉帕米、吗啡类拮抗剂纳洛酮、氧自由基清除剂超氧化物歧化酶（SOD）、前列环素（$PGI_2$）、三磷腺苷 – 氯化镁（ATP-$MgCl_2$）等，也可用于休克的辅助治疗。

8．其他　包括营养支持、血糖监测、重要器官功能不全的处理等。

**案例 4-1B**

患者经相关检查后确诊为脾破裂、休克抑制期。患者表情痛苦，极度紧张。

**请回答：**

1. 该患者首要的处理措施是什么？
2. 患者目前主要的护理诊断 / 问题有哪些？
3. 应采取哪些护理措施？

## 【主要护理诊断 / 问题】

1．（有）外周组织灌注无效（的危险）　与大量失血、失液、有效循环血容量锐减有关。

2．气体交换受损　与有效循环血容量锐减、肺组织灌流量不足、肺水肿有关。

3．体温过高 / 过低　与感染、组织灌注不足有关。

4．潜在并发症：多器官功能障碍综合征。

## 【护理措施】

（一）恢复有效循环血容量

1．建立静脉通路　补液是纠正休克的重要措施，其中，补液的种类、量和速度是关键。应迅速建立 2 条以上静脉输液通路，大量快速补液（心源性休克患者除外），改善组织灌注。

如周围血管塌陷或肥胖患者静脉穿刺困难，则应立即行中心静脉穿刺置管，同时监测 CVP。

**科研小提示**

CVP 对于指导危重休克患者的抢救和合理补液具有重要作用，可探索如何迅速准确测量 CVP 的方法。

2．合理补液　一般先快速输入扩容作用迅速的晶体溶液，首选平衡盐溶液，也可选用 3%～7.5%的高渗盐溶液，之后输入扩容作用持久的胶体溶液，如低分子右旋糖酐、血浆、羟乙基淀粉、人血白蛋白等。临床上可根据动脉血压和中心静脉压进行综合分析，判断出现异常的原因并予以相应处理（表 4-3）。

**表 4-3　中心静脉压、血压与补液的关系**

| 中心静脉压 | 血压 | 原因 | 处理原则 |
|---|---|---|---|
| 低 | 低 | 血容量严重不足 | 充分补液 |
| 低 | 正常 | 血容量不足 | 适当补液 |
| 高 | 低 | 心功能不全或血容量相对过多 | 给予强心药、纠正酸中毒、舒张血管 |
| 高 | 正常 | 容量血管过度收缩 | 舒张血管 |
| 正常 | 低 | 心功能不全或血容量不足 | 补液试验* |

* 补液试验：取等渗盐溶液 250 ml，在 5 ～ 10 min 内静脉滴注；如血压升高而 CVP 不变，则提示血容量不足；如血压不变而 CVP 升高 0.29 ～ 0.4 kPa（3 ～ 5 $cmH_2O$），则提示心功能不全。

3．准确记录出入量　由专人准确记录输入液体的种类、数量、时间和速度等，并详细记录 24 h 出入量，作为后续治疗的依据。

（二）严密观察病情变化

1．意识和表情　可反映脑组织血液灌注和全身循环情况。若患者从烦躁转为平静，从淡漠、迟钝转为对答自如，则提示休克好转。

2．皮肤温度、色泽　是反映体表灌注情况的标志。若患者四肢转暖，皮肤干燥，轻压指甲或口唇时，局部暂时缺血呈苍白，松开后色泽迅速转为正常，则说明末梢循环恢复，休克有好转。但应注意暖休克时，皮肤表现为干燥潮红、手足温暖。

3．生命体征

（1）血压与脉压：血压降低是休克的主要表现之一，通常认为收缩压＜ 90 mmHg，脉压＜ 20 mmHg 是休克存在的表现；血压回升、脉压增大是休克好转的征象。

（2）脉搏：脉搏的变化往往出现在血压变化之前。休克早期脉率增快。休克加重时，脉搏细弱，甚至触不到。当血压较低，但脉率已恢复且肢体温暖时，常表示休克趋向好转。临床常用脉率 / 收缩压（mmHg）计算休克指数，0.5 表示无休克，＞ 1.0 ～ 1.5 表示发生休克，＞ 2.0 提示为严重休克。

（3）呼吸：注意呼吸次数及节律。休克加重时，呼吸急促、变浅、不规则。呼吸＞ 30 次 / 分或＜ 8 次 / 分，表示病情危重。当患者出现进行性呼吸困难、发绀，持续正压通气仍不能提高动脉血氧分压时，应考虑发生急性呼吸衰竭的可能。

（4）体温：休克患者体温大多偏低，但感染性休克患者有高热。若体温骤升至 40℃以上或骤降至 36℃以下，则提示病情危重。

4．尿量及尿比重　可反映肾血流量和组织灌注状态，是观察休克变化较为简便、有效的指标。每小时尿量＞30 ml，提示休克好转。每小时尿量＜25 ml、尿比重增高，表明肾血管收缩或血容量不足。血压正常但尿量仍少，且比重偏低，则提示急性肾衰竭的可能。

（三）改善组织灌注

1．采取休克体位　头和躯干抬高20°～30°，下肢抬高15°～20°，以增加回心血量及减轻呼吸困难。

2．使用血管活性药物

（1）浓度和速度：严格核对血管活性药物的名称、用法及用量，以保证用药准确、无误。使用血管活性药物应从低浓度、低速开始，注意监测患者的血压、心率、中心静脉压等，要根据血压及时调整药物浓度和用药速度，通常使动脉收缩压维持在110～130 mmHg，舒张压60～80 mmHg较为理想。应均匀滴注血管活性药物，以维持血压稳定，禁忌滴速时快时慢，以免血压骤升或骤降。血管扩张药必须在血容量充足的前提下应用，以防血压骤降。药物输注最好使用输液泵，以确保精确调控输液速度。

（2）严防药液外渗：使用血管收缩药时，须严防药液外渗致组织坏死。药液外渗后，要根据药液外渗标准分级，给予正确处理。如注射部位红肿、疼痛，则应立即更换注射部位，并局部给予持续冰敷或使用0.25%普鲁卡因局部封闭，以免皮下组织坏死。

（3）停药护理：待患者血压平稳后，应逐渐降低药液浓度、减慢滴注速度，直至停药，以防止突然停药而引发不良反应。

（4）其他：对有心功能不全的患者，在使用增强心肌功能的药物时，还要注意观察患者的心率、心律及药物不良反应。

（四）维持有效气体交换

1．改善缺氧　给予吸氧，氧浓度为40%～50%，氧流量为6～8 L/min。对严重呼吸困难者，协助医师行气管插管或气管切开，尽早使用呼吸机辅助呼吸。氧疗是治疗感染性休克患者的重要措施，可减轻酸中毒，改善组织缺氧。护理过程中应监测患者的血氧饱和度、肢端末梢循环等，维持血氧饱和度≥92%。

2．保持呼吸道通畅　对昏迷患者，应使其头偏向一侧或置入口咽通气管，以防止舌后坠或呕吐物等引起的误吸。在病情允许的情况下，鼓励患者做深呼吸，协助叩背，并鼓励患者有效咳痰，以避免误吸导致的肺部感染，必要时给予雾化吸入。对气管插管或气管切开患者，应及时吸痰。定时观察患者呼吸音的变化。协助患者做双上肢运动，促进肺扩张，改善缺氧状况。

（五）维持正常体温

1．监测体温　每4 h监测1次，并密切观察患者的体温变化。

2．保暖　采用加盖棉被、毛毯或调节室温等措施进行保暖。禁用热水袋、电热毯等方法进行体表加温，以免烫伤、皮肤血管扩张时局部组织耗氧量增加而加重组织缺氧，使重要内脏器官血流灌注进一步减少。

3．库存血的复温　对失血性休克患者常需快速大量输血，但输入低温保存的库存血可使患者体温降低。因此，输血前应将库存血放置于常温下复温后再输入。

4．降温　感染性休克患者出现高热时，应予以物理降温，必要时可采用药物降温。注意病室定时通风，及时更换被汗液浸湿的衣物等，做好患者的皮肤护理。

（六）防治感染

1．严格按照无菌操作原则执行各项护理操作；加强留置导尿管的护理，预防泌尿系统感染；对有创面或伤口者，应及时更换敷料，保持创面或伤口清洁、干燥。

2．预防肺部感染，避免发生误吸，必要时遵医嘱给予超声雾化吸入，以稀释痰液，便于患者咳出。

3．遵医嘱合理应用有效抗生素。

4．提供合理的营养支持，增强机体抵抗力。

**（七）其他**

1．预防意外损伤　对于烦躁不安或神志不清的患者，应加床旁护栏，以防患者坠床；输液时，对患者肢体可给予适当固定。必要时可用约束带固定患者四肢。

2．预防压力性损伤　在病情允许的情况下，协助患者每 2 h 翻身 1 次，按摩受压部位皮肤。

## 小　结

1．分类　根据病因可将休克分为低血容量性休克、感染性休克、心源性休克和过敏性休克等，其中，外科休克以低血容量性休克及感染性休克最常见。

2．病理生理　有效循环血容量锐减和组织灌注不足，以及由此引起的微循环改变、代谢变化、炎症介质释放和缺血再灌注损伤、内脏器官的继发性损害是各类休克的共同病理生理基础。

3．临床表现　主要从神志、血压、脉搏、尿量、皮肤温度等方面来判断休克的分期与程度。

4．治疗原则　包括尽早去除病因，迅速恢复有效循环血容量，纠正微循环障碍等。

5．护理措施　恢复有效循环血容量、严密观察病情变化、使用血管活性药物、吸氧和保持呼吸道通畅、维持正常体温，以及预防感染、意外损伤和压力性损伤等。

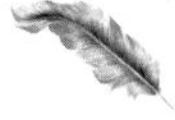

## 思考题

患者，男性，23 岁，因持续腹痛 1 d，加重 1 h 入院。

入院诊断：急性化脓性阑尾炎。当日于全身麻醉下行“阑尾切除术”，手术顺利。术后第 3 d，患者自诉切口处疼痛加重伴恶心、呕吐，呕吐物为胃内容物。

体格检查：T 39.5℃，P 128 次 / 分，R 30 次 / 分，BP 82/58 mmHg，神志淡漠、面部发绀。切口处皮肤红肿，有触痛，肠鸣音减弱。血常规检查示 WBC $15 \times 10^9$/L，中性粒细胞比值 84%。

请回答：

1．该患者发生的是哪种类型的休克？

2．目前主要的护理诊断 / 问题有哪些？

3．应采取哪些护理措施？

（曾芬莲）

# 第五章 麻醉患者的护理

第5章数字资源

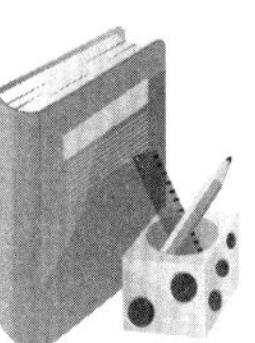

## 导学目标

通过本章内容的学习，学生应能够：

◆ **基本目标**

1. 理解麻醉、局部麻醉、椎管内麻醉、全身麻醉、复合麻醉、吸入麻醉、静脉麻醉，以及蛛网膜下腔阻滞和硬脊膜外阻滞的概念。
2. 复述全身麻醉期间和麻醉恢复期的主要监测内容。
3. 比较局部麻醉、椎管内麻醉和全身麻醉的特点。
4. 阐述麻醉并发症的发生原因。

◆ **发展目标**

1. 综合运用所学知识，为患者实施麻醉前准备、麻醉期间及麻醉恢复期的监护。
2. 综合运用所学知识，正确识别麻醉相关并发症，并进行应急处理。

◆ **思政目标**

树立“无痛”理念，体现以患者为中心，提供舒适化医疗的原则。

### 案例 5-1A

患者，男性，60岁，因“右上腹剧烈疼痛，伴恶心、呕吐6 h”急诊入院。患者曾发生间断右上腹痛10年，发作频率约每月1次，每次持续约3天，伴恶心、呕吐、腹泻，呕吐后症状好转。患者神志清楚，腹部柔软，右上腹有深压痛，可触及胆囊，心、肺未见异常。以“慢性胆囊炎”收住院，拟行手术治疗。

**请回答：**

该患者与麻醉相关的护理评估内容有哪些？

麻醉（anesthesia）是指用药物或者其他方法使患者整体或局部暂时失去感觉，达到无痛的目的，以保证手术、诊断、检查、治疗等安全、顺利进行。麻醉学（anesthesiology）是应用麻醉相关的基础理论、临床知识和技术操作，消除患者疼痛，保证患者安全，为手术创造良好条件，并进行麻醉和麻醉药相关研究的一门学科。随着外科技术和麻醉学科的发展，麻醉学专业的任务和范围也在不断增多，主要包括临床麻醉、急救与复苏、重症监护治疗和疼痛治疗等。

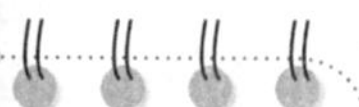

**知识链接**

**麻醉药的发展**

早在1540年，Valerius Cordus就已合成乙醚。直到1846年，美国麻省总医院牙科医师William Morton在化学家Charles Jackson的指导下，验证了牙科手术时吸入乙醚蒸汽的麻醉作用。同年10月16日，在麻省总医院一间穹顶教室内为一例颈部血管瘤患者实施乙醚麻醉获得成功，开启了近代麻醉学的序幕。随后，吸入麻醉（如氯仿、氧和氧化亚氮混合、氟烷等方式）陆续被研究和应用。1935年，King从筒箭毒中分离出右旋筒箭毒碱。1942年，肌肉松弛药被应用于临床，对近代麻醉学的发展也起到了重要作用。随着麻醉方法和仪器、设备的改进以及监测技术的进步，各种辅助药物的配合使用，现代麻醉技术已经能够准确掌握麻醉药的剂量和浓度，提高了麻醉的准确性和安全性。

根据麻醉药的给药途径不同和作用部位的差异，临床麻醉通常分为以下几类：

1．局部麻醉（local anesthesia） 简称局麻，是指麻醉药物作用于某些外周神经或脊髓的某一节段，使患者机体某一部分的感觉神经传导功能暂时被阻断，暂时失去疼痛的感觉，而患者神志清楚。局部麻醉包括表面麻醉（topical anesthesia）、局部浸润麻醉（local infiltration anesthesia）、区域麻醉（regional anesthesia）、神经或神经丛阻滞（nerve plexus block）。

2．椎管内麻醉（intrathecal anesthesia） 是将局部麻醉药注入椎管内的蛛网膜下腔或硬膜外隙，使脊神经根受到阻滞，在相应的区域产生麻醉作用，包括蛛网膜下腔阻滞（subarachnoid block）和硬（脊）膜外阻滞（epidural block），硬脊膜外阻滞包含骶管阻滞（caudal block）。

3．全身麻醉（general anesthesia） 是指麻醉药物经呼吸道吸入、静脉或肌内注射进入人体内，抑制中枢神经系统，使患者暂时意识丧失而全身不感到疼痛，简称全麻。全身麻醉包括吸入麻醉（inhalation anesthesia）和静脉麻醉（intravenous anesthesia）。

4．复合麻醉（combined anesthesia） 同时使用多种麻醉药或（和）麻醉方法，以取得较单一麻醉更好的效果，包括静脉-吸入复合麻醉（简称静吸复合麻醉）、腰-硬联合阻滞、椎管内阻滞复合全身麻醉、神经丛阻滞复合全身麻醉、全身麻醉复合控制性降压、全身麻醉复合低温麻醉等。

## 【护理评估】

### （一）目前身体状况

麻醉前必须评估患者，以确保麻醉和手术的安全性，减少围手术期并发症，减低病死率。应了解患者的基本情况，包括血压、呼吸、脉搏、体温、身高、体重、精神状态、过敏史等，并了解患者有无原发疾病及临床表现。此外，还应重点了解患者的重要脏器功能，如呼吸系统、心血管系统、血液系统、内分泌系统、神经系统疾病及肝病、肾病等病史，确定麻醉相关危险因素。目前，临床常用美国麻醉医师协会（American Society of Anesthesiologists，ASA）的病情分级方法判断患者对手术和麻醉的耐受力（表5-1）。

### （二）辅助检查

常见的辅助检查有胸部X线检查、心电图、肺功能测定、颈椎动脉超声检查等，以及超声心动图、增强磁共振等特殊检查。常见的实验室检查有血常规、生化检查、凝血检查、免疫学检查、尿常规等，如对糖尿病患者需检查糖化血红蛋白，对甲状腺功能异常患者需进一步检查甲状腺激素水平。

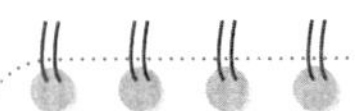

表 5-1　美国麻醉医师协会（ASA）健康状况分级

| 分级 | 健康状况以及对麻醉和手术的耐受力 |
| --- | --- |
| Ⅰ级 | 正常健康（健康，不吸烟、不饮酒或少量饮酒），能耐受麻醉和手术 |
| Ⅱ级 | 有轻度全身性疾病[轻度疾病，没有实质性的功能限制；目前吸烟者、社交饮酒者、妊娠、肥胖（30 kg/m$^2$ < BMI < 40 kg/m$^2$）、轻度肺部疾病、控制良好的高血压或糖尿病人群]，能耐受一般麻醉和手术 |
| Ⅲ级 | 有严重全身性疾病[实质性功能受到限制；一种或多种中、重度疾病，高血压或糖尿病控制不佳，慢性阻塞性肺疾病，病态肥胖（BMI > 40 kg/m$^2$）、活动性肝炎，嗜酒者，起搏器植入患者等]，对麻醉和手术耐受较差 |
| Ⅳ级 | 有严重系统性疾病，且经常有生命危险，机体代偿功能不全（近3个月接受过支架植入术、休克、败血症、定期接受透析等），手术麻醉风险很大 |
| Ⅴ级 | 濒死患者，无论手术与否，随时都有生命危险（如主动脉破裂、颅内出血），麻醉手术风险极大 |
| Ⅵ级 | 确诊为脑死亡，其器官拟用于器官移植手术 |

* 急诊手术患者在评估时加“E”或“急”，如EⅡ、EⅢ等

（三）与麻醉相关的健康史

了解患者有无呼吸系统、心血管系统、血液系统、内分泌系统、神经系统疾病及肝、肾疾病等病史，有无椎间盘突出、脊柱畸形或骨折、腰部皮肤感染病灶、静脉炎等。了解患者既往是否接受过麻醉与手术，如果有，则应详细询问当时所用的麻醉药物和方法，以及围手术期的相关情况。详细了解患者近期是否使用抗高血压药、降血糖药、镇静药、镇痛药、利尿药、强心药、激素、抗生素等，如曾应用，则要进一步询问用药剂量、时间及药物反应等。另外，还要注意询问患者的药物、食物等过敏史。

（四）心理社会状况

疾病本身会影响患者的生活和工作，手术前患者最常见的心理反应是不同程度的焦虑、抑郁、恐惧等情绪，可能出现相应的躯体反应，如心悸、胸闷、尿频、腹痛、腹泻及睡眠障碍，甚至震颤、坐立不安、出汗等。因此，麻醉前应评估患者对麻醉和手术的心理反应，同时还要注意评估患者家属和单位等对患者的支持程度。

（五）麻醉方式

1．局部麻醉

（1）局部麻醉药的分类：根据局部麻醉药的化学结构不同，可将其分为酯类和酰胺类两大类。酯类包括普鲁卡因、丁卡因等。普鲁卡因毒性作用小，扩散和穿透力均较差，常用于局部浸润麻醉。丁卡因毒性作用强，脂溶性高，穿透力强，麻醉效能强，但起效缓慢，多用于表面麻醉、神经阻滞、蛛网膜下腔阻滞和硬脊膜外阻滞。酰胺类包括利多卡因、布比卡因和罗哌卡因等，是目前临床上常见的局部麻醉药。利多卡因性能稳定，起效较快，扩散和穿透力强，其毒性与药物浓度有关，可用于各种局部麻醉。布比卡因起效快，作用时间长，心脏毒性明显，如误入静脉或用药量过大，则可致心脏停搏。罗哌卡因的作用与布比卡因类似，但其心脏毒性较低，多用于神经阻滞和硬膜外阻滞。

（2）常用局部麻醉方法

1）表面麻醉：将渗透性能强的局部麻醉药与局部黏膜接触，穿透黏膜作用于神经末梢而产生局部麻醉作用，称为表面麻醉，多用于眼部、鼻腔、咽喉部、气管及支气管、尿道等浅表部位的手术或检查。多种局部麻醉药可用于表面麻醉，如利多卡因、丁卡因等，可制成乳液、软膏、气雾剂单独使用或与其他药物联合用于皮肤、黏膜、口咽部、气管、直肠等部位。

2）局部浸润麻醉：局部浸润麻醉是指沿手术切口线分层注射局部麻醉药，阻滞组织中的神经末梢，适用于体表手术、内镜手术和介入性检查的麻醉。各种局部麻醉药均可用于局部浸润麻醉，合用肾上腺素可减缓局部麻醉药的吸收，延长作用时间。

3）区域阻滞麻醉：围绕手术区四周和基底部注射局部麻醉药，阻滞进入手术区的神经干和神经末梢，称为区域阻滞麻醉。如悬雍垂、舌、阴茎或有蒂的肿物等，环绕其基底部注射局部麻醉药。

4）神经及神经丛阻滞：是将局部麻醉药注射至神经干（丛）旁，暂时阻滞神经的传导功能，达到手术无痛的方法。适应证主要取决于手术范围、手术时间及患者的精神状态及合作程度，只要手术部位局限于某一或某些神经干（丛）所支配的范围，且阻滞时间能满足手术需要，即可选择神经及神经丛阻滞。穿刺部位有感染、肿瘤、严重畸形以及对局部麻醉药过敏者应作为神经阻滞的禁忌证。临床常用颈神经丛阻滞、臂神经丛阻滞、腰神经丛阻滞、坐骨神经阻滞和肋间神经阻滞等。

（3）并发症：主要为局部麻醉药的毒性反应和过敏反应。

2．蛛网膜下腔阻滞　又称脊椎麻醉、腰麻，是指将局部麻醉药注入蛛网膜下腔，直接作用于脊髓和脊神经前、后根，使其支配的相应区域产生麻醉作用。

（1）适应证与禁忌证

1）适应证：适用于下腹、盆腔、肛门及会阴部手术以及下肢手术，如阑尾切除术、痔切除术及截肢术等。

2）禁忌证：①中枢神经系统疾病，如脊髓或脊神经根病变，脊髓慢性或退行性病变及颅内压增高患者；②脊柱外伤或有严重腰背痛病史的患者；③全身严重感染、休克，穿刺部位有炎症的患者；④腹内压明显增高的患者；⑤高血压合并冠状动脉病变的患者应慎用或不用；⑥凝血功能异常的患者。

（2）常用局部麻醉药：包括普鲁卡因、丁卡因、布比卡因和罗哌卡因等。加入10%葡萄糖溶液可配制成重比重液，加入注射用生理盐水可配制成轻比重液。最常用0.5%～0.75%布比卡因2 ml或0.5%～0.75%罗哌卡因各加10%葡萄糖溶液1 ml混合配制成重比重液，其轻比重液是用注射用生理盐水配制的0.1%溶液。此外，还可用5%葡萄糖溶液将普鲁卡因配制成浓度为5%的溶液。

（3）蛛网膜下腔穿刺术：患者侧卧在手术台上，取低头、弓腰、抱膝姿势。一般选择第3～4或第4～5腰椎棘突间隙为穿刺点。消毒穿刺点及周围15 cm范围的皮肤，铺无菌孔巾。穿刺点确定后，在局部麻醉下用腰椎穿刺针垂直依次刺入皮肤、皮下组织、棘上韧带、棘间韧带和黄韧带。当穿破黄韧带和硬脊膜时有突破感，继续进针刺破硬脊膜和蛛网膜，拔出针芯有脑脊液滴出，则表明穿刺成功。随后将一定浓度和剂量的局部麻醉药经腰椎穿刺针注入蛛网膜下腔。

（4）麻醉平面的调节：麻醉平面是指皮肤感觉消失的分界线。通常在注药后根据手术的需要，利用麻醉药液比重不同于脑脊液的特点，在5～10 min内改变患者体位以调节麻醉平面。临床上常以乙醇棉签测冷感、以针刺皮肤测痛感的方法来判断，同时要观察运动神经麻痹的进展情况。感觉神经阻滞的平面一般要比运动神经阻滞平面高2个脊神经节段。影响蛛网膜下腔阻滞麻醉平面的因素很多，如穿刺间隙高低、患者体位、麻醉药液的比重、注药速度以及针尖斜面方向等。

（5）并发症：术中并发症主要包括血压下降、呼吸抑制、恶心、呕吐等。术后并发症包括头痛、尿潴留、神经系统并发症（如脑神经受累、假性脑膜炎等）。

3．硬脊膜外阻滞　简称硬膜外阻滞，是将局部麻醉药注入硬脊膜外间隙，阻滞脊神经根，使其支配的区域产生暂时性麻痹。

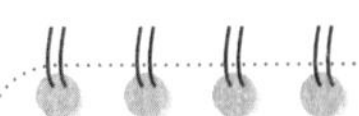

（1）适应证与禁忌证

1）适应证：主要适用于横膈以下的腹部手术，也适用于蛛网膜下腔阻滞的下腹及下肢等手术。另外，还常用于胸、腹部大手术后硬膜外镇痛、产科分娩镇痛等。颈部、胸部及上肢手术应用较少。

2）禁忌证：与蛛网膜下腔阻滞基本相同。老年、妊娠、贫血、高血压、心脏病、低血容量者慎用。合并休克、凝血功能障碍、穿刺点皮肤感染、脊柱结核或严重畸形、中枢神经系统疾病者禁用。

（2）分类：硬脊膜外阻滞根据给药方式不同可分为单次法和连续法 2 种，目前临床以连续硬膜外阻滞为主。

（3）常用麻醉药：常用药物有利多卡因、布比卡因和罗哌卡因。利多卡因的常用浓度为 1%～2%，反复用药后易产生快速耐药性。布比卡因的常用浓度为 0.5%～0.75%，4～10 min 起效，15～30 min 麻醉完全，作用可维持 4～7 h。罗哌卡因的常用浓度为 0.5%～1%，6～10 min 起效，15～30 min 麻醉完全，作用可维持 3～6 h。

（4）穿刺及给药方法：患者的准备和体位与蛛网膜下腔阻滞相同。穿刺针较蛛网膜下腔阻滞时粗，如需留置导管，则用勺形头穿刺针。在局部麻醉下，针头依次穿过皮肤、皮下组织、棘上韧带、棘间韧带和黄韧带，当穿过黄韧带时有突然落空感，测试有负压现象，回抽无脑脊液流出，表明确实在硬脊膜外间隙内，即可将麻醉药注入。如果手术时间长，需要持续给药，则需留置导管，将导管从穿刺针头内插入，再将针头拔出，外面用胶布妥善固定。导管置入长度以 3～5 cm 为宜。一般给药时先给试探剂量，观察 5～10 min，若患者无下肢发热、麻木、足部活动障碍等蛛网膜下腔阻滞现象，血压、脉搏平稳，即可按手术需要正式给药。

随堂测 5-1

（5）影响麻醉平面的因素

1）局部麻醉药容积和注药速度：由于硬脊膜外间隙内没有脑脊液，药物容量越大，注射速度越快，则感觉阻滞平面及范围越广，故分次间隔给药可增强阻滞效果。

2）穿刺间隙：如果间隙选择不当，则有可能使麻醉平面和手术部位不相符而导致麻醉失败。

3）导管位置和方向：虽然最终决定药物扩散方向的是导管口所在位置，但导管方向也是非常重要的因素，导管口偏向一侧时，可出现单侧麻醉。

（6）并发症：术中并发症主要包括全脊椎麻醉、局部麻醉药毒性反应、血压下降、呼吸抑制、恶心、呕吐等。术后并发症包括脊神经根损伤、硬膜外血肿、留置导管拔出困难或折断等。

**整合小提示**

蛛网膜下腔阻滞、硬脊膜外阻滞是将药物注入椎管内不同的腔隙，但均属于椎管内麻醉。可复习解剖学和生理学相关知识，理解这两种麻醉的异同。

4．全身麻醉

（1）全身麻醉的分类

1）吸入麻醉：是指挥发性液体或气体麻醉药经呼吸道吸入肺，通过肺泡毛细血管进入血液循环，在脑组织中达到一定的浓度，从而抑制中枢神经系统，产生全身麻醉作用。药物通过呼吸进入体内和排出，麻醉深度比较容易调控。

2）静脉麻醉：是将一种或几种麻醉药经静脉注入，通过血液循环作用于中枢神经系统，产生全身麻醉作用。静脉麻醉的优点是起效迅速，对呼吸道无刺激，患者无不适，易于接受，

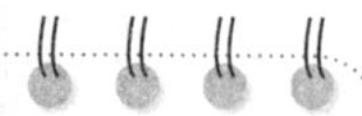



操作简单、方便。缺点是药物剂量调节不方便，麻醉深度不易调控，容易产生快速耐药性，长时间使用可导致体内蓄积和苏醒延迟。

（2）常用全身麻醉药

1）吸入麻醉药：是指经呼吸道吸入体内并产生全身麻醉作用的药物，常用于全身麻醉的维持，有时也用于麻醉诱导。临床上，吸入麻醉药的麻醉强度以最低肺泡有效浓度（minimal alveolar concentration，MAC）来衡量。MAC 是指在一个大气压下，将吸入麻醉药和纯氧同时吸入，使 50%的患者对伤害性刺激（如外科切皮）不再产生体动反应（摇头、四肢运动）时的肺泡内吸入麻醉药浓度。吸入麻醉药的 MAC 值越小，麻醉效能越强。常用的吸入麻醉药包括异氟烷、七氟烷（七氟醚）、地氟烷（地氟醚）、氧化亚氮（笑气）等。

2）静脉麻醉药：静脉麻醉药经静脉给药后直接进入血液循环，患者无明显不适，意识丧失快。静脉麻醉药（氯胺酮除外）无良好的镇痛作用，单独应用难以满足手术需要，必须与麻醉性镇痛药及肌肉松弛药合用才能达到最佳的麻醉状态。常用的静脉麻醉药包括硫喷妥钠、丙泊酚（异丙酚）、氯胺酮、依托咪酯（乙咪脂）、咪达唑仑（咪唑安定）等。

3）肌肉松弛药：肌肉松弛药是通过阻断神经 - 肌肉传导功能，使骨骼肌暂时失去收缩功能而松弛，简称肌松药。去极化肌肉松弛药的代表药物为琥珀胆碱，起效迅速、肌肉松弛作用完全且短暂。常用的非去极化肌肉松弛药有维库溴铵（万可松）、阿曲库铵（卡肌宁）、顺阿曲库铵、罗库溴铵（爱可松）等，临床可用于全身麻醉时气管内插管和维持术中肌肉松弛。

（3）全身麻醉的实施

1）麻醉诱导：是指应用全麻药后，患者从清醒状态到意识丧失，并进入全麻状态的过程，可分为吸入诱导和静脉诱导。

2）麻醉维持：是指从全身麻醉诱导完成后至手术麻醉结束这段时间内的麻醉管理。其主要任务是维持适当的麻醉深度，满足手术需要，如切皮时麻醉需加深，开、关腹膜及腹腔探查时需要良好的肌肉松弛。同时维持患者器官功能正常，应激反应得到抑制，维持水、电解质及酸碱平衡，使体液丢失得到及时补充，可分为吸入麻醉维持、静脉麻醉维持和静吸复合麻醉维持。

3）麻醉后苏醒：从停止全身麻醉药物到患者意识完全恢复正常，这一阶段容易发生的并发症较多，需要在麻醉恢复室严密观察，待患者完全清醒后再将其送回病房。

（4）并发症：全身麻醉术中并发症包括呼吸道梗阻、通气不足、低氧血症、低血压、高血压、心律失常、高热等。术后并发症包括呕吐与误吸、呼吸道梗阻、全身麻醉后苏醒延迟等。

**案例 5-1B**

患者既往有高血压病史 12 年，口服缬沙坦治疗，否认其他病史，无过敏史，无外伤、手术史等。

体格检查：右上腹有深压痛，其余无异常。有 20 年吸烟史，每天 2 盒（40 支）。10 年前已戒酒。

入院后血常规检查示：WBC $12.8 \times 10^9$/L，中性粒细胞百分比 90%，淋巴细胞百分比 7.9%。肝功能检测显示白蛋白 32.6 g/L。拟在全身麻醉下行腹腔镜胆囊切除术。

**请回答：**

1. 该患者可能存在哪些护理诊断 / 问题？
2. 如何为该患者实施麻醉前护理和手术准备？

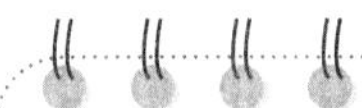

## 【主要护理诊断 / 问题】

1．焦虑 / 恐惧　与对手术室环境陌生、缺乏麻醉和手术相关知识有关。

2．有受伤的危险　与麻醉清醒不完全或感觉恢复不完全有关。

3．潜在并发症：局部麻醉药毒性反应、过敏反应、呼吸抑制、头痛、尿潴留、全脊椎麻醉、脊神经根损伤、硬膜外血肿、呕吐与误吸、呼吸道梗阻、通气不足、低血压、高血压、心律失常、高热、全身麻醉后苏醒延迟等。

## 【护理措施】

（一）麻醉前护理

1．生理准备　麻醉前应改善患者的身体状况，纠正生理功能紊乱和治疗潜在的内科疾病，尽可能使各内脏器官维持较好的功能。营养不良可导致机体发生低蛋白血症、贫血、维生素缺乏等，进而降低麻醉和手术的耐受力。拟行全身麻醉或长期卧床的患者，术前应加强肺功能锻炼，指导患者做深呼吸和咳嗽、咳痰练习，指导吸烟者麻醉前 6 ～ 8 周戒烟或停止吸烟。成人一般麻醉前 8 ～ 12 h 禁食，4 h 禁饮，小儿麻醉前 4 ～ 8 h 禁食（奶），2 ～ 3 h 禁饮，以防止胃内容物反流、呕吐或发生误吸而导致呼吸道梗阻或吸入性肺炎。

2．心理准备　心理准备是麻醉前护理的重要部分。患者往往会对麻醉和手术产生紧张、焦虑甚至恐惧等情绪，应当在访视时与患者积极交谈，听取患者的意见和要求，建立良好的护患关系，评估其是否存在紧张、焦虑和恐惧情绪，评估其合作程度，耐心听取其对麻醉和手术的顾虑和要求，并予以必要的解释和安慰，使其了解麻醉过程、相关并发症的发生和处理等，消除患者的顾虑、恐惧，取得患者的信任和配合。对过度紧张者可适当给予药物治疗，发现明显精神状态异常者应请专科医师会诊。

3．器械、用具和药品准备　为保证麻醉和手术安全、顺利进行，术前应根据麻醉方式、患者情况充分准备好相应的麻醉用具、麻醉机、监测设备、特殊药品及抢救药品。术前还应全面估计麻醉中患者可能出现的变化，认真准备应对时所需的器械及药品。在麻醉前，还应对麻醉器械、用具和药品进行全面检查与核对，确保仪器、设备等功能正常。

4．麻醉前用药

（1）麻醉前用药的目的

1）镇静和催眠：解除患者术前的紧张、焦虑和恐惧情绪，使其在手术前有较好的睡眠，情绪稳定，充分配合麻醉，避免因过度紧张引起血压升高、心率加快而造成心肌缺血、心肌梗死等严重后果。

2）镇痛：缓解或消除原发疾病或麻醉操作可能引起的疼痛和不适，促进患者合作，增强镇静催眠药的效果，减少麻醉药的用量，增强麻醉效果。

3）抑制腺体分泌：给予抗胆碱药，减少呼吸道分泌物，维持呼吸道通畅。

4）抑制不良反应：减少镇静催眠药和麻醉药的不良反应。减弱副交感神经兴奋性，降低自主神经的应激性。抑制胃液分泌，增加胃液 pH，预防呕吐。

（2）麻醉前常用药物

1）镇静催眠药：主要使用苯二氮䓬类药物和巴比妥类药物。苯二氮䓬类药物有镇静、催眠、抗惊厥、抗焦虑作用，还有中枢性肌肉松弛作用，可预防局部麻醉药的毒性反应。常用药物有地西泮（安定）和咪达唑仑（咪唑安定）。巴比妥类药物具有镇静、催眠和抗惊厥作用，对局部麻醉药的毒性反应有一定的预防作用，常用苯巴比妥（鲁米那）。

2）镇痛药：主要为阿片类药物，能提高中枢神经系统阈值，有较强的镇痛作用，还有一定的中枢镇静作用，可使患者安静、合作，与全身麻醉药起协同作用，可减少麻醉药的用量。

常用药物有吗啡和哌替啶。

3）抗胆碱药：能阻断毒蕈碱受体，抑制呼吸道腺体分泌，减少呼吸道分泌物，保持呼吸道通畅，还可抑制迷走神经反射。常用的药物有阿托品和东莨菪碱。

（二）麻醉期间的监护

1．常规监测和护理　严密监测患者的病情变化，着重观察生命体征、手术情况、术中出血量等。建立静脉通道，遵医嘱补液，保证足够的循环血容量。

2．局部麻醉并发症的观察与护理

（1）局部麻醉药的毒性反应：是指单位时间内患者血液中局部麻醉药浓度超过机体的耐受程度而出现的一系列中毒表现。导致局部麻醉药全身毒性反应的常见原因包括：①药物使用过量；②药物误注入血管；③注射部位血供丰富，未加用血管收缩药，血液吸收速度过快；④患者全身状况差，对局部麻醉药的耐受力降低等。

1）表现：局部麻醉药的毒性反应主要影响中枢神经系统和心血管系统。中枢神经系统比心血管系统对局部麻醉药更敏感，因此，中枢神经系统的毒性反应往往先出现。主要表现为眩晕、耳鸣、烦躁不安、言语不清、肌震颤、惊厥、抽搐、昏迷等。心血管系统的毒性反应为传导阻滞、心肌收缩力减弱，可导致心律失常、心排血量减少、血压降低，甚至心搏骤停。

2）预防：①在安全剂量下应用局部麻醉药；②根据患者情况和注射部位调整剂量；③注药前回抽药液，无血液时方可注射；④如无禁忌，可在局部麻醉药内加入适量肾上腺素，以减慢药物吸收速度；⑤麻醉前给予苯二氮䓬类或巴比妥类药物，以提高机体发生毒性反应的阈值。

3）护理：一旦发生毒性反应，须立即停药，予以纯氧吸入，加强通气。患者出现抽搐或惊厥时，要注意予以保护，避免发生意外损伤。同时遵医嘱给予地西泮 5 ～ 10 mg 肌内或静脉注射。对惊厥患者可用 2.5%硫喷妥钠缓慢静脉注射，必要时快速行气管内插管或机械通气，并维持循环功能稳定。对有心搏骤停、呼吸抑制或停止者，应立即行心肺复苏。用 20%脂肪乳剂治疗时，负荷量给予 1.5 ml/kg，持续 1 min，维持剂量为 0.25 ml/（kg · min），持续输注至循环功能稳定后 10 min；20%脂肪乳剂用于治疗局部麻醉药中毒时，总量应少于 12 ml/kg。

（2）过敏反应：酯类局部麻醉药引起的过敏反应较为多见，酰胺类所致过敏反应极为罕见。过敏反应表现为注入少量局部麻醉药后出现荨麻疹、喉头水肿、支气管痉挛、低血压等，严重时可危及生命。一旦发生过敏反应，必须立即停药，保持呼吸道通畅、给氧。适当补充血容量，维持循环功能稳定，情况紧急时遵医嘱应用升压药、糖皮质激素和抗组胺药。因局部麻醉药可扩张血管，其稳定剂能使皮肤充血，皮肤试验的假阳性率在 50%以上，故不必常规进行皮肤试验。对有过敏史的患者可选用酰胺类局部麻醉药。

3．椎管内麻醉并发症的观察与护理

（1）血压下降：由于交感神经被阻滞，麻醉区域血管扩张，外周阻力下降，回心血量减少，心排血量下降，从而引起动脉血压降低。对血压下降者可加快输液速度，以增加血容量，必要时静脉注射麻黄碱 10 ～ 20 mg。对心率减慢者可静脉注射阿托品 0.3 ～ 0.5 mg。

（2）呼吸抑制：麻醉平面过高时，可引起肋间肌甚至膈肌麻痹，进而引起通气量不足甚至呼吸停止。应给予氧气吸入或面罩辅助通气，一旦呼吸停止，应立即行气管内插管或机械通气。

（3）恶心、呕吐：常见原因包括①腹腔脏器交感神经被阻滞后，胃肠蠕动增强；②胆汁反流入胃；③脑缺氧；④低血压；⑤手术牵拉内脏。可使用阿托品、氟哌利多或甲氧氯普胺等控制恶心、呕吐。

（4）全脊椎麻醉：是硬脊膜外麻醉最危险的并发症，由于误将局部麻醉药注入蛛网膜下腔且未及时察觉，导致产生异常广泛的阻滞。患者表现为全部脊神经支配的区域均无痛觉、血压下降、心动过缓、呼吸困难、意识丧失，甚至呼吸、心搏停止。处理原则为一旦发生，应立即停药，给予正压通气，加快输液速度，遵医嘱给予升压药，维持患者的呼吸和循环功能。

**案例 5-1C**

经过充分的麻醉前护理和术前准备，于静脉 - 吸入复合麻醉下行腹腔镜胆囊切除术。

**请回答：**

该患者麻醉过程中可能出现哪些并发症？应该如何进行观察和护理？

4．全身麻醉期间并发症的观察与护理

（1）呼吸道梗阻

1）上呼吸道梗阻：是指声门以上的呼吸道梗阻，舌后坠和咽喉部分泌物积存是最常见的原因。舌后坠时可闻及鼾声，咽喉部有分泌物时可听到水泡声，主要症状为呼气困难。完全梗阻时，患者可出现鼻翼扇动和三凹征，呼吸动作强烈而无气体交换。一旦发生，应立即托起下颌，置入口咽或鼻咽通气管，及时清理咽喉部分泌物。对喉头水肿者，可给予糖皮质激素，严重时行气管内插管或气管切开。对喉痉挛者，应积极去除诱发因素，加压给氧，对严重者可经环甲膜穿刺置管给氧。若经上述处理仍无效，则须静脉注射琥珀胆碱，予以面罩给氧，必要时行气管内插管，维持通气。

2）下呼吸道梗阻：是指声门以下的呼吸道梗阻，常见原因包括气管受压、插管位置异常、管腔堵塞、支气管痉挛、分泌物及呕吐物误吸等。轻者无明显症状，严重者可出现缺氧、$CO_2$ 潴留、心动过速、血压下降。全身麻醉期间，应及时清理患者呼吸道分泌物。一旦发现梗阻症状，应立即报告医师并协助处理。

（2）通气不足：由麻醉性镇痛药、麻醉药和肌肉松弛药产生的呼吸抑制所致，表现为 $CO_2$ 潴留。一旦发现，应予以机械通气，维持有效的肺泡通气量，必要时遵医嘱给予拮抗药物。

（3）低氧血症：临床表现为呼吸急促、发绀、躁动不安、心动过速、心律失常、血压升高等。气管内导管误入一侧支气管、呼吸道梗阻、$N_2O$ 吸入麻醉、麻醉机故障、氧气不足等是导致麻醉期间发生低氧血症的常见原因。一旦发生，应及时给氧，必要时行机械通气。

（4）低血压：是指麻醉期间收缩压低于 80 mmHg 或下降超过基础值的 30%。主要原因为麻醉过深、术中失血过多而血容量补充不当、过敏反应、心肌收缩功能障碍、肾上腺皮质功能低下、手术直接刺激迷走神经，或术中牵拉内脏而致迷走神经兴奋等。一旦出现低血压，应先改变麻醉深度，补充血容量，必要时暂停手术操作，给予血管收缩药，待麻醉深度适宜、血压平稳后再继续手术。

（5）高血压：是指麻醉期间收缩压高于 160 mmHg 或超过基础值的 30%。除原发性高血压、嗜铬细胞瘤、甲状腺功能亢进症等患者外，麻醉诱导药物剂量不足即进行气管内插管、麻醉过浅等均易引起高血压。必须先消除诱发血压升高的各种因素，并保证适宜的麻醉深度，必要时给予血管扩张药。

（6）心律失常：以房性期前收缩和窦性心动过速较多见，与麻醉深度不当、手术刺激过强、低血压、高血压等有关。应保证适宜的麻醉深度，维持循环血容量正常、血流动力学稳定，维持心肌氧供和氧耗平衡，并针对相关的诱因进行处理。

（7）高热：是指麻醉过程中，患者体核温度超过 38℃，可见于各年龄段的患者。发现患者体温升高时，应积极控制体温。高热处理不及时或不当易导致抽搐，一旦发生抽搐，应立即静脉注射咪达唑仑或小剂量硫喷妥钠，给予高流量氧气吸入，并积极进行物理降温，尤其是头部降温。

随堂测 5-2

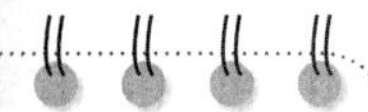

**案例 5-1D**

手术后，将患者送回病房。患者已清醒，诉肩部酸痛、腹部疼痛，予以自控镇痛泵、留置引流管和导尿管，以及心电监护。

**请回答：**

该患者麻醉后可能出现哪些并发症？应如何观察和护理？

（三）麻醉后护理

1．局部麻醉后护理　局部麻醉药对机体影响较小，除术中发生毒性反应或过敏反应外，一般无须特殊处理。门诊手术患者若术中用药多、手术时间长，应于术后休息片刻，经观察无异常后方可离院。须告知患者若有不适，应随时就诊。

2．椎管内麻醉后护理

（1）病情观察：密切监测患者的生命体征，防止麻醉后并发症的出现。麻醉后早期，每 5 ~ 10 min 测血压、脉搏、呼吸一次，并做好记录。待病情稳定后，可延长监测的间隔时间。同时，还要观察患者各种引流管的引流量、颜色，尿量，体温，肢体的感觉和运动情况。如发现异常，则应及时报告医师。

（2）体位：蛛网膜下腔阻滞后，为预防麻醉后头痛，患者需去枕或低枕平卧 6 ~ 8 h。硬膜外阻滞后，患者通常不会出现头痛，但因交感神经阻滞后血压常受影响，所以患者也应低枕平卧 4 ~ 6 h。

（3）蛛网膜下腔阻滞后并发症的观察与护理

1）头痛：是术后最常见的并发症。典型头痛在麻醉作用消失后 6 ~ 24 h 内发生，2 ~ 3 d 最剧烈，1 ~ 2 周消失，主要原因为脑脊液外漏。轻度头痛者，保持平卧 2 ~ 3 d，头痛可自行消失。对中度头痛者，每日补水或补液 2500 ~ 4000 ml，遵医嘱应用小剂量镇痛药或镇静药。对于经上述处理无效的重度头痛者，可采用硬膜外腔自体血充填法。

2）尿潴留：因支配膀胱的骶神经功能恢复较晚、会阴及肛门手术后切口疼痛、下腹部手术刺激膀胱或患者不习惯在床上排尿所致。预防和护理措施：①术前讲解尿潴留发生的原因，指导患者练习床上排尿，并嘱患者术后有尿意应及时排尿；②采用针刺足三里、三阴交等穴位或膀胱区热敷、按摩等措施促进排尿；③必要时留置导尿管。

3）神经系统并发症：包括脑神经受累、假性脑膜炎等。对脑神经受累者，可采取措施缓解疼痛，遵医嘱给予维生素 $B_1$，多数患者 4 周左右能自行恢复。对假性脑膜炎患者，按蛛网膜下腔阻滞后头痛予以处理，同时遵医嘱应用抗生素，症状即可消失。

（4）硬脊膜外阻滞后并发症的观察与护理

1）脊神经根损伤：穿刺针体偏斜或导管质硬等均可损伤脊神经根或脊髓，患者表现为受损神经分布区疼痛或麻木。穿刺或置管时，如患者有电击样异常感觉并向肢体放射，表明已触及神经，应立即停止进针，并调整进针方向，避免加重损伤。损伤后 3 d 内，神经根痛最为明显，2 周内可缓解或消失。处理原则为对症治疗，预后较好。

2）硬脊膜外血肿：穿刺、置管粗暴或不顺利，术前患者凝血机制障碍或接受抗凝治疗等均可导致硬脊膜外血肿。患者表现为剧烈背痛、肢体运动和感觉障碍等脊髓压迫症状及体征。一旦发生，即应尽早行椎管造影定位，确诊后应尽早行椎板切除减压术，以清除血肿。

3）留置导管拔出困难或折断：椎板、韧带及椎旁肌群强直可导致导管拔出困难。将患者置于原穿刺体位，通常可以顺利拔出导管。如仍拔管困难，可热敷或在留置导管周围注射局部

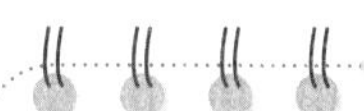

麻醉药，然后均匀用力拔出导管。如导管折断，但患者无神经刺激征或感染，则残留在体内的导管一般不需要手术取出，但应严密观察。

3．全身麻醉后护理

（1）监测生命体征和病情：常规监测心电图、脉搏血氧饱和度和血压等，必要时继续行呼气末二氧化碳监测，至少每 3 ～ 5 min 监测并记录一次生命体征。待患者完全清醒，呼吸、循环功能稳定，肌力恢复后，再将患者送回病房。

（2）保持呼吸道通畅

1）常规给氧，保持呼吸道通畅：手术结束后，危重患者一般直接送入重症监护病房。部分患者一般带气管插管入麻醉后监护病房（postanesthesia care unit，PACU）。对带气管插管患者，要及时连接麻醉机或呼吸机供氧。待患者意识清楚、有自主呼吸（潮气量＞ 5 ml/kg），符合拔管适应证后，须通知麻醉医师评估患者，遵医嘱配合拔出气管插管，更换面罩继续给氧。对部分已拔出气管插管的患者，进入 PACU 后，仍需以面罩给氧。

2）预防呕吐与误吸：为防止呕吐物误吸而堵塞呼吸道，麻醉前应按规定时间禁食、禁饮，以减少胃内容物。特殊患者需留置胃管。在麻醉诱导前，可遵医嘱予以预防恶心、呕吐的药物，配合麻醉医师保护气道，包括选择合适的麻醉和诱导方法。尽量降低胃内压，至少不增加胃内压。在麻醉后监护病房，一旦患者发生反流，即应迅速建立通气道，防止进一步的误吸。

3）掌握气管插管的拔管时机：①患者意识和肌力恢复，能根据指令进行睁眼、开口、舌外伸、握手等动作，上肢可抬高＞ 10 s。②反射活跃，出现吞咽反射；咽反射恢复，表现为经气管吸痰时，出现呛咳及欲将插管吐出。③自主呼吸恢复良好，无呼吸困难；潮气量＞ 5 ml/kg，肺活量＞ 15 ml/kg，呼吸频率为 15 次 / 分左右，最大吸气负压为 –25 $cmH_2O$，$PaCO_2$ ＜ 45 mmHg，吸入空气时 $PaO_2$ ＞ 60 mmHg，吸入纯氧时 $PaO_2$ ＞ 300 mmHg。④鼻腔、口腔及气管内无分泌物。

（3）维持循环功能稳定：麻醉恢复期，患者血压容易出现波动。术中补液不足、引流及术后出血等均可导致血容量不足，造成低血压。手术切口疼痛、气管插管及导尿管等刺激及缺氧可导致高血压。处理原则为严密监测患者的血压变化，积极查明原因，予以相应的处理。

（4）明确麻醉后苏醒程度：全身麻醉后超过 2 h 意识仍未恢复，排除昏迷后，可认为是全身麻醉后苏醒延迟。主要原因有麻醉药物使用过量、患者对麻醉药极度敏感，呼吸或循环功能恶化，严重水、电解质失衡或糖代谢异常等。应查明原因并进行相应处理，促使患者意识恢复。通常采用 Steward 苏醒评分表（表 5-2）或 Aldrete 评分表（表 5-3）评估患者的苏醒程度。苏醒良好的患者，可转出 PACU。

**表 5-2　Steward 苏醒评分表**

| 项目 | 结果 | 得分（分） |
|---|---|---|
| 清醒程度 | 完全清醒 | 2 |
| | 对刺激有反应 | 1 |
| | 对刺激无反应 | 0 |
| 呼吸通畅程度 | 可遵医嘱咳嗽 | 2 |
| | 无支持下可自主维持呼吸通畅 | 1 |
| | 需要予以呼吸道支持 | 0 |
| 躯体活动程度 | 肢体能做有意识的活动 | 2 |
| | 肢体无意识活动 | 1 |
| | 肢体无活动 | 0 |

注：总分为 6 分，评分 =4 分者，可考虑转出 PACU

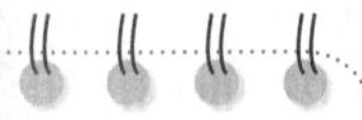

表 5-3　Aldrete 评分表

| 项目 | 结果 | 得分（分） |
|---|---|---|
| 活动程度 | 能按指令移动四肢 | 2 |
| | 能按指令移动两个肢体 | 1 |
| | 无法按指令移动肢体 | 0 |
| 呼吸 | 能做深呼吸和随意咳嗽 | 2 |
| | 呼吸困难 | 1 |
| | 呼吸暂停 | 0 |
| 循环 | 全身血压波动幅度超过麻醉前水平的 20% | 2 |
| | 全身血压波动幅度为麻醉前水平的 20%～49% | 1 |
| | 全身血压波动幅度超过麻醉前水平的 50% | 0 |
| 意识 | 完全清醒 | 2 |
| | 可唤醒 | 1 |
| | 无反应 | 0 |
| $SpO_2$ | 吸入室内空气条件下＞ 92% | 2 |
| | 辅助给氧条件下维持＞ 90% | 1 |
| | 即使辅助给氧，仍＜ 90% | 0 |

注；总分为 10 分，评分＞ 9 分者，可考虑转出 PACU

（5）防止意外伤害：患者在苏醒过程中，因意识尚未完全恢复，容易出现烦躁不安，发生意外伤害，应做好防护，必要时给予保护性约束，防止坠床、碰撞、非计划拔管等意外的发生。

（6）其他监护措施：注意保暖，保持静脉输液通畅，妥善固定各种引流管并保持引流通畅。观察并记录苏醒期间引流液的颜色、性状和量。严密观察患者有无术后出血等并发症，协助完成其他检查或监测。

## 小　结

1．根据不同的麻醉目的，可选择不同的麻醉方式及相应的麻醉用药。

2．麻醉前应全面评估患者，可通过 ASA 健康状况分级判断患者对手术和麻醉的耐受力。

3．麻醉期间应注意监测患者的病情变化，做好并发症的预防、观察和处理。局部麻醉并发症有毒性反应和过敏反应。椎管内麻醉期间并发症有血压下降、呼吸抑制、恶心、呕吐、全脊椎麻醉等。全身麻醉期间的并发症有呼吸道梗阻、通气量不足、低氧血症、高血压、低血压、心律失常、高热等。

4．局部麻醉（包括椎管内麻醉）后，要注意监测患者的生命体征，防止麻醉后并发症（如头痛、尿潴留、脊神经根损伤、硬脊膜外血肿等）的发生。全身麻醉后，要监测患者的生命体征和病情变化、保持呼吸道通畅、维持循环系统功能稳定、明确麻醉后苏醒程度、防止意外伤害、注意保暖等。

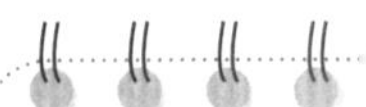

## 思考题

1．患者，男性，58 岁。在全身麻醉下行“胸腔镜肺叶切除术”，术后拔管后，将患者转入 PACU。约 10 min 后，患者出现呼吸急促、鼻翼扇动、三凹征。

请问：

该患者目前出现了什么并发症？应该如何处理？

2．患者，女性，50 岁。在臂神经丛阻滞下行“桡骨近端骨折切开复位内固定术”，局部注射 0.4% 罗哌卡因 20 ml。约 10 min 后，患者出现眩晕、耳鸣，继而出现烦躁不安、言语不清、肌震颤、惊厥、抽搐。

请问：

该患者目前可能出现了什么并发症？应该如何处理？

（邓述华）

第6章数字资源

# 围手术期患者的护理

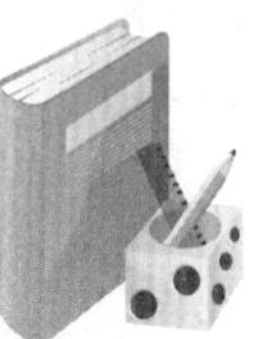

**导学目标**

通过本章内容的学习，学生应能够：

◆ **基本目标**

1. 解释围手术期护理的定义。
2. 描述手术室布局的基本原则、环境与设施要求。
3. 复述手术室的分级。
4. 比较刷手护士、巡回护士的职责。
5. 列举术后患者的常见不适症状。
6. 解释术前胃肠道准备、呼吸道准备的注意事项。
7. 分析术后不适与并发症发生的原因。

◆ **发展目标**

综合运用所学知识正确评估手术患者，能为具体患者制订围手术期护理计划。

◆ **思政目标**

体会生命的可贵，发挥救死扶伤的精神，理解、尊重、关心手术患者，培养严谨、慎独的工作作风和细致的观察能力。

手术既是外科疾病治疗的重要手段，又是一个创伤过程，会给患者带来生理、心理上的负担，使患者处于应激状态，术后出现不良后果。围手术期应向患者提供身体、心理的整体护理，将手术的危险性、患者的痛苦和焦虑降至最低，从而改善患者的手术耐受力，保障患者的安全，使手术能够顺利进行，预防并减少术后并发症的发生，促进患者早日康复。

**（一）围手术期护理的概念**

围手术期（perioperative period）是指从确定手术治疗开始到与本次手术相关的治疗基本结束的这段时间。围手术期护理（perioperative nursing care）是指从患者进入病房决定手术治疗到本次手术相关的治疗和护理基本结束的这段时间为其提供的整体护理。围手术期护理可分为3个阶段：手术前期护理、手术中期护理和手术后期护理，每个阶段的护理侧重点有所不同。手术前期（preoperative phase）是指从患者确定手术治疗到进入手术室的这段时间。这一阶段，可以通过评估与纠正可能增加手术危险的现存和潜在的健康问题，向患者及家属提供有关的术前护理和健康指导，做好充分的术前准备。手术中期（intraoperative phase）是指从患者进入手术室到手术结束将患者送回病房的这段时间。这一阶段，手术室护士和手术医师、麻醉医师共同组成手术团队，严格执行无菌操作，保证患者的安全，使手术顺利完成。手术后期

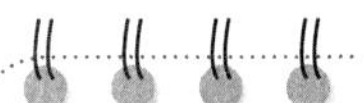

（postoperative phase）是指从患者术后回到病房到康复的这段时间。这一阶段，可以从外科病房护理延伸到社区和家庭护理，侧重维持患者各系统生理功能，减轻不适症状，防治术后并发症，为患者制订出院计划，帮助其尽早恢复家庭和社会功能。

（二）手术类型

1．根据手术时限分类　①择期手术：如一般的良性肿瘤切除术，此类手术无时间限制，可在充分做好术前准备后进行；②限期手术：如各种恶性肿瘤切除术，需要在一定期限内选择手术时间，应该在尽可能短的时间内做好充分的术前准备；③急症手术：如外伤所致的真性脾破裂手术，为抢救患者的生命，须在最短的时间内做必要的术前准备，并迅速进行手术。

手术的具体类型取决于疾病的具体情况和不同的发展阶段，如单纯胃溃疡手术是择期手术；但若发生了癌变，则为限期手术；若并发急性穿孔，则为急症手术。

2．根据手术目的分类　①诊断性手术：如各种探查术，目的是确定或证实可疑诊断，同时也有一定的治疗意义。②治疗性手术：如阑尾切除术、骨折复位与内固定术等，对病变或受损的组织器官进行修补或切除，达到治疗的目的；如腭裂修补术等对先天性畸形进行修补，以改善其外形或功能。③姑息性手术：是指对无法根治的晚期恶性肿瘤进行的以缓解症状、减轻痛苦为目的的治疗，如对于肠道恶性肿瘤晚期导致的肠梗阻，手术只能减轻症状，无法治愈疾病。④美容性手术：如重睑成形术（双眼皮成形术），目的是改善外形，患者的要求是实施手术的主要理由。

## 第一节　手术前期

手术前期可能短至数分钟或数小时，也可长至数周。术前护理重点是通过为患者提供整体护理，纠正可能增加手术危险性的生理及心理问题，增强患者对手术和麻醉的耐受力，保证手术安全。

**案例 6-1A**

患者，男性，52 岁，自诉 2 个月前开始排黏液血便，粪便不成形，每天 3 ~ 5 次，并有里急后重感。患者按照“痔疮”自行处理，使用外用药物治疗未见改善，故来院就诊。经肠镜检查确诊为直肠癌，拟行直肠癌根治术。

**请回答：**

1. 该患者的术前评估内容有哪些？
2. 应如何进行术前准备？

### 【护理评估】

（一）临床表现

评估患者原发病的症状和体征，判断疾病的严重程度。此外，还应了解患者的营养状况、体液平衡状况以及重要脏器功能情况。

（二）辅助检查

评估各项实验室检查，如 X 线、B 超、CT 及 MRI 等影像学检查，以及心电图、内镜检查等结果，明确疾病的严重程度以及机体重要脏器的功能情况。

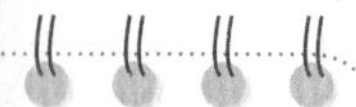

（三）与手术耐受力相关的健康史

了解患者的性别、年龄、职业，有无烟、酒嗜好等习惯；了解患者自发病以来的病情变化，患者既往有无心血管系统、呼吸系统、泌尿系统、神经系统、血液系统和内分泌系统等疾病史；了解患者的用药史、手术史、过敏史、婚育史和家族史等。

根据患者的疾病状况及既往健康状况明确其对手术的耐受力：①耐受力良好，疾病对患者全身情况的影响较小，或有一定的影响，但易纠正；患者全身情况较好，重要器官无器质性病变，或其功能处于代偿状态。对于这类患者，术前可进行常规准备。②耐受力不良，疾病已经对患者全身情况造成明显影响；患者的全身情况欠佳，或重要器官有器质性病变，功能濒临或已有失代偿的表现。对于这类患者，需要做特殊准备，待全身情况改善后，方可实施手术。

（四）心理社会状况

了解患者及家属的心理反应，家庭的关心与支持程度以及经济承受能力等。手术不仅是生理性应激源，也是心理性应激源。由于大多数患者是第一次接受手术，因此会产生紧张、焦虑、恐惧等心理。最常见的术前不良情绪是焦虑，其程度不一定与疾病的严重程度呈比例。引起患者术前焦虑的常见原因有担心手术过程中出现危险、害怕疼痛、担心器官或肢体的丧失、担心麻醉的安全性、害怕最终诊断为恶性疾病，以及担心意识不清时受到伤害等。总之，对“未知”的害怕与担心是引起患者术前焦虑的主要原因。

（五）治疗原则

应当了解手术方式、麻醉方式，以明确术后可能出现的并发症。术后并发症通常可分为两类：一类是任何手术都可能引起的并发症；另一类是与手术方式相关的特殊并发症。本章重点介绍前者，后者将在相关章节予以介绍。

**案例 6-1B**

患者知晓病情及治疗方案后，由于担心预后及治疗效果，夜间入睡困难，且易醒，多次找医师、护士询问有关手术及预后的信息。

**请回答：**

1. 该患者目前存在哪些护理诊断 / 问题？
2. 针对这些问题，护士应提供哪些护理措施？

## 【主要护理诊断 / 问题】

1. 焦虑　与担心麻醉、手术意外、术后疼痛等有关。
2. 睡眠型态紊乱　与疾病导致的不适、环境改变和担心手术过程中发生危险有关。
3. 知识缺乏：缺乏手术、麻醉及围手术期护理相关知识。
4. （有）营养失调（低于机体需要量）（的危险）　与疾病消耗、摄入不足有关。
5. （有）体液不足（的危险）　与疾病导致的呕吐、腹泻或应用利尿药有关。

## 【护理措施】

（一）心理护理

缓解患者的心理压力。通过了解患者的病情及需要，与患者进行良好的沟通，取得患者的信任，与患者建立良好的护患关系。鼓励患者表达其内心的感受，帮助患者宣泄恐惧、焦虑等

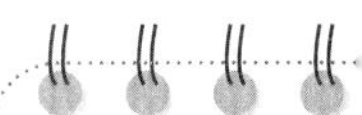

不良情绪。耐心解释，增强患者的信心。动员社会支持系统，使患者感受到被关心和重视。

（二）常规术前准备

1. 饮食与休息　针对患者的具体病情予以饮食指导，鼓励患者多摄入高热量、高蛋白质、高维生素、易消化的食物。应用适当的方法提高患者的睡眠质量，如提供良好的睡眠环境，合理减轻患者的应激反应，适当增加白天活动，必要时遵医嘱给予镇静催眠药。

2. 适应性训练　①教会患者有效咳嗽和深呼吸的正确方法并进行练习。②根据手术体位的要求，指导患者练习术中体位。③指导患者术后活动。

3. 输血和补液　遵医嘱做好血型鉴定和交叉配血试验，妥善备血。如患者术前存在水、电解质代谢紊乱和酸碱失衡，则应及时予以纠正。

4. 完善检查　协助并督促完成术前检查，全面了解患者的身体状况。

5. 做好皮肤准备　减少皮肤表面定植菌，以控制和减少手术部位感染。

(1) 沐浴：术前 1 天下午或晚上，清洗皮肤。用含氯皂液或氯己定（洗必泰）反复清洗细菌密度较高的部位（如手、足）或不能接受强刺激消毒剂的部位（如面部、会阴部）。

(2) 对腹部及腹腔镜手术患者，注意清洁脐部。

(3) 备皮：手术区域若毛发细小，可不必剃毛；若毛发影响手术操作，则应在手术前应予剃除。手术区皮肤准备范围包括切口周围至少 15 ～ 20 cm 的区域，不同手术部位的皮肤准备范围不同（表 6-1，图 6-1）。

某些部位的手术还有特殊的“备皮”要求，如骨、关节、肌腱手术需要在术前 3 天开始进行“备皮”。用肥皂水洗净备皮区后，再用 75%乙醇溶液消毒，无菌巾包扎，术日晨重新消毒、包扎。颅脑手术需在术前 3d 剪短头发，每天清洗头发，术前 2 h 内剃除头发，用肥皂水洗净，然后戴手术帽。

**表 6-1　不同手术部位的皮肤准备范围**

| 手术部位 | 备皮范围 |
|---|---|
| 颅脑手术 | 剃除全部头发及颈部毛发，保留眉毛 |
| 颈部手术 | 上自唇下，下至乳头水平线，两侧至斜方肌前缘 |
| 胸部手术 | 上自锁骨上及肩峰上，下至脐水平，包括患侧上臂和腋下，胸、背部均超过中线 5 cm 以上 |
| 上腹部手术 | 上自乳头水平，下至耻骨联合，两侧至腋后线 |
| 下腹部手术 | 上自剑突，下至大腿上 1/3 内侧及会阴部，两侧至腋后线，剃除阴毛 |
| 腹股沟区手术 | 上自脐水平，下至大腿上 1/3 内侧，两侧至腋后线，包括会阴部，剃除阴毛 |
| 肾区手术 | 上自乳头水平，下至耻骨联合，前、后均超过正中线 |
| 会阴部及肛门手术 | 上至髂前上棘，下至大腿上 1/3，包括会阴部及臀部，剃除阴毛 |
| 四肢手术 | 以切口为中心，包括上、下方各 20 cm 以上，一般超过远端、近端关节或为整个肢体 |

6. 呼吸道准备　吸烟者术前 2 周须戒烟。教会患者深呼吸、咳嗽和咳痰的方法。对已患有呼吸系统疾病者，应进行雾化吸入、体位引流、抗感染等治疗。深呼吸时用横膈和腹式呼吸，通过用鼻吸气、口呼气的方法来实现。具体方法是取平卧、半卧或坐卧位，屈膝，放松腹部，双手放在两侧肋缘下，感觉胸、腹部的运动。用鼻吸气使腹部膨隆，并坚持数秒，然后缩唇呼气，同时收缩腹肌。每做 5 ～ 6 次后放松休息，术后每小时做 5 ～ 10 次（图 6-2）。咳嗽、咳痰时多采用坐位或半坐卧位，上身稍前倾，术后可以十指交叉，压在切口部位上方。做数次深呼吸，然后微张开口，深吸一口气，从肺部深处向外咳嗽（图 6-3）。

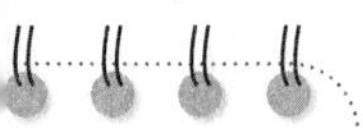

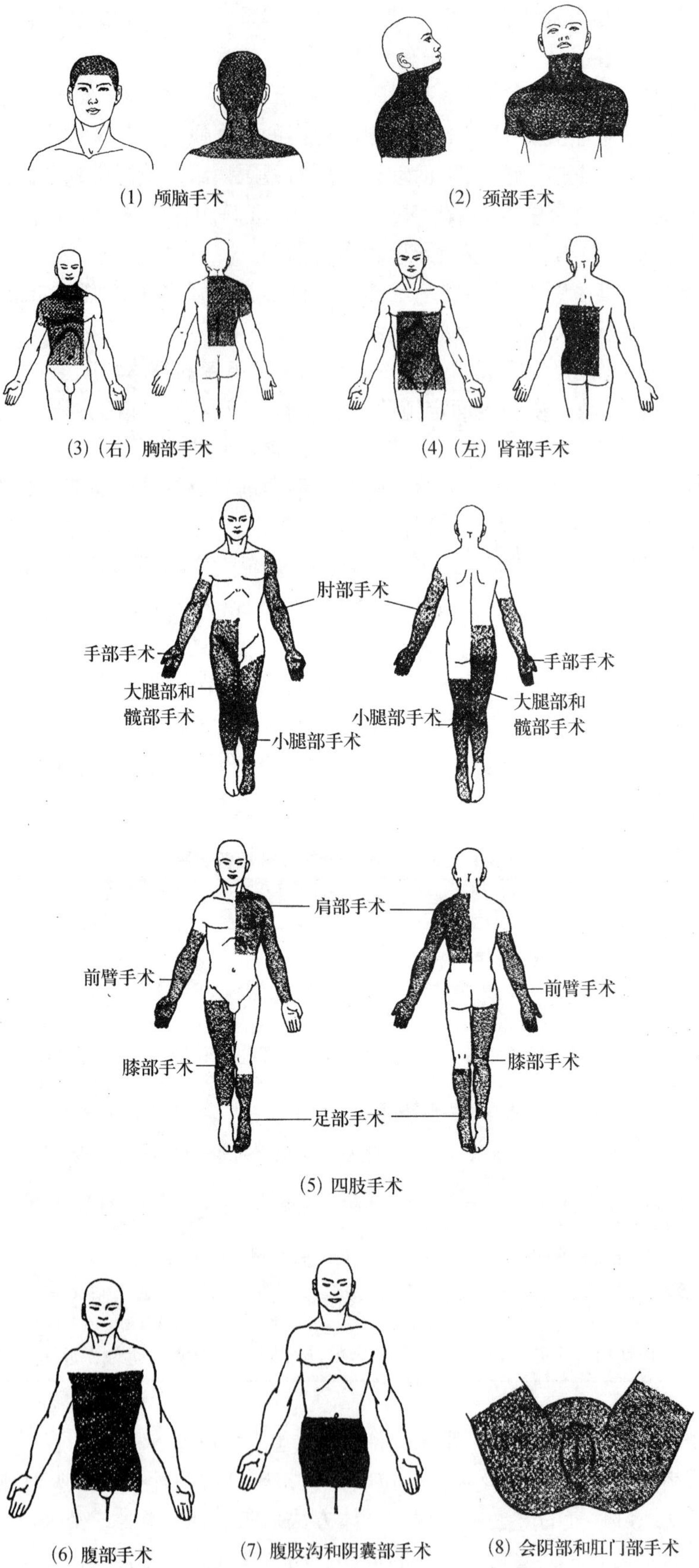

(1) 颅脑手术　　(2) 颈部手术

(3)(右)胸部手术　　(4)(左)肾部手术

肘部手术
手部手术
大腿部和髋部手术
小腿部手术
手部手术
小腿部手术
大腿部和髋部手术

肩部手术
前臂手术
前臂手术
膝部手术
膝部手术
足部手术

(5) 四肢手术

(6) 腹部手术　　(7) 腹股沟和阴囊部手术　　(8) 会阴部和肛门部手术

**图 6-1　手术区皮肤准备范围示意图**

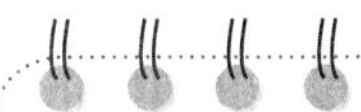

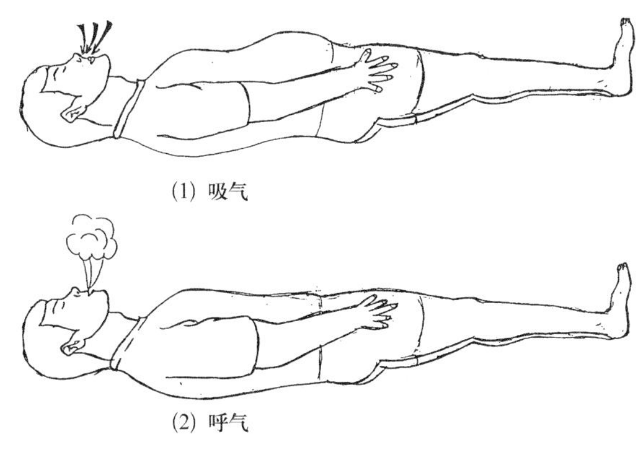


图 6-2　深呼吸

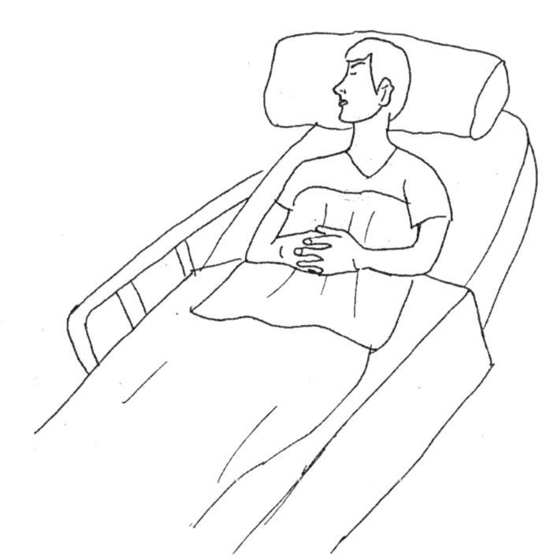

图 6-3　咳嗽、咳痰

7．胃肠道准备　目的：①减少麻醉过程中由于呕吐而引起窒息或吸入性肺炎；②防止术中肛门括约肌松弛后粪便排出污染手术台；③减少肠道细菌数量，降低肠道手术部位感染率。具体方法：①成人择期手术前禁食 8 ～ 12 h，禁饮 4 h，术前一般不限制饮食种类。肠道手术患者，术前 3 d 起进少渣饮食，术前 1 ～ 2 d 进流质饮食，术前 1 d 禁食，补液。②术前一般无需放置胃管，但消化道手术、某些急症（如急性弥漫性腹膜炎）手术未禁食者除外。③术前一晚，清洁灌肠 1 次，使术中肠腔处于空虚状态，以减少并发感染的机会。④肠道手术前 3 d 开始，予以灌肠或口服泻药，配合使用抗菌药。

**知识链接**

1．麻醉手术前 2 h 可饮用的是清饮料，但总量要控制在 5 ml/kg 体重（或总量 300 ml）以内。清饮料是指清水（如白开水）、碳酸饮料、糖水、清茶和黑咖啡（不加奶），也包括无渣的果汁。需要注意的是，含酒精的液体、牛奶及配方奶，不属于清饮料。

2. 对婴幼儿而言，需禁食的主要是母乳、牛奶及配方奶。需要注意的是，母乳比后两者更容易被胃排空。因此，婴幼儿最后一次进食母乳是手术麻醉前 4 h，最后一次进食牛奶、配方奶则是麻醉前 6 h。

3. 易消化的固体食物，大多是指面粉及谷类食物，如面包、面条、馒头、米饭等。它们的主要成分是糖类，需在手术前至少 6 h 停止进食。

4. 不易消化的固体食物，主要是指肉类和油炸类食物，它们的脂肪和蛋白质含量较高，在胃内停留的时间较长，故应在手术前至少 8 h 停止进食。

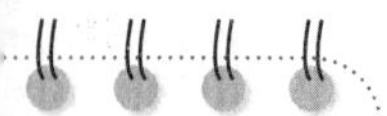

**科研小提示**

不同人群、不同手术的围手术期禁食时间和种类可影响患者的预后，可探索针对不同手术患者进行个体化术前、术后禁食的具体时间和种类。

（三）特殊准备

1．营养不良　术前应重视患者的营养不良情况及免疫功能异常，制订相应的营养干预计划。营养不良的患者耐受失血、休克的能力降低。低蛋白血症可引起组织水肿，影响伤口愈合。营养不良的患者机体抵抗力低下，容易并发感染。

2．高血压　血压在 160/100 mmHg 以下时，可不必做特殊准备。血压过高者，麻醉和手术应激可引起脑血管意外和充血性心力衰竭等危险，术前应选用合理的抗高血压药予以降压，但并不要求将血压降至正常才施行手术。

3．心脏病　心脏病的类型与患者对手术的耐受力有关。对于偶发室性期前收缩的心律失常患者，一般不需要特殊处理。长期低盐饮食、服用利尿药易导致患者水、电解质失衡，术前应予以纠正。急性心肌梗死患者发病 6 个月内，不宜施行择期手术；对发病 6 个月以上无心绞痛者，可在良好监护下施行手术。对心力衰竭患者，需要在心力衰竭控制 3 ～ 4 周后，再施行手术。

4．呼吸功能不全　对有呼吸系统病史或拟行肺部分切除术、食管或纵隔肿瘤切除术的患者，术前应行肺功能测定，重点评估患者的肺功能。急性呼吸系统感染者，如为择期手术，应推迟至治愈后 1 ～ 2 周。对阻塞性呼吸道疾病者，可应用支气管扩张药。对痰液黏稠者，应给予雾化吸入，遵医嘱适当应用抗生素。对重度肺功能不全并发感染者，须改善其肺功能，待感染控制后再施行手术。若为急症手术，需应用抗生素，并且不选择吸入麻醉。

5．肝病　肝功能轻度损害者不影响其手术耐受力。肝功能损害较严重或濒临失代偿者，对手术的耐受力显著降低，如对于严重营养不良、腹水、黄疸或急性肝炎患者，除急症抢救外，多不宜施行手术。

6．肾病　麻醉、手术创伤都可加重肾的负担。对有肾疾病者，应进行肾功能检查。根据 24 h 内生肌酐清除率和血尿素氮测定值来判断肾功能状况，可分为轻、中、重度（表 6-2）。轻、中度肾功能损害患者，经适当内科治疗后均能较好地耐受手术；对重度肾功能损害者，需要在实施有效透析疗法的前提下才能进行手术，但术前应最大限度地改善患者的肾功能。

**表 6-2　肾功能损害程度的评估**

| 评估指标 | 轻度 | 中度 | 重度 |
|---|---|---|---|
| 内生肌酐清除率（ml/min） | 70 ～ 51 | 50 ～ 31 | ＜ 30 |
| 血尿素氮（mmol/L） | ＜ 9 | ＞ 9 | ＞ 20 |

7．糖尿病　糖尿病患者手术耐受力差，易发生感染。术前应将患者的血糖水平控制在轻度升高状态（5.6 ～ 11.3 mmol/L），纠正水、电解质代谢紊乱和酸碱失衡，改善营养状况。口服降血糖药或注射长效胰岛素者，术前应停药，改用普通胰岛素注射，术日晨停用。手术应在当日尽早实施，以缩短禁食时间，避免酮体生成而导致酮症酸中毒。禁食期间，定时监测血糖。

8．凝血功能异常　注意监测患者的凝血功能。长期服用阿司匹林的患者，应在术前 7 d 停药。对术前使用华法林抗凝的患者，只要国际标准化比值维持在接近正常的水平，即可安全施行小手术，大手术前 4 ～ 7 d 应停用华法林。对血栓栓塞高危患者，在此期间应继续使用肝素。对择期大手术患者，在手术前 12 h 内不使用大剂量低分子肝素，4 h 内不使用大剂量普通肝素。对心脏外科手术患者，24 h 内不使用低分子肝素。对抗凝治疗期间需要施行急症手术的患者，一般需停止抗凝治疗，对使用肝素抗凝者可用鱼精蛋白拮抗，对使用华法林者可用维生素 K、血浆或凝血因子制剂拮抗。

（四）术日晨准备

术日晨，应检查术前准备工作的落实情况。测量患者的生命体征，体温升高者或女性患者月经来潮应推迟手术。嘱患者排空膀胱，对盆腔手术或手术时间较长者，遵医嘱留置导尿管。对胃肠道及上腹部手术者，遵医嘱留置胃管。遵医嘱予以术前用药。嘱患者摘除饰品、手表、眼镜（包括隐形眼镜）、义齿及其他贵重物品等。清除口红、指甲油等化妆品，取下发卡，更换干净的手术衣。根据需要将患者的病历、影像学资料和药品等物品进行清点，与手术室人员完成患者及物品交接。根据手术部位、手术类型和麻醉方式，准备麻醉床、心电监护仪、吸氧装置和床旁用物。

（孙甜甜）

## 第二节　手术中期

从患者进入手术室，直至手术完毕患者返回恢复室或病房的这段时间为手术中期。手术中期护理即手术室护理。手术室是医院的重要部门，是外科治疗的重要环节。手术室护理的重点是保证手术过程中患者的安全以及手术的顺利、高效进行，同时通过严格执行无菌操作，预防手术部位感染（surgical site infection，SSI）。

**案例 6-2A**

患者，男性，52 岁，吸烟 20 余年，自诉 2 个月前出现明显咳嗽，自行服药，症状有所缓解。1 个月前，患者出现痰中带血，故来院就诊。CT 检查提示右上肺肺癌。拟行右上肺癌根治术。

**请回答：**

该患者的手术应该选择在何种类型的手术室进行？

（一）手术室的布局、环境及设施要求

1．手术室的布局　应当遵循医院感染预防与控制的原则，做到布局合理、分区明确、标识清楚，符合功能流程合理和洁净与污染区域分开的基本原则。手术室应设在便于接送手术患者的区域，宜邻近重症医学科、临床手术科室、病理科、输血科（血库）、消毒供应中心等部门，应当设立急诊手术患者绿色通道。手术室内可分为内走廊和外走廊，内走廊为洁净通道，供工作人员、患者、洁净物品的使用，外走廊为非洁净通道，供术后器械、敷料、垃圾等污物的处理。手术室应设有 3 个出（入）口，即患者出入口、工作人员出入口、污物出口。

2．手术室的环境　应保持在温度为 21 ~ 25℃，相对湿度为 30% ~ 60%。建筑装饰应遵循不产尘、不积尘、耐腐蚀、防潮、防霉、容易清洁和符合防火要求的总体原则。手术室应有隔音设备及空气过滤净化装置，采用宽大感应式自动门，便于平车进出。

3．洁净手术室（clean operating room）　是采取一定空气洁净技术，使空气菌落数和尘埃粒子数等指标达到相应洁净度等级标准的手术室。空气在进入手术室之前要经过初效、中效、高效三级过滤器。由于细菌、螺旋体、立克次体多附着在直径为1μm左右的尘埃粒子上，三级过滤器过滤细菌的有效率可达99.95%以上。根据气流的流通方向，可将气流分为乱流、水平层流和垂直层流3种形式。

根据空气洁净程度，即空气中含尘浓度对手术间进行分级（表6-3）。根据空气净化的级别，手术间安排进行手术的类型也不同。

（1）Ⅰ级洁净手术间：特别洁净手术室，可安排假体植入、某些大型器官移植、手术部位感染可直接危及生命和生活质量等手术，如关节置换手术、肺移植手术，以及脑外科、心脏外科和眼科等手术中的无菌手术。

（2）Ⅱ级洁净手术间：标准洁净手术室，可安排涉及深部组织及生命主要器官的大型手术，如胸外科、整形外科、泌尿外科、肝胆胰外科、骨科和普通外科中的一类切口无菌手术。

（3）Ⅲ级洁净手术间：一般洁净手术室，可安排其他外科手术，如普通外科手术（除去一类切口手术以外的手术）、妇产科手术等。

（4）Ⅳ级洁净手术间：准洁净手术室，可安排感染和重度污染手术，如肛肠外科及污染类等手术。

**表6-3　洁净手术室的分级**

| 洁净用房等级 | 沉降法（浮游法）细菌最大平均浓度 | | 空气洁净度（级） | | 参考手术类型 |
|---|---|---|---|---|---|
| | 手术区 | 周边区 | 手术区 | 周边区 | |
| Ⅰ级 | 0.2 cfu/30 min·Φ90皿（5 cfu/m³） | 0.4 cfu /30 min·Φ90皿（10 cfu/m³） | 5 | 6 | 假体植入、某些大型器官移植、手术部位感染可直接危及生命和生活质量等手术 |
| Ⅱ级 | 0.75 cfu /30 min·Φ90皿（25 cfu/m³） | 1.5 cfu /30 min·Φ90皿（50 cfu/m³） | 6 | 7 | 涉及深部组织及生命主要器官的大型手术 |
| Ⅲ级 | 2 cfu /30 min·Φ90皿（75 cfu/m³） | 4 cfu /30 min·Φ90皿（150 cfu/m³） | 7 | 8 | 其他外科手术 |
| Ⅳ级 | 6 cfu/30 min·Φ90皿 | | 8.5 | | 感染和重度污染手术 |

4．手术室设备　手术室的内部设备可分为两大类。①固定设备：包括净化空调设备、医用气体装置、无影灯、嵌入式控制面板、钟表计时器、免提电话、操作柜、输液导轨等；②可移动设备：包括手术床、麻醉机、监护仪、电外科设备、吸引器、器械车、X线摄影机、显微外科设备等。

5．手术室的管理　手术室应建立严格的规章制度，以确保手术环境的洁净，保证手术患者的安全，降低手术部位感染的风险。

（1）区域管理：洁净手术室分为洁净区、准洁净区和非洁净区。

1）洁净区（限制区）：包括手术间、刷手间、无菌物品间等。已消毒或已穿无菌手术衣的人员仅能在此区域内活动。

2）准洁净区（半限制区）：包括通往限制区的走廊、麻醉准备间、恢复室等。该区是从限制区进入非限制区的过渡性区域。

3）非洁净区（非限制区）：包括更衣室、休息室等。工作人员须在此区域内更换手术室衣、裤，戴好帽子、口罩。

（2）清洁和消毒处理

1）一般处理：随时保持手术室各区域地面的清洁。每台手术完成后，必须将使用后的器

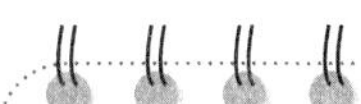

械、敷料移出手术间，更换垃圾袋，清洁地面及仪器、设备，待手术间自净 20 ~ 30 min 后，再接入下一台手术。全天手术完毕后，使用 500 mg/L 的含氯消毒剂擦拭地面、设备后再清洁。每日清洁处理回风口，每周清洗 1 次过滤网，至少进行一次大扫除，完成墙面、回风口、无影灯及橱柜等的清洁。每月做 1 次空气洁净度和生物微粒监测。

2）感染手术的处理：①一般感染手术（如乙肝、艾滋病手术等），原则上应安排在手术间当天手术的最后一台，若有接台手术，应在清洁工作完成后用 500 mg/L 的含氯消毒剂擦拭地面及设备、物品表面，并净化 30 min 以上。②特殊感染手术（具有高度传染性及致命性的传染病手术，如空洞型肺结核、气性坏疽手术等），应安排在所有手术结束之后，在负压手术间或隔离手术间进行，严禁参观手术。手术间内人员应穿隔离衣、戴手套、穿保护性鞋套，室内、外各设一名巡回护士。手术结束后，应当对手术间环境及物品、仪器等进行终末消毒。

（3）人员管理：工作人员进入无菌区，必须更换已消毒的手术服及拖鞋，戴口罩、帽子，中途离开需穿外出服和鞋。手术开始后，手术间应尽量减少开门次数。手术间内工作人员应尽量减少走动和不必要的活动，不可在无菌区中间穿行，或在无菌区内讲话、咳嗽。手术间内的人数应根据手术间的大小决定，原则上不得超过 12 ~ 15 人。

### （二）手术物品的准备

手术过程中所有使用的器械和物品都必须经过灭菌处理，达到无菌要求，以预防手术部位感染。最常用的灭菌方法是压力蒸汽灭菌法，不耐热、不耐湿的物品可用环氧乙烷低温灭菌法、过氧化氢低温等离子灭菌法、低温甲醛蒸汽灭菌法等。手术室常用物品种类及其常用的灭菌方法如下。

1．手术器械　手术器械是外科手术时的必备物品，包括基本器械和特殊器械，常用的器械（如刀、剪、钳、镊和拉钩等）都属于基本器械，多用不锈钢制成。特殊器械是根据不同手术或手术医师的特殊需要而增加的手术器械，如无损伤器械、内镜类器械等其他精密器械。手术器械首选压力蒸汽灭菌。不耐热的器械（如镜头、玻璃器皿等），可选择低温灭菌方法。

2．敷料　包括布类用品、纱布、棉花等。布类用品主要有手术衣和手术单。棉布类敷料可重复使用，需要高压蒸汽灭菌。无纺布类敷料为无菌包装的一次性敷料，多用于感染手术。纱布应选用吸水性强的脱脂纱布，用于术中止血、拭血及压迫、包扎等。棉花也应选用脱脂棉，主要有带线棉片、棉球等。纱布和棉花均为压力蒸汽灭菌，一次性使用。

3．手术缝针和缝线　手术室用的缝线和缝针多在出厂时已分别包装并经过灭菌处理，可在术中直接使用。

（1）缝针：常用的有三角针和圆针两类。前者用于缝合皮肤或韧带等坚韧组织，后者对组织的损伤小，用于缝合血管、神经、肌肉等软组织。两类缝针都有不同的大小和型号，可根据缝合的组织选择适当的种类。

（2）缝线：是指用于结扎血管或对合组织的线性材料。根据不同的需要，应选择不同型号和材质的缝线。缝线分为可吸收性和不可吸收性两种。可吸收缝线包括天然和合成的两种。不可吸收缝线是指不能被组织酶消化的缝线，最常用的是黑色丝线。

4．常用仪器、设备　随着现代化技术的发展，手术中使用到的仪器、设备种类越来越多。现代化手术室护士必须掌握并操作多种仪器、设备，包括电外科系统（电刀、超声刀等）、腔镜类仪器、负压吸引器、手术床等。

### （三）手术人员的准备

建立手术人员无菌屏障是预防手术部位感染的关键，所有手术人员均须进行手臂清洗、外科手消毒、穿无菌手术衣、无接触式戴无菌手套后才能参加手术。刷手护士还须铺置无菌器械台、传递手术器械等。

1．外科手消毒（surgical hand disinfection）　是指外科手术前，医务人员用皂液和流动水洗手，再用手消毒剂清除或者杀灭手部暂居菌和减少常驻菌的过程。使用的手消毒剂常具有持续抗菌活性。具体操作步骤如下所述。

（1）着装符合手术室要求，摘除首饰（戒指、手表、手镯、耳环、珠状项链等）。指甲长度不应超过指尖，不应佩戴人工指甲或涂指甲油。检查外科手消毒用物是否齐全，并检查其有效期。

（2）洗手：将袖口挽至上臂下 1/3 以上部位，然后洗手。取适量的皂液清洗双手（按六步洗手法）、前臂和上臂下 1/3。注意清洁指甲下和皮肤皱褶处。然后用流动水彻底冲洗双手、前臂和上臂下 1/3（手高于肘）。使用干手巾擦干双手、前臂和上臂下 1/3。

（3）手消毒

1）冲洗手消毒法：取适量的手消毒剂揉搓双手的每个部位、前臂和上臂下 1/3，并认真揉搓 3 ~ 5 min，在流动水下从指尖向手肘单一方向地冲净双手、前臂和上臂下 1/3，然后用已灭菌的布巾彻底擦干。流动水应达到 GB 5749 的规定。冲洗水的水质达不到要求时，手术人员在戴手套前，应用速干手消毒剂消毒双手。手消毒剂的取液量、揉搓时间及使用方法应遵循产品使用说明书。

2）免冲洗手消毒法：取适量的手消毒剂放置在左手掌上，将右手指尖浸泡在手消毒剂中（≥ 5 s）。将手消毒剂涂抹在右手、前臂直至上臂下 1/3，确保通过环形运动环绕前臂至上臂下 1/3，将手消毒剂完全覆盖住皮肤区域，持续揉搓 10 ~ 15 s，直至消毒剂干燥，使用相同方法进行另一手的消毒。之后再取适量的手消毒剂放置在手掌上，揉搓双手（六步洗手法）直至手腕，揉搓至手部干燥。手消毒剂的取液量、揉搓时间及使用方法应遵循产品使用说明书（图 6-4）。

1. 消毒手臂

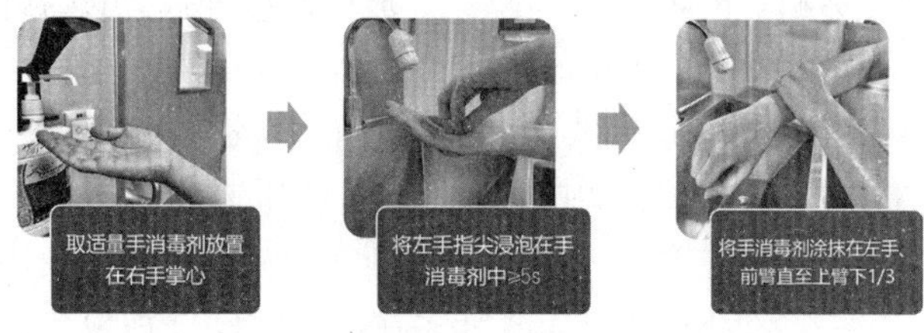


2. 同法取适量手消毒剂放置在左手掌心，左、右手重复步骤 1.

3. 消毒双手

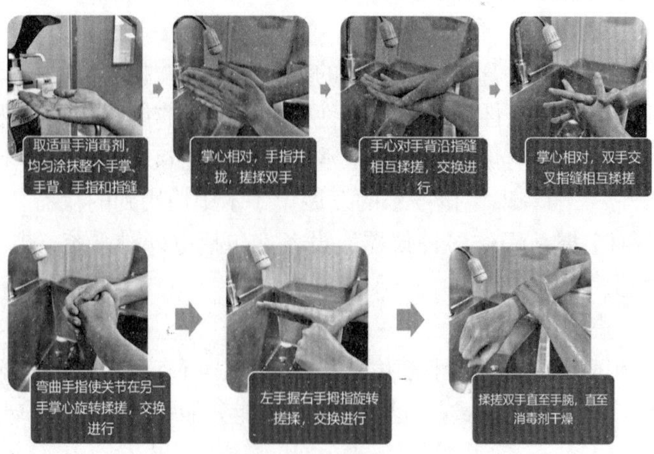


图 6-4　免冲洗手消毒法

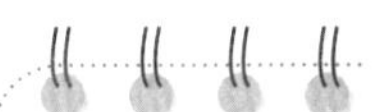

2．穿无菌手术衣（sterile gown）　穿无菌手术衣的目的是避免和预防手术过程中医护人员衣物上的细菌污染手术切口，同时保障手术人员的安全，预防职业暴露。具体操作步骤如下所述。

（1）拿取无菌手术衣，选择较宽敞处站立，面向无菌台，手提衣领，将无菌手术衣抖开，使无菌手术衣的另一端下垂。双手提衣领两角，衣袖向前位将手术衣展开，举至与肩同齐水平，使手术衣的内侧面朝向自己，顺势将双手和前臂伸入衣袖内，并向前平行伸展。

（2）巡回护士在穿衣者背后抓住衣领内面，协助将袖口往后拉，并系好领口的一对系带及左叶背部与右侧腋下的一对系带。采用无接触式方法戴无菌手套。解开腰间活结，将右叶腰带递给台上其他手术人员或交由巡回护士用无菌持物钳夹取，旋转后与左手腰带一起系于胸前，使手术衣右叶遮盖左叶。

3．无接触式戴无菌手套（closed gloving/non-contact gloving）　是指手术人员在穿无菌手术衣时，双手不露出袖口，独自完成或由他人协助完成戴手套的方法。操作步骤如下所述。

（1）穿无菌手术衣时双手不露出袖口。

（2）隔衣袖取手套置于同侧的掌侧面，指端朝向前臂，拇指相对，反折边与袖口平齐。然后，隔衣袖抓住手套边缘并将其翻转，包裹双手及袖口。

4．铺置无菌器械台（sterile instrument table）　是使用无菌单建立无菌区域，形成无菌屏障，防止无菌手术器械及敷料再污染，最大限度地减少微生物由非无菌区域转移至无菌区域，同时可以加强手术器械管理。操作步骤如下所述。

（1）根据手术的性质及范围，选择适宜的器械车，备齐所需无菌物品。选择邻近手术区的较宽敞区域进行无菌器械台铺置。将无菌包放置于器械车中央，检查无菌包的名称、灭菌日期和包外化学指示物，检查包装是否完整、干燥，有无破损。

（2）打开无菌包及无菌物品

1）方法一：打开无菌包外层包布后，刷手护士进行外科手消毒；巡回护士用无菌持物钳打开内层无菌单。顺序：先打开近侧，检查包内灭菌化学指示物合格后，再走到对侧并打开对侧，无菌器械台的铺巾通常为 4 ～ 6 层，四周无菌单须垂于车缘下 30 cm 以上，并保证无菌单下缘在回风口以上；协助刷手护士穿无菌手术衣、戴无菌手套；与刷手护士一对一地打开无菌敷料、无菌物品。

2）方法二：打开无菌包外层包布后，刷手护士用无菌持物钳打开内层无菌单（同方法一巡回护士的打开方法），并自行使用无菌持物钳将无菌物品钳至无菌器械台内，再将无菌器械台置于无人走动的位置，然后进行外科手消毒。

（3）在无菌器械台面上，按器械物品的使用顺序、频率和分类对其进行摆放，方便拿取物品。

**（四）手术患者的准备**

1．术前访视　手术室护士应在手术前 1 天到病房为手术患者进行手术相关知识的宣传教育，与患者及家属进行面对面的沟通，可以有效协助患者解决多种手术相关问题，建立良好的护患关系，及时消除患者的抑郁、焦虑情绪，是生物—心理—社会医学模式在手术室护理中的具体体现。

2．安全核查　为了加强医疗机构管理，指导并规范医疗机构手术安全核查工作，保障医疗质量和医疗安全，手术过程中必须实施安全核查制度。手术安全核查是由具有执业资质的手术医师、麻醉医师和手术室护士三方，分别在麻醉开始前、手术开始前和患者离开手术室前，共同依次核对患者身份（姓名、性别、年龄、病案号）、手术方式、知情同意情况、手术部位与标识、麻醉安全性、皮肤是否完整、术野皮肤准备情况、静脉通道建立情况、过敏史、抗菌药物皮肤试验结果、术前备血情况、假体、体内植入物、影像学资料等内容，以保证手术患

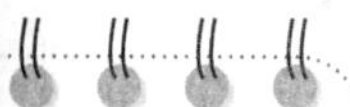

者、手术部位、手术方式均正确。

3．麻醉配合　应根据手术需要选择相应型号的静脉留置针开放静脉，并遵医嘱正确给药。全身麻醉需要准备负压吸引器，预防患者在麻醉诱导过程中发生误吸。麻醉过程中，应遵医嘱给药，并协助患者保持麻醉体位和防止患者坠床。

**案例 6-2B**

经过术前双人核对无误后，患者进入相应手术间。完善各项术前准备以及麻醉操作后，麻醉医师、手术医师、手术护士共同参与为患者进行手术体位安置。

**请回答：**

根据拟行的手术方式，该患者应取何种体位？

随堂测 6-1

4．体位安置　安置手术体位的原则是：①患者舒适、安全；②充分暴露术野，便于手术医师操作；③固定牢靠，不易移动；④不影响呼吸、循环功能；⑤保持功能位，避免损伤神经、血管、肌肉；⑥减少术中压疮的发生；⑦保护患者的隐私，注意保暖。常见手术体位包括：平卧位、侧卧位、俯卧位和截石位，其他手术体位都是在常见手术体位的基础上演变而来的。

（1）仰卧位（supine position）：根据手术部位和手术方式的不同，可以对患者采取各种特殊的仰卧位，包括水平仰卧位（图 6-5）、头（颈）后仰卧位、“人”字形分腿仰卧位（图 6-6）。

（2）侧卧位（lateral position）：适用于颅脑、胸腔（图 6-7）、肾手术等。

（3）俯卧位（prone position）：适用于头颈部、背部、脊柱后路、四肢背侧等手术（图 6-8）。

（4）截石位（lithotomy position）：适用于会阴部手术及腹会阴联合手术（图 6-9）。

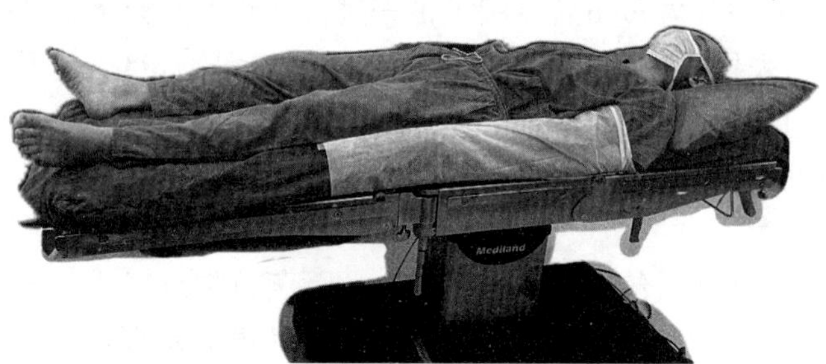

图 6-5　水平仰卧位

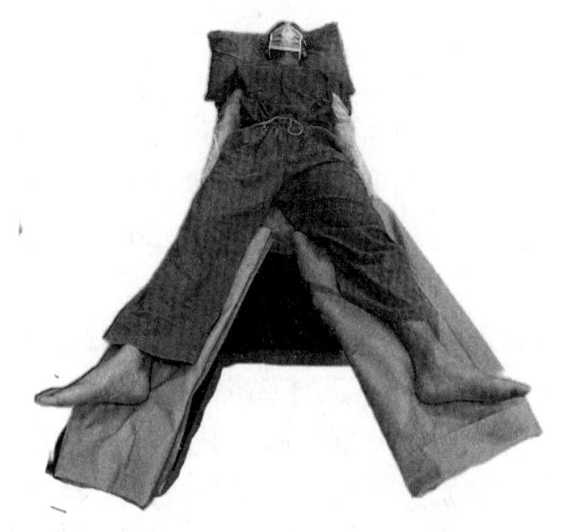

图 6-6　“人”字形分腿仰卧位

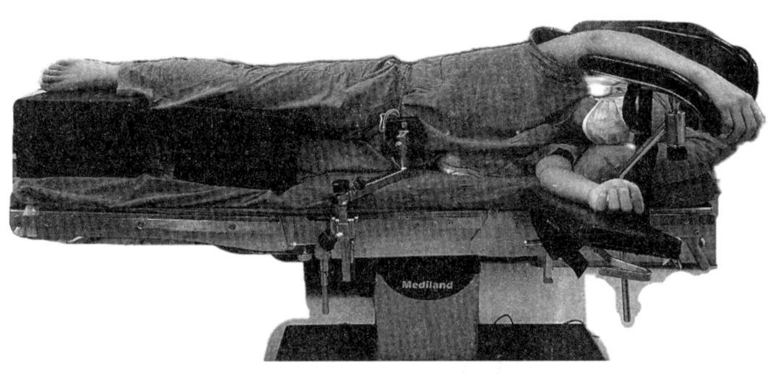

图 6-7　胸部手术侧卧位

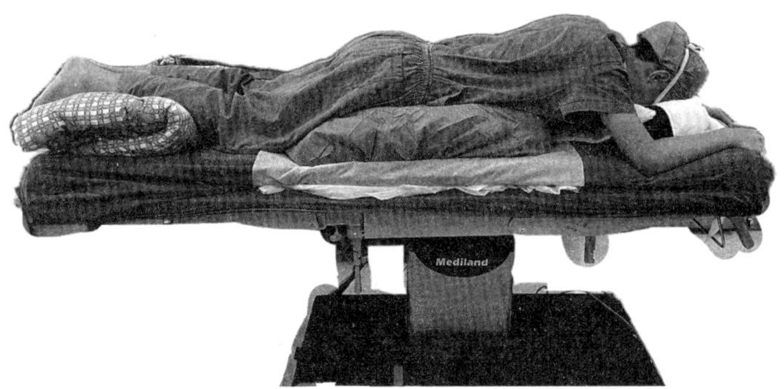

图 6-8　俯卧位

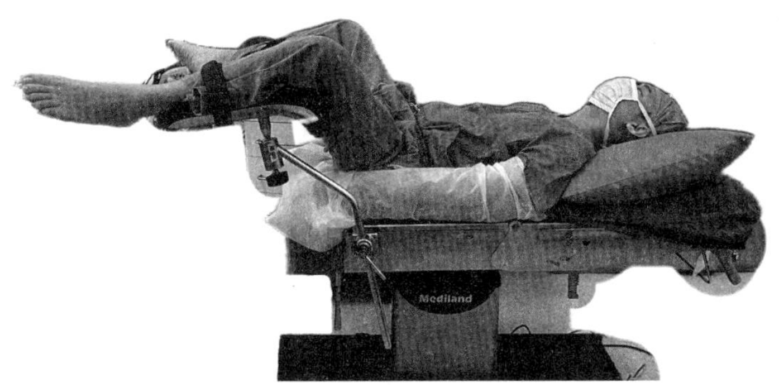

图 6-9　截石位

**知识链接**

### 术中获得性压力性损伤

术中获得性压力性损伤（pressure injury，PI）是医院内获得性压力性损伤的重要组成部分，是指术后 48 ~ 72 h 内出现并与手术部位有关的任何与压力相关的组织损伤。术中获得性 PI 的预防重点在于通过降低外在因素的影响预防其发生，主要预防措施包括应用正确的皮肤评估量表进行术前风险评估、识别高危人群、对患者进行术中获得性 PI 的预防指导等；手术前在高危部位预防性使用敷料及正确实施减压措施；合理安置手术体位；规范手术相关人员操作；做好术中体温保护；规范进行患者交接；术后定期进行体位转换和早期活动。

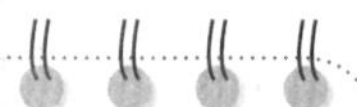

5．手术区皮肤消毒　在患者进入手术室前，应做好初步皮肤准备。由清洁区向相对不清洁区稍用力消毒，消毒范围应超过手术切口周围 15 cm。清洁手术，以拟定的切口区中心向周围涂擦，污染手术则相反，但已接触消毒范围边缘的消毒棉球不得返回已消毒区域。若使用 2% ~ 3%碘酊消毒，待干后，需要用 75%乙醇溶液彻底脱碘 2 遍，避免遗漏，以防皮肤化学烧伤。或直接用 0.5% ~ 1%聚维酮碘（碘伏）溶液直接涂擦至少 2 遍。

6．手术区铺无菌巾　由已穿好无菌手术衣、戴好无菌手套的刷手护士和已进行外科手消毒的手术医师共同完成。刷手护士将无菌巾传递给手术医师，在传递过程中，刷手护士要用治疗巾包裹双手，以免与手术医师的手相接触。然后在距离切口四周 2 ~ 3 cm 处铺置无菌巾。无菌巾应一次铺置到位，如需移动，则只能由内向外移动。严格遵循铺巾顺序，方法视手术切口而定。应遵循先污后洁的原则，即先铺相对不洁净区，最后铺靠近操作者的一侧。第一层治疗巾用巾钳固定或以皮肤保护贴膜覆盖。铺置无菌大单时，刷手护士须包裹双手，以免双手被接触污染。无菌台面布单应铺置 4 层以上，无菌大单应下垂离床缘 30 cm 以上。

7．手术中的管理　刷手护士应密切观察手术进度，主动传递手术器械，严格执行无菌操作。巡回护士提应前检查仪器、设备处于完好、备用状态，并配合手术医师术中使用。手术物品应准备齐全，以便随时供应手术中所需物品。须监督手术间内所有人员的无菌操作，严格防止手术区域被污染。应控制手术参观人员数量，监督其与术者保持 30 cm 以上的距离，并减少在手术室内走动。术中禁止内、外走廊门同时开放。

8．手术结束　为患者穿衣并给予约束带保护，配合麻醉后苏醒。对躁动的患者，需要和手术医师一起在手术床两侧予以保护，以防止患者坠床和管路脱出。待患者完全苏醒后，和手术医师一起将其安全转移至转运床上并送回病房。

**（五）手术过程中的无菌原则**

手术过程中的无菌操作是预防手术部位感染的关键。所有参与手术的人员均应遵守无菌原则，保证手术的顺利进行。

1．工作人员的要求　有上呼吸道感染、皮肤感染、手指破损者应避免手术。所有进入手术室的人员均应更换洁净的衣裤、鞋帽、口罩。手术人员须进行外科手消毒、穿无菌手术衣、戴无菌手套。中途离开后再次返回参加手术的人员须再次进行外科手消毒。

2．无菌物品的管理　手术所使用的一切器械和物品在使用前均应经过严格消毒、灭菌并保持无菌状态。在温度≤ 24℃，相对湿度≤ 70%的环境中，使用纺织品包装的无菌物品有效期宜为 14 d；未达到此标准者，有效期宜为 7 d。医用一次性纸袋包装的无菌物品，有效期宜为 30 d；使用一次性医用皱纹纸、医用无纺布包装、一次性纸塑袋包装、硬质容器包装的无菌物品，有效期宜为 180 d。

3．手术中的无菌操作技术

（1）手术人员进行外科手消毒后，应保持双手及前臂在肩以下、腰以上、两侧腋中线之前，操作过程中也须保证双手在该无菌区内活动。所有手术人员应面对无菌区进行操作。如需交换位置，应背对背移动。

（2）无菌台面应覆盖无菌单 4 层以上，无菌单应下垂于无菌台边缘 30 cm 以上。未进行外科手消毒的人员应距离无菌区域 30 cm 以外活动，严禁跨越无菌区。

（3）手术过程中，任何无菌物品均不得低于手术人员腰以下或手术台面以下。手套、手术衣、手术用物若怀疑污染、破损、浸湿，则应立即更换。

（4）一份无菌物品只能用于一个患者，打开后即使未使用，也不可用于其他患者，须重新清洗、灭菌后才能使用。

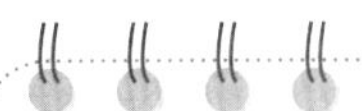

**案例 6-2C**

患者手术过程顺利，手术医师在关闭手术部位前予以胸腔冲洗。器械护士在传递无菌冲洗液时，不慎将手术器械台的一角弄湿。

**请回答：**

洗手护士应该如何处理才能更符合无菌原则？

（六）手术室护士的职责

手术室护士应具备良好的职业素质，保证患者在手术过程中的安全，配合医师完成手术，监督手术中的无菌操作，保证手术顺利进行。

随堂测 6-2

1．刷手护士（scrub nurse）　也称器械护士、洗手护士。主要任务是准备手术台上的物品，密切配合手术操作，共同完成手术。其工作范围在无菌区内。

（1）了解手术名称及手术特殊情况，并准备手术用物。

（2）根据手术情况提前刷手，铺好器械台，并清点手术器械。

（3）严格执行并监督手术台上所有人员的无菌操作，疑有污染，应及时处理。

（4）密切关注手术进程，主动、灵活地传递手术所需物品。

（5）保持手术台面干净、整洁。

（6）管理手术台上的标本，严格执行手术标本管理制度。

（7）根据查对制度及时清点手术用物。

（8）协助巡回护士做好术前准备和术后手术间的整理、清洁工作。

2．巡回护士（circulating nurse）　也称辅助护士。主要任务是做好手术准备，随时供应手术物品，进行手术间内人员、物品的管理等。

（1）手术前严格检查手术间内的必需用物处于完好、备用状态。

（2）核对患者并了解手术情况及术前准备情况。

（3）保护患者的隐私，并予以约束、保暖。

（4）根据手术情况选择输液部位，建立静脉通路。

（5）准备并由双人核对麻醉和术中用药，配合麻醉。

（6）协助术者摆放手术体位，消毒皮肤，穿手术衣。

（7）供应手术台上所需物品，根据查对制度清点纱布、缝针及各种器械，并做好记录。

（8）密切关注手术进程，并保持手术间的整洁、安静，随时调节手术间内的光线、温度。手术进行过程中，如无特殊情况，不得离开手术间。

（9）监督手术过程中所有手术人员的无菌操作。

（10）严格执行收费制度，并做好收费记录。

（11）填写器械清点单、计费单、手术患者交接单，做好三方核查并签字。

（12）整理患者所有物品，并将其与患者一起送出手术室。

（13）清洁操作台，整理手术间，补充手术间内的基数物品。

（梁绮媚）

# 第三节 手术后期

术后应根据患者的手术情况和病情变化等，确定主要护理问题，进行切实、有效的术后监护，预见性地采取护理措施，尽可能减轻患者的痛苦和不适，防治并发症，促进患者康复。

**案例 6-3A**

在全身麻醉下对患者行经腹直肠癌切除（Dixon）手术，术中留置腹腔引流管及导尿管各 1 根，术后将患者送回病房。

体格检查：T 38℃，P 92 次 / 分，R 20 次 / 分，BP 125/90 mmHg，可见腹部伤口敷料干燥。患者移动时主诉伤口疼痛。

**请回答：**

目前该患者的主要评估内容有哪些？

## 【护理评估】

### （一）临床表现

评估患者的生命体征、意识水平，麻醉后知觉恢复及外周血液循环情况，有无发生术后并发症的迹象等。观察患者的皮肤颜色、温度，有无压疮。观察切口及引流液的情况。

### （二）辅助检查

评估血常规、生化检查结果，尤其需要注意血清电解质水平的变化，以便及时发现电解质紊乱、出血迹象。

### （三）与手术恢复相关的健康史

评估患者的麻醉方式、手术方式，术中出血及用药情况，术中是否有意外发生，以及抢救情况。

### （四）心理社会状况

当患者意识恢复后，通常会关心手术结果。患者对手术的心理反应与对手术结果的接受程度、术后康复情况有关。大多数患者在手术后能消除由手术带来的焦虑和恐惧情绪，但仍有部分患者在术后恢复期，由于术后出现的不适或并发症而产生焦虑、抑郁等心理。如果手术使患者失去身体的某些部分（如截肢、乳房切除等）或造成外观改变（如结肠造口），也会导致患者出现各种不同的情绪反应，如愤怒、哭泣等。有时，患者会将这些情绪转化为对医师、护士的抵触，从而拒绝配合治疗和护理。

### （五）治疗原则

应了解手术方案及术后治疗原则。术后常见并发症有术后出血、伤口感染、肺部感染、泌尿系感染、下肢深静脉血栓形成等。

**案例 6-3B**

术后 3 h，患者主诉伤口疼痛明显，严重影响休息。引流管内有 50 ml 血性液体引出，伤口敷料有明显血性液体渗出。术后每小时尿量为 5 ~ 10 ml，患者主诉口干，予以补液治疗。体格检查：T 37℃，P 110 次 / 分，R 21 次 / 分，BP 95/60 mmHg。

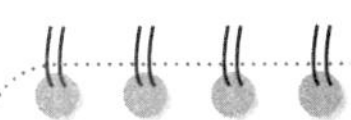

**请回答：**

1. 该患者目前存在哪些护理诊断 / 问题？
2. 针对这些问题，护士应采取哪些护理措施？

## 【主要护理诊断 / 问题】

1.（进食、如厕、卫生）自理缺陷　与术后疼痛、虚弱、活动受限有关。

2．急性疼痛　与手术损伤组织及手术切口有关。

3．腹胀　与麻醉、手术刺激引起肠道功能受抑制及术后活动减少有关。

4．尿潴留　与麻醉造成排尿功能受到抑制及不习惯卧床排尿有关。

5．潜在并发症：出血、伤口感染、肺部感染、泌尿系感染、下肢深静脉血栓形成等。

## 【护理措施】

### （一）妥善安置患者

1．搬运　动作应平稳，注意保护患者头部、各种引流管和输液管道。病房护士应与接送人员共同检查患者皮肤、切口敷料、留置管、引流液、输液、术中用药等情况。按要求连接各种管路，并妥善固定。

2．卧位　根据患者的全身情况、麻醉方式、手术方式、疾病性质等选择合适的体位。对全身麻醉未清醒的患者应取去枕平卧位，将头偏向一侧，使口腔内分泌物或呕吐物易于流出，避免误吸入气管内。蛛网膜下腔阻滞患者应去枕平卧 6 ～ 8 h，以防脑脊液外漏而导致头痛。对全身麻醉后已苏醒、蛛网膜下腔阻滞后 6 ～ 8 h、硬膜外阻滞后平卧 4 ～ 6 h 的患者以及局部麻醉等患者，可根据手术部位及患者需要安置合适的卧位。待生命体征平稳后，颅脑手术患者可取 15° ～ 30° 头高足低斜坡卧位。颈部、胸部、腹部手术后，多采取半卧位，以利于呼吸和有效引流，同时可减轻腹壁张力，使患者感到舒适。脊柱、臀部手术后，可采取俯卧位或仰卧位。腹腔内有污染的患者，在病情允许的情况下，应尽早改为半坐卧位或头高足低位。休克患者应取中凹卧位，以利于呼吸和静脉回流。

随堂测 6-3

### （二）病情观察

对于中、小型手术患者，应监测生命体征 6 ～ 8 h，直至其生命体征平稳。对于大手术、全身麻醉手术及危重患者，需连接床旁监护仪，连续监测其生命体征变化。密切观察患者的意识水平、切口敷料、尿量，以及引流、体液平衡等情况，并做好相应记录。对有心、肺疾病或有心肌梗死危险的患者，应给予无创或有创中心静脉压、肺动脉压、心电监护及血氧饱和度监测。根据原发病和手术情况确定其他监测项目，如对血管疾病患者，术后应定时监测指（趾）端末梢循环状况。

### （三）早期活动

早期活动可增加肺活量，减少肺部并发症；改善全身血液循环，促进切口愈合；减少因静脉血流缓慢而并发深静脉血栓形成；有利于胃肠道蠕动和膀胱收缩功能的恢复，减少腹胀和尿潴留的发生。休克、心力衰竭、有特殊固定和制动等要求的患者，不宜早期活动。活动时应根据患者的耐受程度，逐步增加活动量。活动时，应固定好引流管，防止跌倒。

### （四）饮食与营养

1．非腹部手术　根据手术大小、麻醉方式、患者反应来决定进食时间。一般体表或肢体手术，术后即可进食。手术范围大，全身反应较明显的患者，待反应消失后可进食。局部麻醉

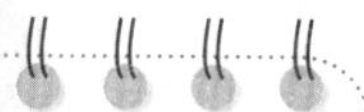



后若无不适，可根据患者要求给予适宜的饮食。蛛网膜下腔阻滞和硬膜外阻滞，术后 3 ～ 6 h 即可根据患者需要予以进食。全身麻醉清醒后，如无恶心、呕吐，患者即可进食。一般先给予流质饮食，逐渐过渡到普通饮食。

2．腹部手术　胃肠道手术，术后常规禁食、补液 24 ～ 48 h。待肠蠕动恢复、肛门排气后拔出胃管，可试进少量流质饮食，逐步增加并过渡到普通饮食。观察、记录患者进食后的腹部体征，如有异常，应及时报告、处理。禁食及进少量流质饮食期间，应通过静脉供给充足的水、电解质和营养，必要时给予肠内和肠外营养支持。

（五）切口护理

1．观察切口有无渗血、渗液，切口及周围皮肤有无发红及切口愈合情况，及时发现切口感染、切口裂开等异常。保持切口敷料清洁、干燥，并注意观察术后切口包扎是否限制胸、腹部呼吸运动或指（趾）端血液循环。

2．缝线拆除时间　根据切口部位、局部血液供应情况、患者年龄和营养状况来决定。一般头、面、颈部术后 4 ～ 5 d 拆线，下腹部、会阴部 6 ～ 7 d 拆线，胸部、上腹部、背部、臀部 7 ～ 9 d 拆线，四肢 10 ～ 12 d 拆线，近关节处伤口拆线时间可适当延长，减张缝合术后 14 d 拆线。年老体弱、营养不良或糖尿病患者需要适当延长拆线时间，青少年可适当缩短拆线时间。

（六）引流管的护理

区分各种引流管放置的部位和作用，并做好标记，妥善固定。根据引流液的黏稠度调节负压吸引的压力，保持引流通畅，观察并记录引流物的颜色、性质和量。更换引流瓶或引流袋时，注意无菌操作。各种引流管放置的时间视引流目的而定，当引流量逐渐减少后，可考虑拔除。一般乳胶片引流术后 1 ～ 2 d 即可拔除；烟卷式引流 3 d 拔除；对渗液较多者，视具体情况决定拔除时间，一般不超过 1 周；胃管需待肠道功能恢复、肛门排气后拔除。针对留置引流管的患者，做好其心理疏导，防止非计划性拔管的发生。

（七）各种不适的护理

1．切口疼痛　疼痛在术后 24 h 内最为剧烈，2 ～ 3 d 后可明显减轻。应指导患者在咳嗽、翻身、活动肢体时用手按住伤口部位，以减少对切口的张力性刺激而引起的疼痛。采用口述疼痛评分法、数字评分法等，评估患者的疼痛程度。观察患者疼痛发生和持续的时间、部位、性质和规律。

术后常用的镇痛药有非甾体抗炎药和阿片类镇痛药两类。非甾体抗炎药有对乙酰氨基酚、布洛芬等，一般用于轻度至中度疼痛的治疗。阿片类药物有吗啡、哌替啶等，给药方式有口服、肌内注射、静脉注射等，是治疗中度至重度疼痛的主要方法。传统的术后镇痛方法是当患者出现疼痛时再给予药物。患者自控镇痛（patient controlled analgesia，PCA）是应用计算机控制的微量泵向体内注射既定剂量的药物，允许患者在严格的控制下，自行给药进行镇痛。其给药途径以经静脉、硬膜外较为常见。硬膜外给药镇痛适用于胸背以下区域疼痛的治疗，操作相对复杂，止痛效果可靠，持续时间长，对全身影响较小。

随堂测 6-4

2．发热　由于手术创伤的刺激，术后患者体温可略升高，变化幅度在 0.5 ～ 1℃，一般不超过 38℃，称为外科手术热。术后 1 ～ 2 d 可逐渐恢复正常，不需特殊处理。

3．恶心、呕吐　常见的原因是麻醉反应，待麻醉作用消失后也会逐渐消失。其他原因包括开腹手术对胃肠道的刺激或引起幽门痉挛、颅内压增高、糖尿病酮症酸中毒等。如腹部手术后，患者反复呕吐，则可能是出现了急性胃扩张或肠梗阻。另外，体液失衡也可以引起恶心、呕吐。

在处理过程中，除防止误吸和窒息外，还可应用镇静、止吐、解痉药物，着重查明原因，进行针对性治疗。

4．腹胀　术后早期腹胀一般是由于胃肠道蠕动受抑制，肠腔内积气不能排出所致。随着胃肠道蠕动恢复，肛门排气后，腹胀可自行缓解。如手术后数日仍未排气并出现腹胀，无肠鸣音，则可能是腹膜炎或其他原因所致的肠麻痹。如腹胀伴有阵发性绞痛，肠鸣音亢进，则应考虑肠粘连或其他原因（如腹内疝等）所引起的机械性肠梗阻，需做进一步检查和处理。

严重腹胀可使膈肌升高，影响呼吸功能，使下腔静脉受压，影响血液回流。腹胀对胃肠吻合口和腹壁切口的愈合也有影响，需及时处理。可协助患者勤翻身、多下床活动，继续禁食、胃肠减压，应用肛管协助排气等措施减轻腹胀，必要时遵医嘱使用促进肠蠕动的药物，如新斯的明。经非手术治疗不能改善和（或）考虑可能为机械性肠梗阻者，应做好再次手术的准备。

5．呃逆　多数是由于神经中枢和膈肌直接受到刺激引起，多为暂时性。如上腹部手术后患者发生顽固性呃逆，要特别警惕吻合口或十二指肠残端漏导致膈下感染的可能。

对手术后早期发生呃逆者，可采用压迫眶上缘，抽吸胃内积气、积液，短时间吸入二氧化碳，给予镇静或解痉药物等措施。对于顽固性呃逆的患者，需要做 X 线或超声检查，一旦明确有膈下积液或感染，即应及时处理。

6．尿潴留　凡是手术后 6 ~ 8 h 未排尿，或者虽然有排尿，但尿量甚少，次数频繁者，应在下腹部耻骨上区进行叩诊。若发现有明显浊音区，则表明有尿潴留，应及时处理。术后发生尿潴留者，大多是由于全身麻醉或蛛网膜下腔阻滞后排尿反射受抑制、切口疼痛、膀胱和后尿道括约肌反射性痉挛，以及患者不习惯在床上排尿或使用便器等引起。术后尿潴留较为多见，尤其是合并前列腺增生的老年患者，易引起逆行性尿路感染。

护理时应注意安抚患者情绪，采用诱导排尿法，如变换体位、下腹部热敷等。如上述处理措施无效，则应在严格无菌操作下进行导尿，单次引流尿液不得超过 1000 ml，必要时留置导尿管 1 ~ 2 d。

（八）术后并发症的观察与护理

1．术后出血　常见原因为术中止血不完善、创面渗血未完全控制、原痉挛的小动脉断端扩张、结扎线脱落等。

出血可以发生在手术切口、空腔脏器及体腔内。临床表现：①切口敷料有血性渗出时，应考虑手术切口出血，此时应打开敷料检查切口，以明确诊断。②腹部手术后腹腔内出血，早期临床表现不一定十分明显，对于未放置引流管者，需密切观察其临床表现，必要时行腹腔穿刺，才能明确诊断。③胸腔手术后从胸腔引流管每小时引流出的血液量持续超过 100 ml，即提示有内出血，胸部 X 线检查显示胸腔积液。④术后早期出现失血性休克的患者可表现为烦躁、无高热、心率加快（常先于血压降低）、脉压减小、每小时尿量少、中心静脉压低于 5 $cmH_2O$ 等。在输入足够的血液和液体后，休克征象和检测指标均无好转或继续加重，或一度好转后又出现恶化，都提示有术后出血，必要时须再次进行手术止血。

2．发热　是术后患者最常见的并发症。手术创伤、感染、脱水等都可引起术后发热，感染（如伤口感染、肺部感染等）引起的发热较为常见。

若患者体温升高幅度过大，体温升高超过 1.0℃，或恢复接近正常后再度发热，或发热持续不退，则应根据病史和术后不同阶段可能引起发热原因的规律进行分析，需要行胸部 X 线、创口分泌液涂片和培养、血培养、尿液检查等，明确诊断并给予抗生素进行针对性治疗。当患者体温高于 38.5℃时，应给予物理降温，进行对症处理。

3．切口感染　切口感染是指清洁切口和清洁 - 污染切口并发的感染。除细菌侵入外，还受到血肿、异物、局部组织血供不良、全身抵抗力降低等因素的影响。

术后 3 ~ 4 d，切口疼痛加重，或疼痛减轻后又加重，并伴有体温升高、脉率加快、白细胞计数增高，即提示切口可能感染。切口局部有红、肿、发热、压痛或波动感等典型体征。必要时可做局部穿刺，或拆除部分缝线后用血管钳撑开进行观察。若切口有分泌液渗出，则应取标本做细菌学检查，以明确诊断，并选择有效抗生素。

手术过程中应严格执行无菌操作，及时止血，避免切口渗血、血肿。术后保持切口清洁、干燥。若患者出现早期炎症表现，应及时通知医师，遵医嘱使用有效抗生素和局部理疗等。术后加强营养支持，增强患者的抗感染能力。对已形成脓肿者，应切开引流，行二期缝合。

4．切口裂开　多见于腹部及肢体邻近关节部位，常发生于术后 1 周之内，或拆除缝线后 24 h 内。

主要原因有：①营养不良，组织愈合能力差；②切口缝合时缝线打结不紧，组织对合不严密；③腹腔内压力突然增高，如剧烈咳嗽或严重腹胀等。切口裂开可分为完全裂开和部分裂开。切口完全裂开时，要立刻用无菌敷料覆盖切口，将患者送入手术室重新缝合。切口部分裂开时，视具体情况进行相应处理。

预防方法包括：①缝合腹壁切口时，应加用全层腹壁减张缝线；②在腹壁松弛的情况下缝合切口，避免强行缝合造成腹膜等组织撕裂；③及时处理腹胀；④咳嗽时最好平卧，以减轻咳嗽时腹内压突然增加；⑤适当的腹部加压包扎也有一定的预防作用。

5．肺部感染　常发生在胸、腹部大手术后，多见于老年人、长期吸烟者和急、慢性呼吸道感染患者。患者肺弹性回缩功能减弱，术后呼吸活动受到限制，呼吸道分泌物积聚及排出不畅是引起术后肺部感染的主要原因。

临床表现为术后早期发热、呼吸和心率加快等。胸部叩诊时，肺底部可以发现浊音或实音区，听诊时有局限性湿啰音，呼吸音减弱、消失或呈管状呼吸音。血气分析显示氧分压下降和二氧化碳分压升高。胸部 X 线检查可出现典型的肺不张征象。继发感染时，患者体温明显升高，白细胞和中性粒细胞计数增高。

预防措施：①术前 2 周停止吸烟，进行深呼吸练习，术后保持室内温度、湿度适宜；②术后卧床期间，鼓励患者每小时重复做深呼吸 5 ～ 10 次，鼓励患者咳痰，协助其翻身、叩背，以促进气道内分泌物排出；③术后取半卧位，在病情允许的情况下，鼓励患者尽早下床活动；④对痰液黏稠者，予以雾化吸入；⑤遵医嘱使用抗生素及祛痰药。

6．泌尿系感染　尿潴留是术后并发泌尿系感染的最基本原因。感染最初可表现为膀胱炎，上行感染可引起肾盂肾炎。

急性膀胱炎主要表现为尿频、尿急、尿痛，有时有排尿困难。患者一般无全身症状，尿液检查有较多的红细胞和白细胞。急性肾盂肾炎多见于女性，主要表现为发冷、发热、肾区疼痛、白细胞计数增高，中段尿镜检可见大量白细胞和细菌。尿培养可以明确菌种（多为革兰氏阴性细菌），而且可为选择有效抗生素提供依据。

术后注意防止并及时处理尿潴留，可预防术后尿路感染。如尿潴留量超过 500 ml，则应放置导尿管做持续引流。尿路感染的治疗主要是应用有效抗生素，多饮水或静脉补液，维持充足的尿量，保持排尿通畅。

7．下肢深静脉血栓形成　血流淤滞、血液呈高凝状态和静脉壁损伤是血栓形成的三大因素。手术可引起血小板改变，形成血液高凝状态，加之长期卧床、血流缓慢、白细胞积聚损伤血管内膜，更易导致血栓形成。术后出现下肢深静脉血栓的危险因素有年龄＞ 40 岁、肥胖、吸烟、静脉曲张、大手术（特别是盆腔、泌尿外科、下肢和癌肿手术）等。

下肢深静脉血栓形成可表现为小腿轻度疼痛和压痛，下肢出现凹陷性水肿，腓肠肌挤压试验或足背屈曲试验呈阳性。

处理措施：①应停止患肢静脉输液。②局部严禁按摩，可抬高患肢，制动，局部用 50% 硫酸镁湿敷。③配合全身使用低分子右旋糖酐，改善微循环等。④进行溶栓疗法和抗凝治疗的过程中，注意监测凝血功能。

预防下肢静脉血栓形成的方法包括：①术后早期鼓励患者进行床上或床下活动，多进行下肢屈伸活动（图 6-10）。②血液呈高凝状态者应口服阿司匹林、复方丹参片，静脉给予低分子右旋糖酐，或使用小剂量肝素抗凝，预防血栓形成。③保护性使用静脉血管，成年人不宜选择下肢静脉进行穿刺输液时，应严格执行无菌操作。若有静脉损伤，则尽可能不选择患肢输液。

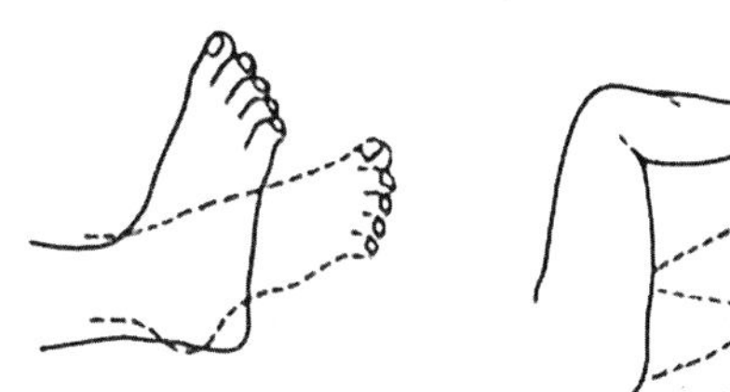
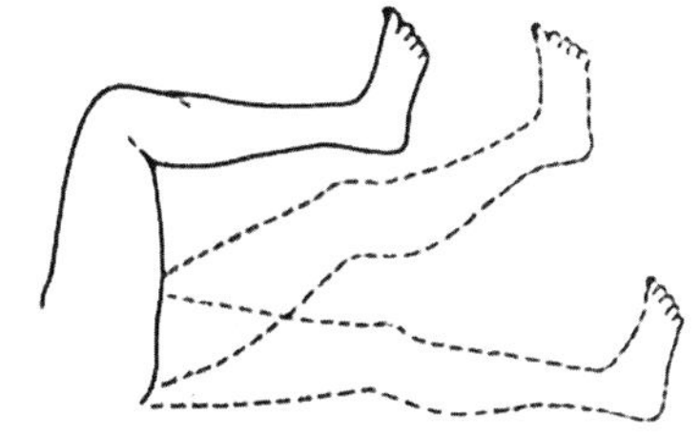

**图 6-10　下肢、足部活动方法**

（九）健康教育

1．指导患者学会自我护理，注意休息，合理膳食，避免疾病的诱发因素，防止疾病复发。

2．针对患者的心理特点，指导患者保持乐观的心态。

3．指导患者遵医嘱按时、按量用药。

4．指导患者在身体条件允许的情况下，循序渐进地开展有关功能训练，最大限度地恢复生活和工作能力。通常，患者出院后 2 ～ 4 周即可从事一般性工作和活动。

5．告知患者术后若出现异常症状，应立即返院就诊。对一般手术患者，应于术后 1 ～ 3 个月进行门诊随访 1 次。

## 小　结

1．手术前期护理　包括心理护理、常规术前准备（完善检查、皮肤准备、呼吸道准备、胃肠道准备、术前训练等）、特殊准备（营养不良、高血压、心脏病、呼吸功能不全、肝病、肾病、糖尿病、凝血功能异常等患者的特殊准备）、术日晨护理。

2．手术中期护理　手术室是对患者进行手术治疗的重要场所，应保证其布局、设置、分区（非洁净区、准洁净区、洁净区）合理，有严格的手术室管理和消毒灭菌制度。强调手术人员必须进行严格的外科手消毒、穿无菌手术衣、戴无菌手套，方可为患者进行手术。术前要认真核对患者的各项信息，检查术前准备是否完善。手术室器械护士和巡回护士应做好手术配合及术中无菌操作。

3．手术后期护理　安置患者采取合适的体位，密切观察患者的病情变化，维持体液平衡与营养均衡，加强切口和引流管的护理。对术后常见不适（如切口疼痛、恶心、呕吐、咽喉部不适、发热、腹胀、呃逆、尿潴留等）进行相应护理。重点是对术后常见并发症（如出血、切口感染、切口裂开、肺部感染、尿路感染、下肢深静脉血栓形成等）加以预防，并做好观察与对症处理。

## 思考题

1．患者，女性，54 岁，因“支气管扩张并咯血”急诊入院。患者既往有高血压病史 5 年，乙型肝炎病史 15 年，肝硬化病史 5 年，10 年前做过心脏支架植入手术，一直服用抗凝血药。入院当日，急诊予以对症处理后，在纤维支气管镜下行支气管封堵术治疗。

患者术后仍出现咯血。请胸外科会诊后，计划于今日进行急诊手术。拟在全身麻醉下行胸腔镜下右肺中叶切除术。

按照流程完成术前相关操作，术前三方核查后，手术开始。术中进行右中肺动脉阻断时，发生出血。

请问：

（1）三方核查的内容是什么？需要由哪三方进行？

（2）术中患者出血时，巡回护士与刷手护士应如何处理？

2．患者，男性，67 岁，因“急性肠梗阻”急诊入院。患者既往有糖尿病、高血压病史。

体格检查：T 36.6℃，P 84 次 / 分，R 18 次 / 分，BP 160/100 mmHg，空腹血糖 13.3 mmol/L，BMI 31.2 kg/m$^2$。

入院当日即在全身麻醉下行剖腹探查术 + 肠粘连松解术。术后第 4 天，患者用力咳嗽、咳痰时，突然感到切口剧烈疼痛和松开感，随即发现肠管外露。

请问：

（1）患者发生切口裂开的主要原因是什么？

（2）如何预防此种情况？

（孙甜甜）

# 外科感染患者的护理

第7章数字资源

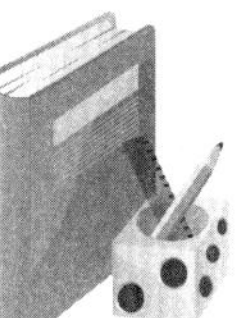

**导学目标**

通过本章内容的学习，学生应能够：

◆ **基本目标**

1. 理解外科感染的分类、特点和转归。
2. 复述外科感染疖、痈、急性蜂窝织炎、急性淋巴管炎和淋巴结炎的临床表现、辅助检查、治疗原则和护理措施。
3. 解释全身性感染的常见原因和处理措施。
4. 陈述破伤风的病因、病理、治疗原则和护理措施。

◆ **发展目标**

综合运用所学知识正确评估外科感染患者，为其制订护理计划，并采取恰当的护理措施。

◆ **思政目标**

培养思辨能力，以及守正创新、严谨求实的科学精神。

**案例 7-1A**

患者，男性，70岁，7 d前无意中发现颈左后部皮肤红肿，伴触痛，触摸表面不光滑，有多个凸点。4 d前出现发热症状，最高38.5℃，伴畏寒。颈左后部红肿的皮肤破溃，伴腐败臭味分泌物流出。患者既往有糖尿病病史15年，高血压病史20年，血压最高170/110 mmHg。

体格检查：T 38.6℃，P 89次/分，R 20次/分，BP 140/100 mmHg。

**请回答：**

该患者主要的护理评估内容有哪些？

## 第一节　概　述

外科感染（surgical infection）是指需要外科治疗的感染，包括与创伤、手术、器械检查、

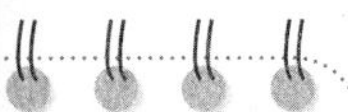

留置导管相关的感染。与内科感染相比，外科感染有如下特点：①多与体表皮肤和黏膜完整性的破坏紧密相关；②常为多种细菌引起的混合感染，且多为内源性条件致病菌；③病变常集中在局部，发展后常引起化脓、坏死，使组织破坏，愈合后形成瘢痕组织而影响功能；④大多不能自愈或常靠抗菌药物治愈，通常需要进行外科处理，如引流、清创、切除，否则将继续进展，严重时可危及患者生命。

## 【分类】

（一）按致病菌的种类和病变性质分类

1．非特异性感染（nonspecific infection） 也称为化脓性感染或一般性感染，大多数外科感染属于此类。常见的有疖、痈、急性蜂窝织炎、急性淋巴管和淋巴结炎、急性乳腺炎、急性腹膜炎等，多由金黄色葡萄球菌、溶血性链球菌、大肠埃希菌和铜绿假单胞菌等侵入人体所引起。病变通常先有急性炎症反应，如红、肿、热、痛和功能障碍，继而进展为局部化脓。

2．特异性感染（specific infection） 是由结核分枝杆菌、破伤风梭菌、产气荚膜梭菌、炭疽杆菌、白念珠菌等特异性病原菌引起的感染，因致病菌不同，可有各自独特的表现。

（二）按病程分类

1．急性感染 病程一般在3周以内。

2．慢性感染 病程超过2个月。

3．亚急性感染 病程介于急性和慢性感染之间。

（三）其他分类

1．按病原菌入侵的时间分类 可分为原发性感染和继发感染。

2．按病原菌的来源分类 可分为外源性感染和内源性感染。

3．按感染发生的条件分类 可分为机会感染、二重感染和医院内感染。

4．按感染发生的场所分类 可分为社区获得性感染和医院（获得性）感染。

## 【病因】

外科感染的发生主要取决于3个因素：致病菌、机体的防御功能和环境因素。

（一）病原菌的致病因素

1．黏附分子、荚膜或微荚膜 黏附分子附着于组织细胞，有利于病原菌侵入机体。荚膜或微荚膜能抵抗吞噬细胞的吞噬及杀菌作用，使致病菌在体内生长、繁殖，并导致组织细胞损伤。

2．致病菌毒素 致病菌释放的多种胞外酶和内、外毒素等可侵蚀组织细胞，造成感染扩散、组织结构破坏、细胞功能损害和代谢障碍。

3．致病菌的数量 侵入机体的细菌数量多，并在短时间内迅速生长、繁殖，即可引起感染。一般认为，细菌引起感染的临界数量是$10^5$/g组织。

（二）机体的防御功能

1．局部因素 ①皮肤、黏膜组织屏障功能受损，致病菌易于入侵，如开放性创伤、烧伤、胃肠穿孔；②留置在血管或体腔内的导管处理不当，可为致病菌开放通道，如中心静脉置管，胸、腹腔引流；③脏器管腔阻塞导致内容物淤积，使细菌大量繁殖、侵入组织，如胆道梗阻、尿路梗阻；④局部组织血供障碍或水肿、积液，使组织的防御和修复能力降低，如切口积液、压疮；⑤异物及坏死组织残留，使吞噬细胞及体液中的免疫调节因子不能有效地发挥功能。

2．全身因素 凡能引起全身抗感染能力下降的因素，均可促进感染的发生。①严重创伤、大面积烧伤或休克；②长期使用肾上腺皮质激素、免疫抑制剂、抗肿瘤药、广谱抗生素等；③糖尿病、尿毒症、肝硬化等慢性疾病，以及严重营养不良、低蛋白血症、恶病质者；④高龄老人及婴幼儿等易感人群；⑤先天性或获得性免疫缺陷，如艾滋病等。

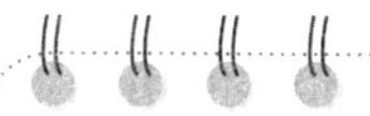

（三）环境因素

炎热的气候、潮湿的环境、狭小空间里污浊的空气，都能促进化脓性感染的发生。

## 【病理生理】

（一）炎症反应

致病菌侵入机体组织并生长、繁殖，可释放多种酶、毒素、组胺等炎症介质，使血管扩张和通透性增高。同时，白细胞游出，吞噬细菌和异物，产生局部炎症反应，可导致局部组织充血、水肿、坏死和功能障碍。

（二）结局与转归

主要取决于致病菌的种类、数量和毒力，机体抵抗力，感染部位及治疗与护理措施是否得当等。

1．炎症消退　当机体抵抗力强、治疗及时和有效时，致病菌能较快地受到抑制或被消灭，使炎症消退，感染痊愈。

2．炎症局限　当机体抵抗力占优势时，感染可被局限化，组织细胞崩解物和渗液可形成脓性物质，积聚于创面和组织间隙，形成脓肿。小脓肿可自行吸收，较大的脓肿可破溃，或经手术切开引流后可好转。

3．炎症扩散　当致病菌毒力强、数量多以及机体抵抗力降低时，感染可向病灶周围或经血液、淋巴循环扩散，造成全身性感染，病情严重，甚至可危及生命。

4．转为慢性炎症　机体抵抗力与致病菌的毒力处于相持状态时，致病菌大部分可被消灭，但尚有少量残存，炎症持续存在而形成慢性炎症。当机体抵抗力降低时，致病菌可再次生长、繁殖，导致感染重新急性发作。

## 【护理评估】

（一）临床表现

1．局部表现　红、肿、热、痛和功能障碍是感染的典型症状。体表或较表浅的化脓性感染，局部症状明显，脓肿形成后触之有波动感。深部脓肿穿刺可抽出脓液。慢性感染时，可出现局部肿胀、硬结或形成溃疡、瘘管，患者可有局部疼痛，但多不明显。

2．全身表现　全身症状轻重不一。轻者可无全身症状，较重者常有发热、头痛、乏力、食欲减退、全身不适、精神不振等表现。严重者发生脓毒症时，可出现神志不清、尿少、多器官功能障碍，甚至发生感染性休克。慢性感染者全身症状不明显。

3．特殊表现　患者可因致病菌不同而出现特殊的临床症状和体征，如破伤风患者可出现肌肉强直性痉挛，气性坏疽患者可出现皮下捻发音、皮肤坏死等。

（二）辅助检查

1．实验室检查　①血常规检查：白细胞及中性粒细胞计数增高，当白细胞计数$> 12\times10^9$/L或$< 4\times10^9$/L，或发现未成熟白细胞甚至有中毒颗粒时，提示感染严重。②细菌培养和药物敏感试验：为明确致病菌的种类，可取血液、尿液、痰液、病灶处分泌物或脓液、穿刺液做涂片、细菌培养和药物敏感试验。

2．影像学检查　①超声检查：用于探测肝、胆、胰腺、肾、乳腺等部位的病灶，检查腹腔、关节腔等有无积液；② X 线检查：用于检查胸、腹部或骨、关节病变，如肺部感染、胸腔积液或积脓；③ CT、MRI 检查：用于诊断实质性器官的病变，如肝脓肿等。

（三）与疾病相关的健康史

评估患者的年龄、皮肤卫生状况、外伤史，有无糖尿病和心、脑血管疾病等病史，身体其他部位有无感染性病灶，是否使用过免疫抑制剂等药物。

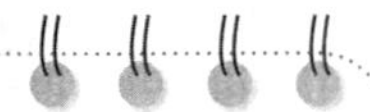

（四）心理社会状况

感染较轻者容易忽视病情，感染严重者则易产生紧张、焦虑、恐惧等负性情绪。患者也可因疼痛和肢体功能障碍而影响生活自理能力和自信心。评估患者对疾病的认知程度、社会支持情况。

（五）治疗原则

1．非手术治疗

（1）局部治疗：①患部制动与休息，适当限制患部肢体活动，避免受压，以减轻疼痛，防止感染扩散。②局部用药，脓肿未形成时，可用鱼石脂软膏、金黄散等外敷，组织肿胀明显者可用 50%硫酸镁溶液湿敷，以促进局部血液循环、加速肿胀消退，使感染局限化。③物理治疗，使用热敷或红外线超短波等物理疗法，可改善局部血液循环，促进炎症局限、吸收或消退。

（2）全身治疗：①应用抗生素，小范围或较轻的局部感染，可不用或仅口服抗生素。对较严重、范围较大或有扩展趋势的感染患者，需要全身用药。获得细菌培养和药物敏感试验结果后，有针对性地选用敏感抗生素。②支持疗法，加强营养支持，提供高热量、富含维生素的饮食，必要时采用肠内营养支持或肠外营养支持。及时补液，维持水、电解质及酸碱平衡。对严重贫血、低蛋白血症患者，应输注新鲜血、白蛋白，以提高机体防御能力。③对症治疗，对高热患者给予物理或药物降温，患者体温过低时应注意保暖；对疼痛剧烈者，给予镇痛药物；对抽搐者，给予镇痛、解痉药物；对感染性休克患者，应及时进行抗休克治疗。

**知识链接**

**抗菌药物合理应用的原则**

合理应用抗菌药物至关重要。不合理使用抗菌药物不仅会引发毒性反应和过敏反应，而且会增加病原菌的耐药性，导致二重感染。

抗菌药物合理应用的基本原则为：

1. 尽早查明致病菌，并进行药物敏感试验，有针对性地选择抗菌药物。

2. 要根据临床诊断、细菌学检查、药物的效应及药代动力学，选择疗效好、毒性小、应用方便、价廉易得的药物。

3. 制订用药方案时，应考虑给药途径、给药剂量、给药次数、疗程和联合用药等因素。

2．手术治疗　感染形成脓肿时，需手术切开引流，深部脓肿可在超声引导下穿刺引流。内脏器官感染或已发展为全身性感染时，应积极处理感染病灶或切除感染组织。

## 【主要护理诊断 / 问题】

1．急性疼痛　与局部组织肿胀、炎症介质释放有关。

2．体温过高　与感染或组织坏死所致的炎症反应有关。

3．知识缺乏：缺乏预防感染的相关知识。

## 【护理措施】

（一）非手术治疗的护理及术前护理

1．活动与休息　卧床休息，局部制动，可以减轻疼痛。肢体感染者应抬高患肢，促进静脉和淋巴回流，减轻肿胀。

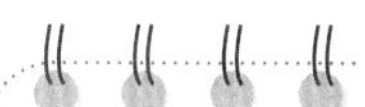

2．观察病情变化　观察局部疼痛、肿胀程度，有无波动感。观察患者生命体征的变化。注意有无白细胞计数升高、血细菌培养阳性等全身性化脓性感染的征象。

3．用药护理　遵医嘱及早、合理应用抗生素，协助行细菌培养和药物敏感试验。注意药物的不良反应、毒性、耐药性及二重感染等。

4．降温　患者体温过高时，应给予物理或药物降温，并监测体温变化。鼓励患者多饮水，避免水、电解质平衡失调。

5．提高机体抵抗力　注意休息，加强营养，给予高热量、高蛋白质、富含维生素的饮食，以提高机体抵抗力。

（二）术后护理

1．切口的护理　对脓肿切开者，应观察切口的变化，在严格无菌操作下及时更换敷料。

2．引流相关护理　保证引流通畅，观察引流液的性状及引流量，并做好记录。避免过早拔除引流条，以防止脓肿再次形成。

（三）健康教育

1．对患者进行预防感染相关知识的宣传教育，加强个人皮肤卫生，保持皮肤清洁，避免皮肤损伤。

2．指导患者加强锻炼，增强营养，提高机体抗感染能力。

3．积极治疗和管理有关慢性病，如糖尿病等。

**科研小提示**

集束化护理是指集合一系列有循证基础的治疗及护理措施来处理临床疾病。可探索集束化护理对外科感染的防治效果。

## 第二节　浅部组织的化脓性感染

浅部组织的化脓性感染包括疖、痈、急性蜂窝织炎、急性淋巴管炎和淋巴结炎。

### 【病因与病理】

浅部软组织炎症的发生常与皮肤不清洁、损伤或机体抵抗力降低等有关。疖、痈、急性淋巴管炎和淋巴结炎的致病菌多为金黄色葡萄球菌。急性蜂窝织炎的致病菌主要为溶血性链球菌，其次为金黄色葡萄球菌，也可为厌氧菌。金黄色葡萄球菌可产生血浆凝固酶，使感染部位的纤维蛋白原转变为纤维蛋白，从而可限制炎症的扩散。因此，金黄色葡萄球菌所致感染表现为局限性、有脓栓形成。溶血性链球菌可释放溶血素、链激酶和透明质酸酶，使感染扩散迅速，不易局限。

### 【护理评估】

（一）临床表现

1．疖（furuncle）　是单个毛囊及其所属皮脂腺的急性化脓性感染。多个疖同时发生，或反复发生在身体各部，称为疖病。疖常发生在毛囊和皮脂腺丰富的部位，如头面部、颈部、背部等。

(1) 局部表现：早期皮肤可出现红、肿、发热的痛性小结节，然后逐渐增大呈锥形隆起。结节中央组织坏死可出现黄白色小脓栓。脓栓脱落后，脓液流出，炎症逐渐消退。

随堂测 7-1

（2）全身表现：患者一般无全身症状。发生在上唇、鼻部周围“危险三角区”的疖被挤压或处理不当时，致病菌可沿内眦静脉和眼静脉进入颅内海绵状静脉窦，引起化脓性海绵状静脉窦炎。患者可出现眼部和颜面部进行性肿胀，伴寒战、高热甚至昏迷等症状，病情严重，可危及生命。

2．痈（carbuncle） 是指相邻的多个毛囊及其周围组织的急性化脓性感染，或由多个疖融合而成。发生在唇部者称为唇痈。

（1）局部表现：早期病变呈小片质硬的肿块，色暗红，有多个脓点，疼痛较轻。随着病情进展，硬肿范围扩大，界限不清，局部疼痛加剧，病灶表面有多个脓栓，破溃后呈蜂窝状。中央部皮肤坏死后可塌陷形成“火山口”状溃疡，难以愈合。皮肤组织呈紫褐色，周围呈浸润性水肿。

（2）全身表现：邻近淋巴结肿大，多伴有寒战、高热、乏力等全身症状，严重者可导致全身化脓性感染或脓毒症，甚至危及生命。若发生唇痈，则容易引起颅内化脓性海绵状静脉窦炎。

3．急性蜂窝织炎（acute cellulitis） 是皮下、筋膜下、肌间隙或深部疏松结缔组织的急性弥漫性化脓性感染。

（1）局部表现：①一般性急性蜂窝织炎，局部有明显红、肿、剧痛，炎症迅速向四周扩散，边界不清，中央部位常出现缺血、坏死，病变加重时可起水疱。②产气性皮下蜂窝织炎，致病菌以厌氧菌为主，常在局部皮肤受损且污染较重时发生，多发生在会阴部或下腹部。局部可触及皮下捻发感，组织坏死破溃后，脓液有恶臭，患者全身症状严重。③颌下急性蜂窝织炎，多见于小儿，炎症来源于口腔或面部，可导致喉头水肿并压迫气管，引起呼吸困难甚至窒息。

随堂测 7-2

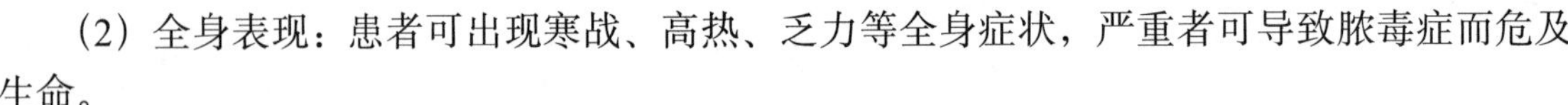

（2）全身表现：患者可出现寒战、高热、乏力等全身症状，严重者可导致脓毒症而危及生命。

4．急性淋巴管炎（acute lymphangitis）和急性淋巴结炎（acute lymphadenitis） 致病菌从皮肤、黏膜破损处或其他感染灶侵入淋巴管而引起淋巴管炎。由乙型溶血性链球菌侵入皮肤淋巴管网引起的急性炎症，则称为丹毒（erysipelas）。当炎症扩散至局部淋巴结时，则引起急性淋巴结炎。急性淋巴管炎和淋巴结炎好发于颈部、颌下、腋窝和腹股沟等部位，丹毒好发于下肢和面部。

（1）局部表现：①浅层淋巴管炎，表现为感染灶近侧出现一条或多条“红线”，质硬、有压痛。②深层淋巴管炎，感染灶表面无“红线”，可有患肢肿胀、条形压痛区。③丹毒，病变局部为片状红疹，微隆起，色鲜红，中央颜色稍淡，压之褪色，界限清楚。病变扩展时，中央部位红肿消退，呈棕黄色，病变处可有水疱，局部有灼痛，很少有组织坏死和化脓。丹毒反复发作可引起淋巴管阻塞而致淋巴水肿，形成“象皮肿”。④急性淋巴结炎，轻者局部淋巴结肿大，有触痛，严重者有多个淋巴结肿大，可融合成肿块，形成脓肿时可破溃。

（2）全身表现：炎症较重者可出现畏寒、发热、头痛、全身不适、乏力、食欲缺乏等症状。

### （二）辅助检查

参见本章“概述”中辅助检查的评估内容。

### （三）与疾病相关的健康史

参见本章“概述”中健康史的评估内容。

### （四）心理社会状况

评估患者有无因病情反复发作或病情加重而产生紧张、焦虑等负性情绪。评估急性蜂窝织炎患者是否因呼吸困难而产生恐惧感。

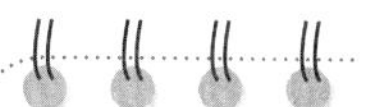

（五）治疗原则

1．非手术治疗　对疖、痈患者，早期进行局部热敷或理疗，也可用50%硫酸镁湿敷，或者用鱼石脂软膏、金黄散外敷。疖形成脓栓后，可在其顶部涂苯酚，以加快脓栓脱落。对痈、蜂窝织炎、急性淋巴管炎和淋巴结炎患者，早期应用抗生素治疗。

2．手术治疗　脓肿形成后，应尽早切开引流。痈范围较大、中央坏死组织多，可采用“+”或“++”切口，深达筋膜，清除坏死组织，严重感染时可手术切除病变组织或器官。对产气性皮下蜂窝织炎患者，用3%过氧化氢溶液冲洗伤口和湿敷。对颌下急性蜂窝织炎患者，及早切开减压，以防止发生喉头水肿，压迫气管。脓腔伤口应及时换药，直到伤口愈合，创面较大时需进行植皮修复。

**案例 7-1B**

对患者进行相关实验室检查，血常规：WBC $18.73\times10^9$/L，中性粒细胞百分比92.3%，Hb 110 g/L，PLT $290\times10^9$/L。尿常规：尿比重1.025，尿糖+++。血糖18.6 mmol/L，糖化血红蛋白9.6%。

请回答：

1．该患者主要的护理诊断/问题有哪些？

2．应采取哪些护理措施？

### 【主要护理诊断/问题】

1．知识缺乏：缺乏软组织化脓性感染的预防知识。

2．急性疼痛　与炎症局部组织肿胀、炎症介质释放有关。

3．潜在并发症：颅内海绵状静脉窦炎、呼吸困难和窒息等。

### 【护理措施】

1．病情观察　观察颌下急性蜂窝织炎患者有无呼吸困难等并发症，并做好气管切开等急救准备。

2．预防炎症扩散　“危险三角区”的疖、痈应避免挤压，以免炎症扩散。

3．减轻疼痛　对肢体肿胀者应给予抬高患肢并制动。

4．降温　患者体温过高时，给予物理或药物降温，并监测体温变化。鼓励患者多饮水，防止水、电解质平衡失调。

5．切口的护理　对脓肿切开引流者，应保证引流通畅，及时更换敷料。

6．健康教育　①加强个人皮肤卫生，避免损伤。②告知患者避免挤压“危险三角区”的感染性病灶，以免引起炎症扩散。③预防和治疗原发病灶，如手足癣。

## 第三节　手部急性化脓性感染

### 【病因与病理】

致病菌常为金黄色葡萄球菌。手部发生刺伤、倒刺等引起甲沟炎。指尖受损后或因甲沟炎

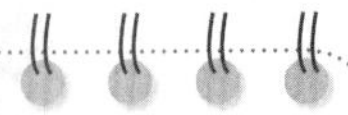

使指甲阻碍脓性分泌物的排出，炎症可向深部蔓延而发生指头炎。拇指和小指腱鞘炎可分别蔓延至桡侧和尺侧滑囊，两侧滑囊在腕部相通，可导致炎症相互蔓延。示指、中指和无名指腱鞘不与滑囊相通。示指损伤或发生腱鞘炎时，炎症可向鱼际间隙扩散；中指和无名指发生腱鞘炎时，炎症可向掌中间隙扩散（图 7-1）。

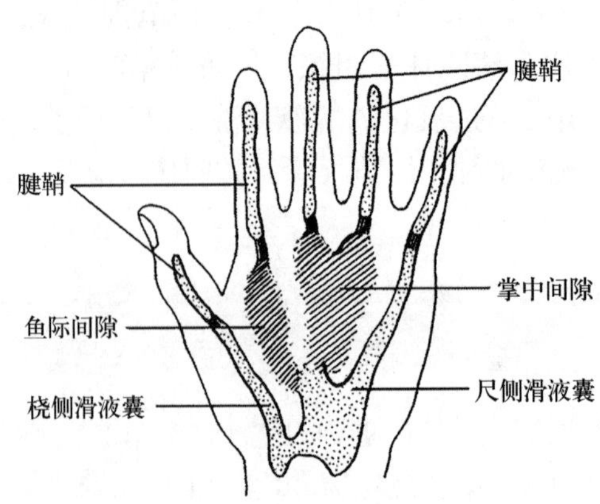


**图 7-1　手掌腱鞘、滑囊和掌中间隙**

## 【护理评估】

### （一）临床表现

1．甲沟炎（paronychia）　即甲沟及其周围组织发生的化脓性感染。常在一侧甲沟出现红、肿、热、疼痛等炎症表现。感染加重时，炎症可蔓延至甲沟对侧，形成半环形脓肿。若处理不及时，则可发生甲下脓肿和化脓性指头炎。

2．化脓性指头炎（whitlow）　是手指末节掌侧深部皮下组织的化脓性感染。病变局部红、肿、疼痛，手指下垂时疼痛加剧。若感染加重，组织坏死，神经末梢因受压和营养障碍而麻痹，疼痛反而减轻。若治疗不及时，则可引起骨缺血性坏死，最终发展成慢性骨髓炎。

3．化脓性腱鞘炎（suppurative tenosynovitis）　是手指屈肌腱鞘的急性化脓性感染。患指中、近节呈明显均匀性肿胀，关节可轻微弯曲，伸指运动可使疼痛加重。若治疗不及时，鞘内脓液积聚，压力增高，则可引起肌腱坏死，患指功能丧失。

4．化脓性滑囊炎（bursitis）　①桡侧滑囊炎表现为拇指肿胀、微屈曲，不能外展和伸直，拇指及大鱼际处明显压痛；②尺侧滑囊炎表现为小指及环指呈半屈曲状，被动伸指可引起剧痛，小指和小鱼际处有疼痛及压痛。

5．掌深间隙感染　①掌中间隙感染：掌中凹陷消失，皮肤紧张、发白，压痛明显。中指、环指和小指呈半屈曲状，被动伸指可引起剧痛。②鱼际间隙感染：掌中凹陷存在，鱼际和拇指指蹼肿胀明显，疼痛，示指半屈曲，拇指外展、略屈曲，活动受限，不能对掌。

### （二）辅助检查

参见本章“概述”中辅助检查的评估内容。

### （三）与疾病相关的健康史

评估患者有无手部刺伤、割伤等病史。了解患者受伤的时间、部位和治疗过程等。

### （四）心理社会状况

手部感染后疼痛剧烈，患者常出现紧张、焦虑、恐惧等情绪，并影响睡眠。评估患者对疾病的认知及家庭支持情况。

### （五）治疗原则

1．非手术治疗　局部理疗或外敷药物，并口服敏感抗生素。对化脓性指头炎患者，应悬

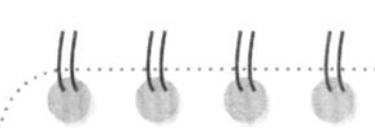

吊前臂，平置患手，避免手指下垂。

2．手术治疗　对甲沟脓肿形成者，可在甲沟处行纵向切开引流（图 7-2）。若甲床下积脓，则行拔甲术。患指一旦出现跳痛、肿胀明显，即应及时切开引流减压（图 7-3）。

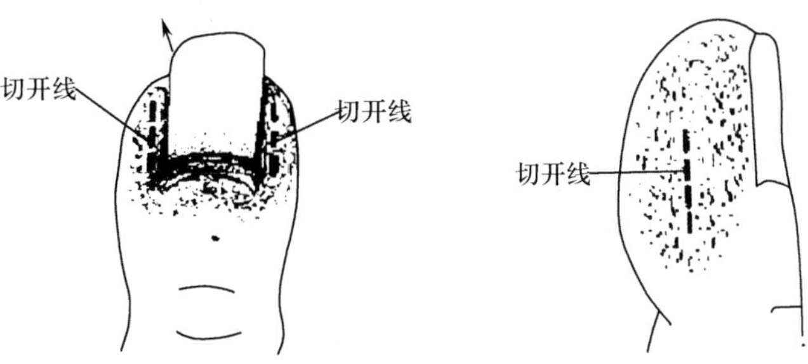


图 7-2　甲沟炎及切开线　　图 7-3　化脓性指头炎及切开线

## 【主要护理诊断 / 问题】

1．急性疼痛　与手部感染后肿胀有关。

2．知识缺乏：缺乏预防手部化脓性感染的相关知识。

3．潜在并发症：骨髓炎，骨缺血、坏死等。

## 【护理措施】

（一）非手术治疗的护理及术前护理

1．疼痛的护理　手部制动并抬高，分散患者的注意力，以缓解疼痛。

2．病情观察　观察患者手部疼痛、肿胀程度是否改变。观察患者有无感染扩散、局部组织坏死及骨髓炎发生。

（二）术后护理

1．观察伤口及引流情况　观察伤口渗出液及引流液的颜色、性状及量的变化，保证引流通畅。及时更换敷料。创面换药时，动作应轻柔，避免加重疼痛。

2．功能锻炼　炎症消退后，应尽早进行手部功能锻炼或理疗。

（三）健康教育

1．加强手部皮肤卫生，保持皮肤清洁，避免皮肤损伤。

2．指导患者进行手部及邻近关节活动和功能锻炼，促进手部功能恢复。

# 第四节　全身性感染

全身性感染（systemic infection）是指致病菌经局部病灶侵入人体血液循环，并在体内生长、繁殖或产生毒素，引起全身感染症状或中毒症状。通常是指脓毒症（sepsis）和菌血症（bacteremia）。

## 【病因与病理】

全身性感染的发生与致病菌数量多、毒力强和机体抵抗力低有关。主要致病菌有革兰氏阴性杆菌、革兰氏阳性球菌、无芽孢厌氧菌和真菌等。常发生于严重创伤、体内长期置管、化脓性病灶处理不当，以及长期应用广谱抗生素、肾上腺皮质激素、抗肿瘤药或其他免疫抑制剂的患者。

致病菌释放的内毒素及多种炎症介质可能对机体造成损害。若感染未得到及时控制，则可引起全身炎症反应综合征（systemic inflammatory response syndrome，SIRS），导致器官功能障碍，严重者可发生感染性休克和多器官功能障碍综合征（multiple organ dysfunction syndrome，MODS）。

## 【护理评估】

（一）临床表现

常见表现包括：①突然出现寒战、高热，体温达 40 ～ 41℃，老年人或体质虚弱的患者体温可不升高；②心率加快、脉搏细速、呼吸急促或呼吸困难、神志淡漠、谵妄，甚至昏迷；③感染严重者还可发生代谢性酸中毒、感染性休克或多器官功能障碍综合征。

**（二）实验室检查**

（1）血常规检查：白细胞计数及中性粒细胞比例增高。当白细胞总数＞（20 ～ 30）$\times 10^9$/L 或＜ 4 $\times 10^9$/L，或发现中性粒细胞核左移，出现中毒颗粒时，提示感染严重。

（2）血生化检查：可有不同程度的酸中毒，水、电解质代谢失衡和肝、肾功能受损的征象。

（3）细菌培养和涂片检查：寒战、高热时采血进行细菌培养，较易发现致病菌。

**知识链接**

**脓毒症**

脓毒症常继发于严重的外科感染，是机体对感染的反应失调而造成危及生命的器官功能障碍。目前的定义尤其强调“危及生命的器官功能障碍”。当脓毒症合并出现严重的循环障碍和细胞代谢紊乱时，称为脓毒症休克。

通常根据脓毒症相关性器官功能衰竭评价（sepsis-related organ failure assessment，SOFA）诊断脓毒症。但由于 SOFA 计算繁琐且需要进行血液实验室检查，临床上建议使用快速 SOFA（qSOFA）对感染或疑似感染者先进行初步评估。qSOFA 关注的指标是呼吸频率、意识状态和收缩压。若患者出现意识状态改变、呼吸频率≥ 22 次 / 分、收缩压≤ 100 mmHg，则每项记 1 分。当 qSOFA ≥ 2 时，应使用 SOFA 进一步评估患者的情况，以明确脓毒症的诊断。

**（三）与疾病相关的健康史**

评估患者发病的时间、经过及疾病进展。了解原发感染灶的部位、性质。评估患者有无营养不良、免疫功能缺陷等全身性疾病，有无长期应用广谱抗生素、大量激素、抗肿瘤药等免疫抑制剂，有无静脉置管等情况。

**（四）心理社会状况**

评估患者有无因病情重、发展迅速而产生焦虑及恐惧情绪；评估患者的家庭支持情况。

**（五）治疗原则**

采用综合治疗措施，重点是处理原发感染灶。

1．处理原发性感染病灶　清除坏死组织和异物，切开脓肿，充分引流。

2．应用抗生素　早期、足量、联合应用抗生素，对真菌感染者应用抗真菌药物治疗。

3．支持治疗　纠正水、电解质紊乱和酸碱平衡失调。对感染严重者，输注新鲜血，纠正低蛋白血症，增强机体抗感染能力。

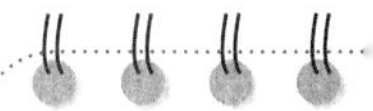

【主要护理诊断 / 问题】

1．体温过高　与感染有关。

2．潜在并发症：代谢性酸中毒、感染性休克、多器官功能障碍综合征等。

【护理措施】

1．休息与饮食　保证患者充分休息，给予高热量、高蛋白质、富含维生素、易消化的饮食，鼓励患者多饮水，维持水、电解质和酸碱平衡。

2．控制感染，维持正常体温　遵医嘱及时、准确应用抗生素，观察药物疗效及不良反应。对高热患者给予物理降温，必要时用药物降温。

3．病情观察　监测患者的生命体征、血清电解质，以及肝、肾功能等变化。如患者发生感染性休克，水、电解质平衡紊乱或多器官功能障碍综合征，则应及时报告医师，并配合抢救。

4．健康教育　告知患者有感染病灶存在时，应及时就诊，防止感染进一步加重。加强营养，给予高热量饮食。鼓励患者多饮水，防止营养不良和酸碱失衡。指导患者加强锻炼，增强机体抵抗力。

## 第五节　特异性感染

**案例 7-2**

患者，男性，46 岁，工作中不慎被生锈的铁钉刺伤足底，出血量较少，自行包扎。2 天后，患者进食时感觉张口困难，牙关紧闭，颈项强直，腹肌、背肌紧张，四肢抽搐，发作时意识清楚。

请回答：

1. 该患者为什么会出现上述临床表现？
2. 该患者的护理评估内容有哪些？
3. 目前患者存在哪些主要护理诊断 / 问题？
4. 护士应采取哪些护理措施？

### 一、破伤风

破伤风（tetanus）是指破伤风梭菌经皮肤或黏膜破损处侵入人体并生长、繁殖，产生毒素而引起的一种以肌肉强直性收缩和阵发性痉挛为特征的急性特异性感染。本病预后严重，但可预防，常见于各种创伤后，也可见于不洁条件下分娩的产妇和新生儿。

【病因与病理】

1．病因　破伤风梭菌为革兰氏阳性厌氧梭状芽孢杆菌，广泛存在于灰尘、土壤和粪便中。破伤风梭菌不能侵入正常皮肤和黏膜，一旦发生开放性损伤，即可通过伤口直接侵入人体而导致感染。尤其是当伤口深而窄、组织坏死、局部缺血、异物存留、引流不畅、填塞过紧或混有其他需氧菌感染时，即可形成一个适合破伤风梭菌生长、繁殖的缺氧环境，有利于细菌的生长、繁殖，从而导致破伤风的发生。

2．病理　破伤风梭菌的主要致病因素为外毒素（痉挛毒素和溶血毒素）。痉挛毒素对神经组织有特殊的亲和力，可作用于脊髓前角和脑干运动神经核，使运动神经元失去中枢抑制而兴奋性增强，引起随意肌紧张和痉挛。痉挛毒素也可阻断脊髓对交感神经的抑制，使交感神经兴奋性增强，引起血压升高、心率加快、体温升高、大汗淋漓等症状。溶血毒素可导致局部组织坏死和心肌损害。

## 【护理评估】

### （一）临床表现

1．潜伏期　一般为 7 ～ 8 d，最短为 24 h，最长达数月。潜伏期越短，症状越严重，预后越差。

2．前驱期　患者常有乏力、头晕、头痛、烦躁不安、打呵欠、局部肌肉酸痛、反射亢进，咬肌紧张、咀嚼无力、张口不便等症状。

3．发作期　典型症状是在肌肉紧张性收缩（肌强直）的基础上，呈阵发性强烈痉挛，通常最先受累的肌群是咀嚼肌，然后依次为面部表情肌群、颈部肌群、背肌、腹肌、四肢肌，最后累及膈肌和肋间肌。临床表现为咀嚼不便，张口困难，牙关紧闭，随之出现蹙眉、口角牵拉至下外方，呈“苦笑面容”。颈部肌群持续收缩，呈颈项强直，头后仰。背、腹肌同时收缩，但因背肌力量较强，躯干扭曲成弓形，结合屈膝、屈肘、半握拳等四肢痉挛姿态，形成“角弓反张”或“侧弓反张”。呼吸肌和膈肌痉挛时表现为呼吸困难，甚至呼吸暂停。任何轻微的刺激（如声、光、触碰、身体接触等），均可诱发痉挛和抽搐。发作持续数秒或数分钟，间歇期长短不一，间歇期越短，提示病情越严重。痉挛发作时，患者出现大汗淋漓、口唇发绀、呼吸急促、口吐白沫、流涎等，但神志清楚。强烈的肌痉挛可导致肌肉断裂，甚至骨折，膀胱括约肌痉挛可导致尿潴留等并发症。患者的死亡原因多为窒息、心力衰竭或肺部并发症。

病程一般为 3 ～ 4 周，自第 2 周起症状可逐渐缓解，但肌紧张和反射亢进仍可持续一段时间，部分患者可出现精神症状（如幻觉、言语和行为错乱等），多能自行恢复。

### （二）辅助检查

取伤口渗出物做厌氧菌培养很难发现破伤风梭菌，但是破伤风患者的症状比较典型，诊断主要根据临床表现。

### （三）与疾病相关的健康史

评估患者有无开放性伤口，伤口的大小、深度和污染程度，是否进行彻底清创，伤口引流是否通畅等。评估产妇有无不洁分娩史。

### （四）心理社会状况

评估患者有无因反复痉挛发作而产生紧张、焦虑、恐惧情绪，有无因隔离治疗使患者产生孤独感。评估患者对疾病的认知情况及家庭、社会支持情况。

### （五）治疗原则

采取积极的综合治疗措施，包括消除毒素来源、中和游离毒素、控制和解除肌肉痉挛，防治并发症。

1．消除毒素来源　彻底清洗伤口，清除坏死组织，敞开伤口，充分引流，并用 3% 过氧化氢溶液冲洗和湿敷伤口，可以减少或消除毒素来源，也是预防破伤风发生的关键措施。

2．中和游离毒素　早期使用破伤风抗毒素（tetanus antitoxin，TAT）2 万 ～ 5 万 U 加入 5% 葡萄糖溶液 500 ～ 1000 ml 中缓慢静脉滴注。应用人破伤风免疫球蛋白 3000 ～ 6000 U 肌内注射，一般只用 1 次。

3．控制和解除肌肉痉挛　根据病情可交替使用镇静、解痉药物，以减轻患者的痉挛和痛苦。可选用的药物有：地西泮 10 ～ 20 mg 肌内注射或静脉滴注，一般每天 1 次；苯巴比妥

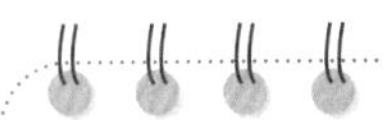

钠 0.1 ～ 0.2 g 肌内注射；也可用 10%水合氯醛保留灌肠。对病情严重者，可用复方盐酸氯丙嗪注射液（冬眠合剂），但低血容量时忌用。对痉挛发作频繁且不易控制者，可缓慢静脉注射 2.5%硫喷妥钠，每次 0.25 ～ 0.5 g，但要警惕发生喉痉挛和呼吸抑制，必要时行气管切开。

4．防治并发症　①窒息、肺不张、肺部感染：对病情严重的患者，应尽早进行气管切开，以便改善通气，清除呼吸道分泌物，必要时可进行机械辅助通气。对气管切开患者应注意做好呼吸道管理，包括气道雾化、湿化、冲洗等。协助患者定时翻身、拍背，以利于排痰，并预防压疮。对已并发肺部感染者，根据感染菌种选用敏感抗生素。②营养不良：加强营养支持，给予高热量、高蛋白、高维生素的饮食，注意维持水、电解质平衡。必要时，可采用鼻饲、胃造口和静脉营养。③感染：应用青霉素类抗生素和甲硝唑。

## 【主要护理诊断 / 问题】

1．有窒息的危险　与持续性呼吸肌、膈肌痉挛及气道堵塞有关。

2．有受伤的危险　与强烈的肌痉挛有关。

3．营养失调（低于机体需要量）　与机体消耗增加和不能进食有关。

4．潜在并发症：肺不张、肺部感染、尿潴留、骨折等。

【护理措施】

1．环境护理

（1）病室要求：将患者安置于单人隔离病室，注意遮光，保持病室安静，温度、湿度适宜。病室内备齐急救物品。

（2）减少刺激因素：避免各类干扰，减少探视。医护人员要放轻脚步、压低声音，将仪器报警音量调至最低，各项治疗、护理操作可在使用镇静药 30 min 内集中进行，避免做一些刺激性操作，以免诱发痉挛、抽搐发作。

（3）消毒、隔离：严格执行无菌操作，护理人员应穿隔离衣、戴帽子、口罩、手套等。对患者的用品和排泄物进行消毒后再处理，伤口敷料应予以焚烧，防止发生交叉感染。

2．病情观察　记录抽搐发作的次数、时间，患者抽搐发作时的表现。注意患者的意识状态、生命体征、尿量的变化，加强心、肺功能的监护，密切观察有无并发症。

3．保持呼吸道通畅　对频繁抽搐且不易控制、无法咳痰或有窒息危险的患者，应尽早行气管切开，以便改善通气，清除呼吸道分泌物，必要时可进行机械辅助通气。对气管切开患者应注意做好呼吸道管理，协助患者定时翻身、拍背。患者进食时，应注意避免呛咳、误吸；频繁抽搐者，禁止经口进食。

随堂测 7-3

4．防止意外损伤　病床双侧应加床档，必要时使用约束带，以防止患者坠床。关节部位加以保护，防止肌腱断裂和发生骨折。患者抽搐发作时，应用牙垫予以保护，防止舌咬伤。

5．加强营养　给予高热量、高蛋白、富含维生素的饮食。患者进食时，应少量多次，以免引起呛咳、误吸。对病情严重不能经口进食者，应及时进行管饲或肠外营养，以维持机体需要量。

6．心理护理　及时安慰患者，提供心理支持，以减轻其焦虑、恐惧情绪，增强战胜疾病的信心。

7．对症护理　对高热者给予物理降温或药物降温。对尿潴留者应留置导尿管导尿。

8．健康教育　告知患者不可忽视小伤口，可采用破伤风类毒素抗原注射进行主动免疫，使机体产生抗体，以达到免疫的目的。对未进行主动免疫者，尽早皮下注射 TAT 1500 ～ 3000 U 进行被动免疫。对过敏试验呈阳性者，应进行脱敏法注射。也可应用人破伤风免疫球蛋白。避免外伤及不洁分娩，以减少新生儿或产妇破伤风的发生。

## 二、气性坏疽

气性坏疽（gas gangrene）是由梭状芽孢杆菌引起的一种组织坏死或肌炎为特征的严重特异性感染。该病起病急，进展快，预后差。

### 【病因与病理】

1．病因　以产气荚膜梭菌为主要病原菌，其次是水肿梭菌和败毒梭菌等，常为多种致病菌的混合感染。常见于损伤严重、缺血、伴有深部肌肉组织损伤，以及使用止血带时间过长或石膏绷带包扎过紧的伤口部位。

2．病理　梭状芽孢杆菌的致病因素主要是外毒素和酶。部分酶通过脱氮、脱氨、发酵作用，产生大量不溶性气体（如硫化氢气体），积聚于组织间隙。某些酶可溶解组织蛋白，使组织细胞坏死、液化，造成恶性水肿。肌肉组织内因积气、水肿而膨胀，皮肤变硬，呈“木板”样。筋膜下张力急剧增大，压迫血管可引起循环障碍，并且加重组织缺血、缺氧，更有利于细菌生长、繁殖，最终形成恶性循环。严重者可导致脓毒症，甚至发生感染性休克。

【护理评估】

（一）临床表现

本病的临床特点是病情急剧恶化，潜伏期一般为 1 ～ 4 d，最快者可在伤后 8 ～ 10 h 发病，最迟者可达 5 ～ 6 d。

1．局部表现

（1）前驱期：患者自觉患肢沉重，包扎过紧感、压迫感或疼痛感，一般镇痛药不能缓解。

（2）典型表现：随着病情加重，患肢可出现“胀裂样”剧痛，局部组织肿胀，皮肤苍白、发亮，并迅速发展为紫红色和紫黑色，按压有“捻发感”，常有气泡从伤口溢出，并有稀薄的血性液体流出，有恶臭。伤口内肌肉呈砖红色或土灰色，刀割时不收缩、不出血。

2．全身表现　患者可出现高热、大汗淋漓、脉搏细速、呼吸急促、头痛、呕吐、进行性贫血、黄疸、酸中毒、谵妄、昏迷等症状，甚至可迅速发展为感染性休克、外周循环障碍和多器官功能衰竭。

（二）辅助检查

1．实验室检查　血常规检查可见红细胞计数和血红蛋白下降，白细胞计数增高，病情严重时白细胞数量可减少。伤口渗出物涂片检查可见革兰氏阳性杆菌。

2．影像学检查　伤口 X 线检查可见伤口肌群有气体。

（三）与疾病相关的健康史

评估患者有无严重损伤病史，有无引起伤口部位形成缺氧环境的因素。评估伤口的大小、深度、污染程度等情况。

（四）心理社会状况

患者因病情急，且发展快，疼痛剧烈或面对截肢的现实而容易产生焦虑、恐惧感及体象紊乱。评估患者对疾病的认知程度、心理承受能力及家庭支持情况。

（五）治疗原则

一旦确诊为本病，需立即开始积极治疗，以挽救患者的生命，减少组织坏死，降低截肢率。

1．非手术治疗

（1）应用抗生素：应用大剂量青霉素控制化脓性感染，减少损伤处因其他细菌繁殖消耗氧气而造成缺氧环境。

（2）高压氧疗法：提高组织含氧量，抑制梭状芽孢杆菌的生长、繁殖。

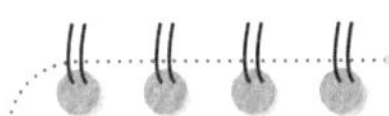

(3) 全身支持疗法：输血、输液，保持水、电解质平衡，给予高热量、高蛋白饮食或静脉营养。

(4) 对症处理：给予止痛、镇静、退热等药物，进行对症处理。

2．手术治疗　在抗休克治疗和防治并发症的同时，应实施清创术，对病变部位应予以广泛、多处切开，术后用3%过氧化氢溶液冲洗和湿敷。若病情严重，则应施行近端高位截肢手术，以挽救患者的生命。

## 【主要护理诊断 / 问题】

1．急性疼痛　与创伤和感染、局部组织肿胀有关。

2．体象紊乱　与截肢有关。

3．潜在并发症：感染性休克。

## 【护理措施】

### （一）非手术治疗的护理及术前护理

1．隔离、消毒　严格按照解除隔离的制度执行，具体参照本章中“破伤风的护理”。

2．疼痛的护理　遵医嘱应用止痛药或自控镇痛泵。

3．控制感染，维持正常体温　对高热者给予物理降温或药物降温。遵医嘱准确、合理应用抗生素。

4．病情观察　观察伤口和局部组织的颜色、肿胀程度，伤口分泌物的性质和气味。观察患者的生命体征变化，及时发现和处理感染性休克等并发症。

5．心理护理　向截肢患者解释手术的必要性和重要性，消除其恐惧感，以配合接受手术治疗。

6．营养支持　鼓励患者进食，给予高热量、高蛋白、富含维生素的饮食。对不能进食者给予静脉营养，纠正水、电解质及酸碱平衡紊乱，改善患者的全身状况，增强抵抗力。

### （二）术后护理

1．伤口的护理　用3%过氧化氢溶液冲洗和湿敷伤口，及时更换敷料。观察伤口有无渗血、渗液以及肉芽组织生长情况。对接受高压氧疗的患者，观察氧疗后的伤口变化，并做好记录。

2．截肢的护理　①帮助患者面对肢体残缺的现实，正确看待并接受截肢后肢体残障，消除心理障碍。②对截肢后出现幻肢痛的患者，应耐心解释，让患者触摸肢体残端，消除幻觉。

### （三）健康教育

1．加强疾病预防知识的普及和宣传教育，加强劳动保护，防止意外损伤的发生。

2．指导截肢者安装假肢，协助其进行功能锻炼。

3．指导患者掌握自我护理技巧，提高自理能力。

## 小　结

1．病因　感染与致病菌、机体的防御功能和环境因素有关。

2．临床表现　非特异性感染以局部红、肿、热、痛和功能障碍为典型表现，可形成脓肿，患者全身症状表现不一。特异性感染患者有特殊的临床表现。

3．治疗原则　全身治疗和局部治疗并重。全身治疗包括应用抗生素、支持疗法及对症治疗。局部治疗包括患部制动与休息、外用药物、物理治疗和手术治疗。脓肿形成后，应进行手术切开引流。发生脏器感染或已发展为全身性感染时，应积极处理感染灶或切除感染组织。

4．护理措施　非手术治疗的护理及术前护理主要包括适当活动和休息、加强营养、控制体温、观察病情变化，必要时做好气管切开等急救准备。对脓肿切开引流者，应保证引流通畅，观察切口变化，及时更换敷料。

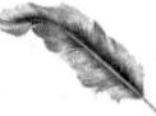

## 思考题

患者，男性，50 岁，左肩背部疼痛，可见约 5 cm × 6 cm 的椭圆形皮肤隆起，色暗红，表面有数个脓头破溃和黄白色脓性分泌物流出，按压有波动感。

体格检查：T 39℃，P 84 次 / 分，R 20 次 / 分，BP 145/90 mmHg。

实验室检查：白细胞计数 $18 \times 10^9$/L，中性粒细胞百分比 86%。

患者有糖尿病病史 10 余年。

请回答：

1. 该患者最可能发生了什么？主要依据是什么？
2. 请简述该患者的护理要点。

（程　丽）

# 第八章 损伤患者的护理

第 8 章数字资源

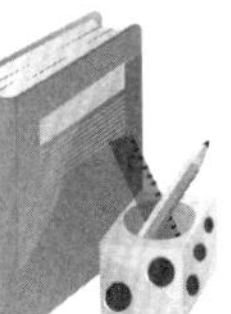

## 导学目标

通过本章内容的学习，学生应能够：

◆ **基本目标**

1. 简述创伤的分类、病理生理、修复过程、临床表现及处理原则。
2. 能够正确评估烧伤面积、烧伤深度和严重程度。
3. 简述烧伤现场的抢救措施、处理原则及护理措施。
4. 简述冻伤、咬伤的临床表现及护理措施。

◆ **发展目标**

1. 根据创伤的病理生理及修复过程，分析创伤愈合的影响因素。
2. 运用所学知识，制订烧伤患者护理计划，正确进行补液治疗及护理。

◆ **思政目标**

培养救死扶伤的职业精神和道德，树立尊重生命和敬畏生命的社会责任感。

损伤（injury）是指各种致伤因素作用于机体所造成的组织结构完整性破坏或功能障碍。由机械性因素导致的损伤通常称为创伤（trauma）。在我国，损伤是导致城市和农村居民死亡的第 5 位原因，男性多于女性。成人损伤高发年龄段为 35 ～ 64 岁，约占 36.63%；35 岁以下约为 31.96%；在青少年中，6 ～ 11 岁年龄段占比高达 53.78%。在致伤原因中，成人以交通事故伤占比最大，约为 28.19%；0 ～ 5 岁婴幼儿和 6 ～ 17 青少年以跌倒 / 坠落占比较大，分别为 56.76% 和 51.38%。

损伤的原因有：①机械性因素，由锐器、钝器、切割、高处跌落、挤压、火器等导致的损伤；②物理性因素，由高温、电流、放射线、激光、寒冷等导致的损伤；③化学性因素，由强酸、强碱、有害气体等造成的损伤；④生物性因素，如犬、猫、蛇等动物咬、抓挠等造成的损伤或昆虫螯伤。

## 第一节　创　伤

### 【分类】

1. 按受伤部位分类　可分为颅脑、颌面部、颈部、胸（背）部、腹（腰）部、骨盆、脊柱、脊髓和四肢伤等。

2．按致伤原因分类　可分为锐器所致的切割伤、裂伤、刺伤等；钝器所致的挫伤、挫裂伤、挤压伤等；切线方向暴力所致的擦伤；牵拉外力所致的撕脱伤等。

3．按伤后皮肤完整性分类　可分为开放性损伤（open injury）和闭合性损伤（closed injury）两类。①闭合性损伤：皮肤黏膜保持完整，如挫伤、挤压伤、扭伤、震荡伤、关节脱位、闭合性骨折等；②开放性损伤：损伤部位皮肤或黏膜有破损，如擦伤、撕裂伤、切割伤、刺伤等。

4．按受伤程度分类　根据组织器官的损伤程度及对全身的影响，可分为轻度、中度、重度伤。①轻度伤：局部软组织损伤，只需局部处理；②中度伤：广泛软组织损伤、开放性骨折、肢体挤压伤等，患者一般无生命危险，但需手术处理；③重度伤：多为重要脏器和部位的严重损伤，患者呼吸、循环、意识等发生障碍，有生命危险，需急救处理。

目前已有针对损伤相关的生理和解剖参数进行定量评分的方法，如创伤指数（trauma index，TI）、CRAMS（circulation，respiration，abdomen，motor，speech scale）评分量表、损伤严重程度评分（injury severity score，ISS）等，可用于预测患者的预后。

## 【病理生理】

创伤发生后，机体为维持内环境的稳定，可启动局部和全身产生防御性反应。

### （一）局部反应

主要表现为局部创伤性炎症反应，为非特异性防御反应，与一般急性炎症反应基本相同。发生创伤后，组织破坏，释放多种炎症介质，如血管活性胺（包括组胺和 5- 羟色胺）、花生四烯酸代谢产物、细胞因子等，引起毛细血管壁通透性增高、血浆成分外渗。白细胞等趋化因子迅速集聚于损伤部位，吞噬和清除病原微生物或异物，局部出现发红、肿胀、疼痛、发热等炎症表现。炎症反应一般于 3 ～ 5 d 后趋于消退。局部反应的程度与致伤因素的种类、作用时间，组织损伤程度或性质，伤口污染程度及有无异物存留等有关。

### （二）全身反应

全身反应是损伤后导致机体神经、内分泌活动增强，引起各种功能和代谢改变的过程，是一种非特异性应激反应。

1．神经、内分泌反应　损伤时，疼痛、失血、缺氧等因素可兴奋交感 - 肾上腺髓质系统、下丘脑 - 垂体系统，同时，激活肾素 - 血管紧张素 - 醛固酮系统。交感神经兴奋可使儿茶酚胺释放增多，导致心率加快、心肌收缩力增强，皮肤、骨骼肌、肾、胃肠道血管收缩，以保证心、脑、肺等重要器官的血液供应。另外，还可刺激肝和骨骼肌糖原分解，增加糖异生和游离脂肪酸氧化。下丘脑 - 垂体系统释放促肾上腺皮质激素（adrenocorticotropic hormone，ACTH）、促甲状腺激素释放激素（thyrotropin releasing hormone，TRH）、生长激素（growth hormone，GH）、抗利尿激素（antidiuretic hormone，ADH）增加。ACTH 可促进糖皮质激素的合成与释放，与儿茶酚胺协同调节心血管系统，抑制炎症反应。TRH 可促进甲状腺激素的分泌，增加机体氧耗量及糖酵解、糖异生。GH 可增加机体对氨基酸的摄入和肝内蛋白质的合成，减少肝葡萄糖的输出。ADH 可加速肾远曲小管和集合管对水分的重吸收。血容量减少还可刺激醛固酮分泌增加，起到维持血容量的作用。此外，损伤后，胰高血糖素和胰岛素释放也会增加，使血糖水平升高。

2．代谢变化　由于神经、内分泌系统的作用，损伤后，机体处于分解代谢增强的状态，表现为基础代谢率增高，能量消耗增加，糖、蛋白质、脂肪分解增加，糖异生增加。因此，伤后患者常出现高血糖、高乳酸血症，血中游离脂肪酸、酮体增加，尿素氮排出增加，呈负氮平衡状态。水、电解质代谢紊乱可导致水、钠潴留，钾排出增多，钙、磷代谢异常等。分解代谢增强可导致患者体重减轻、肌无力、免疫力降低等，不利于患者的康复。

3．免疫系统变化　创伤后，体内中性粒细胞、单核巨噬细胞的吞噬、杀菌、清除异物的作用减弱。严重创伤后，体内淋巴细胞数量减少，以T淋巴细胞减少为主；体液免疫方面，可出现免疫球蛋白含量降低，以IgM降低最为明显；加之补体系统过度耗竭等因素的综合作用，可导致机体免疫防御能力下降，易发生感染。

（三）组织修复和愈合

1．组织修复方式　损伤后组织修复的基本方式是以增生的细胞和细胞间质充填、连接或替代损伤后的缺损部位，包括完全修复和不完全修复两种方式。完全修复（complete repair）是组织缺损后完全由与原来性质相同的细胞来修复，恢复原有的结构和功能，这是理想的修复方式。不完全修复（incomplete repair）是组织损伤后不能由与原来性质相同的细胞修复，多由成纤维细胞增生替代来完成，是创伤后更为常见的组织修复方式。

2．修复的基本过程　大致可分为三个既相互区别，又相互联系的阶段。

（1）炎症期：损伤后即发生炎症反应，常可持续3～5 d。主要是血管和细胞反应、免疫应答、血液凝固和纤维蛋白溶解，目的是清除损伤或坏死的组织，为组织再生和修复做好准备。

（2）增殖期：局部炎症反应开始后，新生细胞出现。成纤维细胞、血管内皮细胞在血小板、巨噬细胞释放的生长因子刺激下迁移至伤口处，形成肉芽组织，充填组织裂隙。浅表组织的损伤可通过上皮细胞的增殖、迁移以覆盖创面而修复。大多数软组织损伤后，主要由新生毛细血管和成纤维细胞构成的肉芽组织填充修复。肉芽组织中的成纤维细胞可合成胶原蛋白、纤连蛋白和蛋白多糖等细胞间质成分。胶原蛋白在细胞外形成胶原纤维，随着胶原纤维的增加，成纤维细胞和毛细血管减少，肉芽组织最终转化为瘢痕组织。此期的主要功能是止血和封闭创面。

（3）塑形期：瘢痕组织形成后，由于胶原纤维组织过多、排列紊乱、硬度和张力都不适应生理需要，一般需要经过12～18个月的改建、重塑，才能达到受伤部位外观和功能的改善。此过程主要包括胶原纤维交联增加、强度增加；多余的胶原纤维被胶原酶降解；过度丰富的毛细血管网消退，伤口的纤连蛋白及水分减少等。最终形成按应力方向排列的胶原纤维束，但瘢痕组织难以恢复到组织未损伤时的强度和弹性。

3．愈合的类型

（1）一期愈合（原发愈合）：组织修复以原来的细胞为主，仅含少量纤维组织，局部无感染、血肿或坏死组织。伤口边缘整齐，呈线状，愈合后组织结构和功能良好。多见于损伤程度轻、范围小、无感染的创口或创面。

（2）二期愈合（瘢痕愈合）：以纤维组织修复为主，修复时间长，瘢痕明显，愈合后局部结构和功能受到不同程度的影响。多见于损伤程度重、范围大、坏死组织多，或常伴有感染且未经合理早期处理的伤口。

4．影响愈合的因素

（1）局部因素：①伤口感染，是最常见的因素。细菌感染可损伤细胞和基质，导致局部炎症持久不退，不利于组织修复及伤口愈合。②损伤程度，损伤范围大、坏死组织多或有异物残留的伤口，边缘不能直接对合，不利于伤口愈合。③局部血液循环障碍，组织缺血、缺氧，使伤口不易愈合。④处理措施不当，局部制动不足、包扎或缝合过紧、引流不畅或造成组织继发损伤，也不利于伤口愈合。

（2）全身因素：主要有营养不良、大量使用皮质激素或免疫抑制剂、免疫功能低下、高龄，患有糖尿病、肿瘤、结核病等慢性疾病，以及出现全身性严重并发症等。

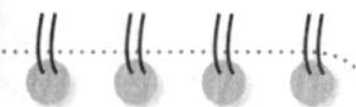

**案例 8-1A**

患者，男性，35 岁，某工地建筑工人，工作中不慎从高处跌落，右肩背部被钢筋刺伤，局部出血。患者主诉伤处疼痛剧烈，感觉胸闷、气促，被急诊送入医院。

**请回答：**

1. 如何对该患者进行现场急救处理？
2. 该患者护理评估的主要内容包括哪些？

## 【护理评估】

（一）临床表现

1．局部症状

（1）疼痛：疼痛的程度与组织损伤的程度、性质、部位、范围及个体对疼痛的耐受力等相关。疼痛在活动时可加剧，制动后可减轻，一般在伤后 2 ～ 3 d 可逐渐缓解。损伤后，疼痛若持续或加重，则提示可能并发感染。严重损伤并发休克时，患者疼痛并不明显。内脏损伤所致的疼痛常定位不准确。

（2）肿胀：是由于局部出血、炎症反应引起体液渗出所致，伤后 2 ～ 3 d 达到高峰。可伴有皮肤发红、青紫、瘀斑、血肿或肿胀。严重肿胀可致局部或远端肢体血供障碍。

（3）伤口和出血：开放性创伤多有伤口和出血。因创伤原因不同，其伤口特点也不同，如擦伤的伤口多较浅；刺伤的伤口小而深；切割伤的伤口创缘较整齐；撕裂伤的伤口多不规整。受伤程度和部位不同，其出血量也不同。若有小动脉破裂，则可有喷射性出血，出血量较大，且不易停止。

（4）功能障碍：是由于解剖结构破坏、神经损伤、疼痛或炎症反应所致。神经或运动系统损伤所致的功能障碍有定位诊断价值。咽喉部水肿、张力性气胸、心脏压塞可造成呼吸、循环功能障碍，导致死亡。

2．全身症状

（1）发热：创伤出血、组织坏死分解或创伤产生的致热因子均可导致发热。创伤性炎症反应所致发热，患者体温一般不超过 38.5℃；合并感染时，体温明显升高，可超过 38.5℃。发生颅脑损伤时，可出现中枢性高热，患者体温可超过 40℃。

（2）全身炎症反应综合征：创伤后，由于交感 - 肾上腺髓质系统系统兴奋，大量儿茶酚胺及其他炎症介质释放，加之疼痛、精神紧张和血容量减少等因素，可引起体温、循环、呼吸和血细胞等异常。主要表现为：①体温＞ 38℃或＜ 36℃；②心率＞ 90 次 / 分或低血压（收缩压＜ 90 mmHg，或较基线水平降低＞ 40 mmHg）；③呼吸＞ 20 次 / 分或 $PaCO_2$ ＜ 32 mmHg；④血白细胞计数＞ $12\times10^9$/L 或＜ $4\times10^9$/L，或未成熟中性粒细胞＞ 10%。

（二）辅助检查

1．实验室检查　①血常规：失血量较多时，可出现红细胞计数和血红蛋白降低；白细胞计数和中性粒细胞比值增高，提示感染。②尿常规：泌尿系统损伤时，可出现血尿或尿液中可见红细胞等。③血电解质检查和血气分析：有助于判断水、电解质、酸碱平衡紊乱的情况。④血、尿淀粉酶异常，有助于判断有无胰腺损伤等。

2．影像学检查　① X 线检查：可了解有无骨折、关节脱位，胸、腹腔有无积液、积气，伤处有无异物等；②超声、CT 和 MRI 检查：有助于实质性器官损伤和脊髓、颅脑、骨盆底部等处损伤的诊断。

3．诊断性穿刺 胸腔穿刺可明确血胸或气胸，腹腔穿刺或灌洗可证实内脏破裂、出血，心包穿刺可证实心包积液或积血。需要注意的是，诊断性穿刺也会有假阳性或假阴性的可能。

4．导管检查 留置导尿管或膀胱灌洗可判断有无尿道或膀胱损伤；留置导尿管观察每小时尿量，可作为补液、休克观察的指标；留置中心静脉导管，可监测中心静脉压，辅助判断血容量和心功能。

**（三）与疾病（损伤）相关的健康史**

评估致伤原因，受伤的经过、时间、地点、部位及受伤时的体位等，了解受伤时患者的表现及病情变化过程、伤后的处理情况，包括现场急救、所用药物、治疗措施等。评估患者的既往史、药物过敏史对于诊断、治疗也很重要。

**（四）心理社会状况**

创伤的意外性会给患者及其家庭带来很大的心理压力，由于创伤后疼痛、出血以及不了解病情的严重程度，患者及家属会出现焦虑、恐惧等心理反应。应评估患者及家属的心理状况和心理承受能力。重大创伤性事件后期，患者可发生创伤后应激障碍（post-traumatic stress disorder，PTSD），应予以关注。

**知识链接**

**创伤后应激障碍**

创伤后应激障碍（PTSD）是指机体在遭受战场环境、自然灾害、意外事故、严重创伤等突如其来且超乎寻常的威胁性、灾难性事件后引发的一组以多种精神行为异常和心理障碍为主，并对个体产生明显的影响，致使其职业能力和社会功能受损的延迟和（或）持久的不良反应。女性发病率高于男性。

临床主要表现为创伤事件再体验、持续的警觉性增高以及情感麻木和回避行为。症状持续1个月以上即可诊断为PTSD。一般在精神创伤性事件后数天至6个月内发生，病程可持续1个月以上，甚至长达数月或数年。一般病程在3个月以内者为急性PTSD；病程超过3个月以上者为慢性PTSD；若症状在6个月以后发生，则称为延迟性PTSD。

**科研小提示**

研究显示，正念减压训练可迅速改善因交通事故导致的创伤后应激障碍患者的临床症状，且随干预时间的延长，疗效更显著。可进一步探索其他心理护理方法。

（五）治疗原则

1．现场急救 首先应抢救并处理危及患者生命的情况。伤情得到初步控制后，再进行后续处理。必须优先抢救的急症包括心搏、呼吸骤停，窒息，大出血，张力性气胸和休克等。常采用的急救措施包括：心肺复苏，维持呼吸道通畅，伤口止血、包扎、固定等，并将患者迅速送往医院进一步实施救治。

2．院内救治 伤员经现场急救处理被送到医院后，应立即对其病情进行再次评估、判断和分类，采取针对性的措施进行救治。

（1）全身治疗

1）维持呼吸和循环功能：保持呼吸道通畅，给氧，必要时行气管插管或气管切开机械通

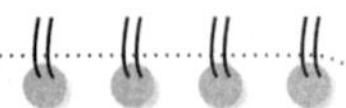

气。输液、输血，尽快恢复有效循环血容量，维持循环功能的稳定。

2）镇静、止痛：疼痛剧烈时，可诱发或加重休克。对无昏迷和瘫痪的伤员，可皮下或肌内注射哌替啶或吗啡止痛。正确包扎、固定及适当制动有助于减轻疼痛。

3）防治感染：对开放性创伤患者，应在伤后 12 h 内注射破伤风抗毒素，并及时清创，合理使用抗生素。

4）支持治疗：维持水、电解质及酸碱平衡，必要时给予营养支持，保护重要脏器的功能。

5）心理支持：创伤后患者可出现恐惧、焦虑等情绪，甚至可发生创伤后应激障碍，因此，需要注意对创伤后患者予以心理支持。

（2）局部治疗

1）闭合性损伤：对单纯软组织损伤者，给予局部制动、患肢抬高、局部冷敷、12 h 后改用热敷或红外线治疗等；局部有血肿形成时，可行加压包扎。对闭合性骨折和关节脱位者，需进行复位、固定。对合并重要脏器、组织损伤者，应进行手术探查和修复处理。

2）开放性损伤：对擦伤、表浅部位的小刺伤、小切割伤，可采用非手术治疗，局部压迫 3 ～ 5 min，然后用 75%乙醇或聚维酮碘溶液消毒。如有异物，应将其取出，再用无菌敷料包扎，保持局部干燥 24 ～ 48 h。对大多数开放性伤口，需要进行手术处理，以缝合、修复损伤的组织。依据伤口情况，应采取不同的处理方法。①清洁伤口：可以直接缝合。②污染伤口：是指有细菌污染，但尚未发生感染的伤口。创伤早期的开放性伤口多为污染伤口，应采用清创术（debridement），即对伤口进行清洗、扩创、缝合等处理，目的是将污染伤口变为清洁伤口，为组织修复、愈合创造良好的条件。清创时间越早越好，伤后 6 ～ 8 h 内是最佳时间，此时清创一般可达到一期缝合。若伤口污染较重或处理时间已超过 8 ～ 12 h，清创后伤口应放置引流条，并行延期缝合。③感染伤口：对开放性伤口污染严重或时间较长，已发生感染者，应进行换药处理，即更换敷料（dressing change），这是处理感染伤口的基本措施。其目的主要是了解伤口情况，清除伤口的分泌物、坏死组织和脓液，进行引流并保持引流通畅，控制感染；改善肉芽组织状态，减少瘢痕形成。

**案例 8-1B**

患者入院后，体格检查：T 36.5℃，P 96 次 / 分，R 28 次 / 分，BP 120/70 mmHg。患者右肩背部有多处软组织挫伤，并有一开放性伤口，约 4 cm × 3 cm 大小，边缘整齐，伤口有少量出血，局部组织肿胀。患者感觉伤处疼痛、胸闷、气促。

右侧胸部 X 线检查显示：胸腔内有少量气体。患者认为伤情严重，有恐惧感。

**请回答：**

1. 目前该患者主要的护理诊断 / 问题有哪些？
2. 作为责任护士，应如何对该患者实施护理？

## 【主要护理诊断 / 问题】

1．体液不足　与伤后失血、失液有关。

2．急性疼痛　与创伤、局部炎症反应或伤口感染有关。

3．组织完整性受损　与组织器官受损、结构被破坏有关。

4．焦虑 / 恐惧　与创伤刺激、担心预后等有关。

5．潜在并发症：休克、感染、挤压综合征等。

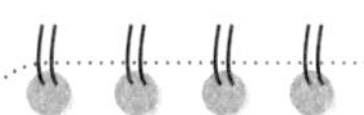

## 【护理措施】

1．急救护理

（1）抢救生命：在现场经初步评估，找出危及患者生命的紧迫问题，立即实施现场救护。①保持呼吸道通畅，维持呼吸功能：立即解开患者衣领，清理口腔、鼻腔，开放气道、给氧等；有胸部开放性伤口，影响呼吸时，应迅速封闭胸部伤口。②心肺复苏：一旦确诊为心搏、呼吸骤停，应立即实施心肺复苏，采取胸外心脏按压及口对口人工呼吸，有条件时使用自动体外除颤器（automated external defibrillator，AED）。③止血：采用手指压迫、加压包扎、止血带结扎等方法迅速控制伤口大出血。采用止血带结扎止血时，应标注扎止血带时间，每隔 1 h 放松一次，每次放松 2 ～ 3 min，以防止远端缺血。④恢复循环血量：有条件时，应在现场开放静脉通路，快速补液；⑤监测生命体征：现场救护过程中，应随时监测患者生命体征、意识状态的变化。

（2）包扎：目的是保护伤口、减少污染、压迫止血、固定骨折，并减轻疼痛。应用无菌敷料或清洁布料包扎，如有腹腔内脏脱出，则应先用干净器皿保护后再包扎，勿轻易还纳，以防加重腹腔污染。

（3）固定：肢体骨折或脱位可使用夹板、就地取材或利用自身肢体、躯干进行固定，以减轻疼痛、防止再损伤，方便搬运。较重的软组织损伤也应局部固定制动。

（4）转运：迅速、安全、平稳地转送伤员。

2．维持有效循环血量　有效止血后，应迅速建立 2 ～ 3 条静脉输液通道，给予输液、输血或应用血管活性药物等，以尽快恢复有效循环血量并维持循环功能稳定。

3．缓解疼痛

随堂测 8-1

（1）受伤肢体伴有骨折时，可用绷带、夹板、石膏、支架等维持有效固定和制动姿势，抬高或放平患肢，避免因活动而加重疼痛。

（2）对闭合性软组织损伤者，予以局部冷敷和加压包扎，以减少局部组织出血，缓解肿胀和疼痛。损伤 12 h 后，改用热敷、理疗、药物外敷等，以促进血肿和炎症的吸收。

（3）对疼痛严重者，遵医嘱使用镇静、止痛药物。

4．妥善护理伤口　对开放性伤口患者，清创术后，应将伤肢抬高并制动，注意观察伤口有无出血、感染征象和肢端循环情况。保持引流通畅，遵医嘱应用破伤风抗毒素及抗生素，定时更换伤口敷料。

（1）换药方法及步骤：①取下敷料，先取下外层敷料，若内层敷料与创面粘连，则应用生理盐水浸湿后轻柔揭去，以免引起疼痛、创面出血或撕掉新生的上皮组织。②消毒皮肤，用 75%乙醇溶液棉球擦拭 2 ～ 3 遍，避免乙醇溶液浸入伤口内，消毒范围应略大于敷料覆盖范围。③清理伤口，用生理盐水棉球或其他药物棉球擦拭创面，拭净分泌物、脓液、纤维素膜等，坏死组织、痂皮等应剪除，酌情留取标本送细菌培养。④创面用药，感染创面可根据细菌培养、药物敏感试验结果酌情使用抗生素，或用 3%过氧化氢溶液等冲洗；⑤放置引流物，根据伤口深度和创面情况放置适宜的引流物。⑥包扎伤口，根据伤口分泌物的量加盖纱布，至少为 6 ～ 8 层，外用胶布固定或酌情用绷带等包扎。

（2）肉芽创面的观察与处理：①健康肉芽组织，表面呈粉红色，较坚实，呈细颗粒状，触之易出血。同时，创缘有新生皮肤组织，伤口可逐渐收缩。②肉芽组织生长过度，肉芽组织生长较快并高出创缘平面，可妨碍创缘上皮生长，应剪平后压迫止血，或用 10%硝酸银溶液烧灼后用生理盐水湿敷，数小时后肉芽可复原。③肉芽水肿，水肿的肉芽组织多呈淡粉色，质地松软，可用 3%～ 5%高渗盐溶液湿敷，促进水肿消退。④陈旧性肉芽组织，颜色苍白或暗红，质硬，表面污秽，可有纤维素覆盖，多因慢性感染、贫血、营养不良或创面植皮不及时所致，可用搔刮、部分肉芽切除或外敷生肌散等方法处理，同时加强全身支持，待肉芽组织转新鲜后立即植皮。

（3）伤口引流物的应用：伤口内放置引流物具有促进分泌物排出、减少毒素吸收、利于控制感染、促进肉芽生长等作用。脓性分泌物较多时，应用含生理盐水或抗生素溶液的纱条、聚维酮碘纱条、引流管进行引流；创面较干净或已有肉芽组织生长时，应用凡士林油纱条引流，有利于肉芽组织的增生。引流条的放置应松紧适度，放置于伤口底部，并妥善固定。

（4）换药时间：视伤口愈合情况而定。对脓性分泌物较多的伤口，每日换药 1 次或多次，以表层敷料不被分泌物湿透为准；对分泌物不多、肉芽组织生长较好的伤口，可 1 ～ 3 d 换药 1 次；对肿胀、疼痛加重的伤口，应立即换药观察。对清洁伤口，一般在缝合后第 3 d 开始换药，待伤口愈合或拆线时，再次换药。

（5）拆线：一期缝合的伤口或切口应按预期愈合的时间拆除皮肤缝线。拆线前应先消毒皮肤和缝线，然后用镊子轻柔地提起并钳紧线结，露出少许埋于皮内的缝线，紧贴皮肤用剪尖将其剪断，然后迅速向线结一侧将皮内部分的缝线抽出。

5．并发症的观察与护理　观察受伤部位的出血、疼痛、伤口修复等情况。对肢体损伤严重者，应定时测量肢体周径，注意末梢循环、肤色和温度。尤其是对闭合性内脏损伤者，需要严密观察有无休克及创伤后各种并发症的发生。

（1）感染：开放性损伤，如果伤口污染较重，没有及时处理，则很容易发生感染，须及早行清创术，并注射破伤风抗毒素；若伤口已发生感染，应及时引流、换药，局部或全身应用抗生素。

（2）挤压综合征（crush syndrome）：四肢或躯干肌肉丰富的部位受到重物长时间挤压，导致损伤部位肌肉组织缺血性坏死，继而引起以肌红蛋白血症、肌红蛋白尿、高血钾和急性肾衰竭为特点的全身性改变，称为挤压综合征，又称 Bywaters 综合征。当局部压力解除后，出现肢体肿胀、压痛、肢体主动活动及被动牵拉活动引起疼痛、皮温下降、感觉异常、弹性减弱，在 24 h 内出现茶褐色尿或血尿等改变时，提示可能并发了挤压综合征，应及时报告医师并配合处理。

随堂测 8-2

处理措施：①早期禁止抬高、按摩及热敷患肢；②协助医师对挤压伤部位进行切开减压，清除坏死组织；③遵医嘱应用碳酸氢钠及利尿药，防止肌红蛋白阻塞肾小管；④对接受腹膜透析或血液透析治疗的肾衰竭患者做好相应的护理。

6．心理护理　损伤不仅会对患者造成身体上的伤害，同时也会对其心理造成一定的创伤。尤其是一些严重创伤影响到患者的外观和功能，患者会出现焦虑和恐惧心理，甚至发生创伤后应激障碍。为患者提供细致的生活照顾和心理社会支持，有助于减轻其焦虑和恐惧情绪，帮助其树立康复的信心。

7．健康教育　应指导患者加强安全防护意识，避免受伤。一旦受伤，无论是开放性损伤还是闭合性损伤，都要及时到医院就诊，接受正确的处理，以免延误抢救和治疗。

## 第二节　烧　伤

烧伤（burn）泛指各种热力、电流、光源、化学腐蚀剂、放射线等因素作用于人体所造成的组织损伤。主要是指皮肤和黏膜损伤，严重者也可伤及皮肤和黏膜下组织结构，如肌肉、骨、关节甚至内脏。通常多指单纯因火焰、热液、热蒸汽、热金属物体等热力所致的组织损伤。火焰烧伤为致伤的主要原因，最常见的是居室内单发烧伤，其次为社会场所意外事故的群体烧伤。在我国，幼童、老年人及劳动者为易发人群。吸入性烧伤以青壮年为高发人群。在烧伤患者中，吸入性烧伤发生率为 4.89%～11.28%，男性多于女性。自 1958 年上海成功地抢救一例特大面积深度烧伤的工人以来，我国针对烧伤的临床治疗及科研水平得到了很大的提高，目前已达到国际领先水平。

## 【病因与分类】

1．热力烧伤　火焰、热液、热蒸汽、热金属等引起的烧伤最为多见，占烧伤的 85%～90%。

2．化学烧伤　是由强酸、强碱等化学物质造成的烧伤，如硫酸、盐酸、氢氧化钾、氢氧化钠等烧伤。

3．电烧伤　包括电弧烧伤和电接触烧伤。电弧烧伤是高压电放电时产生的电弧导致的热力烧伤，常引起广泛的组织凝固性坏死，电阻低的组织损伤大。体内各种组织中，电阻最小的是血管，其他依次为神经、肌肉、皮肤、脂肪、肌腱和骨组织。电烧伤的特点是电流入口、出口处损伤可能比较小，但内部组织则存在广泛的损伤，易出现并发症。

4．放射性烧伤　由放射线所产生的光辐射直接作用于人体体表引起的损伤。

## 【病理生理与临床分期】

根据烧伤的病理生理特点，可将烧伤的病程大致分为 4 期，临床可根据病程分期进行相应的处理。

1．体液渗出期（休克期）　组织烧伤后立即出现体液渗出，一般烧伤后 2～4 h 渗出最快，8 h 达高峰，可持续 36～48 h。48 h 后逐渐趋于稳定，渗出的组织液开始被吸收。小面积浅度烧伤时，体液渗出较少，不会对全身有效循环血量造成影响。大面积烧伤或深度烧伤时，体液大量渗出和血管活性物质的释放，可引起血流动力学变化，甚至导致低血容量性休克。因此，烧伤早期应注意补液治疗，补液速度应遵循先快后慢的原则。

随堂测 8-3

2．感染期　自渗出液回吸收开始，感染就成为主要问题，并将持续到创面愈合。皮肤烧伤后，皮肤屏障被破坏，创面的坏死组织和含有丰富蛋白质的渗出液成为致病微生物良好的培养基。大量体液渗出导致低血容量性休克及深度烧伤导致血管栓塞，均可造成局部组织缺血、缺氧和代谢障碍，不利于控制致病微生物的繁殖和生长。严重烧伤引起的应激反应导致机体免疫功能降低，对致病微生物的易感性增高，容易导致烧伤创面感染或引起全身性感染。此外，深度烧伤可导致组织发生凝固性坏死，并形成焦痂，伤后 2～3 周组织广泛溶解，致病微生物容易侵入机体，是引起全身性感染的又一高峰期。坏死组织如能及时被清除或引流，肉芽组织屏障多数在 2 周左右形成。如处理不当，则痂下的致病微生物可侵入创面的邻近组织，致病微生物数量增多可形成烧伤创面脓毒症，创面晦暗、糜烂、凹陷，出现坏死斑。因此，应采用早期切痂或削痂手术，及时实施皮肤移植，消灭创面。

3．修复期　创面修复期和感染期并行发展。创面修复与烧伤面积、深度和有无感染及感染程度密切相关。浅度烧伤多能自行修复，无瘢痕形成。深Ⅱ度烧伤靠残存的上皮岛融合修复，如无感染，3～4 周可逐渐愈合，通常会留有瘢痕。Ⅲ度烧伤形成瘢痕或挛缩，可导致肢体畸形和功能障碍，需要进行皮肤移植修复。

4．康复期　深度创面愈合后，可形成瘢痕，严重者可影响肢体外观和功能，需要进行功能锻炼和整形手术，以期恢复。某些器官功能损害及心理障碍则需要较长的恢复过程。深Ⅱ度和Ⅲ度烧伤创面愈合后，常有瘙痒或疼痛，反复出现水疱，甚至破溃，并发感染，可形成残余创面，这种现象的终止往往需要较长时间。严重大面积深度烧伤愈合后，由于大部分汗腺被破坏，使机体的体温调节能力下降，在夏季，这类伤员多感全身不适，常需 2～3 年的调整适应过程。

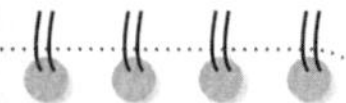



**案例 8-2A**

患者，男性，36 岁，因工作现场发生意外失火，不慎被火焰烧伤面部、颈前部、胸部、腹部、会阴部、右上肢及双手，右侧大腿部前面有一约患者手掌大小的烧伤。烧伤部位可见大小不等的水疱，大水疱壁薄，面部、颈部及双手有皮肤破溃，创面湿润、发红，疼痛剧烈，小水疱处疼痛不明显。患者意识清楚，不断呻吟，表情痛苦，并明显感觉口渴。

**请回答：**

1. 估计该患者的烧伤面积和烧伤深度。
2. 根据烧伤面积和深度判断该患者属于何种程度烧伤。

## 【护理评估】

### （一）临床表现

评估患者的局部表现及全身表现，以进行伤情判断。

1．烧伤面积评估

（1）中国新九分法：是我国采用的根据人体体表面积评定成人烧伤面积的一种估算方法。将总体表面积（total body surface area，TBSA）划分为 11 个 9%的等份，另加 1%构成 100%的体表面积（图 8-1），适用于大面积烧伤的估计。

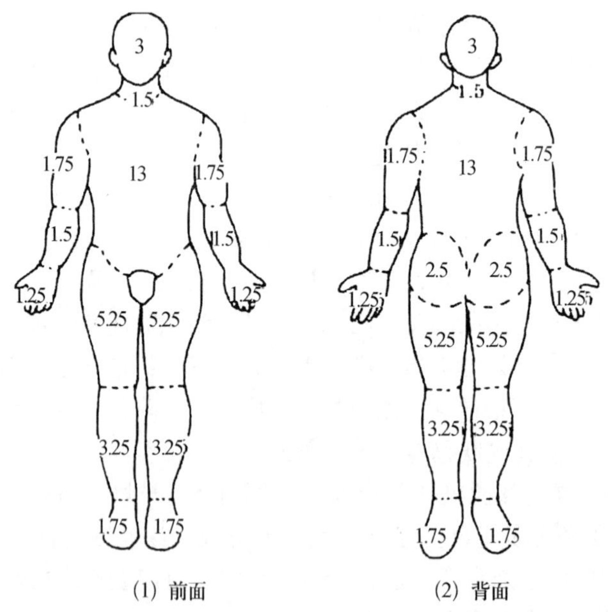


（1）前面　　（2）背面

**图 8-1　成人各部位所占总体表面积百分比示意图**

儿童头较大，下肢相对短小，可按下列方法计算（表 8-1）：头颈部体表面积 = 9+（12- 年龄）（%），双下肢体表面积 = 46-（12- 年龄）（%）。

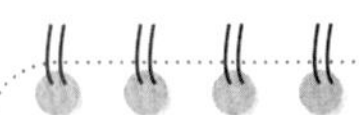

表 8-1　中国新九分法烧伤面积估算法

| 部位 | | 占成人体表面积百分比（%） | | 占儿童体表面积百分比（%） |
|---|---|---|---|---|
| 头颈 | 头部 | 3 | 9×1 | 9+（12- 年龄） |
| | 面部 | 3 | | |
| | 颈部 | 3 | | |
| 双上肢 | 双手 | 5 | 9×2 | 9×2 |
| | 双前臂 | 6 | | |
| | 双上臂 | 7 | | |
| 躯干 | 躯干前 | 13 | 9×3 | 9×3 |
| | 躯干后 | 13 | | |
| | 会阴 | 1 | | |
| 双下肢 | 双臀 | 5* | 9×5+1 | 46-（12- 年龄） |
| | 双大腿 | 21 | | |
| | 双小腿 | 13 | | |
| | 双足 | 7* | | |

* 成人女性双臀和双足各占 6%

（2）手掌法：以患者自己的手掌测量烧伤面积。将手指并拢，其单掌面积约为自身体表总面积的 1%（图 8-2）。一般用于小面积烧伤评估。

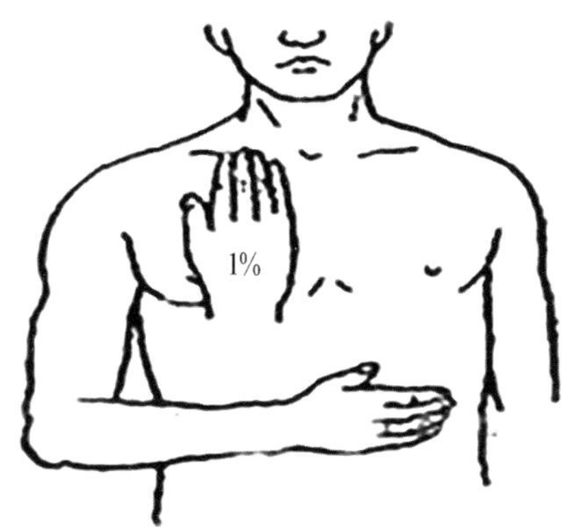


图 8-2　手掌法评估烧伤面积

2．烧伤深度的评估　目前普遍采用三度四分法，即根据热力损伤组织的层次，将烧伤深度分为Ⅰ度、浅Ⅱ度、深Ⅱ度和Ⅲ度。其中，Ⅰ度及浅Ⅱ度烧伤属于浅度烧伤；深Ⅱ度和Ⅲ度烧伤属于深度烧伤。烧伤深度的判断见表 8-2。组织烧伤深度如图 8-3 所示。

随堂测 8-4

表 8-2　不同深度烧伤的临床特点

| 烧伤深度 | 损伤组织 | 局部表现 | 创面愈合情况及预后 |
|---|---|---|---|
| Ⅰ度（红斑性） | 伤及表皮浅层 | 红斑，轻度肿胀，皮温升高、无水疱，创面干燥，灼痛 | 自行修复，3 ~ 7 日痊愈，不留瘢痕 |
| 浅Ⅱ度（水疱性） | 伤及表皮的生发层甚至真皮乳头层 | 水疱大，疱壁薄，去除疱皮后创创面湿润、渗液多，基底呈鲜红色，剧痛 | 自行修复，2 周痊愈，不留瘢痕，但有色素沉着 |

续表

| 烧伤深度 | 损伤组织 | 局部表现 | 创面愈合情况及预后 |
|---|---|---|---|
| 深Ⅱ度（水疱性） | 伤及皮肤真皮层 | 水疱小，疱壁较厚，去除疱皮后创面微湿、基底发白或红白相间，有时可见许多红色小点或细小血管支，痛觉迟钝，拔毛痛 | 残存皮岛修复，3 ~ 4 周痊愈，留有瘢痕 |
| Ⅲ度（焦痂性） | 伤及皮肤全层 | 创面苍白或焦黄、炭化，干燥、呈皮革样，可见树枝状栓塞静脉，痛觉消失 | 3 ~ 4 周后焦痂脱落，需靠植皮修复，遗留明显瘢痕和肢体畸形 |

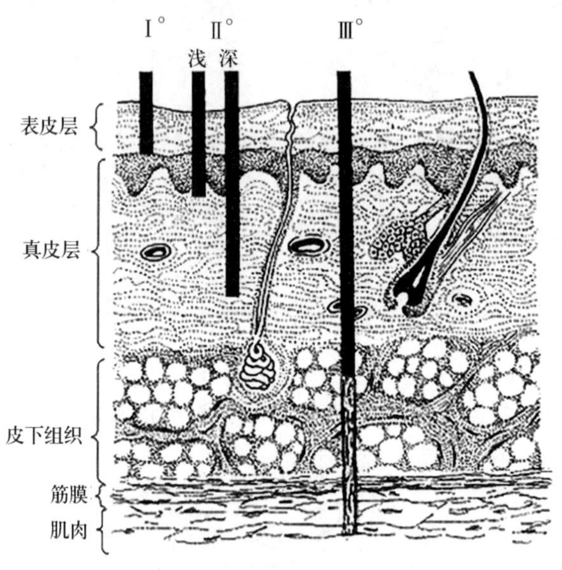


**图 8-3　组织烧伤深度示意图**

3．烧伤严重程度的评估　最主要的依据是烧伤面积和烧伤深度。评估烧伤程度时一般不包括Ⅰ度烧伤。临床通常将烧伤程度分为 4 度，以利于对患者进行分类治疗及疗效评价。

（1）轻度烧伤：Ⅱ度烧伤面积在 9%以下。

（2）中度烧伤：Ⅱ度烧伤面积为 10% ~ 29%，或Ⅲ度烧伤面积不足 10%。

（3）重度烧伤：烧伤总面积为 30% ~ 49%，或Ⅲ度烧伤面积为 10% ~ 19%，或Ⅱ度、Ⅲ度烧伤面积虽未达到上述标准，但患者已发生休克、吸入性烧伤或较严重的复合伤。

（4）特重烧伤：烧伤总面积在 50%以上，或Ⅲ度烧伤面积在 20%以上，或存在严重的吸入性烧伤或复合伤。

4．吸入性烧伤　又称呼吸道烧伤，是指吸入火焰、蒸汽或化学性烟尘气体等所引起的呼吸道损伤，是一种较危重的烧伤，多见于头面部烧伤者。一般发生在封闭的火灾现场。致伤因素不仅包括热力，而且包括燃烧时所产生的烟雾中的大量化学物质，如 CO、氰化物等，这些物质可引起局部腐蚀并导致全身中毒反应。主要表现为面、颈部及口、鼻周常有深度烧伤，鼻毛烧焦，口、鼻部有黑色分泌物。患者有呼吸道刺激症状，咳出炭末痰，声音嘶哑，呼吸困难，肺部可有哮鸣音。患者多死于吸入性窒息。

5. 全身表现　小面积和浅表轻度烧伤患者可无全身症状。大面积、重度烧伤患者可发生低血容量性休克，或因创面感染而引发脓毒症、感染性休克，甚至发生多器官功能障碍综合征等。

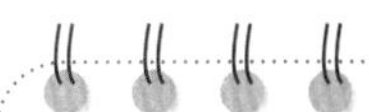

**知识链接**

**烧伤创面脓毒症**

《国际烧伤协会烧伤救治实践指南（第2部分）》建议，对烧伤面积大于15%～20%的患者，应持续监测是否有脓毒症的体征。脓毒症的诊断标准包括：体温>39℃或<36.5℃；脉搏>110次/分；呼吸>25次/分或肺通气量>12 L/min；血小板计数减少<$100\times10^9$/L；血糖>11.1 mmol/L（200 mg/dl）或静脉注射胰岛素>7 U/h；胰岛素抵抗显著（24 h内胰岛素需求量增加>25%）；肠内喂养出现腹胀>24 h；急性腹泻>2500 ml/d，婴儿腹泻>400 ml/d。符合上述3项及以上症状，并结合细菌培养结果，即可诊断。

（二）辅助检查

实验室检查可了解红细胞比容、血红蛋白、血生化检查及血气分析有无异常；发生创面感染或全身感染时，白细胞计数和中性粒细胞百分比增加；创面感染时，应做细菌培养及药物敏感试验，以指导临床用药。另外，还应进行尿常规及尿比重检查。

（三）与疾病相关的健康史

了解患者的烧伤原因和性质（热源）、受伤时间、现场情况，如烧伤环境是否密闭、有无化学气体和烟雾，患者有无吸入性烧伤、爆炸伤及昏迷史。评估患者有无合并危及生命的损伤，如窒息、大出血、开放性气胸及全身复合伤等。了解现场采取的急救措施和效果，以及途中运送情况。

（四）心理社会状况

烧伤是一种意外事件，患者、家属对此往往难以接受。头面部烧伤以及大面积烧伤会给患者带来严重的生命威胁。创面修复后，患者会存在容颜的损伤及功能障碍。因此，患者可能会出现体象紊乱或社交障碍等问题，并可出现焦虑、抑郁情绪，甚至会失去生活的信心。烧伤的治疗还会给家庭造成沉重的经济负担。

（五）治疗原则

1．现场急救

(1) 迅速脱离热源：清除所有潜在的燃烧源，包括火焰、电源和化学物质，快速将伤员转移到安全的地方。①火焰烧伤和烫伤：应尽快灭火，脱去燃烧的衣物或就地翻滚，用水或不易燃烧的液体熄灭火焰，也可以用非易燃物品覆盖，隔绝空气灭火。忌奔跑呼叫或用双手扑打火焰，以免烧伤头面部、呼吸道或双手。火焰现场烟雾较大时，要用浸湿的毛巾捂住口、鼻，并尽快脱离现场。对烧伤和烫伤创面，用自来水进行冷却，最佳处理时间为15～20 min内。被热液浸渍的衣裤，可用冷水冲淋后剪开取下，避免强力脱拉造成水疱皮撕脱。②化学物质烧伤：应识别化学物质的种类，并按照有关化学制剂的规范进行处理，脱去并处置所有被污染的衣物和材料，同时用清水冲洗。③电击伤：应关闭电源或使用非导电材料将受伤者与电源隔离，必要时进行心肺复苏。

施救人员在急救时应注意自身安全，必须保护自己免受火灾、烟雾、有毒气体、砖石坠落、电流等的危害，尽可能使用防护服和防护装备。

(2) 保护创面：可防止创面的二次污染和损伤。贴身衣物应剪开，不可强行撕脱，裸露的体表或创面应用无菌敷料或干净布类覆盖包裹，避免用有色药物涂抹创面，以免增加烧伤深度的判断难度。

（3）保持呼吸道通畅：检查患者鼻腔、口腔内是否有烟熏味、炭颗粒，口腔黏膜是否出现红肿，有无声音嘶哑和呼吸困难等。必要时行气管插管或气管切开，给予氧气吸入。对合并CO中毒者，应移至通风处，必要时予以吸氧。

（4）维持循环功能：应尽快建立静脉通道，给予补液治疗。避免患者过多饮水，以免发生呕吐，尤其单纯饮白开水会发生水中毒。可适量口服淡盐水或烧伤饮料。安慰患者，保持患者情绪稳定。患者疼痛剧烈时，可酌情使用镇静止痛药。

（5）妥善转运：如患者未休克，应尽快将其转送到医院。如患者已发生休克，则应进行现场抗休克处理，待患者好转后再进行转送。

2．防治休克　对于严重烧伤患者，特别是大面积烧伤患者的抢救，防治休克至关重要。液体疗法是防治休克的主要措施。

（1）补液总量：①伤后第1个24 h，每1%烧伤面积（Ⅱ度、Ⅲ度），每千克体重应补充胶体液和电解质液共1.5 ml（儿童为1.8 ml，婴儿为2 ml），另加生理需要量2000 ml（儿童为60 ～ 80 ml/kg，婴儿为100 ml/kg），即补液总量＝体重（kg）×烧伤面积×1.5 ml（儿童为1.8 ml，婴儿为2 ml）+2000 ml（儿童为60 ～ 80 ml/kg，婴儿为100 ml/kg）；补液应遵循“先快后慢、先晶后胶、交替输入”的原则，补液总量的一半应在伤后8 h内输入。②伤后第2个24 h，晶体液和胶体液总量减半，水分保持不变。③伤后第3个24 h，晶体液和胶体液总量再减半，水分仍保持不变。

（2）液体的种类：包括晶体液、胶体液和水分。晶体液首选平衡液、林格液等，并适当补充碳酸氢钠。胶体液首选同型血浆，亦可输注全血或血浆代用品，水分通过葡萄糖溶液来补充。晶体液与胶体液量的比例应保持2∶1，严重烧伤患者晶体液与胶体液量的比例可改为1∶1。

3．处理创面　主要目的是清洁、保护创面，防治感染，促进创面愈合，减少瘢痕形成，最大限度地恢复功能。

（1）初期清创：休克控制后，应尽早清创，即清洗、消毒、清理创面。浅Ⅱ度烧伤创面的小水疱可不予处理，大水疱可用无菌注射器抽吸，疱皮破裂后，应予以剪除。深Ⅱ度烧伤创面的水疱皮及Ⅲ度烧伤创面的坏死表皮应去除。清创后创面应根据烧伤的部位、面积及医疗条件等选择采用包扎疗法或暴露疗法。

（2）包扎疗法：目的是保护创面，避免污染，引流局部渗出液。适用于小面积或四肢部位Ⅱ度烧伤为主的创面。

方法：用生理盐水、1%苯扎溴铵、0.5%氯己定或聚维酮碘等溶液消毒创面后，敷以单层凡士林油纱布，外加脱脂纱布和棉垫，厚度为3 ～ 5 cm，然后用绷带由远端至近端开始均匀加压包扎，松紧度适宜，包扎范围应超过创面边缘5 cm。更换敷料的时间应根据渗出液的量而定，一般为3 ～ 5 d。

注意事项：①尽量使指（趾）端外露，以便观察肢体的血运情况；②指、趾分开包扎，以防并指畸形的发生；③保持关节处于功能位，防止畸形；④包扎后应将肢体抬高，经常变换受压部位；⑤经常检查包扎敷料的松紧度，观察肢体的血运情况；⑥观察创面有无疼痛加重、体温和白细胞计数升高、渗出液增多、恶臭等感染迹象。

（3）暴露疗法：目的是保持创面干燥，防止细菌增长，便于观察创面。适用于头、面、颈、躯干、会阴、臀部等不易包扎的部位。

方法：将创面直接、充分暴露于温暖、干燥、清洁的环境中。Ⅱ度烧伤创面可涂抹的药物有成膜剂、成痂的中药制剂、磺胺嘧啶银糊剂、磺胺嘧啶锌糊剂或0.5%聚维酮碘。Ⅲ度烧伤创面可涂抹2%碘酊。大面积烧伤患者需要经常变换体位，可应用翻身床。

（4）手术治疗：对深度烧伤创面，应及早采用手术治疗，包括切痂（切除烧伤组织达深筋膜平面）或削痂（削除坏死组织至健康平面），并立即植皮。对小面积深度烧伤患者，可采用自体游离皮片移植、皮瓣移植等方法，以修复皮肤与组织的严重缺损，减轻功能障碍。对大面积烧伤患者，因自体供皮区不足，可采用大张异体皮开洞内嵌植小块自体皮、异体皮下移植微粒自体皮、网状皮片移植等方法，以尽量覆盖创面，减少感染机会，减轻瘢痕挛缩，降低致残率。

4．防治感染　包括外源性与内源性感染，常见致病菌有铜绿假单胞菌、金黄色葡萄球菌、大肠埃希菌、白色葡萄球菌等。近年来真菌感染逐渐增多。

(1) 纠正休克：及时纠正休克，保护机体的防御功能，保护肠黏膜的组织屏障，对预防感染有重要意义。

(2) 正确处理创面：烧伤创面特别是深度烧伤创面是主要感染源，对深度烧伤患者进行早期切痂、削痂、植皮，是防治全身性感染的关键措施。

(3) 合理选择和应用抗生素：及时进行创面细菌培养和药物敏感试验，选择适宜的抗生素控制感染。必要时注射破伤风抗毒素。病情严重者并发全身性感染时，可联合应用抗生素。

**案例 8-2B**

体格检查：T 37.5℃，P 96 次 / 分，R 22 次 / 分，BP 90/70 mmHg。烧伤创面渗出液增多，水疱增大，疱壁薄。患者感觉口渴越来越明显，疼痛仍剧烈，尿量减少。立即进行清创，面、颈部，胸、腹部及会阴部采用暴露疗法，右上肢用无菌敷料进行包扎，并予以补液治疗。

**请回答：**

1. 该患者清创后，如何进行创面护理？
2. 该患者补液治疗时，如何判断液体复苏的效果？

## 【主要护理诊断 / 问题】

1．有窒息的危险　与头面部、呼吸道或胸部等烧伤有关。

2．体液不足　与烧伤创面渗出液过多、血容量减少有关。

3．皮肤完整性受损　与热力造成的皮肤损伤、坏死有关。

4．体象紊乱　与烧伤后毁容、肢体残缺有关。

5．潜在并发症：休克、全身性感染。

## 【护理措施】

1．维持有效呼吸

(1) 保持呼吸道通畅：鼓励患者深呼吸、用力咳嗽、咳痰。对气道分泌物较多者，应定时协助其翻身、叩背、改变体位，以利于分泌物排出。必要时经口鼻、气管插管或气管切开吸痰。密切观察患者的呼吸情况，当患者出现刺激性咳嗽、咳黑色痰、呼吸困难、呼吸频率加快、血氧饱和度下降、血氧分压下降等表现时，应积极做好气管插管或气管切开的准备，并加强术后护理。

(2) 吸氧：中、重度呼吸道烧伤患者多有不同程度的缺氧，伤后应立即予以吸氧。一般用鼻导管或面罩给氧，浓度为 40%左右，氧流量为 4 ～ 5 L/min。对合并一氧化碳中毒者，可经鼻导管予以高浓度氧（70%以上）或纯氧吸入。有条件者，应积极采用高压氧治疗，使碳氧血红蛋白降至接近正常。

2．维持有效循环血量　对于重度烧伤患者，应迅速建立 2 ～ 3 条静脉通道，以保证液体及时输入。遵循“先晶后胶，先盐后糖，先快后慢”的输液原则，合理安排输液种类和速度，并根据患者的病情，随时调整输液速度和种类，以尽早恢复有效循环血量。

液体复苏治疗期间，根据动脉血压、中心静脉压、心率、尿量、末梢循环、精神状态等判断液体复苏的效果。液体复苏有效的指标是：①尿量，对烧伤面积大于 30%的患者，应考虑留置导尿管，观察每小时尿量、尿比重、尿液 pH，并注意有无血红蛋白尿。成人尿量以 30 ～ 50 ml/h 为宜，小儿不低于 1 ml/（kg · h）。②精神状态，患者神志清楚，安静，无烦躁不安。③脉搏与血压，脉搏有力，脉率在 120 次 / 分以下，小儿在 140 次 / 分以下；收缩压维持在 90 mmHg 以上，脉压在 20 mmHg 以上。④中心静脉压，5 ～ 12 $cmH_2O$。⑤周围循环，毛细血管充盈时间正常，手、足温暖，口唇及甲床红润，无明显口渴。⑥呼吸频率、节律正常，呼吸平稳。

3．加强创面护理，促进愈合

（1）包扎疗法的护理：抬高肢体，并保持各关节处于功能位。保持敷料清洁和干燥。敷料潮湿时，须立刻予以更换。密切观察创面，及时发现感染征象，如发热、疼痛加剧、伤口有异味、渗出液颜色改变等，需加强换药及抗感染治疗，必要时可改用暴露疗法。观察肢端动脉搏动、皮肤颜色及温度等末梢血运情况。

（2）暴露疗法的护理

1）病室环境要求：病室内温度为 28 ～ 32℃，相对湿度为 40%。病室应配有湿度检测仪、加热保暖设施，如烤灯、电热吹风、红外线辐射仪等，还应具备通风设施和紫外线消毒仪等消毒隔离装置。

2）保持创面干燥：渗出期应定时以消毒敷料吸去创面过多的渗出液或分泌物，表面涂擦聚维酮碘或其他创面用药，以减少细菌繁殖，避免形成厚痂。若发现痂下有感染征象，则应立即去痂引流，清除坏死组织。

3）防止创面损伤：协助患者定时翻身或使用翻身床，交替暴露受压创面，避免创面长时间受压而影响愈合。对极度烦躁或意识障碍者，应予以适当约束肢体，防止其抓伤创面。

**科研小提示**

研究提示，在烧伤患者护理中，应用负压封闭引流术可促进创面愈合。可探索烧伤患者创面护理的新模式。

4．特殊烧伤部位的护理

（1）呼吸道烧伤：床旁备气管切开包、吸痰器、气管镜等，予以吸氧。鼓励患者深呼吸和有效咳嗽，定时协助患者翻身、拍背，必要时予以雾化吸入、吸痰。如果患者发生呼吸困难或分泌物不能有效排出，则应行气管切开吸痰，并做好相关护理。

（2）头面部烧伤：头面部血管丰富，组织疏松，烧伤后极易出现明显水肿。眼、耳、鼻、口腔分泌物可增多，应及时用棉签拭去分泌物，以保持眼、耳道、鼻腔内清洁。双眼使用抗生素眼膏或滴眼液，防止角膜干燥而发生溃疡。注意保护耳郭，避免患者取侧卧位，防止耳郭受压而发生耳软骨炎。定时清洁口腔，用复方硼酸溶液等漱口或给予口腔护理，预防口腔黏膜溃疡及感染。

（3）会阴部烧伤：创面易被尿液、粪便污染，导致感染发生率增高。可将患者两大腿外展，充分暴露创面，及时清除分泌物。排便后用生理盐水或 0.1%苯扎溴氨溶液清洗肛门和会阴部，保持创面清洁、干燥，防止粘连。每晚进行会阴部清洁、消毒，预防尿路及会阴部感染。

5．防治感染

（1）严格执行消毒、隔离制度：保持病室内空气流通，定期进行病室环境消毒，每天用紫外线照射消毒 2 次。每天用含氯消毒液拖地 2 次。床单、被套、枕套、中单、患者服应每天行高压蒸汽灭菌处理，其他室内物品应每天用含氯消毒液擦拭消毒，便器用消毒液浸泡。医务人员进入病室前要戴口罩、帽子，穿隔离衣，操作尽量集中安排，减少出入病室的次数。接触新鲜创面时，要进行手消毒或戴无菌手套，防止发生医院内交叉感染。严格执行探视、陪护管理。

（2）遵医嘱应用抗生素：遵医嘱应用抗生素，预防和控制创面感染、全身性感染及感染性休克的发生。

（3）正确处理创面：协助医师进行创面处理，观察创面的变化，采取必要的消毒、隔离措施，防止交叉感染。

（4）加强营养支持：增强机体抗感染能力。烧伤患者呈高代谢状态，极易出现负氮平衡，应予以高蛋白、高热量、高维生素、清淡、易消化的饮食，注意少食多餐。对经口摄入不足者，可联合肠内或肠外营养，以保证患者摄入足够的营养素。

6．心理护理　烧伤患者的心理反应尤为严重，常会特别担心因容貌和体形的改变而影响生活、工作和社交。护士应稳定患者的情绪，耐心倾听其诉说，鼓励患者表达对意外、损伤、手术等的感受。不回避患者的提问，不让患者对预后产生错误的期望。患者病情稳定好转时，应告知患者，使其了解自己的病情及创面愈合的大致情况。协助患者进行日常生活自理活动，增强其独立性及自我护理的意识。

7．康复护理　保持肢体处于功能位，鼓励患者早期下床活动，进行肢体和关节活动锻炼，防止关节挛缩。制订并实施康复计划，可采用运动疗法或理疗。避免创面长时间的日光暴晒，防止紫外线和红外线直接照射，可在创面适当加压，以减少瘢痕组织的增生等。

## 第三节 冻 伤

### 【病因与分类】

冻伤（cold injury）又称冷伤，是由于机体遭受低温侵袭所引起的局部或全身性损伤。冻伤可分为两大类：①非冻结性冻伤（non-frost cold injury），是由 10℃以下至冰点以上的低温，多兼有潮湿条件造成的损伤，包括冻疮（chilblain）、战壕足、水浸足（手）等，其中最常见的是冻疮，好发部位是肢体末端和暴露部位，如耳郭、面部、手背、足趾等处，多发生在冬季气温低且潮湿的地区。②冻结性冻伤（frost cold injury），是由冰点以下的低温造成的损伤，包括局部冻伤（冷伤）和全身性冻伤（冻僵），多发生在严寒、高海拔地区或发生在暴风雪等灾害环境。

### 【病理生理】

1．非冻结性冻伤　机体长时间暴露在湿冷环境下，皮肤血管强烈收缩，动脉痉挛，血流滞缓，细胞代谢减慢，冻伤部位失去感觉。经 24 ～ 48 h 复温后，血管扩张、组织充血，局部感觉异常伴灼痛，出现水肿、水疱，可形成溃疡，常伴发蜂窝织炎、淋巴结炎甚至组织坏死。

2．冻结性冻伤　当局部接触冰点以下低温环境时，可发生强烈的血管收缩反应，严重者细胞内、外液可形成冰晶。继而发生冻融，局部血管扩张、充血、渗出及血栓形成等，冻伤组织发生坏死及炎症反应。当全身受低温侵袭时，可发生外周血管收缩和寒战反应，体温由表及里逐渐降低，最终导致心、脑、肾等脏器功能受损。

## 【护理评估】

### （一）临床表现

1．非冻结性冻伤　初起时，冻疮局部皮肤主要表现为紫红色斑、发凉、肿胀，可出现结节，伴有灼热、痒感或胀痛，在温暖环境中更明显。随着病情进展，可出现水疱、糜烂或溃疡，如无继发感染可自愈，但易复发。

2．冻结性冻伤

（1）局部表现：局部冻伤后，皮肤苍白发凉、麻木或失去感觉。复温后可按损伤的不同程度分为Ⅰ～Ⅳ度冻伤。

1）Ⅰ度冻伤（红斑性）：伤及表皮层。局部红肿、充血，有热、痒、刺痛的感觉。症状数日后可消退，表皮脱落、水肿消退，不留瘢痕。

2）Ⅱ度冻伤（水疱性）：伤及真皮层。局部明显充血、水肿，12～24 h 内形成水疱，疱液呈血清样。2～3 周内水疱干燥、结痂，脱痂后即愈合，可有轻度瘢痕形成。

3）Ⅲ度冻伤（腐蚀性或坏死性）：伤及全层皮肤或皮下组织。创面由苍白色变为黑褐色，局部感觉丧失，创面周围红、肿、疼痛，并有水疱形成。若无感染，坏死组织结痂后 4～6 周脱落，形成肉芽创面，愈合后留有瘢痕。

4）Ⅳ度冻伤（血栓形成与血管闭塞）：损伤深达肌肉、骨骼，甚至造成肢体坏死，表面呈灰色、无水疱，通常呈干性坏死，也可并发感染，形成湿性坏疽。局部表现与Ⅲ度冻伤类似，治愈后多留有功能障碍或残疾。

（2）全身表现：全身冻伤时，患者先出现寒战、皮肤苍白或发绀，有疲乏、无力等表现，继而肢体僵硬、意识障碍、呼吸抑制，心搏减弱、心律失常，最后呼吸、心搏停止。如果患者得到及时救治，复温、复苏后常出现心室颤动、低血压、休克，可发生肺水肿、肾衰竭等严重并发症。

### （二）辅助检查

Ⅲ度冻伤怀疑有骨坏死时，可行 X 线检查。全身低温者，心电图检查可见传导间期延长，常见心房颤动或发生病理性折返。出现湿性坏疽或合并肺部感染时，白细胞计数和中性粒细胞比例增加。创面有脓液时，可做脓液细菌培养及药物敏感试验。

### （三）与疾病相关的健康史

冻伤常在每年冬季发生，尤其在寒冷、潮湿的地区多见。自主神经功能紊乱、肢端血液循环不良、手足多汗等患者容易出现冻伤。此外，疲劳、饥饿、酒醉等均可降低机体的御寒能力而增加冻伤的危险。

### （四）心理社会状况

严重手、足冻伤的患者，常担心恢复后是否会遗留功能障碍。手、足严重冻伤，出现坏死，需要截肢的患者，常不愿配合治疗，甚至拒绝接受治疗，担心术后丧失正常的工作及生活能力。

### （五）治疗原则

1．现场急救

（1）脱离寒冷环境：尽快使患者脱离寒冷环境，衣服、鞋袜等连同肢体冻结者，应用温水（40℃左右）使冰冻融化后脱下或剪开，不可强行撕脱。

（2）局部或全身快速复温：将冻僵部位置于 40～42℃的温水中，时间一般为 20～30 min。复温以肢体红润、循环恢复良好，皮温达到 36℃左右为宜。如无复温条件，可将伤肢放在救护者怀中复温，切忌用火烤、雪搓、冰敷或拍打。

（3）镇痛处理：对复温后出现疼痛的患者可使用止痛药，以缓解疼痛。

（4）心肺复苏：对呼吸、心搏骤停的患者，应立即予以胸外心脏按压和人工呼吸、吸氧等

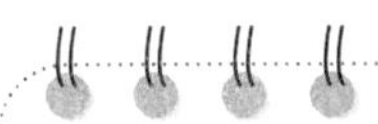

急救处理。

2．局部治疗

（1）Ⅰ度冻伤：应保持创面干燥、清洁，数日后可自愈。

（2）Ⅱ度冻伤：复温后，可用干燥、清洁的纱布包扎创面。有较大水疱时，在无菌条件下抽出疱内液体，用无菌纱布包扎，适当抬高冻伤部位，以减轻局部水肿。创面感染时，先用浸有抗生素溶液的纱布湿敷，再涂抹冻伤膏，可采用包扎或半暴露疗法。

（3）Ⅲ度、Ⅳ度冻伤：多采用暴露疗法，冻伤部位每天用药液清洗 1 ～ 2 次，对坏死组织应切除后进行植皮。

（4）严重冻伤发生坏死或并发湿性坏疽或脓毒症，且清创、抗生素治疗无效时，需考虑进行截肢。

3．全身治疗

（1）保持呼吸道通畅：在复苏过程中，首先要保持呼吸道通畅、吸氧，必要时应用辅助呼吸。

（2）除颤、复苏：患者体温较低时易出现心室颤动或心搏骤停，应进行心电图监测，必要时予以除颤、复苏。

（3）复温：胃管内热灌洗或温液体灌肠有助于复温。

（4）防治休克：静脉输液时，液体温度应达 38℃，以扩充血容量，可适当应用血管活性药物，防治休克。

（5）患者出现肾功能不全、脑水肿时，可使用利尿药，并采取相应的治疗措施。

4．其他处理措施　①应用抗凝、血管扩张约或用温经活血的中药，改善微循环，减轻血栓形成与组织损伤，注意避免出血倾向；②根据冻伤部位可选用封闭疗法，或行交感神经阻滞术，以解除血管痉挛和止痛；③对Ⅲ度以上冻伤者，给予破伤风抗毒素肌内注射，根据患者病情全身应用抗生素预防感染。

## 【主要护理诊断 / 问题】

1．急性疼痛　与组织冻伤有关。

2．皮肤完整性受损　与低温造成皮肤血供障碍、坏死有关。

3．潜在并发症：感染。

## 【护理措施】

1．保暖、复温　采取全身保暖措施，盖以棉被或毛毯，并用热水袋放于腋下及腹股沟处，有条件者可用红外线和短波等。也可将患者浸入 40 ～ 42℃温水浴盆中，水温自 34 ～ 35℃开始，5 ～ 10min 后升高水温到 42℃，待患者肛温升到 34℃，呼吸、心搏规律平稳时，可停止加温。可给予温热饮料，如热牛奶、热豆浆、热菜汤等，但不可饮酒。在复温、保暖过程中，应随时监测患者的体温变化。复温时局部疼痛剧烈者，可遵医嘱口服止痛药。

2．妥善处理创面　复温后的创面开始起水疱或血疱，在伤后 48 h，将疱皮低位剪破，并将疱皮复位。剪除已分离的污染疱皮，用无菌纱布拭干创面的渗出液和分泌物。创面清洁后行半暴露疗法，或外加敷料包扎，并抬高患肢。

3．减轻疼痛　在复温过程中及复温后，冻伤肢体会出现剧烈的疼痛，可口服或肌内注射镇痛药等。

4．体位与活动　患者取平卧位，抬高患肢，以利于静脉血液及淋巴液回流，可减轻组织水肿，防止加重组织损伤。冻伤急性期应避免患肢运动。急性炎症反应消退后，应尽量活动指（趾）关节，防止关节僵直，有助于肌张力恢复，保护肌肉和韧带的灵活性。协助患者在床上

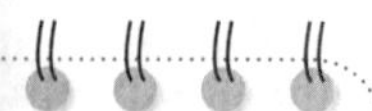



活动，防止发生压疮。

5．心理护理　患者初入院时常表现为情绪低落，对治疗存有疑虑，害怕疼痛，担心术后肢体能否恢复正常的功能。护士应安慰患者，说明治疗方法，解释疼痛的原因及持续时间，缓解患者的紧张情绪，尽快使其情绪稳定，积极配合治疗和护理。

6．健康教育　在寒冷条件下工作的人员应注意防寒、防潮，衣着应保暖、不透风。应减少体表外露，外露部位可适当涂抹油脂。保持衣物、鞋袜干燥，沾湿后应及时更换。在寒冷环境下，应避免久站或静止不动。进入高寒地区工作的人员，平时应进行适应性训练，进高热量饮食，饮酒后不宜到野外工作。

## 第四节　蛇咬伤

蛇咬伤（snake bite）常发生在我国南方农村地区和山区，多发生于夏、秋季节。蛇分为无毒蛇和毒蛇两类。无毒蛇咬伤只在局部皮肤留下两排对称的细小齿痕，局部有轻度刺痛，无生命危险。毒蛇咬伤后，伤口局部常有一对大而深的齿痕，或两列小齿痕的上方有一对大齿痕，甚至有的大齿痕内留有断齿，可引起严重的全身中毒症状，并可危及生命。本节主要介绍毒蛇咬伤。

### 【病理生理】

蛇毒含有多种毒性蛋白质、多肽以及酶类。按蛇毒的性质及其对机体的作用，可将其分为3类：神经毒素、血液毒素及混合毒素。①神经毒素：主要作用于神经系统，对中枢神经和神经肌肉接头有选择性毒性作用，可引起肌肉麻痹，甚至呼吸肌麻痹，常见于金环蛇、银环蛇。②血液毒素：主要影响血液及循环系统，对血细胞、血管内皮细胞及组织有破坏作用，可引起出血、溶血、休克或心力衰竭等，见于竹叶青蛇、五步蛇。③混合毒素：兼有神经毒素和血液毒素的作用，如蝮蛇、眼镜蛇。

### 【护理评估】

#### （一）临床表现

1．局部表现　被含有神经毒素的毒蛇咬伤后，局部反应较轻，有轻度肿胀、疼痛。症状可在半小时后减轻甚至消失，但局部麻木感加重并向肢体近端蔓延。被含有溶血毒素的毒蛇咬伤后，局部症状常较严重。伤口立即出现强烈灼痛、肿胀，且出血不止。伤口中心青紫，有瘀斑、水疱甚至大水疱，肢体肿胀向近心端扩散。局部淋巴结肿大、触痛。严重者伤口处组织坏死，甚至发生肢体坏死。

2．全身表现

（1）被含有神经毒素的毒蛇咬伤后，伤者可出现恶心、呕吐、疲乏无力、抬头及睁眼困难、视物模糊、复视、说话和呼吸困难、肢体瘫痪、排便失禁、惊厥等神经症状。若未发生呼吸肌麻痹和心力衰竭，或经抢救而好转，一般不留后遗症。

（2）被含有溶血毒素的毒蛇咬伤后，伤者除出现严重的局部症状外，还常伴有头晕、恶心、腹痛、腹泻、发热和谵妄等表现。由于毒素破坏凝血机制，故可导致全身性出血症状，引起血压下降、休克，甚至心、肾、脑等重要器官衰竭。

（3）被兼有两种毒素的毒蛇咬伤后，毒性相加，伤者可在短时间内死亡。

#### （二）与疾病相关的健康史

评估蛇咬伤的经过、毒蛇的特征、伤口局部特点，咬伤后患者的表现及现场处理情况。

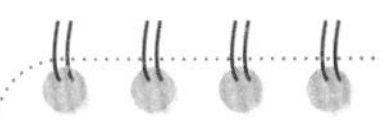

（三）心理社会状况

评估患者对蛇咬伤有关知识的掌握情况，有无因意外被蛇咬伤而出现恐惧心理。

（四）治疗原则

1．局部处理

（1）防止毒液扩散和吸收：现场急救时，可用布带、止血带将伤口近心端 5 ～ 10 cm 处缚扎，以阻止毒液扩散和吸收。转运途中，应每 15 ～ 30 min 将缚扎处放松 1 ～ 2 min，避免引起肢体缺血、坏死。

（2）迅速排出毒液：①用清水反复冲洗伤口；②入院后用 1：5000 高锰酸钾溶液或 3%过氧化氢溶液进行伤口冲洗，进一步清创，并检查伤口内是否有毒牙，如有毒牙，应及时拔出；③伤口切开排毒，通常以伤口为中心行“十”字形切开达皮下，利用负压将残余毒液吸引排出。

（3）破坏毒素：胰蛋白酶或糜蛋白酶局部封闭能直接破坏蛇毒毒素。常用胰蛋白酶 2000 U 或糜蛋白酶 5 ～ 10 mg，加入 0.25%普鲁卡因 5 ～ 20 ml，以牙痕为中心，局部浸润注射或伤肢近心端做套封，直至深筋膜。

2．全身治疗

（1）抗蛇毒血清：抗蛇毒血清可以中和游离毒素，是最可靠的治疗方法，在伤后 2 h 内应用效果最佳。抗蛇毒血清有单价和多价两种，应尽早使用。对于已明确被何种毒蛇咬伤者，首选针对性强的单价血清。如不能确定毒蛇的种类，则可选用多价抗蛇毒血清。应用前需做过敏试验，对阳性者需采用脱敏注射法。

（2）解蛇毒中成药：中医药治疗在救治毒蛇咬伤方面有着丰富的经验和实际的效果。如南通蛇药、上海蛇药或广州蛇药等，被毒蛇咬伤后可立即内服。同时将药片溶化成稠糊状后，涂于伤口及周围达肢体肿胀上方 2 cm 处，可抑制毒素继续扩散。

（3）维持有效呼吸：对呼吸衰竭者，可给予氧气吸入及呼吸兴奋剂。呼吸停止时，应及时行气管插管或气管切开等，进行人工辅助呼吸。

（4）其他治疗：宜早期应用破伤风抗毒素和抗生素防治感染。静脉输液、注射呋塞米或甘露醇等利尿药，加快蛇毒排出，减轻中毒症状。积极抗休克、改善出血倾向，或治疗心、肺、肾等器官功能障碍。

## 【主要护理诊断 / 问题】

1．急性疼痛　与毒蛇咬伤皮肤组织有关。

2．潜在并发症：呼吸衰竭、休克。

## 【护理措施】

1．急救护理

（1）伤肢绑扎：嘱患者减少活动，保持镇定，并保持伤肢处于低垂位，使伤口低于心脏水平。立即用橡皮止血带或柔软的布带于伤口近心端 5 ～ 10 cm 处缚扎，以阻止静脉、淋巴回流。注意松紧度适宜，每 15 ～ 30 min 放松 1 ～ 2 min。对局部伤口采取有效排毒或全身应用抗蛇毒血清后，可解除缚扎。若咬伤超过 12 h，则不需要予以缚扎。

随堂测 8-5

（2）伤口排毒：协助术者切开伤口，清洗、抽吸毒液。清洗液选用高锰酸钾溶液、肥皂水、碱性溶液为宜，或用大量清水冲洗。排出毒素的方法有：①挤压法，向肢体远端方向挤压伤口。②吸吮法，用口吸吮排出毒液，口腔黏膜无破损时不会吸收毒素，稍有咽下也可被消化液中和。若口腔黏膜有破损、炎症或溃疡，则不能吸吮伤口。③吸引法，用各型拔火罐、竹筒、小口杯或吸奶器等负压装置反复吸出残留的毒液。用注射器吸引，以负压反复抽吸，效果很好。

（3）局部冷敷：降低局部温度，可以减轻疼痛，减慢毒素吸收，降低毒素中酶的活性。将

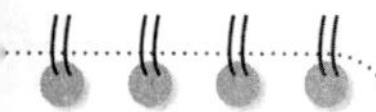

伤肢浸入 4 ~ 7℃冷水中，3 ~ 4 h 后改用冰袋冷敷，持续 24 ~ 36 h。

（4）局部封闭：胰蛋白酶或糜蛋白酶能直接破坏蛇毒毒素。可采用胰蛋白酶 2000 U 或糜蛋白酶 5 ~ 10 mg 加入 0.25%普鲁卡因 5 ~ 20 ml，以牙痕为中心，局部浸润注射或伤肢近心端做套封，直至深筋膜。

2．伤口的护理　保持创面清洁和伤口引流通畅。经彻底清创后，伤口可用 1∶5000 高锰酸钾溶液或高渗盐溶液湿敷，有利于引流毒液和消除炎症、水肿。伤口应每日换药，及时清除坏死组织，以达到预防感染的目的。

3．抗毒、排毒　迅速建立静脉通道，遵医嘱尽早使用抗蛇毒血清、利尿药以及快速大量输液等，以中和毒素，促进毒素排出。注射抗蛇毒血清前，应做过敏试验，注射时应密切观察患者有无过敏反应，一旦发生呼吸道阻塞、惊厥、呼吸停止等症状，即应迅速在床旁行气管插管机械通气。

4．病情观察　密切观察患者的病情变化，注意生命体征和神志变化。若出现呼吸急促、脉搏快弱、面色苍白、血压下降等。应及时抢救。

5．营养支持　对能够进食者给予高能量、高蛋白、高维生素、易消化的饮食，鼓励患者多饮水，忌饮酒、浓茶、咖啡等，以免促进血液循环而加快毒素的吸收。对不能进食者，可给予静脉营养支持。

6．心理护理　护士应耐心做好解释和安慰工作，倾听患者对痛苦及恐惧的描述，以增加其信任感和安全感。

7．健康教育　宣传毒蛇咬伤的有关知识，强化自我防范意识。在野外作业时，要做好自我防护，如戴帽子，穿长衣、长裤、雨靴，戴橡胶手套等，随身携带蛇药，以备急用。勿轻易尝试抓蛇或玩蛇。露营时应选择空旷、干燥的地面，夜晚在营帐周围点燃火焰。

## 小结

1．创伤　创伤可分为开放性和闭合性创伤两类。实施现场急救时，首先应挽救患者的生命。入院后的进一步救治包括全身处理和局部处理。全身处理主要包括维持呼吸和循环功能、镇静止痛、防治感染、支持治疗。局部处理主要包括清创术与伤口换药。

2．烧伤　致伤原因包括各种热力、光源、化学腐蚀剂、放射线等，临床分期包括体液渗出期（休克期）、感染期、修复期和康复期。伤后 48 h 是休克的危险期。烧伤患者的评估主要包括烧伤面积、烧伤深度、烧伤严重程度等。治疗原则包括现场急救、防治休克、妥善处理创面、防治感染。主要护理措施包括维持有效呼吸、维持有效循环血量、加强创面护理、防治感染等。

3．冻伤　分为非冻结性冻伤和冻结性冻伤。主要治疗措施包括现场急救、快速复温、妥善处理创面、防治休克、维持合适的体位与活动。

4．毒蛇咬伤　可引起严重的全身中毒症状，甚至危及生命。主要治疗与护理措施包括局部处理和全身处理。局部处理主要包括阻断毒素吸收、促进毒素排出、破坏蛇毒等；全身处理主要包括应用抗蛇毒血清和中医药治疗。

## 思考题

患者，男性，25 岁，体重 70 kg，被热液烫伤 3 h 来诊。患者主诉剧烈疼痛，呻吟，表情痛苦，感觉口渴，十分担心日后身体外表与肢体活动功能受到影响。

体格检查：T 37.5 ℃，P 108 次 / 分，R 20 次 / 分，BP 109/92 mmHg。头部、面部、颈部、右上肢、右下肢（不包括臀部）、左膝关节以下至足趾及胸部一手掌大小面积烫伤，创面有大水疱、潮红、水肿。

请问：

1．该患者的烫伤面积、深度及严重程度如何？

2．目前患者存在哪些主要的护理诊断 / 问题？

3．伤后第 1 个 24 h 补液总量是多少？如何安排补液量和速度？

（邹继华）

第 9 章数字资源

# 第九章 肿瘤患者的护理

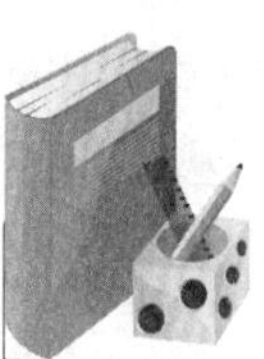

导学目标

通过本章内容的学习，学生应能够：

◆ **基本目标**

1. 识记肿瘤、良性肿瘤、恶性肿瘤、交界性肿瘤的概念。
2. 描述恶性肿瘤的常见病因与病理。
3. 归纳恶性肿瘤的临床表现、辅助检查和处理原则。

◆ **发展目标**

运用所学知识为手术治疗、化疗、放疗患者制订护理计划并提供整体护理。

◆ **思政目标**

培养爱伤观念、共情能力和同理心，通过提高自身的职业素养为肿瘤患者提供高质量的护理。

**案例 9-1A**

患者，男性，65 岁，不明原因咳嗽、胸闷 4 个月，痰中有时带血丝，遂到医院就诊。胸部 X 线检查显示右上肺前段不张，痰液细胞学检查呈阴性。行纤维支气管镜检查，初步诊断为右上肺肿块、鳞癌。

患者既往身体健康，吸烟 40 年，每天 20 支，近 4 个月体重减轻 5 kg。患者得知疾病诊断后出现少言寡语、夜不能寐。

**请回答：**

1. 该患者的护理评估内容有哪些？
2. 该患者目前的护理诊断 / 问题有哪些？

## 第一节 概 述

肿瘤（tumor）是机体在各种致瘤因子作用下，细胞遗传物质发生改变、基因表达失常，细胞异常增殖而形成的非正常组织。其特点是新生物一旦形成，就不受机体正常生理调节，也

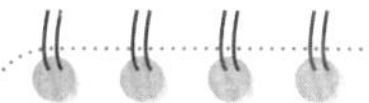

不因病因消除而停止增生，而是破坏正常组织与器官。

根据肿瘤的形态及其对机体的影响，即肿瘤的生物学行为，可分为良性肿瘤（benign tumor）、恶性肿瘤（malignant tumor）及交界性肿瘤（borderline tumor）。其中，良性肿瘤通常有包膜或边界清楚，呈膨胀性生长、生长速度缓慢，肿瘤细胞分化成熟，通常无浸润和转移能力，彻底切除后很少有复发，对机体危害小。恶性肿瘤通常无包膜，边界不清，向周围组织呈浸润性生长、生长速度快，肿瘤细胞分化不成熟，有不同程度的异型性。恶性肿瘤具有浸润和转移能力，切除后也常发生复发、转移，对机体危害大。恶性肿瘤中来自上皮组织者称为癌，来自间叶组织者称为肉瘤，起源于器官胚基组织的恶性肿瘤称为母细胞瘤。另外，还有少数肿瘤形态上属于良性，但常呈浸润性生长，切除后易复发，甚至转移，在生物学行为上介于良性与恶性之间，故称为交界性肿瘤或临界性肿瘤，如包膜不完整的纤维瘤、腮腺混合瘤（多形性腺瘤）等。有的肿瘤虽为良性，但由于生长部位与器官特性所致的恶性后果而显示为恶性生物学行为，如颅内良性肿瘤伴颅内压增高，肾上腺髓质肿瘤伴恶性高血压等。

目前，恶性肿瘤对人类的威胁日益凸显。数据显示，2020 年，我国癌症新发病例 4 568 754 例，人口标化发病率为 204.8/10 万，死亡病例 3 002 899 例，人口标化死亡率为 129.4/10 万。在发病率方面，我国最常见的癌症依次为肺癌、结直肠癌、胃癌、乳腺癌及肝癌。在死因方面，死亡人数最多的前五位是肺癌、肝癌、胃癌、食管癌及结直肠癌。比较我国和世界平均水平发现，我国肺癌、结直肠癌、胃癌、肝癌和食管癌的标化发病率与死亡率均高于世界平均水平，乳腺癌和前列腺癌发病率和死亡率均低于世界平均水平，但在癌症顺位上呈不断上升趋势。目前，我国宫颈癌发病率和死亡率均显著低于世界水平，体现了积极防控的成效。

## 【病因】

恶性肿瘤的病因迄今尚未完全明确，目前认为环境因素是肿瘤发生的始动因素，而个体内在因素是肿瘤发生的基础，环境因素必须通过基因因素或与基因因素相互作用才能引起细胞癌变。

### （一）环境因素

1．物理因素

（1）电离辐射：电离辐射的暴露可来自天然或人为因素，天然的射线主要来自土壤、岩石、植物及建筑材料等。人源性辐射暴露多为医源性，包括影像诊断、核医学和肿瘤放射治疗等。与电离辐射相关的肿瘤主要包括白血病、肺癌、皮肤癌、甲状腺癌、骨肿瘤、多发性骨髓瘤、淋巴瘤等。

（2）紫外线：紫外线辐射可导致 DNA 损伤，如损伤不能被有效修复，则可引起癌症，主要是皮肤基底细胞癌和鳞状细胞癌。

（3）其他：如烧伤瘢痕长期存在易发生癌变；皮肤上的“痣”长期摩擦可致细胞黑色素瘤；矿物石棉纤维可引起肺癌等。

2．化学因素　目前认为，化学致癌物引起的癌基因和抑癌基因突变是细胞恶变的分子基础。根据化学致癌物与人类肿瘤关系的强度可将其分为 3 种类型。

（1）肯定致癌物：主要有氮芥、多环芳烃类化合物、石棉、砷和镍等。

（2）可能致癌物：如亚硝胺类与食管癌、胃癌和肝癌相关，黄曲霉毒素与肝癌、胃癌和结直肠癌相关等。

（3）潜在致癌物：有机农药、烷化剂等可致造血器官肿瘤等；氨基氮类染料易诱发膀胱癌、肝癌等。

3．生物因素　主要为致癌性病毒，也包括某些细菌和寄生虫。

（1）病毒：能引起人或动物肿瘤的病毒称为肿瘤病毒，分为 DNA 肿瘤病毒和 RNA 肿瘤

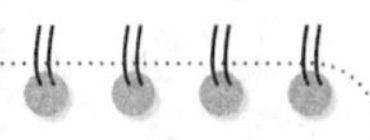

随堂测 9-1

病毒。由病毒引起的肿瘤称为病毒性肿瘤，如 DNA 病毒类的 EB 病毒与鼻咽癌相关，人乳头瘤病毒与宫颈癌相关，乙肝病毒与肝癌相关。RNA 病毒类的人 T 细胞白血病病毒 -1 与成人 T 细胞白血病 / 淋巴瘤有关，人类疱疹病毒 8 型与 Kaposi 肉瘤的发生密切相关。

（2）寄生虫和细菌：某些细菌或寄生虫感染也与肿瘤的发生相关，例如，幽门螺杆菌感染与胃癌相关，华支睾吸虫与肝癌相关，日本血吸虫与结直肠癌相关，埃及血吸虫可诱发膀胱癌。

（二）机体因素

1．遗传因素　遗传与人类肿瘤的关系虽无直接证据，但肿瘤有遗传易感性，如已发现肝癌、肺癌、乳腺癌及鼻咽癌等都有家族聚集现象。某些遗传缺陷疾病患者易发生肿瘤，如携带缺陷基因 *BRCA-1* 者易患乳腺癌。某些遗传性综合征与肿瘤的关系密切，这些疾病患者往往有发生恶性肿瘤的倾向。如家族性腺瘤性息肉病患者易发展成结直肠癌，毛细血管扩张性共济失调综合征患者易患淋巴系统恶性肿瘤。

2．内分泌因素　某些激素与肿瘤的发生有关，如雌激素与乳腺癌、子宫内膜癌有关，雄激素与前列腺癌的发生有关。

3．免疫因素　先天或获得性免疫缺陷者易发生恶性肿瘤，如艾滋病患者易患恶性肿瘤，器官移植后长期使用免疫抑制剂者，肿瘤发生率比正常人群高 50 ～ 100 倍。

4．心理社会因素　个体情绪、工作压力及环境改变等，可通过影响机体的内分泌、免疫功能等间接诱发肿瘤。

## 【病理】

1．恶性肿瘤的发生与发展　分为癌前期、原位癌及浸润癌 3 个阶段。癌前期表现为上皮增生明显，伴有不典型增生；原位癌是指局限于上皮层、未突破基底膜的早期恶性肿瘤；浸润癌是指原位癌突破基底膜，向周围组织浸润、发展。

2．肿瘤细胞的分化　恶性肿瘤细胞可分为高分化、中分化和低分化（或未分化）3 类，或称为Ⅰ级、Ⅱ级、Ⅲ级。高分化（Ⅰ级）细胞形态接近正常，恶性程度低；低分化（Ⅲ级）细胞核分裂象较多，呈高度恶性；中分化（Ⅱ级）细胞的恶性程度介于两者之间。

3．肿瘤的生长方式　恶性肿瘤呈浸润性生长，肿瘤可沿组织间隙、神经纤维间隙或毛细血管扩展，边界不清，实际扩展范围常较肉眼所见大，因此切除后常易复发。

4．肿瘤的生长速度　恶性肿瘤生长速度快，发展迅速，病程较短。

5．肿瘤的转移方式

（1）直接蔓延：恶性肿瘤细胞可向原发灶周围邻近组织直接扩散生长，如直肠癌侵及宫颈、阴道，宫颈癌侵及骨盆壁等。

（2）淋巴转移：是肿瘤常见的转移途径。多数肿瘤细胞先转移至邻近区域淋巴结，也可发生“跳跃式”转移。发生转移的淋巴结，一般比正常的淋巴结大且硬，甚至数个淋巴结融合在一起，形成巨大的肿块。由于淋巴液最终回流入血液，所以淋巴转移最终会导致血行转移。

（3）血行转移：肿瘤细胞侵入血管，随血流转移至远处部位，如部分恶性肿瘤可通过门静脉系统侵入肝，可通过腔静脉系统侵入肺，通过椎静脉系统侵入骨骼。

（4）种植转移：肿瘤细胞脱落后，在体腔或空腔脏器内发生转移，如胃癌种植到盆腔。

6．肿瘤的分期　国际抗癌联盟提出的 TNM 分期系统，是目前国际上通用的肿瘤分期系统。T（tumor）是指肿瘤原发灶的情况，在空腔脏器代表肿瘤浸润程度，在实质脏器代表肿瘤体积大小，依次用 T1 ～ T4 表示，原发灶没有肿瘤时，用 T0 表示。N（node）是指区域淋巴结受累情况。淋巴结未受累时，用 N0 表示。随着淋巴结受累程度和范围的增加，依次用

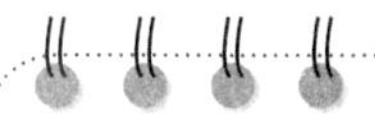

N1 ～ N3 表示。M（metastasis）是指远处转移情况，没有远处转移者用 M0 表示，有远处转移者用 M1 表示。根据 TNM 的不同组合，可以将肿瘤分为Ⅰ期、Ⅱ期、Ⅲ期和Ⅳ期。

## 【护理评估】

### （一）临床表现

1．局部表现

（1）肿块：常为体表或浅表肿瘤的首要症状。根据肿瘤的性质不同，肿块具有不同的硬度、活动度及边界。位于深部或内脏的肿块不易触及，但可出现脏器受压或空腔器官梗阻等症状。

（2）疼痛：主要是肿块刺激或压迫到神经，可表现为隐痛、刺痛、放射痛等，尤其是在夜间疼痛更加明显。空腔脏器肿瘤可致痉挛而引起绞痛。

（3）溃疡：恶性肿瘤生长过快、血供不足时，可导致局部组织坏死和溃疡，常伴有恶臭及血性分泌物。

（4）出血：体表及与体外相交通的肿瘤可发生破溃和血管破裂而出血，或在生长过程中侵犯血管，因此，发生在上消化道时，可出现呕血与黑便；发生在下消化道时，可出现血便。肺癌患者可有咯血或血痰，肝癌破裂可导致腹腔内出血。

（5）梗阻：肿瘤可堵塞或压迫空腔脏器而导致梗阻，如肠道恶性肿瘤可导致肠梗阻，胆管内恶性肿瘤可导致黄疸。

2．全身表现　患者早期多无明显全身症状，仅有非特异性表现，如发热、盗汗、消瘦、贫血、乏力等。晚期可出现全身衰竭，呈恶病质，消化道肿瘤患者恶病质出现较早。

3．转移表现　可出现区域或远处淋巴结肿大。若发生远处脏器转移，则可出现相应脏器症状，如发生骨转移者，可出现疼痛、硬结或病理性骨折等。

4．特殊表现　某些特殊部位的肿瘤可导致特殊表现，如嗜铬细胞瘤可导致高血压，甲状旁腺瘤可导致骨质改变，颅内肿瘤可导致颅内压增高、神经定位症状等。

**科研小提示**

研究提示，肿瘤患者可出现多种症状并组成症状群，可以探索肿瘤患者的症状群管理模式。

### （二）辅助检查

1．实验室检查

（1）血、尿、便常规检查：其阳性结果并非恶性肿瘤的特异性标志，但常可提供诊断线索，如白血病患者血常规明显改变等。

（2）红细胞沉降率测定：恶性肿瘤患者常可伴红细胞沉降率加快，可以为诊断提供线索。

（3）肿瘤标志物检测：是利用生化方法测定由肿瘤组织自身产生，可反映肿瘤存在和生长的肿瘤标志物，可以是酶、激素、糖蛋白、胚胎抗原或肿瘤相关病毒等。例如，前列腺特异性抗原（prostate specific antigen，PSA）是前列腺上皮细胞分泌的蛋白酶，是前列腺癌的肿瘤标志物；人绒毛膜促性腺激素（human chorionic gonadotropin，HCG）是由胚胎滋养层细胞分泌的糖蛋白激素，β-HCG 升高主要见于滋养细胞癌和绒毛膜上皮癌；降钙素（calcitonin，CT）由甲状腺 C 细胞产生，对甲状腺髓样癌有特异性诊断价值；糖蛋白类抗原 CA12-5 主要在卵巢浆液性癌及未分化癌中表达较高，CA19-9 主要用于辅助诊断胰腺癌；甲胎蛋白（alpha fetoprotein，AFP）水平升高主要见于原发性肝细胞癌患者，癌胚抗原（carcinoembryonic antigen，CEA）

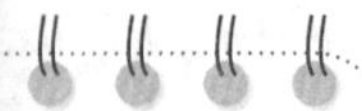



升高可见于直肠癌、胰腺癌、胃癌、肺癌和乳腺癌等患者；抗 EB 病毒抗体 EB-IgA 升高对鼻咽癌具有辅助诊断价值，人乳头瘤病毒（human papilloma virus，HPV）与宫颈癌的发生密切相关。大多数肿瘤标志物的特异性较差，但对其进行动态观察和检测有助于肿瘤的诊断和鉴别诊断，判断疗效和预后，提示治疗后是否复发和转移。

（4）基因诊断：核酸中的碱基排列具有特异性，基因诊断可利用此特点，检测样品中的特定基因，从而做出诊断。基因检测的灵敏度及特异度较高，常早于临床症状出现之前，因此可用于对手术切缘组织进行检测，如结果呈阳性，则提示局部易复发，以便估计预后。

2．影像学检查　X 线、超声、各种造影、放射性核素、电子计算机断层扫描（CT）、磁共振成像（MRI）和正电子发射断层成像（PET）等各种检查方法可用于明确有无肿块以及肿块的部位、形态、大小和性状等，有助于肿瘤的诊断及其性质判断。

3．内镜检查　可直接观察空腔脏器、胸腔、腹腔及纵隔等部位的病变，同时可取细胞或组织行病理学检查，对于肿瘤的诊断具有重要价值，并且能对较小的病变（如息肉）进行摘除治疗。常用的有食管镜、胃镜、十二指肠镜、结肠镜、直肠镜、支气管镜、腹腔镜、膀胱镜、阴道镜等。

4．病理学检查　包括细胞学和组织学检查两部分，是目前确定肿瘤直接而可靠的依据。细胞学检查包括体液内自然脱落细胞、黏膜细胞、细针穿刺涂片或超声导向穿刺涂片等方法。位于深部或体表的较大肿瘤可在超声或 CT 引导下进行穿刺活检，或在手术中切取组织行快速冷冻切片组织学诊断。

### （三）与疾病相关的健康史

很多肿瘤与年龄、吸烟、饮酒、不良饮食习惯、工作环境、家族遗传等因素有关。因此，应了解患者的个人史、家族史、生活习惯、职业，以及女性患者的月经史、婚育史、哺乳史等。

### （四）心理社会状况

评估患者对疾病、相关处理措施及康复知识的了解程度，对疾病的心理承受能力，对治疗效果及预后的心理反应；评估患者及家属的经济及社会支持状况等。肿瘤患者的心理变化可分为以下 5 期。

1．震惊否认期（shock and deny stage）　患者初悉病情后，怀疑诊断的可靠性，甚至辗转多家医院就诊、咨询。这是患者面对疾病产生的保护性心理应激反应，虽可缓解其恐惧和焦虑的程度，但易延误治疗。

2．愤怒期（anger stage）　当患者接受疾病现实后，随之会出现恐慌、哭泣等表现，常迁怒于亲属和医务人员，甚至百般挑剔、无理取闹，出现冲动行为，这虽然属于适应性心理反应，但若长期存在，则会导致心理异常。

3．磋商期（bargaining stage）　患者开始进入“讨价还价”的阶段，常心存幻想，遍访名医，甚至寻求偏方，祈求生命的延长。此时，幻想虽可产生负面影响，但在某种程度上也可支持患者，使其重新树立与疾病抗争的信心。

4．抑郁期（depression stage）　当治疗效果不理想、病情恶化、肿瘤复发、疼痛难忍时，患者往往感到绝望、无助，对治疗失去信心，表现为悲伤、抑郁、沉默寡言、黯然泪下，不听劝告，不遵医嘱，甚至有自杀倾向。

5．接受期（acceptance stage）　患者经过激烈的内心斗争，最终接受现实，心境变得平和，不再自暴自弃，并能积极配合各种治疗与护理。

以上心理变化可同时或反复发生，且不同个性特征者在心理变化分期上存在较大差异，不同患者各期的持续时间、出现顺序也不尽相同。

### （五）治疗原则

目前肿瘤的治疗手段呈现多样化，包括手术治疗、化学治疗、放射治疗、介入治疗、生物治疗及中医药治疗等。单一治疗手段局限性较大，肿瘤的治疗需要全方位、多学科的综合治疗。

1．手术治疗　目前，手术切除实体肿瘤仍然是最有效的治疗方法。根据手术目的可分为7类手术。

（1）预防性手术：用于治疗癌前病变，防止其发生恶变或发展成为进展期癌。如家族性结肠息肉病患者可通过预防性结肠切除术而获益。

（2）诊断性手术：诊断性手术能为正确诊断、精确分期，进而进行恰当、合理的治疗提供依据，包括切除活检术、切取活检术和剖腹探查术。

（3）根治性手术：通过切除全部肿瘤组织及肿瘤可能累及的周围组织和区域淋巴结，以期达到彻底治愈的目的。

（4）姑息性手术：一般适用于癌症晚期患者，目的是减轻症状、改善生活质量、减少和防止并发症。如对出现肠梗阻的直肠癌患者行乙状结肠造口术。

（5）减瘤手术：某些恶性肿瘤体积大、侵袭性强，难以彻底切除。此时可对原发灶或转移灶行部分或大部分切除，以减少机体负荷，为进一步放疗及化疗创造条件。

（6）复发或转移灶切除术：复发和转移性肿瘤的治疗比原发肿瘤更为困难，但近年来对复发和转移瘤的手术治疗已受到重视。对复发肿瘤，根据患者的具体情况，凡能手术者，均应考虑再行手术。转移瘤手术适用于原发灶已得到较好的控制，且仅有单个转移灶者。

（7）重建和康复手术：为了提高肿瘤患者的生活质量，重建和康复手术越来越受到重视。如乳腺癌根治术后乳房重建，巨大肿瘤切除后胸壁重建，头面部肿瘤切除术后常用血管皮瓣进行修复等。

2．化学治疗　简称化疗，是应用化学药物杀灭肿瘤细胞、抑制肿瘤细胞生长的治疗方法。化疗是肿瘤患者综合治疗中的重要手段。目前已能单独通过化疗治愈的肿瘤有淋巴瘤、精原细胞瘤、绒毛膜上皮癌、肾母细胞瘤、神经母细胞瘤、急性淋巴细胞白血病等。

治疗方式包括：①全身用药，分为口服、肌内注射、静脉给药三种。全身使用化疗药物在抑制肿瘤细胞的同时，对机体正常组织，特别是代谢旺盛的器官组织或细胞均有不同程度的损害，因此常伴有不同程度的毒性反应。②局部用药，包括腔内注射、动脉给药、鞘内注射、瘤内注射等，目的是提高药物在肿瘤局部的浓度。③介入治疗，是近年来应用较多的一种特殊化疗方法，可通过动脉导管行局部动脉化疗灌注栓塞，也可经皮动脉导管配合皮下切口植入导管药盒系统进行长期灌注、栓塞化疗，可提高局部药物浓度并阻断肿瘤的营养和血液供应，减轻全身毒性反应。

化疗常见的毒性反应有骨髓抑制、胃肠道反应、静脉炎、口腔炎及肝、肾功能损害等。

3．放射治疗　简称放疗，是利用放射线的电离辐射作用，破坏或杀灭肿瘤细胞，从而达到治疗目的的一种方法，是治疗恶性肿瘤的主要手段之一。根据肿瘤对放射线的敏感性，可将其分为3类：①高度敏感肿瘤，是分化程度低、代谢旺盛的肿瘤，如淋巴、造血系统肿瘤等；②中度敏感肿瘤，如鼻咽癌、乳腺癌、食管癌等；③低度敏感肿瘤，如胃肠道腺癌、软组织肉瘤及骨肉瘤等。根据放疗的目的可以分为根治性放疗、辅助性放疗和姑息性放疗。放疗常见的不良反应有照射野皮肤黏膜及脏器损伤、头晕、乏力、恶心、呕吐及骨髓抑制等。

4．生物治疗　包括免疫治疗和基因治疗两种。免疫治疗是通过调动人体防御系统以增强机体免疫功能，达到抗肿瘤的效果。基因治疗是应用基因工程技术，干预靶细胞的相关基因表达水平，以达到治疗目的。

5．中医药治疗　目前主要还是作为一种辅助治疗手段在临床上应用。

6．内分泌治疗　利用肿瘤的发生、发展与体内激素水平有关的特点，通过调节激素水平来控制肿瘤的发生与发展。

## 【主要护理诊断 / 问题】

1．焦虑 / 恐惧　与担心疾病预后及经济状况改变等有关。

2．营养失调（低于机体需要量）　与肿瘤所致的高代谢状态、疾病和治疗所致的食欲减退、进食困难、恶心、呕吐等有关。

3．急性疼痛 / 慢性疼痛　与肿瘤生长侵及神经、肿瘤压迫及手术创伤有关。

4．潜在并发症：手术、化疗、放疗相关并发症。

## 【护理措施】

### （一）手术患者的护理

1．术前护理

（1）心理护理：恶性肿瘤患者的心理反应十分复杂，有焦虑、恐惧，也有悲观、绝望等。患者对治疗既渴望，又惧怕。因此，护理人员应以热情的态度、温和的语言多与患者接触和交流，鼓励患者说出内心的感受和最关心的事情，评估患者所处的心理阶段并予以相应的心理疏导。如针对震惊否认期患者，应鼓励其表达自己的感受和想法，采取适合的策略使其逐渐了解事实的真相，接受治疗方案。对愤怒期患者，应通过与其交谈，使患者将自己感到恐惧的前后经过讲出来，通过有关知识的教育纠正患者的错误认知，或请其他病友分享顺利度过此期的经验等。

（2）纠正营养不良：恶性肿瘤患者因疾病消耗，易发生营养不良，表现为厌食、进行性体重减轻、贫血、低蛋白血症等。应积极纠正其营养不良状况，给予足量蛋白质和维生素、清淡、易消化的饮食，并注意少食多餐，必要时给予肠内和肠外营养支持，以提高患者对手术的耐受力，保证手术安全。

（3）缓解疼痛：多数恶性肿瘤患者可出现疼痛。除观察疼痛部位、性质和持续时间外，还应积极采取药物治疗与非药物治疗，缓解患者的疼痛。晚期恶性肿瘤患者出现顽固性疼痛时，应按 WHO 癌症三阶梯止痛方案处理。癌性疼痛的药物治疗遵循口服、按时（非按需）、按阶梯、个体化给药的原则。

（4）其他护理措施：包括皮肤准备、呼吸道准备、胃肠道准备、术前适应性训练、特殊准备及术日晨准备等。详见第六章第一节。

2．术后护理　术后要继续根据患者所处的心理分期予以针对性的心理护理，并加强营养支持。对疼痛剧烈的患者要采取缓解疼痛的护理措施。对于行根治性手术的患者，由于手术范围广，创伤大，术后易并发呼吸道、泌尿系统、切口或腹腔内感染等，故应加强术后各项护理措施，包括病情观察、指导早期活动、饮食与营养、切口护理、引流管的护理、各种不适的护理及术后并发症的观察与护理。详见第六章第三节。

**案例 9-1B**

患者诊断为肺癌Ⅲ B 期，为提高治疗效果，先予以 3 个疗程的术前化疗，化疗方案为紫杉醇 + 顺铂。

**请回答：**

化疗期间应如何预防静脉炎的发生？

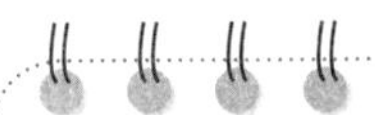

（二）化疗患者的护理

1．饮食护理　鼓励患者摄入高蛋白、低脂、易消化的食物，多饮水，多食新鲜蔬菜、水果，注意少食多餐。根据患者的喜好调整饮食口味，避免进食刺激性食物，避免吸烟、饮酒。

2．静脉输液通路的选择　包括外周静脉通路和中心静脉通路。首选中心静脉通路，包括中心静脉导管（central venous catheter，CVC）、经外周静脉穿刺的中心静脉导管（PICC）和完全植入式静脉输液港（totally implantable venous access port，TIVAP）。CVC 是经锁骨下静脉、颈内静脉和股静脉穿刺，导入上腔静脉或下腔静脉的导管。该导管质地柔软，可保留 2 ~ 4 周，可以输注刺激性化疗药物，对外周静脉有保护作用。PICC 经上肢贵要静脉、肘正中静脉、头静脉、肱静脉、颈外静脉穿刺，将较细的导管沿血管走行置入，导管尖端位于上腔静脉或下腔静脉。导管质地最为柔软，可在静脉内保留 1 年。PORT 是完全植入人体内的闭合输液装置，包括尖端位于上腔静脉的导管部分及埋植于皮下的注射座，通过无损伤针穿刺输液港即可建立静脉通路。PORT 留置时间较 PICC 长，其优点是导管全部埋于体内，患者体表没有导管外露，不影响美观和清洁皮肤，可减少感染并发症，对患者日常生活影响小。如患者不能进行中心静脉置管，则进行外周静脉穿刺，应选择较粗、较直、弹性好的血管。

3．避免药物外渗　使用化疗药物期间，应防止化疗药物外渗引起患者组织坏死。注意事项：①选择静脉通路，外周静脉穿刺时宜选择粗直、富有弹性、血流量丰富、无静脉瓣的血管，注意避开关节位置。成人应避免选择下肢血管，以防止血栓性静脉炎及溃疡的形成。②避免渗漏，穿刺后，应先用少量生理盐水滴注，确定穿刺成功后再更换化疗药液。拔取针头前，应先用 30 ~ 50 ml 液体充分冲洗，然后再拔下针头。③妥善固定，限制活动，保持肢体处于功能位，这样可以最大限度地保护血管，避免引起血管炎。④控制药物滴速及浓度，一般不应＞ 80 滴 / 分。⑤一旦出现化疗药物外渗，应立即停止输注，使用注射器回抽外渗的药液。根据药物性质，可采取局部封闭，局部用药，以无菌纱布覆盖，抬高患肢，给予止痛药等措施。

4．药物不良反应的观察与护理

（1）静脉炎、静脉栓塞：表现为从注射部位的静脉开始，沿静脉血管走行，受累静脉发红或色素沉着，疼痛，血管变硬，呈条索状，甚至血流受阻。除采取上述避免药物外渗的护理措施外，还应注意：①合理安排给药顺序，一般是先滴注毒性小的药物，再滴注毒性较大的药物，以提高疗效，并减少对血管内膜的刺激。②对长期静脉化疗者，应建议采用深静脉穿刺，穿刺部位每周局部消毒 2 ~ 3 次，并注意保护，避免穿刺管移位、脱落。在每次使用前，应先用生理盐水冲洗穿刺管，然后回抽确认穿刺管在血管内才可使用。③出现静脉炎时，应避免使用该血管，并在局部予以 50%硫酸镁湿敷。

（2）内脏器官功能损害：许多化疗药物对心脏、肝和肾等脏器都有一定的毒性。要密切观察患者的病情变化，在滴注药物后半小时内注意观察患者是否出现心悸、胸闷、心前区不适、气促等症状。定期监测患者的胃肠道、肝、肾功能等，肝功能损害患者可出现肝区不适，严重者导致中毒性肝炎。肾功能损害患者易出现腰痛、血尿、水肿、肾区不适、尿常规检查异常等，严重时可出现肾衰竭。应遵医嘱适当补充保护肝、肾的药物，并嘱患者多饮水，以免引起肾内结晶形成。

（3）恶心、呕吐：注意少食多餐，避免进食刺激性食物，进食时应细嚼慢咽，每次化疗前可适当减少进食量。如恶心、呕吐不止，可适当使用药物治疗。

（4）腹痛、腹泻：应密切观察患者的排便情况及局部症状，一旦出现腹痛、腹泻，即可适当用药，并调整饮食方案。

（5）骨髓抑制：多数化疗药物可导致不同程度的骨髓抑制，严重者可出现感染、出血等。因此，应注意：①监测患者有无感染症状和体征，每周检查血常规 1 次。当白细胞＜ $3.5 \times 10^9$/L 时，应酌情减少药物剂量或停药，当白细胞＜ $1.0 \times 10^9$/L 时，应予保护性隔离，

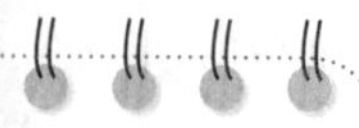



并给予必要的支持治疗。对大剂量强化化疗者，应实施严密的保护性隔离或将其置于层流室。②严格执行无菌操作，防止交叉感染。③指导并督促患者注意个人卫生，如保持口腔清洁，加强口腔护理等。④外出时应注意保暖，防止感冒诱发肺部感染。⑤鼓励患者多进食，加强营养，提高机体免疫力。⑥观察患者有无全身出血倾向，当血小板＜ $50\times10^9$/L 时，应注意避免外出，当血小板＜ $20\times10^9$/L 时，应绝对卧床休息。协助患者做好生活护理。患者应穿着宽松的棉质内衣，用软毛牙刷，避免肌内注射。

随堂测 9-2

**知识链接**

肿瘤放、化疗相关中性粒细胞减少症规范化管理指南——预防性使用抗生素

中性粒细胞减少症是指外周血中性粒细胞绝对计数（absolute neutrophil count，ANC）低于 $2.0\times10^9$/L，是骨髓抑制性化疗药物引起的主要不良事件。使用抗生素预防由中性粒细胞减少而引起的感染或感染相关并发症，一直存在争议。在过去很长一段时间内，抗生素用于化疗引起的中性粒细胞减少性发热较为普遍，这一方法在治疗成功的同时，也会导致耐药现象。因此，中国临床肿瘤学会（Chinese Society of Clinical Oncology，CSCO）指南工作委员会建议，仅对未使用人粒细胞集落刺激因子的血液恶性肿瘤患者使用抗生素进行预防。其他类型的肿瘤患者，如果出现严重的中性粒细胞缺乏（ANC ＜ $0.1\times10^9$/L）或预计中性粒细胞缺乏持续＞ 7 d，则可以使用抗生素进行预防。抗生素最佳的开始给药时间和给药持续时间尚无定论，推荐从 ANC ＜ $0.1\times10^9$/L 时开始应用，直至 ANC ＞ $0.5\times10^9$/L 或出现明显的血细胞恢复证据。对于低危患者，不推荐预防性应用抗生素。

（6）口腔溃疡、口腔炎：表现为口腔黏膜、颊黏膜、舌边、舌根及上、下唇溃疡。疼痛可严重影响进食，还易引起细菌感染。因此，应向患者介绍有关口腔卫生及护理的常识，每天观察患者口腔内感觉及味觉有无变化。保持口腔卫生，用软毛牙刷刷牙，选用非刺激性洁牙剂。进食后 30 min 用复方硼酸溶液、3%碳酸氢钠溶液或 3%过氧化氢溶液含漱。忌烟、酒，避免食用过热、过凉、辛辣、粗糙的刺激性食物，可吃水果等含水量多的食物，并增加饮水量。喉部干痛时，亦可使用润唇膏，保持唇部湿润。

（7）脱发：毛发对化疗药物很敏感，故化疗时头发和体毛常脱落。但应告知患者这种反应大多是暂时的，停药后毛发常可重新生长，有的甚至在治疗期间就有毛发重新生长，不必做特殊处理。

（8）皮疹、皮肤干痒：可适当使用温和、无刺激的润肤露等，保持局部皮肤湿润。出现皮疹时，可请皮肤科医师会诊，以采取针对性的措施。

（9）末梢神经炎：部分化疗药物可对周围末梢神经产生损害作用，患者可出现肢端麻木、感觉迟钝、刺痛、步态失调、嗜睡、精神异常等。因此，化疗期间应密切观察患者的神经系统症状，并嘱患者避免接触过冷或过热的物品，以免造成末梢神经损伤。

（10）肺纤维化：环磷酰胺、长春新碱、博来霉素等可引起肺纤维化，临床表现为发热、干咳、气促等，对既往肺功能较差的患者而言更为危险，甚至可危及生命。因此，应密切观察患者是否出现此类症状，一旦出现，即应暂停化疗，并予以呼吸支持，适当使用激素及抗纤维化治疗。

（11）其他：如生殖系统不良反应，化疗期间，女性患者常有月经不规则或停经现象，男性生育能力可能由于化疗而永久丧失，且化疗对男性和女性患者均可影响性功能和性欲。

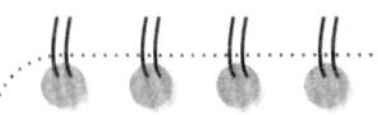

（三）放疗患者的护理

1．保护皮肤黏膜　放疗后，皮肤可出现红斑、干性反应及湿性反应。这是逐渐加重的过程，在放射治疗数日后，皮肤开始变红，之后逐渐变为暗棕紫色，毛发易于脱落。照射剂量加大时，皮肤可能出现干性表皮脱屑，有的则出现湿性表皮脱落、破损，甚至形成久不愈合的溃疡，并伴有疼痛。损伤通常分为四度：Ⅰ度损伤为丘疹或脱毛反应；Ⅱ度损伤为红斑反应；Ⅲ度损伤为水疱反应；Ⅳ度损伤为坏死及溃疡形成。因此，应保持照射野皮肤清洁、干燥，防止感染，局部皮肤避免刺激、摩擦。做到"四勿四禁一忌一不"，即勿用手抓搓，勿穿硬质高领衣服（颈部照射者），勿在强烈阳光下暴晒，勿做红外线等各种理疗；禁贴胶布或胶膏，禁注射，禁热敷，禁自行用药；忌用肥皂或护肤霜，可用无刺激性软膏（如维生素或羊毛脂）涂擦；不涂刺激性或含重金属成分的药物，如碘酊、万花油等。对需要剃须或刮除毛发的反应区域，应使用电动剃须刀。

2．照射野脏器损伤的预防和处理　如膀胱照射后可出现血尿，胸部照射后可出现放射性肺炎、心包损伤、放射性食管炎、黏膜溃疡，胃肠道照射后可出现出血、溃疡和放射性肠炎等。放疗期间，应加强对照射器官功能状态的观察，予以对症护理。出现严重不良反应时，须报告医师，暂停放疗。

3．口腔黏膜反应　头颈部照射常可引起口腔黏膜充血、水肿、溃疡，口干舌燥，疼痛等，导致患者难以进食，且易并发感染。应注意：①放疗前取下义齿、金属牙，减少口腔黏膜反应；②口腔黏膜照射后，唾液分泌减少，导致龋齿率增高，应嘱患者使用含氟牙膏；③保持口腔卫生，多饮茶水；④进食后应漱口，用口腔溃疡膏、双料喉风散等局部喷涂；⑤用生理盐水冲洗鼻腔，用复方薄荷油滴鼻；⑥嘱患者戒烟、酒，忌油炸、辛辣等刺激性食物，勿进过热、过冷的食物，以减少对口腔的刺激；⑦嘱患者擤鼻涕、打喷嚏不要过于用力，勿用手抠挖鼻腔和刺激鼻黏膜；⑧注意休息，预防感冒，及时治疗咳嗽。

（四）健康教育

1．保持心情舒畅　各种精神刺激、情绪波动均可促进肿瘤的发生和发展。因此，肿瘤患者应保持良好的心态。

2．注意加强营养　术后、放疗、化疗以及康复期患者应均衡饮食，摄入高热量、高蛋白、富含膳食纤维的各类营养素，多食新鲜水果，饮食宜清淡、易消化。

3．合理运动　应根据身体情况选择合适的体育项目和保持恰当的运动量。身体素质好的患者，可以进行小运动量的活动，如做广播操、散步、慢跑、打太极拳、练气功等。

4．功能锻炼　对于因术后器官、肢体残缺而造成生活不便的患者，应早期协助和鼓励其进行功能锻炼，如截肢术后的义肢锻炼、喉全切除术后的气管发声训练等，使患者具备基本的生活自理能力和必要的劳动能力，减少对他人的依赖。

5．继续治疗　肿瘤治疗以手术治疗为主，辅以放疗、化疗等综合治疗手段。应根据患者和家属的情况，有针对性地提供化疗、放疗等方面的信息资料，提高其对各种治疗反应的识别和自我照顾能力。督促患者按时用药和接受各项后续治疗，以利于缓解临床症状、减少并发症、降低复发率。

6．定期随访　对肿瘤患者应终生随访，在手术治疗后最初 3 年内至少每 3 个月随访 1 次，之后每半年随访 1 次，5 年后每年随访 1 次。通过随访，可早期发现复发或转移征象。

## 第二节　常见体表肿瘤与肿块

体表肿瘤是指来源于皮肤、皮肤附件、皮下组织等浅表软组织的肿瘤。

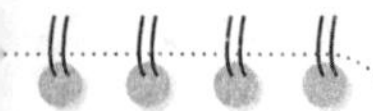

1．恶性黑色素瘤（malignant melanoma） 简称恶黑，是起源于皮肤和其他器官黑色素细胞的高度恶性肿瘤，90%发生于皮肤。皮肤黑色素瘤的早期症状包括：①不对称，即色素斑不对称；②边缘不规则，边缘不整或有切迹、锯齿等；③颜色改变，表现为污浊的黑色，也可有褐色、棕色、棕黑色、蓝色、粉色、黑色等多种不同颜色；④直径，色素斑直径＞5～6 mm或明显增大；⑤隆起，整个瘤体轻微隆起。大部分肿瘤晚期可经淋巴管转移至区域淋巴结，小部分血液循环丰富的肿瘤可随血流转移到肺、肝、骨、脑等器官。目前治疗本病的最好方法是外科手术切除，包括大块切除肿瘤及区域淋巴结清扫术。对肿瘤位于指端或足趾者，应做截肢术。对放疗不敏感者，进行化疗有一定的疗效，可作为手术前后的综合治疗。

2．皮肤乳头状瘤（skin papilloma） 是表皮呈乳头样结构的上皮增生，同时向表皮下呈乳头状延伸，有蒂，表面常角化，伴溃疡，好发于躯干、四肢及会阴部，容易发生恶变。手术切除为首选的治疗方法。

3．色素痣（pigment nevus） 为良性色素斑块，分为皮内痣、交界痣和混合痣3种。皮内痣位于皮下和真皮层内，可高出皮肤，性质较稳定，很少发生恶变。交界痣位于表皮层与真皮层交界处，呈扁平状，受到局部刺激或外伤后易发生恶变，也称黑色素瘤。混合痣是指皮内痣与交界痣同时存在，痣细胞位于表皮基底细胞层和真皮层，可能发生恶变，应及时予以完整切除。

4．脂肪瘤（lipoma） 是源于皮下脂肪样组织的良性肿瘤，多见于女性，好发于四肢、躯干。肿瘤质地软、边界清楚，呈分叶状，无痛、生长缓慢。位于深部者可发生恶变，应及时切除。

5．纤维瘤（fibroma） 位于皮肤及皮下纤维组织，呈单个结节状，质硬，边界清楚，活动度大，生长缓慢，极少发生恶变，可手术切除。

6．神经纤维瘤（neurofibroma） 来源于神经轴索鞘膜的神经膜细胞和神经束膜细胞，常位于四肢屈侧较大的神经干上，常多发，对称分布。患者大多无症状，也可伴明显疼痛或感觉过敏。手术切除时，应注意避免伤及神经干。

7．血管瘤（hemangioma） 多为先天性，生长缓慢，按结构可分为毛细血管瘤（capillary hemangioma）、海绵状血管瘤（cavernous hemangioma）、蔓状血管瘤（hemangioma racemosum）3类。毛细血管瘤以女性多见，可在出生时或出生后不久出现皮肤红点或小红斑，逐渐增大，红色加深并可隆起。早期瘤体较小时，手术切除效果较好。海绵状血管瘤通常由小静脉和脂肪组织构成，质软、边界欠清楚，可有钙化结节和触痛，应及早予以手术切除。蔓状血管瘤由较粗的迂曲血管构成，范围较大，外观常见蜿蜒的血管，有明显的压缩性和膨胀性，应尽早予以手术切除。

8．囊性肿瘤及囊肿 分为皮样囊肿（dermoid cyst）、皮脂腺囊肿（sebaceous cyst）、表皮样囊肿（epidermoid cyst）、腱鞘或滑囊肿4类。皮样囊肿为囊性畸胎瘤，皮脂腺囊肿为非真性肿瘤，是由皮脂腺排泄受阻所形成的囊肿，以头面部及背部多见。表皮样囊肿是由外伤导致表皮移位于皮下而形成的囊肿，常见于臀部、肘部等易受外伤或磨损的部位，应予以手术治疗。腱鞘或滑囊肿为非真性肿瘤，由浅表滑囊慢性劳损而发生黏液样变所形成，可加压挤破或抽出囊液，但易复发，手术治疗较为彻底。

## 小结

1．病因 包括内在的机体因素及外在的环境因素。机体因素有遗传、内分泌、免疫和心理社会因素。环境因素有物理、化学和生物因素。

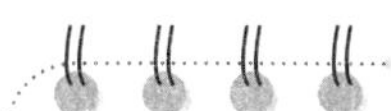

2．临床表现　包括局部症状、全身症状、转移症状及部分特殊部位肿瘤患者的特殊表现。

3．治疗原则　多采用手术治疗、化疗、放疗等的综合治疗手段，另外，还有生物治疗、中医药治疗、内分泌治疗等多种辅助治疗手段。

4．护理措施　包括术前和术后护理，化疗、放疗的护理以及康复期患者的健康教育等。

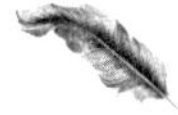

## 思考题

患者，男性，46 岁，排便困难、便血 4 个月。肠镜检查提示为乙状结肠癌。患者在住院期间表现出愤怒、烦躁、不满，且常迁怒于亲属，并且对朋友避而不见。

请回答：

1．该患者目前的心理反应属于哪一期？

2．针对该患者的心理反应，应如何护理？

（金三丽）

第 10 章数字资源

# 器官移植患者的护理

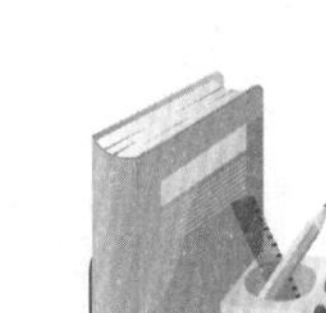

**导学目标**

通过本章内容的学习，学生应能够：

◆ **基本目标**

1. 识记器官移植的概念、分类及排斥反应。
2. 理解供体的选择、移植器官的保存及免疫抑制剂的使用。
3. 综合运用所学知识正确评估肾移植和肝移植患者，并为其制订护理计划。

◆ **发展目标**

1. 分析使用免疫抑制剂过程中可能出现的不良反应。
2. 比较术后不同并发症的临床表现。

◆ **思政目标**

培养尊重生命的职业素养，理解器官捐献和移植是以爱的形式让生命得以延续，培养社会主义核心价值观。

## 第一节 概 述

器官移植（organ transplantation）是指通过手术的方法用健康的器官替换体内有不可逆损伤或衰竭的器官，以挽救生命的一种医疗措施，是将某一个体的器官用手术的方法移植到其自体体内或另一个体的某一部位的治疗手段，包括人体器官的捐赠、选配、摘取、保存、运送、植入等过程。被移植的部分称为移植物（graft），提供移植物的个体称为供者或供体（donor），接受移植物的个体称为受者或受体（recipient）。

器官移植被认为是 20 世纪人类医学发展史上的里程碑之一。1905 年，血管吻合器官移植开始进行实验研究。20 世纪 30 年代，同种异体器官移植开始进行人体研究。1954 年，美国医师在同卵双生子间成功实施肾移植手术，标志着器官移植进入临床应用阶段。20 世纪 60 年代，放射治疗和第一代免疫抑制剂问世。排斥反应和器官缺血、保存与再灌注损伤等研究和技术的改进，极大地改善了移植物和患者的存活效果。20 世纪 80 年代，器官移植技术从单器官移植向多器官联合移植的方向发展。我国于 1960 年实施了第 1 例同种异体肾移植手术。2015 年起，公民捐献成为唯一合法的器官来源渠道。到 2019 年，我国完成器官移植手术 19 454 例，居世界第 2 位。但每年因终末期器官衰竭而苦苦等待器官移植的患者仍有约 30 万人。人民群众对于医疗卫生健康的需求和医疗服务供给不平衡的矛盾在器官移植领域尤为突出。

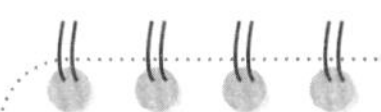

护士在围手术期特别是术后护理和延续性护理中具有关键的作用，这要求护理人员具备相关专业知识、技能以及正确的态度和价值观，才能更好地完成病情监护、治疗落实、健康教育和心理调适等工作。

## 一、移植的分类

### （一）按供体和受体的遗传学关系分类

1．自体移植（autotransplantation）　是指供体和受体为同一个体，移植后不发生排斥反应，如自体皮肤移植、断指（趾 / 肢）再植。

2．同质移植（syngenic transplantation，isotransplantation）　又称同系移植，供者和受者虽然不是同一个体，但有着完全相同的基因，遗传背景完全相同，如同卵双生子之间的移植，移植后不会发生排斥反应。

3．同种异体移植（allotransplantation）　是指同种但不同基因型个体之间的移植，如人与人之间的移植，这是临床最常见的移植类型。由于供体和受体存在基因差异，其抗原结构不同，所以移植后会发生排斥反应，这也是移植免疫学研究的重点。

4．异种移植（xenotransplantation）　是指不同种属之间的移植，如人与动物之间的移植，移植后会引起强烈的排斥反应。目前可将动物皮片作为生物敷料用于烧伤后换药，也有研究团队对人体进行了猪胰岛异种移植。但其他领域的异种移植仍处于动物实验研究阶段。

### （二）按移植物的植入部位分类

1．原位移植（orthotopic transplantation）　是指将移植物移植到受者原有解剖位置，如原位肝移植、原位心脏移植等。

2．异位移植（heterotopic transplantation）　是指将移植物移植到与受者原有解剖位置不同的部位。一般情况下，可不必切除受者原来的器官，如肾移植、胰腺移植等。

### （三）按移植物的活力分类

1．活体移植（viable transplantation）　是指移植物在移植过程中始终保持活力，并在移植后能较快地恢复其原有的生理功能。

2．结构移植（structural transplantation）　又称支架移植，即非活体组织移植，是指将某一个体的组织（无细胞活力）用手术的方法移植到其自体体内或另一个体的某一部位的治疗手段。移植物通常是肌腱、筋膜、血管、淋巴管、软骨和骨等。

### （四）按移植物的供体来源分类

1．尸体供者移植（cadaveric donor transplantation）　是指供者器官或组织来源于尸体（已经死亡的个体）的移植。尸体供者又分为脑死亡供者、心脏死亡供者和脑 – 心死亡供者三种类型。

2．活体供者移植（living donor transplantation）　是指供者器官或组织来源于活体的移植。活体供者又分为活体亲属供者和活体非亲属供者。

### （五）按移植器官的数量分类

1．单一或单独移植　是指每次仅移植单个器官。

2．联合移植（combined transplantation）　是指将两个器官同时或先后移植到同一受者体内，如胰肾联合移植、肝肾联合移植、心肺联合移植等。

3．多器官移植（multiple organ transplantation）　是指将三个或更多器官同时或先后移植到同一受者体内。

4．器官簇移植（organ cluster transplantation）　是指在联合或多器官移植中，三个或三个以上在解剖和功能上相互关联并有共同动脉供血的脏器群体移植，如肝、胰、十二指肠移植等。

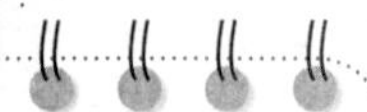

**知识链接**

**脑死亡的概念及其判定标准**

脑死亡是指全脑功能的不可逆性丧失。1968 年，美国哈佛医学院提出以“脑功能不可逆性丧失”作为判定死亡的新标准。我国关于脑死亡的判定，目前使用由国家卫生健康委员会组织起草发布的标准：

1. 判定的先决条件　①昏迷原因明确；②排除了各种原因引起的可逆性昏迷。

2. 临床判定　①深昏迷；②脑干反射消失；③无自主呼吸（靠呼吸机维持，自主呼吸激发试验证实无自主呼吸）。上述 3 项必须全部具备。

3. 确认试验　①脑电图（electroencephalogram，EEG）显示为电静息状态。②短潜伏期躯体感觉诱发电位（short-latency somatosensory evoked potential，SLSEP），正中神经显示双侧 N9 和（或）N13 存在，P14、N18 和 N20 消失。③经颅多普勒超声（transcranial Doppler，TCD）显示，颅内前循环和后循环血流呈振荡波、尖小收缩波或血流信号消失。上述 3 项中至少有 2 项呈阳性。

4. 判定时间　对临床判定和确认试验结果均符合标准者，可进行首次判定。对 29 d ～ 1 岁以内婴儿，需在首次判定 24 h 后复判；对 1 ～ 18 岁儿童和青少年，需在 12 h 后复判；对成年人，需在 6 h 后复判，仍符合标准者可最终确认为脑死亡。

## 二、供者的选择

### （一）免疫学选择

同种异体间移植的器官不能持久存活的主要障碍是排斥反应，可导致移植器官功能减退甚至丧失。为了尽可能降低排斥反应的发生率，移植前应做相关的免疫学检测，包括 ABO 血型相容性试验、淋巴细胞毒交叉配型试验、群体反应性抗体（panel reactive antibody，PRA）检测、人类白细胞抗原（human leucocyte antigen，HLA）配型、混合淋巴细胞培养等。

### （二）非免疫学要求

应尽可能全面收集供者的现病史、既往史、个人史及家族史等信息，细致分析并充分发现或排除器官捐献与移植的禁忌证。供者年龄以＜ 50 岁为最佳，但随着移植技术的发展和经验的积累，年龄界限已放宽。活体供者以同卵双生子为最佳，其次是异卵双生子间、同胞兄弟姐妹间、父母子女间、血缘相近的亲属及无血缘关系者之间。完善供体来源的感染情况评估，脓毒症血培养呈阳性或已知有全身性感染而尚未彻底治愈、人类免疫缺陷病毒感染等禁忌作为供者。对供体存在相关恶性肿瘤的情况，应根据移植传播风险分级评估慎重选择。

## 三、器官的保存

离体缺血器官在 35 ～ 37℃的温度条件下（热缺血），短期内即失去活力。为延长移植器官的存活时间，器官的保存应遵循低温、预防细胞肿胀、避免生化损伤的原则。保存器官的低温状态从器官切取时就必须开始。常用的器官保存技术是静态冷保存（static cold preservation）技术。器官离体后，用特制的灌洗液（0 ～ 4℃）快速灌洗器官，尽可能将血液冲洗干净，然后保存于 2 ～ 4℃灌洗液内，直至移植（冷缺血过程）。目前在国际上广泛应用的器官灌洗液是 UW 液，理论上应用 UW 液可以保存肝 30 h，保存肾、胰 72 h。尽量减少冷缺血时间可以提高移植术后疗效，理想供肝冷保存时间不超过 8 h，临床实践中供肝的保存时限一般不超过 12 ～ 15 h。

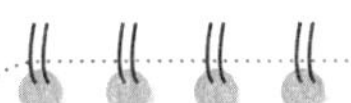

## 四、排斥反应

### （一）定义

排斥反应（rejection）是受体对外来“非己组织的特异性移植免疫反应”的总称。移植物抗原的出现使受者体内发生的细胞和体液免疫反应，其中体液免疫反应以小血管病变为主，而细胞免疫反应则表现为移植物间质内有免疫活性细胞的浸润和间质水肿等。同种或异种器官移植术后必然会发生排斥反应，导致移植物功能的丧失、毁损和脱落。不同于无生命物体进入体内所引起的非特异性炎性异物反应。

### （二）分类

根据排斥反应的发生时间、发生机制、临床表现及病理形态学改变将其分为超急性排斥反应、加速性排斥反应、急性排斥反应和慢性排斥反应 4 种类型。

1．超急性排斥反应（hyperacute rejection，HAR） 是指发生在移植物血管吻合、血液循环恢复后数分钟至数小时内的不可逆性体液免疫反应。临床表现为血供恢复后，移植物色泽由鲜红色变为暗红色和青紫色，质地逐渐变软，失去饱胀感，同时移植物功能丧失。其发病机制目前认为主要是由于受者体内预存有抗供者同种异型抗原的抗体所致。一旦发生，必须立即切除移植器官，否则将危及受者生命。

2．加速性排斥反应（accelerated rejection） 是发生于移植术后 3 ～ 5 d 的剧烈排斥反应。术后移植物功能逐渐恢复，甚至完全恢复正常，但在术后 3 ～ 5 d 时突然出现体温上升、移植物肿胀、压痛，移植器官功能迅速减退甚至完全丧失。其发病机制与超急性排斥反应类似，也是通过受者体内预存的抗移植物抗体与供者血管内皮细胞上的抗原结合所诱发的体液免疫反应。一旦发生，可予以激素冲击治疗加血浆置换，但效果并不理想。

3．急性排斥反应（acute rejection） 是最常见的一种排斥反应，常发生于移植术后数天至数月内，细胞免疫反应起主要作用。移植物肿大和疼痛是较为常见的早期症状。移植物局部压痛明显，质地变硬，体积增大。也有移植物肿大而不伴自觉疼痛，或仅有局部疼痛而肿大不明显者，同时，移植物功能会突然减退。除局部症状外，患者还可出现不明原因的发热以及不同程度的全身不适，如乏力、腹胀、食欲减退、心动过速、头痛、关节酸痛、烦躁不安等全身症状。大部分急性排斥反应经积极治疗后能够逆转。

随堂测 10-1

4．慢性排斥反应（chronic rejection） 大多在术后数月至数年内出现，病程进展缓慢，主要表现为无特殊原因的移植物功能逐渐丧失。唯一有效的治疗方法是再次移植。

### （三）临床常用的免疫抑制剂

排斥反应是一个免疫应答的过程，临床上使用免疫抑制剂进行免疫抑制治疗，可以预防或者逆转排斥反应。根据治疗阶段可分为免疫诱导用药和免疫维持用药。

1．免疫诱导用药 免疫诱导治疗是指移植围手术期短期使用免疫抑制治疗，以达到降低排斥反应发生率、严重程度及减少药物维持剂量的目的。主要为抗淋巴细胞的免疫球蛋白制剂。

（1）多克隆抗体：是作用于 T 淋巴细胞的选择性免疫抑制剂，基本机制是致使 T 淋巴细胞耗竭。目前临床用药有两类：抗胸腺细胞免疫球蛋白，如兔抗人胸腺细胞免疫球蛋白（rATG）；抗人 T 细胞免疫球蛋白，如兔抗人 T 细胞免疫球蛋白（ALG-F）、猪抗人 T 细胞免疫球蛋白。不良反应有：①不同程度的过敏反应，如发热、寒战、皮疹，甚至过敏性休克等，某些不良反应可能与药物滴速过快有关；②白细胞减少、血小板减少；③巨细胞病毒感染、淋巴组织增生性疾病和恶性肿瘤风险增高。

（2）单克隆抗体：是由单一 B 淋巴细胞克隆产生的高度均一、仅针对某一特定抗原表位的高度特异性抗体。目前临床常用药物为巴利昔单抗（人 / 鼠嵌合型针对 IL-2 受体单克隆抗体），可使 T 细胞分化停滞、凋亡，从而抑制急性排斥反应。不良反应较少。需要监测患者血糖，血常规，肝、肾功能和生命体征。

2．免疫维持用药　主要作用是预防维持期排斥反应，在预防的同时采取最佳剂量，可减少不良反应，促进患者长期存活。

（1）钙调磷酸酶抑制剂

1）环孢素（cyclosporine A，CsA）：是临床主要的免疫抑制剂，广泛应用于肝等多种器官移植。主要作用是阻止数种早期T淋巴细胞激活基因的转录，抑制巨噬细胞产生白介素（IL）。主要不良反应是肝毒性、肾毒性、贫血、血小板减少、高血压、高尿酸血症和肾衰竭等。

2）他克莫司（tacrolimus，FK506）：其作用原理类似环孢素，可通过阻止IL受体的表达抑制T淋巴细胞的活化、增殖。主要不良反应是肾毒性、神经毒性、高血糖和高血压等。

（2）抗细胞增殖剂

1）硫唑嘌呤（azathioprine，AZA）：作为细胞毒性药物，其主要作用是抑制DNA、RNA的合成。主要不良反应是骨髓抑制、肝功能损害、胆汁淤积、肝静脉血栓形成、胰腺炎、皮炎、脱发及促发感染。

2）吗替麦考酚酯（霉酚酸酯，mycophenolate mofetil，MMF）：可抑制T淋巴细胞和B淋巴细胞增殖及抗体生成，抑制细胞毒性T淋巴细胞的繁殖。主要不良反应是腹泻、白细胞减少、关节痛和胃肠道出血等。

3）环磷酰胺（cyclophosphamide，CTX）：对B淋巴细胞和T淋巴细胞均有抑制作用。主要不良反应是白细胞减少、血小板减少、出血性膀胱炎、恶心、呕吐和脱发等。

（3）糖皮质激素（glucocorticoid）：主要对T淋巴细胞和巨噬细胞起作用，可阻止混合淋巴细胞反应和细胞毒性T淋巴细胞的生长。常用药物有泼尼松（强的松）、泼尼松龙（强的松龙）、甲泼尼龙（甲基强的松龙）、氢化可的松和地塞米松等。主要不良反应是促发感染、应激性溃疡、糖尿病、高血压、骨质疏松和库欣综合征面容等。

（4）哺乳动物雷帕霉素靶蛋白抑制剂：西罗莫司（又称雷帕霉素），为大环内酯类抗生素，是一种多功能激酶，可抑制由IL-2介导的T淋巴细胞增殖。不良反应有高脂血症、蛋白尿、间质性肺炎、骨髓抑制和切口愈合不良。

## 第二节　肾移植

肾移植（renal transplantation）是治疗终末期肾病最主要的手段，是临床开展最多、成功率最高的大器官移植。任何慢性肾病导致的不可逆性终末期肾病均是肾移植的适应证，如慢性肾小球肾炎、慢性肾盂肾炎、多囊肾、糖尿病肾病等发展到肾衰竭终末阶段。目前，我国每年实施肾移植手术逾万例，仅次于美国居世界第2位，但在等待肾源的患者中仅有不到1%能接受肾移植手术，供需矛盾面临严重的挑战。

**案例 10-1A**

患者，男性，54岁，2型糖尿病病史10余年，服用二甲双胍等药物控制血糖，平素很少监测血糖，总体控制情况欠佳。3年前，患者开始出现颜面部及双下肢水肿，发现尿蛋白（+++）。近1个月来，患者反复出现恶心、呕吐，伴水肿加重。

**请回答：**

该患者如果要选择肾移植手术，还需要评估哪些信息？

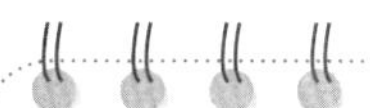

## 【护理评估】

### （一）临床表现

终末期肾病患者可出现肾衰竭症状，需要透析治疗维持生命。应注意评估患者的营养状况，有无水肿、贫血或感染等，目前是否还有排尿及尿量、尿液颜色及性质，有无其他合并症或伴随症状，肾区有无疼痛、压痛、叩击痛，以及疼痛的性质、范围和程度。

### （二）辅助检查

除术前常规实验室及影像学检查外，还应进行供者、受者之间的免疫学检查，如检测ABO血型是否相符、HLA配型相容程度、淋巴细胞毒交叉配型试验及群体反应性抗体检测。

### （三）与疾病相关的健康史

了解患者肾病的种类、病因、病程及治疗情况，出现肾衰竭的时间，透析治疗的频率和效果，是否出现严重并发症。了解患者心脏、肺、肝等重要脏器功能情况，评估其手术耐受力。了解患者既往有无心血管系统、呼吸系统、泌尿系统疾病及糖尿病等病史，有无手术史及药物过敏史。

1. 绝对禁忌证　包括肝炎病毒复制期、近期心肌梗死、活动性消化性溃疡、体内有活动性慢性感染病灶、未经治疗的恶性肿瘤、各种进展期代谢性疾病、伴发其他重要脏器终末期疾病(器官联合移植除外)、尚未控制的精神病患者一般情况下无法耐受手术。

2. 相对禁忌证　包括过度肥胖或严重营养不良、癌前病变、依从性差、酗酒或药物成瘾、严重周围血管病变。

### （四）心理社会状况

了解患者及家属对肾移植手术、术后并发症、终生服药及高昂的治疗费用等问题有无充分的认识。了解患者及家属对移植后的治疗、康复、保健知识的了解情况。评估患者家属对患者的支持力度。

### （五）治疗原则

肾移植一般采用开放性异位移植手术。近年来随着微创技术的发展，腹腔镜移植手术也开始实施。目前，植入部位常规选择在髂窝内，首选右侧髂窝，其次为左侧髂窝。将供肾动脉与髂动脉吻合，供肾静脉与髂静脉吻合，供肾输尿管与膀胱吻合（图10-1）。排斥反应与感染是最常见的术后并发症。移植后应动态评估患者的病情变化，包括监测生命体征、排斥反应、感染、出入量情况、移植肾功能恢复情况等，重视内、外科并发症的观察与护理。

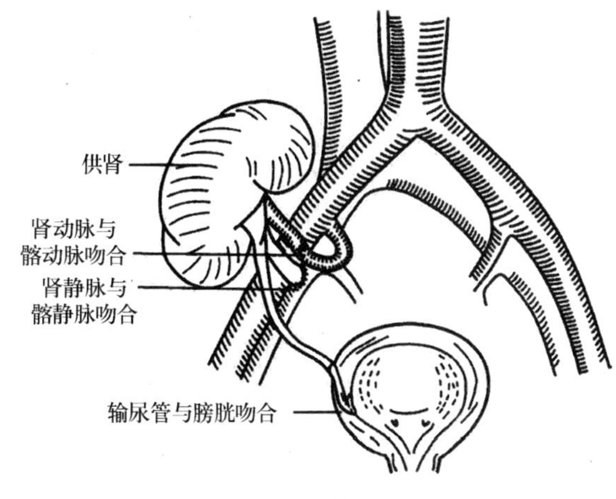


图10-1　肾移植

**案例 10-1B**

体格检查：患者颜面部水肿，双下肢重度凹陷性水肿。

血生化检查示：血肌酐 782 μmol/L；尿常规示：尿蛋白（+++）。

诊断为糖尿病肾病，肾衰竭期。在全身麻醉下行异位肾移植手术，术后将患者安置于肾移植病房，常规应用免疫抑制剂治疗。

请问答：

1. 对该患者术后 1 周内的观察重点是什么？
2. 护理措施有哪些？

## 【主要护理诊断 / 问题】

1．焦虑 / 恐惧　与担心手术效果及移植后的治疗效果有关。

2．营养失调（低于机体需要量）　与食欲减退、胃肠道吸收不良及长期低蛋白饮食有关。

3．体液过多或不足　与术前透析过度或不足、摄入水分过多或不足、术后多尿期尿液过多有关。

4．潜在并发症：排斥反应、出血、感染等。

## 【护理措施】

（一）术前护理

1．心理护理　向拟接受肾移植手术的患者及家属讲解手术方案和治疗计划，使其对肾移植相关知识有比较全面的了解，对术后可能出现的不良反应或并发症有充分的思想准备，以减少对手术的焦虑和恐惧。

2．营养支持　由于疾病本身的影响，患者往往会出现营养不良，因此，要鼓励患者加强营养，保证机体热量的供应，必要时给予肠内、肠外营养支持，以改善患者的营养状况，提高手术耐受性。患者贫血时，应尽可能避免输血，可以通过使用促红细胞生成素以及补充铁剂、叶酸及维生素 $B_{12}$ 等纠正。如患者贫血严重，血红蛋白在 60 g/L 以下，则可考虑输注红细胞悬液。

3．透析治疗　根据水、钠潴留和高钾血症等并发症情况选择性采取术前透析治疗，改善机体内环境，排除心脏、肺、肝等重要器官合并症，以保证患者能耐受肾移植手术。

4．预防感染　注意早期对咽喉部、尿道等处的潜伏病灶进行感染防治。鼓励患者戒烟，改善肺功能，必要时可根据医嘱预防性应用抗生素。

5．免疫抑制剂的应用　手术前或术中即开始用药。

（二）术后护理

1．病情监测

（1）生命体征：术后 3 d 内，每小时监测并记录 1 次。之后可根据患者病情改为每天 4 次。对血压、体温、脉搏、呼吸异常者，应高度重视并仔细查明原因。

（2）体重：术后应每日测晨起空腹体重 1 次，以了解肾功能的恢复情况。

（3）伤口及引流情况：密切观察伤口渗血、渗液情况，协助医师及时更换敷料，防止感染。保证术后各种引流管的通畅，防止扭曲、堵塞、脱落等情况的发生。

（4）出入量：多数患者在移植术后早期可出现多尿，每小时尿量可达 800 ～ 1000 ml 或以

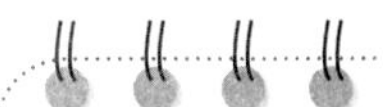

上。其原因可能是由于患者术前存在不同程度的水、钠潴留和血尿素氮增高引起的渗透性利尿等。若处理不当，则可引起水、电解质紊乱，甚至危及生命。因此，应加强对患者出入量的管理，记录每小时尿量并测尿比重，观察尿液的颜色、透亮程度、有无沉淀物等。一般输液原则是"量出为入"。当尿量＜ 50 ml/h 时，首先考虑血容量不足的问题，调整输液速度，补足血容量后再应用利尿药，患者尿量即可明显增加。若经上述处理后，患者尿量仍不增加，而血压有上升趋势，则应减慢输液速度，进一步查找少尿或无尿的原因，如肾后性梗阻、移植肾动静脉栓塞、急性肾小管坏死、急性排斥反应等。

2．并发症的观察与护理

（1）排斥反应：临床上最常见的是急性排斥反应。主要临床表现有：①不明原因的发热，体温多在 38 ～ 39℃；②患者尿量突然减少至原来尿量的 1/3；③连续数天体重增加；④突发原因不明的血压升高；⑤移植肾区闷胀感，移植肾肿大、变硬、压痛；⑥无明显诱因的乏力、头痛、食欲减退或情绪变化；⑦已下降的血肌酐、尿蛋白水平再次升高。一旦发生上述征象，即应及时向医师汇报，以采取积极措施，并注意观察和监测药物不良反应。

（2）感染：是导致肾移植患者死亡的主要原因之一。由于使用免疫抑制剂和广谱抗生素等因素，以及机体防御能力下降，容易并发细菌、真菌、病毒感染，主要是下呼吸道感染，其次为泌尿系感染和血流感染。应监测患者体温，注意各个系统感染症状的观察，多次、多途径积极查找病原体，规范使用抗生素。协助患者翻身、拍背，予以雾化吸入，鼓励患者咳嗽，做好口腔护理。

（3）消化道出血：多发生在急性排斥反应、应用大剂量激素冲击治疗后，为防止消化道应激性溃疡引起的出血，移植术后必须应用胃黏膜保护剂及抗酸药。

（4）尿瘘和尿路梗阻：肾移植术后，患者尿量减少，腹壁伤口有尿液外渗，或渗液增多并伴有尿味，应考虑出现尿瘘。一旦出现尿瘘，即应做负压引流，保持伤口敷料的清洁、干燥，并留置导尿管。尿瘘一般能自行愈合。若移植肾排尿从正常转为尿闭，则应怀疑有尿路梗阻，应查明原因并尽早解除梗阻，以免影响移植肾功能。

（5）急性左心衰竭：是早期较常见的心血管并发症之一，是由于患者术前心功能不全、高血压、术后少尿或无尿、液体入量较多，导致心脏负荷过重而引发，可影响移植肾功能的恢复。患者可出现胸闷、气促、呼吸困难、脉搏加快及不同程度的水肿等症状，咳粉红色泡沫痰，肺部可闻及湿啰音。预防的重点在于术前充分透析、纠正贫血、控制高血压；移植术后科学管理出入量，维持血压稳定，合理饮食。

3．免疫抑制剂的应用与护理　须遵医嘱用药，定期监测免疫抑制剂血药浓度，记录患者病情及用药情况，为调整药物剂量提供依据。围手术期免疫诱导治疗期间，应密切观察不良反应，如发热、寒战、荨麻疹、血清病、过敏性休克等，并及时处理。免疫维持治疗方案较多，应根据不同方案的用药组合进行不良反应的观察和处理。

4．保护性隔离　术后至少进行保护性隔离 7 ～ 10 d。隔离区循环通风、进行表面消毒，保持病室清洁、无菌状态。避免交叉感染，患者的衣物、床单等物品需经高压灭菌后使用，血压计、听诊器等物品不得交叉使用。减少监护病房人员流动，禁止非移植病区工作人员随意出入，禁止或限制探视，接触移植患者前后应清洗并消毒双手。进入监护区域，需换鞋或鞋套，戴口罩、帽子。

5．体位　术后移植肾侧下肢髋膝关节水平屈曲 15 ～ 25°，禁止突然变化体位，以减少切口疼痛和血管吻合口的张力。

6．饮食　术后早期需加强营养，以促进患者一般情况的恢复，纠正低蛋白血症，加速伤口愈合。肠功能恢复后，即可依次给予半流质饮食和普通饮食，循序渐进，逐渐过渡。在术后早期恢复阶段，提供高蛋白、高热量、低脂肪、高糖（糖尿病患者除外）饮食，并注意药物和营养物质的交互作用和影响。患者一般情况恢复后应控制饮食，以免体重增长过度、免疫抑制剂用量相对不足而引发排斥反应。

（三）健康教育

1．指导患者做好自我管理，每日测量体温、脉搏、血压、体重和尿量等，出现异常应及时就诊。

2．用药指导　遵医嘱定时、定量服药，不擅自停药、更换药物，并注意观察药物不良反应。合理安排作息时间，避免过度劳累。

3．心理指导　关心患者的心理变化，进行个体化评估和干预。落实健康教育，帮助患者正确认识疾病。鼓励家属参与患者康复和疾病管理，逐步提高患者的生活质量，促进患者社会功能的恢复。指导患者主动获取家庭和社会支持，提升其生活满意度。

4．指导患者预防感染　术后 3 个月内，外出时戴口罩，尽量不去公共场所。防止着凉感冒；饭前、便后洗手，饭后漱口，早晚刷牙。注意饮食卫生，水果要洗净，饭菜要加热，不吃变质食物。勤换衣物。

5．注意保护移植肾　避免外力挤压致移植肾挫伤。尽量不用较硬的皮带，以防止挤伤肾。

6．定期复查　一般出院后第 1 个月，每周复查 2 次。第 2 个月，每周复查 1 次。第 3 个月，每 2 周复查 1 次，直至术后半年，每月复查 1 次。若患者病情有变化，应随时就诊。

## 第三节　肝移植

自 1963 年美国 Starzl 教授团队实施了首例人同种异体原位肝移植手术以来，肝移植已成为国际公认的治疗各种终末期肝病的最有效方法。我国肝移植起步于 1977 年，截至 2016 年 12 月，全国实施肝移植术已达 3 万余例。

### 【护理评估】

（一）临床表现

了解患者原发肝病种类、肝功能代偿情况。评估患者的营养状况，有无肝性脑病、腹腔积液、腹膜炎、消化道出血，有无其他合并症或伴随症状，如皮肤、巩膜有无黄染，肝区有无疼痛或压痛，以及各种症状的严重程度。对于爆发性肝衰竭患者，还应了解其是否存在出血、感染、脑水肿、肾衰竭和呼吸衰竭等。观察皮肤有无出血点或感染灶。

（二）辅助检查

除术前常规实验室及影像学检查外，还应评估供者、受者之间的免疫学检查情况，如血型是否相符、HLA 配型的相容程度等，完善肿瘤标志物、感染病原体、病毒学检查等相关指标。

（三）与疾病相关的健康史

了解患者肝病的发病经过、病程及治疗情况。了解患者既往有无心血管系统、呼吸系统疾病及糖尿病等病史，有无腹部、肝胆手术史及药物过敏史。评估心脏、肺、肾等主要脏器功能情况，评估患者的手术耐受力。

（四）心理社会状况

术前患者及家属普遍存在两种心理反应，一种是患者及家属迫切希望尽早实施手术，但对手术的风险、预后、术后配合、医疗费用不甚了解；另一种是患者及家属因担心手术成败，同时由于费用昂贵或缺乏家庭和社会的支持而产生忧郁、悲观心理。应了解患者既往精神疾病、目前的社会心理状况、应对机制情况，家族史和社会支持系统情况。

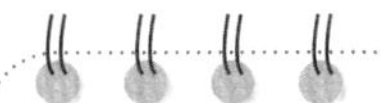

（五）治疗原则

肝移植的术式很多，除传统原位肝移植（图 10-2）、背驮式肝移植以外，为充分利用和开拓供肝渠道，还创建了许多新术式，如减体积肝移植、劈离式肝移植、活体肝移植等。

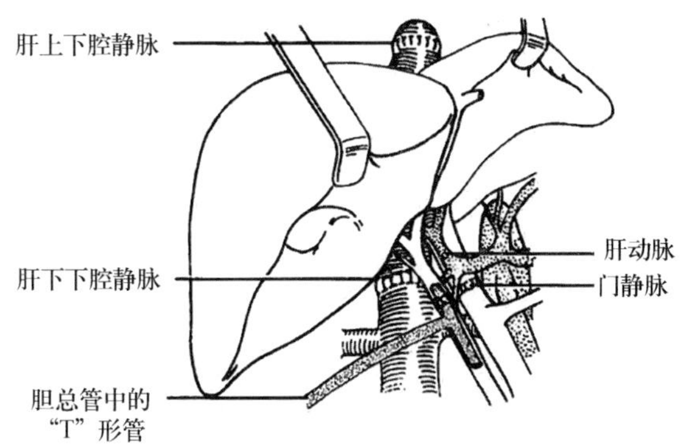


**图 10-2　原位肝移植**

术后应动态监测患者出血、排斥反应、感染、移植肝功能恢复情况等问题，重视内、外科并发症的观察与护理。与肾移植患者一样，为抑制排斥反应的发生，肝移植患者亦需终身服用免疫抑制剂，应注意评估患者用药后的反应。

## 【主要护理诊断 / 问题】

1．焦虑 / 恐惧　与担心手术是否成功有关。

2．有体液不足的危险　与摄入减少、腹腔积液、利尿等有关。

3．营养失调（低于机体需要量）　与慢性肝病消耗、禁食或摄入减少有关。

4．潜在并发症：排斥反应、出血、感染、胆道并发症等。

## 【护理措施】

（一）术前护理

1．心理护理　护士应了解患者的心理状态，掌握其认知、情感和意识等方面的情况。对患者及其家属进行相关知识的宣传教育，包括移植后可能出现的并发症和心理变化，术后长时间应用免疫抑制剂引起的神经系统和精神方面的不良反应。调动患者及其家属的积极性，建立良好的医患关系，增强患者的信心。指导患者如何进行自我调适、缓解焦虑。

2．营养支持　营养支持的途径包括肠内和肠外营养。为患者制订饮食计划，可进食适量优质蛋白、高维生素、低脂饮食。为了防止发生肝性脑病，补充氨基酸应以支链氨基酸为主。对无肝性脑病病史的患者，不严格限制摄入蛋白质。

3．纠正凝血功能障碍　补充凝血因子应在术前 1 d 和手术当天早晨进行，根据凝血功能检查结果选择血小板、纤维蛋白原、凝血酶原复合物和新鲜血。

**科研小提示**

研究提示，移植后患者的自我管理与其生活质量关系密切，可探索患者自我管理支持模式。

（二）术后护理

1．病情监测　①意识状态、生命体征、中心静脉压和出入量；②伤口敷料的变化，引流

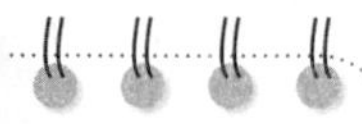

液的颜色、性质和量；③实验室检查结果，如血、尿常规，血生化和凝血功能，动脉血气分析等；④注意观察体温变化，预防因低体温导致凝血功能障碍等并发症，术后当日是发生低体温的高峰期，应持续动态监测患者体温，若体温低于 36 ℃，则应立即给予复温措施。

2．出入量的管理　以血流动力学监测数据为参考依据，制订每日液体管理目标，实施目标导向的液体治疗，精准控制输液速度，并记录出入量。

3．引流管的护理　术后患者留置腹腔引流管、“T”形管、胃管，要注意妥善固定，避免受压、打折，保持引流管通畅，观察并记录引流液的颜色、性质和量。

4．免疫抑制剂用药护理　患者术后需要终身使用免疫抑制剂，因此要采取相应措施提高患者依从性，以达到疗效。注意用药剂量的准确，并根据不同用药情况观察相应的不良反应。注意监测体重变化导致的用量过度或不足情况。

5．营养支持　根据能量需求公式计算患者每日所需能量。通常，肝移植术后每日需要能量为 30 kcal/kg 理想体重，肠道功能正常者首先口服营养物质补充能量。不能口服者首选肠内营养，不能耐受肠内营养或肠内营养支持不能满足机体需求时，辅助以肠外营养。患者吞咽功能恢复后，即可改为流质饮食，少量多餐，提供适量蛋白质饮食，避免进食生、冷、硬、刺激性食物。

6．并发症的观察与护理

（1）排斥反应：急性排斥反应最常见，多发生在术后 5 ～ 7 d，典型表现为发热、烦躁，移植肝肿大和肝区局部压痛，出现黄疸或进行性加重，留置“T”形管内胆汁分泌量突然减少、胆汁稀薄且颜色变淡。实验室检查可发现血清胆红素、转氨酶、碱性磷酸酶和 γ-谷氨酰转肽酶升高以及凝血酶原时间延长等。应及时报告医师处理，通常应用激素冲击治疗并增加免疫抑制剂的用量。

（2）出血：肝移植术后患者常伴有凝血机制紊乱，而且手术创面大，血管吻合多，易导致出血。若术后 48 h 内患者出现血压下降、脉搏细速、心率加快，左肝下、右肝下、膈下及腹腔引流管中引流液的量增多（> 100 ml/h），颜色鲜红，常提示腹腔内出血。一旦发生出血，即应迅速补液、输血，应用止血药，必要时进行手术止血。

（3）感染：是术后常见并发症，以肺部感染和败血症病死率最高。应严格实施保护性隔离，术后针对感染的预防与护理措施同肾移植。高血糖已成为一个独立危险因素直接影响术后感染及切口愈合，应严格控制血糖，将血糖水平控制在 6.1 ～ 8.3 mmol/L。在密切监测移植肝功能的前提下，免疫抑制剂用量最小化是预防移植术后感染的首要环节。伴发外科并发症时，要积极处理，去除感染病灶，保持引流通畅。尽早拔除气管插管等管道，防止发生感染，给予 2% 氯己定消毒液。做好口腔护理和全身皮肤护理，预防口腔和皮肤感染。遵医嘱给予抗感染治疗，正确留取标本进行病原学检测，筛查与监测多重耐药。

随堂测 10-2

（4）胆道并发症：包括胆瘘、胆道梗阻和胆道感染等。应注意观察患者是否出现发热、腹痛、黄疸、腹腔胆汁样引流液，监测血清转氨酶和碱性磷酸酶等。

### （三）健康教育

肝移植患者出院健康教育基本同肾移植。对于带“T”形管出院者，要教会其“T”形管的自我护理和观察。

## 小 结

1．移植的分类　按遗传免疫学、移植物的活力和植入部位、供体来源以及移植器官的数量进行分类。

2．供者的选择　包括免疫学和非免疫学方面的要求。

3．器官的保存　应遵循低温、预防细胞肿胀、避免生化损伤的原则。

4．排斥反应　是一种免疫反应，分为超急性排斥反应、加速性排斥反应、急性排斥反应和慢性排斥反应 4 种类型。

5．肾移植　肾移植患者的术前护理包括心理护理、营养支持、预防感染等。术后护理包括严格实施保护性隔离、采取合理体位与饮食护理、病情监测（监测生命体征、体重、伤口与引流情况、尿量等），以及并发症（包括排斥反应、感染、消化道出血、尿瘘和尿路梗阻、蛋白尿、急性左心衰竭等）的观察与护理。

6．肝移植　肝移植患者的术前护理包括心理护理、营养支持、纠正凝血机制异常等。术后护理包括病情监测、引流管的护理、饮食护理以及并发症（包括排斥反应、出血、感染、胆道并发症等）的观察与护理。

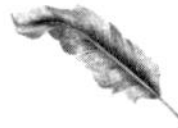

## 思考题

患者，男性，46 岁，因少尿、呕吐入院，有慢性肾小球肾炎病史 7 年。

体格检查：T 36.7℃，P 86 次 / 分，R 20 次 / 分，BP 165/95 mmHg，双下肢凹陷性水肿。B 超检查示双侧肾萎缩，血清肌酐值 852 μmol/L。

诊断为慢性肾小球肾炎，肾功能不全（尿毒症期）。给予血液透析治疗，建议患者行择期肾移植手术。患者很担心自己的病情，询问护士什么时候才能做手术，自己能否等到做手术的那一天。

请回答：

1．该患者目前主要的护理诊断 / 问题有哪些？

2．移植前需要做好哪些准备工作？

（李　娜）

第 11 章数字资源

# 颅内压增高患者的护理

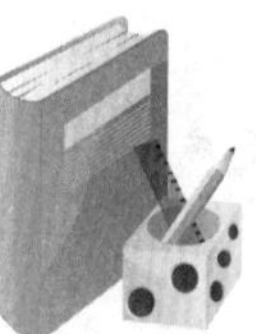

**导学目标**

通过本章内容的学习，学生应能够：

◆ **基本目标**

1. 复述颅内压及其正常值、脑疝的定义。
2. 解释颅内压增高的病因。
3. 描述颅内压增高患者的临床表现。
4. 比较小脑幕切迹疝与枕骨大孔疝的临床表现。
5. 解释脑疝患者的处理原则。
6. 运用所学知识为脑室引流患者提供正确的护理措施。

◆ **发展目标**

综合运用所学知识正确评估颅内压增高及脑疝患者，制订护理计划，提供正确的护理措施及健康指导。

◆ **思政目标**

培养尊重生命的职业精神，将人民群众的生命安全和身体健康放在首位，树立正确的人生观、价值观。

**案例 11-1A**

患者，男性，52 岁，1 h 前突发剧烈头痛，恶心、呕吐，未做任何处置，急送医院处理。急诊初步诊断为脑出血、颅内压增高。

**请回答：**

该患者的护理评估内容有哪些？

颅内压增高（intracranial hypertension）是由颅脑疾病导致颅腔内容物体积增加或颅腔容积缩小，超过颅腔可代偿的容量，导致颅内压持续高于 200 mm$H_2O$（2.0 kPa），患者以头痛、呕吐和视神经盘水肿为主要表现的综合征。颅内压增高是颅脑损伤、颅内肿瘤、颅内感染、脑血管疾病和脑积水等颅脑疾病共有的综合征。如不能及时诊断并解除引起颅内压增高的病因或采取相应的处理措施，患者将因意识丧失、呼吸抑制等而死亡。

脑组织在压力梯度驱使下，被挤入小脑幕裂孔、枕骨大孔、大脑镰下间隙等生理性间隙或病理性孔道中，导致脑组织、血管及脑神经等重要组织结构受压，从而出现一系列临床综合征，称为脑疝（brain hernia）。

## 【病因】

1．颅腔内容物体积或量增加

（1）脑体积增大：如脑水肿。

（2）脑脊液增多：脑脊液循环和（或）吸收障碍，导致梗阻性脑积水或交通性脑积水。

（3）脑血流量增加：如静脉窦血栓形成、高碳酸血症时，动脉血中二氧化碳分压增高、脑血管扩张，导致脑血流量急剧增多。

（4）占位性病变：如颅内血肿、脑脓肿、脑肿瘤等病变在颅腔内占据一定体积，导致颅内压增高。

2．颅内空间或颅腔容积缩小

（1）先天性畸形（如狭颅症、颅底凹陷症等先天性因素）使颅腔容积变小。

（2）外伤致大片凹陷性骨折，使颅内空间相对变小。

## 【病理生理】

### （一）正常颅内压的调节机制

成人颅腔是由颅骨构成的半封闭体腔，颅腔内容纳脑组织、脑脊液和血液三种内容物。颅缝闭合后，颅腔的容积固定不变，成人颅腔容积为 1400 ～ 1500 ml。颅腔的上述三种内容物与颅腔容积相适应，使颅内保持一定的压力，称为颅内压（intracranial pressure，ICP）。由于颅内脑脊液介于颅腔壁和脑组织之间，一般以脑脊液的静水压代表颅内压，可通过侧卧位腰椎穿刺或直接侧脑室穿刺测量来获得该压力值。成人正常颅内压为 70 ～ 200 $mmH_2O$（0.7 ～ 2.0 kPa），儿童正常颅内压为 50 ～ 100 $mmH_2O$（0.5 ～ 1.0 kPa）。临床上还可以通过颅内压监护装置，进行持续动态观察颅内压。

随堂测 11-1

正常颅内压可有小范围的波动，与血压和呼吸关系密切，在血压收缩期颅内压略有增高，舒张期颅内压稍下降；呼气时颅内压略增高，吸气时颅内压稍降低。颅内压的调节除部分依靠颅内的静脉血被排挤到颅外血液循环外，主要是通过脑脊液的分布和分泌变化来调节的。当颅内压降低时，脑脊液的分泌增加而吸收减少，使颅内脑脊液量增多，以维持颅内压不变。反之，当颅内压增高时，脑脊液的分泌减少而吸收增多，使颅内脑脊液量减少，以代偿增高的颅内压。脑脊液的总量占颅腔总容积的 10%，一般而言，颅内容积超过 5%的临界值范围，或颅腔容量缩减超过颅腔容积的 8%～ 10%，即可引起颅内压增高（图 11-1）。

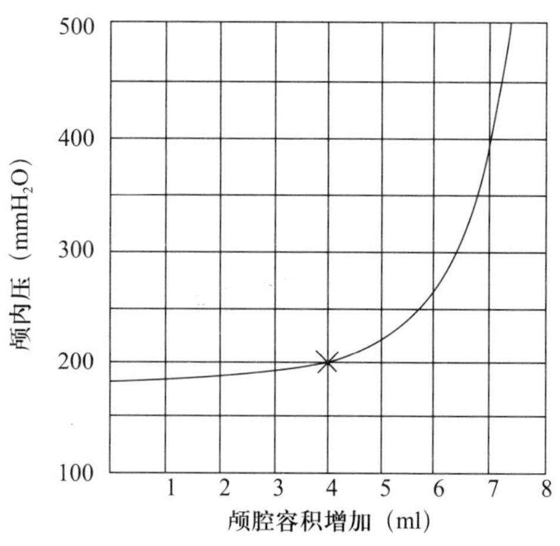

**图 11-1　颅内压与颅腔容积之间的关系曲线**

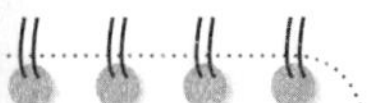

### （二）颅内压增高的后果

1．脑脊液量减少　在颅内压增高早期，为保持一定的血流量，以维持脑组织正常功能，颅内压的调节主要是以减少脑脊液量为主。通过以下途径完成：①颅内脑室和蛛网膜下腔的脑脊液被挤入椎管；②脑脊液吸收加快；③脉络丛血管收缩，脑脊液分泌减少。由于脑脊液总量仅占颅腔容积的10%，当颅内压增高到一定程度时，上述生理调节能力将逐渐丧失，最终导致严重的颅内压增高。

2．脑血流量减少　正常成人每分钟约有1200 ml血液进入颅内，通过脑血管的自动调节功能进行调节。如下列公式所示：

脑血流量（CBF）= 脑灌注压（CPP）/ 脑血管阻力（CVR）

其中，脑灌注压（CPP）= 平均动脉压（MAP）– 颅内压（ICP）。正常脑灌注压为70 ~ 90 mmHg（9.3 ~ 12 kPa），脑血管阻力为1.2 ~ 2.5 mmHg（0.16 ~ 0.33 kPa）。颅内压增高时，脑灌注压下降，机体通过脑血管扩张来降低血管阻力，维持脑血流量稳定。但当颅内压急剧增高时，脑血管的自动调节功能失效，脑血流量急剧减少，可引起脑组织缺氧和代谢紊乱，导致脑水肿加重，使颅内压进一步增高。当颅内压增高至接近平均动脉压时，脑血流量几乎为零，脑组织处于严重缺血、缺氧状态，可导致脑死亡。

3．脑缺血反应　又称库欣（Cushing）反应，当颅内压增高至35 mmHg以上，脑灌注压在40 mmHg以下时，脑干处于严重缺血、缺氧状态，为维持必需的脑血流量，机体通过神经系统的反射作用，使全身周围血管收缩、血压升高、心排血量增加，呼吸减慢、加深。动脉压升高，心率减慢、心排血量增加和呼吸深慢的三联反应，称为库欣反应或脑缺血反应。

4．脑疝　脑疝是颅内压增高危象和导致死亡的主要原因。根据移位的脑组织及其通过的硬脑膜间隙和孔道，可将脑疝分为3类（图11-2）：①小脑幕切迹疝，又称颞叶钩回疝，是位于小脑幕切迹缘的颞叶海马旁回（海马回）、钩回通过小脑幕切迹被挤向幕下；②枕骨大孔疝，又称小脑扁桃体疝，是小脑扁桃体及延髓经枕骨大孔被挤向椎管内；③大脑镰下疝，又称扣带回疝，是一侧半球的扣带回经镰下孔被挤入对侧分腔。当小脑幕切迹疝发生时，移位的脑组织在小脑幕切迹下方，脑干受压移位。由于同侧的大脑脚受到挤压而造成病变对侧偏瘫，同侧动眼神经受到挤压可引起动眼神经麻痹症状。移位的钩回、海马回可将大脑后动脉挤压至小脑幕切迹缘，导致枕叶皮质缺血、坏死。发生枕骨大孔疝时，延髓直接受压，患者可迅速出现呼吸骤停。脑疝发生时，脑脊液循环通路进一步受阻，加剧了颅内压增高，形成恶性循环，使病情迅速恶化。

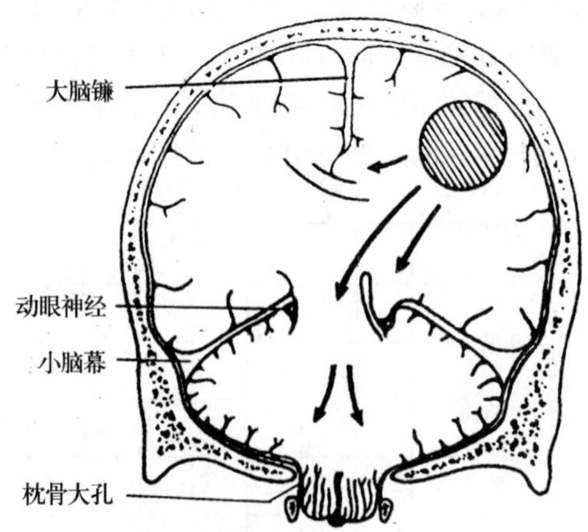


**图11-2　大脑镰下疝（上）、小脑幕切迹疝（中）和枕骨大孔疝（下）示意图**

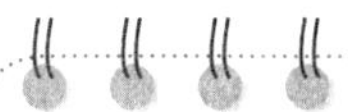

## 【护理评估】

（一）临床表现

1．颅内压增高表现　头痛、呕吐、视神经盘水肿是颅内压增高的典型表现，称为颅内压增高“三主征”，但“三主征”各自出现的时间不一致，同时还可伴随其他症状和体征。

（1）头痛：是最常见的症状，是由于颅内压增高使脑膜血管和神经受刺激与牵拉所致。清晨和夜间较重，多位于前额及颞部，以胀痛和撕裂痛多见。头痛的性质和部位与颅内原发病变的性质和部位有一定关系，可随颅内压增高而进行性加重，患者在咳嗽、打喷嚏、弯腰、用力、低头时，头痛可加重，坐位时可减轻。

（2）呕吐：多为喷射状，常出现于剧烈头痛时，易发生在餐后，同时可伴有恶心，是由于迷走神经受激惹所致。呕吐后，头痛可有所缓解。患者持续呕吐可导致水、电解质紊乱和体重减轻。

（3）视神经盘水肿：是颅内压增高的重要客观体征之一。主要是由于视神经受压、眼底静脉回流受阻引起，可表现为视神经盘充血、隆起，边缘模糊，中央凹变浅或消失，视网膜静脉怒张、迂曲，动、静脉比例失调，搏动消失，严重时视神经盘周围可见火焰状出血。长期、慢性颅内压增高可引起视神经萎缩而导致失明。

（4）意识障碍及生命体征变化：意识障碍是颅内压增高患者常见的临床表现之一。慢性颅内压增高患者往往伴有意识障碍，反应迟钝。急性颅内压增高患者常伴有进行性意识障碍甚至昏迷。患者可伴有典型的生命体征变化，出现库欣反应，严重者可出现呼吸、循环衰竭而导致死亡（图 11-3）。

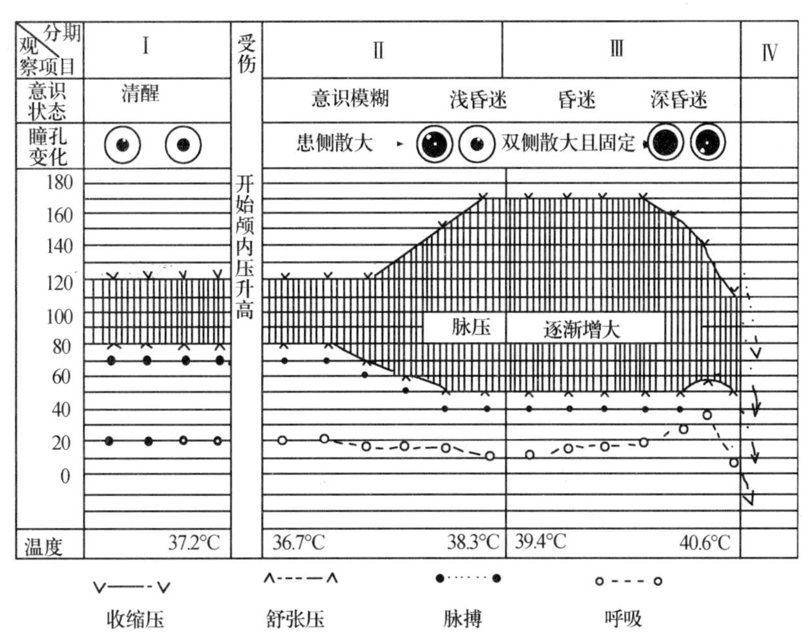


**图 11-3　颅内压增高时患者意识、瞳孔、生命体征典型变化图解**

注：Ⅰ．正常；Ⅱ．代偿期（脉搏缓慢，洪大有力，呼吸深长）；Ⅲ．失代偿期（脉搏稍不规则，逐渐增快，不规则呼吸，转为潮式呼吸）；Ⅳ．衰竭期（呼吸先停）

（5）其他症状和体征：颅内压增高患者可出现复视、头晕、猝倒等。婴幼儿颅内压增高时，可见头皮和额眶部浅静脉扩张、颅缝增宽或分离、前囟饱满隆起。头颅叩诊可有破罐音（Macewen 征）。

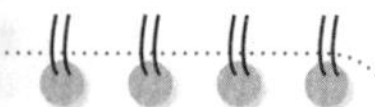

2．脑疝表现

（1）小脑幕切迹疝

1）颅内压增高症状：表现为剧烈头痛进行性加重，伴烦躁不安，与进食无关的频繁的喷射性呕吐。

2）瞳孔改变：脑疝初期，由于患侧动眼神经麻痹，患侧瞳孔逐渐散大，直接和间接对光反射消失，伴上睑下垂及眼球外斜。若脑疝进行性恶化，对侧动眼神经因脑干移位也受到推挤，或因脑干缺血致动眼神经核功能丧失，则可相继出现双侧瞳孔散大、固定，对光反射消失（图 11-4）。

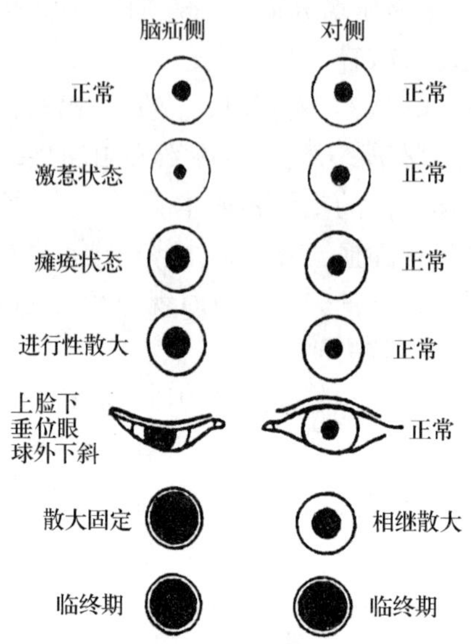


**图 11-4　一侧小脑幕切迹疝引起的典型瞳孔变化过程**

3）运动障碍：表现为病变对侧肢体肌力减弱或麻痹，病理征呈阳性。脑疝进展时，可致双侧肢体自主活动丧失，严重时可出现去大脑强直，是脑干严重受损的信号。

4）意识改变：由于脑干内网状上行激动系统受累，患者随脑疝进展可出现嗜睡、浅昏迷甚至深昏迷。

5）生命体征紊乱：由于脑干受压，脑干内生命中枢功能紊乱或衰竭，患者可出现生命体征异常。主要表现为心率减慢或不规则，血压忽高忽低，呼吸不规则，大汗淋漓，面色潮红或苍白，体温高达 41℃或体温不升，甚至因呼吸、循环衰竭而死亡。

（2）枕骨大孔疝：由于颅后窝容积较小，对颅内高压的代偿能力有限，病情变化更快。患者常有进行性颅内压增高的临床表现，头痛剧烈，呕吐频繁，颈项强直或呈强迫头位。生命体征紊乱出现较早，意识障碍、瞳孔改变出现较晚。因脑干缺氧，瞳孔可忽大忽小。由于位于延髓的呼吸中枢受损严重，患者早期即可突发呼吸骤停而死亡。

**（二）辅助检查**

1．头颅 X 线检查　颅内压增高患者可见颅骨骨缝分离，指状压迹增多，鞍背骨质疏松及蝶鞍增大等。小儿可见颅缝分离。

2．CT 和 MRI 检查　可见脑沟变浅，脑室、脑池缩小或脑结构变形等，通常能显示病变的位置、大小和形态，对判断引起颅内压增高的原因具有参考价值。

3．脑血管造影或数字减影脑血管造影（DSA）　用于诊断脑血管疾病和血供丰富的颅脑肿瘤。

4．腰椎穿刺　可进行颅内压力测定和脑脊液检查。有明显颅内压增高者可能引发脑疝，应禁忌腰椎穿刺。

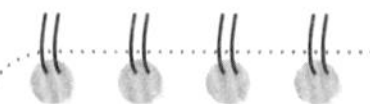

（三）与疾病相关的健康史

1．评估婴幼儿及小儿颅缝是否未闭合或闭合尚未牢固，老年人有无脑萎缩。

2．了解患者有无脑外伤、脑肿瘤、脑炎及高血压、脑动脉硬化病史，是否合并其他系统疾病，如尿毒症、毒血症、肝性脑病或酸碱平衡失调等。

3．评估有无导致颅内压急骤升高的相关因素　如呼吸道梗阻、便秘、剧烈咳嗽、高热、癫痫等。

（四）心理社会状况

了解患者有无因头痛、呕吐等不适而导致烦躁不安、焦虑等心理反应。脑疝病情危重，可能危及生命，患者及家属会产生恐惧心理，焦急万分。应了解患者及家属对疾病的认知程度、家庭经济状况和社会支持情况。

**科研小提示**

研究提示，神经外科重症患者家属常有焦虑等心理反应，可探索患者家属心理干预模式。

（五）治疗原则

处理原发疾病，颅内压增高引发急性脑疝时，应行手术治疗。

1．非手术治疗　适用于颅内压增高原因不明者，或作为手术前准备。治疗要点：①限制液体入量，对于颅内压增高明显的患者，摄入量应限制在每日 1500 ~ 2000 ml；②降低颅内压，使用高渗性或利尿性脱水剂，使脑组织间水分通过渗透作用进入血液循环，再经肾排出，从而达到减轻脑水肿和降低颅内压的目的；③激素治疗，应用肾上腺皮质激素可稳定血 - 脑脊液屏障，预防和缓解脑水肿，达到降低颅内压的目的；④冬眠疗法，可降低基础代谢率，减少脑组织耗氧量，防止脑水肿的发生与发展；⑤辅助过度换气；⑥预防和控制感染；⑦镇痛等对症处理，遵医嘱应用止痛药，但应注意禁用吗啡、哌替啶等药物。

2．手术治疗　手术治疗去除病因是最根本和最有效的治疗方法，如手术切除颅内肿瘤、清除颅内血肿、处理大片凹陷性骨折等。对脑积水患者，行脑脊液分流术，将脑室内的液体通过特殊导管引入蛛网膜下腔、腹腔或心房；行侧脑室体外引流术或病变侧颞下减压术等，以降低颅内压。

**案例 11-1B**

体格检查：患者意识模糊，双侧瞳孔直径约为 3.0 mm，对光反射存在，表情痛苦，四肢肌力、肌张力正常，脑膜刺激征呈阳性。头部 CT 检查可见脑室内出血。拟行脑室钻孔引流术。

**请回答：**

该患者围手术期的主要护理措施有哪些?

## 【主要护理诊断 / 问题】

1．急性疼痛　与颅内压增高有关。

2．有体液不足的危险　与颅内压增高引起剧烈呕吐及应用脱水剂等有关。

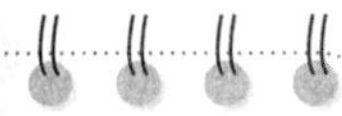

3．有脑组织灌注无效的危险　与颅内压增高有关。

4．潜在并发症：脑疝。

## 【护理措施】

**（一）降低颅内压，维持脑组织正常灌注**

1．休息　抬高床头15°～30°，以利于颅内静脉回流，减轻脑水肿。劝慰患者安心休养，避免情绪激动，以免血压骤升而致颅内压增高。

2．保持呼吸道通畅　予以持续或间断吸氧，改善脑部缺氧症状。呼吸道梗阻时，患者用力呼吸，胸膜腔内压及 $PaCO_2$ 增高可致脑血管扩张、脑血流量增多，也可引起颅内压增高，应及时清除呼吸道分泌物及呕吐物。对舌根后坠者，可托起下颌或放置口咽通气管，防止颈部过屈或过伸。对意识不清及咳痰困难的患者，应配合医师尽早行气管切开术。加强基础护理，预防肺部并发症。

随堂测 11-2

3．避免剧烈咳嗽和便秘　剧烈咳嗽和用力排便可使胸、腹腔内压力骤然升高而导致脑疝，应及时治疗感冒、咳嗽。颅内压增高患者因限制水分摄入及脱水治疗，常出现粪便干结，应鼓励患者多进食蔬菜和水果。对已有便秘者，可给予缓泻药或低压小剂量灌肠，避免高压大量灌肠。

4．控制癫痫发作　癫痫发作可加重脑缺氧及脑水肿，须遵医嘱应用药物。

5．躁动的处理　颅内压增高可导致缺氧，尿潴留可导致膀胱过度充盈，粪便干硬以及冷、热、饥饿等不适均可引起患者躁动。对于躁动患者，应寻找并解除引起躁动的原因，不可盲目使用镇静药或予以强制性约束。应给予患者适当保护，防止外伤及意外的发生。若躁动患者变为安静或由安静变为躁动，常提示病情发生变化。

**（二）维持正常的体液容量**

1．呕吐的护理　及时清理呕吐物，防止误吸，观察并记录呕吐物的量、颜色和性质。

2．脱水治疗的护理　使用脱水剂可引起水、电解质紊乱，应注意适当补充水分及电解质。

3．观察和记录　记录24 h液体出入量，注意观察患者的脱水症状以及水、电解质情况。

**（三）缓解疼痛**

做好降低颅内压的相应护理，有效控制颅内压。遵医嘱应用止痛药。

**（四）病情观察**

密切观察病情变化，观察患者的意识状态、生命体征及瞳孔变化，警惕颅内高压危象的发生。

1．意识状态　目前，临床对意识障碍的分级方法不一，常用传统分级方法及Glasgow昏迷评分法。传统分级方法将意识状态分为清醒、意识模糊、浅昏迷、昏迷和深昏迷5级（表11-1）。

**表11-1　传统意识状态分级方法**

| 意识状态 | 语言刺激反应 | 痛刺激反应 | 生理反应 | 排尿、排便能否自理 | 能否配合检查 |
|---|---|---|---|---|---|
| 清醒 | 灵敏 | 灵敏 | 正常 | 能 | 能 |
| 意识模糊 | 迟钝 | 不灵敏 | 正常 | 有时不能 | 尚能 |
| 浅昏迷 | 无 | 迟钝 | 正常 | 不能 | 不能 |
| 昏迷 | 无 | 无防御 | 减弱 | 不能 | 不能 |
| 深昏迷 | 无 | 无 | 无 | 不能 | 不能 |

Glasgow昏迷评分法主要评定睁眼反应、言语反应及运动反应三方面内容，三者得分相加的最终得分可表示意识障碍程度。最高分为15分，代表意识完全清醒；8分以下为昏迷；最低分为3分，代表深昏迷。分数越低，表明意识障碍越严重（表11-2）。

表 11-2　Glasgow 昏迷评分法

| 睁眼反应 | 评分（分） | 言语反应 | 评分（分） | 运动反应 | 评分（分） |
|---|---|---|---|---|---|
| 自动睁眼 | 4 | 回答正确 | 5 | 按指令行动 | 6 |
| 呼唤睁眼 | 3 | 回答错误 | 4 | 刺痛能定位 | 5 |
| 痛时睁眼 | 2 | 吐词不清 | 3 | 刺痛时回缩 | 4 |
| 不能睁眼 | 1 | 有声无语 | 2 | 刺痛时屈曲 | 3 |
| | | 不能发声 | 1 | 刺痛时过伸 | 2 |
| | | | | 无动作 | 1 |

2．生命体征　注意呼吸节律和深度、脉搏快慢和强弱，以及血压和脉压的变化。若血压上升、脉搏缓慢有力、呼吸深慢，则提示颅内压增高。

3．瞳孔　正常瞳孔等大、圆形，直接、间接对光反射灵敏。严重颅内压增高时，患者瞳孔可出现异常变化。

4．颅内压监测　将导管或微型压力感受器探头置于颅腔内，另一端与颅内压监护仪连接，可将颅内压变化动态转变为电信号，显示在示波屏或数字仪上，并用记录器连接描记压力曲线，以动态了解颅内压情况。监测前，应调整记录仪与传感器的零点，一般位于外耳道水平。患者保持平卧或头抬高 10° ～ 15°，保持呼吸道通畅，对躁动患者适当使用镇静药，避免外来因素干扰监护。应注意防止管道阻塞、打折及传感器脱出。监护过程中，应严格执行无菌操作，预防感染。一般认为，颅内压增高在 16 ～ 20 mmHg 范围内为轻度增高，在 20 ～ 40 mmHg 为中度增高，40 mmHg 以上为严重增高，且增高 30 ～ 40 mmHg 为危险颅内压增高的临界点（1 mmHg=1.36 mm$H_2O$。）

（五）药物治疗与护理

1．脱水治疗　常用高渗性和利尿性脱水剂，使脑组织间的水分通过渗透作用进入血液循环，再经肾排出，可使脑体积缩小，降低颅内压。常用 20% 甘露醇 250 ml，15 ～ 30 min 内滴注完，每天 2 ～ 4 次。滴注后 10 ～ 20 min，颅内压开始下降，维持 4 ～ 6 h。使用脱水药物时，应注意输液的速度，观察脱水效果。使用高渗性液体后，血容量骤然增加，可加重循环系统负担，导致心力衰竭或肺水肿，应注意儿童、老年人及心功能不良者慎用。为防止颅内压反跳现象的发生，脱水药物应按医嘱定时使用，停药前应逐渐减量或延长给药间隔时间。

**知识链接**

**甘露醇治疗颅内压增高的不良反应**

不良反应常见以下几种情况：①血浆渗透压过高，急性血浆渗透压快速增高时，可引起脑细胞内失水，脑细胞皱缩可引起机械性脑血管牵拉，继发脑血管损害。高血浆渗透压可引起体液容量发生变化，导致有效循环血量锐减，加重脑损伤。细胞内水分向细胞外移动，可导致严重的肺水肿，甚至多脏器功能不全。②渗透性肾病，对老年患者或已发生肾衰竭的患者更加具有潜在的危险，通常在应用高剂量甘露醇（> 0.2 kg/d 或者 48 h 后累积量 > 0.4 kg）后发生。③颅内压反跳加重脑水肿，长时间使用高剂量甘露醇，可导致脑组织中的药物浓度更高，引发脑水肿加重，导致颅内压反跳。甘露醇在脑组织中的累积呈时间依赖性，小剂量使用甘露醇可以减轻脑水肿加重和颅内压反跳。④其他不良反应，如药物浸润所致的皮肤脱落、利尿所致的低血容量、低钾血症和碱血症，以及在糖尿病和老年患者中出现高血糖高渗状态等。

2．激素治疗　应用肾上腺皮质激素可预防和缓解脑水肿，改善患者症状。常用地塞米松 5 ～ 10 mg，静脉或肌内注射。氢化可的松 100 mg 静脉注射，每天 1 ～ 2 次。泼尼松 5 ～ 10 mg 口服，每天 1 ～ 3 次。注意观察患者有无应激性溃疡、出血、感染等不良反应。

**（六）辅助过度换气**

可提高血液中的氧分压，排出二氧化碳，使脑血管收缩，脑血流量减少。动脉血 $CO_2$ 分压每下降 1 mmHg，可使脑血流量递减 2%，从而使颅内压相应降低。应定时进行血气分析，维持患者 $PaO_2$ 为 90 ～ 100 mmHg（12 ～ 13.33 kPa）、$PaCO_2$ 为 25 ～ 30 mmHg（3.33 ～ 4.0 kPa）。过度换气持续时间不宜超过 24 h，以免引起脑缺血。

**（七）冬眠疗法**

应用药物和物理方法降低患者体温，以降低脑耗氧量和代谢率，减少脑血流量，改善细胞膜通透性，增加脑组织对缺血、缺氧的耐受力，防止脑水肿的发生和发展，同时有一定的降低颅内压作用。当体温降至 30℃时，脑代谢率仅为正常体温时的 50%左右，脑脊液压力较降温前降低 56%。体温每下降 1℃，脑血流量平均减少 6.7%，脑脊液压力平均下降 5.5%。冬眠疗法适用于各种原因引起的严重脑水肿、中枢性高热患者，但儿童和老年人应慎用，休克、全身衰竭或房室传导阻滞者应禁用。

1．环境和物品准备　将患者安置于单人病房，室内光线宜暗，室温为 18 ～ 20℃。室内备氧气、吸引器、血压计、听诊器、水温计、冰袋、导尿包、吸痰盘、冬眠药物、急救药物及器械和护理记录单等，由专人护理。

2．降温方法　遵医嘱给予足量冬眠药物，如冬眠Ⅰ号合剂（氯丙嗪、异丙嗪、哌替啶）或冬眠Ⅱ号合剂（哌替啶、异丙嗪、二氢麦角碱），待自主神经被充分阻滞，患者御寒反应消失，进入昏睡状态后，方可应用物理降温。为增强冬眠效果，可酌情使用苯巴比妥或水合氯醛。物理降温方法可采用头部戴冰帽或在颈动脉、腋动脉、肱动脉、股动脉等主干动脉表浅部放置冰袋。降温速度以每小时下降 1℃为宜，体温以肛温降至 32 ～ 34℃、腋温降至 31 ～ 33℃较为理想。体温过低易诱发心律失常、低血压、凝血障碍等并发症，并且可导致患者反应迟钝，影响观察；体温高于 35℃，则疗效不佳。

3．严密观察病情　在治疗前，应观察并记录患者的生命体征、意识状态、瞳孔和神经系统症状，与治疗后进行观察对比。治疗期间，若患者脉搏超过 100 次 / 分，收缩压低于 100 mmHg（13.3 kPa），呼吸次数减少或不规则，则应及时通知医师，停止冬眠疗法或更换冬眠药物。

4．饮食护理　随着体温的降低，机体基础代谢率也降低，对能量及水分需求量也相应减少，可根据患者的意识状态、胃肠功能确定饮食的种类。每日液体入量不宜超过 1500 ml，肠内营养液温度宜与当时体温相同。低温时，患者胃肠蠕动减弱，应观察患者有无胃潴留、腹胀、便秘、消化道出血等，防止反流和误吸。

5．预防并发症　①肺部并发症：保持呼吸道通畅，加强肺部护理。由于患者处于昏睡状态且因药物作用使肌肉松弛，患者易出现舌后坠，吞咽、咳嗽反射均较正常减弱，故应定时为患者翻身、拍背，防止出现并发症。②低血压：冬眠药物可使外周血管阻力降低而引起低血压。在搬动患者或为其翻身时，动作要缓慢、轻柔、平稳，以防止发生直立性低血压。③冻伤：冰袋外加用布套，并定时更换部位，观察放置冰袋处的皮肤及肢体末端（如手指、足趾、耳郭等处）血液循环情况，定时予以局部按摩，以防冻伤。④其他：由于患者意识障碍及循环功能减弱，故应加强皮肤护理，防止压疮的发生。治疗期间，患者角膜反射减弱，保护性分泌物减少，要注意保护眼部。

6．缓慢复温　冬眠疗法时间一般为 3 ～ 5 d，可重复治疗。停用冬眠疗法时，应先停止物理降温，再逐步减少药物剂量或延长相同剂量的药物维持时间，直至停药。为患者加盖被毯，使体温自然回升，必要时加用电热毯或热水袋复温，注意防止烫伤。

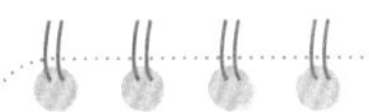

### （八）脑室引流的护理

脑室引流是经颅骨钻孔或锥孔穿刺侧脑室放置引流管，将脑脊液引流至体外。

1．引流管的位置　在严格无菌条件下连接引流袋，妥善固定引流管及引流袋。引流管开口高于侧脑室平面 10 ~ 15 cm，以维持正常颅内压。

2．引流速度及量　术后早期应控制引流速度，抬高引流袋，缓慢引流。若引流过快、过多，则可使颅内压骤然降低。每日引流量以不超过 500 ml 为宜。颅内感染患者脑脊液分泌增多，应注意补液，避免发生水、电解质紊乱。

3．保持引流通畅　适当限制患者头部活动范围，活动及翻身时避免引流管受压、扭曲、成角、折叠或脱出。注意观察引流管是否通畅，若引流管内有脑脊液流出，管内液面随患者呼吸、脉搏等上下波动，则表明引流管通畅。若引流管内无脑脊液流出，则应查明原因。可能原因有：①颅内压低于 120 ~ 150 mm$H_2O$（1.18 ~ 1.47 kPa），可将引流袋降低，再观察有无脑脊液流出；②引流管放入脑室过深、过长，在脑室内盘曲成角，可请医师对照 X 线检查结果，将引流管缓慢向外抽出至有脑脊液流出后，再重新固定；③引流管口吸附于脑室壁，将引流管轻轻旋转，使管口离开脑室壁；④若怀疑引流管被凝血块或脑组织阻塞，则应在严格消毒管口后，用无菌注射器轻轻向外抽吸，切不可注入生理盐水冲洗，以免管内阻塞物被冲至脑室系统狭窄处，引起脑脊液循环受阻。若经上述处理后仍无脑脊液流出，则应按需更换引流管。

4．观察并记录脑脊液的颜色、量及性状　正常脑脊液为无色透明，无沉淀，术后 1 ~ 2 d 脑脊液可略呈血性。若脑脊液中有大量血液或血色逐渐加深，常提示脑室内出血。如发生脑室内大量出血，则需紧急手术。

5．严格执行无菌操作　注意保持引流装置的无菌状态。每日更换引流袋时，应先夹闭引流管，以免空气或管内脑脊液逆流入脑室，必要时可做脑脊液常规检查或细菌培养。

6．拔管　拔管前，应行头颅 CT 检查，并先试行夹闭引流管 24 h，以了解脑脊液循环是否通畅。若患者颅内压再次升高，并出现头痛、呕吐等颅内压增高症状，则应立即开放引流管，并告知医师。如未出现上述症状，患者脑脊液循环通畅，即可拔管。拔管后，应予以加压包扎，嘱患者卧床休息和减少头部活动。严密观察穿刺点有无渗血、渗液，若有脑脊液漏出，则应及时处理，以免引起颅内感染。

### （九）脑脊液分流术后护理

严密观察患者的病情变化，判断分流术后效果。警惕有无分流管阻塞和感染等并发症。观察有无脑脊液漏，一旦发现，应及时通知医师处理。

### （十）脑疝的急救护理

1．快速静脉输注强效脱水剂，并观察脱水效果。

2．吸氧，保持呼吸道通畅。

3．准备气管插管盘及呼吸机，对呼吸功能障碍患者，行人工辅助呼吸。

4．密切观察呼吸、脉搏、瞳孔变化。

5．紧急做好术前特殊检查及术前准备。

### （十一）心理护理

鼓励患者和家属说出其内心的感受，帮助其接受疾病带来的变化。向患者及家属介绍疾病有关知识和治疗方法，消除患者的疑虑和误解。

## 小　结

1．病因　颅腔内容物体积（或量）增加与颅内空间（或颅腔容积）缩小，均可导致

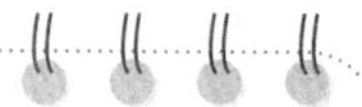

颅内压增高。

2. 临床表现　颅内压增高最主要的症状为头痛、呕吐及视神经盘水肿。对小脑幕切迹疝患者，应注意观察瞳孔改变情况，初期患侧瞳孔变小，随着病情进展，患侧瞳孔逐渐散大，直至双侧瞳孔散大。枕骨大孔疝患者瞳孔改变出现较晚，可突发呼吸与心搏骤停。

3. 治疗原则　非手术治疗适用于颅内压增高原因不明者，或作为手术前准备。颅内压增高患者出现急性脑疝时，应行手术治疗。

4. 护理　包括降低颅内压，缓解疼痛，维持正常的脑组织灌注，密切观察患者的病情变化，预防及处理并发症，避免颅内高压危象的发生。脑室引流术后，要保持引流管通畅，注意观察脑脊液的颜色、量、性状及引流速度。

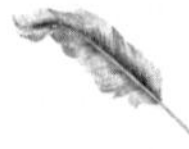

## 思考题

患者，男性，55 岁，农民，因“头痛、呕吐 3 个月伴癫痫发作”入院。患者主诉 3 个月前出现头痛症状，头痛严重时偶尔会伴发呕吐。近 1 个月，患者出现双眼视力减退，视物模糊。3 天前，患者开始出现持续性头痛且不缓解，呕吐频繁，呕吐量约为 1000 ml/d，偶有癫痫发作。

体格检查：体温 36.5℃，脉搏 78 次 / 分，呼吸 19 次 / 分，血压 145/89 mmHg，双侧瞳孔直径约为 3.0 mm，对光反射存在。急查头部 CT 示：颅内鞍区占位性病变。拟行开颅手术。

请回答：

该患者目前主要的护理诊断 / 问题有哪些？应如何护理？

（韩烜烨）

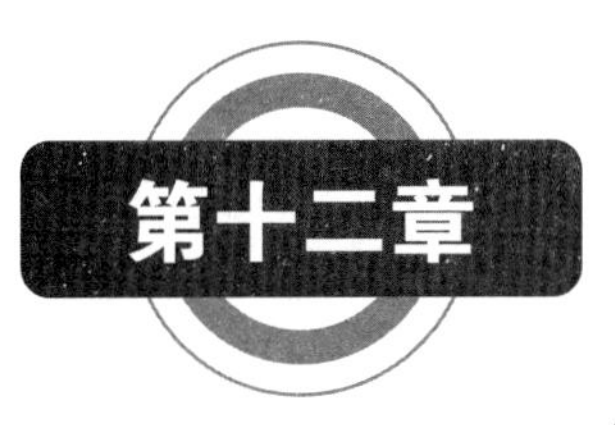

# 第十二章 颅脑损伤患者的护理

第12章数字资源

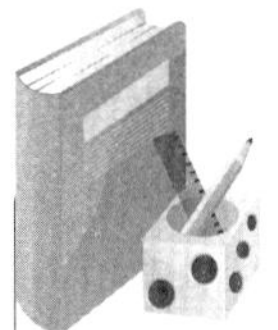

导学目标

通过本章内容的学习，学生应能够：

◆ 基本目标

1. 复述各类颅脑损伤患者的症状、体征特点。
2. 说明颅脑损伤患者的护理诊断/问题和处理原则。
3. 描述各类颅脑损伤患者的评估要点。
4. 解释颅脑损伤的病因。
5. 鉴别各类颅内血肿。

◆ 发展目标

根据临床实际情况，为颅脑损伤患者制订个体化护理计划，并提供正确的护理措施及健康指导。

◆ 思政目标

培养临床思维、急救意识及肩负社会责任的意识，坚定理想信念，激发学生的家国情怀。

颅脑损伤（craniocerebral injury）是机械运动的动能作用于头部，导致头皮、颅骨、脑血管、脑神经及脑组织发生变形、破裂而造成损伤。其发生率仅次于四肢伤，占全身损伤的15%～20%，好发于15～44岁，平均年龄约30岁，男性发生率为女性的2倍。主要因交通、工矿作业等事故，自然灾害、火器伤、高空坠落、爆炸、跌倒，以及及各种锐器、钝器对头部造成损伤，常与身体其他部位的损伤复合存在。

## 第一节 头皮损伤

**案例 12-1A**

患者，女性，45岁，工人，操作机器时长发不慎被卷入机器中，导致头皮部分撕脱，伴头顶残留皮肤活动性出血。同事发现后，立即用干净的毛巾裹住患者头部，将撕脱头皮用毛巾包好，并将其送至附近医院。

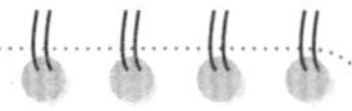

**请回答：**

该患者的护理评估内容有哪些？

头皮损伤（scalp injury）是颅脑损伤中较为常见的一种。常见的头皮损伤类型有头皮血肿（scalp hematoma）、头皮撕裂伤（scalp laceration）及头皮撕脱伤（scalp avulsion）。

## 【病因】

1．头皮血肿　多为钝性暴力直接损伤头皮所致。按血肿出现在头皮的层次，可将其分为皮下血肿（subcutaneous hematoma）、帽状腱膜下血肿（subgaleal hematoma）和骨膜下血肿（subperiosteal hematoma）。皮下血肿多见于撞击伤和产伤；帽状腱膜下血肿是由于头部受到斜向暴力使头皮发生严重滑动，该层间的血管被撕裂所致；骨膜下血肿多见于颅骨骨折和产伤。

2．头皮撕裂伤　钝器可造成头皮挫伤、不规则裂伤或头皮血肿，锐器所致损伤的伤口整齐。由于头皮血管丰富，出血较多，可引起失血性休克。

3．头皮撕脱伤　是最严重的头皮损伤。大多由于头发被卷入高速转动的机器内所致，头皮自帽状腱膜下或连同骨膜一并撕脱。由于剧烈疼痛和大量出血，可导致患者发生休克，较少合并颅骨和脑损伤。

## 【护理评估】

### （一）临床表现

1．头皮血肿

（1）皮下血肿：血肿体积小、张力大、压痛明显，周边较中心区硬，易被误认为颅骨凹陷骨折。

（2）帽状腱膜下血肿：因该处组织疏松，出血较易扩散，严重者血肿可蔓延至全头部，触之较软，有明显波动感。小儿及身体虚弱者，可导致贫血甚至休克。

（3）骨膜下血肿：血肿多局限于某一颅骨范围内，一般不跨过颅缝，张力较大，可有波动感。

2．头皮撕裂伤　由于头皮血管丰富，出血较多，可引起失血性休克。

3．头皮撕脱伤　头皮自帽状腱膜下或连同骨膜一并撕脱，疼痛剧烈，出血量大，患者常发生失血性休克，较少合并颅骨和脑损伤。

### （二）辅助检查

头颅X线检查可用于了解有无合并颅骨骨折。

### （三）与疾病相关的健康史

了解患者的受伤时间、经过、暴力大小和受伤部位，患者伤后有无功能障碍，病情进展情况，入院前给予的急救处理经过及效果。了解患者的既往健康情况，有无高血压、凝血功能障碍、糖尿病及心脏病等。了解患者有无其他外伤史、手术史以及药物过敏史。了解患者有无吸烟史、饮酒史，有无便秘等。

### （四）心理社会状况

部分患者出血量较多，且头皮损伤可能合并脑损伤，患者及家属可能出现焦虑、紧张心理。头皮撕脱后，可造成外形改变，对患者心理也会产生一定的影响。

### （五）治疗原则

1．头皮血肿　较小的头皮血肿无需特殊处理，伤后冰敷患处，1～2周可自行吸收。若血肿较大，则应在严格皮肤准备和消毒条件下，分次抽吸后再加压包扎。需注意的是，对伴有颅骨骨折的患者不宜加压包扎，以防止血液经骨折缝流入颅内，造成硬脑膜外血肿。若头皮血肿已发生感染，则可行切开引流。

2．头皮撕裂伤　急救时，首先采用加压包扎止血法，争取 24 h 内进行清创缝合。常规应用抗生素和破伤风抗毒素，并观察有无合并颅骨骨折及脑损伤。

3．头皮撕脱伤　急救时，应用无菌敷料覆盖创面后再行加压包扎。用无菌巾或干净的布包裹撕脱的头皮，避免污染，将其放置于冰块上，随患者一同尽快送至医院，争取清创后再植皮。

**案例 12-1B**

送往医院途中，患者意识清楚，主诉疼痛剧烈，未呕吐，无抽搐及排尿、排便失禁。入院后行急诊头部 CT 检查，未见颅内血肿及颅脑损伤。诊断为头皮撕脱伤，建议立即住院进行急诊手术。

**请回答：**

该患者的护理诊断 / 问题有哪些？护理措施有哪些？

### 【主要护理诊断 / 问题】

1．急性疼痛　与头皮损伤有关。

2．有感染的危险　与积血、头皮完整性受损有关。

3．潜在并发症：失血性休克、感染。

### 【护理措施】

1．头皮血肿　早期冷敷，以减少出血和疼痛。24 ～ 48 h 后改为热敷，以促进血肿吸收。嘱患者勿用力揉搓，以免增加出血。注意观察患者的意识状态、生命体征、瞳孔等变化，警惕合并颅骨损伤及颅脑损伤的可能。

2．头皮撕裂伤　遵医嘱用药预防感染，缓解疼痛。向患者适当解释病情，以缓解患者的紧张情绪。注意头皮复杂裂伤有合并颅骨损伤及颅脑损伤的可能，应注意观察患者的生命体征、意识、瞳孔等变化。

3．头皮撕脱伤　将撕脱的头皮用无菌敷料包裹，隔水放置于有冰块的容器内保存。植皮术后，应保护植皮片不受压、不滑动，以利于皮瓣成活。遵医嘱用药预防感染，缓解疼痛。

## 第二节　颅骨骨折

**案例 12-2A**

患者，45 岁，男性，建筑工人，3 h 前从 4 米左右高处坠落。患者伤后头痛，右侧外耳道流血，工友遂即将其送至医院。初步诊断为颅底骨折，面部皮肤擦伤，左颧区皮肤裂伤，建议住院治疗。

**请回答：**

该患者的护理评估内容有哪些？

颅骨骨折（fracture of skull）是指颅骨受暴力作用导致结构发生改变。骨折可发生于颅骨的任何部位，以顶骨最多见，其次为额骨、颞骨和枕骨。颅骨骨折的严重性通常不取决于骨折本身，而在于可能合并脑、脑膜、颅内血管和脑神经损伤。颅骨骨折按骨折部位可分为颅盖骨折（fracture of the skull cap）和颅底骨折（fracture of the skull base）；按骨折形态可分为颅骨线形骨折（linear fracture of skull）和颅骨凹陷骨折（depressed fracture of skull）；按骨折是否与外界相通可分为开放性颅骨骨折（open fracture of skull）与闭合性颅骨骨折（closed fracture of skull）。

## 【损伤机制】

颅骨遭受外力时是否发生骨折，主要取决于外力的大小、方向、致伤性质，以及致伤物与颅骨的接触面积和受力部位颅骨的解剖特点。当颅骨受到暴力打击时，着力点局部可下陷变形，颅腔也可随之变形。当暴力强度大、受力面积小时，颅骨多以局部变形为主，首先是受力点呈锥形内陷，内板受到较大牵张力而折裂。此时若外力作用终止，则外板可回弹复位保持完整，仅造成内板骨折，骨折片可穿破硬脑膜造成局限性脑挫裂伤。如果外力继续存在，则外板也将随之折裂，形成凹陷骨折或粉碎骨折。当外力引起颅骨整体变形较重，受力面积又较大时，可不发生凹陷骨折，而在较为薄弱的颞骨鳞部或颅底引发线形骨折，局部骨折线往往沿暴力作用的方向和颅骨脆弱部分延伸。当暴力直接打击在颅底平面上或暴力由脊柱上传时，常引起颅底骨折，多为线形骨折。颅底结构凹凸不平，骨嵴隆突，骨沟、骨管纵横交错，硬脑膜与颅底紧密连接，在受到强烈暴力导致颅底骨折时，易撕裂硬脑膜，引起脑脊液漏。颅前窝损伤可能累及的脑神经有嗅神经、视神经，颅中窝损伤可累及面神经、听神经，颅后窝损伤较少见。

## 【护理评估】

### （一）临床表现

1．颅盖骨折　分为线形骨折和凹陷骨折。前者包括颅缝分离，后者还包括粉碎骨折。线形骨折可伴有头皮损伤（挫裂伤、头皮血肿），凹陷骨折局部可扪及局限性下陷区。若凹陷骨折位于脑重要功能区浅面，则可导致偏瘫、失语、癫痫等。

2．颅底骨折　根据骨折部位的不同，可分为颅前窝骨折、颅中窝骨折和颅后窝骨折，临床表现各异（表 12-1）。

**表 12-1　颅底骨折的临床表现**

| 骨折部位 | 脑脊液漏 | 瘀斑部位 | 可能累及的脑神经 |
|---|---|---|---|
| 颅前窝 | 鼻漏 | 眶周、球结膜下（“熊猫眼”征） | 嗅神经、视神经 |
| 颅中窝 | 鼻漏和耳漏 | 乳突区（Battle 征） | 面神经、前庭蜗神经 |
| 颅后窝 | 无 | 乳突部、咽后壁 | 少见 |

### （二）辅助检查

1．X 线检查　颅盖骨折可根据头颅 X 线检查确诊，凹陷骨折 X 线检查可见骨折片陷入颅内的深度。

2．CT 检查　有助于了解骨折情况和有无合并颅脑损伤。

### （三）与疾病相关的健康史

了解患者的受伤时间和经过、暴力大小、受伤部位等。了解患者既往有无骨质疏松、骨肿瘤病史及手术史，既往有无高血压、糖尿病等病史。了解患者是否有吸烟、饮酒史，近期有无服用激素类药物及药物过敏史。

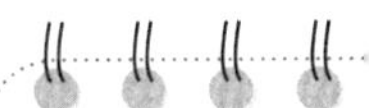

（四）心理社会状况

患者因意外损伤、生活不能自理，可发生心理变化。应评估患者有无恐惧或焦虑情绪。评估患者及家属对疾病预后的认知、心理承受程度及期望，以及对治疗费用的承受能力等。

（五）治疗原则

1．颅盖骨折

（1）单纯线形骨折：无需特殊处理，仅需卧床休息，予以对症治疗，如止痛、镇静等。但骨折线通过脑膜血管沟或静脉窦时，须注意有硬脊膜外血肿发生的可能。

（2）凹陷骨折：当凹陷骨折位于脑重要功能区表面，有脑受压症状或大面积骨折片下陷，直径大于 5 cm，深度超过 1 cm 时，应予以手术整复或摘除碎骨片。

2．颅底骨折　闭合性颅底骨折无需特殊处理，以预防颅内感染为主。若出现脑脊液漏，则为开放性损伤，须及时应用破伤风抗毒素及抗生素预防感染。大部分脑脊液漏在伤后 1 ～ 2 周可自愈，对持续漏液 4 周以上仍未愈合者，可行手术修补硬脑膜。若骨折片压迫视神经，则应争取在 24 h 内进行减压治疗。

**案例 12-2B**

入院后，患者右侧外耳道仍流血不止。

体格检查：体温 36.2℃，脉搏 122 次 / 分，呼吸 24 次 / 分，血压 122/69 mmHg。患者意识不清，嗜睡，双侧瞳孔等大、等圆，直径为 3.0 mm。

**请回答：**

该患者的护理诊断 / 问题有哪些？护理措施有哪些？

## 【主要护理诊断 / 问题】

1．有感染的危险　与脑脊液漏有关。

2．潜在并发症：颅内血肿、颅内压增高、颅内低压综合征。

## 【护理措施】

（一）脑脊液漏的护理

1．鉴别血性脑脊液与血性渗液　鉴别是否为脑脊液，可将血性液滴于白色滤纸上，若血迹外周有月晕样淡红色浸渍圈，则为脑脊液；行红细胞计数，与外周血红细胞相比较；通过葡萄糖定量检测鉴别，脑脊液中含糖，而鼻腔分泌物不含糖。

2．准确估计脑脊液外漏量　在鼻前庭或外耳道口放置干棉球，随湿随换，记录 24 h 浸湿棉球数，以估计脑脊液外漏量。

3．体位　取半坐卧位，头偏向患侧，借助重力作用使脑组织移至颅底，促使脑膜粘连而封闭漏口。脑脊液漏停止 3 ～ 5 周后，可改为平卧位。若脑脊液漏出较多，则应取平卧位，头稍抬高，以预防颅内压过低。

4．保持局部清洁　每日清洁 2 次，消毒外耳道、鼻腔和口腔。注意消毒棉球不宜过湿，以免液体逆流入颅内。

5．预防颅内逆行感染　对脑脊液漏患者，禁忌堵塞或冲洗鼻腔、耳道，禁止经鼻腔和耳道滴药，禁忌做腰椎穿刺，严禁经鼻腔吸痰或插入胃管。应告知患者勿抠鼻、挖耳。观察患者有无头痛、发热等。

随堂测 12-1

6．避免颅内压骤升　嘱患者勿用力咳嗽、屏气排便、擤鼻涕、打喷嚏等。

7．病情观察与用药　密切观察患者有无颅内感染迹象，根据医嘱预防性应用抗菌药及破伤风抗毒素。

（二）病情观察

1．注意有无颅内继发性损伤　颅骨骨折患者可合并脑挫伤、颅内血肿，因继发性脑水肿而导致颅内压增高。脑脊液漏可推迟颅内压增高症状的出现，因此，应严密观察患者的意识状态、生命体征、瞳孔变化及肢体活动情况，及时发现颅内压增高及脑疝征象。

2．注意颅内低压综合征　若脑脊液外漏较多，则可使颅内压过低而导致颅内血管扩张，使患者出现剧烈头痛、眩晕、呕吐、厌食、反应迟钝、脉搏细弱、血压偏低等。若患者出现颅内压过低，则可取头低位，并大量补充水分。

（三）健康教育

告知患者发生颅骨骨折后，达到骨性愈合需要一定的时间，应注意安全，避免意外的发生。对颅骨缺损的患者，应注意保护头部，避免剧烈晃动和撞击，伤后 6 个月建议行颅骨修补术。

## 第三节　颅脑损伤

颅脑损伤（craniocerebral injury）是指脑膜、脑组织、脑血管及脑神经在受到外力作用下所发生的损伤。

### 【分类】

1．根据伤后脑组织是否与外界相通分类　可将颅脑损伤分为开放性颅脑损伤（open craniocerebral injury）和闭合性颅脑损伤（closed craniocerebral injury）两类。前者多由锐器或火器直接造成，有头皮撕裂伤、颅骨骨折和硬脑膜损伤，常伴有脑脊液漏；后者由于头部受到钝力或间接暴力作用导致，硬脑膜仍属完整，无脑脊液漏。

2．根据损伤机制及病理改变分类　可将颅脑损伤分为原发性颅脑损伤（primary craniocerebral injury）和继发性颅脑损伤（secondary craniocerebral injury）。前者是指暴力作用于头部时立即发生的颅脑损伤，且不再继续加重，主要有脑震荡（cerebral concussion）、脑挫裂伤（cerebral contusion and laceration）及原发性脑干损伤（primary brain stem injury）等。后者是指受伤一定时间后出现的脑受损病变，主要有脑水肿（brain edema）和颅内血肿（intracranial hematoma）。

### 【损伤机制】

颅脑损伤的损伤机制较为复杂，可概括为 2 种作用力。①接触力：外力与头部直接碰撞后，由于冲击、凹陷骨折或颅骨急速变形（内陷和回弹），导致局部颅脑损伤，大多发生在着力部位。②惯性力：来源于受伤瞬间头部的减速或加速运动，使脑组织在颅腔内急速移位，与颅骨壁相撞或与颅底摩擦，以及受大脑镰、小脑幕牵拉，导致多处或弥散性颅脑损伤。受伤时，如头部处于固定状态，则仅受接触力影响。如运动中的头部突然受阻于固定物体，则除有接触力作用外，还受减速引起的惯性力作用。脑与颅骨之间的相对运动造成的颅脑损伤，发生在着力部位，称为冲击伤；发生在着力部位的对侧，称为对冲伤。由于颅前窝与颅中窝凹凸不平，不同部位、不同方式的头部外伤，均易在额极、颞极和底面发生惯性力的颅脑损伤。

随堂测 12-2

脑干损伤的主要损伤机制是，当外力作用于头部时，脑干除直接撞击坚硬的斜坡骨质外，还可受到大脑和小脑的牵拉、扭转、挤压等致伤，其中以鞭索性、扭转性和枕后暴力对脑干的损伤最大。

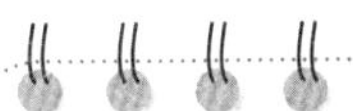

**案例 12-3A**

患者，男性，35 岁，15 h 前被他人用砖块击伤头部。受伤当时患者无意识障碍，出现头痛、呕吐，呕吐物为胃内容物。5 h 前，患者出现嗜睡，被送至医院。初步诊断为头部外伤、右枕颞头皮挫伤、右颞部挫裂伤、外伤性蛛网膜下腔出血、右枕颞硬脑膜下出血。

**请回答：**

该患者的护理评估内容有哪些？

## 【护理评估】

（一）临床表现

1．脑震荡　患者在伤后即刻出现短暂意识障碍，持续数秒或数分钟，一般不超过 30 min，伴皮肤颜色苍白、血压下降、脉率徐缓、呼吸浅慢、肌张力降低、各种生理反射迟钝或消失等自主神经和脑干功能紊乱表现。患者可有逆行性遗忘，表现为清醒后大多不能回忆受伤当时及伤前的近期情况，而对往事记忆清楚。患者常有头晕、头痛、失眠、耳鸣、恶心、呕吐等症状，神经系统检查无阳性体征。

2．脑挫裂伤　此类患者的临床表现因损伤部位、范围、程度不同而异。轻者仅有轻微症状，重者可昏迷，甚至死亡。

（1）意识障碍：意识障碍是脑挫裂伤患者最突出的症状之一，患者伤后立即出现昏迷，其损伤程度是衡量脑挫裂伤严重程度的客观指标。昏迷持续时间与损伤程度和范围直接相关。绝大多数患者意识障碍超过半小时，持续数小时或数日，严重者可长期持续昏迷。

（2）局部症状和体征：若伤及脑皮质功能区，则伤后立即出现相应的神经功能障碍症状和体征，如语言中枢受损时出现失语，运动区损伤时出现锥体束征、肢体抽搐、偏瘫等。额叶、颞叶前端“哑区”损伤时，患者可无神经系统受损的症状和体征。

（3）头痛、恶心、呕吐：与颅内压增高、自主神经功能紊乱或外伤性蛛网膜下腔出血等有关。

（4）颅内压增高和脑疝：因继发脑水肿和颅内出血，患者可出现早期意识障碍或偏瘫程度加重，或意识障碍好转后又加重。

3．脑干损伤　伤后早期，患者可出现严重的生命体征紊乱，表现为呼吸节律紊乱，心率及血压波动明显，双侧瞳孔时大时小，对光反射异常，眼球位置歪斜或同向凝视，四肢肌张力增高，伴单侧或双侧锥体束征，严重者表现为去大脑强直。

4．弥漫性轴索损伤　可与脑挫裂伤合并存在或继发脑水肿，使病情加重。主要表现为受伤当时立即出现昏迷时间较长，原因主要是广泛轴索损伤使皮质及皮质下中枢失去联系。若累及脑干，则患者可有一侧或双侧瞳孔散大，对光反射消失，或同向凝视等。患者意识好转后，可因继发脑水肿而再次昏迷。CT 和 MRI 检查只能以弥漫性轴索损伤时的组织撕裂出血为诊断的间接依据，可见大脑皮质与髓质交界处、胼胝体、脑干、内囊区域或三脑室周围有多个点状或小片状出血灶。MRI 检查能提高小出血灶的检出率。

5．颅内血肿　是继发性颅脑损伤的一种，是指颅内出血在某一部位积聚，达到一定的体积，形成局限性占位病变而引起相应的症状。病程往往呈进行性发展，若处理不及时，则可引起颅内继发性改变，如脑水肿、脑缺血、持续颅内压增高和脑疝，后果严重。根据血肿引起颅内压增高及早期脑疝症状所需时间分为急性型（72 h 内出现症状）、亚急性型（3 d ～ 3 周出现症状）和慢性型（3 周以后出现症状）。

（1）硬脑膜外血肿（epidural hematoma，EDH）：是指位于颅骨内板与硬脑膜之间的血肿。颅骨短暂变形或骨折可伤及骨管沟内的脑膜中动脉或静脉窦，是形成血肿的主要来源。CT 检查表现为颅骨内板与脑表面之间有双凸透镜形或弓形密度增高影，常伴颅骨骨折和颅内积气。

1）意识障碍：发生意识障碍的时间、程度与血肿形成、颅脑损伤的程度有密切的关系。原发性颅脑损伤较轻时，患者受伤时不会出现意识障碍，待血肿形成后方可出现意识障碍。原发性颅脑损伤略重时，患者伤后立即出现短暂意识障碍，中间一度清醒，之后再次出现意识障碍。原发性颅脑损伤严重时，患者出现进行性加重的意识障碍。

2）颅内压增高及脑疝表现：一般成人幕上血肿大于 20 ml，幕下血肿大于 10 ml，颞区血肿大于 20 ml 时，即可引起颅内压增高表现。出现小脑幕切迹疝时患者出现患侧瞳孔散大，而枕骨大孔疝早期患者即可发生呼吸骤停而死亡。幕上血肿者大多先经历小脑幕切迹疝，然后合并枕骨大孔疝，故严重的呼吸、循环障碍常发生在意识障碍和瞳孔改变之后。

（2）硬脑膜下血肿（subdural hematoma，SDH）：是指位于硬脑膜与蛛网膜之间（即硬脑膜下腔）的血肿，血肿的主要来源是脑皮质血管。CT 检查示颅骨内板下低密度的新月形、半月形或双凸透镜形影。

1）急性或亚急性硬脑膜下血肿：常见于加速性损伤所致脑挫裂伤患者，血肿多位于受伤部位的同侧。减速性损伤所引起的对冲性脑挫裂伤，出血常位于受伤部位的对侧。急性硬脑膜下血肿的症状与硬脑膜外血肿类似，患者脑实质损伤较重，原发性昏迷时间长，中间清醒期不明显，颅内压增高与脑疝的其他征象多在 1 ～ 3 d 呈内进行性加重。

2）慢性硬脑膜下血肿：好发于老年人，患者大多有轻微头部外伤史，可伴有脑萎缩、出血性疾病等，出血发生部位可为单侧或双侧。由于致伤外力小，出血缓慢，患者可有慢性颅内压增高表现，如头痛、恶心、呕吐和视神经盘水肿等，可有血肿压迫症状，如偏瘫、失语和局限性癫痫等，有时可有智力下降、记忆力减退和精神失常。

（3）脑内血肿（intracerebral hematoma，ICH）：是指脑实质内或脑室内出血形成的血肿。血肿主要由脑实质内或脑室血管破裂所引起，可发生于脑组织的任何部位。临床表现以进行性加重的意识障碍为主。CT 检查在脑挫裂伤病灶附近或脑深部白质内可见到圆形或不规则高密度血肿影。

1）浅部血肿：出血均来自脑挫裂伤病灶，少数与颅骨凹陷骨折部位相对应，好发于额叶和颞叶，常与硬脑膜下和硬脑膜外血肿并存。

2）深部血肿：多见于老年人，血肿位于白质深部，多由于脑深部血管破裂引起，脑表面可无明显挫伤。临床表现以进行性意识障碍加重为主。若血肿累及重要脑功能区，患者可出现偏瘫、失语、癫痫等局灶症状。

**（二）辅助检查**

1．影像学检查

（1）X 线检查：可以显示颅骨骨折的部位、类型和范围，以及异物或骨片存留等。

（2）CT 检查：可用于了解颅脑损伤的部位、范围及周围脑水肿的程度，了解脑部受压及中线结构移位等。脑震荡时，CT 检查无异常。脑挫裂伤时，CT 扫描可显示受伤病灶为低密度区，内有散在点状、片状高密度影及周围脑水肿低密度影。

（3）磁共振成像（MRI）：适用于 CT 扫描难以解释的局灶性神经功能障碍或长期昏迷的患者。

2．腰椎穿刺检查　脑震荡患者脑脊液检查无红细胞。脑挫裂伤患者脑脊液中含有大量红细胞。

**（三）与疾病相关的健康史**

详细了解受伤的过程，如暴力大小、方向和性质，患者有无意识障碍，其程度及持续时

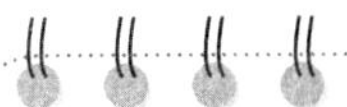

间，有无逆行性遗忘，受伤时是否出现头痛、恶心、呕吐等。了解患者既往有无外伤史、手术史，有无心、脑、血管疾病及糖尿病等。了解患者有无吸烟、饮酒等不良习惯。

（四）心理社会状况

了解患者及家属对颅脑损伤及其后功能恢复的心理反应，常见心理反应有焦虑、恐惧等。了解家属对患者的支持能力和程度。

（五）治疗原则

脑震荡患者一般需要卧床休息 1 ～ 2 周，可适当给予镇痛、镇静药物，多数患者 2 周内可恢复正常。对脑挫裂伤患者，以非手术治疗为主，控制脑水肿或脑肿胀是治疗脑挫裂伤最为重要的环节之一。经非手术治疗无效或颅内压增高明显，甚至出现脑疝迹象时，应及时进行手术去除病因。手术方法包括脑挫裂伤病灶清除、额极或颞极切除、去骨瓣减压术或颞下减压术。颅内血肿一经确诊，通常应立即手术，清除血肿。

**案例 12-3B**

体格检查：体温 36.8 ℃，脉搏 102 次 / 分，呼吸 20 次 / 分，血压 188/89 mmHg。GCS 评分为 8 分，右颞枕部头皮肿胀，有压痛，左侧肢体肌力Ⅲ级。患者持续呕吐，有痰，但无法咳出。

**请回答：**

该患者的护理诊断 / 问题有哪些？主要的护理措施有哪些？

**知识链接**

**中国成人重型颅脑损伤大骨瓣开颅术标准技术专家共识**

大骨瓣开颅术是救治顽固性颅内压（ICP）增高最有效的手段，是其他保守治疗无效的最后选择。手术适应证：①严重的广泛脑挫裂伤或脑内血肿，占位效应明显者；②急性硬脑膜下血肿后出现脑疝，瞳孔改变者；③弥漫性脑水肿 / 脑肿胀，脑室或基底池明显缩小或消失者；④外伤性颅内占位病变所致双瞳孔散大者；⑤行 ICP 监护者，ICP ＞ 25 mmHg（1mmHg=0.133 kPa）（持续 1 ～ 12 h）。大骨瓣开颅术的救治对象病情危重，手术创面大，术后并发症发生率较高，易出现的不良后果包括颅骨缺损、皮瓣凹陷综合征、切口疝（反常疝）、切口漏、感染及积液等。

## 【主要护理诊断 / 问题】

1．清理呼吸道无效　与颅脑损伤后意识障碍有关。

2．营养失调（低于机体需要量）　与颅脑损伤后高代谢状态、呕吐、高热、不能进食等有关。

3．潜在并发症：颅内压增高、脑疝、癫痫发作、消化道出血。

## 【护理措施】

（一）现场急救护理

1．维持呼吸道通畅　颅脑损伤患者常有不同程度的意识障碍，失去正常的咳嗽反射和吞

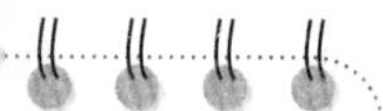

咽功能，呼吸道分泌物不能有效排出，舌根后坠，可引起严重呼吸道梗阻。因此，应及时清除口咽部分泌物、呕吐物，清醒者取斜坡卧位，昏迷者取侧卧位或放置口咽通气管，必要时行气管切开，保持呼吸道通畅。

2．伤口处理　对单纯头皮出血患者，清创后予以加压包扎止血。对开放性颅脑损伤患者，应剪短伤口周围头发，伤口局部不冲洗、不用药。外露的脑组织周围可用消毒纱布卷保护，外加干纱布适当包扎，避免局部受压。在伤情允许的情况下，宜将头部抬高，以减少出血。对开放性损伤患者，应尽早进行全身抗感染治疗及破伤风抗毒素预防注射。

3．防治休克　对有休克征象者，应查明有无颅外部位损伤，如多发性骨折、内脏破裂等。患者取平卧位，注意保暖，及时补充血容量。

4．做好护理记录　准确记录受伤经过、初步检查发现、急救处理经过及患者的生命体征、意识状态、瞳孔变化、肢体活动等情况，为进一步处理提供依据。

（二）病情观察

1．意识状态　可根据意识障碍程度判断颅脑损伤的轻重程度。意识障碍出现的时间和有无持续加重可作为鉴别原发性和继发性颅脑损伤的重要依据。

2．生命体征

(1) 体温：伤后早期，由于组织创伤反应，患者可出现中等程度发热。伤后立即出现高热，多为视丘下部或脑干损伤。伤后数日体温升高，常提示有感染性并发症。若损伤累及间脑或脑干，则可导致体温调节紊乱，出现体温不升或中枢性高热。

(2) 脉搏、呼吸、血压：注意呼吸节律和深度、脉搏快慢和强弱以及血压变化。若伤后血压升高、脉搏缓慢有力、呼吸深慢，则提示颅内压增高，应警惕发生颅内血肿或脑疝。枕骨大孔疝患者可突然出现呼吸、心搏停止。

3．瞳孔变化　可因动眼神经、视神经及脑干部位损伤而引起瞳孔变化。观察患者双侧睑裂大小是否相等，有无上睑下垂，对比双侧瞳孔形状、大小和对光反射。原发性脑干损伤表现为双侧瞳孔散大、对光反射消失、眼球固定伴深昏迷或去皮质强直。中脑损伤表现为双侧瞳孔大小多变、对光反射消失、眼球分离或移位。展神经受损表现为眼球不能外展、复视。要注意伤后使用某些药物会影响瞳孔的观察，如使用阿托品、麻黄碱可使瞳孔散大，吗啡、氯丙嗪可使瞳孔缩小。

4．神经系统体征　原发性颅脑损伤引起的偏瘫等局灶症状，在受伤时已出现，且不再继续加重。如伤后一段时间出现一侧肢体运动障碍且呈进行性加重，同时伴有意识障碍加重，则应考虑小脑幕切迹疝。

（三）并发症的观察与护理

1．中枢性高热　多由丘脑、脑干及颈髓病变或损伤引起，由体温调节功能紊乱导致。主要表现为高热，偶尔有体温不升高者。中枢性高热多于术后 48 h 内出现，伴意识障碍、瞳孔缩小、脉搏加快、呼吸急促等自主神经功能紊乱表现。物理降温对中枢性高热效果不佳，可采用冬眠疗法。

2．外伤性癫痫　任何部位的颅脑损伤均可导致癫痫，尤其是大脑皮质运动区受损。早期癫痫发作的原因是颅内血肿、脑挫裂伤、蛛网膜下腔出血等，晚期发作多由脑瘢痕、脑萎缩、感染、异物等引起。应采取安全体位，防止受伤。癫痫发作患者应按时服药，不可随意停药和更改剂量。常规使用苯妥英钠预防，癫痫发作时静脉注射地西泮。

3．消化道出血　多因下丘脑或脑干损伤引起的应激性溃疡所致，大量使用皮质激素也可诱发。急性消化道出血期间，患者应禁食，恢复期应避免食用刺激性食物，观察患者有无黑便、头晕、呕血等表现。遵医嘱补充血容量，停用激素，若有呕吐物，应及时清理，以免患者误吸。

（四）饮食护理

颅脑损伤后的应激反应可导致严重的分解代谢，使血糖水平升高、乳酸堆积，后者可加重脑水肿。因此，必须有效补充能量和蛋白质，以减轻机体消耗。早期可采用肠外营养，待肠蠕动恢复后或无消化道出血时，可予以肠内营养支持。

**科研小提示**

可探索早期肠内营养的时机和评估体系，为重症颅脑损伤患者的肠内营养护理提供依据。

**知识链接**

**颅脑损伤患者肠内营养管理流程中国专家共识（2019 年）**

颅脑损伤患者无论能否经口进食，均适合接受营养干预评估。颅脑损伤患者营养治疗的时机：应尽可能在术后或入院后 48 h 内开始营养支持。如开始营养支持，需要维持患者血流动力学稳定，即平均脉压不持续低于 70 mmHg，且升压药物的品种及用量均稳定或已在减量中。对血流动力学尚不稳定的患者，应每日评估，直到稳定。对非手术治疗患者，应至少观察 24 h，待神经系统症状、体征及 CT 复查均无明显恶化（非即刻性急诊手术患者平均恶化时间为 21 h），即可启动营养需求量计算及营养支持。

（五）健康教育

1．疾病知识指导　颅脑损伤后患者在恢复过程中可出现头痛、耳鸣、记忆力减退等症状，应予以适当解释和宽慰，使患者树立信心，帮助患者尽早恢复生活自理能力。

2．用药指导　癫痫发作患者应按时服药，不可随意停药和更改剂量。应用激素类药物（如地塞米松、甲泼尼龙等）时，注意观察患者有无胃肠道反应。

3．日常生活指导　癫痫发作时，患者不能单独行动，应有专人陪同，注意保护患者的安全。轻型颅脑损伤恢复期患者，可做床上活动，待病情好转后可下床活动。

4．康复指导　对重型颅脑损伤恢复期患者，应鼓励其保持乐观的心态，积极参加语言、运动、记忆力等方面的训练，以提高生活自理能力及社会适应能力。

## 小　结

（一）头皮损伤

1．病因　头皮血肿多为钝性暴力直接损伤所致。头皮撕裂伤多为锐器或钝器所致。头皮撕脱伤多因外力撕扯所致。

2．临床表现　皮下血肿体积小、张力大、压痛明显。帽状腱膜下血肿出血易扩散。骨膜下血肿多以骨缝为界。头皮撕裂伤患者出血较多。头皮撕脱伤患者疼痛剧烈，出血量大。

3．治疗原则　对头皮损伤患者应警惕合并损伤。头皮血肿早期应冷敷，之后改为热敷，不可用力揉搓。对头皮撕裂伤患者，应预防感染，缓解疼痛。对头皮撕脱伤患者，应正确保存皮瓣，做头皮再植。

4．护理　明确头皮损伤的分类，立即对头皮损伤患者采取现场急救措施，正确保存皮瓣。密切观察患者的病情变化，避免失血性休克的发生，缓解疼痛，同时加强患者的心理护理。

（二）颅骨骨折

1．病因　暴力作用导致颅骨结构发生改变。

2．临床表现　颅盖线形骨折时可出现局部压痛、肿胀。凹陷骨折局部可扪及下陷区。颅底骨折时可出现脑脊液漏、局部瘀斑以及脑神经损伤，临床表现是其主要诊断依据。

3．治疗原则　重点处理合并损伤，如脑脊液漏、脑组织受压等。必要时行手术减压。

4．护理　做好脑脊液漏患者的护理，尤其注意避免发生颅内感染。严密观察患者的病情变化，及时发现颅内继发性损伤、颅内低压综合征等。

（三）颅脑损伤

1．病因　颅脑损伤是指脑膜、脑组织、脑血管及脑神经在受到外力作用后所发生的损伤。致伤外力主要有接触力和惯性力两种作用力。损伤类型分为原发性颅脑损伤和继发性颅脑损伤。

2．临床表现　脑震荡主要表现为短暂意识障碍、逆行性遗忘，无阳性体征。脑挫裂伤患者意识障碍较为突出，可出现局灶症状和体征，以及继发性颅脑损伤表现。脑干损伤患者生命体征紊乱较为突出。弥漫性轴索损伤患者昏迷时间较长。颅内血肿病程呈进行性发展，有原发性颅脑损伤表现，也可引起颅内继发性改变。

3．治疗原则　脑震荡无需特殊处理。脑挫裂伤以非手术治疗为主。颅内血肿一经确诊，须立即手术，清除血肿。

4．护理　做好急救护理，保持呼吸道通畅，密切观察患者意识状态、瞳孔及生命体征的变化。观察有无并发症，并及时处理。

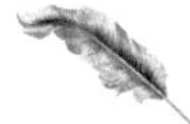

## 思考题

患者，女性，45 岁，1 h 前在家中打扫卫生时不慎摔下楼梯，头部着地，随即昏迷。患者在急救转运途中清醒，能说出自己的姓名及家属电话，5 min 后再次昏迷。患者伤后呕吐 2 次，呕吐物为胃内容物，排尿、排便失禁。

体格检查：体温 36.8℃，脉搏 62 次 / 分，呼吸 19 次 / 分，血压 199/102 mmHg。头部皮肤有血痂。GCS 评分为 6 分，瞳孔对光反射左侧迟钝，右侧消失。左侧瞳孔直径 2.5 mm，右侧 4.0 mm。肌力左侧 0 级，右侧Ⅲ级。头部 CT 检查示："右颞部可见边缘清楚的梭形高密度影，中线结构移位"。

初步诊断为急性硬脑膜外血肿。

请回答：

1．符合"急性硬脑膜外血肿"诊断的临床表现有哪些？

2．目前患者出现的是何种问题？应如何实施急救？

（韩烜烨）

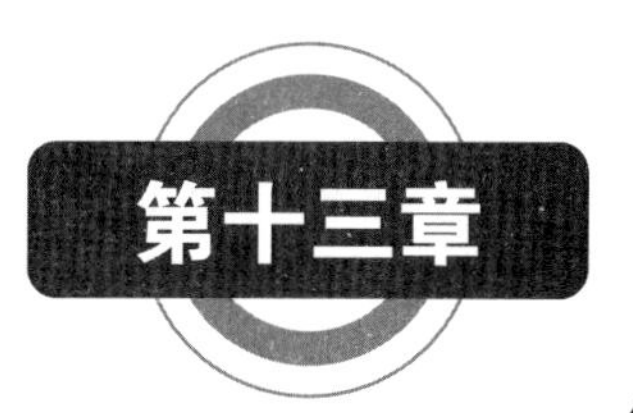

# 第十三章 常见颅脑疾病患者的护理

第13章数字资源

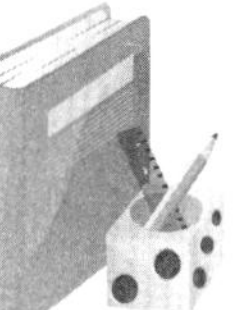

**导学目标**

通过本章内容的学习，学生应能够：

◆ **基本目标**

1. 理解颅内肿瘤、脑血管疾病、先天性脑积水的病因和病理分型。
2. 描述颅内肿瘤、脑血管疾病、先天性脑积水的临床表现、辅助检查及治疗原则。
3. 解释颅内肿瘤、脑血管疾病、先天性脑积水患者术后出现并发症的原因和处理措施。
4. 应用所学知识为颅内肿瘤、脑血管疾病、先天性脑积水患者提供护理。

◆ **发展目标**

综合运用所学知识正确评估常见颅脑疾病患者，并为其制订护理计划。

◆ **思政目标**

提升职业道德和人文素质，具有关心颅脑疾病患者心理和积极帮助患者康复的态度和行为。

## 第一节 颅内肿瘤

**案例 13-1A**

男性，68岁，因头痛、头晕、右半身麻木无力2个月，呕吐2 d入院。头部CT检查显示颅内占位性病变。

**请回答：**

1. 该患者出现上述临床表现的原因是什么？
2. 该患者术前的护理评估内容有哪些？

颅内肿瘤（intracranial tumor）又称脑肿瘤，是指颅内占位性病变，分为原发性和继发性（转移性肿瘤）两大类。前者是指原发于脑组织、脑血管、脑神经、脑膜、垂体及残余胚胎组织等的脑肿瘤。后者是指身体其他部位的恶性肿瘤转移至脑或由邻近组织侵入引起的脑肿瘤。

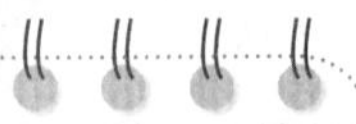

颅内肿瘤可发生于任何年龄，以 20 ～ 50 岁多见。发病部位以大脑半球为多，其次为鞍区、脑桥小脑角。

## 【病因与病理】

颅内肿瘤的发病原因目前尚未明确。潜在诱因包括遗传因素、物理和化学因素以及生物因素等。电离辐射是唯一明确的导致胶质瘤和脑膜瘤发病的危险因素。胚胎发育中的残留细胞或组织也可分化生长成为肿瘤，如畸胎瘤、颅咽管瘤等。

## 【分类】

（一）原发性肿瘤

1．神经上皮肿瘤　来源于神经上皮，又称神经胶质瘤。在所有的脑肿瘤中，发病率最高、治疗最复杂且难以治愈。年发病率为（5 ～ 8）/10 万。根据病理形态，可分为星形细胞瘤（WHO Ⅱ / Ⅲ级）、胶质母细胞瘤（WHO Ⅲ级）、室管膜瘤、少突胶质细胞瘤（WHO Ⅱ / Ⅲ级）、髓母细胞瘤等。

（1）星形细胞瘤：是最常见的胶质瘤之一，包括实质性和囊性肿瘤。实质性肿瘤与周围脑组织分界不清楚，常不能彻底切除。囊性肿瘤多见于儿童的小脑半球内，具有分界清楚的囊壁和结节。低级别星型细胞瘤（WHO Ⅱ级）生长缓慢，平均病史为 2 ～ 3 年，约 1/3 的患者以癫痫为首发症状，肿瘤占位可引起颅内压增高。若肿瘤侵犯额叶，患者可出现精神障碍和人格改变。

（2）胶质母细胞瘤：是胶质瘤中恶性程度最高的肿瘤，多见于成人的大脑半球，以额叶、顶叶、颞叶多见。主要表现为颅内压增高和神经功能障碍。肿瘤呈浸润性生长，且增长迅速，中心多处坏死、出血，呈多形性外观。病程进展快，治疗较困难。

（3）室管膜瘤：起源于脑室壁上的室管膜细胞，近 70%发生于儿童。患者多伴有颅内压增高、眩晕、共济失调等。可通过脑脊液“种植”播散，预后差。

（4）少突胶质细胞瘤：生长于大脑半球白质内，额叶多见。肿瘤生长较慢，形状不规则，瘤体内多见钙化斑块。患者多以癫痫为首发症状，易被误诊为原发性癫痫。

（5）髓母细胞瘤：属于胚胎性肿瘤，呈高度恶性，好发于 2 ～ 10 岁儿童。瘤体多起自小脑蚓部，位于第四脑室顶，易引起梗阻性脑积水。临床表现为颅内压增高和共济失调。肿瘤细胞易从瘤体脱落而进入脑脊液中，发生种植性转移。

2．脑膜瘤（meningioma）　发生率仅次于神经胶质瘤，约占颅内肿瘤总数的 20%。发病高峰年龄为 30 ～ 50 岁，男性和女性发病率之比为 1 ∶ 1.8，多为良性肿瘤。肿瘤生长缓慢，有完整的包膜，受压迫可嵌入脑实质内，边界清晰。肿瘤可有钙化或囊性变。恶性脑膜瘤少见，与脑组织界限不清，可引起严重脑水肿，也可向远处转移至肺。脑膜肉瘤是脑膜瘤的恶性类型，约占脑膜瘤总数的 5%，肿瘤切除后易复发，预后较差。

3．蝶鞍区肿瘤

（1）垂体腺瘤（pituitary adenoma）：是来源于腺垂体的良性肿瘤。发病率约占颅内肿瘤的 10%。分泌性（功能性）垂体腺瘤常因垂体或靶腺功能亢进或减退而导致相应症状。生长激素细胞腺瘤（GH 腺瘤），青春期前患病者出现巨人症，发育期后患病者出现肢端肥大症；催乳素腺瘤（PRL 瘤），女性患者常出现停经泌乳综合征，男性患者出现肥胖、阳痿、体重增加、毛发稀少等；促肾上腺皮质激素瘤（ACTH 瘤），临床表现为皮质醇增多症，患者可出现“满月脸”“水牛背”、腹壁及大腿部皮肤紫纹、肥胖、高血压及性功能减退等。较大的无功能性垂体腺瘤可压迫视神经，引起视力减退甚至失明、双颞侧偏盲等。肿瘤内出血、坏死可导致垂体瘤卒中。

（2）颅咽管瘤（craniopharyngioma）：为先天性良性肿瘤，约占颅内肿瘤的 5%，多见于儿

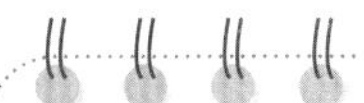

童及少年，男性多于女性。肿瘤大多位于鞍上区，可向周围发展，压迫视神经及视交叉，阻塞脑脊液循环而导致脑积水。肿瘤多为囊性，囊液呈黄褐色或深褐色，内含大量胆固醇晶体。瘤壁上有钙化斑块。主要表现包括视力障碍、视野缺损、尿崩症、肥胖、发育迟缓、性功能减退及月经不调等。晚期可有颅内压增高。

4．听神经瘤（acoustic neuroma）　为良性肿瘤，占颅内肿瘤的 8%～10%，位于脑桥小脑角内。本病多为隐匿性起病，表现为感音神经性耳聋伴有高频耳鸣，听力减退，逐渐丧失听力；肿瘤压迫第Ⅴ或第Ⅶ对脑神经时，患者可出现面部麻木、味觉改变、轻度周围性面瘫；压迫第Ⅸ、Ⅹ、Ⅺ对脑神经时，患者可出现声音嘶哑、饮水呛咳、吞咽困难；压迫脑干和小脑时，患者可伴眼球震颤、复视、共济失调、吞咽困难等表现。

（二）转移性肿瘤

来自肺、乳腺、甲状腺、消化道等部位的恶性肿瘤转移至幕上脑组织内所致，80%位于大脑中动脉分布区。肿瘤可为单发或多发，男性发生率高于女性。有时由于患者先出现脑部症状，反而难以发现原发灶。

## 【护理评估】

（一）临床表现

本病起病多较缓慢，病程可为 1 个月至数年。部分病例可呈急性或亚急性发病，若肿瘤的恶性程度较高，进展迅速，或肿瘤发生出血、坏死等继发性变化，则患者可能出现卒中。由于不同肿瘤的原发部位、组织生物学特性的不同，所以患者的临床表现各异，但均以颅内压增高、神经功能定位症状为共性表现。

1．颅内压增高症状和体征　大多数患者可出现头痛、呕吐、视神经盘水肿等颅内压增高三主征。颅内占位性病变、肿瘤周围脑水肿以及脑脊液循环受阻导致脑积水是颅内肿瘤引起颅内压增高的原因。瘤内出血可表现为急性颅内压增高，甚至引发脑疝。颅内压增高还可导致意识障碍、展神经麻痹和复视；生命体征变化包括血压升高、脉搏徐缓、呼吸减慢等；脑疝晚期，患者常因呼吸、循环衰竭而死亡。

2．定位症状与体征　肿瘤刺激、压迫或破坏脑组织或脑神经可引起局部神经功能紊乱。症状和体征的出现取决于颅内肿瘤的部位。最早出现的局灶性症状具有定位意义。

（1）大脑半球肿瘤：额叶前部肿瘤患者可出现精神障碍；中央前回肿瘤患者可出现对侧偏瘫、中枢性面瘫及锥体束征；顶叶肿瘤患者可表现为感觉功能障碍；颞叶肿瘤患者可出现癫痫发作、视野缺损、失语、精神症状等；枕叶肿瘤患者可表现为病变对侧同向偏盲，但黄斑回避，患者可有闪光、颜色等无形幻视。

（2）蝶鞍区肿瘤：患者早期可出现内分泌功能紊乱、视力和视野改变、眼底检查可显示原发性视神经萎缩。颅内压增高症状较少见。

（3）颅后窝肿瘤：①脑桥小脑角肿瘤，以眩晕、患侧耳鸣及进行性听力减退为主要表现，可伴有患侧第Ⅴ、Ⅶ对脑神经麻痹症状及眼球震颤等小脑体征。晚期可有第Ⅸ、Ⅹ、Ⅺ对脑神经麻痹及颅内压增高症状。②小脑半球肿瘤，主要表现为患侧肢体协调运动障碍，肌张力减低，眼球震颤，腱反射迟钝，身体易向患侧倾倒等。③小脑蚓部肿瘤，主要表现为步态不稳，行走不能，站立时向后倾倒。肿瘤阻塞第四脑室者，早期即可出现脑积水及颅内压增高表现。

（二）辅助检查

1．影像学检查

（1）头部 CT 检查：是目前应用最广泛的无损伤脑成像技术，对颅内软组织结构（如脑室脑池、灰质和白质等）能清晰显影，并有较高的对比度，对诊断颅内肿瘤有很高的应用价值。三维 CT 的应用使颅内病变的定位诊断更加精确。

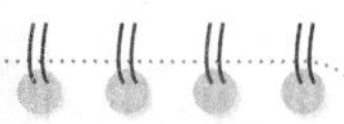

随堂测 13-1

(2) MRI 检查：对不同神经组织和结构的细微分辨能力优于 CT，具有无辐射、对比度高、可多层面扫描重建等优点。适用于因碘过敏不能做 CT 检查及颅骨伪影所致 CT 检查受限者。因可清楚显示颅内血管的血流情况，MRI 已部分取代脑血管造影检查。

头部 CT 或 MRI 扫描是诊断颅内肿瘤的首选方法。结合二者的检查结果，能确定肿瘤的位置、大小及其周围组织情况，可明确诊断。

(3) 颅骨 X 线检查：脑膜瘤、颅骨骨瘤可见颅骨破坏和骨质增生；垂体腺瘤可见蝶鞍扩大；听神经瘤可见内听道扩大，骨质破坏。患儿颅内压增高可见颅缝增宽，脑回压迹增多。

(4) 正电子发射体层成像（positron emission tomography，PET）- 计算机体层成像（computed tomography，CT）：PET-CT 将功能与解剖结构成像相结合，可反映与细胞坏死、缺氧等密切相关的形态与代谢信息，是临床肿瘤领域广泛应用的影像学检查方式，可用于早期诊断脑肿瘤，可以区分良、恶性肿瘤，术后残余肿瘤或瘢痕等。PET-CT 以非侵入的方式显示肿瘤内部的异质性和治疗引起的变化，可以为诊断提供补充信息。

(5) 脑磁图（magnetoencephalography，MEG）：主要用于因颅内肿瘤引起癫痫发作的定位及肿瘤周围重要功能区的定位。

2．实验室检查　垂体腺及靶腺功能检查可发现垂体腺瘤。另外，还需要做内分泌激素测定，如生长激素（GH）、甲状腺激素（$T_3$、$T_4$）、促肾上腺皮质激素（ACTH）等的测定。

3．病理学检查　可以在立体定向和神经导航技术基础上取得组织标本，进行病理学检查，以确定肿瘤的性质。

**（三）与疾病相关的健康史**

评估患者的年龄、性别、职业，是否长期接触物理性、化学性和生物性致癌因素等。了解患者有无脑部以外肿瘤病灶、是否有脑肿瘤家族史及其既往身体状况等。对女性患者，还应了解婚育史和月经史。

**（四）心理社会状况**

患者常出现恐惧、愤怒、焦虑、悲伤、抑郁、孤独与无助、依赖等心理问题，甚至出现自杀倾向和行为。精神及情绪改变可加重疾病本身的症状。应了解患者对疾病的认知程度，对疾病与手术是否有心理负担；了解家属对患者的关心和支持程度。

**（五）治疗原则**

1．非手术治疗

(1) 降低颅内压，缓解症状，为手术治疗争取时间，包括脱水治疗、激素治疗、脑室引流等。

(2) 术前有癫痫病史者，术后一般常规服用抗癫痫药 3 个月，若无癫痫发作，则可逐渐较少剂量直至停药。对术前无癫痫病史的幕上肿瘤患者，无需预防性用药，术后应用抗癫痫药 2 周，若无癫痫发作，则可逐渐较少剂量直至停药。

2．手术治疗　切除肿瘤是降低颅内压、解除对脑神经压迫的最直接、最有效的方法。若肿瘤不能完全切除，则可行减压术和脑脊液分流术等，以降低颅内压，延长患者生命。微骨窗入路、神经导航技术等微创神经外科技术的发展与应用，有利于尽可能减少切除肿瘤时对患者脑功能的损伤。

3．放射治疗　可作为恶性肿瘤切除术后的辅助治疗手段。适应证：①肿瘤位于重要功能区；②肿瘤部位深，不宜手术者；③患者全身情况差，不能耐受手术；④生殖细胞瘤和淋巴瘤对放射线高度敏感，可首选放疗。

4．化学治疗　可作为综合治疗的措施之一。脂溶性强、分子量小、作用时间短、能通过血脑屏障且对正常脑组织毒性小的药物适用于颅内肿瘤的治疗。亚硝基脲类烷化剂仍然是目前国内脑肿瘤化疗常用的经典药物。

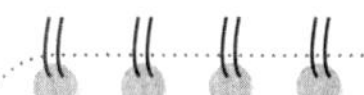

5．其他治疗　如分子靶向治疗、免疫治疗、基因治疗和中医药治疗等，均在进一步探索中。

**知识链接**

### 脑胶质瘤的靶向治疗

随着肿瘤分子生物学的快速发展，靶向技术给脑胶质瘤的治疗带来了新的契机，能够使药物选择性地在肿瘤细胞内聚集，提高药物透过血脑屏障的浓度，降低药物对全身的毒性，从而达到高效、低毒的治疗效果。

脑胶质瘤的常见分子靶点检测有 1p/19q 缺失、MGMT 甲基化、*IDH* 基因突变。脑胶质瘤常使用的分子靶向药物有抗血管内皮生长因子、抗表皮生长因子受体类分子靶向药物。贝伐珠单抗是一类抗血管内皮生长因子的单克隆抗体，能有效抑制血管内皮生长因子与细胞表面受体结合，达到抑制恶性肿瘤生长的目的。对于复发恶性脑胶质瘤患者，靶向药物单独使用效果欠佳，联合化疗、放疗效果较好。

中药类靶向药物能通过抑制肿瘤细胞的生长与增殖、诱导肿瘤细胞凋亡、抑制肿瘤血管生成、逆转肿瘤细胞多药耐药性等方式达到治疗的作用。抗脑胶质瘤新剂型包括纳米粒、脂质体、微乳、纳米结构脂质载体和胶束等，中药凭借其多途径、多环节、多靶点和低毒性等优势，已成为目前肿瘤多药耐药性逆转剂的研究热点。

## 【主要护理诊断／问题】

1．自理缺陷　与肿瘤压迫导致肢体功能障碍及手术有关。

2．有受伤的危险　与癫痫发作有关。

3．急性疼痛　与手术有关。

4．潜在并发症：颅内压增高、颅内出血、颅内感染、颅内积液或假性囊肿、脑脊液漏、中枢性高热、尿崩症和癫痫发作等。

**案例 13-1B**

体格检查：患者意识清楚，血压正常，眼底视神经盘模糊不清，视神经盘水肿。患者右侧面部感觉减退，右侧肢体不完全瘫痪，右侧病理征呈阳性。经相关检查后，确诊为颅内肿瘤，于全身麻醉下行颅内肿瘤切除术。

**请回答：**

1. 该患者术后的护理要点有哪些？

2. 患者术后第 2 天突然出现烦躁不安、头痛加剧、恶心、呕吐等症状。可能是出现了何种并发症？应采取哪些护理措施？

## 【护理措施】

### （一）非手术治疗的护理及术前护理

1．病情观察　严密观察患者的病情变化，出现剧烈头痛、频繁呕吐、意识障碍、瞳孔不等大等症状和体征时，提示有发生脑疝的可能，应立即报告医师。保持呼吸道通畅，迅速静脉

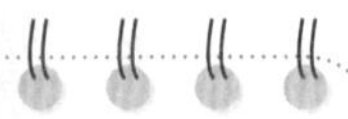

滴注脱水剂，并留置导尿管，以观察脱水效果。做好术前特殊检查及手术准备。

2．颅内压增高的护理　将患者床头抬高至 15° ~ 30° 斜坡位，有利于头部静脉回流，降低颅内压。对昏迷患者，应将其头偏向一侧，以免呕吐物误吸。

3．生活及安全护理　保证足够的休息和睡眠；帮助患者寻找影响睡眠的原因，为患者提供有助于睡眠和休息的环境。保持病室安静，若非病情需要，尽量勿干扰患者。遵医嘱给予抗高血压、镇痛、催眠药，并观察用药效果。加强皮肤护理，防止压疮的发生。对出现神经系统症状的患者，应视具体情况加以保护，运动障碍患者应卧床休息。患者下床活动时，应注意安全，防止意外伤害的发生。对躁动患者，可予以适当约束，放置床档，以防止坠床、摔伤和自伤。癫痫发作时，应限制患者的活动范围，保护患者的安全，及时应用抗癫痫药。

4．饮食护理　加强营养支持，指导患者均衡饮食，保证足够的蛋白质和维生素的摄入，睡前不饮咖啡、浓茶。对无法进食者，可采用鼻饲或肠外营养，维持患者水、电解质和酸碱平衡。

5．保持呼吸道通畅　对吸烟者，应劝其戒烟，以减少呼吸道刺激。及时清理患者口腔、鼻腔内的呕吐物和分泌物，教会患者深呼吸及有效咳嗽。对痰液黏稠者，可予以抗生素加糜蛋白酶雾化吸入，协助患者定时翻身、拍背。对意识不清或排痰困难者，必要时应配合医师行气管切开术。

6．放疗、化疗的护理　放疗区域应剃除头发，保持皮肤清洁、干燥、完整。体位摆放时注意头部固定，标识清楚。注意观察患者有无颅内压增高症状。

7．术前检查及手术准备

（1）术前应协助患者做好各项检查，包括血、尿、便常规，凝血功能测定、血液生化检查，以及心、肺功能检查等。

（2）术前 2 h 剃净头发并消毒，做好整个头部和颈部的皮肤准备。对拟行经口鼻蝶窦入路手术的患者，术前还应刮净胡须、修剪鼻毛，保持口腔及鼻腔清洁。对颅后窝肿瘤手术患者，应剃除颈部毛发。

（3）术前应用阿托品，以减少呼吸道分泌物和抑制迷走神经。

**（二）术后护理**

1．体位　不同部位的肿瘤患者，术后宜采用不同的体位，以防止切口受压，并且有利于引流。对肿瘤体积较大，术后颅腔残留间隙较大者，24 ~ 48 h 内应保持手术区高位，以防止突然翻动时，脑组织和脑干移位。为患者翻身或搬动患者时，应有专人扶持其头部，确保头颈成一直线，避免头颈部过度扭曲或震动。

2．病情观察　严密观察患者的生命体征，意识状态、瞳孔变化和肢体活动情况。术后 24 h 内易出现颅内出血及脑水肿，引起脑疝等并发症。若患者意识由清醒转为迟钝或丧失，伴对侧肢体活动障碍加重，同时出现脉缓、血压升高，要考虑颅内出血或水肿的可能，并应及时向医师报告。

3．加强生活护理

（1）对于经口鼻蝶窦入路手术者，术后应加强口腔护理，保持口腔清洁。

（2）颅脑手术后，因脑水肿反应，应适当控制患者的液体入量，以 1500 ~ 2000 ml 为宜。记录 24 h 液体出入量，维持水、电解质和酸碱平衡。一般颅脑手术后，患者麻醉清醒，恶心、呕吐消失后，可给予流质饮食，第 2 ~ 3 d 给予半流质饮食，之后可逐渐过渡至普通饮食。手术范围较大，全身反应明显者，术后 2 ~ 3 d 方可进食。

（3）对昏迷患者，可采用鼻饲供给营养，必要时应用全肠外营养。颅后窝手术或听神经瘤手术后，对于因舌咽、迷走神经功能障碍而出现吞咽困难、饮水呛咳者，应严格禁食、禁饮，采用鼻饲供给营养。待患者吞咽功能恢复后，可逐渐练习进食。

4．保持呼吸道通畅　及时清理呼吸道分泌物及呕吐物，必要时行气管插管或气管切开。

5．疼痛的护理　术后 24 h 内，患者切口疼痛最为剧烈，可遵医嘱使用止痛药，2 ～ 3 d 后，疼痛可逐渐缓解。若疼痛呈持续性或疼痛减轻后又加重，则应警惕切口感染的可能。对颅内压增高而导致头痛的患者，应给予脱水剂和激素等降低颅内压。

**知识链接**

### 颅内肿瘤患者围手术期疼痛管理方案

颅内肿瘤患者术后中、重度疼痛发生率高达 46% ~ 87%，疼痛可使交感神经系统兴奋，使患者血压升高、颅内压增高，增加颅内出血风险；疼痛的不适感易引起焦虑、烦躁、抑郁等负性情绪，影响患者预后。建立以护士为主导的颅内肿瘤患者围手术期疼痛管理方案，对于预防并发症、减轻疼痛、提高舒适度具有重要意义。通过系统评价，形成最佳证据，构建疼痛管理初始方案，通过实施，进行精细化调整与完善，形成最终方案。方案具体内容包括入院时个性化疼痛评估，术后个性化评估基础上的动态化疼痛评估；舒适卧位、局部冷敷、呼吸和肌肉放松、非药物干预与药物镇痛相结合等分层级的护理措施，并进行动态调整；入院当天、术前 1 d、手术后、出院后全程健康教育等。研究表明，实施疼痛管理方案有利于缓解颅内肿瘤患者术后静息性疼痛；提高颅内肿瘤患者自我效能感；提高颅内肿瘤患者的自我满意度，降低术后并发症的发生率，从而增强患者的康复信心，改善疾病的预后。

6．切口的护理　遵医嘱应用抗生素，予以抗感染治疗，保持切口清洁。观察切口敷料是否干燥，有无出血、渗血、渗液、脱落等，必要时及时更换敷料，以免切口感染。

7．引流管的护理　妥善放置引流管，保持引流通畅，观察引流液的量、颜色及性状，控制引流速度和引流量，不可随意放低或抬高引流袋。待 3 ～ 4 d 后脑脊液转为澄清，即可拔管。拔除引流管前，可试行夹闭引流管。

8．并发症的观察与护理

（1）颅内压增高：主要与周围脑组织损伤、肿瘤切除后局部血流改变、术中牵拉导致脑水肿有关。护理措施参见第十一章相关内容。

（2）颅内出血：是颅脑手术后最危险的并发症，多发生于术后 24 ～ 48 h 内。应密切观察患者的病情，若患者出现意识障碍和颅内压增高或脑疝征象，应及时报告医师，并做好再次手术的准备。

（3）颅内感染：表现为患者术后 3 ～ 5 d 出现发热、颅内压增高和脑膜刺激征等征象。应注意严格执行无菌操作，加强伤口的护理，加强营养支持，合理使用抗生素，以预防颅内感染。

（4）颅内积液或假性囊肿：术后手术残腔内的血性液体和气体易引起局部积液或假性囊肿。注意保持引流通畅，妥善放置引流瓶。①术后 48 h 内，若引流量多，可将创腔引流袋放于枕边（高度与头部创腔一致）或适当抬高引流袋，以保证创腔内有一定的液体压力，防止脑组织移位；② 48 h 后，引流袋可略放低，以利于较快地引流出创腔内的液体，使脑组织膨出，减少局部残腔，避免局部积液引起颅内压增高。③通畅引流 3 ～ 4 d，待脑脊液由血性转为清亮后，即可拔管。

（5）脑脊液漏：密切观察伤口、耳、鼻等处有无脑脊液。一旦发现，应及时通知医师，并做好相应护理。详见第十二章相关内容。

（6）中枢性高热：多出现于术后 12 ～ 48 h 内，下丘脑、脑干部位病变致体温调节中枢功能紊乱，可引起中枢性高热，一般物理降温效果较差，需采用冬眠低温疗法。

（7）尿崩症：主要发生于鞍上区手术后，如垂体腺瘤、颅咽管瘤等手术后。手术可刺激下丘脑抗利尿激素分泌增多，导致患者出现口渴、多饮、多尿，每日尿量大于 4000 ml，尿比重低于 1.005。遵医嘱给予垂体后叶素治疗时，应准确记录出入液量，根据患者的尿量和电解质水平调节用药剂量。尿量增多期间，需注意补钾，每排出 1000 ml 尿量相应补充氯化钾 1.0 g。

（8）癫痫发作：多发生在术后 2 ～ 4 d，这段时间属于脑水肿高峰期，是由于术后脑组织缺氧及皮质运动区激惹所致。待患者脑水肿消退，脑循环恢复后，癫痫常可自愈。对皮质运动区及附近区域肿瘤患者，术前常规应用抗癫痫药物预防；癫痫发作时，应及时控制。保证患者足够的休息，避免情绪激动，避免意外受伤。

（三）健康教育

1．饮食指导　给予高蛋白、高热量、高维生素、低脂饮食。限制烟、酒、浓茶及刺激性食物。

2．康复指导　告知患者及家属康复训练的相关知识，指导术后患者进行康复锻炼的具体方法。术后患者常有偏瘫或失语，要及早进行肢体功能锻炼和语言训练。患者卧床休息期间，应协助其定时翻身，保持肢体功能位。指导患者家属协助患者进行肢体被动活动，按摩肌肉，防止肌肉萎缩，防止意外损伤。①对偏瘫或肢体无力者，应注意加强生活护理，防止坠床、跌倒或碰伤。②对感觉障碍者，禁用热水袋，以防止烫伤。③对视力障碍者，应注意防止烫伤、摔伤。④对眼睑闭合不全者，可使用滴眼液或眼膏，以免眼部干燥。告知患者外出需要戴墨镜或眼罩保护，以防止阳光和异物伤害。⑤癫痫患者尽量不要单独外出活动，以免发生意外。耐心辅导患者进行语言训练，鼓励患者家属树立信心，给患者多听音乐、广播等，刺激其感觉中枢。鼓励患者保持乐观的心态，积极自理个人生活。

3．用药指导　嘱患者按时、按量服药，不可擅自停药、换药及增减药量，以免加重病情。

4．随访和复诊　告知患者若出现原有症状加重，如头痛、头晕、恶心、呕吐、抽搐、不明原因持续高热、乏力、肢体麻木、视力减退等情况，应及时复诊。术后 3 ～ 6 个月，应到门诊复查 CT 或 MRI。

## 第二节　脑血管疾病

脑血管疾病是指因颅内或椎管内血管病变而造成的脑组织损伤和脑功能障碍疾病的总称。脑血管疾病的发病率、致残率和死亡率都很高。其中，颅内动脉瘤、脑血管畸形、脑卒中均可通过外科手术治疗。我国颅内和椎管内血管疾病规范化外科治疗技术的深入研究，推动了巨大动脉瘤、脑血管畸形外科治疗的发展。

### 【病因与病理】

（一）颅内动脉瘤

颅内动脉瘤（intracranial aneurysm）是颅内动脉壁局部外突形成的动脉瘤，是自发性蛛网膜下腔出血的首要病因。颅内动脉瘤破裂出血在脑血管意外中仅次于脑血栓形成和高血压脑病，居第 3 位。本病主要见于 40 ～ 60 岁的中年人，男性和女性发病率差别不大。颅内动脉瘤的病因尚存争议，主要有先天性缺陷学说和后天性退变学说。前者认为，颅内动脉环（Willis 环）分叉处的动脉壁先天性平滑肌层缺乏；后者认为，动脉粥样硬化和高血压使动脉内弹力层破坏，逐渐膨出形成囊性动脉瘤。此外，颅内动脉瘤的病因还有栓塞性、感染性、外伤性因素等。

动脉瘤多为囊性，外观呈球形或浆果状，紫红色，瘤壁极薄，顶部最为薄弱，是出血的好发部位。巨大的动脉瘤内常有呈“洋葱”状分层的血栓或钙化。90%的动脉瘤发生于颈内动脉系统，10%发生于椎基底动脉系统。

（二）颅内动静脉畸形

颅内动静脉畸形（intracranial arteriovenous malformation）是一团管径大小不一、相互缠绕发育异常的病理性脑血管团，有供血动脉和引流静脉，是中枢神经系统血管发育异常所致畸形中最常见的类型。由于颅内动脉和静脉之间缺乏毛细血管结构，动脉血直接汇入静脉血，由此可引发一系列血流动力学改变。高发年龄为 20 ～ 40 岁，男性患者略多于女性。

（三）脑卒中

脑卒中（stroke）是由各种原因引起的脑血管疾病急性发作，导致脑供血动脉狭窄、闭塞或非外伤性脑实质内出血，并出现相应临床症状及体征，包括缺血性脑卒中和出血性脑卒中，前者发病率高于后者。部分脑卒中患者需要外科治疗。

1．缺血性脑卒中　发病率占脑卒中的 60% ～ 70%，严重者可致患者死亡。本病常见于 40 岁以上的人群。主要发病原因是在动脉粥样硬化的基础上发生脑血管痉挛或血栓形成，脑供血动脉狭窄或闭塞，导致脑缺血、缺氧。颈内动脉是脑的主要供血动脉，结缔组织疾病或动脉炎引起的动脉内膜增生和肥厚、颈动脉外伤、肿瘤压迫颈动脉等，均可引起颈内动脉狭窄和闭塞，导致缺血性脑卒中。血液黏稠、血流缓慢和血压下降是本病的诱因，故患者常在睡眠过程中发病。

2．出血性脑卒中（脑出血）　是指原发性非外伤性脑实质内出血，多见于高血压伴动脉硬化的患者，是原发性高血压患者死亡的主要原因，男性多于女性，好发年龄为 50 ～ 60 岁。出血最常发生在大脑基底壳核部，可向内扩展至内囊部，也可发生在丘脑、脑桥、小脑等其他部位。本病可因剧烈活动或情绪激动而诱发。

## 【护理评估】

（一）临床表现

1．颅内动脉瘤

（1）局灶症状：动脉瘤的部位、毗邻解剖结构及动脉瘤的大小可直接影响局灶症状。直径＞7 mm 的动脉瘤可引起压迫症状。动眼神经较易受累，患者出现麻痹时，首先表现为提睑无力，继而患侧上睑下垂，瞳孔散大，眼球内收和上、下视不能，直接和间接对光反射消失。巨型动脉瘤应注意与颅内肿瘤相鉴别。

（2）出血症状：中、小型动脉瘤未破裂出血时，患者可无任何症状。一旦破裂出血，即可导致严重的蛛网膜下腔出血，患者可突发“劈裂样”剧烈头痛、频繁呕吐，大汗淋漓、颈项强直、意识障碍，甚至昏迷，严重者可因颅内压增高而诱发脑疝，导致呼吸骤停。部分患者出血前可有劳累、情绪激动、用力排便等诱因，也有的患者无明显诱因或在睡眠过程中发病。

随堂测 13-2

2．颅内动静脉畸形

（1）出血：是最常见的首发症状，多见于年轻人。少量出血时，患者症状可不明显。常因体力活动或情绪激动、紧张等诱发出血。患者可出现不同程度的意识障碍、头痛、呕吐等症状。脑室出血时，患者可出现颈项强直。

（2）癫痫：年龄越小，发生率越高。部分患者以癫痫为首发症状，可发生强直阵挛性癫痫发作或局部发作。

（3）头痛：多数患者有头痛史，常为单侧局部头痛，也可表现为全头痛、间断性或迁徙性头痛。

（4）神经功能障碍及其他症状：由于周围脑组织缺血萎缩、血肿压迫或合并脑积水，未发生出血的颅内动静脉畸形患者可出现进行性神经功能损害，表现为运动或感觉性瘫痪、视野及语言功能障碍，个别患者有三叉神经痛或头颅杂音。婴儿与儿童患者可因颅内血管短路而发生心力衰竭和脑积水。

3．脑卒中

（1）缺血性脑卒中

1）短暂性脑缺血发作（transient ischemic attack，TIA）：局部脑组织或视网膜缺血引起的短暂性神经功能障碍，症状一般不超过 1 h，最长不超过 24 h。发病原因是在脑动脉粥样硬化或管腔狭窄的基础上，发生低血压或血压波动时，病变血管血流量减少，导致一过性脑缺血；或动脉粥样硬化斑块的小碎片散落形成微栓子，造成脑血管局灶性小梗死所致。①颈内动脉系统 TIA：表现为突发对侧肢体单瘫、偏瘫和面瘫，单侧肢体麻木或偏身感觉障碍。特征性症状为：病变侧单眼一过性黑矇或失明，对侧偏瘫及感觉障碍，失语等。②椎动脉系统 TIA：常见症状为眩晕、恶心、呕吐、平衡失调。特征性症状为：跌倒发作和短暂性全面性遗忘，无意识障碍。另外，患者还可出现吞咽困难、构音不清、共济失调、交叉性瘫痪等症状。

2）可逆性缺血性神经功能障碍（reversible ischemic neurologic deficit，RIND）：即可逆性缺血性脑疾病，其发病机制与短暂性脑缺血发作类似，但神经功能障碍恢复缓慢（持续时间超过 24 h），可在 1 周左右完全恢复。

3）完全性脑卒中（complete stroke，CS）：症状较上述类型严重，患者可突然出现中度以上的局限性神经功能障碍，病情发展在 6 h 内达到高峰，之后神经功能障碍长期不能恢复。主要表现为偏瘫、偏盲、失语、感觉障碍，患者常有意识障碍。

（2）出血性脑卒中

1）壳核、基底节出血：壳核、基底节是最常见的出血部位，多累及内囊。患者常出现病灶对侧偏瘫、偏身感觉障碍和同侧偏盲症状（“三偏征”）。双眼球不能向病灶对侧同向凝视；优势半球损害，可有失语。出血量＞ 30 ml 时，可导致意识障碍、脑疝，甚至死亡。

2）脑干出血：多为脑桥出血。患者可突发头痛、呕吐、眩晕、复视、交叉性瘫痪或偏瘫、四肢瘫等。大量出血（血肿＞ 5 ml）时，患者可立即昏迷，特征性的体征为双侧瞳孔极度缩小，呈“针尖”样，多于 48 h 内死亡。

3）小脑出血：发病突然，患者可出现频繁呕吐和枕部疼痛，眩晕和共济失调明显。

4）脑叶出血：可表现为头痛、呕吐、颈项强直。因血肿大小不同，患者可出现不同程度的意识障碍和颅内压增高。

**（二）辅助检查**

1．头颅 CT 检查　是颅内出血的首选检查方法，可用于确定脑内血肿的部位、范围和出血量，血肿是否破入脑室，也可用于鉴别脑积水和脑梗死。脑卒中后 24 ～ 48 h，头颅 CT 检查可显示缺血病灶。

2．头颅磁共振成像（MRI）　可显示颅内动静脉畸形的部位、大小，以及供血动脉和引流静脉情况，可用于鉴别血管畸形、肿瘤及颅内巨大动脉瘤。

3．磁共振血管成像（magnetic resonance angiography，MRA）和 CT 血管成像（computed tomography angiography，CTA）　MRA 可显示不同部位的脑动脉狭窄、闭塞和扭曲，可检出 90%～ 95%的颅内动脉瘤。CTA 作为常规血管造影的辅助检查，可用于了解血管与周围组织或病灶的关系。

4．数字减影动脉血管造影（digital subtraction angiography，DSA）　是确诊颅内动脉瘤、动静脉畸形等血管疾病的金标准。

5．经颅多普勒超声（transcranial Doppler，TCD）　是无创检测颅内血流动力学的方法，能精确、稳定地测定大脑中动脉近端的血液流速，对诊断蛛网膜下腔出血后血管痉挛有重要价值。部分患者无症状，经超声检查可发现颈内动脉起始段的狭窄或粥样硬化，可用于筛查，是早期干预和预防疾病的有效手段。

6．脑脊液检查　是诊断蛛网膜下腔出血的简易方法，对 CT 检查已明确诊断者，不作为常规检查。

（三）与疾病相关的健康史

评估患者有无高血压、糖尿病病史，有无心脏病、脑动脉硬化、高脂血症、凝血机制异常等病史，有无家族遗传病史。胎儿期其母有无放射线辐射接触史、特殊感染及特殊用药史。了解患者有无吸烟、酗酒等不良嗜好。

（四）心理社会状况

患者及其家属可因突发疾病造成生理功能障碍或丧失，甚至危及生命，而产生明显的心理变化，如焦虑、恐惧、悲观甚至绝望等。应了解患者对疾病的认知程度。

（五）治疗原则

1．颅内动脉瘤　①非手术治疗：可防止出血或再出血，以及控制血管痉挛。患者需要绝对卧床休息 2 ～ 3 周；可予以止血，降低颅内压、扩血管（如发现血管痉挛，可使用钙拮抗剂）治疗。②手术治疗：开颅夹闭动脉瘤蒂是首选的手术治疗方法。另外，也可采用颅内动脉瘤介入栓塞治疗，具有微创、简便、相对安全、恢复快等优点。

2．动静脉畸形　①非手术治疗：采取调整日常生活、控制癫痫、对症治疗等方法防止和控制出血，缓解现存症状，也可采用栓塞介入治疗。②手术治疗是最彻底的治疗方法，可选用动静脉畸形全切术、供血动脉结扎术等。

3．脑卒中

（1）缺血性脑卒中：①非手术治疗，包括维持生命功能，处理并发症；患者卧床休息，予以扩血管、抗凝、抗血小板聚集、脑保护治疗，以及介入治疗等。②手术治疗，对脑动脉完全闭塞者，应在 24 h 内及时考虑手术治疗，可行颈动脉内膜切除术、颅外 - 颅内动脉吻合术等，以改善病变区的血供情况；对脑动脉闭塞超过 24 ～ 48 h，已发生脑软化者，则不宜实施手术治疗。

（2）出血性脑卒中：①非手术治疗，包括绝对卧床休息，予以止血、控制血压、脱水降颅内压等。②手术治疗，包括开颅血肿清除术、钻孔血肿引流术、内镜血肿清除术等。对出血破入脑室者，手术效果不佳。对病情过重（深昏迷、双侧瞳孔散大）或年龄过大、伴重要脏器功能不全者，不宜实施手术治疗。

## 【主要护理诊断 / 问题】

1．恐惧　与突发疾病感觉异常、肢体功能障碍有关。

2．自理缺陷　与血肿压迫导致肢体功能障碍及手术有关。

3．急性疼痛　与颅内压增高致头痛、开颅手术、血性脑脊液对脑膜产生刺激有关。

4．潜在并发症：继发出血、脑动脉痉挛。

## 【护理措施】

（一）术前护理

1．心理护理　评估患者的心理状态，采取有效的沟通方式，对意识清醒的患者讲解手术的必要性及手术过程中需要配合的事项，解释出现异常症状与体征的原因，缓解患者的恐惧心理，增强患者战胜疾病的信心。对有意识障碍者，应向家属讲解手术的目的、意义和术前准备的内容，争取其配合手术治疗。

2．密切观察病情　严密观察患者的生命体征、意识状态、瞳孔变化及肢体活动情况，发现异常须及时报告医师，并予以相应处理。

3．预防出血

（1）卧床休息：将床头抬高 15°～ 30° 的斜坡卧位有利于静脉回流。应保持病室安静，保证患者充足的睡眠，避免情绪激动，减少不必要的活动。保持患者排便通畅，预防再次出血。

（2）维持适宜的颅内压：①防止颅内压骤降，颅内压骤降会加大颅内血管壁内、外压力差，诱发动脉瘤破裂出血。应用脱水剂时，需要注意控制输注速度，不能加压输入。对于行脑脊液引流者，宜放慢引流速度，引流瓶位置不能过低。②避免颅内压增高的诱因，合理膳食，提供富含膳食纤维的食物，防止患者便秘。避免咳嗽诱发癫痫发作等。

（3）维持血压稳定：对高血压患者，遵医嘱使用抗高血压药，并注意患者血压的变化，使血压下降不超过 10%。用药期间，注意观察患者血压的变化，避免血压偏低而造成脑缺血。

4．用药护理　遵医嘱使用抗高血压药、抗癫痫药、镇静药等。对脑卒中患者，在溶栓、抗凝治疗期间，应注意观察药物的疗效及不良反应。

5．术前准备　做好相应的检查、抗生素药物敏感试验和头部皮肤准备（对接受介入治疗者还应进行双侧腹股沟区的备皮准备）等。对颅内动脉瘤患者，应在术前进行颈动脉压迫试验和练习，以建立侧支循环。

**（二）术后护理**

1．体位　术后采用抬高床头 15°～ 30° 的斜坡卧位，可促进脑部血液回流，减轻脑水肿。颅外血管旁路移植者禁止患侧卧位，防止局部受压。介入术后，取平卧位，绝对卧床休息 24 h，遵医嘱穿刺下肢制动 8 ～ 12 h，并行穿刺部位加压包扎。患者禁止做屈髋、屈膝动作。术后 24 ～ 48 h 更换体位，尽量减少头部的摆动幅度。

2．病情观察　密切观察患者的生命体征、意识状态、瞳孔对光反射，伤口及引流液的引流情况，血氧饱和度及格拉斯哥（GCS）评分，每小时测量 1 次，需要特别注意患者有无颅内压增高或再出血的征兆。6 h 后可根据病情需要，遵医嘱继续观察。观察患者的肢体运动、感觉和语言功能，发现异常应立即报告医师。观察患者足背部动脉的搏动情况、肢体温度及伤口敷料有无渗血，如发现动脉搏动减弱或触不清、下肢温度过低，则应立即报告医师。

3．饮食护理　根据患者的病情，术后尽早安排进食，给予易消化的饮食。鼓励患者多饮水，多吃新鲜蔬菜和水果，不食辛辣等刺激性食物，保持排便通畅。对意识障碍者，给予鼻饲饮食。注意防止患者进食时误吸，以免导致肺部感染甚至窒息的发生。面瘫患者进食时，需特别注意清洁患侧颊黏膜。

**科研小提示**

脑卒中患者误吸发生率较高，可以制订预防误吸的标准化护理方案。

4．加强生活护理　保持床单平整、干燥，做好皮肤护理，定期协助患者翻身，防止压疮的发生。做好口腔护理。保持呼吸道通畅，对病情允许者予以叩背，防止肺部感染。对眼睑不能闭合者，应遵医嘱应用滴眼液及眼膏，并覆盖纱布。保持患者肢体处于功能位，及早进行肢体被动或主动功能锻炼，避免关节挛缩和肌肉萎缩。

5．安全护理　保持环境安静、舒适、安全，集中进行操作，限制探视，保证患者充足的休息。对谵妄、躁动的患者，应设置床档，必要时使用约束带。对肢体无力或偏瘫的患者，需加强生活护理，防止坠床或跌倒、碰伤等意外伤害的发生。床旁悬挂防坠床标识，向家属做好安全宣传教育工作，以取得家属的支持，保证患者安全。

6．并发症的观察与护理

（1）继发出血：密切观察患者的生命体征、意识状态以及瞳孔变化，注意切口敷料和引流

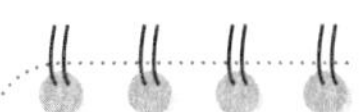

情况。若患者出现视觉、听觉、运动功能逐渐减退，引流量增多且颜色鲜红，则提示发生再出血，须立即通知医师紧急处理。

（2）脑动脉痉挛：术后应观察患者的意识状态，视觉、语言、感觉功能及肢体运动情况，若患者原有功能障碍加重或出现新的神经功能障碍，则提示脑动脉痉挛，应及时进行扩血管治疗，必要时行高压氧治疗。

（三）健康教育

（1）指导患者注意休息，保持情绪稳定，避免剧烈活动，生活规律，劳逸结合。

（2）保持穿刺部位皮肤干燥，防止感染。伤口拆线后，若愈合良好，2 周后患者可洗头，注意动作轻柔，避免抓破切口。对去骨瓣患者，需注意防护，以防受伤。

（3）遵医嘱按时服药，不可随意减少药物剂量或停药。高血压患者应特别注意气候变化，规律服药，定时监测血压，将血压控制在适当水平，避免忽高忽低。术后需接受抗凝治疗，并观察出血情况。如有异常，应及时就医。

（4）给予高蛋白、易消化、富含维生素和膳食纤维的食物，既往有高血压病史者应注意低盐、低脂饮食，避免辛辣、刺激性食物。戒除烟、酒，保持排便通畅，必要时使用缓泻药。

（5）病情稳定后，患者即应早期开始进行康复锻炼，要循序渐进。应教会患者及家属常用的护理技能和方法，特别是日常生活活动能力训练，如翻身、起坐、穿衣、行走及上下轮椅等。卧床时肢体处于功能位，足底应放托足板，防止足下垂。

（6）动脉瘤夹闭术后，患者不能登高、游泳、驾驶车辆，禁止在炉火或高压电机旁作业。外出需携带相关证明。

（7）定期随访：3 个月或半年应复查 DSA 和头颅 CT、MRI 等。告知患者如有头痛、头晕、意识障碍等不适，应及时就诊。

## 第三节　先天性脑积水

先天性脑积水（congenital hydrocephalus）又称婴儿脑积水，是指婴幼儿时期颅内脑脊液生成、吸收失衡和（或）循环受阻，导致脑室系统或蛛网膜下腔大量脑脊液积聚而异常扩大，使患儿出现颅内压增高和脑功能障碍。本病多见于 2 岁以内的婴幼儿，发生率为 0.2%～0.5%。

### 【病因与病理】

1．病因　各种引起脑脊液生成过多、吸收障碍和（或）循环受阻的病变都可引起脑积水，婴幼儿以先天发育异常较多见。

2．病理　正常情况下，脑脊液由脑室内的脉络丛分泌产生，经第三、第四脑室进入蛛网膜下腔，并由上矢状窦两侧的蛛网膜颗粒吸收，进入上矢状窦的静脉血中。脑脊液的分泌和吸收处于动态平衡状态。若脑脊液分泌增多、循环路径阻塞、蛛网膜颗粒吸收障碍，将使脑脊液大量积聚，导致脑室扩大，脑组织受压萎缩、变薄，脑回扁平，脑沟变浅。

脑积水可分梗阻性脑积水和交通性脑积水两类。前者是因脑室系统内有梗阻，使脑脊液循环通路阻塞所致；后者是指脑室与蛛网膜下腔之间无梗阻，脑脊液流出脑室到达蛛网膜下腔，但不能被蛛网膜颗粒吸收，从而产生脑积水症状。

## 【护理评估】

（一）临床表现

1．症状　患儿头围和头部形态异常。出生后数周或数月，患儿头颅即迅速增大，前囟膨隆、扩大且张力增加，颅缝分离，头皮菲薄，静脉怒张。中脑顶盖受压，可引起分离性斜视及上视障碍。脑干功能障碍时，患儿可出现吸吮和进食困难。迷走神经受累时，可出现喉鸣音。病情进展迅速时，患儿可出现精神不振、反应迟钝、易激惹、抬头困难、痉挛性瘫痪、神经发育明显迟缓，甚至抽搐、嗜睡、惊厥。若病情继续发展，则可发生脑疝，甚至死亡。

2．体征　患儿脑颅大而面颅小，额部向前突出，眶顶受压向下。双眼球下视，眼球向下转，导致巩膜上部露白，呈“落日征”。头部叩诊呈“破壶音”（Macewen 征），神经系统体征有眼球震颤、共济失调、四肢肌张力增强或轻瘫。

（二）辅助检查

1．头围动态观察　前额平眉与枕外隆凸之间的周长为头围长度。小儿出生后 1 年内，任何 1 个月头围增长大于 2 cm，尤其伴有前囟膨隆、增大，颅缝分离者，均应高度关注。

2．影像学检查

（1）颅骨 X 线检查：典型表现为颅腔扩大、颅骨变薄、囟门增大和骨缝分离、脑回压迹加深等，常需数周至数月方可显示。

（2）CT 和 MRI 检查：是最可靠的诊断方法，可显示扩大的侧脑室白质内的间质水肿，MRI 还可用于诊断导管狭窄和阻塞。

3．脑部超声检查　可显示双侧脑室对称性扩大。对于胎儿和新生儿，经颅超声检查可动态监测脑室形态和脑室内出血。

（三）与疾病相关的健康史

评估患儿出生时有无产伤，有无外伤性颅脑损伤；新生儿期或婴幼儿期有无感染性脑膜炎；有无先天性疾病及家族史；母亲妊娠期有无弓形虫感染等。

（四）心理社会状况

应关注疾病治疗过程中患儿家属可能出现的焦虑、失眠等心理问题。

（五）治疗原则

1．非手术治疗　以利尿、脱水、对症治疗为主。

2．手术治疗　脑脊液分流手术包括脑室 - 腹腔（ventriculo-peritoneal shunt，V-P）分流术和脑室 - 心房（ventriculo-atrial shunt，V-A）分流术，二者疗效相似，脑室 - 腹腔分流术操作相对简单，常作为首选术式。非分流手术包括中脑导水管成形术或扩张术，以及内镜下第三脑室底造口术，主要是解除阻塞的病因治疗。

## 【主要护理诊断 / 问题】

1．有受伤的危险　与颅内压增高、癫痫有关。

2．潜在并发症：分流系统阻塞、感染。

## 【护理措施】

（一）术前护理

1．病情观察　应定期测量患儿头围，观察前囟张力，观察患儿有无恶心、呕吐等颅内压增高症状，发现异常应立即通知医师，并及时处理。

2．加强安全防护　对患儿头部给予适当支持，以防止颈部受伤。加强对共济失调、视力障碍患儿及其家属的安全宣传教育，防止跌倒。

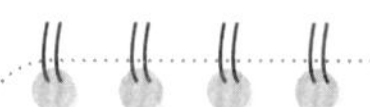

3．术前准备　完善术前常规检查及备皮等术前准备。按要求禁食、禁水等。

（二）术后护理

1．体位　术后3 d内，患儿应严格取平卧位或侧卧位，之后可逐渐抬高床头，5 d后可坐起或抱起。

2．营养支持　禁食、禁水期间，可经静脉给予营养物质，小儿6 h后可予以喂奶。

3．病情观察　严密观察患儿的生命体征、意识状态、瞳孔变化及肢体活动情况，观察切口敷料有无渗血等。

4．呼吸道护理　保持呼吸道通畅，及时清理口腔分泌物。对痰液黏稠者，给予雾化吸入。

5．心理护理　患儿术后常哭闹，护士态度要和蔼可亲，要耐心解释，加强看护，必要时可留家长陪护，并做好相应的解释工作。

6．并发症的观察与护理

(1) 分流系统受阻：是最常见的并发症，与脑室内出血、脑脊液蛋白质含量过高、周围组织粘连有关。最常见于术后6个月内。应注意观察患儿囟门张力的大小，以估计分流量。分流过度时，患儿可出现体位性头痛，而分流不足则症状不缓解。发现异常，应及时报告医师妥善处理。

(2) 感染：多发生在分流术后2个月内，患儿可有伤口感染、脑膜炎、腹膜炎、分流管感染等。主要表现为寒战、高热等急性感染征象。一旦怀疑感染，应立即采集标本，协助医师进行处理。

（三）健康教育

1．加强对患儿家长的宣传教育，使其正视现实，加强对患儿的看护，并给予更多关爱。饮食方面应加强营养，以满足患儿生长发育的需要。指导患儿积极进行功能锻炼，防止肌肉萎缩。

2．定期监测患儿头围，指导家长观察患儿前囟张力的变化。

3．脑室-腹腔分流术后，应指导家长注意分流泵张力大小，以估计分流管的流量是否适宜，并按要求按压分流阀，保持引流通畅。

4．定期复查，告知家长如患儿出现头痛、呕吐、胃肠道不适等，应及时到医院就诊。

## 小　结

(一) 颅内肿瘤

1．病因　尚未明确，与多种诱因有关。

2．临床表现　以颅内压增高、神经功能定位症状为共性表现。

3．治疗原则　降低颅内压，以缓解症状，为手术治疗争取时间。手术治疗是最直接、有效的方法。

4．护理措施　非手术护理和术前护理主要包括降低颅内压、予以生活护理和营养支持，防止意外伤害的发生，做好手术准备。术后护理应特别注意并发症的观察与护理。

(二) 脑血管疾病

1．颅内动脉瘤　病因尚存争议。较大的动脉瘤患者有局灶症状，动脉瘤破裂出血后可出现剧烈头痛、意识障碍，甚至危及生命。非手术治疗与护理主要是防止出血或再出血，控制脑血管痉挛；开颅夹闭动脉瘤蒂是首选的手术治疗方法，注意做好围手术期相应护理。

2．颅内动静脉畸形　因血管先天发育异常所致。临床表现有出血、癫痫、头痛、神

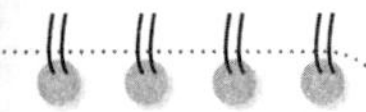



经功能障碍等。手术治疗是最彻底的治疗方法。

3．脑卒中　与高血压、动脉粥样硬化有关。缺血性脑卒中患者常出现偏瘫、失语，应注意卧床休息，予以扩血管、抗凝、脑保护治疗，以及介入治疗。出血性卒中患者可突然出现意识障碍和肢体瘫痪等局灶定位症状。患者应绝对卧床休息，予以止血、控制血压、脱水降颅内压、血肿清除术等治疗。对手术患者，应做好围手术期护理。

（三）先天性脑积水

1．病因　脑脊液生成过多、吸收障碍和（或）循环受阻。

2．临床表现　患儿头围迅速增大、前囟隆起、颅缝分离、双眼呈“落日征”，头部叩诊呈“破壶音”。

3．治疗原则　利尿、脱水等治疗可短暂缓解症状。手术治疗首选脑室 - 腹腔分流术。

4．护理措施　密切观察患儿的病情变化，加强安全防护，术后做好体位、饮食、心理护理，注意分流系统梗阻和感染等并发症的观察与护理。

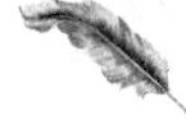

## 思考题

患者，男性，68 岁，既往有高血压病史 20 年。因与他人争吵，患者突发头痛、呕吐、言语不清、跌倒在地，之后出现神志不清，排尿、排便失禁。

体格检查：患者昏迷，血压 180/100 mmHg，呼吸 16 次 / 分，脉搏 54 次 / 分。左侧瞳孔直径为 8 mm，右侧瞳孔直径为 3 mm。头颅 CT 检查示一侧基底节内囊区高密度影。

请回答：

1．患者出现上述症状的原因是什么？

2．目前应采取的护理措施有哪些？

（邵广宇）

# 第十四章 颈部疾病患者的护理

第14章数字资源

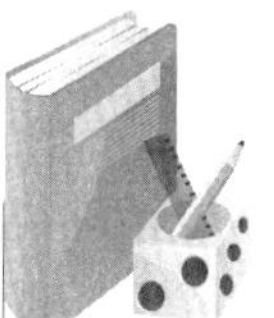

## 导学目标

通过本章内容的学习，学生应能够：

◆ **基本目标**

1. 解释甲状腺功能亢进症、单纯性甲状腺肿、甲状腺腺瘤、甲状腺癌及其他常见颈部肿物等颈部疾病的主要病因及临床表现。

2. 理解颈部疾病患者各项辅助检查的目的。

3. 描述甲状腺功能亢进症患者围手术期药物准备的机制及方式。

4. 运用相关知识为颈部疾病围手术期患者制订护理计划，并提供整体护理。

◆ **发展目标**

1. 结合甲状腺的解剖结构和功能特点，解释甲状腺疾病相关手术后出现各种并发症的原因。

2. 综合运用相关知识对不同颈部疾病患者提供饮食指导。

◆ **思政目标**

培养以患者为中心的整体护理能力，以及在岗位中不断思考、创新，为社会发展服务的持续学习能力。

### 案例 14-1A

患者，女性，28岁，近期出现双侧甲状腺对称性肿大伴眼球突出，怕热、易出汗、多食，伴腹泻、体重减轻8 kg，1周来自觉呼吸困难来院就诊。患者自诉近期易感心悸、胸闷，焦躁、易怒，入睡困难。

体格检查：眼裂增宽，眼球轻度突出。双侧甲状腺肿大，可闻及血管杂音，甲状腺随吞咽动作上、下移动，双手震颤，心率120次/分，BP 155/80 mmHg。

B超检查提示：双侧甲状腺弥漫性肿大、质软，血流信号丰富，颈部未见肿大淋巴结。颈部CT检查提示：肿大的甲状腺压迫气管。

**请回答：**

患者目前的护理评估重点是什么？

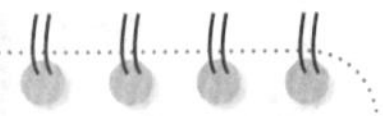

# 第一节　甲状腺疾病

## 一、甲状腺功能亢进症

甲状腺功能亢进症（hyperthyroidism）简称甲亢，是由于甲状腺激素合成和分泌过多，引起神经、循环、消化等系统兴奋性增高和代谢亢进为主要表现的临床综合征。甲亢属于甲状腺毒症的一种，以青年和中年女性多发，男性与女性发病率之比约为 1 ∶ 4。在我国，甲亢发病率约为 1.5%。根据发病部位和病因，可将其分为原发性甲亢和中枢性甲亢。原发性甲亢是由甲状腺腺体自身病变引起的，包括格雷夫斯病（Graves 病，毒性弥漫性甲状腺肿）、毒性结节性甲状腺肿、甲状腺自主性高功能腺瘤等。中枢性甲亢包括垂体促甲状腺激素瘤和垂体选择性甲状腺激素抵抗综合征，是由于垂体分泌过多促甲状腺激素（thyroid stimulating hormone，TSH）所致，患者有典型的甲亢症状。甲亢中以 Graves 病最为常见，约占所有类型的 80%。

### 【病因与病理】

（一）Graves 病

Graves 病是一种伴甲状腺激素分泌增多的器官特异性自身免疫性疾病，是一种多基因遗传病。本病是由具有特定遗传倾向的个体，在环境因素的作用下出现免疫系统功能紊乱导致的。其家族聚集性明显，吸烟、高碘饮食、感染、应激和妊娠等因素都可能诱发本病。其病理改变可见甲状腺呈弥漫性、对称性肿大，血管增多、扩张，光镜下可见滤泡增生，甲状腺立方上皮细胞增大成柱状甚至突入滤泡腔，滤泡缩小，胶质减少，滤泡间隙血管丰富，常含有淋巴滤泡和生发中心。

（二）其他原因引起的甲亢

毒性结节性甲状腺肿常见于年龄较大者，是一种发生在结节性甲状腺肿基础上的甲亢。患者甲状腺结节具有结构和功能上的自主性且逐渐增强，从功能正常逐渐向功能亢进转变。病理形态可见甲状腺滤泡上皮增生形成大的滤泡，结节周围甲状腺组织常萎缩。甲状腺自主性高功能腺瘤是单个高功能腺瘤随着甲状腺素分泌增多而逐渐出现甲状腺功能亢进症的表现。垂体促甲状腺激素瘤表现为垂体 TSH 细胞过度增殖、垂体自主分泌 TSH；垂体选择性甲状腺激素抵抗综合征与垂体对甲状腺激素的负反馈抑制不敏感有关。中枢性甲亢表现为高甲状腺激素血症，伴 TSH 不适当地升高或保持正常。

### 【护理评估】

（一）临床表现

1．甲状腺毒症表现

（1）高代谢症状群：是由于甲状腺素分泌过多和交感神经兴奋引起的代谢亢进，是本病患者最常见的临床症状。患者可出现发热，易出汗，皮肤温暖、潮湿，疲乏、食欲增加伴体重减轻的一组症状。

（2）神经精神症状：表现为易激惹、兴奋、好动、紧张、焦虑、注意力分散，伴有失眠、多梦、早醒等睡眠障碍问题。嘱患者闭眼后双手平举，可见双手震颤，伸舌可见舌震颤，腱反射亢进。极少数患者可出现躁狂、谵妄等精神症状。少数老年患者可出现抑郁、厌食等不典型症状，称为淡漠型甲亢。

（3）心血管系统：常见表现有心动过速（脉搏＞ 100 次 / 分）、收缩压升高、舒张压降低、

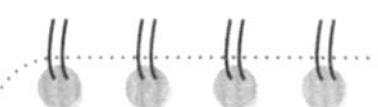

脉压增大，静息状态时仍有症状。中老年患者容易出现心房颤动。严重者可出现心肌缺血、心脏增大、心力衰竭。

（4）消化系统：表现为食欲亢进，常伴体重减轻，排便次数增加。

（5）内分泌系统：女性患者可出现月经不调，男性患者可出现性功能障碍。由于骨代谢加速，患者可出现骨质疏松。

（6）肌肉系统：大部分患者表现为肌无力或肌肉萎缩，可出现低血钾性周期性瘫痪。

2．甲状腺肿大　Graves 病患者甲状腺多呈弥漫性肿大，质地柔软或坚韧，无压痛。由于甲状腺血流丰富，上、下极可触及震颤，听诊可闻及收缩期血管杂音，是甲亢的重要体征。

3．突眼征　可分为单纯性突眼（与甲亢时交感神经兴奋性增高有关）和浸润性突眼（与眶后组织自身免疫反应有关）。症状典型者双侧眼球突出、眼裂增宽。严重者上、下眼睑难以闭合，甚至不能盖住角膜；瞬目减少；眼向下视时上睑不能随眼球下闭；上视时无额纹出现；双眼内聚能力差；甚至伴眼睑肿胀，结膜充血、水肿等。严重时可影响患者视力。突眼征是本病重要且较为特异的体征之一，但突眼的严重程度与甲亢的严重程度无明显关系。

4．其他表现　少数患者出现胫骨前下 1/3 处皮肤对称性增厚、变粗，呈“橘皮”样外观，称为胫前黏液性水肿。部分患者可出现皮肤和甲床色素沉着、杵状指等改变。

**（二）辅助检查**

1．血清促甲状腺激素和 $T_3$、$T_4$ 测定　①血清促甲状腺激素（thyroid-stimulating hormone，TSH）测定：灵敏度高，是诊断甲亢的首选指标，可作为单一指标进行甲亢筛查。一般情况下，甲亢患者 TSH 低于正常值下限，但中枢性甲亢患者 TSH 不降低或升高。②血清 $T_3$、$T_4$ 含量测定：一般情况下，甲亢患者 $T_3$、$T_4$ 均升高；$T_3$ 上升较早且快，而 $T_4$ 上升则较迟缓，故测定 $T_3$ 对诊断甲亢具有较高的灵敏度。

2．甲状腺自身抗体测定　促甲状腺激素受体抗体（thyroid stimulating hormone receptor antibody，TRAb）在 Graves 患者中的阳性率较高，对诊断、判断病情活动性及评价停药时机有一定的意义，而且是预测复发最重要的指标。甲状腺过氧化物酶抗体（thyroid peroxidase antibody，TPO-Ab）和甲状腺球蛋白抗体（thyroglobulin antibody，TgAb）测定也可用于检测甲亢患者的甲状腺免疫功能损伤。

3．超声检查　Graves 患者超声检查可见甲状腺呈弥漫性肿大，血流丰富，腺体内血流速度明显加快，呈“火海”征。毒性结节性甲状腺肿患者可见多个甲状腺结节。甲状腺自主性高功能腺瘤患者可见甲状腺结节，边缘清楚，结节内血流丰富。

4．甲状腺摄 $^{131}I$ 率测定　随着血清 $T_3$、$T_4$ 含量测定的普遍开展及 TSH 检测灵敏度的提高，由于摄 $^{131}I$ 率测定需要接受辐射暴露，且该检查受到高碘饮食和碘造影剂的影响，目前已不作为甲亢诊断的常规指标。但是它对于鉴别甲亢（碘性甲亢除外）和非甲亢性甲状腺毒症仍有意义。

5．放射性核素甲状腺显像　对结节性甲状腺肿伴甲亢和甲状腺自主性高功能腺瘤的诊断意义较大。

6．基础代谢率（basal metabolic rate，BMR）测定　是指人体在清醒、空腹、安静和无外界环境影响下的能量消耗率。通常使用基础代谢检测装置测定，或根据公式计算：基础代谢率% =（脉率 + 脉压）–111。正常值为 ±10%；+20% ~ +30%者为轻度甲状腺功能亢进，+30% ~ +60%为中度甲状腺功能亢进，+60%以上为重度甲状腺功能亢进。检测应在清晨空腹静卧状态下进行，检测前需要停服可能影响甲状腺功能的药物。如采用检测装置测定，测定前患者应静卧 1 h。由于此检查缺乏灵敏度和特异性，目前已不作为常规检查项目。

7．其他检查　包括 CT、MRI 检查，心脏检查，外周血常规及血生化检查等。

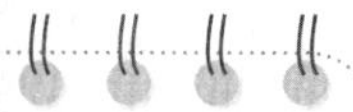

### （三）与疾病相关的健康史

了解患者的发病过程及治疗经过，患者是否伴有结节性甲状腺肿、甲状腺瘤或其他自身免疫性疾病，患者有无甲状腺疾病的用药史或手术史；了解患者的饮食和营养情况、碘摄入情况、睡眠情况、活动情况、月经史及生育史、生活工作环境、既往健康状况，有无其他手术史等；了解患者有无甲亢家族史。

### （四）心理社会状况

了解患者有无情绪不稳、易激惹以及由此造成的人际关系的恶化。了解患病以来患者的情绪变化及其对甲状腺疾病的认识，对手术的接受程度，对康复知识的掌握程度。同时，应注意评估患者对于疾病造成的生活影响以及对自身形象变化（如突眼、甲状腺肿大）的认知和反应。

### （五）治疗原则

治疗选择包括抗甲状腺药物治疗、$^{131}$I 治疗、手术治疗。具体采取哪种方式，需要根据患者的具体病情、治疗意愿，并结合治疗方案的利弊进行选择。

1．非手术治疗

（1）抗甲状腺药物治疗：是甲亢最常用的治疗方法。适应证包括：①轻、中度甲亢患者；②甲状腺轻、中度肿大患者；③孕妇、高龄或严重疾病不适合手术者；④手术后复发不适宜行 $^{131}$I 治疗者；⑤中、重度活动性甲亢突眼患者、甲状腺危象患者。

（2）放射性碘（$^{131}$I）治疗：目的是破坏过度活跃的甲状腺细胞。适应证包括：①老年患者；②伴有可增加手术风险的疾病患者；③曾接受过颈部手术或外照射者；④有抗甲状腺药物治疗禁忌证者。妊娠期、哺乳期妇女，计划短期（6 个月）内妊娠者和无法依从辐射防护指导者，禁忌行 $^{131}$I 治疗。$^{131}$I 治疗后，患者可能出现甲状腺功能减退（简称甲减）。

2．手术治疗　是治疗甲亢的有效方法，治愈率高，复发率低，但是手术有损伤神经、血管及甲状旁腺的风险，并可导致甲减。因此，进行手术治疗需要掌握适应证。

（1）手术适应证：①中度以上原发性甲状腺功能亢进症，长期服药无效，或停药后复发，或不能坚持长期服药者；②腺体较大，有压迫症状者；③不耐受抗甲状腺药物，且不接受 $^{131}$I 治疗者；④未来 6 个月内计划妊娠者。

（2）手术方式：常用的有双侧甲状腺次全切除术、一侧腺叶切除＋对侧次全切除术、双侧甲状腺近全切除术、甲状腺全切除术等。每种手术方式各有其优、缺点，术后需要关注甲状腺部分切除术后甲亢复发的可能，以及甲状腺全切除术与部分切除术后均有可能出现的甲状腺功能减退。

（3）手术禁忌证：①有严重器质性疾病不能耐受手术者；②孕早期或孕晚期妇女。

（4）手术并发症：甲状旁腺损伤可导致低钙血症（暂时性或永久性，可表现为手足痉挛）、喉返神经或喉上神经损伤（暂时性或永久性）、术后出血、呼吸困难与窒息、甲状腺危象、甲状腺功能减退等。

**案例 14-1B**

患者因甲状腺肿大影响呼吸，拟行甲状腺切除术。

**请回答：**

1. 该患者的术前护理重点有哪些？

2. 术后第 1 天，患者出现面部及手足针刺样麻木感。患者不理解为什么做颈部手术会导致手足麻木，并且担心“以后是不是永远都会有手足麻木，没办法正常生活了？”随后，患者出现情绪低落、哭泣。应如何向患者解释术后出现手足麻木的原因？如何进行有针对性的护理？

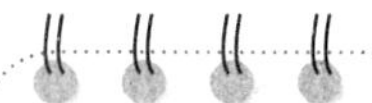

## 【主要护理诊断 / 问题】

1．营养失调（低于机体需要量）　与甲状腺毒症引起的基础代谢率增高有关。

2．有心血管受损的危险　与甲状腺毒症和交感神经兴奋引起的心率加快、收缩压升高及脉压增大等有关。

3．体象紊乱　与甲状腺肿大、突眼、颈部切口有关。

4．清理呼吸道无效　与咽部及气管受刺激、分泌物增多及切口疼痛有关。

5．潜在并发症：低钙血症、喉返或喉上神经损伤、术后出血、呼吸困难与窒息、甲状腺危象等。

## 【护理措施】

（一）术前护理

1．心理护理　向患者解释治疗的必要性，给予患者心理支持。创造良好的环境，必要时遵医嘱给予镇静药。

2．饮食护理　鼓励患者进食高热量、高蛋白、高维生素食物。嘱患者戒烟、戒酒，忌饮浓茶、咖啡等刺激性饮料。勿进食粗纤维食物，以免增加肠蠕动而发生腹泻。

3．完善术前检查　包括甲状腺功能检查、甲状腺抗体检查，以及颈部 B 超、血常规、血生化、凝血功能、心电图等检查。

4．突眼的护理　避免角膜过度暴露，可使用人工泪液，以缓解眼部干燥。外出时佩戴有色眼镜，避免灰尘、飞虫等附着眼部。睡眠时可戴黑色眼罩，用眼膏或者护眼敷料覆盖眼部。睡前少饮水，入睡时将头部垫高，可使眼眶内液体回流减少，减轻眼部肿胀。每日做眼球运动，锻炼眼肌，改善眼肌功能，并注意避免用眼疲劳。

5．药物准备　目的是降低甲状腺功能和基础代谢率，减轻甲状腺肿大及充血。术前的药物准备是保证手术安全、减少术后并发症的重要方式。

(1) 抗甲状腺药物：围手术期应激状态、麻醉及手术均有可能诱发甲状腺危象。一般应在术前 1 ~ 3 个月使用抗甲状腺药物，确保甲状腺功能正常并维持稳定，可预防甲状腺危象发生。此类药物主要包括咪唑类和硫脲类两大类，前者包括甲巯咪唑和卡比马唑，后者包括丙硫氧嘧啶和甲硫氧嘧啶，通常首选甲巯咪唑。这类药物能够阻碍碘的有机化，抑制甲状腺激素的合成。其不良反应主要是皮疹、皮肤瘙痒、白细胞减少、粒细胞减少、中毒性肝病和血管炎，需要加强随访和用药管理。

(2) 碘剂：对于 Graves 病患者，术前需要服用碘剂，以减少甲状腺血供及术中出血。常用的碘剂及使用方法为复方碘溶液（8mg 碘 / 滴）5 ~ 7 滴或饱和碘化钾（50mg 碘 / 滴）5 ~ 7 滴，每天 3 次。手术前 10 天混合在水或果汁中服用。对毒性结节性甲状腺肿及甲状腺自主性高功能腺瘤患者，术前不常规推荐使用碘剂。

(3) β 受体阻滞剂：代表药物是普萘洛尔，其作用机制是阻断靶器官交感神经肾上腺能受体活性，改善烦躁、心动过速、多汗等症状，也能够阻断甲状腺激素对心肌的直接作用。术前一般应将心率控制在 90 次 / 分以下，术后逐渐停用。

(4) 其他用药：对于没有条件服用碘剂的患者，可以通过合用抗甲状腺药物和左甲状腺素的方法，进行术前准备。此方法较使用抗甲状腺药物加碘剂的术前准备方法时间长，但是术中甲状腺质地柔软，便于手术操作。对于不耐受抗甲状腺素药物或需要在短时间内接受手术的患者，可联合使用碘剂、糖皮质激素和 β 受体阻滞剂进行术前准备。

6．其他术前准备　指导患者术前戒烟、戒酒，进行呼吸功能训练，掌握有效咳嗽的方法。对手术区域皮肤进行清洁和准备。若术式需要，可以采用脱毛膏等方式去除毛发。由于术中患

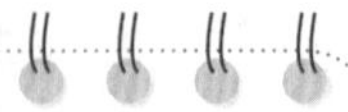

者长时间处于头颈过伸体位，所以患者术后易出现背部肌肉酸痛、头晕、头痛、恶心、呕吐等症状。为减少此情况的发生，术前需要进行头颈过伸（头低肩高）体位训练（图 14-1）。消化道准备方面，患者若无胃肠道动力障碍等危险因素，则应在术前 6 h 禁食，2 h 禁饮。

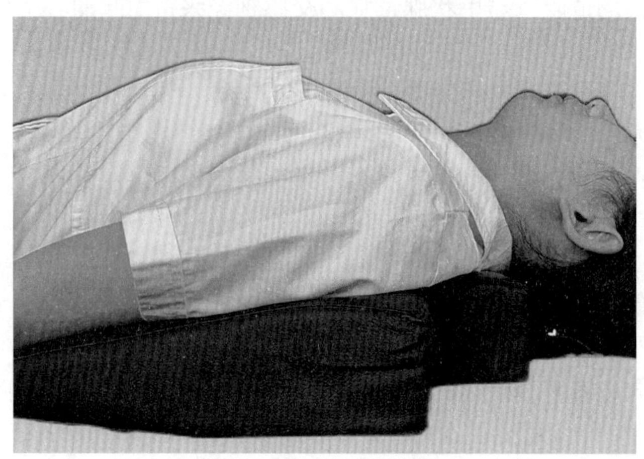

**图 14-1　头颈过伸体位训练**

（二）术后护理

1．体位　患者术后应取平卧位。血压平稳或全身麻醉清醒后，可取半卧位。应尽量减少头颈部活动，避免颈部过伸或弯曲。

2．病情观察　严密观察患者的体温、脉搏、呼吸、血压。当患者出现呼吸困难、高热、脉搏加快、烦躁不安时，应警惕发生甲状腺功能亢进症危象的可能，须及时采取急救措施。观察患者颈部伤口敷料有无渗血，颈部有无肿胀，颈部引流液的颜色、性状及量。观察患者有无音调降低、声音嘶哑及饮水呛咳等症状，以判断有无喉返神经、喉上神经损伤。

3．保持呼吸道通畅　鼓励患者练习深呼吸和有效咳嗽，必要时行超声雾化吸入，使痰液易于咳出。对于因切口疼痛而不敢或不愿意咳嗽排痰者，可遵医嘱适当给予镇痛药。警惕患者呼吸困难和窒息的发生。

4．饮食护理　全麻清醒后 4 ~ 6 h，遵医嘱给予患者少量饮水，进流质或半流质饮食，次日过渡为流质饮食或软食，之后逐渐过渡到普通饮食。食物宜微温，不可过热。如患者发生呛咳，则应进行吞咽功能评估，并调整合适的稠度及一口食量，通过姿势调整、食物调整、气道保护等方式，促进患者安全经口进食，避免误吸。同时，注意观察患者的进食情况，尤其饮水量是否满足生理需求。

**知识链接**

**吞咽障碍患者食物质地与性状的调整**

头颈部疾病及术后患者容易出现饮水呛咳、进食误吸等吞咽障碍的症状。医护人员可以在充分评估后，对食物进行质地与性状的调整，使部分患者达到安全、有效进食的目的。对于单纯饮水呛咳的患者，可以通过添加增稠剂（淀粉类或黄原胶类），将液体（水、果汁、牛奶、汤等）增稠，以减少误吸和呛咳。对于固体食物，可以按照评估结果将其调整为爽滑、不易松散的不同质地等级的食物。另外，医务人员还需要评估每口进入口腔的食物量，避免食物过多而引起误吸和呛咳。

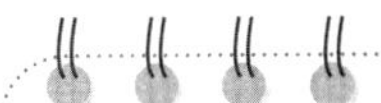

5．伤口及引流的护理　保持创面敷料清洁、干燥。正确连接引流装置，定时挤压引流管，保持引流通畅，并妥善固定引流管。观察并记录引流液的颜色、性质及量。

6．用药护理　严格遵医嘱按时、按量准确给药。根据血清钙或甲状旁腺素检测结果给予口服钙剂与骨化三醇；根据患者维生素 D 水平，给予维生素 D 制剂补充；定期监测 TSH 结果，给予患者甲状腺素的替代治疗。术后继续给患者服用复方碘溶液，每天 3 次，每次 10 滴，连续使用 1 周左右，或每天 3 次，以每次 16 滴开始，然后逐日每次减少 1 滴，直到患者病情平稳为止。

7．并发症的观察与护理

（1）呼吸困难和窒息：是最危急的并发症，多发生于术后 48 h 内。常见原因包括：①切口内出血压迫气管；②手术创伤或气管插管引起喉头水肿；③气管长期受肿大的甲状腺压迫而发生软化，气管壁失去支撑，导致气管塌陷；④痰液阻塞；⑤双侧喉返神经损伤。患者可出现进行性呼吸困难、烦躁、发绀、窒息、颈部肿胀、切口渗出鲜血等。若患者出现因切口内出血而引起的呼吸困难，则须立即拆除缝线，敞开伤口，迅速清除血肿，结扎出血的血管。对呼吸困难无好转者，应及时行气管插管、气管切开或者环甲膜穿刺。对喉头水肿者，应立即使用大剂量激素，如地塞米松静脉滴注。对痰液多且不易咳出者，应及时清理呼吸道。对于双侧喉返神经损伤及气管塌陷引起呼吸困难的患者，应及时行气管插管或者气管切开。

（2）喉返神经损伤：大多数为手术操作时损伤，少数由于血肿压迫或瘢痕组织牵拉所致。切断、缝扎所致的喉返神经损伤为永久性损伤。钳夹、牵拉或血肿压迫所致喉返神经损伤多为暂时性损伤，一般 3 ～ 6 个月内可逐渐恢复。一侧喉返神经损伤可引起声音嘶哑。双侧喉返神经损伤可导致两侧声带麻痹，引起失声、呼吸困难，甚至窒息。

（3）喉上神经损伤：常为喉上神经外支损伤，可导致环甲肌瘫痪，引起声带松弛、音调低钝，患者无法发高音。若损伤内支，则可使喉部黏膜感觉丧失，患者丧失喉部的反射性咳嗽，进食、饮水时容易发生呛咳、误吸。

（4）甲状旁腺功能低下：绝大多数正常人的甲状旁腺为 2 对，常位于甲状腺两侧背面的真、假被膜之间，位置多变，甚至可能在甲状腺腺体内，手术时容易被误切、挫伤或发生血液供应不良，引起甲状旁腺功能低下。甲状旁腺激素是维持人体钙、磷代谢平衡的重要激素，其水平降低可导致血钙浓度降低，使神经肌肉的应激性显著增强，从而引起手足痉挛。症状多在术后 1 ～ 2 d 出现。多数患者症状轻且短暂，仅有面部、唇部或手、足部的针刺、麻木或强直感；2 ～ 3 周后，未受损的甲状旁腺增生、代偿，症状即消失。仅有 1%～ 3%的双侧甲状腺切除患者术后可出现永久性甲状旁腺功能减退。严重者可出现面部肌肉和手、足部伴有疼痛感的持续性痉挛，每天可发作数次，每次持续 10 ～ 20 min 或更长时间，甚至发生喉和膈肌痉挛，引起窒息死亡。因此，切除甲状腺时，应注意保留甲状旁腺。患者饮食方面，应适当限制肉类、乳品和蛋类等高磷食物，促进钙的吸收。轻症患者可口服补钙；症状较重或长期不能恢复者，可加服维生素 D 制剂，促进钙在肠道内的吸收。术后短期内抽搐发作时，需经静脉补钙，将 10%葡萄糖酸钙 10 ml 加入生理盐水或葡萄糖溶液中静脉推注，并严密监测患者的血钙水平。

（5）甲状腺危象：是甲状腺功能亢进症的严重并发症，起病急、发展快，患者常多系统受累，且死亡率高。发生原因可能是手术创伤导致血液循环中的甲状腺激素水平急剧升高，大多数与患者术前甲亢症状未得到很好的控制有关。因此，术前严格进行患者甲状腺功能的管理是预防的关键。甲状腺危象表现为术后 12 ～ 36 h 内高热（＞ 39℃）、脉搏快而弱（＞ 120 次 / 分）、脉压显著增大、大汗淋漓、皮肤潮热、烦躁不安、谵妄，甚至昏迷，常伴有呕吐、腹泻。发生多器官功能衰竭是患者死亡的主要原因。通常以临床表现为主要诊断依据，术后早期应加强巡视，一旦患者发生危象，须立即予以处理。

治疗通常采用多种治疗方式联合应用的方法：①抗甲状腺药物，首选丙硫氧嘧啶，可以迅

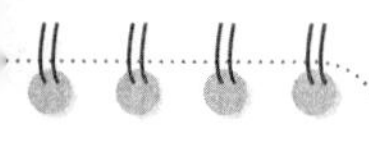

速抑制甲状腺激素的合成。首次服用 500 ～ 1000 mg，之后每次 250 mg，每 4 h 一次。也可以选用甲巯咪唑。②复方碘溶液，用于抑制甲状腺激素的合成，并抑制甲状腺激素释放。通常在应用丙硫氧嘧啶 1 h 后开始服用，每 6 h 口服一次，每次 5 滴。一般使用 3 ～ 7 d。③糖皮质激素，用于拮抗应激反应，治疗高热或休克。可静脉使用氢化可的松或地塞米松，每 6 h 一次，然后逐渐减量。④ β 受体阻滞剂，可抑制甲状腺素的外周效应（如心动过速），大剂量应用时可抑制甲状腺素的转换。⑤降温，可使用对乙酰氨基酚，也可采用冰袋或冰毯进行物理降温。同时需要对可能合并的感染进行积极治疗。⑥若使用多种药物治疗后，患者症状仍未改善，或出现多器官功能减退，则应考虑予以血液透析或血浆置换治疗。⑦补充足够的液体及热量、葡萄糖。⑧吸氧，可减轻组织缺氧症状。⑨对心力衰竭患者，应加用洋地黄类制剂及利尿药。

随堂测 14-1

（三）健康教育

1．指导患者正视疾病，学会自我控制情绪，保持心情愉快。保证患者合理休息与饮食，维持机体代谢需求。

2．告知患者围手术期按时、按量服药的重要性。

3．定期门诊复诊，了解甲状腺功能。告知患者如发生心悸、手足震颤、抽搐等现象，应及时就诊。

**知识链接**

**甲状腺外科手术技术的发展**

传统开放式甲状腺手术是目前甲状腺手术的主要方式，技术成熟且价格较低，但是会在患者颈部留下瘢痕，影响美观。20 世纪 90 年代开始在甲状腺手术中应用腔镜手术，术者可以选择患者乳晕、口腔前庭、腋下等作为手术入路，使伤口较为隐蔽，以减轻患者的心理负担。但是，腔镜手术存在器械缺乏精确性和灵活性、术中图像为二维影像等局限。目前，机器人手术系统开始应用于甲状腺手术，可在术中提供三维、高清、放大多倍的手术视野，且由于存在多个自由度的手术操作臂，同时能排除人为因素，较传统开放式手术和腔镜手术更加灵活和稳定，目前正处于快速发展阶段。机器人手术系统虽然在临床应用方面存在一定的局限性，但也是临床医学与医学工程学结合的良好典范，为患者提供了更多个性化的治疗选择。

## 二、单纯性甲状腺肿

单纯性甲状腺肿（simple goiter）又称非毒性甲状腺肿，是指因机体缺碘、存在致甲状腺肿物质或甲状腺激素合成酶缺陷等因素引起的甲状腺代偿性增生、肿大的现象。根据其形态，可分为弥漫性甲状腺肿和结节性甲状腺肿。根据流行病学情况，又可分为地方性甲状腺肿和散发性甲状腺肿。女性发病率较男性略高，一般多发生于青春期，在疾病流行地区亦常见于学龄期儿童。

### 【病因与病理】

（一）病因

1．碘缺乏　是主要发病原因。高原地区和山区土壤中的碘盐被冲洗流失，以致饮水和食物中含碘量不足。我国多山省份地区（如云贵高原）居民本病患病率较高，故又将其称为地方性甲状腺肿（endemic goiter）。由于机体碘摄入不足，无法合成足够的甲状腺激素，因此血液中甲状腺激素浓度降低。通过神经 - 体液调节，腺垂体分泌促甲状腺激素增多，导致甲状腺增生和代偿性肿大。

2．甲状腺激素需要量增加　青春期、妊娠期、哺乳期和绝经期，由于机体代谢旺盛，对甲状腺激素的需要量激增，可引起甲状腺肿大。甲状腺激素水平常在成年或妊娠后自行降低。

3．甲状腺激素合成和分泌障碍　在甲状腺激素的合成、分泌过程中，任何一个环节出现障碍都可以导致本病发生。如使用碘化物、磺胺类药、硫脲类药以及食用某些蔬菜（如南方木薯、卷心菜等），可阻止甲状腺激素的生物合成；患者先天缺乏合成甲状腺激素的酶等（常在出生后发病）。

4．碘摄入过量　在自然界含碘丰富的地区，也可能因为摄入碘过多而产生甲状腺肿，称为高碘性地方性甲状腺肿。

（二）病理

病变初期，扩张的甲状腺滤泡均匀地分散在腺体各部，形成弥漫性甲状腺肿，质地较软、光滑，有韧性。若未经及时治疗，则病变可继续发展，扩张的滤泡融合成数个大小不等的结节，逐渐形成结节性甲状腺肿。部分结节因血液供应不良，可发生退行性变而形成囊肿、纤维化或钙化。

## 【护理评估】

（一）临床表现

1．甲状腺肿大　患者起初无明显不适感，甲状腺呈弥漫性肿大。腺体表面较平坦，质软、不痛，颜色如常。腺体可随吞咽动作上、下移动。随着病情的发展，在肿大腺体一侧或两侧可扪及单个或多个结节，形成结节性甲状腺肿。发生囊内出血时，结节可迅速增大。

2．压迫症状　若肿块进行性肿大，可逐渐下垂，患者自觉有沉重感，常因肿块压迫气管、食管、血管、神经等而引起各种症状。

（1）压迫气管：若为单侧受压，则可使气管向对侧移位或弯曲。若为双侧受压，则气管变为扁平，气管腔变窄，严重时可导致呼吸困难。气管长期受压可导致气管软骨软化。

（2）压迫食管：患者可有吞咽不适感，若病情进一步发展，则可出现持续性吞咽困难。

（3）压迫颈部深大静脉：颈部大静脉受压可致头、颈部血液回流受阻，面、颈部充血，颈部和胸前表浅静脉明显扩张。

（4）压迫喉返神经：喉返神经受压可致声带麻痹，患者可出现声音嘶哑、痉挛性咳嗽等。

（5）压迫交感神经节或交感神经通路：可引起 Horner 综合征，表现为病变侧瞳孔缩小，上睑下垂，眼球内陷，头、面部少汗或无汗。

（二）辅助检查

1．B 超检查　能较为客观、准确地反映甲状腺的腺体大小，并能确定甲状腺结节的大小、数量及囊肿形成。

2．甲状腺功能测定　患者血清甲状腺激素和 TSH 水平大多正常。

3．X 线检查　可见颈部软组织肿大，部分患者检查可见甲状腺钙化影。巨大甲状腺肿患者检查可见气管移位、弯曲、狭窄及软化。胸骨后甲状腺肿患者检查可见纵隔增宽。

4．甲状腺摄碘率　患者摄 $^{131}I$ 率增高，但高峰常在 24 ～ 48 h 出现。高碘性地方性甲状腺肿患者摄碘率常降低。

5．CT 或 MRI 检查　有助于了解巨大甲状腺肿和胸骨后甲状腺肿的形态、大小，以及其与周围组织的关系。

（三）与疾病相关的健康史

了解患者的居住地、家族史、生长发育情况、所用药物、饮食习惯以及碘摄入情况等。

（四）心理社会状况

了解患者及家属对疾病与健康的认识程度和心理适应情况。甲状腺肿较大、有压迫症状或疑有恶变者，心理压力通常较大，需要心理疏导以及家庭与社会的支持。

（五）治疗原则

1．非手术治疗　青春期或妊娠期的生理性甲状腺肿，可不予以药物治疗。由于碘缺乏引起的地方性甲状腺肿患者，应多食含碘丰富的食物，如含碘盐、海带、紫菜等。对于年龄在20岁以下的弥漫性单纯性甲状腺肿年轻患者，手术治疗不仅会影响其甲状腺功能，而且复发率也很高。可服用甲状腺片30～60 mg，每天2次，3～6个月为1个疗程，对抑制腺垂体TSH的分泌，缓解甲状腺增生和肿大，均有较好的疗效。高碘性地方性甲状腺肿患者一般在停止摄碘1～2周后，尿碘及血清碘可恢复正常，部分患者甲状腺肿可明显消失。

2．手术治疗　对单纯性甲状腺肿患者，一般不宜实施手术。但对有巨大结节、压迫症状或疑有癌变者，则宜行手术治疗。为防止复发，术后建议患者口服小剂量甲状腺片1.5～2个月。

（1）适应证：①较大的结节性甲状腺肿，有明显压迫症状者。②疑有恶变者。③巨大甲状腺肿影响生活和工作者。④继发性甲状腺功能亢进症者。⑤胸骨后甲状腺肿，压迫气管及肺部者。

（2）手术方式：双侧甲状腺次全切除术，或病变严重的一侧行腺叶切除术，病变较轻的一侧行大部切除术。至少应保留一侧甲状腺的后被膜及一部分正常的甲状腺组织，以防止出现甲状腺及甲状旁腺功能减退。

### 【主要护理诊断 / 问题】

1．知识缺乏：缺乏预防甲状腺肿的相关知识。

2．焦虑　与担心疾病恶变有关。

3．潜在并发症：继发甲状腺功能亢进症或恶变。

### 【护理措施】

1．注意病情变化　告知患者结节性甲状腺肿有继发甲状腺功能亢进症和恶变的可能，应定期进行门诊随访，必要时行手术治疗。

2．心理护理　甲状腺肿患者大多心情烦躁、敏感，应充分理解患者，为患者创造宽松、宁静的治疗环境。主动对患者进行心理疏导，向患者和家属介绍发病原因及防治方法，提高患者治疗的依从性。

3．术后体位、病情观察、饮食护理、伤口及引流的护理，以及并发症的观察与护理参见“甲状腺功能亢进症的术后护理”。

4．预防　在碘缺乏地区推广食用碘化盐。青春期、妊娠期、哺乳期等机体消耗量增高的时期，应多食用海带、紫菜等含碘丰富的海产品。

## 三、甲状腺腺瘤

甲状腺腺瘤（thyroid adenoma）是最常见的甲状腺良性肿瘤，约占甲状腺疾病的60%，多发于20～40岁女性。

### 【病因与病理】

甲状腺腺瘤的病因尚不清楚，一般认为是由甲状腺内残存的胚胎细胞发展而成。根据组织病理可分为滤泡状、乳头状和混合性腺瘤，腺瘤多为单发，周围有完整的包膜。临床以滤沧状腺瘤常见。

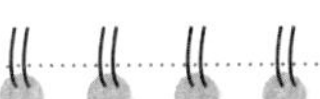

## 【护理评估】

（一）临床表现

患者多无不适症状，常在无意间或体格检查时发现颈部肿块。腺瘤多为单发，呈圆形或椭圆形，局限于一侧腺体内。腺瘤质地较软，而囊性腺瘤质韧，表面光滑，边界清楚，无压痛，可随吞咽动作上、下移动。腺瘤生长缓慢，若乳头状囊性腺瘤因囊壁血管破裂而发生囊内出血，则肿瘤体积可在短期内迅速增大，局部可有胀痛。

（二）辅助检查

1．B超检查　是常用的检查方式，可见腺瘤呈类圆形，常为单发，边缘光滑、完整，边界清楚。结节周围低回声晕环是本病的典型特征。

2．超声引导下细针穿刺活检　是在超声引导下，通过无菌穿刺针进入结节内进行穿刺和抽吸，以获得一定细胞量，然后进行病理学检查。这是区分良、恶性结节并指导治疗的重要方法。

3．CT检查　腺瘤较小时，呈均匀增强影；较大时则往往增强不均匀。当发生囊内病变或出血时，扫描增强。

4．放射性 $^{131}I$ 或 $^{99m}Tc$ 扫描　并非常规检查，只有患者合并甲亢表现时才进行。当显示病变部位为热结节时，应考虑为高功能腺瘤。伴有囊性变、囊内出血、钙化时，可为冷结节。

（三）与疾病相关的健康史

了解患者的发病情况，病程长短，有无家族史，以及既往健康状况等。

（四）心理社会状况

应了解患者发病后的心理状态。由于甲状腺腺瘤常与恶性肿瘤难以区分，往往需要对患者予以进一步检查或长期随访，由此可导致患者出现焦虑、恐惧等心理。需要手术治疗的患者，也可能在术前出现对手术的担忧。

（五）治疗原则

甲状腺腺瘤有合并甲状腺功能亢进症和恶变的可能性，且常与结节性甲状腺肿、恶性结节难以区分。因此，需要综合考虑临床表现、超声检查和分子生物学检测的结果，以评估危险因素。可以通过穿刺活检明确诊断。若确定为良性结节，且患者无症状，则一般以随访观察为主。对于结节呈进行性生长、恶变风险较高、出现明显压迫症状、胸骨后生长、高功能腺瘤者，可以考虑手术治疗。对于伴有甲亢的腺瘤患者，需要在术前通过药物控制甲状腺功能后再行手术。手术原则是在彻底切除甲状腺结节的同时，尽量保留正常的甲状腺组织，并注意保护甲状旁腺和喉返神经。近年出现的激光或射频消融治疗是一种微创治疗方法，并逐渐成为一种可选择的治疗方式。对高功能腺瘤患者也可考虑行放射性 $^{131}I$ 治疗。

## 【主要护理诊断 / 问题】

1．焦虑　与担心疾病恶变有关。

2．知识缺乏：缺乏疾病相关知识。

## 【护理措施】

1．病情观察　对非手术治疗患者，应注意密切随访。告知患者一旦发现甲状腺功能异常或者结节迅速增大、有恶变倾向，即应尽早就诊。

2．术后护理　参见“甲状腺功能亢进症的术后护理”。

3．定期随访　对恶变风险小的患者，建议随访时间为6～12个月；对恶变风险高且暂未接受手术治疗的患者，需要缩短随访间隔时间。

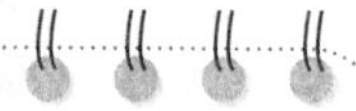

## 四、甲状腺癌

甲状腺癌（thyroid carcinoma）是起源于甲状腺滤泡细胞或滤泡旁细胞的恶性肿瘤，是内分泌系统和颈部肿瘤中最常见的恶性肿瘤。

### 【病因与病理】

甲状腺癌的病因尚不明确，可能与童年时期接受电离辐射、碘摄入量过高或过低、雌激素水平及遗传因素等相关。其病理类型分为 4 型。

1．乳头状腺癌　占甲状腺癌的 80%～90%，多见于女性，呈低度恶性。肿瘤生长较缓慢，转移多限于颈部淋巴结，预后较好。

2．滤泡状腺癌　占甲状腺癌的 2%～6%，多见于中年人，女性患者相对较多，也属于低度恶性肿瘤，但预后不如乳头状腺癌，主要经血行转移至肺、骨和中枢神经系统。乳头状癌和滤泡状腺癌均属于分化型甲状腺癌。

3．未分化癌　占比小于 1%，多见于老年人。肿瘤呈高度恶性，发展迅速，预后很差，中位生存期仅为 7 ～ 10 个月，早期即可发生局部淋巴结转移，并常经血行转移至肺、骨等处。

4．髓样癌　较少见，仅占甲状腺癌的 1%～ 4%，患者常有家族史。肿瘤来源于滤泡旁细胞，可分泌大量降钙素，恶性程度为中等，预后不如乳头状腺癌和滤泡状腺癌，但略好于未分化癌，较早出现淋巴结转移，且可经血行转移至肺和骨。治疗的关键是早期诊断并予以手术治疗，放射治疗无效。

### 【护理评估】

（一）临床表现

随着近年来体检筛查的普及，若发现时疾病尚处于早期，则患者可无明显症状。随着疾病的进展，触诊时可扪及单个或多个肿块，质硬、表面高低不平（图 14-2），并且可随吞咽动作上、下移动。随着肿块的增大，做吞咽动作时，其上、下移动度减低。晚期常因肿瘤压迫喉返神经、气管或食管而使患者出现声音嘶哑、呼吸困难或吞咽困难。若压迫颈交感神经节，则可导致 Horner 综合征。颈丛浅支受累时，患者可有耳、枕、肩等部位疼痛。局部转移常位于颈部淋巴结；远处转移则多见于肺、肝、骨和脑。髓样癌和未分化癌常在诊断时已经出现不同程度的转移，因而患者较早就可出现颈部及其他部位的转移症状。此外，因髓样癌组织可产生激素样活性物质（如 5- 羟色胺和降钙素），所以患者可出现全身症状，包括顽固性腹泻、面色潮红，部分患者可出现异位库欣综合征。

随堂测 14-2

图 14-2　甲状腺癌患者的颈部视诊

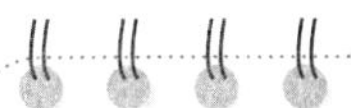

（二）辅助检查

B 超检查有助于甲状腺结节的定性、定位及定量诊断。CT、放射性核素显像、X 线等检查均可以作为诊断方法。通过术前穿刺活检行细胞病理学检查，可了解甲状腺结节的性质，并确定颈部淋巴结的转移情况，是指导治疗的重要手段。髓样癌患者血清降钙素水平明显升高，可以作为诊断疾病的重要指标。甲状腺球蛋白（thyroglobulin，Tg）可以作为判断术后复发或转移的监测指标。喉镜检查可以用于判断因肿瘤侵犯或手术损伤造成的声带活动障碍。

（三）与疾病相关的健康史

了解患者的发病情况，病程长短，既往健康状况，有无家族史及手术史等。

（四）心理社会状况

评估患者对疾病的看法，是否担心疾病的预后。一般说来，病理分型差、肿瘤分期晚、症状负担重的患者，心理负担较重。此外，由于本病好发于育龄期女性，所以还应考虑疾病造成的患者对其生育和生活影响的顾虑。

（五）治疗原则

1．手术治疗　手术治疗是甲状腺癌最主要的治疗方式。原发灶的手术治疗方式包括甲状腺腺叶＋峡部切除术、甲状腺全切除术，并应根据患者的具体情况进行颈部淋巴结清扫。

2．内分泌治疗　患者术后需要长期口服左甲状腺素，一方面是为了补充甲状腺素；另一方面，对于分化型甲状腺癌患者，能使促甲状腺激素保持较低水平，以预防甲状腺癌的术后复发。

3．放射性核素治疗　对于复发风险高的患者，利用分化型甲状腺癌吸收放射性高浓度碘的方式，可以起到清除甲状腺残余组织和转移灶的作用。

4．放射治疗　主要用于未分化型甲状腺癌患者，是综合治疗的一部分。

5．化疗　各类型甲状腺癌对于化疗的敏感性均欠佳。对于难治性或复发患者，予以化疗或者同步放、化疗是姑息治疗的重要组成部分。

6．靶向治疗与免疫治疗　近年靶向药物和免疫治疗的发展，为复发、晚期和难治性甲状腺癌的治疗提供了新的方式，患者逐渐从中获益。

7．其他治疗　超声引导下甲状腺肿瘤介入技术（如热消融）等新技术，在符合适应证的患者中也在逐渐开展。

## 【主要护理诊断 / 问题】

1．恐惧　与病情预后差及手术有关。

2．清理呼吸道无效　与咽喉部及气管部受刺激、分泌物增多及切口疼痛有关。

3．知识缺乏：缺乏疾病治疗及康复的相关知识。

4．潜在并发症：低钙血症、喉返神经和（或）喉上神经损伤、术后出血、呼吸困难与窒息等。

## 【护理措施】

1．心理护理　患者突然发现颈部肿块，常会担心肿块的性质和预后。需要及时对患者予以心理疏导，说明手术的必要性、方法、术后恢复过程及预后情况，消除其顾虑及恐惧心理。指导家属多鼓励患者，积极配合治疗。

2．术后护理　体位、病情观察、饮食护理、伤口及引流的护理，以及并发症的观察与护理参见“甲状腺功能亢进症的术后护理”。

3．功能锻炼　颈部淋巴结清扫术可能会损伤副神经，引起抬肩困难，并由于进行性纤维化导致肩部固定及疼痛，称为“肩部综合征”。切口愈合后，应指导患者循序渐进地开始颈肩部的组合训练，促进颈肩功能的恢复。

4．健康教育

（1）坚持服药：分化型甲状腺癌患者术后需要长期服用左甲状腺素，应鼓励患者按时、按量服用药物，并注意定期复查甲状腺功能，根据结果按医嘱调整用药量。由于用药后促甲状腺激素处于较低水平，患者有出现骨质疏松的风险，需要坚持服用钙片及骨化三醇，同时监测血钙、血磷水平。

（2）$^{131}$I 治疗：治疗前，患者应停止口服甲状腺片 2 ~ 3 周，并进低碘饮食，避免服用含碘药物。应给予患者辐射安全指导。女性甲状腺癌患者，在 $^{131}$I 治疗结束后 6 ~ 12 个月内，应避免妊娠。

（3）出院后定期复查：术后 1 个月、3 个月应对患者进行复查，之后 6 ~ 12 个月复查一次。对复发风险较高的患者，根据医嘱可增加复查次数。由于分化型甲状腺癌患者接受内分泌治疗，处于亚临床甲亢状态，有可能出现心血管风险、骨密度减低以及心率加快、失眠等甲亢相关症状，因此，也需要对患者定期复查药物不良反应的影响。

**科研小提示**

甲状腺术后，患者长期服用左甲状腺素，可出现亚临床甲亢症状，导致心血管不良事件风险增加。可探索对此类患者心血管风险的随访管理策略。

## 第二节　常见颈部肿块

1．颈淋巴结结核（tuberculous lymphadenitis of neck）　多见于儿童和青年。患者可出现低热、盗汗、食欲减退、消瘦，颈部一侧或双侧可出现多个大小不等的肿大淋巴结，可融合成团或形成串珠状肿块，最后发生干酪样坏死、液化，形成寒性脓肿。脓肿破溃后可形成经久不愈的潜行性窦道、慢性溃疡。

2．慢性淋巴结炎（chronic lymphadenitis）　常继发于头面部、颈部、口腔的炎性病变，患者颈部可出现肿大的淋巴结，呈黄豆大小，较扁平，质软或中等，表面光滑，可活动，可有或无压痛。在原发病灶炎症控制后，肿大的淋巴结多可自行消退。若淋巴结长期肿大，必要时可做穿刺或切片检查，以排除结核或肿瘤。

3．转移性肿瘤（metastatic tumor）　在颈部肿块中的发病率仅次于慢性淋巴结炎和甲状腺疾病，约占颈部恶性肿瘤的 3/4。头颈部最常见鼻咽癌和甲状腺癌转移。锁骨上窝转移性肿瘤的原发病灶大多位于胸、腹部。肿块质硬，表面不平，固定。若怀疑为转移性肿瘤，则应查找原发病灶，明确诊断并治疗。

4．恶性淋巴瘤（malignant lymphoma）　多见于青壮年男性。肿大的淋巴结常先出现于颈部。起初，肿块散在、质地稍硬、尚能活动，无压痛；继之淋巴结逐渐融合成团，且伴腋窝、腹股沟等全身淋巴结肿大，肝脾大，发热，病情发展迅速。经淋巴结活检、病理学检查，可确诊。

5．甲状舌管囊肿（thyroglossal duct cyst）　多见于 15 岁以下儿童。临床表现为颈前舌骨下方出现圆形囊性肿块，边界清楚，表面光滑，质软，无痛，可随吞咽、伸舌动作向上移动。治疗应彻底切除囊肿及其残留的管状结构。

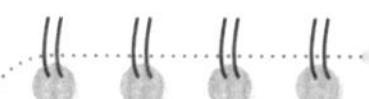

## 小　结

1．甲状腺功能亢进症　由甲状腺激素合成和分泌过多引起，表现为甲状腺毒症、甲状腺肿大及突眼征等。治疗方式包括抗甲状腺药物治疗、$^{131}$I 治疗及手术治疗等。完善的用药准备是术前护理的重点。术后需要加强体位、呼吸道、饮食、伤口的护理，用药护理，以及并发症的观察与护理。

2．单纯性甲状腺肿　是由碘摄入异常或甲状腺激素绝对 / 相对缺乏引起的。临床表现为甲状腺呈弥漫性肿大，以及肿大的腺体引起的压迫症状。当有巨大结节、压迫症状或疑有恶变时，可行手术治疗。

3．甲状腺腺瘤　主要表现为颈部肿块。以随访观察为主，患者出现明显症状、恶变风险高或合并甲亢时，可行手术治疗。

4．甲状腺癌　主要表现为单个或多个固定、质硬的颈部肿块，晚期可有压迫和（或）转移症状。以手术治疗为主。

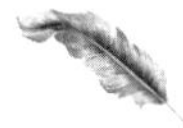

## 思考题

患者，女性，37 岁，因甲状腺癌行甲状腺全切除术 + 双侧淋巴结清扫术。术后 2 h，引流管内引流量较少，患者颈部肿胀、呼吸困难进行性加重，脉搏加快。

请回答：

1．患者可能出现了什么并发症？

2．应对患者进行哪些紧急处理？

（赵艺媛）

第 15 章数字资源

# 乳房疾病患者的护理

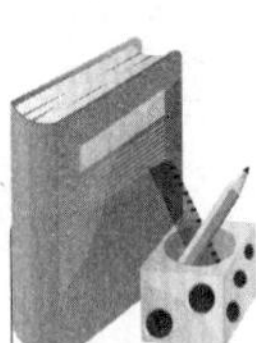

**导学目标**

通过本章内容的学习，学生应能够：

◆ **基本目标**

1. 解释急性乳腺炎的病因、临床表现、辅助检查、处理原则和护理措施。
2. 比较乳腺囊性增生病、乳腺纤维腺瘤和乳腺导管内乳头状瘤的临床特点、处理原则和护理措施。
3. 简述乳腺癌的病因、病理生理特点、临床表现、辅助检查、处理原则和护理措施。
4. 运用所学知识为乳腺癌高危人群提供健康指导。

◆ **发展目标**

综合运用所学知识评估乳腺疾病患者，并为其制订护理计划。

◆ **思政目标**

培养友善关爱的职业道德，提供以患者为中心的整体护理。

## 第一节　急性乳腺炎

急性乳腺炎（acute mastitis）是乳腺的急性化脓性感染，多发生在产后哺乳期妇女，以初产妇最为多见，好发于产后 3 ~ 4 周。

### 【病因】

1．乳汁淤积　乳汁分泌过多、婴儿吸乳少、哺乳方式不正确或乳头、乳管先天发育不良，使乳管不通畅，乳汁无法完全排出。淤积的乳汁是理想的培养基，有利于细菌的生长、繁殖。

2．细菌入侵　细菌沿淋巴管或直接侵入乳管上行至乳腺小叶而致感染，乳头破损或皲裂是细菌入侵感染的主要途径，致病菌多为金黄色葡萄球菌。

### 【护理评估】

#### （一）临床表现

1．急性炎症　患侧乳房胀痛，表现为局部红、肿、发热的痛性肿块及局部淋巴结肿大等。

随着炎症的发展，患者可有寒战、高热、脉搏加快等全身表现。

2．乳房脓肿　乳房感染后，起初为蜂窝织炎表现，数天后可形成脓肿。脓肿为单房性或多房性，根据脓肿发生部位的不同可分为表浅脓肿与深部脓肿（图 15-1）。表浅脓肿表面可扪及波动感，如脓肿靠近乳头部位，则可向外破溃或穿破乳管而自乳头流出脓液。深部脓肿的局部症状不重，但病情严重时可向深部穿透形成乳房后脓肿。感染严重者可并发脓毒症。

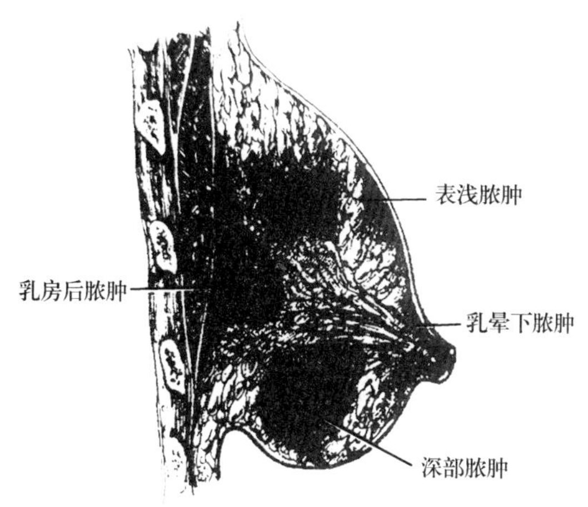


**图 15-1　乳房脓肿**

**（二）辅助检查**

1．实验室检查　血常规检查可见白细胞计数及中性粒细胞比例升高。

2．诊断性穿刺　在乳腺肿块波动最明显处或压痛最明显处进行穿刺，若抽出脓液，则可确定脓肿形成，应取脓液做细菌培养及药物敏感试验。

**（三）与疾病相关的健康史**

了解患者的乳头发育情况，检查乳头是否有破损，观察患者的哺乳方式是否正确；了解婴儿口腔卫生状况。

**（四）心理社会状况**

由于患者多为初产妇，缺乏哺乳相关知识，发生乳腺炎后常因患侧乳房不能哺乳而担心婴儿的营养状况，从而产生焦虑心理。

**（五）治疗原则**

治疗包括控制感染，排空乳汁。脓肿形成前，主要以抗生素等治疗为主；脓肿形成后，则需行脓肿切开引流。急性乳腺炎治疗要尽早。可用超短波理疗，同时应采取措施促使乳汁排出通畅，及时排空乳汁，减轻乳汁淤积。

1．非手术治疗

（1）局部处理：①患侧乳房应停止哺乳，并排空乳汁；②采用热敷、药物外敷或理疗，以促进炎症消散。外敷可用金黄散或鱼石脂软膏，热敷可用 25%硫酸镁湿热敷。

（2）抗感染治疗：早期、正确应用抗生素，由于抗生素可被分泌至乳汁内，故应选用较为安全的药物，如青霉素、头孢菌素等。应避免使用对婴儿有不良影响的抗菌药，如四环素、氨基糖苷类、磺胺类、喹诺酮类和甲硝唑等。

（3）中药治疗：可服用清热解毒类中药，如蒲公英、野菊花等。

（4）终止乳汁分泌：感染严重、脓肿引流后并发乳瘘者，应终止哺乳。常用药物有口服药溴隐亭、己烯雌酚，肌内注射苯甲酸雌二醇，口服中药炒麦芽等。

2．手术治疗　脓肿形成后，应及时切开引流，须注意：①做放射状切口，避免损伤乳管而形成乳瘘（图 15-2）；②乳晕部脓肿应沿乳晕边缘做弧形切口；③深部脓肿或乳房后脓肿可

随堂测 15-1

沿乳房下缘做弧形切口；④切开后，以手指分离多房脓肿的房间隔膜，以利于引流；⑤脓腔较大时，可在脓腔最底部放置引流条，必要时另加切口做对口引流。

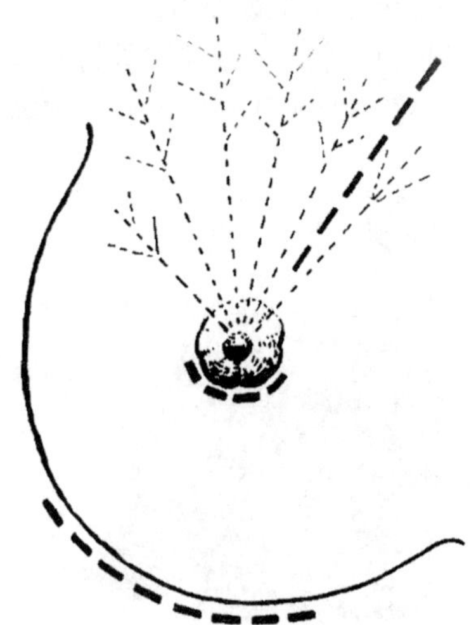

图 15-2　脓肿切开引流

## 【主要护理诊断 / 问题】

1．急性疼痛　与乳腺炎症、乳汁淤积有关。

2．体温过高　与乳腺炎症有关。

## 【护理措施】

### （一）非手术治疗的护理 / 术前护理

1．缓解疼痛　①患乳应暂停哺乳，并用吸乳器吸净乳汁；②用宽松胸罩托起患乳，以减轻疼痛和肿胀；③使用热敷、药物外敷或理疗，以促进局部血液循环和炎症消散。④必要时遵医嘱服用镇痛药物。

2．控制感染　①遵医嘱早期应用广谱抗生素；②定时测量生命体征，监测白细胞变化，必要时做血培养；③对高热者给予物理或药物降温。

### （二）术后护理

1．停止哺乳　患侧乳腺应停止哺乳，以免影响伤口愈合。

2．预防感染　脓肿切开后，应保持引流通畅。注意观察引流液的量、颜色及气味变化，并及时更换切口敷料。定时监测生命体征，发现感染症状应予以相应抗感染处理。

### （三）健康教育

1．保持乳头和乳晕清洁　产妇每日用温水擦洗乳房 1 ～ 2 次，并用手指按摩乳头，使乳头表皮不易破损。养成良好的卫生习惯，定期沐浴，勤换内衣。哺乳前后应清洗乳头。

2．养成良好的哺乳习惯　产后尽早开始哺乳，按需哺乳。每次哺乳应将乳汁排空，剩余乳汁可用手按摩或用吸乳器吸净，并不让婴儿养成含乳头睡觉的习惯。

3．保持婴儿口腔卫生　及时治疗婴儿口腔炎。

4．及时处理乳头、乳晕破损或皲裂　适当缩短每次哺乳时间，增加哺乳频率；如发生破损或皲裂，则应暂停哺乳，改用吸乳器吸出乳汁哺育婴儿。局部用温水清洗后涂以抗生素软膏，待愈合后再哺乳，症状严重时应及时就诊。

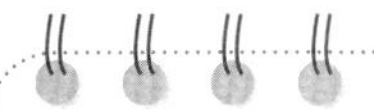

## 第二节　乳腺囊性增生病

乳腺囊性增生病是女性多发病，常见于中年妇女，可发生在乳腺导管周围，并伴有囊肿形成，也可发生于乳腺导管内，表现为不同程度的乳头状增生伴乳腺导管囊性扩张。发生在小叶实质者，则表现为乳腺导管及腺泡上皮增生。

### 【病因】

本病与内分泌功能失调有关。①体内雌、孕激素比例失调，促黄体素分泌减少、雌激素分泌增多，使乳腺实质增生过度和复旧不全；②部分乳腺实质成分中性激素受体的性质和量异常，使乳房各部分的增生程度不一致。

### 【护理评估】

（一）临床表现

1．症状　乳房胀痛，部分患者疼痛与月经周期有关，往往在月经前疼痛加重，月经来潮后减轻或消失，有时整个月经周期都有疼痛。少数患者可有乳头溢液，呈黄绿色或血性，偶尔为无色浆液。

2．体征　一侧或双侧乳腺有弥漫性增厚，肿块可局限于乳腺的一部分，多位于乳房外上象限，有轻度触痛，也可分散于整个乳腺。肿块常呈颗粒状、结节状或片状，大小不一，质韧而不硬，增厚区与周围乳腺组织分界不明显，与皮肤无粘连。

（二）辅助检查

主要有乳腺 X 线检查（钼靶检查）、B 超或活组织病理检查等。

（三）与疾病相关的健康史

了解患者雌激素应用情况及月经史、婚育史、流产史。

（四）心理社会状况

本病在妇女中较为常见，临床表现有时与乳腺癌容易混淆，常会给患者带来沉重的心理压力，导致患者出现焦虑甚至恐惧等心理反应。

（五）治疗原则

1．非手术治疗　主要是病情观察和药物治疗。病情观察期间，可使用中药调理，如口服逍遥丸 3 ～ 9 g，每天 3 次。也可选用抗雌激素类（他莫昔芬、托瑞米芬等）和维生素类药物联合治疗。若肿块无明显消退，或观察过程中局部病灶有可疑恶变者，则应切除并做快速病理检查。

2．手术治疗　若病理检查显示有不典型上皮增生，则可结合患者具体情况决定手术范围。

### 【主要护理诊断 / 问题】

1．慢性疼痛　与内分泌失调导致乳腺实质过度增生有关。

2．焦虑　与缺乏疾病相关知识及担心发生乳腺癌有关。

### 【护理措施】

1．减轻疼痛　①解释疼痛发生的原因，消除患者的顾虑；②用宽松的胸罩托起乳房，避免胸罩过紧；③遵医嘱服用中药或其他对症治疗药物。

2．预防感染　术后应注意观察伤口情况，是否存在局部渗血、渗液，并及时更换切口敷料。定时监测患者的生命体征，发现感染症状时，应予以相应的抗感染处理。

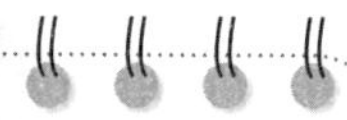

3．健康教育　嘱患者定期进行乳房自检，局限性增生者在月经开始后 7 ～ 10 天内检查，每隔 2 ～ 3 个月到医院复查，对于有对侧乳腺癌或乳腺癌家族史者，应密切随访，以便及时发现恶变。

## 第三节　乳腺肿瘤

女性乳腺肿瘤发生率较高，并以良性肿瘤多见，其中以纤维腺瘤（fibroadenoma）多见，约占良性肿瘤的 3/4，其次为乳腺导管内乳头状瘤（intraductal papilloma），约占良性肿瘤的 1/5。恶性肿瘤绝大多数为乳腺癌（breast carcinoma），肉瘤很少见（2%），男性患乳腺肿瘤者少，发病率为女性的 1%。

### 一、乳腺纤维腺瘤

乳腺纤维腺瘤为女性常见的乳房良性肿瘤，好发年龄为 20 ～ 25 岁。

#### 【病因】

主要是小叶内纤维细胞对雌激素的敏感性异常增高，可能与纤维细胞所含雌激素受体的量或性质出现异常有关。

#### 【护理评估】

**（一）临床表现**

主要表现为乳房肿块，好发于乳房外上象限，约 75% 为单发，少数为多发。肿块增大缓慢，质硬，有似橡皮球的弹性感，表面光滑，易推动。月经周期对肿块大小无影响。患者常无明显自觉症状，多为偶然扪及。

**（二）辅助检查**

主要有乳腺 B 超或活组织病理学检查等。

**（三）与疾病相关的健康史**

了解患者雌激素应用情况及月经史、婚育史、流产史等。

**（四）心理社会状况**

由于本病青年女性发病率较高，患者常因对疾病及治疗手段缺乏了解而出现焦虑、恐惧等心理反应。

**（五）治疗原则**

手术切除是唯一有效的治疗方法，由于妊娠可使纤维瘤增大，故在妊娠前或妊娠后发现的纤维腺瘤一般都应手术切除，肿块常规做病理检查。

#### 【主要护理诊断 / 问题】

知识缺乏：缺乏乳腺纤维腺瘤诊治的相关知识。

#### 【护理措施】

告知患者乳腺纤维腺瘤是青年女性常见的乳房良性肿瘤，如发现肿块变化、明显增大，应及时就医。手术一般在门诊手术室进行，术后常规做肿块病理检查。但由于乳腺纤维腺瘤术后有复发可能，所以会给患者带来较大的心理压力。应加强心理护理

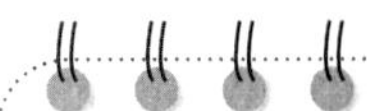

## 二、乳腺导管内乳头状瘤

乳腺导管内乳头状瘤多见于经产妇，40 ～ 50 岁为高发年龄。乳腺导管靠近乳头的 1/3 段略膨大，75%的乳腺导管内乳头状瘤发生于此。一般瘤体较小，带蒂、有绒毛，且有很多壁薄的血管，故易出血。

### 【护理评估】

**（一）临床表现**

患者一般无自觉症状，因肿瘤较小，常不易触及。乳头溢液较多见，溢液多为血性，也可为暗棕色或黄色液体。肿瘤较大者，可在乳晕区扪及圆形、质软、可推动的小肿块，轻压此肿块常可见乳头溢出血性液体。

**（二）辅助检查**

主要有乳腺 X 线检查、B 超或活组织病理检查等，还可行乳腺导管造影。对乳头溢液未扪及肿块者，可行乳腺导管内镜检查，通过内镜成像技术观察乳腺导管内的情况，也可进行乳头溢液涂片细胞学检查。

**（三）与疾病相关的健康史**

了解患者的月经史、婚育史、流产史及乳头溢液情况等。

**（四）心理社会状况**

本病好发于中年妇女，患者常因缺乏相关知识而出现焦虑、恐惧等心理反应。

**（五）治疗原则**

本病恶变率为 6%～ 8%，诊断明确者以手术治疗为主，对单发性乳腺导管内乳头状瘤患者，应切除病变的乳腺导管系统，常规行病理检查。若患者年龄较大、乳腺导管上皮增生活跃，则可行单纯乳房切除术。

### 【主要护理诊断 / 问题】

焦虑　与乳头溢液、缺乏乳腺导管内乳头状瘤诊治的相关知识有关。

### 【护理措施】

1．向患者说明乳头溢液的病因、治疗原则，以消除患者的顾虑。

2．术后保持切口敷料清洁、干燥，并按时换药。

3．嘱患者定期到医院复查。

## 三、乳腺癌

乳腺癌是女性最常见的恶性肿瘤。2020 年，以女性为主的乳腺癌发病人数首次超过全人群肺癌，乳腺癌成为全球最常见的癌症。在我国，乳腺癌占全身各种恶性肿瘤的 7%～ 10%，仅次于宫颈癌，且近年来乳腺癌发病率呈上升趋势，有超过宫颈癌的倾向。在西方国家，乳腺癌发病率占女性恶性肿瘤的第一位。我国京、津、沪三大城市近年来逐渐成为乳腺癌发病率最高的地区，发病率约为 26/10 万，并且以每年 3%～ 4%的速度递增。本病在 20 岁以前较少见，35 岁以后人群发病率迅速上升，发病高峰年龄为 45 ～ 50 岁，尤其以更年期和绝经期前后的妇女多见。

### 【病因】

乳腺癌的病因未明，可能与雌激素有关，长期使用避孕药或滥用含雌激素的保健品及化妆品均可增加乳腺癌的发病风险。此外，本病还与以下因素有关。

1．遗传（家族史）因素　乳腺癌患者的一级亲属罹患乳腺癌的风险是正常人群的2～3倍。

2．月经、婚育史　月经初潮年龄早、绝经年龄晚、未育、初产年龄在35岁以后及未进行母乳喂养者，发病率增加。

3．环境和生活方式　如北美、北欧地区乳腺癌发病率约为亚洲、非洲、拉美地区的4倍，而低发地区居民移居到高发地区后，第二、三代移民的发病率逐渐升高。多次人工流产手术可导致体内激素水平发生变化，易诱发乳腺癌。高脂饮食也可以增加罹患乳腺癌的风险。研究表明，经常过量饮酒以及长期吸烟的女性，罹患乳腺癌的风险可明显增大。

4．乳房良性疾病　与乳腺癌的关系尚有争论，多数研究者认为，乳腺小叶上皮高度增生或不典型增生与本病有关。

## 【病理】

1．病理类型　①非浸润性乳腺癌（即原位癌）：此型属于早期，预后较好；②早期浸润性乳腺癌：即微浸润性乳腺癌，此期仍属于早期，预后较好；③特殊型浸润性乳腺癌：此型一般分化较高，预后尚好；④非特殊型浸润性乳腺癌：预后较上述类型差，是乳腺癌中最常见的类型，占70%～80%；⑤其他罕见乳腺癌：如炎性乳腺癌（inflammatory breast carcinoma）和乳头湿疹样乳腺癌。

2．转移途径

（1）局部浸润：癌细胞可沿导管和筋膜间隙蔓延，继而侵及Cooper韧带和皮肤。

（2）淋巴结转移：乳房外侧的乳腺癌，易向腋窝淋巴结转移，继而扩散到锁骨下及锁骨上淋巴结，经胸导管或右淋巴导管侵入静脉血流，向远处转移。乳房内侧的乳腺癌，常向胸骨旁淋巴结转移，可达锁骨上淋巴结。

（3）血行转移：癌细胞可经淋巴途径进入静脉或直接侵入血液循环，转移到肺、骨、肝等部位，部分乳腺癌患者病变早期已有血行转移。

**案例 15-1A**

患者，女性，55岁，4个月前无意中发现左侧乳房内无痛性肿块。肿块起初较小，近1个月来生长较快。

体格检查：双侧乳房大小对称，外形无改变，无乳头溢液，左侧乳房外上象限可扪及一5 cm ×3 cm的质硬肿块，边界不清，表面不光滑，活动度尚可，同侧腋窝可扪及多个散在可推动的淋巴结。考虑为乳腺癌。

**请回答：**

该患者的护理评估内容有哪些？

## 【护理评估】

### （一）临床表现

1．无痛性肿块　为早期症状，表现为患侧乳房无痛性、单发小肿块，患者常在无意中（洗澡、更衣）发现。肿块多位于乳房外上象限，质硬，表面不光滑，与周围组织分界不清，在乳房内不易被推动。

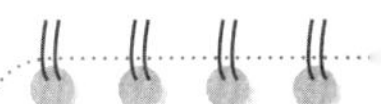

2．乳房外形改变　①“酒窝征”：若肿瘤累及 Cooper 韧带，则可使其缩短，导致肿瘤表面皮肤凹陷，出现“酒窝征”；②“橘皮样”改变：皮内或皮下淋巴管被癌细胞堵塞时，可引起淋巴回流障碍，导致真皮水肿，乳房皮肤呈“橘皮样”改变；③乳头内陷：邻近乳头或乳晕的癌肿因侵入乳腺导管而使其缩短，可将乳头牵向癌肿一侧，进而使乳头扁平、回缩、凹陷。

3．晚期表现　①肿块固定：癌肿侵入胸筋膜和胸肌时，固定于胸壁而不易推动。②卫星结节、“铠甲胸”：癌细胞侵犯大片乳房皮肤时，皮肤表面可出现多个坚硬的小结节或条索，呈“卫星”样围绕原发病灶。结节彼此融合、弥漫成片，可延伸至背部和对侧胸壁，导致胸壁紧缩呈铠甲状时，患者可有呼吸受限。③皮肤破溃：癌肿可侵犯皮肤并破溃形成溃疡，常有恶臭，易出血。

4．转移征象　①淋巴结肿大：乳腺癌淋巴结转移常见于患侧腋窝。起初，肿大的淋巴结较少、散在、质硬，无痛，尚可推动。随后，肿大的淋巴结逐渐增多，并融合成团，严重时与皮肤和深部组织粘连，不易推动。②血行转移：乳腺癌转移至肺、骨、肝时，可出现受累器官的相应症状。肺转移者可出现胸痛、气促，骨转移者可出现局部骨疼痛，肝转移者可出现肝大或黄疸。

5．特殊类型乳腺癌　①炎性乳腺癌：较少见，多发生于妊娠期或哺乳期妇女，通常无明显的肿块，表现为整个乳房红、肿、热、痛等炎症样表现，常有腋窝淋巴结肿大，病情发展迅速，恶性程度高，预后差。②乳头湿疹样乳腺癌：较少见，表现为乳头瘙痒、灼热感，之后出现乳头、乳晕皮肤发红、糜烂，呈湿疹样改变，进而形成溃疡。有时，乳头、乳晕皮肤表面可覆盖黄褐色鳞屑样痂皮。病变皮肤较硬。部分患者于乳晕区可扪及肿块。此类乳腺癌恶性程度低，病情发展慢，发生腋窝淋巴结转移较晚。

**（二）辅助检查**

1．影像学检查

（1）X 线检查：可作为普查方法。乳腺癌 X 线表现为密度增高的肿块影，边界不规则，可呈毛刺状，或可见细小钙化灶。

（2）B 超检查：能清晰显示乳房各层次软组织结构及肿块的形态和质地，主要用于鉴别囊性或实性病灶。

（3）磁共振成像：对软组织分辨率高，灵敏度高于乳腺 X 线检查，不仅能三维立体观察病变，显示病灶的形态学特征，而且能通过动态增强了解病灶的血流动力学情况。

2．活组织病理检查　常用的活检方法有针穿活检（core needle biopsy，CNB）、麦默通旋切术活检和细针抽吸细胞学检查（fine needle aspiration cytology，FNAC）。前两者的病理诊断准确率可达 90%～97%，细针抽吸细胞学检查确诊率为 70%～90%。对疑为乳腺癌者，若经上述活检方法仍无法确诊，可将肿块连同乳腺组织一并切除，然后做快速病理检查。对乳头溢液未触及肿块者，可行乳头溢液涂片细胞学检查。乳头糜烂疑为湿疹样乳腺癌时，可做乳头糜烂处组织刮片或印片细胞学检查。

**（三）与疾病相关的健康史**

评估患者与乳腺癌发病相关的危险因素，包括年龄、月经史、生育史、哺乳史、家族史等。评估患者的既往史，包括乳房良性疾病、手术史及伴发疾病等。

**（四）心理社会状况**

评估患者有无因疾病、手术及各种治疗等产生不良心理反应及其应对情况。评估患者对拟采取的手术方式及术后康复知识的了解和掌握程度。评估家属对本病治疗、预后的认知程度及心理承受能力。

**（五）治疗原则**

乳腺癌的治疗应采用以手术治疗为主，化学治疗、内分泌治疗、放射治疗、生物治疗为辅的综合治疗。

1．手术治疗　为提高乳腺癌的治疗效果和患者的生活质量，近年更趋向根据肿瘤分期实施不同类型的手术。

（1）保留乳房的乳腺癌切除术：即保乳手术（breast-conserving surgery），完整切除肿块及其周围1cm的组织，适用于Ⅰ期、Ⅱ期患者，且乳房有适当体积，术后能保持外观效果者。术后必须辅以放射治疗。

（2）乳房改良根治术（modified radical mastectomy）：切除乳房腺体、乳头和乳晕，以及完全的淋巴结清扫，有2种术式：一是保留胸大肌，切除胸小肌；二是保留胸大肌和胸小肌。术后外观效果较好，适用于Ⅰ期、Ⅱ期患者，术后生存率与乳房根治术无明显差异，是目前的常用术式。

（3）乳房根治术（radical mastectomy）：切除整个乳房、胸大肌、胸小肌、腋窝及锁骨下淋巴结。这种术式目前已较少使用。

（4）乳房扩大根治术（extended radical mastectomy）：在乳房根治术的基础上行胸廓内动、静脉及其周围淋巴结清除术。这种术式目前已较少使用。

（5）乳房全切除术（total mastectomy）：切除整个乳腺，包括乳头、乳晕、腋窝部及胸大肌筋膜。该术式适用于原位癌、微小癌及年老体弱不宜行乳房根治术者。

（6）前哨淋巴结活检（sentinel lymph node biopsy，SLNB）和腋窝淋巴结清扫术（axillary lymph node dissection，ALND）：对接受乳腺癌引流的第一枚淋巴结，可采用示踪剂显示后切除进行活检。根据前哨淋巴结的病理检查结果，可预测腋窝淋巴结是否有肿瘤转移，对腋窝淋巴结检查结果呈阴性的乳腺癌患者可不做腋窝淋巴结清扫术。

（7）乳房根治术后乳房再造术（breast reconstruction）：根据再造的时间分为即刻再造、延迟再造及分期再造3类。可以采用自体组织再造或植入物再造。

**知识链接**

**乳腺癌的外科治疗**

Halsted于1894年提出的乳房根治术一直是治疗乳腺癌的标准术式。Halsted认为，乳腺癌转移是按照解剖学模式，由原发灶转移至区域淋巴结，之后再发生血行转移。但后来研究发现，随着手术范围的扩大，患者术后生存率并无明显改善。这一事实促使不少学者采取缩小手术范围来治疗乳腺癌。近30余年来，Fisher对乳腺癌的生物学行为进行了大量研究，提出乳腺癌自发病开始即是一种全身性疾病，因而提倡缩小手术范围，加强术后综合辅助治疗。

2．化学治疗　是乳腺癌重要的辅助治疗手段。常用的化疗药物有环磷酰胺（C）、甲氨蝶呤（M）、氟尿嘧啶（F）、多柔比星（D）、表柔比星（E）和紫杉醇（T）。常用联合化疗方案有CMF、CEF等。辅助化疗可于术后早期应用，尤其浸润性乳腺癌伴腋窝淋巴结转移者，是应用辅助化疗的适应证，可以改善生存率。

3．内分泌治疗　肿瘤细胞中的雌激素受体（estrogen receptor，ER）和孕激素受体（progesterone receptor，PR）含量高，此类肿瘤称为激素依赖性肿瘤，对此类患者采用内分泌治疗有效。对ER、PR含量低者，内分泌治疗的效果较差。常用药物有他莫昔芬（tamoxifen）、芳香化酶抑制剂。他莫昔芬可降低乳腺癌术后复发率及转移率，对ER、PR检测呈阳性的绝经后妇女效果尤为显著，同时可降低对侧乳腺癌的发生率，一般应服用5年。芳香化酶抑制剂能抑制肾上腺分泌的雄激素转变为雌激素过程中的芳香化环节，从而降低雌二醇水平，达到治疗乳腺癌的目

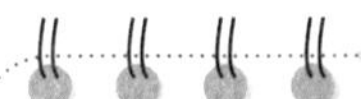

的，适用于ER检测呈阳性的绝经后妇女。该药安全、有效，不良反应有潮热、恶心、呕吐、静脉血栓形成、眼部异常、阴道干燥或分泌物增多。

4．放射治疗　在保留乳房的乳腺癌手术后，应给予较高剂量放射治疗。单纯乳房切除术后，可根据患者的年龄、疾病分期及分类等情况决定是否予以放疗，以及制订放疗方案。

5．生物靶向治疗　在乳腺癌的发生、发展过程中，致癌基因 *HER-2* 对于调控细胞的生长、发育和分化起重要作用。近年临床上已推广使用的曲妥珠单抗（赫赛汀）注射液等，通过转基因技术制备而成，对 *HER-2* 基因过度表达的乳腺癌患者有一定的疗效。生物靶向治疗由于其作用机制独特，具有非细胞毒性、有效、低毒、耐受性好等优势而受到临床广泛关注。部分靶向治疗药物使用后可引起腹泻、皮疹、瘙痒、皮肤干燥等不良反应，但通常是可逆的。

**案例 15-1B**

该患者活组织病理检查显示为浸润性低分化导管癌。拟行左侧乳房改良根治术。

**请回答：**

1. 该患者围手术期的主要护理诊断 / 问题有哪些？
2. 护理措施有哪些？

## 【主要护理诊断 / 问题】

1．体象紊乱　与手术造成乳房缺失和术后瘢痕形成有关。

2．自理缺陷　与术后患侧上肢活动受限有关。

3．知识缺乏：缺乏术后患肢功能锻炼的相关知识。

4．潜在并发症：上肢水肿、皮下积液、皮瓣坏死等。

## 【护理措施】

### （一）术前护理

1．心理护理　患者面对恶性肿瘤对生命的威胁、不确定的疾病预后、乳房缺失导致外形受损，以及各种治疗、婚姻生活、经济状况等问题，常会产生焦虑、恐惧等心理，因此，护士应了解、关心患者，鼓励患者表达对疾病和手术的顾虑和担心，有针对性地进行心理疏导。向患者和家属解释手术的必要性和重要性，告知患者乳房再造的可能，并可邀请治疗成功者分享治疗经验。对已婚患者，应同时对其丈夫进行心理辅导，鼓励夫妻双方坦诚相待，取得丈夫的理解、关心和支持，并能接受妻子手术后身体形象的改变。

2．饮食护理　提供富含营养、易消化的食物，鼓励患者进食高蛋白、高热量、富含维生素和膳食纤维的食物，为术后创面愈合创造有利的条件。

3．术前准备　做好术前常规检查和准备，对手术范围大、需要植皮者，除常规备皮外，还应同时做好供皮区（如腹部或同侧大腿部）的皮肤准备，为患者进行术侧肢体测量，以协助判断是否出现术后肢体水肿。处于妊娠期和哺乳期的患者，应立即停止妊娠或哺乳，以减轻激素的作用。

### （二）术后护理

1．体位　待患者麻醉清醒，生命体征平稳后，可取半卧位，以利于呼吸和引流。

2．饮食护理　术后6 h无恶心、呕吐等麻醉反应者，可正常饮食，并保证摄入足够的热量及维生素，以利于康复。

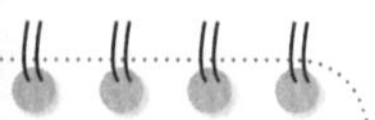

3．病情观察　观察患者的生命体征变化，伤口敷料渗血、渗液情况，并做好记录。乳房扩大根治术有损伤胸膜的可能，如患者出现胸闷、气促、呼吸困难等症状，应及时报告医师，以便早期发现和协助处理肺部并发症（如气胸等）。

4．引流管的护理　乳房根治术后，应于皮瓣下常规留置引流管做持续负压吸引，以便及时、有效地吸出残腔内的积液、积血，并使皮肤紧贴胸壁，从而有利于皮瓣愈合。护理时应注意：①有效吸引，负压吸引压力大小要适宜，防止压力过大损伤皮瓣或使引流管塌陷，压力过小则不能有效引流。②妥善固定，引流管的长度要适宜，患者卧床时将其固定于床旁，起床时固定于患者上衣。③保持通畅，定时挤压引流管，避免管道堵塞，防止引流管受压和扭曲。若有局部积液，皮瓣不能紧贴胸壁且有波动感，则应报告医师及时处理。④密切观察，包括引流液的颜色、性状和量。术后第 1 ~ 2 d，一般有 50 ~ 200 ml 血性液体；术后 4 ~ 5 d，渗出液转为淡黄色。若连续 3 d 每日引流量少于 10 ~ 15 ml，创面与皮肤贴合良好，手指按压伤口周围皮肤无空虚感，即可拔除引流管，并及时更换敷料。

5．并发症的观察与护理

（1）患侧上肢水肿：患侧腋窝淋巴结清除、头静脉被结扎、腋静脉栓塞、局部积液或感染等因素均可导致上肢淋巴回流不畅或静脉回流障碍，从而引起患侧上肢肿胀。护理时应注意：①保护患侧上肢，手术前后应测量双侧上肢周径，以评估患肢肿胀程度；术后患者卧床时，患侧上肢用软枕垫高 10° ~ 15°，并进行上肢由远心端向近心端的按摩，以促进静脉和淋巴回流；对肢体肿胀严重者，可使用弹力绷带；患者取半卧位或站立位时，应避免患侧上肢长时间下垂，可使用吊带将患肢托起；患者坐起时应避免患侧手臂用力。②避免损伤，禁止在患侧手臂测血压、抽血、注射或输液等，避免患肢过度活动、负重或发生外伤。

（2）皮下积液：术后手术部位用胸带或绷带加压包扎，使皮瓣能够紧贴创面，包扎松紧度要适当，并妥善固定皮瓣，促进皮瓣愈合。若发现皮瓣下积液，则应在无菌操作下穿刺抽吸，然后再加压包扎。

（3）皮瓣坏死：若患侧上肢脉搏扪不清、皮肤发绀、皮温降低，则提示腋部血管受压，易导致皮瓣边缘发黑、坏死，应将坏死的皮瓣予以剪除，清创后使用促愈合敷料换药，或待肉芽生长良好后再予以植皮。

6．患侧上肢功能锻炼　乳房根治术不仅需要切除整个乳房及部分肌肉，还需要清扫邻近的淋巴结，手术范围相当大。部分患者术后可出现肩关节活动受限，上肢活动度降低。术后加强肩关节活动可增加肌肉力量、松解和预防粘连，最大限度地恢复肩关节的活动范围。为减少和避免术后残疾，应鼓励和协助患者早期开始进行患侧上肢的功能锻炼。功能锻炼可分为以下几个阶段进行（图 15-3）。

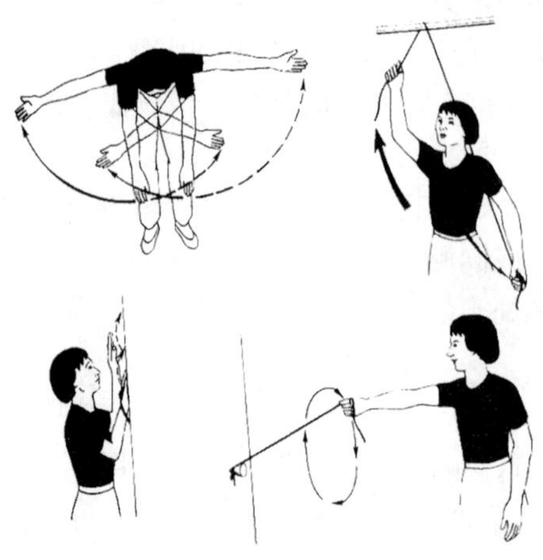

**图 15-3　乳房根治术后肢体功能锻炼**

第一阶段：从术后 24 h 开始，可做伸指、握拳、屈腕等动作。

第二阶段：术后 2 ～ 3 d，可进行上肢肌肉等长收缩运动，促进血液和淋巴回流；可进行健侧肢体运动或他人协助下进行前臂屈伸运动。

第三阶段：术后 4 ～ 7 d，应鼓励患者用患侧手刷牙、进食等，并做以患侧手摸对侧肩部及同侧耳部的锻炼。

第四阶段：术后 8 ～ 14 d，待皮瓣基本愈合后，可开始循序渐进地进行肩关节活动，以肩部为中心，前后摆臂。术后 10 d 左右，皮瓣与胸壁黏附已较牢固，可做抬高患侧上肢的活动，如手指“爬墙”运动、梳头等，活动以患者能耐受疼痛为宜，不可强求达到预期效果。术后 7 d 内不做上举运动，10 d 内不做肩关节外展活动。不要以患侧肢体支撑身体，以防皮瓣移动而影响愈合。

**科研小提示**

研究表明，乳腺癌术后进行功能锻炼有助于患肢功能的恢复和提高患者的生活质量，可探索提高乳腺癌患者术后功能锻炼依从性的循证护理方案。

进行功能锻炼时应注意：肩关节活动开始的时间，应根据具体情况而定。如果出现腋下积液（此时会感觉局部肿胀、疼痛），术后腋窝引流液较多，则肩关节活动时间应适当延迟，并减少活动量。

随堂测 15-2

**知识链接**

**乳腺癌的筛查**

一般人群乳腺癌筛查建议如下所述。

（1）20 ～ 39 岁：不推荐对非高危人群进行乳腺癌筛查。

（2）40 ～ 49 岁：①适合进行机会性筛查；②每年进行 1 次乳腺 X 线检查；③推荐与临床体格检查联合进行；④对致密型乳腺者推荐与超声检查联合进行。

（3）50 ～ 69 岁：①适合进行机会性筛查和人群普查；②每 1 ～ 2 年进行 1 次乳腺 X 线检查。

（4）70 岁或以上：每 2 年进行 1 次乳腺 X 线检查；其他同（2）。

女性如有以下特征，则为乳腺癌高危人群：①有明显的乳腺癌遗传倾向者；②既往有乳腺导管或小叶中、重度不典型增生或小叶原位癌患者；③既往接受过胸部放射治疗者。对上述人群（20 ～ 40 岁），建议提前进行筛查，每年 1 次。筛查手段除应用一般人群常规临床体格检查、乳腺超声和 X 线检查外，还可以应用 MRI 等影像学手段。

（三）健康教育

1．饮食与活动　指导患者加强营养，多进食高蛋白、高维生素、高热量、低脂肪食物，以增强机体抵抗力。告知患者近期避免用患侧上肢搬动或提拉过重物品，并继续进行患肢功能锻炼，注意遵循循序渐进的原则。

2．避免妊娠　术后 5 年内应避孕，防止乳腺癌复发。

3．坚持治疗　遵医嘱坚持放疗、化疗或内分泌治疗。化疗期间定期进行血常规检查，肝、肾功能测定。每次化疗前 1 d 或当日检测血白细胞计数，化疗后 5 ～ 7 d 复查，若白细胞计数

< $3\times10^9$/L，则需及时就诊。内分泌治疗持续时间长，长期服药可导致胃肠道反应、月经失调、闭经、潮热、阴道干燥、骨质疏松和关节疼痛等不良反应。向患者说明坚持服药的重要性，并积极预防和处理不良反应，以提高服药依从性。放疗、化疗期间，患者机体抵抗力低，应注意少到公共场所，以减少感染的机会。放疗期间应注意保护皮肤，出现放射性皮炎应及时就诊。

4．定期乳房自我检查　乳腺癌发现得越早，治愈的可能性就越大，定期进行乳房自我检查有助于及早发现乳房病变。因此，20 岁以上的女性，特别是高危人群及绝经后女性，应每个月进行 1 次乳房自检。术后患者也应每个月自检 1 次，以便早期发现复发征象。如发现异常，应及时到医院做进一步检查。检查的最佳时间是在月经周期的第 7 ～ 10 d，或月经结束后 2 ～ 3 d，已绝经妇女应选择每个月固定的一天进行检查。对 40 岁以上妇女或乳腺癌术后患者，每年还应行乳腺 X 线检查。乳房自我检查的方法如下所述。

（1）视诊：直立站在镜前，脱去上衣。在明亮的光线下，双臂自然下垂，面对镜子对双侧乳房进行视诊，观察双侧乳房的大小和外形是否对称；有无局限性隆起、凹陷或皮肤“橘皮”样改变；有无乳头回缩或抬高等。然后，双手叉腰以及上举，身体做左、右旋转动作，并继续观察以上变化。

（2）触诊：采取平卧或侧卧位，可将待检查的一侧肢体举过头顶放于枕上或用折叠的毛巾垫于待检侧肩下，使乳房平坦，对侧手的示指、中指和无名指并拢，用指腹缓慢、稳定、仔细地在对侧乳房上沿顺时针方向逐渐由外向内移动触摸检查，从乳房外围起至少检查 3 圈，依次为外上、外下、内下、内上象限。然后检查乳头和乳晕。最后检查腋窝有无肿块，乳头有无溢液，如发现有混浊、微黄色或血性溢液，应立即到医院做进一步检查。

5．定期复查　乳腺癌手术治疗后，定期复查对于早期发现术后复发、转移非常重要。一般术后 2 年内，每 3 个月复查 1 次；2 年后，可半年复查 1 次；5 年后，每年复查 1 次；10 年后可适当延长间隔时间。复查内容包括：对侧乳腺、腋窝、伤口愈合情况，患侧腋窝、锁骨上淋巴结情况，以及肺、骨、肝、脑的情况。

## 小结

（一）急性乳腺炎

1．病因　主要是乳汁淤积、细菌入侵、抵抗力下降。

2．临床表现　有局部及全身炎症反应、脓肿形成。

3．治疗原则　包括控制感染，排空乳汁。脓肿形成前，主要以抗生素等治疗为主；脓肿形成后，需行脓肿切开引流。

4．护理措施　主要有疼痛护理、防治感染、对症护理及切开排脓护理等。对产妇进行健康教育是预防乳腺炎的关键。

（二）乳腺囊性增生病

病因主要与内分泌功能失调有关。临床表现为周期性乳房胀痛与肿块。治疗以病情观察和药物治疗为主。对有不典型上皮增生者，可结合其他因素决定手术范围。护理措施主要有减轻疼痛及健康教育等。

（三）乳腺纤维腺瘤

病因主要与小叶内纤维细胞对雌激素的敏感性增高有关。临床表现为有弹性、光滑、易推动的乳腺肿块。手术切除是唯一有效的治疗方法。

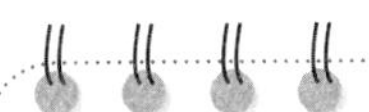

（四）乳腺导管内乳头状瘤

临床表现为乳头溢液，可行导管造影、乳腺导管内镜检查进行诊断，以手术治疗为主。

（五）乳腺癌

1．病因　与雌激素等多种因素有关。

2．临床表现　早期表现为无痛性肿块。乳房外形变化有“酒窝征”，乳头回缩、内陷，皮肤呈“橘皮”样改变。乳腺癌晚期表现包括癌肿固定、卫星结节、“铠甲胸”、皮肤破溃等。患者常有患侧腋窝淋巴结肿大。乳腺癌转移至肺、骨、肝时，可出现相应的症状。

3．治疗原则　多采用手术治疗、化疗、放疗等综合治疗手段。另外，还有内分泌治疗、生物治疗、中医药治疗、生物靶向治疗等多种辅助治疗手段。

4．护理措施　做好术前和术后护理，术后护理包括引流管的护理，并发症（患肢水肿、皮瓣坏死、皮下积液）的观察与护理，以及患肢功能锻炼等。出院后，乳腺癌患者应注意适当活动，避免妊娠，坚持放疗、化疗或内分泌治疗，定期进行乳房自我检查及复查等，以预防乳腺癌复发，并提高生活质量。

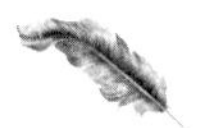

## 思考题

患者，女性，37 岁，因右侧乳腺癌在全身麻醉下行乳房改良根治术。术后第 1 d，T 37.4℃，P 88 次 / 分，R 20 次 / 分，BP 125/80 mmHg，胸部用绷带加压包扎，于皮瓣下放置引流管进行持续引流。患者诉伤口疼痛，且不能自行洗漱、进餐、如厕等，并且向家人和护士诉说不能接受一侧乳房切除的事实。

请问：

1．该患者目前主要的护理诊断 / 问题是什么？

2．该患者目前患侧上肢的护理要点是什么？应如何进行功能锻炼？

（郑静云）

第 16 章数字资源

# 胸部损伤患者的护理

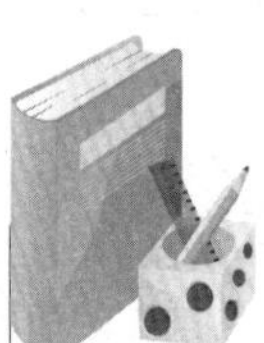

导学目标

通过本章内容的学习，学生应能够：

◆ **基本目标**

1. 描述常见胸部损伤的类型、临床表现和处理原则。

2. 描述反常呼吸 / 连枷胸、纵隔扑动、闭合性气胸、开放性气胸、张力性气胸和血胸的概念。

3. 解释各种类型气胸、血胸的病理生理变化。

4. 比较闭合性气胸、开放性气胸和张力性气胸的临床表现及处理原则。

◆ **发展目标**

综合运用所学知识正确评估胸部损伤患者并配合抢救，做好胸腔闭式引流的护理。

◆ **思政目标**

培养临危不惧、敬佑生命的职业态度，以及不断进取的精神和创新意识。

胸部损伤（thoracic trauma）多为复合型损伤，约占各类创伤的 27%，可由钝性暴力、锐器或枪弹冲击所致。轻者可引起胸壁软组织挫伤和（或）单纯肋骨骨折。重者可导致多根多处肋骨骨折、气胸、血胸、血气胸甚至休克，以及胸内脏器（心脏、大血管、气管、食管、膈肌）损伤等，引起呼吸和循环功能障碍，甚至死亡。

胸部是呼吸、循环系统重要器官的所在部位，胸廓的完整性和胸膜腔的密闭性是维持胸膜腔内负压的必要条件。正常胸膜腔内压力为 –0.98 ～ –0.79 kPa（–10 ～ –8 $cmH_2O$），可维持肺的扩张和通气功能，促使静脉血回流至心脏，对维持呼吸、循环系统功能有重要意义。若胸膜腔内负压减小，则可导致肺萎陷，因此在胸部损伤或开胸手术后，保持胸膜腔内负压至关重要。根据损伤是否穿破壁胸膜造成胸膜腔与外界相通，可将胸部损伤分为闭合性胸部损伤和开放性胸部损伤。若损伤同时伤及腹部，则称为胸腹联合伤。

## 第一节　肋骨骨折

肋骨骨折（rib fracture）是最常见的胸部损伤，在胸部创伤患者中发生率约为 70%，是指暴力直接或间接作用于肋骨，使肋骨的完整性和连续性中断，可表现为单根单处、单根多处、多根单处、多根多处骨折，其中，多根多处肋骨骨折相对较危险。单纯肋骨骨折大多无需特殊处

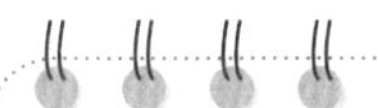

理，多发肋骨骨折及连枷胸是胸部创伤的危重情况，常造成严重的临床后果，需要慎重处理。

## 【病因与病理】

（一）病因

1．暴力因素　可分为直接暴力和间接暴力。由直接暴力引发的骨折常发生在暴力击打处，骨折断端可向胸腔内移位，穿破胸壁及肺组织，导致气胸和血胸。间接暴力引发骨折时，断端常向外，损伤胸壁及肺组织的危险性相对较小，如胸部前后受挤压，肋骨在腋中线附近向外过度弯曲而折断。在所有肋骨中，第 1 ～ 3 肋骨较短，且有锁骨、肩胛骨和肌肉保护，较少发生骨折。第 4 ～ 7 肋骨较长且固定，最易折断，是最常见的肋骨骨折部位。第 8 ～ 10 肋骨虽较长，但前端以肋软骨与胸骨相连，形成肋弓，弹性较大，不易折断。第 11 ～ 12 肋骨前端游离，也不易折断。

2．病理因素　严重骨质疏松的老年人偶尔可因咳嗽或打喷嚏而引发骨折。恶性肿瘤肋骨转移者易发生病理性骨折。

（二）病理

1．局部损伤　发生单根骨折或多根单处骨折时，由于肋骨上、下仍有完整的肋骨支撑胸廓，因此对呼吸影响不大。若肋骨断端刺破壁胸膜和肺组织，则可导致气胸、血胸、皮下气肿，或引起血痰、咯血等。若肋骨断端刺破肋间血管，尤其是损伤动脉时，则可引起大出血，导致病情迅速恶化。

2．反常呼吸　发生多根多处肋骨骨折时，局部胸壁因失去完整肋骨的支撑而导致胸廓软化，患者可出现反常呼吸（paradoxical respiration）（图 16-1），又称连枷胸（flail chest）。患者表现为吸气时胸膜腔内负压增加，软化区胸壁内陷；呼气时胸膜腔内负压减小，软化胸壁向外膨出。如果软化区较广泛，则呼吸时两侧胸膜腔压力不平衡，可使纵隔左右扑动，影响换气和静脉血回流，导致缺氧和二氧化碳潴留，严重者可发生呼吸和循环衰竭。

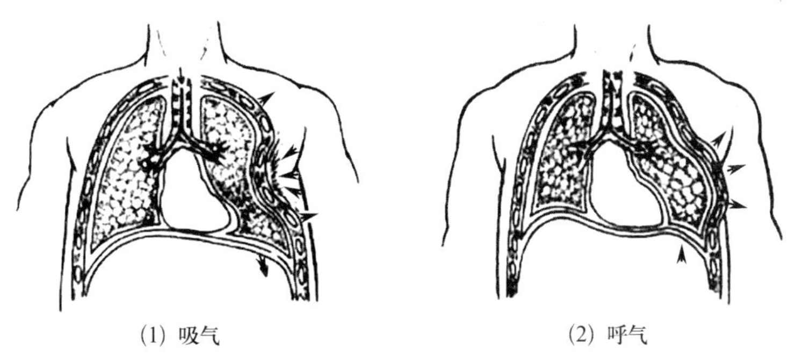

(1) 吸气　　(2) 呼气

**图 16-1　连枷胸患者胸壁软化区的反常呼吸**

## 【护理评估】

（一）临床表现

1．症状　骨折部位局部疼痛和压痛，咳嗽、深呼吸或变动体位时疼痛加剧。部分患者可有咯血。多根多处肋骨骨折患者可出现气促、呼吸困难、发绀或休克等症状。

2．体征　受伤处胸壁肿胀、畸形，局部压痛明显，胸廓挤压征（+），可伴有骨擦音及骨擦感。多根多处肋骨骨折时，患者可出现反常呼吸。部分患者可有皮下气肿。

（二）辅助检查

1．实验室检查　包括血常规检查、血细胞比容测定和动脉血气分析，以判断患者失血、低氧血症情况，有无胸、腹部活动性出血，血气胸及其他器官受损的可能等。

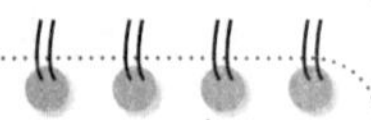

2．影像学检查　胸部X线和CT检查可显示肋骨骨折的断裂线或断端错位，以及有无气胸、血胸和血气胸等情况。

（三）与疾病相关的健康史

了解患者的受伤部位、受伤时间和经过、暴力大小和方向，是开放性损伤还是闭合性损伤，有无肺损伤、心脏损伤、血管损伤等合并伤。了解患者既往身体状况，有无影响骨折愈合的因素。

（四）心理社会状况

肋骨骨折患者常伴有复合损伤，如第1～2肋骨骨折患者多伴有严重脑部、胸部和腹部损伤，特别是大血管损伤，第9～12肋骨骨折患者常伴有肝、脾损伤。此外，多根多处肋骨骨折患者可出现反常呼吸甚至纵隔扑动，并危及生命。患者及家属均可出现焦虑、恐惧等心理问题。

（五）治疗原则

1．有效镇痛　对一般肋骨骨折患者，可予以口服或肌内注射镇痛药和镇静药，或使用患者自控镇痛泵、肋间神经阻滞或硬膜外置管镇痛等。

2．清理呼吸道分泌物　鼓励患者咳嗽、咳痰，协助患者采取体位排痰，予以祛痰药雾化吸入，必要时行纤维支气管镜吸痰甚至气管切开，以减少呼吸系统并发症。

3．固定胸廓

（1）闭合性单处肋骨骨折：此类骨折较少有移位，骨折可自行愈合。可直接用弹性绷带固定，或采用多带条胸带或宽胶布条行叠瓦式固定，目的主要是减少肋骨断端活动、减轻疼痛。此固定方法还适用于胸背部、侧胸壁多根多处肋骨骨折，但胸壁软化范围小、反常呼吸不严重者。

（2）闭合性多根多处肋骨骨折：可进行局部加压包扎，使软化的胸壁固定在凹陷位，但此方法容易造成胸壁局部畸形。另外，也可通过手术方式开胸固定肋骨断端，或经胸腔镜直视下导入钢丝的方法固定连枷胸。对于连枷胸患者，应予以紧急处理。

（3）开放性骨折：应早期清创、缝合，用不锈钢丝固定肋骨断端。常规使用抗生素防治感染。

**科研小提示**

多根多处肋骨骨折和连枷胸的治疗技术尚有改善的空间，如微创手术、胸腔镜肋骨骨折内固定等。

## 【主要护理诊断/问题】

1．急性疼痛　与肋骨骨折有关。

2．低效性呼吸型态　与多根多处肋骨骨折导致反常呼吸有关。

## 【护理措施】

（一）术前护理

1．现场急救　对于严重肋骨骨折，尤其是胸壁软化范围大、出现反常呼吸的患者，首先应抢救生命，可用厚棉垫加压包扎，以减轻或消除反常呼吸，促进患侧肺复张。

2．病情观察　严密观察患者的生命体征，注意其意识、瞳孔、胸部、腹部和肢体活动情况。密切观察患者呼吸的频率、节律和幅度等，有无气促、呼吸困难、发绀和缺氧等症状，有无气管移位或皮下气肿。

3．减轻疼痛　妥善固定患者胸部，遵医嘱使用镇痛药，并观察患者用药后是否出现呼吸抑制。

4．改善呼吸

（1）吸氧：根据患者病情给予鼻导管或面罩吸氧，观察血氧饱和度和动脉血气等。

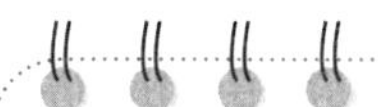

（2）保持呼吸通畅：及时清除呼吸道分泌物，协助患者翻身、拍背。当患者咳嗽、咳痰时，指导其用手按压患侧胸壁，以减轻疼痛。对痰液黏稠者，可遵医嘱使用祛痰药，或予以雾化吸入。对有严重呼吸道分泌物潴留或呼吸衰竭者，可采用鼻导管进行深部吸痰或支气管镜吸痰。

（3）体位：病情稳定者取半坐卧位，以使膈肌下降，有利于呼吸。

（4）术前准备：做好血型及交叉配血试验、手术区域备皮等术前准备。

**（二）术后护理**

1．病情观察　密切观察患者的呼吸、血压、脉搏及意识的变化，观察其胸部活动情况。及时发现有无呼吸困难或反常呼吸，发现异常须及时通知医师，并协助处理。

2．预防感染　密切监测患者的体温和胸部表现，每 4 h 测量 1 次体温，及时发现感染迹象。保持敷料清洁、干燥和引流管通畅。对开放性胸部损伤患者，遵医嘱注射破伤风抗毒素和抗生素。

**（三）健康教育**

1．指导患者加强营养，适当补充钙剂和维生素 D，多晒太阳，坚持进行呼吸功能锻炼。

2．休息与活动　保证充足的睡眠，骨折已临床愈合者，可逐渐练习床边站立、床边活动等，并系好肋骨固定带。

3．复诊指导　嘱患者定期复查，出现不适症状应及时就诊。

## 第二节　气　胸

**案例 16-1A**

患者，男性，35 岁，1 h 前发生车祸，车辆侧翻，玻璃碎片刺入左胸部，伤后半小时由救护车送入院。患者自诉胸痛、胸闷、呼吸困难、呼吸受限。

体格检查：P 102 次 / 分，R 24 次 / 分，BP 90/60 mmHg。左侧胸壁见一约 3 cm 的玻璃碎片刺入，但未闻及空气出入的声音，左胸部触诊压痛明显。胸部 X 线检查提示左侧第 4、5、6 肋多发肋骨骨折，左侧肺萎陷 40%，左侧胸腔积气，气管纵隔略向右移位，左侧胸壁有异物。

**请回答：**

1. 该患者发生了哪种类型的气胸？
2. 该患者的诊断要点有哪些？

气胸（pneumothorax）是指胸膜腔内积气的现象。在胸部损伤中，气胸的发生率仅次于肋骨骨折。

### 【病因与分类、病理生理】

**（一）病因与分类**

气胸可由肺组织、支气管、食管破裂导致，或因胸壁伤口穿破胸膜，使胸膜腔与外界相通，空气进入所致。根据胸膜破口情况和发生气胸后对胸膜腔内压力的影响，可将气胸分为闭合性气胸（closed pneumothorax）、开放性气胸（open pneumothorax）和张力性气胸（tension pneumothorax）三类。

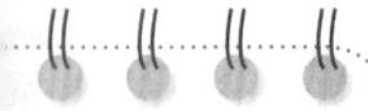

（二）病理生理

1．闭合性气胸　空气从胸壁或肺部伤道进入胸膜腔后，伤道立即闭合，胸膜腔与外界不再相通，气体无法继续进入胸膜腔内，此时胸膜腔内负压被部分抵消，但仍低于大气压，患侧肺组织有一定程度的萎陷。由于两侧胸膜腔内压力不均衡，可导致不同程度的纵隔偏移，使健侧肺组织受压、扩张受限。

2．开放性气胸　损伤后，胸壁伤口或软组织缺损持续存在，胸膜腔与外界相通，外界空气可随呼吸自由进出胸膜腔，胸膜腔内压几乎等于大气压。此时，纵隔随呼吸运动而左右摆动，导致纵隔扑动，表现为吸气时纵隔向健侧移位，呼气时纵隔又移回患侧（图 16-2）。纵隔扑动可影响静脉回心血流，导致循环和呼吸功能障碍。

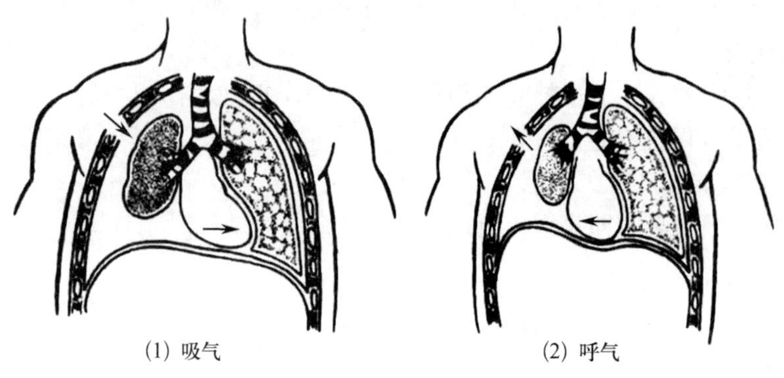


**图 16-2　开放性气胸的纵隔扑动**

3．张力性气胸　又称高压性气胸（pressure pneumothorax），损伤后，气管、支气管或肺部损伤裂口与胸膜腔相通，且形成活瓣。吸气时，气体从裂口进入胸膜腔，而呼气时活瓣关闭，气体只进不出，致使胸膜腔内积气不断增多，胸膜腔内压力高于大气压。发生张力性气胸时，由于患侧肺严重萎陷，可导致严重的呼吸和循环障碍；高压气体进入纵隔或胸壁软组织并向皮下扩散，可导致纵隔气肿（mediastinal emphysema）或颈部、面部和胸部等处的皮下气肿（subcutaneous emphysema）。

## 【护理评估】

（一）临床表现

1．闭合性气胸

（1）症状：因胸膜腔积气量和肺萎陷程度不同而异。小量气胸时，肺萎陷程度在 30%以下，患者可无明显呼吸和循环功能紊乱的症状，或仅有轻度气促。中、大量气胸时，肺萎陷程度在 30%～50%及 50%以上，患者可出现胸闷、胸痛、气促和呼吸困难等症状。

（2）体征：患侧胸廓饱满，叩诊呈鼓音。肋间隙增宽、呼吸活动度降低，气管向健侧移位。听诊患侧呼吸音减弱甚至消失。

2．开放性气胸

（1）症状：患者可出现明显呼吸困难。临床表现为气促、发绀、呼吸困难、面色苍白、血压降低、脉搏细速，严重者可伴有休克症状。

随堂测 16-1

（2）体征：患侧可见胸壁伤道，颈静脉怒张，气管、心脏向健侧移位，患侧胸部叩诊呈鼓音。患者呼吸时，可直接听到气体进出的嘶嘶声，称为胸部吸吮性伤口（thoracic sucking wound）；听诊呼吸音减弱或消失。

3．张力性气胸

（1）症状：随着患侧胸膜腔内压力进行性升高，对肺的压迫和对纵隔的推移越来越严重，

随堂测 16-2

患者可出现严重呼吸困难、发绀、烦躁不安、大汗淋漓、脉搏细速、血压降低、昏迷、休克，甚至窒息死亡。

（2）体征：气管向健侧移位，患侧胸部饱满，肋间隙增宽，呼吸幅度明显降低。患者可有颈部、面部和胸部等处的皮下气肿，皮下有握雪感或捻发音。胸部叩诊呈鼓音，听诊患侧呼吸音消失。

### （二）辅助检查

1．胸部 X 线检查　可显示肺萎陷和胸膜腔积气，有时可见伴有胸腔积液。可发现气管和心脏等纵隔内器官向健侧移位。

2．诊断性穿刺　胸膜腔穿刺既能明确气胸的存在，又能抽出气体，以降低胸膜腔内压力。发生张力性气胸时，患侧胸膜腔穿刺有高压气体向外冲出，抽气后患者症状好转，但很快又加重。

### （三）与疾病相关的健康史

了解暴力性质、受伤时间、患者受伤当时的症状以及急救措施等。了解患者是否合并肺部疾病和既往肺功能情况。

### （四）心理社会状况

由于意外创伤的刺激、呼吸和循环功能下降、生活自理能力下降等，患者和家属常有紧张不安、愤怒、委屈、沮丧、无助和绝望等心理反应。

### （五）治疗原则

1．闭合性气胸　少量气胸时，无需特殊处理，通常 1 ~ 2 周内积气可自行吸收。对大量气胸患者，胸腔穿刺抽气效果不佳时，应行胸腔闭式引流术，以排出胸腔内积气，促进肺膨胀，同时应用抗生素预防感染。胸腔闭式引流管的放置可刺激穿刺部位，尤其在呼吸时可引起疼痛。

2．开放性气胸

（1）院外急救：现场使用无菌敷料（如凡士林纱布外加厚棉垫）或清洁物品，在患者用力呼气末紧急封闭伤口，再用胶带或绷带包扎固定，使开放性气胸变为闭合性气胸。

（2）院内处理：患者入院后，首先应予以吸氧、补液、输血，纠正休克，并行胸腔闭式引流术，然后再清创、缝合胸壁伤口。对疑有胸腔内脏器损伤或活动性出血者，应开胸予以止血、修复损伤或清除异物等处理。

3．张力性气胸

（1）急救处理：立即排气减压，是对张力性气胸导致呼吸困难患者首要的处理措施。紧急情况下，可在粗针头的针柄部外接剪有小口的橡胶指套、气球、柔软的塑料袋等单向活瓣装置，于患侧第 2 肋间与锁骨中点连线处穿入胸膜腔，排出胸腔内的高压气体，阻止外界空气进入胸腔。

（2）进一步处理：安置胸腔闭式引流，应用抗生素预防感染。行胸腔闭式引流术后，一般肺部小裂口多可在 3 ~ 7 d 内闭合。若胸腔闭式引流管内持续有大量气体溢出，患者呼吸困难未见好转，则提示可能有肺及支气管严重损伤，应尽早行剖胸探查或胸腔镜手术，修补裂口，或行肺段、肺叶切除术。

**案例 16-1B**

完成相应检查后，将患者送入手术室，拔出玻璃片并封闭伤口，进行胸腔闭式引流等手术治疗。

**请回答：**

1. 如何保持胸腔闭式引流管通畅？
2. 拔除胸腔引流管的适应证有哪些？

## 【主要护理诊断 / 问题】

1．气体交换受损　与肺组织萎陷有关。

2．急性疼痛　与胸部伤口或胸腔闭式引流管刺激有关。

## 【护理措施】

（一）术前护理（现场急救）

1．紧急处理　患者出现危及生命的征象时，应协助医师首先抢救患者的生命。

2．开放性气胸　立即用敷料封闭伤口，阻止气体继续进出胸膜腔，将开放性气胸转变为闭合性气胸。

3．张力性气胸　积气量较多时，可用粗针头在伤侧锁骨中线第 2 肋间行胸膜腔穿刺，尽快排出胸腔内积气，以解除对肺的压迫。

（二）术后护理

1．病情观察　密切观察患者的生命体征变化，给予心电监护，并详细记录。

2．呼吸道护理

(1) 协助患者咳嗽、咳痰：卧床期间，应定时协助患者翻身、叩背、咳痰。鼓励并指导患者做深呼吸运动，促进肺复张。

3．胸腔闭式引流的护理

(1) 目的：①引流胸膜腔内渗液、血液及气体。②重建胸膜腔内正常负压，使肺复张。③平衡左、右两侧胸膜腔内压力，预防纵隔移位。

(2) 胸腔闭式引流管的放置（图 16-3）：①排液，一般选择腋中线和腋后线之间第 6 ～ 8 肋间。②排气，由于积气多向上聚集，故常选择锁骨中线第 2 肋间。③排脓，通常选择脓腔最低点处。

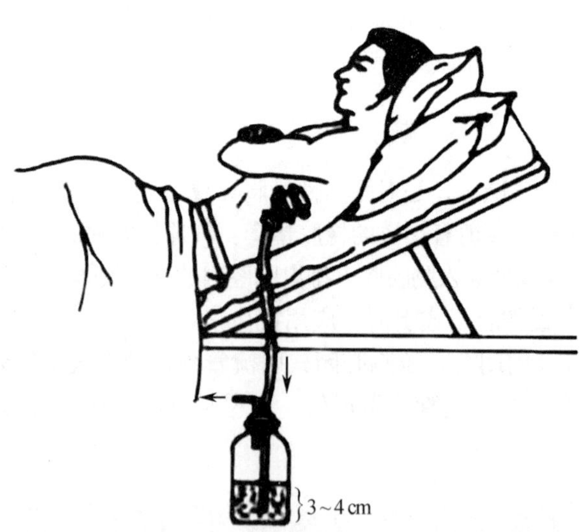


图 16-3　胸腔闭式引流术

(3) 引流装置：传统的胸腔闭式引流装置有单瓶、双瓶和三瓶 3 种。目前，临床广泛应用的是一次性胸腔引流装置。

1）单瓶水封式系统：瓶内盛有 500 ml 无菌生理盐水，水封瓶橡胶塞上有 2 个孔，分别插入长、短玻璃管各 1 根。短玻璃管远离水平面，与大气相通。长玻璃管的下端插入水平面下 3 ～ 4 cm，上端与患者的胸腔引流管相连接，以免空气进入胸膜腔。接通后可见管内水柱随呼吸上、下波动。

2）双瓶水封式系统：在水封瓶的基础上增加了集液瓶，专门收集引流液，因此，在引流胸膜腔内液体时，水封下的密闭系统不会受到引流量的影响。

3）三瓶水封式系统：在双瓶水封式系统的基础上又增加了一个可以调节负压抽吸力的控制瓶，其抽吸力大小由通气管插入水面的深度来决定。若插入水面 15 ~ 20 cm，则相当于对患者施加了 1.5 ~ 2 kPa 的负压抽吸力。若负压抽吸力超过插入液面的通气管高度，就会将外界空气吸入此引流系统中，所以压力控制瓶中必须始终有水泡产生，才表示其具有功能并处于工作状态。

（4）护理要点

1）妥善固定：胸腔闭式引流主要是靠重力作用引流，患者宜取半卧位，水封瓶应置于患者胸部水平下 60 ~ 100 cm 处，并固定在专用架上，以防止被踢倒或抬高。引流管的长度应适宜。

2）保持引流通畅：定时挤压引流管，防止引流管受压、扭曲和阻塞。鼓励患者咳嗽、深呼吸及变换体位，以利于排出胸膜腔内的空气和液体，恢复胸膜腔内负压，促进肺复张。

3）保持引流装置的密闭性和无菌状态：检查各部件完好，无破损且密闭，衔接部位牢固。为避免空气进入胸膜腔，应在引流管与胸壁连接处周围用油纱布严密包盖，引流瓶应使用紧密的橡皮塞。搬运患者时，先用两把止血钳双重夹闭胸腔引流管，再把引流瓶置于床上，可放在患者的双腿之间。搬运后，先把引流瓶放在低于胸腔的位置，再松开止血钳。更换引流瓶时，先双重夹闭胸腔引流管。注意各项操作应严格执行无菌操作原则，拔出的接头要用无菌纱布包裹，水封瓶内需盛无菌蒸馏水或生理盐水。若引流管连接处断开或水封瓶被打破，则应立即夹闭引流管，更换引流装置，然后再松开止血钳。若引流管从胸腔滑脱，则应立即用手封闭伤口处皮肤，消毒处理后，再用凡士林纱布封闭伤口，并协助医师做进一步处理。

4）观察与记录：观察引流液的量、性质和颜色，并准确记录，通过观察长玻璃管内的水柱是否有波动，以评估引流管是否通畅。水柱波动幅度可反映无效腔的大小及胸膜腔内负压的情况，正常水柱上下波动 4 ~ 6 cm。若水柱波动过高，则提示可能存在肺不张。若波动停止，则表明引流管堵塞或肺已完全膨胀。引流量多且为血性液体时，应考虑出血的可能。如发现胸闷、气促、气管向健侧偏移等肺受压的症状，或引流液过少，则应怀疑引流管被血块堵塞。此时需挤压引流管，或使用负压间断抽吸引流瓶的短玻璃管，促使其通畅。

5）引流管的拔除：①拔管适应证，通常，手术后 48 ~ 72 h，引流量减少（24 h 内引流液 < 50 ml，脓液 < 10 ml），颜色变浅，体格检查及胸部 X 线检查证实肺已完全复张，无气体排出，患者无呼吸困难，即可拔除胸腔引流管。拔管前，需夹闭引流管 24 h，待患者病情稳定后方可拔管。②拔管方法，拔管时，患者应取半卧位或坐在床边，鼓励患者咳嗽，挤压引流管后夹闭。嘱患者深吸一口气屏住，在吸气末屏气时迅速拔管，然后立即用凡士林纱布覆盖伤口。③拔管后观察，拔管后 24 h 内，要观察患者有无胸闷、呼吸困难、发绀、漏气、渗液、出血和皮下气肿等，若发现异常，应及时通知医师处理。

随堂测 16-3

4．其他护理　包括病情观察、减轻疼痛、改善呼吸功能及预防感染等。

**（三）健康教育**

1．呼吸功能锻炼　指导患者练习深呼吸和有效咳嗽、咳痰的方法。嘱患者出院后仍坚持腹式深呼吸和有效咳嗽。

2．肢体功能锻炼　告知患者在恢复期胸部仍会有轻微不适，但应尽早开展循序渐进的关节功能锻炼，以促进恢复。但应告知患者，在气胸痊愈 1 个月内，不宜参加剧烈的活动，如打球、抬重物等。

3．定期复查　应告知患者注意观察，若突发胸痛、胸闷、气促、呼吸困难等表现，应警惕气胸复发，并及时就诊。

# 第三节 血 胸

**案例 16-2A**

患者，男性，33 岁，从高处坠落后右侧季肋部疼痛，呼吸费力，呼吸时疼痛加重。胸部 CT 示：右侧第 10、11 肋骨骨折，合并同侧液气胸，右侧皮下气肿，急诊将患者收住留观室。

体格检查：T 36.4℃，P 81 次 / 分，R 22 次 / 分，血压 147/100 mmHg，右侧胸部压痛，胸廓挤压征（+），右肺呼吸音消失，左肺呼吸音增强，未闻及明显啰音。实验室检查：血常规示 Hb 88 g/L，WBC $8.94 \times 10^9$/L。

**请回答：**

1. 该患者属于哪种类型的血胸？
2. 该患者的诊断要点有哪些？

血胸（hemothorax）是指胸膜腔积血的病理现象。血胸与气胸同时存在的病理状态称为血气胸（hemopneumothorax）。血胸发生率在胸部损伤中位列第三，常与肋骨骨折和气胸同时存在。

## 【病因与病理】

1．病因　主要由于利器损伤胸部或肋骨断端刺破肺、心脏、大血管或胸壁血管引起。

2．病理　急性大量失血可引起失血性休克，造成循环功能障碍。胸膜腔内大量出血可造成患侧肺萎陷，呼吸面积减小，纵隔被推向健侧，导致健侧肺受压，影响腔静脉回流，严重影响呼吸和循环功能。由于心、肺、心包和膈肌运动有去纤维蛋白的作用，故可造成胸腔出血不易凝固。但若胸腔短时间内积聚大量血液，超过去纤维蛋白作用，则积血可凝固成块，形成凝固性血胸（coagulating hemothorax）。胸腔内陈旧血凝块可刺激纤维素渗出和机化，以致逐渐形成纤维胸，严重限制通气功能。另外，从伤口或肺破裂处进入的细菌，可以在积聚的血液中很快生长、繁殖，容易引起感染性血胸（infective hemothorax），最终导致脓血胸。持续大量出血所致胸膜腔积血称为进行性血胸（progressive hemothorax）。

## 【护理评估】

### （一）临床表现

1．症状　血胸的症状与出血量有关。临床上根据胸腔内积血量可将血胸分为少量血胸（积血量≤ 500 ml）、中等量血胸（积血量为 500 ～ 1000 ml）和大量血胸（积血量＞ 1000 ml）。

（1）少量血胸：患者可无明显症状。

（2）中等量以上血胸：积血可压迫肺和纵隔，导致呼吸、循环功能障碍加重，患者可出现不同程度的低血容量性休克和呼吸困难表现。

2．体征　患侧胸廓饱满、肋间隙增宽、气管向健侧移位、语音震颤减弱，局部叩诊呈浊音，听诊局部呼吸音减弱或消失。

### （二）辅助检查

1．实验室检查　血常规检查示血红蛋白和血细胞比容降低。继发感染者血白细胞计数和中性粒细胞比例增高，积血涂片和细菌培养可发现致病菌。

2．影像学检查　①胸部X线检查：少量血胸者，胸部X线检查仅可见肋膈角消失；中等量血胸者，X线检查可见液平面上界达肺门水平；大量血胸者，X线检查可见液平面上界达肺上野水平，胸膜腔内可见大片积液阴影，纵隔可向健侧移位。②胸部超声检查：可明确胸腔积液的位置和量。

3．胸膜腔穿刺　抽出血性液体即可确诊。

（三）与疾病相关的健康史

了解患者此次受伤的经过、暴力的性质和大小、受伤部位和时间等。

（四）心理社会状况

中等量以上血胸可引起失血性休克和呼吸功能障碍。进行性血胸患者失血常难以控制，病情进展较快，患者及家属均可产生紧张、焦虑、恐惧等心理。血胸持续存在可能导致感染性血胸和凝固性血胸，患者和家属常会担心预后不良。

（五）治疗原则

1．非进行性血胸　①少量血胸时，不必穿刺抽吸，积血可自行吸收。②对中等量和大量血胸患者，应早期行胸膜腔穿刺或胸腔闭式引流，促使肺膨胀，改善呼吸功能。抽血完毕拔针前，应向胸膜腔内注入抗生素，以预防感染。

2．进行性血胸　及时补充血容量，防止发生低血容量性休克，同时应开胸探查、止血。

3．感染性血胸　及时行胸腔闭式引流，排尽感染性积血、积脓。若效果不佳或肺复张不良，则应尽早手术清除感染性积血。

4．凝固性血胸　待出血停止、病情稳定后，应尽早开胸清除积血和血块，以防感染或机化。对血块机化的患者，可在伤情稳定后早期进行血块和纤维组织剥除术。对已发生感染的血胸患者，应按脓胸处理。近年来，胸腔镜已应用于感染性血胸和凝固性血胸的处理，并且取得了良好的效果。

**知识链接**

**电视胸腔镜外科手术**

电视胸腔镜外科手术（video-assisted thoracic surgery，VATS）是在电视胸腔镜辅助下对肺部、纵隔等部位的病变进行手术治疗或活检的先进诊疗技术，具有创伤小、痛苦轻、疗效可靠、切口符合美容要求等优点。其应用范围已涉及胸外科的所有领域，在治疗创伤性血胸方面的安全性及有效性也被越来越多的研究所证实。

开胸手术因其自身创伤大的缺点，除急诊抢救或治疗脓胸、纤维胸外，不适宜广泛应用于创伤性血胸的治疗。VATS可弥补开胸手术的不足，在早期应用中具有潜在的优势。VATS治疗创伤性血胸不仅可清除胸腔内积血，而且可早期明确诊断、处理胸腔内损伤，并预防残留血胸的发生。VATS应用于肋骨骨折合并血胸的老年患者更具有优势，不仅可以改善患者的肺功能，减轻疼痛，而且可以减少术后并发症的发生。同时，VATS在创伤性血胸的治疗中具有许多优点，如术后疼痛轻、恢复快、治疗费用低等。总而言之，VATS在避免传统开胸手术较大创伤的同时，能够加快患者术后恢复、缩短术后住院时间。

## 【主要护理诊断／问题】

1．气体交换受损　与肺组织受压有关。

2．外周组织灌注无效　与失血导致血容量减少有关。

3．潜在并发症：低血容量性休克、感染性血胸、凝固性血胸。

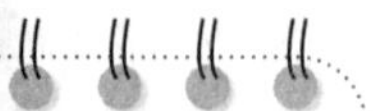

**案例 16-2B**

患者入院后，首先予以非手术治疗。

**请回答：**

1. 该患者非手术治疗期间的观察要点有哪些？
2. 若采取手术治疗，术后护理要点有哪些？

## 【护理措施】

（一）术前护理

1．现场急救　包括心肺复苏、保持呼吸道通畅、止血、包扎和固定等。

2．改善组织灌注　应迅速建立两条以上静脉通路，在监测中心静脉压的前提下，积极补充血容量和予以抗休克治疗，控制补液速度，维持有效血容量和水、电解质及酸碱平衡。

3．病情观察　密切观察患者的生命体征、呼吸型态、呼吸频率及引流情况等。若出现以下情况，则提示发生了进行性血胸：①脉搏逐渐加快、血压下降，血红蛋白、红细胞计数和血细胞比容进行性降低。②经补充血容量后，血压不回升，或血压升高后又迅速下降。③行胸腔闭式引流术后，引流血量连续 3 h 超过 200 ml/h，引流血液的血红蛋白量和红细胞计数与外周血接近，且迅速凝固。④胸膜腔穿刺时，因血液凝固而抽不出血液，但连续胸部 X 线检查显示胸膜腔内阴影持续增大。若出现下列情况，则提示发生了感染性血胸：①患者出现高热、寒战、疲乏、出汗等全身表现。②抽出胸腔积血 1 ml，加入 5 ml 蒸馏水后出现混浊或絮状物。③胸腔积血时，白细胞计数明显增高，红细胞与白细胞计数比例从正常时的 500 ∶ 1 变为 100 ∶ 1。④积血涂片和细菌培养发现致病菌，有助于诊断和选择有效抗生素。若胸膜腔穿刺抽不出血液或仅抽出少量血液，或胸腔闭式引流量减少，但内出血症状、体征和影像学检查均提示血胸持续存在，则应考虑为凝固性血胸。

4．术前准备　对于胸膜腔内活动性出血患者，以及肺、气管和血管有严重损伤的患者，必要时应迅速做好剖胸探查、止血的准备。

（二）术后护理

1．病情观察　监测患者的生命体征、临床表现、引流情况等，若发现有活动性出血的征象，应立即报告医师并协助处理。对病情危重者，可监测中心静脉压（CVP）。

2．改善呼吸功能　密切观察患者的呼吸情况，根据病情予以吸氧，协助患者取舒适体位，帮助患者叩背、排痰，教会其深呼吸和有效咳嗽的方法，以清除呼吸道分泌物。

3．胸腔闭式引流的护理　参见本章第二节的相关内容。

4．其他护理　应做好减轻疼痛、预防感染的护理。

（三）健康教育

1．呼吸功能锻炼　指导患者坚持进行深呼吸以及有效咳嗽、咳痰。

2．休息与营养　指导患者合理休息，加强营养，提高机体免疫力。

3．定期复诊　告知患者若出现体温升高、呼吸困难等症状，应及时就诊。

# 第四节　心脏损伤

心脏损伤（cardiac injury）可分为钝性心脏损伤（blunt cardiac injury）和穿透性心脏损伤

(penetrating cardiac injury)。

## 【病因与病理】

### （一）病因

1．钝性心脏损伤　多由胸部受重物或硬物直接撞击，或高处坠落使心脏受到猛烈震荡，或腹部和下肢突然遭受挤压，大量血液进入心脏、大血管，使胸腔内压力骤增，引起心脏损伤和破裂，亦可因直接或间接暴力猛然将心脏挤压至胸骨与脊柱之间而受到损伤，多发生于右心室。

2．穿透性心脏损伤　多因尖刀、锐器、弹片等穿透胸壁伤及心脏所致。火器伤常导致心脏贯通伤，多数患者死于受伤现场。刃器、锐器常导致心脏非贯通伤。随着心脏介入技术的普及，心导管所致的医源性心脏穿透伤也有所增加。

### （二）病理

1．钝性心脏损伤　是临床上最常见的心肌损伤。钝性心脏损伤的严重程度与暴力撞击的速度、重量、作用时间及心脏受力面积有关。轻者可无症状，重者可发生心脏破裂、心肌广泛挫伤及大面积心肌出血、坏死。临床最常见的是心肌挫伤，挫伤修复后可遗留瘢痕，甚至日后可形成室壁瘤。严重心肌挫伤患者的致死原因多为严重心律失常或心力衰竭。

2．穿透性心脏损伤　穿透性心脏损伤的好发部位依次为右心室、左心室、右心房和左心房，还可导致心房、心室间隔和瓣膜装置损伤。心导管所致损伤大多数在心房的心耳处。其病理改变取决于心包、心脏损伤程度和心包引流情况。心包裂口持续开放且通畅时，心脏出血外溢，从前胸伤口涌出或流入胸膜腔，患者常很快出现低血容量征象。心包无裂口或裂口较小不甚通畅者，心脏出血不易排出而积聚在心包腔内。由于心包缺乏弹性，心包腔内急性少量积血（100 ~ 200 ml）即可使心包腔内压力升高，压迫心脏并限制心室舒张，导致心脏压塞（cardiac tamponade）。由于回心血量和心排血量均减少，致使静脉压升高、动脉压下降，造成急性循环衰竭。

## 【护理评估】

### （一）临床表现

1．钝性心脏损伤　轻者无明显症状，中、重度心肌挫伤患者可出现胸痛、心悸、气促，甚至心绞痛或心前区疼痛等。偶尔可闻及心包摩擦音。部分患者可同时存在胸前壁软组织损伤和胸骨骨折。

2．穿透性心脏损伤　开放性胸部损伤导致心脏破裂者，可见胸壁伤口不断涌出鲜血。患者出现面色苍白、皮肤湿冷、呼吸浅快、血压下降等低血容量性休克的表现，甚至死亡。另外，患者还可出现心律失常或心力衰竭。少数患者由于伤后时间短，就诊早期可表现为生命体征平稳，易延误诊断和抢救时机。心脏压塞患者可出现贝克三联征（Beck triad）：①静脉压升高，颈静脉怒张；②心音遥远、心搏微弱；③脉压小，动脉压降低，甚至很难测出。

### （二）辅助检查

1．影像学检查　胸部 X 线检查有助于诊断，超声心动图检查可明确有无心包积血及积血量。

2．心电图检查　心电图可表现为 ST 段抬高、T 波低平或倒置，患者常出现心动过速、房性或室性期前收缩等心律失常。

3．超声心动图　可显示心脏结构和功能的改变，亦可确定有无心包积血。食管超声心动图可减少胸部损伤时经胸探头检查的痛苦，还能提高心肌挫伤的检出率。

4．实验室检查　以往采用磷酸肌酸激酶及其同工酶（CK，CK-MB）以及乳酸脱氢酶及其同工酶（LDH，LDH1 和 LDH2）活性测定。近年来已采用单克隆抗体微粒子化学发光或电化学法进行磷酸肌酸激酶同工酶质量（CK-MB-mass）测定和心肌肌钙蛋白（cTn）I 或 T（cTn I 或 cTnT）测定。

5．心包穿刺　抽出血液者即可确诊。

（三）与疾病相关的健康史

了解患者的受伤过程、暴力的类型、现场情况以及急救情况等，判断患者心脏损伤的程度。了解患者既往健康状况，尤其是心功能情况。

（四）心理社会状况

心脏损伤尤其是心脏破裂患者病情危重，应及时予以诊断和处理。患者及家属常会出现焦虑、恐惧心理。应评估患者及家属对相关疾病的认识及应对情况、社会及家庭的支持情况等。

（五）治疗原则

1．钝性心脏损伤　患者需要卧床休息。应严密监护患者，给予吸氧，以纠正低氧血症；及时补足血容量，以维持血压；注意及时处理心律失常和心力衰竭等可能致死的并发症。

2．穿透性心脏损伤　应立即实施手术抢救。急性心脏压塞时，应立即做心包穿刺减压。对有明显出血征象，可能出现低血容量性休克者，或存在心脏压塞症状和体征者，须立即送入手术室行剖胸探查、止血，以免延误抢救时机。

## 【主要护理诊断 / 问题】

1．组织灌注量不足　与心脏破裂、心脏和胸腔内出血、心律失常和心力衰竭有关。

2．潜在并发症：低血容量性休克、心脏压塞。

## 【护理措施】

（一）术前护理

1．急救处理　对怀疑有心脏压塞者，应迅速配合医师行心包腔穿刺减压，并尽快做好剖胸探查的准备。

2．密切观察病情　密切观察患者的生命体征、意识状态、瞳孔变化、CVP、尿量和胸部活动情况，有无缺氧或心脏压塞等表现。经急救和抗休克处理后，对病情仍未改善且出现胸腔内活动性出血者，应立即做好剖胸止血的准备。

3．其他护理　做好减轻疼痛、改善呼吸功能、预防感染、改善组织灌注等护理。

（二）术后护理

1．密切观察病情变化　密切观察患者的生命体征、意识状态、瞳孔变化、CVP 和尿量情况。监测患者的血流动力学变化，持续监测动脉血压变化，进行心电监护等。

2．呼吸道护理　鼓励患者深呼吸、咳嗽，以促进肺扩张；对于行气管插管或气管切开者，做好气道湿化、吸痰等呼吸道护理，维持有效的气体交换。

3．引流管的护理　做好胸腔闭式引流、心包引流及纵隔引流的护理。

4．防治感染　保持切口敷料清洁、干燥，并及时更换。遵医嘱合理使用抗生素，以防治感染。

5．其他护理　做好疼痛、饮食、用药以及心理护理等。

（三）健康教育

1．及时就诊　指导患者注意观察呼吸、心率、血压等变化。若发生心律失常或心力衰竭等异常情况，应及时就诊。

2．休息与活动　指导患者注意休息，并进行适量活动，以促进肺复张。告知患者 1 个月内不宜参加剧烈活动，如打球、跑步、抬举重物等。

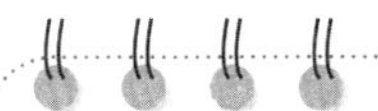

3．腹式呼吸及有效咳嗽　指导患者练习腹式呼吸和有效咳嗽，以改善心、肺功能。

## 小　结

（一）肋骨骨折

1．病因与病理　多数由外来暴力所致，少数由病理因素所致。第 4 ～ 7 肋骨最易发生骨折。

2．临床表现　主要为骨折局部疼痛和压痛。多根多处肋骨骨折患者可出现反常呼吸。

3．治疗原则　治疗的重点是镇痛、清理呼吸道分泌物、固定胸廓和防止并发症。

4．护理措施　首先应抢救患者的生命。对出现反常呼吸的患者，可用厚棉垫加压包扎。另外，还要做好病情观察、减轻疼痛、改善呼吸功能和预防感染的护理。

（二）气胸

1．病因、分类和病理生理　气胸可由肺组织、支气管、食管破裂导致，或因胸壁伤口穿破胸膜，使胸膜腔与外界相通，空气进入所致。闭合性气胸是指气体进入后，伤口闭合，胸膜腔内负压被抵消，但仍低于大气压。发生开放性气胸时，外界空气可自由进出胸膜腔，胸膜腔内压与大气压几乎相等。发生张力性气胸时，气体只能进入胸膜腔而不能排出，胸膜腔内压高于大气压，患者病情危急。

2．临床表现　主要为肺受压表现，开放性气胸和张力性气胸为临床重症。

3．治疗原则　对开放性气胸患者，应予以封闭伤口；对张力性气胸患者，应紧急予以排气减压。

4．护理措施　护理重点包括胸腔闭式引流的护理以及预防呼吸道并发症。

（三）血胸

1．病因与病理　血胸可由利器损伤胸部或肋骨断端刺破肺、心脏和大血管或胸壁血管引起，也有少数患者在咳嗽、运动、负重等时自行发生。根据胸腔内积血量可将血胸分为少量血胸、中等量血胸和大量血胸。

2．临床表现　临床表现与出血量、速度和患者体质有关。患者可出现不同程度的低血容量性休克表现和呼吸困难。

3．治疗原则　根据病情严重程度及时补充血容量，改善患者呼吸功能。

4．护理措施　应做好胸腔闭式引流的护理，同时注意观察患者有无进行性出血的征象。

（四）心脏损伤

1．病因与病理　钝性心脏损伤可由直接暴力或间接暴力造成。穿透性心脏损伤多因尖刀、锐器、弹片等穿透胸壁伤及心脏所致。其病理改变取决于心包、心脏损伤程度和心包引流情况。

2．临床表现　发生钝性心脏损伤时，患者可无明显症状，或有胸痛、心悸、心绞痛等表现。穿透性心脏损伤患者可出现低血容量性休克、心律失常或心力衰竭。心脏压塞患者可出现贝克三联征。

3．治疗原则　对病情轻者，应予以补充血容量、吸氧、镇痛等治疗；对病情严重者，则需要进行相应的手术治疗。

4．护理措施　积极配合急救护理，严密观察病情，做好呼吸道护理和引流的护理、预防感染等。

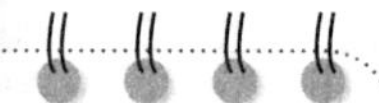

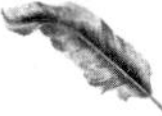

## 思考题

患者，男性，20 岁，20 min 前因打架斗殴造成右侧胸部损伤入院。

体格检查：T 37.1℃，P 106 次 / 分，R 22 次 / 分，BP 70/50 mmHg。患者神志清楚，呈痛苦面容，极度呼吸困难，大汗淋漓，自述右侧第 4、5 肋骨部位疼痛明显。视诊可见右侧胸壁有一直径为 3 cm 的伤口，胸廓饱满，肋间隙增宽，呼吸运动减弱，气管向左侧移位。右侧第 4、5 肋骨有明显压痛，胸廓挤压征（+）。右侧胸部叩诊呈鼓音，心浊音界向左移，呼吸音消失。胸部 X 线检查示：纵隔向左移位，右侧肺萎陷，第 4、5 肋骨单纯骨折。

请回答：

1．该患者出现的胸部损伤类型有哪些？

2．此时应采取的急救措施有哪些？

3．目前的护理措施有哪些？

（武江华）

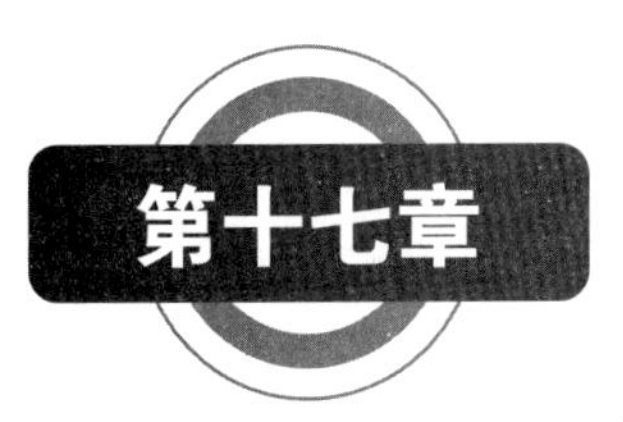

# 第十七章 脓胸患者的护理

第 17 章数字资源

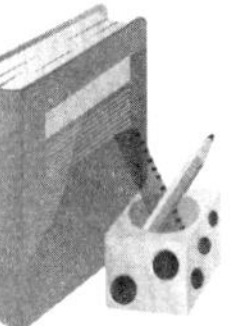

**导学目标**

通过本章内容的学习，学生应能够：

◆ **基本目标**

1. 解释各类脓胸的概念。
2. 归纳各类脓胸的病因。
3. 比较急性脓胸和慢性脓胸患者的临床表现和处理原则。

◆ **发展目标**

综合运用所学知识正确评估脓胸患者，并为其制订护理计划。

◆ **思政目标**

培养职业素养及团队协作能力、沟通交流能力和评判性思维能力。

脓胸（empyema）是指脓性渗出液积聚在胸膜腔内引起的化脓性感染。根据感染波及的范围，可将脓胸分为局限性脓胸和全脓胸；根据致病菌可分为化脓性、结核性、真菌性和特异病原性脓胸；按病程可分为急性脓胸和慢性脓胸。

## 第一节　急性脓胸

**案例 17-1A**

患者，男性，60 岁，因胸闷、憋喘 20 天被收治入院。患者自诉 20 天前因感冒出现胸痛、胸闷、憋喘症状，变换体位及咳嗽时加重。

体格检查：T 38.8℃，P 96 次 / 分，呼吸 24 次 / 分，BP 118/75 mmHg，听诊右肺呼吸音低，可闻及湿啰音，左肺呼吸音清，未闻及明显干、湿啰音。CT 检查结果显示右侧胸腔后胸壁处可见团状膨隆积液区，周围肺组织受压，呈条片状致密影，内可见支气管充气影，边缘模糊。右肺门结构密度增强，纵隔内可见淋巴结，部分略增大，肝右叶可见钙化灶。实验室检查：WBC $14.39 \times 10^9$/L，中性粒细胞百分比 88.10%。

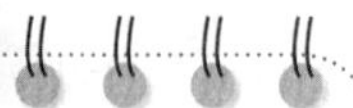

请回答：

1. 患者目前的医疗诊断是什么？
2. 目前存在的主要护理诊断/问题是什么？

## 【病因与病理】

（一）病因

脓胸多为继发感染，最主要的原发病灶是肺部，少数是胸内和纵隔内其他脏器或身体其他部位病灶。致病菌以金黄色葡萄球菌、肺炎球菌、大肠埃希菌多见。感染途径有以下 3 种。

（1）直接侵入：①直接感染，由化脓性病灶侵入或破入胸膜腔而导致感染；②间接感染，外伤、异物存留、手术等污染胸膜腔而导致感染。

（2）经淋巴途径播散：如膈下脓肿、肝脓肿、化脓性心包炎等，可通过淋巴管侵犯胸膜腔。

（3）血行播散：发生败血症或脓血症时，致病菌可经血液循环进入胸膜腔。

（二）病理

1．浆液性渗出期　胸膜感染后，胸膜腔内有大量渗出，渗出液含白细胞及纤维蛋白，呈浆液性。若此期予以充分引流，易使肺复张。

2．脓性渗出期　随着病程进展，渗出液逐渐转为脓性，病变局限者称为局限性脓胸；病变广泛，脓液布满全胸膜腔者称为全脓胸。纤维蛋白沉积于脏、壁胸膜表面。

3．脓腔形成期　初期，纤维素膜附着不牢固。随着纤维素层不断加厚和粘连，有使脓液局限化的倾向。纤维素在脏胸膜附着后，将使肺膨胀受限。若脓液逐渐机化，纤维组织使脏、壁两层胸膜发生粘连，部分胸膜腔闭塞，使脓液局限在一定范围内，则成为局限性或包裹性脓胸，常位于肺叶间、膈肌上方、胸膜腔后外侧及纵隔面等处（图 17-1）。有时，脓液局限在多个脓腔内，成为多房脓胸。脓胸患者若伴有气管 - 食管瘘，则脓腔内可有气体，称为脓气胸。脓胸严重者，病变可穿破胸壁，成为自溃性脓胸或外穿性脓胸。

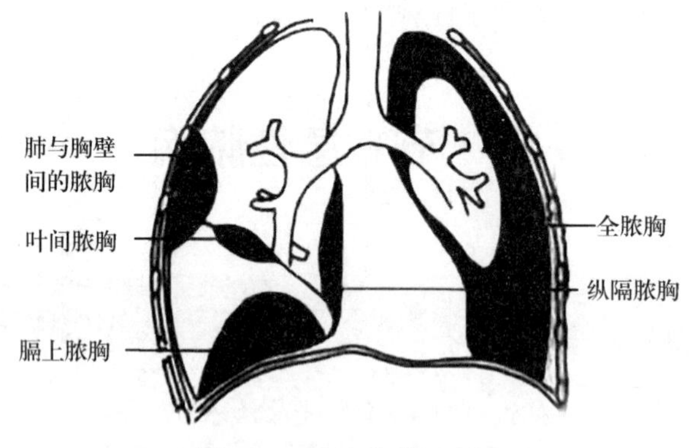


图 17-1　脓胸分类示意图

## 【护理评估】

（一）临床表现

1．症状　患者常有高热、脉搏加快、呼吸急促、食欲减退、胸痛及全身乏力等症状。积液较多者尚有胸闷、咳嗽、咳痰，严重者可出现发绀和休克。

2．体征　患侧呼吸运动减弱，肋间隙饱满，叩诊呈浊音，语音震颤减弱，听诊呼吸音减弱或消失。急性大量渗液可使肺和纵隔向健侧移位。

（二）辅助检查

1．实验室检查　血常规检查示白细胞计数及中性粒细胞比例增高。

2．胸部 X 线检查　少量积液时，可显示肋膈角变钝；中等量以上积液时，患侧呈大片浓密阴影，纵隔向健侧移位。如为下胸部积脓，则可见由外上向内下的斜行弧线形阴影。脓液不多者，有时可显示肺内病变。伴有气胸时，可见液平面。若未经胸腔穿刺而出现液平面，则应高度怀疑患者是否有气管或食管瘘。

3．B 超检查　超声检查能明确病变范围，并进行准确定位，有助于脓胸的诊断和穿刺。

4．胸腔穿刺　抽出脓液即可确诊。将脓液做涂片镜检、细菌培养和药物敏感试验等，可明确致病菌，并指导临床用药。

（三）与疾病相关的健康史

了解患者的外伤史、手术史以及既往健康状况，有无肺炎久治不愈或反复感染的病史，初步判断发病原因。

（四）心理社会状况

本病发病急，症状重，严重时可危及生命。患者及家属常出现焦虑、恐惧心理，担心疾病的预后。应了解患者及家属对疾病相关知识的掌握程度及其应对能力。

（五）治疗原则

1．应用抗生素　根据病原菌及药物敏感试验，合理使用抗生素。

2．彻底排脓　①胸腔穿刺抽脓：反复胸腔穿刺抽脓可每天 1 次或隔天 1 次。抽脓后，应向胸腔内注入抗生素。脓液较多时，应分次抽吸，每次抽吸脓液量不宜过多。②胸腔闭式引流术：对脓液黏稠、抽吸困难或伴有支气管胸膜瘘的患者，应及早施行胸腔闭式引流术，以尽快彻底排出脓液，促进肺复张。

3．全身支持治疗　包括降温、镇痛、加强营养、维持水和电解质平衡等。

## 【主要护理诊断 / 问题】

1．低效性呼吸型态　与脓液压迫肺组织、胸壁运动受限有关。

2．体温过高　与肺部感染有关。

3．急性疼痛　与肺部炎症刺激有关。

4．潜在并发症：感染性休克。

**案例 17-1B**

患者入院后，予以胸腔闭式引流术治疗。

**请回答：**

手术前后应对该患者采取哪些护理措施？

## 【护理措施】

（一）术前护理

1．改善呼吸功能

（1）体位：患者取半坐位，以利于呼吸和引流。支气管胸膜瘘者应取患侧卧位，以免脓液流向健侧而引发窒息。

（2）吸氧：根据患者的呼吸情况予以吸氧，氧流量为 2 ～ 4 L/min。

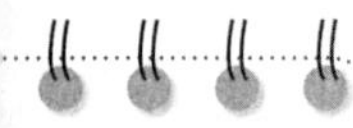

随堂测 17-1

(3) 保持呼吸道通畅：对痰液较多的患者，协助其排痰或采取体位引流。

(4) 呼吸功能训练：鼓励患者深呼吸、咳嗽、咳痰，进行吹气球、深呼吸训练，促使肺充分膨胀，增加通气量。

(5) 配合治疗：协助医师进行胸腔穿刺抽脓、胸腔闭式引流术或胸腔插管开放引流等治疗。穿刺过程中及穿刺后，应注意观察患者有无不良反应，做好引流管的护理。对行胸腔闭式引流者，应做好胸腔闭式引流的护理。

2．控制感染　遵医嘱合理应用抗菌药物，以预防感染。

3．降温　对高热患者，应采取冰敷、乙醇擦浴等物理降温措施。鼓励患者多饮水，必要时给予药物降温。

4．减轻疼痛　指导患者做腹式深呼吸，减少胸廓运动，以减轻疼痛。必要时遵医嘱给予镇静、镇痛药物。

5．及时发现和处理并发症　密切观察患者的病情变化。若患者出现持续高热、谵妄或意识不清，则应注意患者是否发生感染性休克。若经抗感染治疗 3 个月以上，肺内病变仍无明显吸收，则表明已进入慢性阶段。

（二）术后护理

1．病情观察　严密监测患者的心率、血压、呼吸等生命体征的变化。发现异常应及时报告医师。

2．维持有效呼吸　鼓励患者有效咳嗽、咳痰、吹气球等，以促进肺膨胀，增加通气量。

3．保持引流管通畅　如患者能及时彻底排出脓液，使肺逐渐膨胀、脓腔闭合，则一般可治愈。

**科研小提示**

各种新型胸腔闭式冲洗管的出现，不仅能缩短治疗时间，而且能降低并发症发生率，可不断优化护理模式，提高导管护理水平。

（三）健康教育

1．预防疾病　指导患者健康饮食，积极锻炼身体，提高机体抵抗力。同时注意保暖，避免受凉，防止发生肺部感染。

2．疾病康复　指导患者进行呼吸功能锻炼及有氧运动，如深呼吸、打太极拳、散步等，以增加肺活量，改善肺功能。告知患者应注意加强营养，充分休息，遵医嘱按时服药。嘱患者定期复查肺功能，如有不适，应及时就诊。

## 第二节　慢性脓胸

急性脓胸病程超过 3 个月，称为慢性脓胸。但急性脓胸和慢性脓胸没有截然的分界线。

### 【病因与病理】

（一）病因

主要为急性脓胸未能及时治愈或处理不当，脓腔内有异物残留，脓腔合并支气管胸膜瘘或食管瘘、肺部慢性化脓性病变及邻近器官慢性感染反复播散，以及结核分枝杆菌、放线菌等特殊病原菌存在，导致纤维素层增厚，形成致密纤维板，使肺膨胀不全，造成脓腔长期不愈。

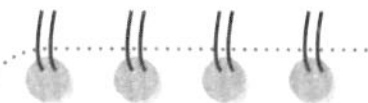

（二）病理

在急性脓胸的病理基础上发展而成，特征是纤维蛋白沉着，脏、壁胸膜呈纤维性增厚。沉积于肺表面和壁胸膜表面的纤维素层机化、收缩，形成纤维板，使肺被紧密包裹而不能膨胀，脓腔不能缩小，感染也不能得到控制。壁胸膜增厚的纤维板可使肋骨聚拢，肋间隙变窄，胸廓塌陷。脓腔壁收缩，可使纵隔向患侧移位。这些病理改变均可严重影响呼吸功能。

## 【护理评估】

（一）临床表现

1．症状　患者常有长期低热、食欲减退、消瘦、贫血及低蛋白血症等慢性感染中毒症状，有时可伴有气促、咳嗽、咳脓痰等症状。当合并支气管胸膜瘘时，患者常有刺激性呛咳及大量脓痰。

随堂测 17-2

2．体征　患侧胸廓塌陷，呼吸运动减弱，肋间隙变窄，气管及纵隔向患侧移位，听诊呼吸音减弱或消失，严重者可伴有脊柱侧凸。

（二）辅助检查

1．胸部X线检查 可显示胸壁及肺表面均有增厚阴影或钙化，也可见气 - 液平面或纵隔偏移。

2．脓腔造影或瘘管造影　可明确脓腔的范围及部位，若疑有支气管胸膜瘘，则应慎用或禁用。可自瘘口向瘘管内注入少量亚甲蓝，若患者咳出蓝色痰液，即说明有支气管胸膜瘘。

（三）与疾病相关的健康史

了解患者的发病过程及诊治情况，慢性脓胸的形成多与急性脓胸未得到及时治疗有关。

（四）心理社会状况

本病病程较长，患者长期存在慢性感染中毒症状，常会对治疗效果产生疑虑，担心疾病的预后。疾病长期存在可严重影响患者的工作和生活。

（五）治疗原则

治疗原则主要包括：①改善患者全身情况，消除中毒症状，加强营养。②尽力使受压的肺复张，恢复肺功能。③消除病因，并消灭脓腔。

常用的手术有改进引流手术、胸膜纤维板剥脱术、胸廓成形术和胸膜肺切除术等。改进引流手术是针对引流不畅的原因（如引流管过细、引流位置不当等）予以改进，以减轻或消除症状，此法也可认为是大手术前的准备措施。胸膜纤维板剥脱术是剥除脓腔壁胸膜和脏胸膜上的纤维板，使肺得以复张，消除脓腔，改善肺功能和胸廓呼吸运动，是较为理想的手术。但只有患者病程不长或纤维板粘连不甚紧密时，该手术成功的可能性才较大。胸廓成形术不仅要切除覆盖在脓腔上的肋骨，而且要切除增厚的壁胸膜纤维板，以去除胸廓局部的坚硬组织，使胸壁内陷，消灭两层胸膜间的无效腔。由于手术需要切断某些肌群，特别是肋间肌，使之功能受损，术后易引起反常呼吸、脊柱侧弯及术侧肩关节运动障碍，所以目前已较少应用。胸膜肺切除术是针对慢性脓胸合并肺内严重病变者，将纤维板剥脱术和患肺切除术结合起来一次完成。但其手术难度大，死亡率高，并发症多。

**知识链接**

**单孔胸腔镜纤维板剥脱术治疗Ⅲ期结核性脓胸**

药物治疗很难逆转Ⅲ期结核性脓胸的病程，需要行纤维板剥脱术，从而使肺扩张，同时减轻胸廓变形程度。传统的纤维板剥脱术通过开胸手术完成，随着胸腔镜技术的进

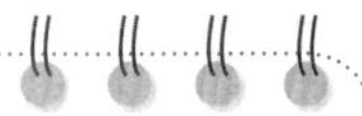

展，也可在胸腔镜辅助下完成。Ⅲ期结核性脓胸患者大多合并严重的肋间隙狭窄，传统开胸手术常需要更大的切口和撑开力量，以完成手术野暴露。在造成较大创伤的同时，还有撑开器强行撑开肋骨而造成后期脊柱侧弯的风险。随着单孔胸腔镜技术的日渐成熟，在胸腔镜辅助下可以将传统的开胸切口缩小至长度为 5 cm 的单一切口，不用撑开器强行撑开肋骨，而是利用肋床的自然间隙，完成纤维板剥脱。

## 【主要护理诊断 / 问题】

1．低效性呼吸型态　与胸壁运动受限有关。

2．营养失调（低于机体需要量）　与营养物质摄入不足、代谢率增高、机体能量消耗增加有关。

3．潜在并发症：反常呼吸、脊柱侧弯、术侧肩关节运动障碍。

## 【护理措施】

（一）术前护理

1．加强营养　指导患者多进食高蛋白、高热量和富含维生素的食物。

2．皮肤护理　协助患者定时翻身、活动肢体。

3．减轻疼痛　指导患者进行腹式深呼吸，减少胸廓运动，以减轻疼痛。必要时可给予镇痛药。

（二）术后护理

1．病情观察　严密监测患者心率、血压、呼吸及意识状态的变化，发现异常应及时处理。

2．控制反常呼吸　胸廓成形术后，使患者采取术侧向下卧位，用厚棉垫、胸带加压包扎，并根据肋骨的切除范围，在胸壁下垫一硬枕或用 1 ～ 3 kg 的沙袋压迫，以控制反常呼吸。包扎应松紧适宜，并经常检查，随时调整。

3．胸腔引流的护理　①引流管不能过细，引流位置应适当，勿插入太深，以免影响脓液排出；②若脓腔明显缩小，脓液不多，纵隔已固定，则可将闭式引流改为开放引流；③开放引流时，应保持局部清洁，按时更换敷料，妥善固定引流管，防止滑脱；④引流口皮肤涂以氧化锌软膏，防止发生皮炎。

4．功能锻炼　为预防胸廓成形术后患者出现脊柱侧弯和术侧肩关节运动障碍，需指导患者采取正直姿势，坚持练习头部前、后、左、右和回转运动，练习上半身的前屈运动及左、右弯曲运动。术后第 1 天即可指导患者开始进行上肢屈伸、抬高上举、旋转等运动，尽量使其恢复到健康时的活动水平。

5．其他护理　包括改善呼吸功能、控制感染、降温、止痛、及时发现和处理并发症等。

## 小　结

（一）急性脓胸

1．病因　大多为继发感染，致病菌有金黄色葡萄球菌、肺炎球菌等。常见感染途径包括直接侵入、经淋巴途径和血行播散。

2．临床表现　患者可有全身感染中毒症状，积液较多者可有胸闷、咳嗽、咳痰等。

3．治疗原则　主要是应用抗生素、彻底排出脓液和予以全身支持治疗。

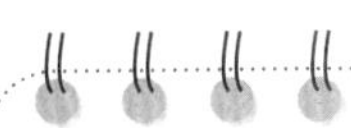

4．护理措施　主要包括改善呼吸功能、控制感染、降温、止痛、及时发现和处理并发症等。

（二）慢性脓胸

1．病因　主要为急性脓胸未能及时治愈。

2．临床表现　患者主要有低热、食欲减退、营养不良等慢性感染中毒症状。

3．治疗原则　主要是改善患者全身情况，促进肺复张，消除病因，并消灭脓腔。

4．护理措施　主要是加强营养，控制反常呼吸，做好胸腔闭式引流的护理，指导患者进行功能锻炼。另外，还应注意改善患者的呼吸功能、控制感染、降温、止痛、及时发现和处理并发症等。

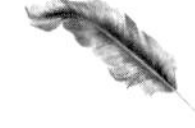

## 思考题

患者，男性，66 岁，肝癌切除术后第 6 天出现发热，体温达 39.3℃。患者自述左上腹疼痛，2 天后出现左侧胸痛，不敢用力呼吸。

胸部 X 线检查示左侧膈肌抬高，左侧胸腔积液。行胸膜腔穿刺抽出黄色混浊液体，经细菌培养证实为金黄色葡萄球菌感染。该患者被诊断为急性脓胸、胸腔积液，拟行胸腔闭式引流术。

请回答：

1．该患者目前主要的护理诊断 / 问题有哪些？

2．目前的主要护理措施有哪些？

（武江华）

第 18 章数字资源

# 肺癌患者的护理

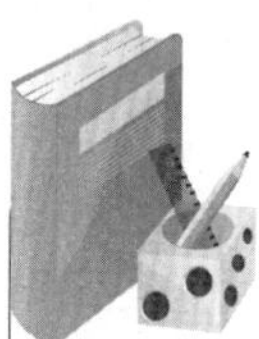

**导学目标**

通过本章内容的学习，学生应能够：

◆ **基本目标**

1. 归纳肺癌的病因和病理分型。
2. 描述肺癌的临床表现和辅助检查。
3. 解释肺癌患者术后出现支气管胸膜瘘的原因和处理措施。
4. 运用所学知识为肺癌患者提供肺康复护理。

◆ **发展目标**

综合运用所学知识正确评估肺癌患者，并为其制订护理计划。

◆ **思政目标**

培养爱伤观念，增强肺癌“早预防、早发现、早治疗”的健康管理理念和健康宣传教育能力。

**案例 18-1A**

患者，女性，53 岁，1 年前体格检查时发现左肺下叶结节，无发热、乏力，无咳嗽、咳痰，无胸闷、憋气，无胸痛、咯血。CT 检查提示：左肺下叶部分实性结节，直径约为 8 mm。患者既往无吸烟史，无家族史。

**请回答：**

该患者术前的护理评估内容有哪些？

肺癌（lung cancer），全称为原发性支气管肺癌，是指起源于支气管黏膜上皮、腺体或肺泡上皮的恶性肿瘤。近年来，全世界肺癌发病率明显增高，在工业发达国家和我国城市地区，肺癌发病率已居男性肿瘤发病率的首位。在我国，肺癌发病率和死亡率居癌症首位。肺癌的发病年龄大多在 40 岁以上，以男性患者居多，但女性肺癌发病率近年也有明显增高。

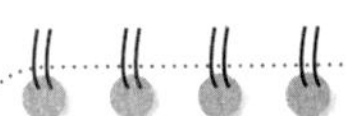

## 【病因与病理】

（一）病因

1．吸烟　大量研究表明，长期大量吸烟是肺癌的一个重要致病因素。肺癌的发病与吸烟方式有关。每天吸烟量、开始吸烟的年龄以及吸烟的时间长短都与肺癌发病率有关。被动吸烟同样是肺癌的致病因素。

2．工业污染和空气污染　长期接触某些工业物质，如石棉、铬、镍、铜、锡、砷、放射性物质等，可使肺癌发病率增高。城市居民肺癌发病率比农村居民高，可能与大气污染和烟尘中致癌物质含量较高有关。

3．遗传因素　遗传因素在肺癌的发生和发展过程中具有重要作用，肺癌家族史是肺癌发生的危险因素。近来在肺癌分子生物学方面的研究表明，*P53* 基因、*KRAS* 基因、转化生长因子 *β1* 和 *Nm23-H1* 基因等基因突变及表达的变化与肺癌的发病有密切的关系。

4．既往肺部慢性感染　如慢性阻塞性肺疾病（chronic obstructive pulmonary disease，COPD）、肺结核、支气管扩张等疾病，可能导致支气管上皮化生和癌变，但较少见。

5．其他因素　如电离辐射、机体免疫功能状态、饮食和营养状况等，也对肺癌的发病有一定影响。

（二）病理

1．好发部位　肺癌起源于支气管黏膜上皮和肺泡上皮。肺癌的分布为右肺多于左肺，上叶多于下叶。传统上把起源于肺段支气管水平以上，位置靠近肺门的肺癌称为中心型肺癌；起源于肺段支气管水平以下、呼吸性细支气管以上，位于肺周围部分的肺癌称为周围型肺癌。

2．组织学分型　肺癌通常分为小细胞肺癌和非小细胞肺癌两大类。由于小细胞肺癌在生物学行为、治疗、预后等方面与其他类型差别较大，因此将小细胞肺癌以外的肺癌统称为非小细胞肺癌。目前，肺癌病理学分类采用的是 2015 年 WHO 修订的病理分型标准，其中较为常见的肺癌病理类型有以下几种。

（1）肺腺癌：目前是肺癌最常见的组织学类型，占所有肺癌的 30%～50%。肺腺癌发病年龄较小，多见于女性，一般生长缓慢，但有时在早期可发生血行转多，临床治疗效果及预后不如肺鳞癌。

（2）肺鳞癌：占原发性肺癌的 20%～35%，多发生于 50 岁以上老年男性，并且与吸烟有密切关系。

（3）小细胞肺癌：是肺癌中恶性程度最高的病理类型。小细胞肺癌生长快，早期就有淋巴或者血行转移，仅少数小细胞肺癌患者有机会接受外科手术。

（4）大细胞肺癌：发生在肺的末梢支气管和亚段区，多为球形，呈膨胀性生长，中心有坏死，但多无胸膜凹陷。

（5）肺腺鳞癌：占肺癌的 0.6%～2.3%，肿瘤必须含有至少 10%的腺癌或鳞癌成分时才能诊断为肺腺鳞癌，常位于外周并伴有中央瘢痕形成。

（6）肺类癌：肺类癌是神经内分泌细胞的低度恶性肿瘤，占所有肺部肿瘤的 1%～2%，分为典型类癌和非典型类癌，后者有更高的恶性组织学和临床表现。

3．转移途径

（1）直接蔓延：癌肿沿支气管壁向支气管腔内生长，可造成支气管腔部分或全部阻塞；癌肿可穿越肺叶间裂侵入相邻的肺叶；肺癌可突破脏胸膜，造成胸膜腔种植转移；癌肿可直接侵犯胸壁、纵隔内其他组织和器官。

（2）淋巴转移：是常见的转移途径。小细胞肺癌和肺鳞癌较多见。肿瘤细胞先侵入周围组织淋巴结，再侵入纵隔淋巴结。

（3）血行转移：是肺癌的晚期表现。小细胞肺癌和肺腺癌经血行转移较为多见。最常见的远处转移部位是脑、骨、肝和肾上腺等，脑转移常为多发转移。

（4）气道播散：少数肺癌患者脱落的癌细胞可经气管扩散植入同侧或对侧其他肺段或肺叶，形成新的癌灶。

4．分期　2015年，国际肺癌研究协会（International Association for the Study of Lung Cancer，IASLC）对肺癌分期系统进行了更新，制定了第8版国际肺癌TNM分期标准。

## 【护理评估】

### （一）临床表现

肺癌的临床表现与癌肿的部位、大小，是否压迫或侵犯邻近器官以及有无远处转移等情况密切相关。患者早期常无症状。中心型肺癌症状出现早且重；周围型肺癌常在体格检查时被发现，症状出现晚且较轻，甚至无症状。

1．咳嗽　最常见，以咳嗽为首发症状者占24%～68%。肿瘤常位于管径较粗、对外来刺激敏感的段以上支气管黏膜，可引起类似异物样刺激引起的咳嗽，典型表现为阵发性刺激性干咳，一般止咳药常不易控制。

2．痰中带血　也是肺癌的常见症状，以痰中带血为首发症状者约占30%。由于肿瘤组织血供丰富，质地脆，剧烈咳嗽时可因血管破裂而致出血。通常，痰液含血量少，可持续数日。

3．胸痛　以胸痛为首发症状者约占25%。常表现为胸部不规则隐痛或钝痛。

4．发热　以发热为首发症状者占20%～30%。肺癌所致的发热原因主要为炎性发热和癌性发热。

5．胸闷、气促　约有10%的患者以此为首发症状，多见于中心型肺癌患者，特别是肺功能较差的患者。

6．肺外表现　由于肺癌所产生的某些特殊活性物质（包括激素、抗原、酶等），患者可出现一种或多种肺外症状，临床上以肺源性骨关节增生症较多见。

7．肿瘤侵犯和转移的症状

（1）压迫或侵犯膈神经：可导致同侧膈肌麻痹。

（2）压迫或侵犯喉返神经：可导致声带麻痹、声音嘶哑。

（3）压迫上腔静脉：可引起上腔静脉梗阻综合征，表现为面部、颈部、上肢和上胸部静脉怒张，皮下组织水肿。

（4）侵犯胸膜：可导致胸腔积液，常为血性积液，患者可出现气促；癌肿侵犯胸膜或胸壁时，可引起持续性剧烈胸痛。

（5）侵入纵隔，压迫食管：可引起吞咽困难。

（6）肺上沟瘤：亦称Pancoast肿瘤，肿瘤起源于肺尖部并侵及纵隔，压迫位于胸廓入口的器官或组织，如第1肋骨、锁骨下动脉和静脉、臂丛神经、颈交感神经等，导致剧烈肩痛、上肢静脉怒张、水肿、上肢疼痛和运动障碍，也可引起同侧上睑下垂、瞳孔缩小、眼球内陷、面部无汗等颈交感神经损害表现（又称Horner综合征）。

### （二）辅助检查

1．胸部X线检查　是肺癌最基本的检查项目，可发现较典型的肺内病灶。由于胸部X线检查仅显示直径在1 cm以上的结节性病变，故对肺癌早期的诊断价值有限。

2．胸部CT检查　对肺内小结节的检出率有较高的灵敏度，可以较早发现和清楚显示肿瘤的大小、形态，及其与胸膜、胸壁、大血管等的关系，可用于评估局部淋巴结及纵隔淋巴结有无转移。低剂量CT亦可用于早期肺癌筛查。

3．痰液细胞学检查　通过痰检可使部分肺癌患者获得确诊，痰中带血的中心型肺癌患者容易得到诊断。临床确诊通常需要连续送检痰液 3 次或 3 次以上做细胞学检查。

4．纤维支气管镜检查　对临床怀疑的肺癌患者应常规进行支气管镜检查，近年新出现的自发荧光电子支气管镜技术能进一步提高对肉眼未能观察到的原位癌或隐性肺癌的诊断率。

5．经皮穿刺肺活检术　可用于痰液细胞学检查和支气管镜检查无法获得阳性结果的周围型肺癌患者，是一种有创性检查。

6．PET 检查　在肺癌诊断中的应用越来越普遍，是利用正常细胞和肿瘤细胞对放射性核素标记的脱氧葡萄糖的摄取不同而显像，恶性肿瘤的糖代谢高于正常细胞，表现为局部放射性浓聚。PET 检查可用于肺结节的鉴别诊断、肺癌分期评估、转移灶检测、疗效评价、肿瘤复发和转移监测。

7．纵隔镜检查　可直接观察气管周围、隆嵴下区域淋巴结情况，并做活检，确诊肺癌是否已经转移到肺门淋巴结和纵隔淋巴结，辅助进行肺癌的分期评估，是进行肺癌纵隔淋巴结分期的金标准。

随堂测 18-1

8．超声引导下经支气管针吸活检　可对纵隔和肺门淋巴结进行细针穿刺，并做活检。可用于肺癌病理标本获取和淋巴结分期。与纵隔镜检查相比，超声引导下经支气管针吸活检具有更加微创的优势。

### （三）与疾病相关的健康史

详细了解患者有无接触致癌物质的经历，居住和工作环境中有无空气污染。了解患者有无吸烟习惯或被动吸烟的情况，是否有呼吸系统慢性疾病和其他相关疾病等病史。

### （四）心理社会状况

多数肺癌通常发现较晚。被诊断为肺癌后，由于害怕手术、疼痛、死亡，担心疾病的预后以及对自己的未来和家庭的影响等，患者会产生严重的焦虑和恐惧心理。随着肿瘤的不断生长，呼吸困难、咳嗽、咯血、胸痛等症状会不断加重，严重影响患者的日常生活，更会增加患者的焦虑和恐惧感。护士要了解患者对疾病的知晓程度，评估患者的社会支持系统以及对治疗费用的承受能力。

### （五）治疗原则

肺癌的治疗方法主要有外科手术治疗、放射治疗、化学治疗、靶向治疗等。小细胞肺癌和非小细胞肺癌在治疗原则上有明显的差异。小细胞肺癌远处转移早，除早期（$T_{1\sim2}N_0M_0$）肺癌患者适于手术治疗外，其他类型肺癌均应以非手术治疗为主。

1．手术治疗　早期肺癌外科手术治疗通常能达到治愈效果。肺切除的范围取决于病变的部位和大小。

（1）肺楔形切除术（wedge resection）：即肺部分切除术（pneumectomy），通常适用于心、肺功能代偿能力有限，病灶较小且呈周围型分布的患者（图 18-1）。

（2）肺段切除术（pulmonary segmentectomy）：适用于Ⅰ期、Ⅱ期非小细胞肺癌伴肺功能降低的患者（图 18-2）。

（3）肺叶切除术（pulmonary lobectomy）：是治疗肺癌的标准手术方式，但是随着胸腔镜辅助技术的问世，胸腔镜肺叶切除术逐渐得到普及（图 18-3）。

（4）全肺切除术（pneumonectomy）：是指切除全部左侧或右侧肺。术前肺功能评估提示弥散功能减低、合并心肺疾病、围手术期液体输注过多及术前贫血均是致命的危险因素（图 18-4）。

（5）支气管袖状全肺切除术：是指将有病变的支气管袖式切除一小段，然后重新吻合，不切除肺组织。旨在保证切缘距离充分的前提下，尽可能保留健康的肺组织。

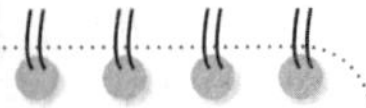

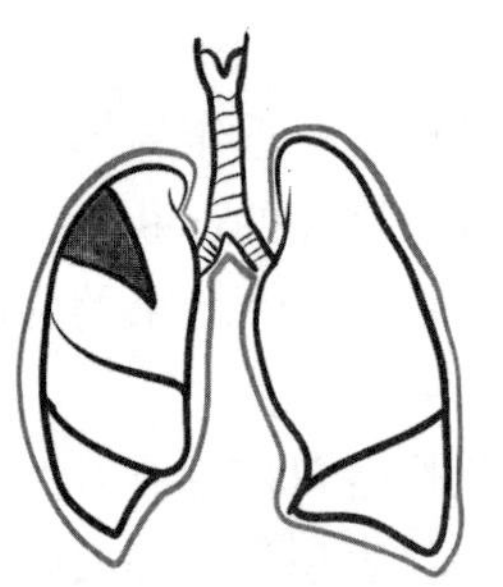

图 18-1　肺楔形切除术

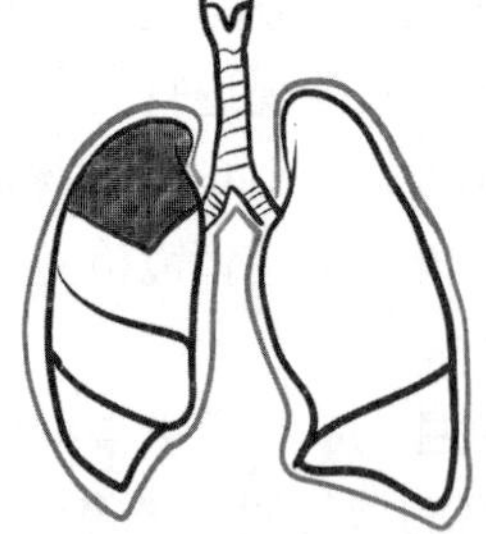

图 18-2　肺段切除术

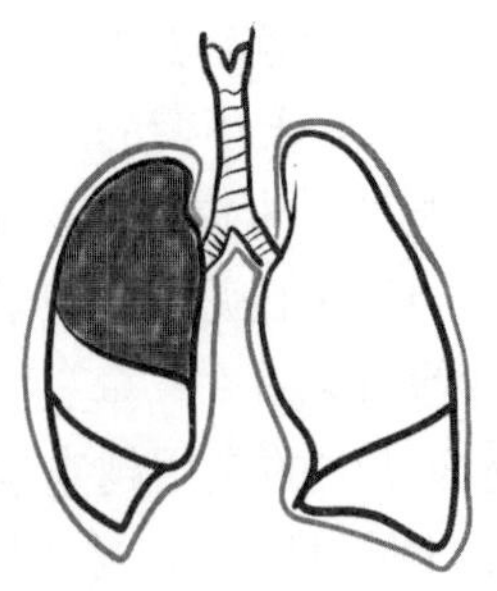

图 18-3　肺叶切除术

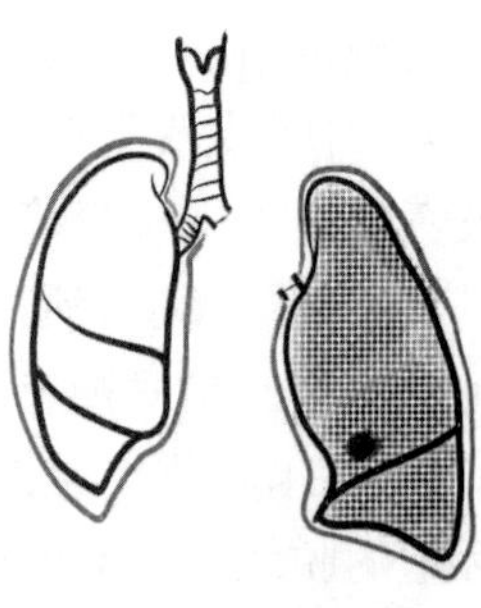

图 18-4　全肺切除术

**知识链接**

**达芬奇机器人辅助胸腔镜手术**

达芬奇机器人辅助胸腔镜手术是指采用机器人手术平台完成传统的胸腔镜手术。机器人手术系统为外科医师提供了超越人手和普通胸腔镜器械所能达到的更好的灵活性、精确性及可操控性。机器人辅助技术通常应用于腔镜微创手术，而非开放式手术。机器人手术系统最早于1985年应用于临床，发展至今已有30余年的时间。机器人手术是在传统胸腔镜微创外科手术基础上的继承和发展，具有传统胸腔镜微创手术的一切优点。此外，与传统胸腔镜手术相比，机器人手术最显著的优势就是达芬奇机器人具有无比灵活的胸腔内微创器械。传统胸腔镜直杆形态的手术器械仅拥有4个自由度，胸腔内操作受限，存在操作死角。达芬奇机器人的配套胸腔内器械拥有7个自由度，甚至可以实现人手难以进行的反关节操作，在胸腔内操作灵活度极高，可以更安全、更彻底、更精细地完成外科手术。

2．放射治疗　是肺癌局部治疗的手段之一。对于纵隔淋巴结，主要用于术后残余病灶的处理和配合化学治疗。对晚期或肿瘤复发患者，采用姑息性放疗可以减轻症状。小细胞肺癌对放射治疗敏感性较高，肺鳞癌次之，肺腺癌最差。

3．化学治疗　分为新辅助化疗（手术或放疗前化疗）、辅助化疗（术后化疗）和系统性化疗。肺癌的标准化疗方案是包含铂类药（顺铂或卡铂）的两药联合方案。方案的选择取决于病理类型和患者的具体情况。辅助化疗的疗程一般是4个周期。

4．靶向治疗　针对肿瘤特有的基因位点进行的特异性治疗称为靶向治疗。目前，在肺癌领域得到应用的靶点主要有表皮生长因子受体（epidermal growth factor receptor，EGFR）、血管内皮生长因子（vascular endothelial growth factor，VEGF）和间变性淋巴瘤激酶（anaplastic lymphoma kinase，ALK）等。包括我国在内的东亚地区肺腺癌患者人群中，特别是女性患者、非吸烟者，*EGFR* 基因突变比例超过50%，是最重要的治疗靶点。

5．其他治疗　包括中医药治疗、免疫治疗等。

## 【主要护理诊断 / 问题】

1．焦虑　与缺乏疾病相关知识及担心手术和预后有关。

2．气体交换受损　与肺组织病变、手术、麻醉、肿瘤阻塞支气管、肺膨胀不全、呼吸道分泌物潴留、肺换气功能降低等有关。

3．慢性疼痛　与手术、肿瘤压迫周围及组织浸润有关。

4．营养失调（低于机体需要量）　与肿瘤引起的机体能量消耗增加、手术创伤等有关。

5．潜在并发症：出血、肺炎和（或）肺不张、支气管胸膜瘘。

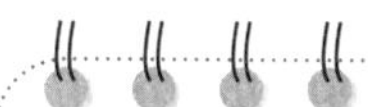

**案例 18-1B**

体格检查发现，患者双侧颈后触及多个可活动淋巴结。听诊左肺呼吸音稍粗，肺底部可闻及湿啰音。经支气管镜检查后，明确诊断为肺腺癌。术前化疗后，行右侧全肺切除术和淋巴结清扫术。

**请回答：**

1. 术后的护理措施有哪些？

2. 护士在术后巡视病房时发现，患者气管向健侧移位，患者可能发生了什么情况？应如何处理？

## 【护理措施】

（一）术前护理

1．改善呼吸功能

（1）戒烟：患者术前应至少戒烟 2 周以上。应告知患者吸烟可刺激肺、气管及支气管，使呼吸道分泌物增加，并损害支气管纤毛上皮，影响纤毛的清洁功能，阻碍痰液排出，增加术后呼吸系统并发症。

（2）保持呼吸道通畅：对合并肺部基础病变的患者（如 COPD、慢性支气管炎等患者）可给予雾化吸入。注意观察痰液的量、颜色和性质。

（3）控制感染：应注意口腔卫生，因为细菌易通过口腔进入下呼吸道而引起感染。对有龋齿等口腔疾病或上呼吸道感染者，应先予以相应治疗。对肺部感染者，应遵医嘱使用抗生素、支气管扩张药及祛痰药等。

（4）术前指导

1）腹式呼吸：嘱患者取平卧位，集中精神，全身放松，经鼻缓慢深吸气到最大肺容量后稍屏气，然后用口缓慢呼气。吸气时膈肌下降，腹部外凸；呼气时膈肌上升，腹部内凹。术前应指导患者坚持训练，每天 2 ～ 3 次，每次 5 ～ 15 min。

2）有效咳嗽：指导患者尽可能坐直，进行深而慢的腹式呼吸，咳嗽时口唇呈半开状态，吸气后屏气 3 ～ 5 s。然后用力从肺部深处咳嗽，不要从口腔或咽喉部咳嗽。对胸痛患者，可先指导其轻轻地进行肺深部咳嗽，将痰液引至大气管时，再用力咳出。

3）胸腔引流管的相关问题：应向患者介绍胸腔引流设备，并告知患者术后放置引流管的目的及注意事项。

2．改善营养状况　由于肿瘤对机体的消耗较大，部分患者术前营养状况差（如贫血和低蛋白血症等），往往会影响对手术的耐受、切口愈合和术后恢复。应为患者提供良好的进食环境和色香味齐全的均衡饮食，注意口腔清洁，以增进食欲。必要时遵医嘱给予肠内或肠外营养，如脂肪乳、氨基酸、白蛋白、血浆或全血等。

3．心理护理　指导患者正确认识疾病，向患者和家属介绍疾病的诊疗过程，包括手术方案，各种诊疗方法的目的和意义，以缓解其焦虑和紧张情绪。解释手术方案，介绍各种操作护理的意义、配合方法和注意事项，使患者有充分的心理准备。耐心解答患者的疑问，对其担心表示理解并予以安慰。动员家属支持患者。

（二）术后护理

1．密切观察病情　术后每 1h 测量一次生命体征，定时观察呼吸并呼唤患者，防止因麻醉导致的呼吸暂停。注意观察患者有无呼吸窘迫，如有异常，应及时通知医师。手术后 24 ～ 36 h，

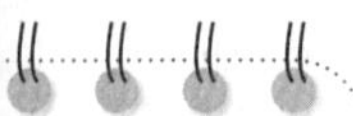

患者血压常会有波动，需严密观察。若患者血压持续下降，则应考虑是否由于心脏病、出血、疼痛、组织缺氧或血容量不足所致。注意严密观察患者肢端温度，甲床、口唇及皮肤颜色，外周静脉充盈情况等，注意有无血容量不足和心功能不全的发生。

2．采取合适的体位

（1）一般体位：手术结束，患者麻醉清醒后，取低枕平卧位，术后 6 h 可改为半坐卧位，以利于呼吸和引流。

（2）特殊情况下的患者体位：①肺楔形切除术或肺段切除术者：尽量选择健侧卧位，以促进患侧肺组织扩张。②一侧肺叶切除术者：若呼吸功能尚可，则可取健侧卧位，以利于患侧肺组织扩张；如呼吸功能差，则应避免健侧肺受压而限制肺的通气功能。③全肺切除术者：避免过度侧卧，可取 1/4 侧卧位，预防纵隔移位和压迫健侧肺而导致循环、呼吸障碍。④有血痰和支气管瘘者：取患侧卧位。

3．呼吸道管理

（1）病情观察：密切观察患者的呼吸频率、幅度及节律，有无气促、发绀，监测血氧饱和度等。听诊肺部呼吸音，注意有无痰鸣音，如有异常，应及时通知医师。对全肺切除者，还应检查气管位置是否居中。

（2）氧疗：常规给予鼻塞或面罩吸氧，注意监测血氧饱和度和血气分析结果。

（3）深呼吸和咳嗽：患者清醒后，应鼓励并协助其深呼吸和有效咳嗽。咳嗽前为患者叩背，顺序为由下向上，由外向内，轻叩震荡。患者咳嗽时，应协助其固定伤口，以减轻震动引起的疼痛。术后早期可由护士协助固定，告知患者用纸巾捂住口鼻咳嗽，护士用双手紧托伤口周边部位，以固定胸部伤口。固定胸部时，手掌张开，手指并拢。也可按压刺激胸骨上窝处的颈部气管，以诱发患者的咳嗽反射。鼓励患者使用吹气球等方式进行锻炼，以促进肺膨胀，预防肺炎和肺不张。

（4）稀释痰液：对呼吸道分泌物黏稠者，可应用糜蛋白酶、地塞米松、氨茶碱、抗生素等行超声雾化吸入。

（5）吸痰：对于咳痰无力、呼吸道分泌物滞留者，应予以吸痰。全肺切除术患者，因支气管残端缝合处在隆起下方，行深部吸痰时容易刺破支气管，故操作时吸痰管进入长度以不超过气管的 1/2 为宜。必要时可行纤维支气管镜吸痰。

**知识链接**

**肺癌患者围手术期肺康复**

肺康复是一种基于个体化治疗，并对患者进行深入评估后采取的综合干预措施。这些措施包括但不局限于运动锻炼、健康教育、行为干预。围手术期肺康复可降低术后肺部并发症发生率，并能提高患者的生活质量。肺癌患者围手术期肺康复项目包括：①呼吸肌训练，根据患者病情，取坐式、卧式、站立等放松姿势，尽可能减少肋间肌及辅助呼吸肌做功，练习腹式呼吸和缩唇呼吸。用鼻深吸气，缓缓膨出腹腔，吸入气量以感到腹部力量充实为宜，呼气时将口唇缩小呈口哨状呼出，吸气与呼气时间比为 1 ∶ 2。②有效咳嗽训练，根据患者病情，取坐式、卧式、站立等放松姿势，患者尽可能深吸气，吸气后短暂屏气，治疗师在患者将要咳嗽时予以手法帮助，向内、向上压迫腹部，协助患者产生较大的腹内压力，进行强有力的咳嗽，解除呼吸道阻塞，并保持肺部清洁。进行该项训练时，应同时对放置胸腔引流管的部位加以保护。③其他措施，术前应对患者进行营养状况评估，必要时进行营养干预。术后在有效镇痛的基础上鼓励患者早期下床活动。

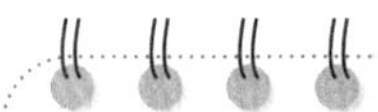

4．胸腔闭式引流的护理　肺部分切除术后，胸腔闭式引流的护理参见第十六章的相关内容。全肺切除术后，胸腔引流管的护理较为特殊，一侧全肺切除术后，由于两侧胸膜腔内压力不平衡，纵隔易向患侧移位，因此，引流管一般呈夹闭状态，以保证患侧胸腔有一定的渗液，从而减轻和纠正纵隔移位。需要严密观察患者有无皮下气肿、气管移位。当胸膜腔内压力增高，有大量积液、积气，气管、纵隔向健侧移位时，应开放引流管，酌情放出适量的引流液或气体，维持气管、纵隔于中间位置。但每次放液量不宜超过 100 ml，速度宜慢，避免引起纵隔突然移位而导致心搏骤停。如无明显的纵隔移位及胸腔积气、积液征兆，且患者病情平稳，则可在术后 4 ～ 5 d 拔除胸腔引流管。

5．维持体液平衡和补充营养

（1）严格控制输液的量和速度：肺叶或全肺切除术均可对患者循环功能产生影响，因此，肺切除术后，对患者进行补液治疗应在监测下进行，防止补液过多或过少。可根据 CVP 及血压调整输液的速度和量。全肺切除术后 24 h 内补液量不超过 2000 ml，速度以 20 ～ 30 滴 / 分为宜，严格记录出、入液量，维持体液平衡。

（2）补充营养：全身麻醉清醒后 6 h 内，患者应禁食、禁饮水，以防恶心、呕吐。6 h 后，患者若无不适，则可开始进食清淡流质、半流质饮食，然后逐渐过渡为普通饮食。宜进食高蛋白、高热量、高维生素、易消化的饮食，以保证营养，提高机体抵抗力，促进伤口愈合。

**科研小提示**

随着加速康复外科理念的推广，可探索肺癌患者围手术期护理新模式。

6．减轻疼痛　疼痛可影响患者深呼吸、咳嗽，以及翻身、坐起等床上活动及早期下床活动，进而造成气管分泌物潴留、肺膨胀不全，容易并发肺不张和肺炎。术后应遵医嘱及时给予镇痛措施。使用止痛药后，要注意观察患者有无呼吸抑制。患者深呼吸和咳嗽时，适当固定其胸部，以免对伤口产生震动而引发疼痛。患者活动时，适当保护胸腔引流管，以避免牵拉造成的不适。

7．活动与休息

（1）早期活动：可预防肺不张，改善呼吸、循环功能。术后第 1 d，患者生命体征平稳后，可协助其在床上坐起，坐在床边、双腿下垂或在床旁站立。术后第 2 d 起，可协助患者进行床旁活动或在室内行走。之后可根据患者的情况逐渐增加活动量，以患者能耐受为宜，如出现心动过速、气促、出汗等症状，则应停止活动。

（2）手臂和肩关节运动：可预防术侧胸壁肌肉粘连、肩关节僵硬及失用性萎缩。患者清醒后，可协助其进行臂部、躯干和四肢的轻度活动，每 4 h 一次。术后第 1 d 开始指导患者做肩部、臂部的主动运动，如术侧手臂上举、爬墙及肩关节的内旋外展运动，并逐渐增加活动量，使肩关节活动范围逐渐恢复至术前水平，防止术侧肩关节下垂。

8．并发症的观察与护理

（1）出血：肺手术切口较大，分离组织粘连广泛，大量毛细血管充血及胸膜腔内负压等因素，均可使术后胸腔内渗血较多。护士需严密监测患者的生命体征，定期检查切口敷料及引流管周围有无出血或渗血，严密观察胸腔引流液的颜色、性质和量，并做好记录。若术后引流量多（100 ～ 200 ml/h），呈鲜红色，有血凝块，同时伴有血压下降、脉搏加快、尿量减少等低血容量表现，则应考虑活动性出血的可能。需要加快输血、补液速度，遵医嘱使用止血药，同时保持胸腔引流管通畅，定时挤压管道，使胸腔内积血得以完全排出。必要时做好开胸探查的准备。

（2）肺不张、肺炎：开胸手术切口深而大，术后伤口疼痛剧烈，全身麻醉使患者膈肌受抑

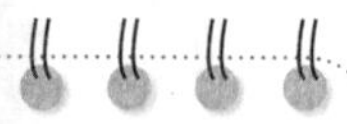

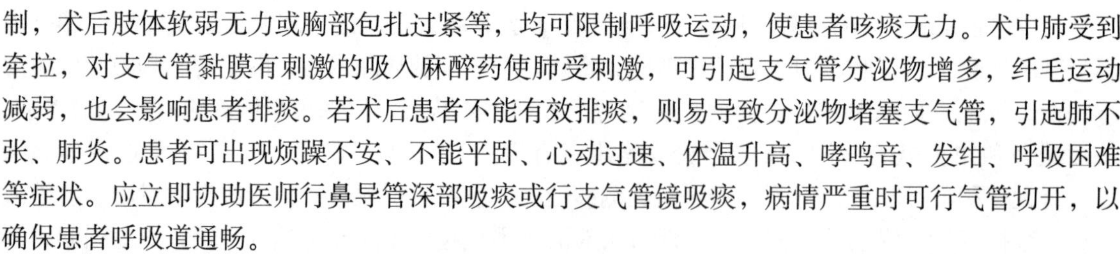

制，术后肢体软弱无力或胸部包扎过紧等，均可限制呼吸运动，使患者咳痰无力。术中肺受到牵拉，对支气管黏膜有刺激的吸入麻醉药使肺受刺激，可引起支气管分泌物增多，纤毛运动减弱，也会影响患者排痰。若术后患者不能有效排痰，则易导致分泌物堵塞支气管，引起肺不张、肺炎。患者可出现烦躁不安、不能平卧、心动过速、体温升高、哮鸣音、发绀、呼吸困难等症状。应立即协助医师行鼻导管深部吸痰或行支气管镜吸痰，病情严重时可行气管切开，以确保患者呼吸道通畅。

(3) 支气管胸膜瘘：是肺切除术后的严重并发症之一。发生原因有：①支气管缝合不严密；②支气管残端血运不良；③支气管缝合处感染、破裂；④残余肺的表面肺泡或小支气管撕裂；⑤术前放疗等。支气管胸膜瘘多发生在术后1周左右。发生支气管胸膜瘘时，空气经瘘管进入胸膜腔，可造成张力性气胸、皮下气肿。支气管分泌物流入胸腔，继发感染可引起脓胸。如胸腔已有大量积液，则可经瘘口吸入支气管内，引起窒息。一旦发现异常，应立即报告医师，并将患者置于患侧卧位，以防止漏出液流向健侧。对已拔除胸腔引流管的患者，应立即重新行胸腔闭式引流术，必要时可再次开胸修补瘘口。

随堂测 18-2

（三）健康教育

1. 指导患者出院后数周内仍需进行腹式呼吸及有效咳嗽，并逐渐增加活动量，以不出现心悸、气促、乏力为宜，半年内不得从事重体力活动。

2. 告知患者预防呼吸道感染的重要性。保持良好的口腔卫生，如有口腔疾病，应及时治疗。告知患者避免出入公共场所或与上呼吸道感染者接触，避免接触烟雾、化学刺激物。使患者了解吸烟的危害，鼓励其戒烟。告知患者一旦发生呼吸道感染，应及早就医。

3. 术后需要化疗或放疗时，应使患者了解治疗的意义，引导其按时接受治疗，并告知注意事项，以提高疗效。

4. 告知患者若出现伤口疼痛、剧烈咳嗽及咯血等症状，应及时返院复查。

5. 指导患者保持良好的营养状况，保证充分休息与适当活动。

## 小结

1. 病因与病理　除长期大量吸烟是肺癌的重要致病因素外，工业污染和空气污染、遗传因素、既往肺部慢性感染等因素也可能是肺癌的病因。病理分型以肺腺癌最常见，小细胞肺癌恶性程度最高。

2. 临床表现及辅助检查　咳嗽、痰中带血、胸痛、发热、胸闷及气促是主要症状。低剂量胸部CT检查常用于早期肺癌筛查。

3. 治疗原则　非小细胞肺癌患者肺切除的范围取决于病变的部位和大小，而小细胞肺癌除早期患者适于手术治疗外，其他类型应以非手术治疗为主。

4. 护理措施　肺癌患者的术前护理重点是改善呼吸功能和营养状况，予以心理护理，做好手术的准备。术后护理重点则是在维持患者病情稳定的基础上，注意采取合适的体位，予以呼吸道管理、引流管的护理，指导患者补充营养和适当活动，预防和处理并发症，以促进患者早日康复。

## 思考题

患者，中年男性，刺激性干咳、少量咯血1个月，近1周出现肺部感染，咳嗽时伴有咳痰，为脓性痰、量多。X 线检查示左肺外周有一椭圆形块状阴影，轮廓不规则，边缘模糊、毛糙。胸部 CT 诊断为左肺癌。在全身麻醉下行肺叶切除术，术后留置胸腔引流管 1 根。术后第 1 天，患者主诉伤口疼痛剧烈，不敢深呼吸，偶尔有咳嗽，咳痰较少。

请问：

1．患者目前的护理诊断 / 问题是什么？

2．目前的护理重点有哪些？

（邓述华）

第 19 章数字资源

# 食管癌患者的护理

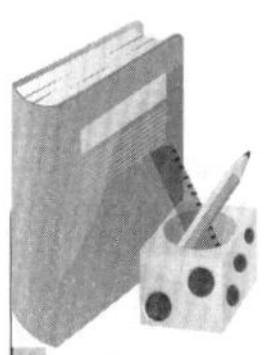

**导学目标**

通过本章内容的学习，学生应能够：

◆ **基本目标**

1. 理解食管癌的病因与病理分型。
2. 描述食管癌患者的临床表现、辅助检查和治疗原则。
3. 解释食管癌患者术后出现吻合口瘘的原因和处理措施。
4. 运用所学知识为食管癌患者提供饮食护理。

发展目标

◆ **发展目标**

综合运用所学知识正确评估食管癌患者，并为其制订护理计划。

◆ **思政目标**

培养爱伤观念，积极寻求缓解患者痛苦的方法，体会我国医务工作者在食管癌领域的科学创新精神，增强民族自豪感和自信心。

**案例 19-1A**

患者，男性，62 岁，10 个月前开始出现进食困难，尤以进食固体食物时明显，伴胸骨后灼痛。目前，患者只能进半流质或流质饮食，近 2 周来反复出现进食后呕吐，呕吐物为胃内容物。患者自发病以来，体重减轻 12 kg。食管镜检查示：食管中段有一长约 5 cm 的管腔狭窄，黏膜中断。病理检查显示为鳞癌。

体格检查：锁骨上可见肿大淋巴结。

**请回答：**

1. 该患者为什么会出现上述临床表现？
2. 该患者术前的护理评估内容有哪些？

食管癌（esophageal carcinoma）是常见的消化道恶性肿瘤。国际癌症研究机构发布的 2020 年全球癌症统计报告显示，2020 年全球食管癌新发病例为 604 100 例，死亡病例为 544 076 例，分别占发病和死亡总人数的 3.1%和 5.5%，位居全球第八和第六。男性发病率和死亡率均为女性的 2 ～ 3 倍。食管癌的发病有明显的地理分布特点，在全球范围内，食管癌的高发地区分布在中亚、非洲、法国北部和南美洲的波多黎各、古巴、智利等。我国是食管癌的高发地区，尤其是在河北、河南和山西交界地区，以食管鳞癌为主。目前，我国食管鳞癌发病率总体呈下降趋势，原因可能与居民的饮食结构随经济发展而改善有关。

## 【病因与病理】

（一）病因

1．化学因素　亚硝胺是公认的化学致癌物。亚硝胺类化合物及其前体分布很广，可在体内、外形成，致癌性强，在高发地区的粮食、饮水、腌菜，甚至患者唾液中，亚硝酸盐的含量均比低发地区高。

2．生物因素　在某些高发地区的粮食中、食管癌患者上消化道中或切除的食管癌组织标本中，均能分离出多种真菌，其中某些真菌有致癌作用，能促使亚硝胺及其前体形成，从而促进癌症的发生。

3．微量元素缺乏　缺乏某些微量元素与食管癌的发生有关。如钼、铁、锌、氟、硒等微量元素在高发地区的粮食、蔬菜、饮水中含量偏低。

4．维生素缺乏　食管癌高发地区居民的一个共同特点是饮食中缺乏动物蛋白、新鲜蔬菜和水果。此外，维生素 A、维生素 $B_2$ 和维生素 C 摄入不足，也是食管癌的高危因素。

5．不良嗜好及饮食习惯　长期饮用烈性酒、长期大量吸烟者食管癌发生率明显升高。食物过硬、过热或进食过快等因素可引起食管上皮损伤。另外，口腔不清洁、龋齿等也可能与食管癌的发生有关。

6．食管慢性炎症　如食管瘢痕狭窄、反流性食管炎、食管憩室等与食管癌的发生也有一定的关系。

7．遗传因素　食管癌在高发地区有明显的家族聚集现象。

（二）病理

1．好发部位　以中胸段食管癌最多见，其次为下胸段，上胸段少见。

2．组织学分型　食管癌主要有两种组织学分型，分别是鳞癌和腺癌。其他有小细胞癌、黏液腺癌等。

3．病理分型　按病理形态，可将食管癌分为 5 型。

（1）髓质型：最常见，约占临床病例的 60%。病变段食管管壁明显增厚，并向腔内、外扩展，导致肿瘤上、下端边缘呈坡状隆起。病变大多累及食管周径的全部或绝大部分。肿瘤组织切面呈灰白色，为均匀、致密的实性肿块。

（2）蕈伞型：约占 15%。瘤体呈卵圆形扁平肿块状，向腔内呈蘑菇样突起，故称为蕈伞型。隆起的边缘与其周围的黏膜分界清楚，瘤体表面多有浅表溃疡，其底部凹凸不平。

（3）溃疡型：约占 10%。瘤体黏膜面为深陷而边缘清楚的溃疡。溃疡的大小和外形不一，可深入肌层，食管阻塞程度较轻。

（4）缩窄型（即硬化型）：约占 10%。瘤体形成明显的环状狭窄，累及食管全部周径，较早出现阻塞。

（5）腔内型：少见，占 2% ～ 5%。肿瘤呈息肉状突入食管腔内，有短蒂，病变段食管扩张，检查可见椭圆形阴影。

4．扩散及转移

（1）直接扩散：癌肿最先向黏膜下层扩散，继而向上、下及全层浸润，很容易穿过疏松的外膜并侵犯邻近器官。

（2）淋巴转移：是食管癌的主要转移途径。首先进入黏膜下淋巴管，通过肌层到达与肿瘤

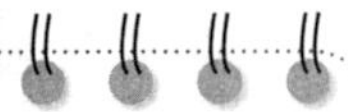

部位相应的区域淋巴结。颈段癌可转移至喉后、颈深和锁骨上淋巴结；胸段癌转移至食管旁淋巴结后，可向上转移至胸顶部纵隔淋巴结，向下累及贲门周围的膈下及胃周淋巴结，或沿气管、支气管至气管杈及肺门。但中、下段癌亦可向远处转移至锁骨上、腹主动脉旁和腹腔丛淋巴结，均属于晚期表现。

（3）血行转移：较少见，发生较晚。肿瘤主要向肺、肝、肾、肋骨、脊柱等处转移。

5．分期　我国在1976年曾拟定过食管癌分期标准，目前临床多参照国际抗癌联盟（Union for International Cancer Control，UICC）与美国癌症联合委员会（American Joint Committee on Cancer，AJCC）于2017年1月联合发布的第8版食管癌TNM分期标准。

## 【护理评估】

### （一）临床表现

1．早期表现　患者常无明显症状，但在吞咽粗硬食物时会有不同程度的不适感，包括哽噎感、胸骨后灼痛、针刺样或牵拉摩擦样疼痛。食物通过缓慢，并有停滞感或异物感，哽噎感或停滞感在饮水后可缓解或消失。症状时轻时重，进展缓慢。

2．中、晚期表现

（1）症状：进行性吞咽困难为中、晚期食管癌的典型症状，先是粗硬食物咽下缓慢，继而发展为患者只能进半流质、流质饮食，最后甚至滴水难进。患者频繁呕吐黏液，主要为咽下的唾液和食管分泌物。由于进食困难，患者晚期可出现消瘦、贫血、脱水、营养不良及恶病质。随着病情的发展，食管癌可侵犯邻近器官或组织而使患者出现不同症状。持续性胸痛或背痛常提示肿瘤已侵及食管外组织。癌肿侵犯喉返神经时，患者可出现声音嘶哑；侵入主动脉时，可引起大呕血；侵入气管、支气管时，可形成食管气管瘘或食管支气管瘘。食管高度阻塞可导致食物反流入呼吸道，引起进食时呛咳及肺部感染。

（2）体征：中、晚期患者可触及锁骨上淋巴结肿大，发生肝转移者有肝肿块，严重者可出现腹腔积液。

### （二）辅助检查

1．食管吞钡X线双重对比造影　早期可见食管黏膜皱襞紊乱、粗糙或中断现象；小的充盈缺损；局限性管壁僵硬，蠕动中断；小龛影。中、晚期可见不规则的充盈缺损或龛影，管壁僵硬。严重食管狭窄者可见近段食管扩张。

2．脱落细胞学检查　我国首创带网气囊食管脱落细胞涂片染色检查。早期病例阳性率可达90%，是一种简便、易行的普查筛选诊断方法。

3．纤维食管镜及超声内镜检查　纤维食管镜可直接观察病变的部位、范围和形态，并可钳取活组织做病理学检查，是诊断食管癌的重要手段之一。超声内镜检查可用于判断食管癌的浸润层次、向外侵犯的深度以及有无淋巴结及腹内脏器转移情况。

4．其他检查　放射性核素检查有助于早期发现食管癌；CT检查可用于判断病变有无扩展与转移。

### （三）与疾病相关的健康史

应询问患者的饮食习惯，是否喜食粗、硬、热食及腌制食物，有无吸烟和饮酒嗜好。了解患者既往有无食管疾病史，如慢性食管炎等病史。了解患者家族中有无肿瘤患者。了解患者的营养状况、卫生习惯等。

### （四）心理社会状况

患者多因吞咽困难入院，往往对进行性加重的进食困难和体重减轻感到焦虑不安；患者希望能早日手术切除病灶、恢复进食，临近手术则表现出紧张、恐惧，对手术是否能彻底切除病灶以及今后的生活质量忧心忡忡，并且担心麻醉和手术意外，害怕术后伤口疼痛及可能出现的并发症。

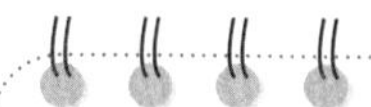

（五）治疗原则

采取多学科综合治疗，包括手术治疗、放射治疗和化学治疗等。

1．手术治疗　是治疗食管癌的首选方法。对全身情况良好，无明显远处转移征象者，可考虑手术治疗。一般颈段肿瘤长度小于 3 cm、胸上段肿瘤长度小于 4 cm、胸下段肿瘤长度小于 5 cm 者，切除的机会较大。对肿瘤进行根治性切除时，应注意长度和范围，原则上应切除食管大部分。切除的长度应在距肿瘤上、下 5 ～ 8 cm 以上。切除的应包括肿瘤周围的纤维组织及所有淋巴结清除。食管切除术后常用的代食管器官是胃（图 19-1），有时用结肠或空肠（图 19-2）代替。常见的术后并发症是吻合口瘘、吻合口狭窄及乳糜胸。对进食困难而不能切除肿瘤的晚期食管癌患者，可选择姑息性手术，如食管腔内置管术、食管分流术，胃或空肠造口术等，以达到改善患者营养状况、延长生命的目的。

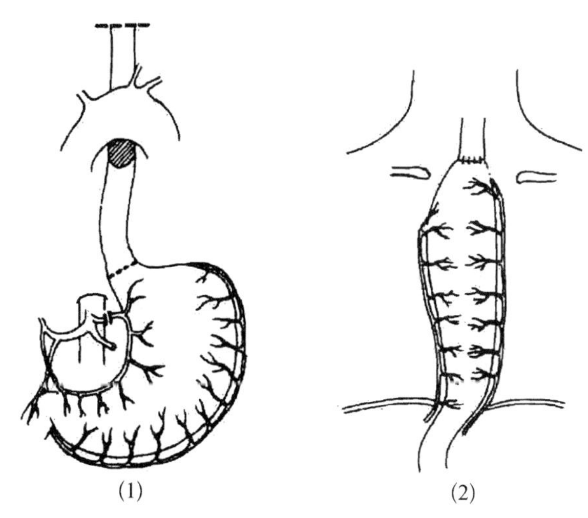


**图 19-1　食管切除术后胃代食管术**

（1）上、中段食管癌的食管切除范围；（2）胃代食管，颈部吻合术

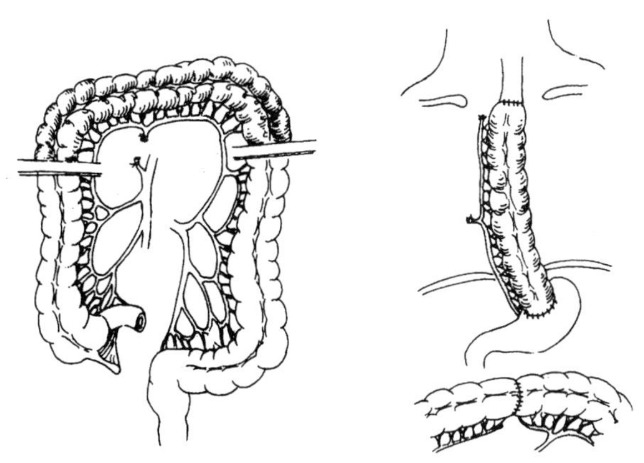

**图 19-2　横结肠代食管术**

2．放射治疗和化学治疗

（1）新辅助放、化疗：对于可行手术治疗的食管癌患者，术前放、化疗联合手术的治疗模式较单纯手术治疗有明显生存期获益。

（2）根治性同步放、化疗：对于拒绝手术或者不能耐受手术者，可以选择根治性同步放、化疗或单纯放疗等。

（3）术后辅助治疗：大量研究显示，术后辅助放疗可提高已发生淋巴结转移患者的生存率。回顾性研究表明，术后辅助同步放、化疗可能比术后辅助放疗更能使患者获益。

3．内镜治疗　对于早期食管鳞癌患者，目前临床多采用内镜黏膜切除术、内镜黏膜下剥离术、多环套扎内镜黏膜切除术等内镜手术治疗，不仅可以降低患者的手术风险，而且可以保留患者的食管功能，极大地改善患者术后的生活质量。

**知识链接**

### 保留食管的食管癌综合治疗

保留食管的食管癌综合治疗即以内镜切除术为主要手段的食管癌治疗方式。内镜下切除食管局部癌前病变或早期癌组织，术后几乎完整保留食管的解剖形态和生理功能。根据食管癌的分期辅以消融术、放疗、化疗等手段，从而形成一种食管癌综合治疗新模式。

不同于胸外科食管切除术后通过胃代食管、小肠代食管或结肠代食管重建消化道的治疗方式，内镜治疗具有创伤小、恢复快的优点。其最显著的优势在于可以很好地保留术后患者的食管功能，显著提升患者术后的生活质量。因此，内镜微创手术已经成为早期食管癌患者保留食管的首选治疗方式。

美国国立综合癌症网络建议，早期食管癌 Tis 和 $T_{1a}$ 首选内镜下切除。$T_{1a}$ 患者是内镜切除最适宜的对象，$T_{1b}$ 患者的治疗方式应视情况选择内镜治疗或外科治疗。

## 【主要护理诊断 / 问题】

1．营养失调（低于机体需要量）　与吞咽困难、肿瘤导致机体能量消耗增加以及术后禁食有关。

2．体液不足　与吞咽困难、水分摄入不足有关。

3．清理呼吸道无效　与术后疼痛、咳痰无力、害怕伤口裂开有关。

4．体象紊乱　与结肠代食管术后出现口腔异味有关。

5．潜在并发症：肺不张、肺炎、吻合口瘘、吻合口狭窄、乳糜胸等。

**案例 19-1B**

患者经相关检查后，确诊为食管癌，于全麻下行食管切除、胃代食管术。

术后第 7 天，患者进食后出现胸痛、呼吸困难，高热（体温 39.5℃），血常规检查示白细胞计数 $17.2\times10^9$/L。患者感到病情恢复无望，对护士说："太遭罪了，反正早晚都是死，我要回家"。

**请回答：**

1. 该患者术后可能出现了哪种并发症，应如何护理？
2. 针对患者目前的心理状态，护士应如何与其沟通？

## 【护理措施】

（一）术前护理

1．心理护理　食管癌患者往往对日渐加重的进食困难感到焦虑不安，求生欲望强烈，希望能早日进行手术，尽快恢复进食。对手术是否能彻底切除病灶、今后的生活质量、麻醉和手术意外、术后伤口疼痛及可能出现的并发症表现出紧张、焦虑和恐惧心理。护士应加强与患者及家属的沟通，了解患者及家属对疾病和手术的认识程度。根据患者的具体情况，予以心理疏导。向患者及家属讲解手术和各种治疗与护理的意义、方法、大致过程及注意事项。强调治疗的希望，尽可能减轻患者及家属的不良心理反应。

2．营养支持　多数食管癌患者因摄入不足，容易出现营养不良，水、电解质失衡，对手术的耐受力下降。因此，建议对所有患者进行术前营养评估，以便在术前优化患者的营养状况，同时应基于患者营养状况的风险水平进行营养干预。对于能进食的患者，应提供高热量、高蛋白、富含维生素的饮食。若患者感到食管黏膜有刺痛，则应提供味淡、无刺激性的食物；若患者进食较大、质硬的食物困难，则可提供半流质或含水分多的软食。若患者仅能进食流质饮食而导致营养状况较差，则可遵医嘱补充液体、电解质，或予以肠内、肠外营养。

**科研小提示**

研究提示，营养状况可影响食管癌患者的预后，可探索食管癌患者围手术期的营养干预模式。

3．呼吸道准备　吸烟者，应在术前 2 周严格戒烟。指导患者练习有效咳嗽、咳痰和腹式深呼吸，以减少术后呼吸道并发症的发生。

4．胃肠道准备

（1）饮食：术前 3 d 改为流质饮食，术前 1 d 禁食。

（2）预防感染：若食管癌患者出现梗阻症状和炎症，则应在术前 1 周遵医嘱予以分次口服抗生素溶液，可起到局部抗感染作用。

随堂测 19-1

（3）冲洗胃及食管：对进食后有滞留或反流者，术前一晚遵医嘱予以生理盐水 100 ml 加抗生素，经鼻胃管冲洗食管及胃，可减轻局部充血、水肿，减少术中污染，防止发生吻合口瘘。

（4）肠道准备：拟行结肠代食管手术的患者，应在术前 3 ～ 5 d 口服肠道不吸收的抗生素，如甲硝唑、庆大霉素等；术前 2 d 进食无渣流质饮食，术前一晚行灌肠清肠或全肠道清洗。

（5）置胃管：术日晨常规置胃管，通过梗阻部位时不能强行进入，以免戳穿食管。可将胃管置于梗阻部位上端，待术中直视下再置入胃内。

（二）术后护理

1．呼吸道护理　食管癌术后，患者易发生呼吸困难、缺氧，并发肺不张、肺炎，因此，应做好呼吸道护理。麻醉清醒后，患者应取半卧位，以利于呼吸。密切观察患者的呼吸状态、频率和节律，听诊双肺呼吸音是否清晰，有无缺氧征兆。保持患者气道通畅。予以雾化吸入，湿化气道。鼓励患者深呼吸、咳嗽、排痰，促使肺膨胀。若患者痰液多、咳痰无力，则应予以吸痰。必要时行气管镜吸痰或气管切开吸痰。

2．胃肠减压的护理　术后需持续进行胃肠减压，至肛门排气后方可拔除。应注意保持胃管通畅，并妥善固定，防止脱出。胃管的位置不可随意调整，一旦脱出，应严密观察患者的病情，不应盲目再插入，以免戳穿吻合口，造成吻合口瘘。准确记录引流液的量和性质。术后 6 ～ 12 h 内，胃管内引流物为血性，之后颜色可逐渐变浅。术后早期，若引流出大量鲜血或血性液体，则应立即报告医师并配合处理。引流不畅时，可用少量生理盐水进行低压冲洗，并及时将生理盐水抽出。

3．饮食护理　术后早期，吻合口充血、水肿，患者需要禁饮、禁食 3 ～ 4 d。禁食期间，应持续进行胃肠减压，注意静脉补充营养。停止胃肠减压 24 h 后，若患者无吻合口瘘的症状，

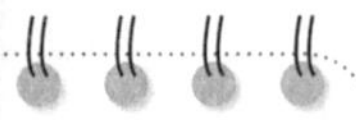

则可开始进食。先试饮少量水，术后 5 ～ 6 d 可进全清流质饮食，每 2 h 进食 100 ml，每天 6 次。术后 3 周，患者若无特殊不适，则可进普通饮食，但仍应注意少食多餐，防止进食过多或进食速度过快，避免生、冷、质硬食物，以防止发生晚期吻合口瘘。食管胃吻合术后患者，可由于胃被拉入胸腔、肺受压而出现胸闷、进食后呼吸困难，建议患者少食多餐，1 ～ 2 个月后，症状多可缓解。术后患者可有反酸、呕吐等症状，平卧时加重。因此，应嘱患者餐后 2 h 内不要平卧，入睡时将枕垫高。

4．胸腔闭式引流的护理　注意保持胸腔闭式引流管通畅。观察引流液的量和性状，并认真记录。注意患者有无胸腔内出血、食管吻合口瘘、乳糜胸等迹象。

5．胃造口术后护理　观察造口周围的敷料有无渗出液或胃液漏出。胃液对皮肤刺激性较大，应及时更换敷料，并在瘘口周围涂氧化锌软膏或用凡士林纱布保护皮肤，防止发生皮炎。

6．结肠代食管（食管重建）术后护理　注意保持置入结肠袢内的减压管通畅。注意观察患者的腹部体征，观察有无发生吻合口瘘、腹腔内出血或感染等。若从减压管内吸出大量血性液体，或患者呕吐大量咖啡样液体，伴全身中毒症状，则应考虑结肠袢坏死的可能，须立即通知医师，并配合抢救。因结肠液逆流进入口腔，患者常嗅到粪臭味，需要向患者解释原因，并指导患者注意口腔卫生，一般此情况于半年后可逐步缓解。

7．并发症的观察与护理

（1）吻合口瘘：是食管癌手术后最严重的并发症，患者死亡率高达 50%。发生吻合口瘘的原因有：①食管本身的解剖特点，如无浆膜覆盖，肌纤维呈纵向走行，易发生撕裂；②食管的血液供应呈节段性，易造成吻合口缺血；③吻合口张力过大；④感染、营养不良、贫血及低蛋白血症等。吻合口瘘多发生在术后 5 ～ 10 d，主要表现为呼吸困难、胸腔积液，伴全身中毒症状，包括高热、休克、白细胞计数升高。如出现上述症状，应立即通知医师，并配合处理。处理措施包括：①嘱患者立即禁食；②行胸腔闭式引流；③加强抗感染治疗及营养支持；④严密观察患者的生命体征，若患者出现休克症状，应予以积极抗休克治疗；⑤对需要再次手术者，应积极配合医师完善术前准备。

（2）乳糜胸：是比较严重的并发症，多因伤及胸导管所致。乳糜胸多发生在术后 2 ～ 10 d，少数患者可在 2 ～ 3 周后出现。术后早期由于患者禁食，乳糜液中含脂肪较少，胸腔闭式引流液可为淡血性液体或淡黄色液体，但量较多。恢复进食后，乳糜液漏出量增多，大量积聚在胸腔内，可压迫肺及纵隔，并使之向健侧移位。患者表现为胸闷、气促、心悸，甚至血压下降。由于乳糜液 95%以上是水，并含大量脂肪、蛋白质、胆固醇、酶、抗体和电解质，如未及时治疗，则可在短期内造成全身大量消耗，患者可因全身衰竭而死亡。因此，应积极预防和及时处理，及时行胸腔闭式引流，排出胸腔内的乳糜液，使肺膨胀。采取负压持续吸引，以利于胸膜形成粘连，同时予以肠外营养支持。

随堂测 19-2

### （三）健康教育

1．预防疾病　告知患者避免接触致癌因素，如不吃腌制及霉变食物，注意补充多种维生素，积极治疗食管慢性炎症，避免进食过烫、质硬的食物等。

2．饮食指导　根据不同的术式，向患者讲解术后的进食时间，指导患者选择合理饮食。

3．活动与休息　指导患者保证充足的睡眠，劳逸结合，并逐渐增加活动量。

4．加强自我观察　告知患者若术后 3 ～ 4 周再次出现吞咽困难，则可能为吻合口瘘，应及时就诊。

5．定期复查　嘱患者定期复查，并坚持后续治疗。

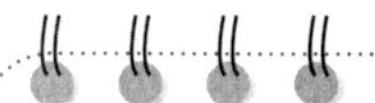

## 小　结

1. 病因与病理　食管癌的发生可能与食物中含亚硝胺、真菌污染，微量元素及维生素缺乏，食物粗糙、进食过快、食物过热等长期慢性刺激有关。病变好发于食管胸中段，主要有 2 种组织学分型，分别是鳞癌和腺癌，病理形态以髓质型多见。

2. 临床表现及辅助检查　进行性吞咽困难为中、晚期食管癌的典型症状。食管脱落细胞学检查阳性率可达 90%，适用于普查。纤维食管镜检查是诊断食管癌的可靠方法。

3. 治疗原则　食管癌的治疗采取以手术治疗为主的综合治疗，食管切除术后常用胃重建食管，有时也可用结肠或空肠替代。

4. 护理措施　食管癌患者的术前护理重点是营养支持、呼吸道准备及胃肠道准备。术后护理重点是呼吸道护理、胃肠减压的护理、饮食护理、胸腔闭式引流的护理及术后并发症的观察与护理。

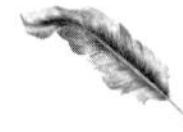

## 思考题

患者，男性，62 岁，诊断为食管癌。于全麻下行食管切除、胃代食管术。术后禁饮、禁食，并给予持续胃肠减压。术后第 3 天，患者恢复肛门排气，停止胃肠减压。患者逐步恢复饮食。

请回答：

1. 术后应如何指导该患者逐步恢复饮食?

2. 术后第 3 周，患者恢复良好，可进食普通饮食。这一时期患者饮食护理的要点是什么?

（金三丽）

第 20 章数字资源

# 心脏病患者的护理

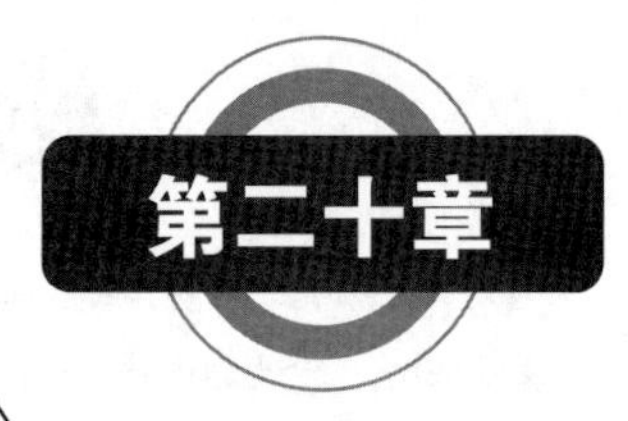


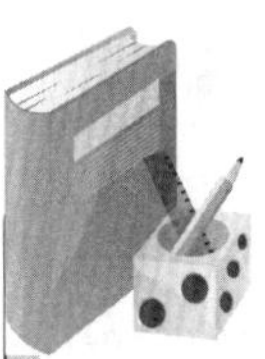

导学目标

通过本章内容的学习，学生应能够：

◆ 基本目标

1. 复述体外循环、先天性心脏病、后天性心脏病的定义。
2. 描述先天性心脏病、后天性心脏病的病因和病理生理。
3. 归纳先天性心脏病、后天性心脏病的临床表现和处理原则。

◆ 发展目标

综合运用所学知识正确评估心脏病患者，并为其制订护理计划。

◆ 思政目标

培养严谨、认真的工作态度，做好体外循环术后的监护。

## 第一节　体外循环

体外循环（extracorporeal circulation）是将回心的静脉血从上、下腔静脉或右心房引出体外，通过人工心肺机（artificial heart-lung machine）进行氧合并排出二氧化碳，经变温器调节温度，微栓过滤器过滤后，再经血泵（即人工心脏）将血液重新注入动脉系统，以继续血液循环的生命支持方法。在心肺转流下，可阻断心脏血流，进行心内直视手术操作。

（一）人工心肺机的基本组成（图 20-1）

1．血泵　即人工心脏，是代替心脏排血功能的主要部件，可驱动氧合器内的氧合血重新注入体内动脉，并进行循环。

2．氧合器　即人工肺，可代替肺进行气体交换，将静脉血液进行氧合，并排出二氧化碳，常用的有鼓泡式和膜式氧合器。

3．变温器　是利用循环水温和导热薄金属隔离板，以降低或升高体外循环血液温度的装置。

4．微栓过滤器　用于滤除血液成分或气体等形成的微栓等。

5．血液浓缩器　又称人工肾或血液超滤器，是利用半透膜两侧的压力阶差，滤出水分和小于半透膜孔隙的可溶性中、小分子物质。

（二）体外循环前的准备

1．确定体外循环方案　术前，灌注师应详细了解患者的病情、身高、体重、体表面积、血细胞比容和血浆蛋白浓度等情况，根据患者体重或体表面积和体温计算人工心肺机的转流

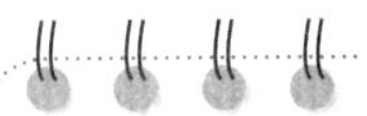

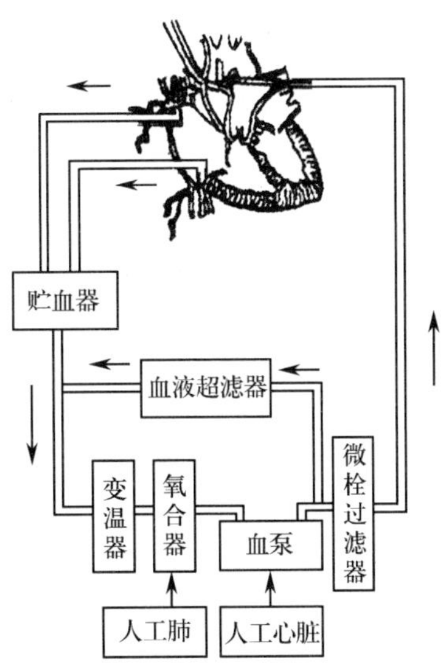


**图 20-1　体外循环示意图**

量。应充分理解手术方案对体外循环的要求，从而制订个体化的体外循环方案。

2．备好人工心肺机　选择适宜的部件，连接体外循环通路，确保人工心肺机处于良好的工作状态。预充人工心肺机及其管道，预充液多采用晶体液、胶体液、渗透性利尿药和肝素。预充液能排出体外循环装置内的气体，维持机体水、电解质和酸碱平衡，并能适当地进行血液稀释。

**（三）体外循环后的生理变化**

1．代谢改变　以代谢性酸中毒多见，与组织灌注不良有关。

2．电解质紊乱　以低钾血症为甚，与术前使用利尿药和转流过程中尿量多有关。

3．血液改变　最明显的是红细胞破坏、纤溶酶激活，患者常出现凝血机制紊乱，造成术后大量渗血。

4．肾、肺等器官功能减退　低血压、低血流灌注、酸中毒、大量游离血红蛋白都可影响肾的分泌功能。微栓子、氧自由基等有害毒性物质的释放及炎症反应，可引起间质水肿、出血和肺泡萎缩等，导致呼吸功能不全，甚至呼吸衰竭。

**（四）体外循环后的监护**

体外循环后的处理原则是力求血流动力学稳定，维持血容量平衡；及时纠正水、电解质紊乱及酸碱平衡失调；辅助呼吸（机械通气）；应用抗生素预防感染。

1．呼吸系统功能监护　术后常规采用机械通气，目的是改善氧合、减少呼吸做功、降低肺血管阻力、促进心脏功能恢复。

（1）妥善固定气管插管：应定时测量气管插管在体外的长度，以防止其脱出或移位。气管导管的气囊应定时放气，以防呼吸道黏膜缺血、坏死。

（2）密切观察呼吸情况：注意患者的呼吸频率、节律、深度和呼吸音。观察患者有无发绀、鼻翼扇动、点头或张口呼吸等，以及患者的意识状态，发现异常应及时处理。观察呼吸机与患者呼吸是否同步，随时监测动脉血气分析，根据其结果，及时调整呼吸机参数。

（3）保持呼吸道通畅：及时清理呼吸道分泌物和呕吐物，预防肺不张。拔除气管插管后，应予以雾化吸入，以减轻喉头水肿、降低痰液黏稠度、防止呼吸道感染。指导患者进行深呼吸和有效咳嗽、排痰。

2．循环系统功能监护

（1）监测血压：注意患者的血压变化，动脉测压比袖带式间接测压更精确，常经桡动脉插管进行测量。术后平均动脉压应控制在 70 ～ 90 mmHg（9.3 ～ 12 kPa），并保持血压平稳。若收缩压低于 80 mmHg（10.67 kPa）或降至原来数值的 2/3，则属于低血压，应结合患者的意识状态、尿量和末梢循环的变化情况，给予相应的处理。

（2）监测心功能：定时监测并记录患者的生命体征，监测左心房压、右心房压、肺动脉压和肺动脉楔压，并监测心律和心率变化。

（3）观察皮肤颜色和温度：密切观察患者的皮肤色泽、温度和湿度，口唇、甲床的颜色，毛细血管和静脉充盈情况。若甲床由苍白变为红润，则提示组织灌注良好。若患者出现发绀，则提示灌注不良和（或）氧合不全，应通知医师及时处理。

3．肾功能监护　体外循环的低流量和低灌注压、红细胞破坏所致血浆游离血红蛋白增多、心排血量减少或低血压、血管收缩药应用不当或肾毒性药物的大量应用等，可使患者术后出现肾衰竭。因此，应密切监护肾功能：①术后留置导尿管，监测尿量、尿 pH 和尿比重。②使保持尿量在 1 ml/（kg · h），观察尿液颜色的变化、有无血红蛋白尿等。③对出现血红蛋白尿者，给予高渗性利尿药或静脉滴注碳酸氢钠溶液，以碱化尿液，防止血红蛋白沉积在肾小管内而导致肾功能损害。④尿量减少时，应找出原因，及时处理。⑤对怀疑发生肾衰竭者，应协助医师完成各项检查。严格记录出入量，限制水和电解质摄入。⑥停用肾毒性药物，若确诊为急性肾衰竭，则应考虑做人工肾或透析治疗。

4．神经系统功能监护　①密切观察患者的意识状态、瞳孔、运动和感觉有无异常。②若患者出现神志不清、烦躁，则应考虑脑损伤；若出现定位体征，则应及时通知医师，并做好开颅术前准备。

5．体温的监护　术后患者体温若低于 35℃，则应予以保暖复温。体温逐渐回升至正常体温后，应及时撤除保暖措施，并防止体温反跳。若体温升高至 39℃以上，则可能是致热原或多肽物质所引起的反应。高热可导致心率加快，心肌耗氧量增加。若术后患者体温升至 38℃，则应立即采取物理降温措施；若体温高达 39℃以上，则应及时通知医师，遵医嘱给予药物降温。

## 第二节　先天性心脏病

**案例 20-1A**

患儿，男，5 岁，因自幼发现口唇发绀、心脏杂音入院。其母亲述患儿出生时即有轻度口唇发绀，随年龄增长进一步加重。患儿平时喜蹲踞，活动后气促，偶有晕厥。

**请回答：**

该患儿的护理评估内容有哪些？

先天性心脏病（congenital heart disease）又称先天性心脏畸形，是胚胎时期胎儿心脏和大血管发育停滞或异常所造成的先天畸形，其病因主要与胎儿发育的宫内环境因素、母体情况和遗传基因有关。

根据心脏左、右两侧及大血管之间有无分流，可将先天性心脏病分为 3 类：①非发绀型，血液左向右分流，肺血流量多，如动脉导管未闭、房间隔缺损和室间隔缺损等。②发绀型，血液右向左分流，肺血流量少，如法洛四联症和大动脉转位等。③无发绀型，血液无分流，如肺动脉狭窄和主动脉缩窄等。临床上常见的先天性心脏病有动脉导管未闭、房间隔缺损、室间隔缺损和法洛四联症。

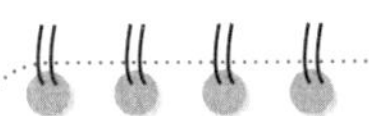

**知识链接**

### 大动脉转位

大动脉转位（transposition of great arteries，TGA）分为矫正型大动脉转位和完全型大动脉转位。

矫正型大动脉转位是由于大动脉与心室连接不一致，同时又有房室连接不一致而形成的。患者心房可以是正位的，也可以是反位的。同时，心脏可以出现在胸腔的任何位置，包括左位心、右位心和中位心。

完全型大动脉转位是指主动脉完全或大部分起自右心室，而肺动脉完全或大部分起自左心室的先天性心脏畸形。

## 【病理生理】

1．动脉导管未闭（patent ductus arteriosus，PDA） 是指主动脉内的动脉血持续流入肺动脉，形成左向右分流，使肺循环血量增加，左心容量负荷增加，导致左心室肥大，甚至左心衰竭。肺循环血量增加可使肺动脉压力升高，并引发肺小动脉反应性痉挛，导致肺小动脉管壁增厚和纤维化，造成右心压力负荷加重和右心室肥大。随着肺循环阻力持续升高，肺动脉压接近或超过主动脉压，呈现双向分流甚至逆转为右向左分流，患儿可出现发绀、艾森门格（Eisenmenger）综合征，最终可因肺动脉高压和右心衰竭而死亡。

**知识链接**

### 艾森门格综合征

艾森门格综合征（Eisenmenger syndrome）是一组先天性心脏病发展所导致的后果。房、室间隔缺损及动脉导管未闭等先天性心脏病，可由原来的左向右分流，因进行性肺动脉高压发展至器质性肺动脉阻塞性病变，而转变为右向左分流，患儿皮肤黏膜从无青紫发展至有青紫时，即称为艾森门格综合征。

2．房间隔缺损（atrial septal defect，ASD） 是指左心房血液经缺损向右心房分流，分流量取决于左、右心房压力差，缺损大小，以及左、右心室充盈压的大小。初生婴儿几乎无分流；随年龄增长，左、右心房压差增大，血液自左向右分流量增多，使右心负荷加重，造成右心房、右心室增大和肺动脉扩张。患儿最终可因右心衰竭而死亡。

3．室间隔缺损（ventricular septal defect，VSD） 血液在心室水平出现左向右分流，分流量取决于左、右心室的压力阶差，缺损大小和肺血管阻力。缺损大，则分流量大，右心负荷增大，使肺动脉压力逐渐增高，早期可出现肺小动脉痉挛，左向右分流减少。后期右心室压力超过左心室压力时，则逆转为右向左分流，导致 Eisenmenger 综合征。

4．法洛四联症（tetralogy of Fallot，TOF） 主要包括肺动脉狭窄、室间隔缺损、主动脉骑跨和右心室肥厚 4 种解剖畸形。主动脉瓣口靠近室间隔缺损，左、右心室收缩期峰压相等，血液经室间隔缺损分流的方向和多少取决于肺动脉狭窄的程度。轻度狭窄时，心室水平出现左向右分流，肺循环血量超过体循环血量，发绀不明显；中度狭窄时，心室水平为双向分流，婴儿多在开始活动时才出现发绀；重度狭窄时，心室水平出现右向左分流，患者发绀明显，行动受限，常有蹲踞或晕厥现象。

随堂测 20-1

## 【护理评估】

**（一）临床表现**

1．动脉导管未闭

（1）症状：动脉导管细、分流量较少者，通常无明显症状；动脉导管粗、分流量较多者，可出现心悸、气促、咳嗽、乏力和多汗等症状。婴儿可出现喂养困难及生长发育迟缓等，易反复发生肺部感染、呼吸窘迫和心力衰竭。

（2）体征：①心脏杂音，胸骨左缘第 2 肋间可闻及粗糙的连续性机器样杂音，向颈部和背部传导，局部可触及震颤。出现肺动脉高压时，可闻及收缩期杂音，肺动脉瓣区第二心音亢进。左向右分流量较多者，可闻及心尖部舒张中期隆隆样杂音。②周围血管征，动脉舒张压降低，脉压增大，可出现颈动脉搏动增强，四肢动脉搏动处可触及水冲脉，股动脉可闻及枪击音等周围血管征。随着肺动脉压逐渐升高和分流量逐渐减少，周围血管征逐渐消失。

2．房间隔缺损

（1）症状：继发孔型房间隔缺损患者儿童期可无明显症状，常在体检时发现；青年期可出现劳力性气促、乏力、心悸等症状，易发生呼吸道感染和右心衰竭。原发孔型房间隔缺损伴有严重二尖瓣关闭不全者，早期可出现心力衰竭及肺动脉高压等症状；严重肺动脉高压时，可引起右向左分流，患者可出现发绀。

（2）体征：原发孔型房间隔缺损患者心脏明显增大，左侧前胸廓略隆起。继发孔型房间隔缺损患者可出现发绀、杵状指（趾）。心前区有抬举冲动感，心脏搏动增强，少数可触及震颤。肺动脉瓣区可闻及Ⅱ～Ⅲ级吹风样收缩期杂音，伴第二心音亢进和分裂。肺动脉高压时，可出现相应体征。

3．室间隔缺损

（1）症状：缺损小、分流量较少者，无明显症状。缺损大、分流量较多者，婴儿期即可出现反复呼吸道感染、充血性心力衰竭、喂养困难和生长发育迟缓；婴幼儿期以后，则表现为活动耐力较同龄人差，劳累后气促、心悸；病情发展为进行性梗阻性肺动脉高压者，可逐渐出现发绀和右心衰竭。

（2）体征：心前区轻度隆起；胸骨左缘第 2 ～ 4 肋间可闻及Ⅲ级以上粗糙、响亮的全收缩期杂音，并向四周广泛传导。心尖部可闻及柔和的功能性舒张中期杂音。

4．法洛四联症

（1）症状：发绀、喜蹲踞、缺氧表现是法洛四联症患者的主要症状。

（2）体征：患儿表现为生长发育迟缓，口唇、甲床发绀，杵状指（趾）。缺氧越严重，杵状指（趾）越明显。胸骨左缘第 2 ～ 4 肋间可闻及Ⅱ～Ⅲ级喷射性收缩期杂音，肺动脉瓣区第二心音减弱或消失，严重肺动脉狭窄者可听不到心脏杂音。

**（二）辅助检查**

1．动脉导管未闭

（1）心电图检查：分流量较少者，可表现为正常心电图或电轴左偏；分流量较多者，则表现为左心室高电压或左心室肥大；肺动脉高压明显者可表现为左、右心室肥大。

（2）胸部 X 线检查：心影随分流量增多而增大，左心缘向左下延长；纵隔阴影增宽；主动脉结突出，可呈漏斗状；肺动脉圆锥平直或膨出；肺血管影增粗。

（3）超声心动图检查：左心房、左心室内径增大；二维切面可显示沟通主动脉和肺动脉未闭合的动脉导管，并可测得其长度和内径。多普勒超声检查能发现异常血流信号。

2．房间隔缺损

（1）心电图检查：原发孔缺损者，心电图表现为电轴左偏，P-R 间期延长，可有左心室高电压、左心室肥大。继发孔缺损者，心电图表现为电轴右偏，呈不完全性或完全性右束支传导阻滞、右心室肥大、P 波高大。

（2）胸部 X 线检查：可见右心增大，肺动脉圆锥突出，主动脉弓缩小，呈典型“梨形心”。原发孔缺损者可见左心室扩大，肺门血管影增粗。

（3）超声心动图检查：继发孔缺损者可见右心房、右心室增大，原发孔缺损者可见右心、左心均扩大，二尖瓣裂缺及其所致的二尖瓣反流。

3．室间隔缺损

（1）心电图检查：缺损较小者，心电图正常或呈电轴左偏；缺损较大者，心电图表现为左心室高电压、肥大，或左、右心室均肥大。重度肺动脉高压者，心电图表现为双心室肥大、右心室肥大或伴劳损。

（2）胸部 X 线检查：中度以上缺损者，可见心影轻至中度扩大，左心缘向左下延长，肺动脉段突出，肺血流量增多。重度梗阻性肺动脉高压时，肺门血管影明显增粗，肺外周纹理减少，甚至肺血管影呈“残根征”。

（3）超声心动图检查：可见左心房、左心室内径增大。二维超声检查可明确缺损的大小和部位。多普勒超声检查可证实心室水平有左向右分流的血流信号。

4．法洛四联症

（1）实验室检查：红细胞计数和血红蛋白浓度增高，且与发绀的程度呈正比，动脉血氧饱和度降低。

（2）心电图检查：表现为右心室肥大，电轴右偏。

（3）胸部 X 线检查：可见心影正常或稍扩大，肺动脉段凹陷，心尖钝圆，呈“靴状心”。升主动脉增宽，肺血流量减少，肺血管纹理纤细。

（4）超声心动图检查：二维左心室长轴切面可显示升主动脉内径增宽，骑跨于室间隔上方。室间隔的连续性中断，右心室增大，右心室流出道、肺动脉瓣或肺动脉主干狭窄。多普勒超声检查可见心室水平右向左分流的血流信号。

随堂测 20-2

**（三）与疾病相关的健康史**

询问患儿家族心血管疾病的发病情况，患儿出生情况；患儿出生后发现心脏杂音的时间，已接受的检查等情况；患儿出生后有无青紫、进食和呼吸困难、体重不增加、易激动等情况；患儿近期有无呼吸道感染及治疗情况。

**（四）心理社会状况**

患儿通常年龄较小，因此，疾病常给患儿尤其是家长造成严重的心理负担。手术前，年长的患儿常表现出对手术的恐惧，家长因担心孩子的生命受到威胁、手术后的恢复情况以及治疗费用等感到焦虑。

**（五）治疗原则**

1．非手术治疗　室间隔缺损小、无血流动力学改变者，缺损可自行闭合；其他类型先天性心脏病缺损自行闭合的可能性较小。

2．手术治疗

（1）动脉导管未闭：若早产儿、婴幼儿反复发生肺炎、呼吸窘迫、心力衰竭或喂养困难，则应及时予以手术治疗。对无明显症状者，于 3 ～ 7 岁行择期手术。手术方式有外科单纯结扎术、导管前壁加垫结扎术和切断缝合术等。手术治疗可引起高血压、喉返神经损伤等并发症。

（2）房间隔缺损：适宜的手术年龄为 2 ～ 5 岁。对原发孔型房间隔缺损、继发孔型房间隔缺损合并肺动脉高压者，应尽早手术。手术方式有房间隔缝合术、房间隔修补术和介入性心导管术等。术后患者可出现急性左心衰竭、心律失常等并发症。

（3）室间隔缺损：对缺损较大、分流量较多或伴肺动脉高压的婴幼儿，应尽早手术；对缺

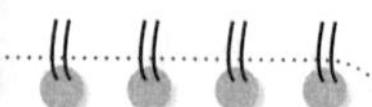

损较小，已有心房、心室扩大者，需在学龄前手术；对合并心力衰竭或细菌性心内膜炎的患儿，经控制症状后方能手术。手术方式为心内直视修补术。导管伞堵法创伤小，但远期效果尚需进一步评估。

(4) 法洛四联症：对肺动脉及左、右分支发育正常的患儿，应力争在1岁内行矫治术。对出生后病情发展严重、婴儿期严重缺氧、反复发生呼吸道感染和晕厥者，或不具备手术医疗条件者，可先行姑息性手术，如锁骨下动脉 - 肺动脉吻合术和右心室流出道补片扩大术等。手术治疗可引起灌注肺、低心排血量综合征等并发症。

**案例 20-1B**

体格检查：T 36.1℃，P 90 次 / 分，R 24 次 / 分，BP 90/60 mmHg。患者口唇发绀，杵状指（趾），心前区隆起，双肺呼吸音清晰。胸骨左缘第2肋间可闻及连续性机器样杂音，占据整个收缩期和舒张期，伴震颤。P2 消失，心律齐。辅助检查：心电图显示电轴右偏，右心室肥大；X 线检查显示心影呈“靴形”；多普勒超声检查显示右心室增大，室壁增厚。

诊断为法洛四联症，拟行手术治疗。

**请回答：**

该患者围手术期的护理措施有哪些?

## 【主要护理诊断 / 问题】

1. 活动无耐力　与发绀、缺氧、手术和呼吸困难有关。
2. 有感染的危险　与心脏病引起肺充血和机体免疫力低下有关。
3. 低效性呼吸型态　与呼吸道分泌物增多、术后伤口疼痛等有关。
4. 潜在并发症：高血压、喉返神经损伤、急性左心衰竭、心律失常、灌注肺、低心排血量综合征等。

## 【护理措施】

（一）术前护理

1. 注意休息　尽量减少活动量，养成良好的起居习惯。
2. 合理饮食　保证蛋白质、钾、铁、维生素及微量元素的摄入。
3. 避免感染　保持室内空气清新，温度、湿度适宜。注意防寒保暖，预防感冒。
4. 心理护理　向患儿及家属介绍心脏手术的相关知识，介绍手术室和监护室的环境，消除其恐惧心理。

（二）术后护理

1. 充分给氧　予以间断或持续吸氧，提高肺内氧分压，以利于肺血管扩张，增强肺的弥散功能，纠正缺氧。
2. 预防感染　注意保暖，避免感冒；保持手术切口干燥、清洁；做好各种管道的护理，并严格执行无菌操作；遵医嘱合理使用抗生素；监测患儿体温，若出现体温升高，应及时处理。
3. 加强呼吸道护理　及时清除呼吸道分泌物；拔出气管插管后，指导并鼓励患儿深呼吸和有效咳嗽，预防肺不张；密切观察患儿的呼吸频率、节律、幅度和双肺呼吸音。

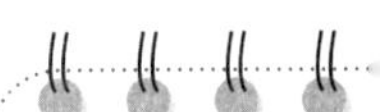

4．伤口及引流管的护理　术后应做好胸腔闭式引流、心包纵隔引流管的护理，保持引流通畅，妥善固定导管，做好观察和记录，及时发现异常情况。

5．并发症的观察与护理

（1）高血压：手术结扎导管后，可导致体循环血流量突然增加，因此，术后患儿可出现高血压，甚至血压持续升高而导致高血压危象。患儿表现为烦躁不安、头痛、呕吐，有时伴腹痛。术后应密切监测患儿的血压变化，控制液体入量。若血压偏高，则应遵医嘱予以降压处理。

（2）喉返神经损伤：术后拔除气管插管后，应鼓励患儿发声，并密切观察其发声情况。若患儿术后 1 ～ 2 天出现单纯性声音嘶哑，则可能是由于术中牵拉、挤压喉返神经或局部水肿所致，应告知患儿避免发声和休息。应用激素和营养神经药物，一般 1 ～ 2 个月后可逐渐恢复。

（3）急性左心衰竭：常见于年龄较大的患儿，表现为呼吸困难、咳嗽、咳痰、咯血等急性肺水肿症状。应严格控制输液量及输液速度，患儿出现呼吸困难、发绀、咳泡沫痰时，应警惕急性肺水肿，并立即通知医师，及时清理气道内分泌物，遵医嘱给予吗啡、强心药、利尿药及血管扩张药，采用呼气末正压通气辅助呼吸。

（4）心律失常：少数上腔型房间隔缺损患儿术中可出现窦性心动过缓或交界性心动过缓，常需安置心脏起搏器，术后按起博器置入术后护理常规予以相应护理即可。患儿术后出现的房性心律失常或室性期前收缩，经对症处理，及时使用抗心律失常药后，一般均可恢复正常。

（5）灌注肺：表现为急性进行性呼吸困难、发绀、血痰和难以纠正的低氧血症。可采用呼气末正压通气辅助呼吸，注意患儿气道压力的变化，及时清理呼吸道分泌物，遵医嘱及时补充血浆及白蛋白。

（6）低心排血量综合征：表现为低血压、心率加快、少尿、多汗、末梢循环差、四肢湿冷等，应遵医嘱给予强心、利尿药物，并注意保暖。

6．体外循环术后监护　参见本章第一节相关内容。

### （三）健康教育

教会患儿合理饮食；注意休息，避免劳累；遵医嘱服药，做好病情自我监护或家属监护。指导家属若患儿出现不适，应及时就诊。

## 第三节　后天性心脏病

**案例 20-2A**

患者，女性，38 岁，劳累后心悸、胸闷、气促 5 年，因病情加重伴下肢水肿、不能平卧 8 天入院。患者既往有风湿热病史 1 年。近 8 天来，患者出现咳嗽、口唇发绀、两颧暗红，呈半坐卧位，颈静脉充盈。

**请回答：**

该患者的护理评估内容有哪些？

后天性心脏病（acquired heart disease）是指出生后由于各种原因导致的心脏病。后天性心脏病是临床最常见的心脏病之一，约占我国心脏外科疾病的 30%，主要包括瓣膜性心脏病和冠状动脉粥样硬化性心脏病。

## 一、瓣膜性心脏病

常见的瓣膜性心脏病包括二尖瓣狭窄（mitral stenosis，MS）、二尖瓣关闭不全（mitral insufficiency，MI）、主动脉瓣狭窄（aortic stenosis，AS）和主动脉瓣关闭不全（aortic insufficiency，AI）。其中，最常见的是二尖瓣狭窄。

### 【病因】

主要由于风湿性炎症、感染性心内膜炎等原因引起瓣叶穿孔、腱索断裂、乳头肌功能不全等。此外，主动脉瓣疾病还可由老年性主动脉瓣钙化所造成。梅毒、感染性心内膜炎、马方综合征（Marfan syndrome）等可引起主动脉瓣关闭不全。

### 【病理生理】

1．二尖瓣狭窄　病变使左心房排血受阻，左心房容量负荷和压力负荷增大，引起肺静脉压升高，导致肺淤血、肺动脉高压，使右心室肥厚、扩大，严重者可引起右心衰竭。

2．二尖瓣关闭不全　二尖瓣反流，使左心房容量负荷明显增加，左心房压升高，最终可导致左心衰竭。

3．主动脉瓣狭窄　左心室射血阻力增加，可致左心室肥厚。左心室舒张末压升高，使左心房压升高，导致肺淤血、水肿，进而引起呼吸困难；射入主动脉内的血量减少，狭窄严重者可出现心、脑供血不足的症状。

4．主动脉瓣关闭不全　主动脉瓣反流，可引发左心室容量负荷增加，导致左心室肥厚、劳损及心力衰竭。主动脉舒张压降低，左心室舒张压升高，可引起心肌供血不足。

### 【护理评估】

（一）临床表现

1．二尖瓣狭窄

（1）症状：患者可出现劳力性呼吸困难、咳嗽、咯血、端坐呼吸和夜间阵发性呼吸困难，还可出现心悸、头晕、乏力等心排血量不足的表现。

（2）体征：患者呈二尖瓣面容，表现为口唇发绀、两颧暗红；发生右心衰竭的患者可见颈静脉怒张、肝大伴压痛、双下肢凹陷性水肿；多数患者左侧卧位时，在心尖部可扪及舒张期震颤；右心室肥大者，心前区可扪及收缩期抬举样搏动；心尖部第一心音亢进，伴舒张期隆隆样杂音；在胸骨左缘第 3、4 肋间可闻及二尖瓣开瓣音；出现肺动脉高压和右心衰竭者，第二心音亢进、轻度分裂。

2．二尖瓣关闭不全

（1）症状：患者早期可无自觉症状；病变较重或病程较长者，可表现为心悸、乏力和劳累后气促等，病情可在短时间内恶化。

（2）体征：心尖搏动增强，且向左下移位；心尖部可闻及全收缩期杂音，向腋部传导，第一心音减弱或消失，肺动脉瓣区第二心音亢进；晚期患者可出现右心衰竭体征。

3．主动脉瓣狭窄

（1）症状：轻度狭窄者通常无明显症状。中度以上狭窄者者可出现乏力、眩晕、心绞痛、劳累后气促、端坐呼吸、急性肺水肿，还可并发感染性心内膜炎，甚至猝死。

（2）体征：胸骨右缘第 2 肋间可扪及收缩期震颤，可闻及收缩期喷射性杂音，并向颈部传导；第二心音延迟并减弱；狭窄程度严重者，血压偏低、脉压小、脉搏细弱。

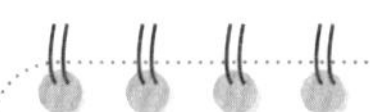

4．主动脉瓣关闭不全

（1）症状：患者早期可无症状；病情严重者常出现心绞痛、气促、阵发性呼吸困难、端坐呼吸或急性肺水肿。

（2）体征：心界向左下方扩大，心尖部可见抬举性搏动，胸骨左缘第 3、4 肋间和主动脉瓣区可闻及叹息样舒张期杂音，并向心尖传导。重度关闭不全者可出现周围血管征。

**（二）辅助检查**

1．二尖瓣狭窄

（1）X 线检查：轻者通常无异常表现，中度以上狭窄者，可见左心房和右心室扩大，心影呈梨形（二尖瓣型）。长期肺淤血患者可表现为肺门影增大而模糊，有时可见由肺间质水肿导致的双肺下部水平线状阴影，称为 Kerley 线。

（2）心电图检查：轻度者正常。中度以上者表现为电轴右偏，P 波增宽、呈双峰或电压增高，称为二尖瓣型 P 波。肺动脉高压者可出现右束支传导阻滞或右心室肥大。病程长者常显示心房颤动。

（3）超声心动图检查：二尖瓣前、后叶活动异常，呈同向运动，形成城墙样的长方波。二维 / 切面超声心动图检查可见瓣叶活动度差、增厚和变形，二尖瓣口狭窄，左心室正常，其他心房、心室均扩大。

2．二尖瓣关闭不全

（1）X 线检查：可见左心房、左心室明显增大，晚期可见右心室增大、肺淤血。

（2）心电图检查：轻度关闭不全者，心电图正常。重度关闭不全者，心电图可表现为电轴左偏、二尖瓣型 P 波，左心室肥大和 ST 段 -T 波改变。

（3）超声心动图检查：可显示左心房、左心室扩大，二尖瓣活动度大，且关闭不全。

3．主动脉瓣狭窄

（1）X 线检查：病变早期，心影无改变。病情加重后，可见左心室增大，升主动脉扩张。晚期可显示有肺淤血。

（2）心电图检查：心电图表现为电轴左偏、左心室肥大及 T 波倒置。部分狭窄患者可出现左束支传导阻滞、房室传导阻滞或心房颤动。

（3）超声心动图检查：主动脉瓣叶开放振幅减小，瓣叶曲线增宽。二维 / 切面超声心动图检查可见主动脉瓣增厚、变形或钙化，活动度减小和瓣口缩小等征象。

4．主动脉瓣关闭不全

（1）X 线检查：可见心影呈靴形（主动脉型），左心室明显增大，向左下方延长。主动脉结隆起，升主动脉和弓部增宽，左心室和主动脉搏动幅度增大。左心衰竭时，可见肺淤血征象。

（2）心电图检查：可显示电轴左偏、左心室肥大及 T 波倒置。

（3）超声心动图检查：主动脉的关闭和开放速度均增快，舒张期血液反流入左心室时冲击二尖瓣，可见二尖瓣前叶快速高频振动，左心室扩大。二维 / 切面超声心动图检查可显示主动脉瓣叶在舒张期不能完全闭合。多普勒超声检查可用于估计反流程度。

**（三）与疾病相关的健康史**

询问患者家族中有无其他成员患瓣膜性心脏病或其他心脏病，患者儿童期是否出现过多发性关节炎、关节痛、皮下结节或红斑等风湿热的主要症状，是否经常感冒、发生上呼吸道感染及相关治疗情况，工作或生活环境是否湿冷。

**（四）心理社会状况**

随着病情对日常生活影响的加大，患者常越来越担心所患疾病，对手术治疗后是否能恢复正常生活感到焦虑。

**（五）治疗原则**

1．非手术治疗　适用于无症状或心功能 I 级的患者。常用洋地黄类（如毛花苷 C、地高辛等）强心，用呋塞米（速尿）、布美他尼（丁脲胺）等利尿，用卡托普利（开搏通）等予以扩血管治疗。

2．手术治疗

(1) 适应证：对心功能Ⅱ级以上，且瓣膜病变显著者，需要择期手术。对心功能Ⅴ级、急性肺水肿、大咯血等患者，应积极行内科治疗，待患者病情改善后，应尽早手术。对已有心房颤动者，应尽早手术。

(2) 手术方法：①介入手术，对狭窄病变患者可行经皮腔内穿刺球囊瓣膜成形术；②直视手术，瓣膜成形术（包括修复瓣膜和放置成形环）和瓣膜置换术（包括生物瓣、机械瓣、同种瓣和自体瓣置换）。

**案例 20-2B**

体格检查：双肺可闻及湿啰音，心尖区可闻及舒张中期隆隆样杂音、第一心音亢进。心电图显示异位心律，心房颤动，电轴右偏。X 线检查显示心影增大，呈梨形。超声心动图检查可见左心房、右心室、右心房扩大。

诊断为二尖瓣狭窄，拟行手术治疗。

**请回答：**

该患者的术后护理措施有哪些？

## 【主要护理诊断 / 问题】

1．低效性呼吸型态　与应用呼吸机、体外循环、术后伤口疼痛有关。

2．潜在并发症：出血、动脉栓塞等。

## 【护理措施】

（一）术前护理

指导患者注意休息，避免剧烈的体力活动，控制钠盐摄入，预防感染。对呼吸困难者，避免诱发急性肺水肿的因素，改善心功能和全身状况，定期（6 ~ 12 个月）复查。

（二）术后护理

1．呼吸道护理　对气管插管患者，应及时予以吸痰，湿化气道。气管插管拔除后，应定期协助患者翻身、拍背，指导其咳嗽、咳痰，保持气道通畅。

2．病情观察和维持有效循环血量　密切监测患者血压、心率、CVP 的变化。观察患者有无血容量不足的表现，一旦发生，应及时补充血容量。对服用洋地黄类药物者，应注意观察其有无洋地黄中毒反应（心率减慢、胃肠道不适、黄绿视等），一旦出现中毒表现，应立即通知医师处理。

3．抗凝治疗的护理　机械瓣置换术后，应予以抗凝治疗护理。

4．体外循环术后监护　参见本章第一节相关内容。

## 二、冠状动脉粥样硬化性心脏病

冠状动脉粥样硬化性心脏病（coronary atherosclerotic heart disease），简称冠心病（coronary heart disease，CHD），是由于冠状动脉粥样硬化导致心肌缺血、缺氧或坏死而引起的心脏病。

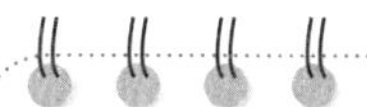

## 【病因】

病因尚未明确，主要危险因素有高脂血症、高血压、吸烟、糖尿病、肥胖、年龄、性别、高密度脂蛋白水平过低等。

## 【病理生理】

发生粥样硬化时，冠状动脉管腔狭窄，血流量减少，心肌供氧量与需氧量失去平衡，加重心肌缺血、缺氧，可进一步导致心肌梗死。若心肌梗死后 1 h 内恢复再灌注，则部分心肌细胞功能可恢复。若超过 2 ～ 6 h，则心肌梗死无法逆转，可引起心律失常、心源性休克、心力衰竭，甚至心室破裂。

## 【护理评估】

（一）临床表现

1．心绞痛型　患者在情绪激动、体力劳动或饱餐等情况下，可因心肌需氧量增加而引起或加重心肌供血、供氧不足，出现胸闷、胸骨后压榨性疼痛，常放射至左肩、左臂等部位，发作一般持续 3 ～ 5 min。

2．心肌梗死型　患者心绞痛剧烈，持续时间长，休息和含服硝酸甘油不能缓解，可伴恶心、呕吐、大汗淋漓、发热、发绀、血压下降、心律失常、心源性休克、心力衰竭，甚至猝死。

3．心功能不全型　心肌长期缺血、缺氧，可引起心肌广泛变性和纤维化，导致心肌扩张，患者可出现以心功能不全为主的综合征，称为缺血性心肌病，预后较差。

（二）辅助检查

1．实验室检查　急性心肌梗死早期，磷酸肌酸激酶及其同工酶的活性或质量，以及肌红蛋白、肌钙蛋白均可出现异常改变。

2．冠状动脉造影　可准确了解粥样硬化的病变部位、血管狭窄程度和狭窄远端冠状动脉血流通畅情况。

3．心电图检查　心肌缺血引发心绞痛时，心电图可显示以 R 波为主的导联中可见 ST 段压低、T 波低平或倒置的心内膜下心肌缺血性改变，以及室性心律失常或传导阻滞。心肌梗死时，心电图表现为坏死性 Q 波、损伤性 ST 段改变和缺血性 T 波改变。

4．其他检查　如心肺运动试验、放射性核素显像等。

（三）与疾病相关的健康史

询问患者有无高血压、糖尿病，有无心绞痛和心肌梗死发作史，以及药物治疗情况。询问患者日常生活中是否存在与冠心病发生有关的因素，如高脂饮食、缺乏体育锻炼、工作压力大等。

（四）心理社会状况

大多数患者既往有心绞痛和心肌梗死发作病史，随着病情加重，以及担心手术治疗，患者及家属常可出现紧张、害怕、恐惧心理，部分患者常担心术后心绞痛复发。应询问患者及家属对疾病相关知识的了解程度。

（五）治疗原则

1．非手术治疗　使用冠状动脉扩张药，延缓冠状动脉病变的发展，尽快恢复心肌的血液灌注。

2．手术治疗

(1) 适应证：药物治疗无效、狭窄程度＞ 70%、左冠状动脉主干狭窄和前降支狭窄、出

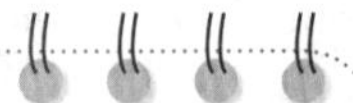

现心肌梗死、经皮冠状动脉腔内成形术后狭窄复发者。

（2）手术方式：①介入治疗，适用于单支或局限性血管病变，以及急性心肌梗死时。主要有经皮冠状动脉腔内成形术和支架置入术。②直视手术，冠状动脉旁路移植术（coronary artery bypass graft，CABG），即冠状动脉搭桥术，是取一段自体静脉血管移植到冠状动脉主要分支狭窄的远端，以恢复病变冠状动脉远端的血流量，改善心肌功能。术后患者可出现出血、肾衰竭等并发症。

## 【主要护理诊断 / 问题】

1．心输出量减少　与心脏病、心功能减退、血容量不足、心律失常等有关。

2．潜在并发症：心肌梗死、心律失常、血管再栓塞、出血等。

## 【护理措施】

### （一）术前护理

指导患者注意休息，避免劳累，合理饮食，防止便秘发生。对伴有高血压、高脂血症、糖尿病的患者，应采取相应措施加以控制。术前 5 ~ 7 d 停用抗凝血药，防止术中、术后发生凝血功能障碍。

### （二）术后护理

1．体外循环术后监护　参见本章第一节相关内容。

2．患肢护理　观察所取静脉的肢体足背动脉搏动情况和足趾温度、肤色和水肿情况。将患肢抬高 15° ~ 30° ，术后 2 h，手术肢体可以进行下肢、掌和足趾的被动功能锻炼。患者取坐位时，应避免足部下垂。术后 24 h，可根据患者病情鼓励其下床活动，但应注意站立时间不能过久。根据患者的耐受程度，逐渐进行肌肉收缩运动或股四头肌训练。

**科研小提示**

CABG 后，长时间卧床可增加并发症的发生率，可探索术后功能锻炼模式。

3．并发症的观察与护理

（1）心律失常与心肌梗死：①遵医嘱应用扩张冠状动脉的药物，防止因术后冠状动脉痉挛而导致心肌梗死。②密切观察患者的心电图变化，以便及时发现心律失常和心肌梗死。③注意患者血压的波动情况，及时调节升压药的用药速度和剂量。

（2）血管再狭窄：手术早期，因血管内膜损伤，可导致血管旁路急性闭塞和血栓形成，中、晚期也会由于血管内膜增厚而造成血管再狭窄。术后应用肝素等进行抗凝治疗，但应密切观察凝血酶原时间和活动度，以防止出血。

（3）出血：术后应用阿司匹林等进行抗凝治疗，以防止旁路移植血管发生梗死，但应注意有导致局部和全身出血的可能。应密切观察患者全身皮肤情况及凝血酶原时间。观察手术切口及下肢取血管处伤口有无渗血。观察并记录引流液的量及性质，判断有无胸腔内出血或心脏压塞的征兆，发现异常应及时通知医师并协助处理。

（4）肾衰竭：术后应加强肾功能监护，密切观察患者的尿量、尿比重、血钾浓度、尿素氮和血清肌酐等变化。对疑似肾衰竭者，应限制水和钠的摄入，控制高钾食物的摄入，并停止使用肾毒性药物。对发生急性肾衰竭者，应遵医嘱予以透析治疗。

### （三）健康教育

1．合理饮食、控制体重　指导患者进食低盐、低脂肪、高蛋白、富含维生素的饮食，并注意少食多餐。指导患者养成定期锻炼的习惯，适当控制体重。

2．倡导健康生活方式　指导患者合理活动与休息，避免过度劳累。嘱患者戒烟，限酒。教患者学会放松技巧，以缓解压力，避免情绪激动。

3．用药指导　向患者介绍用药的目的，药物的名称、用法、不良反应及用药注意事项。告知患者及家属出现异常应及时就诊。

4．自我保健　告知患者术后3个月内注意避免胸骨受到牵拉、碰撞。身体直立或坐位时，尽量保持上身挺直，双肩后展。每天坚持进行肩部功能锻炼，避免肩部僵硬。腿部恢复期可穿弹力袜，以改善下肢血液循环。休息时应脱去护袜，抬高下肢。告知患者心绞痛发作或心功能不全时，应及时到医院就诊。

随堂测 20-3

## 小　结

先天性心脏病常见的有动脉导管未闭、房间隔缺损、室间隔缺损、法洛四联症等，应在适当的时机进行手术治疗。术前护理包括注意休息、合理饮食、避免感染和心理护理。术后护理包括充分给氧、预防感染、呼吸道护理、术后并发症的护理和体外循环术后护理。

后天性心脏病主要包括瓣膜性心脏病和冠状动脉粥样硬化性心脏病。对符合手术适应证的瓣膜性心脏病患者，应及时予以手术治疗。人工瓣膜置换术是常用且有效的治疗方法。冠状动脉粥样硬化性心脏病的主要治疗方法是冠状动脉搭桥术。术前护理包括注意休息、避免剧烈的体力活动、预防感染、定期复查等。瓣膜置换术后，患者应服用抗凝血药。冠状动脉搭桥术后，患者应终生服用小剂量阿司匹林，可遵医嘱应用扩张冠状动脉的药物、调整饮食结构等。

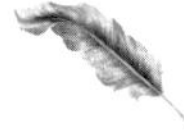

## 思考题

患者，男性，50岁，因劳累后胸闷及心前区不适3年，加重2周入院。

体格检查：T 36.0℃，P 76次/分，R 21次/分，BP 190/80 mmHg。患者呈慢性病容，表情痛苦，神志清楚。患者自述近日来胸部有压榨样不适，发作较之前频繁，休息和含服硝酸甘油不能缓解。患者既往有高血压病史，吸烟20年。体格检查和影像学检查均提示前降支冠状动脉粥样硬化。

诊断为“心肌梗死型冠心病”，拟行CABG治疗。

医师要求该患者绝对卧床。患者向护士询问手术方式，以及术后取静脉的手术肢体的恢复情况。

请问：

1．该患者目前主要的护理诊断/问题有哪些？

2．如何指导患者促进术后患肢康复？

（沙凯辉）

第 21 章数字资源

# 胸主动脉疾病患者的护理

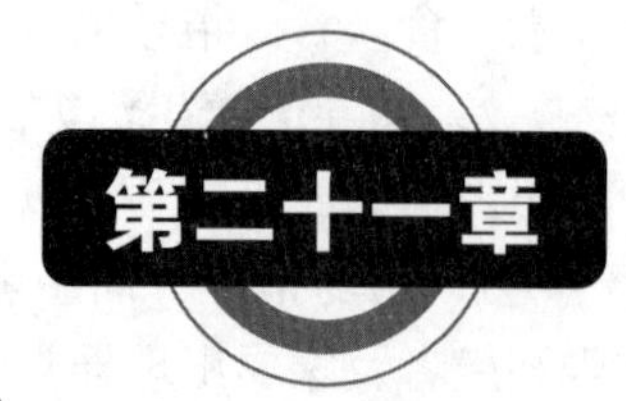


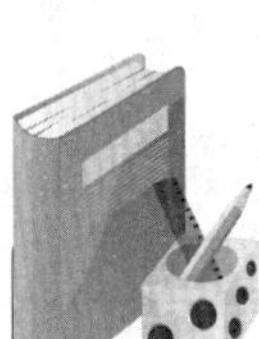

**导学目标**

通过本章内容的学习，学生应能够：

◆ **基本目标**

1. 描述主动脉夹层的定义及分型。
2. 解释主动脉夹层及主动脉瘤的病因和病理。
3. 归纳主动脉夹层及主动脉瘤的临床表现、辅助检查和治疗原则。
4. 运用所学知识对主动脉夹层及主动脉瘤患者进行健康教育。

◆ **发展目标**

综合运用所学知识正确评估胸主动脉疾病患者，并为其制订护理计划。

◆ **思政目标**

培养临危不惧、敬佑生命的职业态度，理解“健康所系，性命相托”的意义。

## 第一节　主动脉夹层

**案例 21-1A**

患者，男性，42 岁，4 h 前无诱因出现剧烈撕裂样胸痛，向后背及左下肢放射，不伴咳嗽、咳痰及呼吸困难。

体格检查：左上肢血压 101/68 mmHg；右上肢血压 133/61 mmHg；左下肢血压 68/44 mmHg；右下肢 141/98 mmHg。右下肢肌力和感知觉正常，左下肢肌力 1 级、感知觉减退；左下肢足背动脉搏动较右下肢明显减弱、皮温低。心电图、实验室检查未见明显异常。CTA 提示：主动脉夹层 Standford A 型。

患者既往有高血压病史 3 年，未规律服用抗高血压药，血压控制不佳，平日最高达 178/110 mmHg。

**请回答：**

1. 该患者发生主动脉夹层可能的病因是什么？
2. 为什么要对该患者测量四肢血压？

主动脉夹层（aortic dissection）是指主动脉腔内的血液在脉压的驱动下，从主动脉内膜撕裂口进入主动脉中膜，沿主动脉长轴方向扩展，形成主动脉壁真、假两腔分离的病理状态。本病好发于 50 ～ 70 岁男性，发病率为（0.5 ～ 2.95）/10 万，是致命性心血管急危重症。

## 【病因与病理】

### （一）病因

高血压及主动脉中层病变是发生主动脉夹层最重要的因素。

1．高血压　主动脉夹层因高血压所致者占 80%～ 90%。

2．主动脉中层病变　主动脉粥样硬化、马方综合征等引起主动脉中层囊性变或发育不良，以及各种血管炎症等，均可造成主动脉壁薄弱或结构异常，形成夹层。

3．血管损伤　严重外伤和车祸、医源性损伤（插管）、主动脉手术等均可引起主动脉局部撕裂，形成夹层。

### （二）病理与分型

主动脉夹层始于内膜撕裂口，血液可以流经内膜与中膜之间，也可穿入中膜与外膜之间，血液流向较多时呈螺旋形，最后在远端某一部位穿回动脉真腔，夹层瓣片将主动脉分为真、假两腔。

国际上主要根据主动脉夹层的发生部位、内膜破口起源以及夹层累及范围进行分型。主动脉夹层的分型可用于指导临床治疗和评估预后。目前，DeBakey 分型和 Stanford 分型应用最为广泛（图 21-1）。

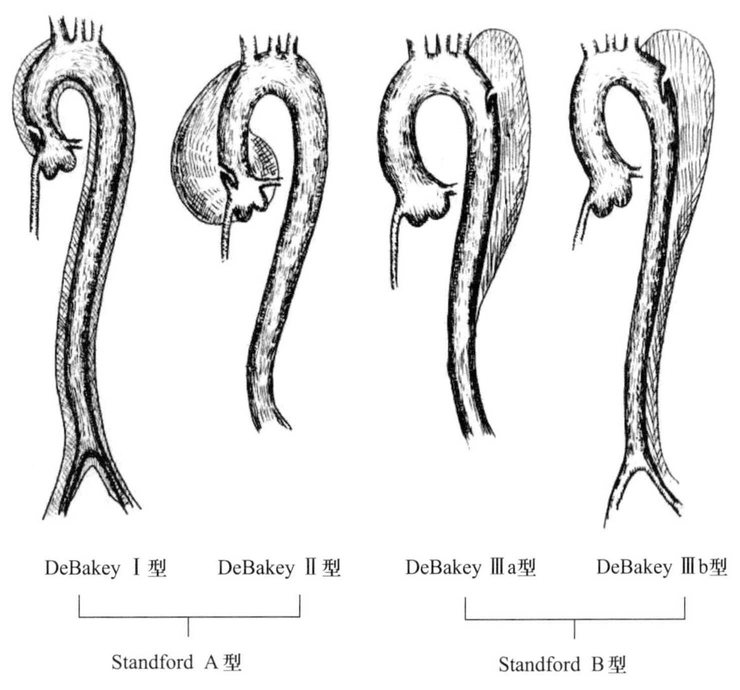


**图 21-1　国际主动脉夹层分型**

DeBakey 分型：Ⅰ型、Ⅱ型、Ⅲ型；Standford 分型：A 型、B 型

1．DeBakey 分型　根据原发主动脉内膜破口的起始部位及夹层累及范围进行分型。

（1）DeBakey Ⅰ型：内膜破口位于升主动脉近端，夹层累及升主动脉和主动脉弓，范围广泛者可同时累及胸主动脉和腹主动脉。

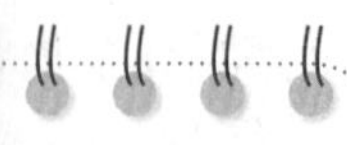

随堂测 21-1

（2）DeBakey Ⅱ型：内膜破口位于升主动脉，夹层范围局限于升主动脉。

（3）DeBakey Ⅲ型：内膜破口位于左锁骨下动脉开口以下，升主动脉和主动脉弓未受累，夹层累及胸主动脉甚至腹主动脉。

2．Stanford 分型　仅以夹层累及范围进行分型。

（1）Stanford A 型：凡是夹层累及升主动脉者均为 Stanford A 型，包括 DeBakey Ⅰ型和 DeBakey Ⅱ型。

（2）Stanford B 型：夹层仅累及降主动脉者为 Stanford B 型，即 DeBakey Ⅲ型。

根据主动脉夹层的发病时间，可将病程分为急性期、亚急性期和慢性期。①发病时间≤ 2 周者为急性期；②发病时间为 2 周～ 2 个月者为亚急性期；③发病时间＞ 2 个月者为慢性期。

## 【护理评估】

### （一）临床表现

1．疼痛　是主动脉夹层患者的主要特征性表现。绝大多数患者急性期可突发胸腹部或腰背部剧痛，疼痛迅速达到高峰，伴难以忍受的濒死感。患者常描述为“突发”“撕裂样”或“刀割样”持续性难以忍受的锐痛。疼痛可沿大动脉走行方向传导，并转移至腹部或下腹部。

2．血压升高或降低　95%的患者可有血压升高，以收缩压升高为主。当双上肢或同侧上、下肢血压数值相差较大时，应警惕本病。当夹层破裂时，患者可发生低血压，甚至休克或猝死。

3．脏器缺血　主动脉夹层累及主动脉的重要分支血管时，可导致脏器缺血或灌注不良的表现。

（1）累及冠状动脉开口：患者可出现典型的冠状动脉综合征，如胸痛、胸闷和呼吸困难，ST 段抬高和 T 波改变。

（2）累及无名动脉或左颈总动脉：可导致中枢神经系统症状，如脑血管意外。

（3）累及脊髓：可引起脊髓局部缺血或坏死，甚至导致下肢轻瘫或截瘫。

（4）累及肾动脉：可引起血尿、无尿和严重高血压，甚至急性肾衰竭。

（5）累及腹腔动脉和肠系膜上、下动脉：患者可出现急腹症及肠坏死等。

（6）累及下肢动脉：患者可出现急性下肢缺血症状，如无脉、疼痛等。

4．夹层破裂　夹层破裂是导致主动脉夹层患者急性死亡的最常见原因。患者常伴有失血性休克的表现，主动脉夹层可破入心包、胸膜腔，引起心脏压塞或大量胸腔积血，也可因夹层破入气管和食管而引起咯血与呕血。

### （二）辅助检查

1．经胸或经食管超声心动图检查　操作简便、安全，可用于诊断大部分的主动脉夹层，可显示内膜撕裂口、假腔内血栓和异常血流等。

2．全主动脉 CT 血管成像（computed tomography angiography，CTA）　操作快速、简便，准确率高，是主动脉夹层首选的诊断方法和治疗后随访评价的主要手段。

3．MRI　可准确提供主动脉夹层的形态结构变化、破口位置、受累血管分支和血流动态信息，主要适用于病情稳定者。

4．血管造影（digital subtraction angiography，DSA）　属于有创检查，风险高，已逐步被替代。

### （三）与疾病相关的健康史

应询问患者既往有无高血压、动脉粥样硬化、先天性疾病（如马方综合征）、家族性胸主动脉瘤等病史。询问患者近期是否受过外伤，有无医源性损伤等。

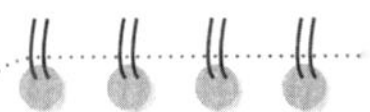

（四）心理社会状况

由于主动脉夹层多为急性起病，且需要急诊手术治疗，所以患者及家属对突如其来的一系列问题通常没有心理准备。面对死亡的威胁，患者及家属的恐惧感增加。患者的求生欲以及对手术的期望都非常高，但对手术风险高、可能出现的并发症、高额的医疗费用以及今后的生活质量则表示担忧。

（五）治疗原则

1．非手术治疗　内科药物治疗是对某些拒绝接受手术治疗和手术存在较高风险或没有并发症的 Stanford B 型主动脉夹层患者进行长期治疗的首选方法。药物治疗的主要原则：首先是缓解疼痛、降低血压，减轻主动脉壁所受到的压力；其次是减小血压波动范围，降低脉压和左心室搏动性张力。血压及心率控制目标：收缩压控制在 100 ～ 120mmHg，心率降至 60 ～ 80 次 / 分。

2．介入治疗　对部分 Stanford B 型主动脉夹层患者，可选择主动脉修复术，即覆膜支架植入术，是在主动脉内植入覆膜支架，压闭撕裂口，扩大真腔。该手术效果显著，操作相对简单，已被临床医师和患者广泛接受。

3．手术治疗　急性 Stanford A 型主动夹层一经确诊，即应予以急诊手术治疗。主要目的是切除内膜撕裂口，重建因内膜片或假腔造成的血管阻塞区域的血流。防止和避免急性心脏压塞、夹层破裂出血和严重脏器缺血而导致患者死亡。手术方式采取修补撕裂口或人工血管置换术。

## 【主要护理诊断 / 问题】

1．急性疼痛　与夹层侵犯主动脉壁导致主动脉内膜壁撕裂有关。

2．焦虑 / 恐惧　与担心疾病预后不良或害怕死亡有关。

3．潜在并发症：高血压、低血压、出血、心脏压塞、感染、谵妄等。

### 案例 21-1B

对该患者立即在全麻体外循环下行主动脉弓置换＋支架象鼻术，手术顺利。术后将患者送入心脏外科监护室。术后第 5 天，顺利拔除气管插管，改为面罩吸氧。拔除气管插管后不久，患者开始自行下床活动，并不断地诉说“有人要害我，你们都是帮凶，快放我出去。”

**请回答：**

1. 该患者术后可能出现了什么并发症？
2. 针对此并发症，应该采取哪些护理措施？

## 【护理措施】

（一）术前护理及非手术治疗的护理

1．镇静、镇痛　患者绝对卧床休息，给予阿片类药物（如吗啡）镇静、镇痛。予以吸氧，并迅速建立静脉通路，必要时开放两条静脉通路。需急诊手术的患者应禁食、禁水。

2．控制血压及心率　持续进行心电监护，严密监测患者的四肢血压，迅速将收缩压控制在 100 ～ 120 mmHg；心率控制在 60 ～ 80 次 / 分。

3．并发症的观察与护理

(1) 神经系统观察：评估患者神志是否清楚，是否出现头晕、嗜睡、晕厥、精神异常、脑卒中等表现；是否出现 Horner 综合征，声音嘶哑，肢体活动障碍，排尿、排便失禁等。

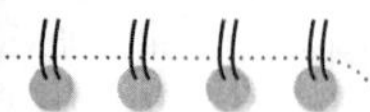

(2) 各脏器缺血情况观察：测量患者四肢血压和脉搏波动情况，对比患者上、下肢血压差是否增大，是否有肢体活动障碍，是否有发凉、出汗、皮肤湿冷、发绀等表现。患者是否出现少尿、无尿、血尿等肾功能损害，并详细记录尿量。

4．心理护理　面对患者及家属的恐惧心理，护士应该倾听患者的疑问，耐心解答，并借助治疗成功的案例安慰患者，鼓励患者，使患者增强对手术治疗的信心。

**（二）术后护理**

1．病情观察　常规 24 h 连续监测患者血流动力学变化，观察心电图有无心律失常和心肌缺血的表现。将患者收缩压控制在 100 ～ 120 mmHg，避免血压升高引起吻合口出血、缝线撕脱。动态监测上、下肢动脉血压及术后肢体血运情况，每小时准确记录尿量，观察有无血尿。

2．胸腔闭式引流的护理　保持胸腔引流管通畅，观察引流方式，观察并记录引流量和引流液颜色。若引流液为血液，且患者血红蛋白持续下降，则应考虑活动性出血的可能。若出血量较多或大量出血后突然中止，且患者出现胸闷、气促、心动过速、颈静脉怒张、中心静脉压逐渐上升、动脉血压和脉压逐渐下降、面色苍白、周围性发绀、尿量减少等，则应警惕并发心脏压塞。此时需要返回手术室进行止血手术，必要时行床旁紧急开胸止血手术。

3．皮肤护理　增加患者皮肤评估和翻身的频率可以及时发现患者的皮肤变化情况，预防压力性损伤。部分患者因排便失禁，增加了会阴部皮肤护理的难度，也容易发生皮炎。

4．疼痛护理　评估患者的切口疼痛情况，必要时遵医嘱给予止痛药。

5．呼吸道护理　指导患者进行术前呼吸功能训练，每天予以 3 ～ 4 次雾化吸入，治疗期间使患者尽量保持坐位状态。雾化吸入结束后，给予患者胸部物理治疗。

6．并发症的观察与护理

(1) 出血：特别是吻合口出血。要注意观察患者胸腔引流的情况，当引流量增多，且患者血红蛋白呈进行性下降时，应警惕术后出血的可能，须及时通知医师处理。

(2) 神经系统并发症：观察患者的意识状态、瞳孔变化、四肢活动和痛觉反应情况，可以使用 Richmond 躁动 - 镇静评分（Richmond Agitation-Sedation Scale，RASS）、Glasgow 昏迷评分、ICU 意识模糊评估法（Confusion Assessment Method of the Intensive Care Unit，CAM-ICU）等专项量表评估患者。对于苏醒延迟、躁动、抽搐者，遵医嘱给予脱水、镇静、应用神经营养药物。对于出现意识障碍的患者，应警惕出现术后谵妄，必要时给予患者保护性约束，适当予以镇静、镇痛药物。

**科研小提示**

研究提示，主动脉夹层术后患者谵妄发生率较高，可探索主动脉夹层患者发生谵妄的相关因素及护理策略。

(3) 截瘫：术后注意观察患者双下肢运动及感知觉情况，如出现异常，应及时通知医师。

(4) 感染：主动脉夹层手术风险大、手术范围暴露大、创伤面大、手术时间长，人工血管的应用易造成术后感染。护士应严格执行无菌操作，注意手卫生，遵医嘱按时给予抗生素，加强患者营养。随时观察患者的体温变化情况，对于发生感染的患者，有条件的情况下应严格进行单间隔离，防止交叉感染。

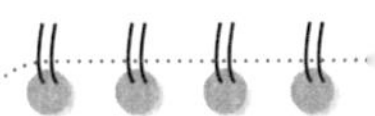

**知识链接**

**ICU 意识模糊评估法**

1990 年，美国精神学家 Inouye 教授根据谵妄的诊断标准编制了谵妄评定方法，在国外应用具有较好的信度和效度。谵妄评定方法是为非精神病学专业人员（如护士和其他医师）设计的，用于评估谵妄的主要症状并快速、明确地诊断患者是否存在谵妄。2001 年，Ely 根据 DSM-IV 对谵妄评定方法进行了改良，形成意识状态的简便快速评定方法，称为 ICU 意识模糊评估法（Confusion Assessment Method of the Intensive Care Unit，CAM-ICU）。该量表的灵敏度和特异度为 85% ~ 100%，评定者信度为 0.92 ~ 0.96。

（三）健康教育

目前，主动脉夹层患者主要在住院期间接受药物治疗和手术治疗，出院后 5 年和 10 年生存率分别为 80% 和 40%。后期死亡的主要原因是已有病变动脉疾病及相关心血管疾病。因此，对所有主动脉夹层患者都应该进行长期治疗和监测。

1．控制血压和心率　指导患者按时服药，正确测量心率和血压，将血压严格控制在 100 ~ 120 mmHg，心率控制在 60 ~ 80 次 / 分。

2．养成良好的生活习惯　嘱患者戒烟、戒酒，指导患者进食低盐、低脂饮食，注意控制血糖。帮助患者调整心态，控制不良情绪，每天规律作息，保证充足的休息，避免重体力劳动。

3．定期随访　出院后随访监测为第 1、3、6、12 个月各 1 次，之后每年 1 次。随访监测以 CTA 和 MRI 血管扫描为主。

## 第二节　胸主动脉瘤

由于各种疾病造成主动脉壁正常结构破坏，尤其是承受压力和维持大动脉功能的弹力纤维层破坏和薄弱，使主动脉在血流压力的作用下发生局限性或节段性扩张及膨大，即形成主动脉瘤（aortic aneurysm）。发生在胸主动脉各部的主动脉瘤称为胸主动脉瘤（thoracic aortic aneurysm），升主动脉、主动脉弓和降主动脉均可发生主动脉瘤。动脉瘤的大小及其是否破裂与血压密切相关。一旦动脉瘤破裂，出血速度极快，出血量非常大，死亡率极高。

### 【病因、病理与分类】

（一）病因

1．动脉硬化　动脉粥样硬化可使主动脉壁受到破坏，逐渐膨出、扩张，形成动脉瘤，此类动脉瘤常呈梭形。

2．主动脉壁中层囊性坏死　某些先天性疾病和遗传性疾病可使主动脉壁中层发生囊性坏死，弹力纤维消失伴黏液样变，主动脉壁薄弱，形成主动脉瘤，常发生在升主动脉，呈梭形或梨形，有时还可形成夹层动脉瘤，多见于年轻人，可伴有马方综合征。

3．创伤性主动脉瘤　多因胸部挤压、高速冲撞等外伤引起胸主动脉破裂。破裂常发生在较固定的主动脉弓与活动度较大的降主动脉近端之间。

4．细菌性感染　常在感染性动脉内膜炎的基础上发生，大多数呈囊性。

5．梅毒　主动脉壁弹力纤维被梅毒螺旋体破坏，形成动脉瘤，多呈梭形。梅毒螺旋体侵入人体后，通常经历 10 ~ 20 年才导致主动脉瘤。

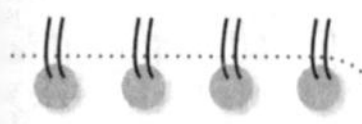

（二）病理

主要病理改变是主动脉壁中层弹力纤维变性、断裂，或坏死、丧失弹性，导致局部薄弱，并且在主动脉腔内高压血流的冲击下，动脉局部薄弱处向外膨出扩大，形成动脉瘤。高血压可加速动脉瘤增大或主动脉夹层的形成。动脉瘤一旦形成，即有不可逆性发展和增大的趋势。瘤壁承受的压力与血压和瘤体的半径呈正比，即血压越高，瘤体越大，瘤壁承受的张力越大，破裂的可能性也越大。当主动脉瘤直径＞ 5 cm 后，瘤体增大速度会加快。

（三）分类

根据病理形态可将胸主动脉瘤分为囊性动脉瘤、梭形动脉瘤以及夹层动脉瘤 3 类。

## 【护理评估】

（一）临床表现

除急性动脉破裂或夹层形成外，早期患者均无明显症状。常在体检或因其他疾病就诊时偶然发现。随着动脉瘤增大并逐渐压迫周围组织和器官，患者可出现疼痛或压迫症状。

1．疼痛　多为钝痛，也可有刺痛。某些患者疼痛呈持续性，也有患者疼痛可随呼吸或运动而加剧。升主动脉瘤所引起的疼痛多在前胸部，主要原因是动脉壁内神经随动脉壁扩张而受到牵拉，使动脉瘤压迫周围组织，特别是交感神经所致。

2．压迫症状　①压迫上腔静脉时，患者可出现上腔静脉阻塞综合征，主要表现为头面部肿胀和上肢静脉怒张。②压迫左无名静脉时，表现为左上肢肿胀和左侧颈静脉怒张、扩大。③压迫气管或食管时，表现为呼吸困难、喘鸣、咳嗽、咯血、吞咽困难及胸痛。④压迫膈神经和喉返神经时，表现为膈肌麻痹和声音嘶哑。

随堂测 21-2

3．左心功能不全与心绞痛　主要发生在主动脉根部动脉瘤患者，此类患者常伴有严重的主动脉瓣关闭不全，临床上可出现心悸、气促等心功能不全的症状，严重者可发生左心衰竭而致死亡。心绞痛的发生原因一方面是严重的主动脉瓣关闭不全造成舒张压过低、脉压过大而引起冠状动脉供血不足；另一方面可能是合并冠状动脉阻塞性疾病。

（二）辅助检查

1．心电图检查　无特异性，主动脉瓣关闭不全患者心电图可表现为心室肥厚或高电压。

2．胸部 X 线检查　对很多无症状患者进行胸部 X 线检查时，可发现纵隔影增宽、主动脉根部与升主动脉影增大，或主动脉弓迂曲延长等，但是不能明确诊断。

3．CTA 和 MRI　已成为诊断主动脉瘤的主要检查手段。

4．超声心动图检查　可显示升主动脉的形态和动脉瘤的大小，是较为方便的常用诊断方法。

（三）与疾病相关的健康史

应询问患者既往有无高血压、动脉粥样硬化、先天性疾病（如马方综合征）、家族性胸主动脉瘤等病史。询问患者既往是否发生过感染（如梅毒等）。

（四）心理社会状况

大多数患者没有任何临床症状，仅在体检时发现主动脉瘤增粗，且需要进行手术。突然需要接受手术治疗，患者常无法接受。

（五）治疗原则

胸主动脉瘤一经确诊，原则上即应尽早采取手术治疗。手术方式和时机根据患者情况和动脉瘤大小、范围及部位而定。

主动脉瘤累及主动脉窦部、瓣环和部分升主动脉者，常合并冠状动脉开口上移和主动脉瓣关闭不全，可行 Bentall 手术，又称带瓣管道行主动脉根部置换术。

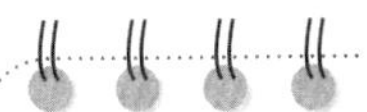

## 【主要护理诊断 / 问题】

1．慢性疼痛　与瘤体压迫周围组织中的交感神经节有关。

2．潜在并发症：瘤体破裂。

## 【护理措施】

（一）术前护理

参见本章第一节主动脉夹层患者的护理。

（二）术后护理

参见本章第一节主动脉夹层患者的护理。

（三）健康教育

1．监测抗凝效果　若采用机械瓣膜人工管道，则患者需要终生服用抗凝血药，并且需要对抗凝效果进行监测。告知患者若出现抗凝不足或抗凝过度的症状，应及时就诊。

2．控制血压和心率　指导患者按时服药，正确测量血压和心率，将血压严格控制在 100 ～ 120 mmHg，心率控制在 60 ～ 80 次 / 分。

3．养成良好的生活习惯　指导患者养成良好的生活习惯，戒烟、戒酒，进食低盐、低脂饮食，注意控制血糖。帮助患者积极调整心态，控制不良情绪，每天规律作息，保证充足的休息。

4．定期随访　嘱患者定期进行门诊复查。

## 小　结

1．病因、病理与分类　高血压及主动脉中层病变是发生主动脉夹层主要的因素。主动脉夹层按发生部位、内膜破口起源以及夹层累及范围进行分型，包括 DeBakey 分型和 Stanford 分型。胸主动脉瘤的主要病理改变是主动脉壁中层弹力纤维变性、断裂，或坏死、失去弹性，导致局部薄弱，并且在主动脉腔内高压血流的冲击下，动脉局部薄弱处向外膨出扩大，形成动脉瘤。

2．临床表现与辅助检查　疼痛是主动脉夹层患者的主要临床特征，夹层破裂是导致患者死亡的最常见原因。胸主动脉瘤早期患者可无明显症状，瘤体增大可引起疼痛或压道症状。胸部 X 线检查无特异性；CTA 和 MRI 检查应用范围广泛，且特异性强；超声心动图检查是首选的无创性检查方法。

3．治疗原则　以外科手术治疗为主，介入治疗为辅。

4．护理措施　术前护理重点是控制血压和心率；术后护理重点包括控制血压和心率，关注患者出血情况，胸腔闭式引流的护理，以及神经系统症状、感染等并发症的观察与护理。

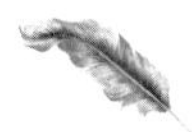

## 思考题

患者，男性，68 岁，6 h 前进行田间劳作时突然出现剧烈撕裂样胸痛，疼痛向后背部放射，不伴咳嗽、咳痰及呼吸困难。患者既往有高血压病史，未规律服药，血压控制不佳，测量血压 190/120 mmHg。

经 CTA 检查确诊为 Stanford A 型主动脉夹层。

请回答：

1．准备对该患者进行急诊手术，此时应采取哪些护理措施？

2．该患者急诊术后胸腔闭式引流的护理观察要点有哪些？

（王晓月）

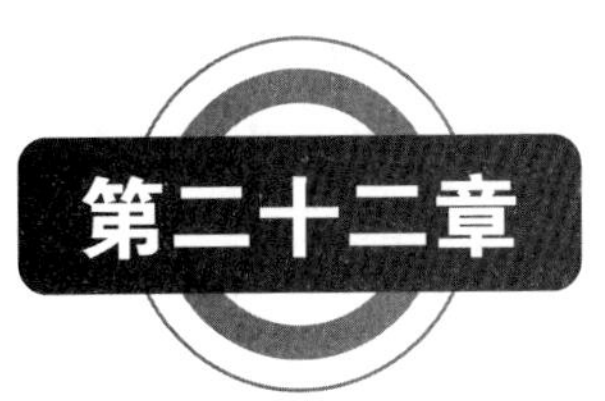


# 腹外疝患者的护理

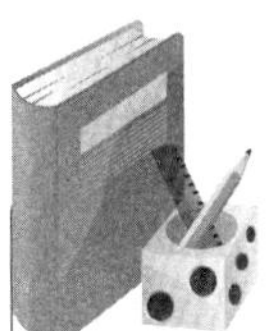

**导学目标**

通过本章内容的学习，学生应能够：

◆ **基本目标**

1. 解释腹外疝的病因和临床类型。
2. 描述常见腹外疝的临床表现、辅助检查和治疗原则。
3. 比较腹股沟斜疝和直疝的异同点。
4. 解释腹股沟疝患者术后出现阴囊血肿的原因和处理措施。
5. 运用所学知识为腹外疝患者提供饮食护理。

◆ **发展目标**

综合运用所学知识正确评估腹外疝患者，并为其制订护理计划。

◆ **思政目标**

具备良好的人文关怀及共情能力，以及高度认真、负责的态度。

**案例 22-1A**

患者，男性，66岁，1年前无意中发现右侧腹股沟出现一肿物，近期肿物经常突出，伴行走不适及局部疼痛。

专科检查：右侧腹股沟区可见一肿物，约8 cm×8 cm大小，已降入阴囊，可回纳至腹腔。用手按压肿块并嘱患者咳嗽，可有膨胀性冲击感。双侧睾丸、附睾无触痛，未触及包块。

**请回答：**

1. 该患者为什么会出现上述临床表现？
2. 该患者术前的护理评估内容有哪些？

## 第一节　概　述

体内脏器或组织离开其正常解剖部位，通过先天或后天形成的薄弱点或缺损、孔隙进入另一部位，称为疝（hernia）。疝常以突出的部位命名，多发生于腹部，以腹外疝最多见。

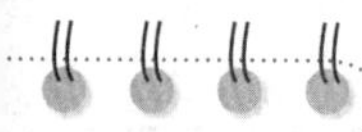



腹外疝（abdominal external hernia）是腹腔内脏器或组织连同壁腹膜，经腹壁薄弱点或孔隙，向体表突出所形成，是外科最常见的疾病之一。常见的腹外疝有腹股沟疝、股疝、脐疝和切口疝等。

随堂测 22-1

## 【病因与病理】

（一）病因

1. 腹壁强度降低　是疝发生的根本原因。

（1）先天性因素：最常见的原因是在胚胎发育过程中，某些组织穿过腹壁部位，如精索或子宫圆韧带穿过腹股沟管、股动静脉穿过股管等处。其他如腹白线发育不全等。

（2）后天性因素：手术切口愈合不良、外伤、感染等造成腹壁缺损，以及腹壁神经损伤、老年、肥胖、长期患病导致肌萎缩等。

2. 腹内压力增高　常见原因有慢性咳嗽、排尿困难（如前列腺增生症、膀胱结石等）、长期便秘、腹腔积液、妊娠、婴儿经常啼哭、搬运重物、举重等。正常人虽有腹内压增高的情况，但若腹壁强度正常，则不会发生疝。

近年来关于病因学的基础研究还围绕肥胖、胶原代谢异常以及遗传基因缺陷等因素展开。此外，腹股沟疝还与长期吸烟、下腹部手术史等有关。

（二）病理

1. 病理解剖　典型的腹外疝由疝环、疝囊、疝内容物和疝外被盖组成。

（1）疝环：是疝突向体表的门户，又称疝门，也是腹壁薄弱区或缺损所在。临床上各类疝常以疝环部位作为命名依据，如腹股沟疝、股疝、切口疝和脐疝等。

（2）疝囊：是壁腹膜自疝环突出的憩室样囊袋。一般呈梨形或半球形，由疝囊颈和疝囊体组成。疝囊颈是疝囊比较狭窄的部分，也是疝环所在的部位。

（3）疝内容物：是进入疝囊的腹内脏器或组织，以小肠最为多见，大网膜次之。盲肠、阑尾、乙状结肠、横结肠和膀胱等也可进入疝囊，但较少见。

（4）疝外被盖：是指疝囊以外的各层组织，一般为筋膜、皮下组织和皮肤。

2. 临床类型　根据疝的可复程度和血供情况，可将腹外疝分为 4 种类型。

（1）可复性疝（reducible hernia）：最常见。疝内容物与疝囊间无粘连。当患者平卧、休息或用手将肿块向腹腔推送时，疝内容物很容易回纳入腹腔。

（2）难复性疝（irreducible hernia）：是指疝内容物不能回纳或不能完全回纳入腹腔，但并不引起严重症状。常见原因是疝内容物（多数是大网膜）在疝囊颈处受摩擦损伤，引起粘连。少数病程较长、疝环较大的腹外疝，因内容物进入疝囊时产生的下坠力可将疝囊颈上方的腹膜逐渐推向疝囊，如盲肠、阑尾、乙状结肠或膀胱等均可随之下移而成为疝囊壁的一部分，称为滑动性疝（sliding hernia），也属于难复性疝。与可复性疝一样，难复性疝内容物无血运障碍。

（3）嵌顿性疝（incarcerated hernia）：疝环较小而腹内压突然增高时，疝内容物可强行扩张疝囊颈而挤入疝囊，由于疝囊颈回缩，使其不能回纳而成为嵌顿性疝，久而久之可导致肠管静脉回流受阻，肠管和肠系膜淤血、水肿、增厚，大量黄色渗出液积聚在疝囊内，使肠内容物回纳更为困难。嵌顿若及时解除，病变肠管尚能恢复正常。

（4）绞窄性疝（strangulated hernia）：嵌顿如不能及时解除，疝内容物持续受压，则可导致血运障碍，称为绞窄性疝。

嵌顿性疝和绞窄性疝实际上是一个病理过程的两个阶段，临床上很难截然区分开来。肠管嵌顿或绞窄时，可导致急性机械性肠梗阻。肠管坏死、穿孔是患者死亡的主要原因。儿童患者疝发生嵌顿后，由于疝环组织较柔软，所以较少出现绞窄。

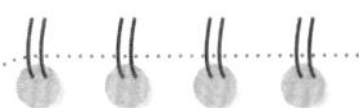

# 第二节　腹股沟疝

腹股沟疝（inguinal hernia）是普通外科的常见病之一，占所有疝疾病的 75%左右。腹股沟疝是指发生在腹股沟区的腹外疝，即腹腔内器官或组织通过腹壁上腹股沟区域存在的缺损，向体表突出的现象。腹壁缺损可以是先天的，也可以是后天形成的。腹股沟疝多发生于老年人，尤其多见于男性，男性与女性发病比例之比约为 15 ： 1，右侧较左侧多见。据统计，全球每年有＞ 2000 万例腹股沟疝手术。根据疝囊颈与腹壁下动脉的解剖关系，可将其分为腹股沟斜疝（oblique inguinal hernia）和腹股沟直疝（direct inguinal hernia）。前者是指疝囊经腹壁下动脉外侧的腹股沟管内环（深环）突出，向内、向下、向前斜行经过腹股沟管，再穿出腹股沟管外环（浅环），并可进入阴囊。后者是指疝囊经腹壁下动脉内侧的直疝三角区直接由后向前突出，不经过内环，也不进入阴囊。腹股沟斜疝是最常见的腹外疝，发病率约占全部腹外疝的 90%，占腹股沟疝的 95%，以婴幼儿及中年男性多见，直疝常见于年老体弱者。

## 【护理评估】

（一）病因

1．先天性异常　胚胎发育早期，睾丸位于腹膜后第 2 ～ 3 腰椎旁，以后逐渐下降，并带动内环处腹膜也逐渐下移，同时将腹膜向前推形成腹膜鞘突，其下段在婴儿出生后不久成为睾丸固有鞘膜，其余部分自行闭合。若腹膜鞘突未闭或闭合不全，仍与腹腔相通，则可形成先天性斜疝，多发生在右侧，可能与右侧睾丸下降较慢有关（图 22-1）。

2．后天性腹壁薄弱或缺损　主要与腹股沟区肌肉、腹横筋膜发育不全或缺损等有关（图 22-2）。

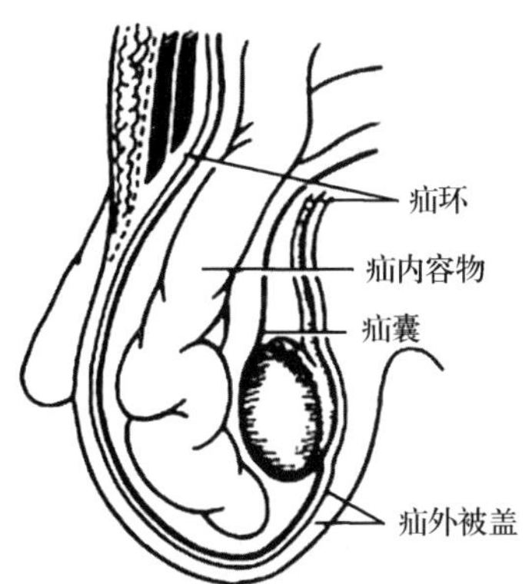


图 22-1　先天性腹股沟斜疝

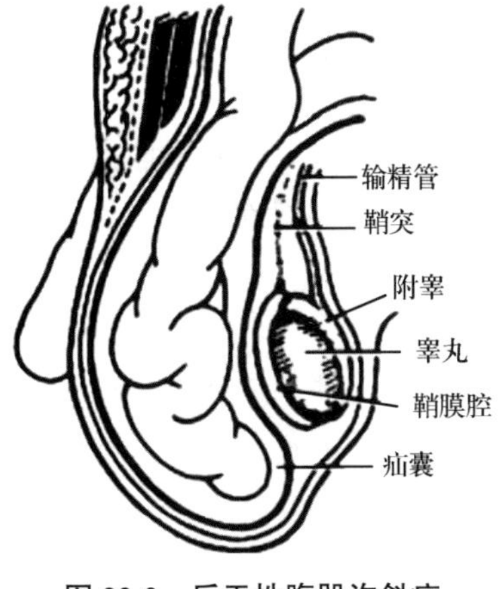


图 22-2　后天性腹股沟斜疝

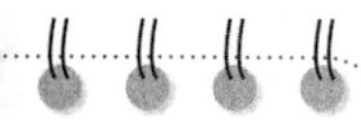

（二）临床表现

1．腹股沟斜疝

（1）可复性疝：除腹股沟部出现可复性肿块和偶有胀痛外，患者通常无其他症状。肿块在站立、行走或腹部施压时明显，多呈梨形，可降至阴囊或大阴唇。用手按压肿块同时嘱患者咳嗽，可有冲击感。若患者平卧休息或用手推送，肿块可消失。肿块复位后，以手指自阴囊皮肤伸入扩大而松弛的外环内，嘱患者咳嗽，指尖可有冲击感。用手指紧压腹股沟管内环，嘱患者站立并咳嗽，疝块并不出现，移去手指，疝块可由外上向内下突出。

（2）难复性疝：主要特点是疝块不能完全回纳，常伴有坠胀感，疝内容物未发生器质性病理改变。

（3）嵌顿性疝：常于腹内压骤增时出现，疝块不能回纳，伴明显疼痛。若嵌顿内容物为肠袢，则患者可有肠梗阻症状。此时疝内容物尚未发生血运障碍。

（4）绞窄性疝：疝内容物出现血运障碍，如不及时处理，即可出现严重并发症。

随堂测 22-2

2．腹股沟直疝　当患者站立时，腹股沟内侧耻骨结节外上方出现一半球形肿块，不伴疼痛或其他症状。肿块多能自行回纳入腹腔而消失，极少发生嵌顿。腹股沟斜疝与腹股沟直疝的鉴别见表 22-1。

**表 22-1　斜疝与直疝的鉴别**

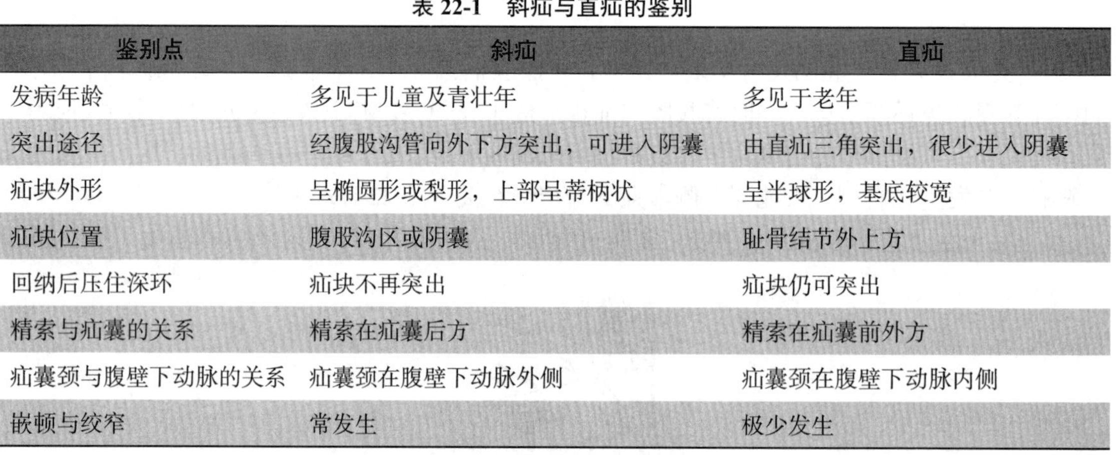

| 鉴别点 | 斜疝 | 直疝 |
|---|---|---|
| 发病年龄 | 多见于儿童及青壮年 | 多见于老年 |
| 突出途径 | 经腹股沟管向外下方突出，可进入阴囊 | 由直疝三角突出，很少进入阴囊 |
| 疝块外形 | 呈椭圆形或梨形，上部呈蒂柄状 | 呈半球形，基底较宽 |
| 疝块位置 | 腹股沟区或阴囊 | 耻骨结节外上方 |
| 回纳后压住深环 | 疝块不再突出 | 疝块仍可突出 |
| 精索与疝囊的关系 | 精索在疝囊后方 | 精索在疝囊前外方 |
| 疝囊颈与腹壁下动脉的关系 | 疝囊颈在腹壁下动脉外侧 | 疝囊颈在腹壁下动脉内侧 |
| 嵌顿与绞窄 | 常发生 | 极少发生 |

（三）辅助检查

1．实验室检查　疝内容物继发感染时，血常规检查示白细胞计数和中性粒细胞比例均升高。

2．影像学检查　疝囊嵌顿或绞窄时，X 线检查可见肠梗阻征象。

3．阴囊透光试验　腹股沟斜疝透光试验呈阴性，因为疝块不能透光。而鞘膜积液时，透光试验多呈阳性，以此可鉴别腹股沟斜疝与鞘膜积液。但幼儿的疝块因组织菲薄，常能透光，容易与鞘膜积液混淆。

（四）与疾病相关的健康史

评估腹外疝的发病原因，了解患者是否存在腹壁肌肉薄弱或先天性缺损、腹部手术史及术后伤口愈合情况等。重点评估患者是否存在慢性咳嗽、便秘、排尿困难、妊娠、腹腔积液、肥胖或婴儿经常啼哭等腹内压增高因素。

（五）心理社会状况

了解患者和家属有无因疝块长期反复突出而产生恐惧、焦虑情绪。了解患者的家庭经济承受能力，患者和家属对疾病相关知识的了解程度及对手术的心理反应。

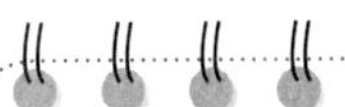

（六）治疗原则

除少数特殊情况外，对腹股沟疝患者一般均应尽早施行手术治疗。目前，成人腹股沟疝只有通过外科手术治疗才能获得痊愈。

1．非手术治疗

(1) 对 1 周岁以下婴幼儿，可暂施行不手术。因为婴幼儿腹肌可随躯体生长而逐渐强壮，疝有自行消失的可能。可用棉线束带或绷带暂时压迫腹股沟管深环，防止疝块突出。尽可能避免一切可能增加腹内压的因素，如哭闹、咳嗽等。

(2) 对年老体弱或伴有其他严重疾病而禁忌手术者，应使用疝带。使用方法：白天可在回纳疝内容物后，将医用疝带一端的软压垫对着疝环顶住，以阻止疝块突出。但长期使用疝带可刺激疝囊颈，使之增厚，从而易与疝内容物发生粘连，形成难复性疝和嵌顿性疝。

2．手术治疗　手术修补是治疗腹股沟疝最有效的方法。

(1) 传统疝修补术：手术的基本原则是疝囊高位结扎、加强或修补腹股沟管管壁。

1) 疝囊高位结扎术：显露疝囊颈，予以高位（即解剖上应达内环口，术中以腹膜外脂肪为标志）结扎，切除疝囊。仅适用于婴幼儿，以及绞窄性斜疝致肠坏死且局部有严重感染、暂不宜行疝修补术者。

2) 组织间张力缝合修补术（也称为“经典”手术）：可加强或修补腹股沟管管壁，是最常用的治疗方法。成年腹股沟疝患者都存在不同程度的腹股沟管前壁或后壁薄弱或缺损，只有在疝囊高位结扎的基础上，加强或修补薄弱的腹股沟管前壁或后壁，才有可能彻底治疗疾病，有效预防腹股沟疝的复发。

Fergusson 疝修补术是加强或修补腹股沟管前壁最常用的方法，适用于腹横筋膜无显著缺损、腹股沟管后壁尚健全的患者。加强腹股沟管后壁的方法：① Bassini 疝修补术，是临床上加强腹股沟管后壁应用最广泛的方法；② Halsted 疝修补术；③ McVay 疝修补术，适用于腹股沟管后壁薄弱严重的患者，还可用于股疝的修补；④ Shouldice 疝修补术，与 Bassini 疝修补术基本相同，适用于修补疝块较大的成人腹股沟斜疝和直疝。

髂腹下神经和髂腹股沟神经走行于腹外斜肌和腹内斜肌间，在疝修补时易被损伤，导致所支配区域肌萎缩、感觉障碍等。

(2) 无张力疝修补术（tension-free herniorrhaphy）：包括加强腹股沟管后壁术和腹膜前间隙加强手术。在无张力情况下，用人工高分子材料网片进行修补，具有术后疼痛轻、恢复快、复发率低、术后并发症较少等优点。目前，无张力疝修补术已成为成人腹股沟疝的主要治疗术式。

**知识链接**

**补片感染**

补片感染是疝修补术后的常见并发症，早期常表现为手术部位红肿、疼痛和皮下积液等，部分患者可伴有发热、寒战、烦躁不安等全身症状。随着病情的进展，形成通往补片的窦道，可见脓性分泌物流出。其发病与患者自身病情、手术操作及植入补片等因素密切相关，针对以上发病因素制订相应的围手术期策略，可明显提高手术治疗效果，减少术后补片感染的发生。术后感染要早诊断、早治疗，非手术治疗无效时应尽早施行手术，以改善预后，缩短治疗周期。随着围手术期方案的完善、手术技术的提高以及新式补片的出现，术后补片感染的问题将得到更好地解决。

（3）腹腔镜疝修补术（laparoscopic herniorrhaphy）：有 4 种方法，即经腹膜前法、完全经腹膜外法、经腹腔补片植入法和单纯疝环缝合法，具有创伤小、术后疼痛轻、恢复快、美观、手术伤口并发症较少等优点，但费用高于开放式手术。随着腹腔镜技术的发展、手术器械的改进、疝修补材料的提升等，其在临床中的应用越来越广泛。

3．嵌顿性疝和绞窄性疝的处理　原则上应立即进行手术治疗。对少数嵌顿时间在 3 ～ 4 h 以内，局部压痛不明显，也无腹膜刺激征者，以及年老体弱或伴有其他严重疾病且估计尚未发生肠绞窄坏死者，可试行手法复位。复位方法：嘱患者取头低足高卧位，注射吗啡等解痉止痛药，以松弛腹肌，然后托起阴囊，持续、缓慢地将疝块还纳回腹腔。手法必须轻柔，切忌粗暴，以免损伤肠管。复位后，还需严密观察腹部情况，如患者有腹膜炎或肠梗阻的表现，应立即行手术探查。嵌顿性疝复位后，疝并未根治，对大部分患者仍需要进行手术修补，而手法复位又存在挤破肠管、肠管回纳不完全等风险，故应严格掌握手法复位的适应证。

嵌顿性疝和绞窄性疝手术前，应做好必要的准备，如患者出现水和电解质紊乱，应迅速补液予以纠正。手术的关键在于正确判断疝内容物的活力，然后根据患者病情确定处理方法。如肠管已坏死，则应行肠切除术，不做疝修补，以免因感染而导致修补失败。

**知识链接**

**生物补片在食管裂孔疝修补术中应用的疗效**

生物补片是一种全新的可诱导组织再生的材料，由多层脱细胞猪小肠黏膜下层材料复合而成的非交联再生型补片，具有独特的临床治疗效果。生物补片可以降低食管裂孔疝患者的术后复发率，同时也能有效地减少术后补片对食管的侵蚀和卡压，降低因炎症刺激纤维瘢痕而致食管狭窄发生的概率。

**案例 22-1B**

患者经相关检查后，确诊为单侧腹股沟斜疝。于全麻下行右侧无张力疝修补术。

**请回答：**

1. 对该患者手术前应采取哪些护理措施？

2. 术后 16 h，患者自诉阴囊处肿胀，体格检查见局部呈暗紫色。该患者可能出现了哪种并发症？应如何处理？

## 【主要护理诊断 / 问题】

1．急性疼痛　与腹外疝嵌顿、绞窄有关。

2．潜在并发症：肠绞窄坏死、术后阴囊水肿。

## 【护理措施】

### （一）非手术治疗的护理及术前护理

1．心理护理　向患者讲解腹外疝的病因及诱发因素，说明手术治疗的必要性及手术方法，以消除患者的顾虑。对于行无张力疝修补术者，还应介绍补片材料的特点等情况。

2．解除引起腹内压增高的因素　保持排便通畅，禁止吸烟，避免受凉、咳嗽。妊娠期妇女在活动时可用疝带压住疝环口。指导患者术前练习床上排尿、排便及有效咳嗽。

3．观察病情　密切观察患者腹部情况，应高度警惕嵌顿性疝、绞窄性疝及肠梗阻的发生。若发现异常情况，应立即通知医师，并做好紧急手术的准备。

4．急症手术前准备　嵌顿性疝及绞窄性疝患者，特别是合并急性肠梗阻的患者，常有脱水、酸中毒及全身中毒症状，甚至发生感染性休克，应予以紧急手术治疗。术前除一般护理外，还应做好输液、抗感染和胃肠减压等护理。

（二）术后护理

1．体位与活动　行传统疝修补术者，当日取平卧位，膝下垫一软枕，髋关节微屈，以降低腹内压力和切口张力，次日改为半卧位。行无张力疝修补术者，一般术后 6 h 即可下床活动。年老体弱、复发性疝、绞窄性疝、巨大疝者，可适当延迟下床活动的时间。

2．饮食　术后 6 ~ 12 h，如患者无恶心、呕吐，则可进流质饮食、半流质饮食，次日可进普通饮食。行肠切除、肠吻合术的患者，待肠功能恢复后方可进食。

3．防止腹内压增高　注意保暖，避免受凉。如患者出现咳嗽，应及时予以治疗，并指导患者在咳嗽时用手按压保护切口。保持排尿、排便通畅。

4．维持体液平衡　绞窄性疝行肠切除术、肠吻合术者，术后应继续禁食、禁水，给予静脉补液和营养支持治疗，以维持水、电解质及酸碱平衡，促进术后康复。

5．并发症的预防与护理　①阴囊血肿：常发生在术后 24 h 内，表现为阴囊肿胀，呈暗紫色。术后用“丁”字带或阴囊托将阴囊托起，局部冷敷，以预防阴囊血肿。术后切口一般不需放置沙袋压迫，有切口血肿时，应予适当加压。②切口感染：手术前应做好阴囊及会阴部的皮肤准备，避免损伤皮肤。合理应用抗生素。及时更换切口敷料，并保持敷料干燥。密切观察切口愈合情况，一旦发现感染征象，即应尽早处理。③晚期并发症：如慢性疼痛、精索和睾丸并发症（缺血性睾丸炎、睾丸萎缩等）、迟发性补片感染、补片移位等，应予以相应处理。

（三）健康教育

1．指导患者避免受凉、咳嗽，避免婴幼儿经常哭闹，保持排便通畅，防止便秘发生。

2．休息与活动　指导患者出院后注意适当休息，逐渐增加活动量，但应注意术后 3 个月内避免重体力劳动或提举重物。

3．疝带的使用　应用疝带治疗者，在使用疝带期间，应经常检查压迫位置是否正确，随时调整松紧度，避免引起疝内容物受压。

4．积极预防和治疗相关疾病　嘱患者出院后 1 个月复诊，若切口红肿或者疝复发，应及时就诊。

## 第三节　其他常见腹外疝

### 一、股疝

疝囊经股环、股管向卵圆窝突出者，称为股疝（femoral hernia），占腹外疝的 3% ~ 5%，多见于 40 岁以上经产妇。

1．病因　妊娠是腹内压增高引起股疝的主要原因。本病与女性骨盆较宽，股管上口较宽大、松弛有关，多见于右侧。因股管几乎垂直向下，疝内容物进入股管，出卵圆窝后转向前，形成锐角，且股环本身较小，周围多为坚韧的韧带，故易发生嵌顿，发生率高达 60%，并可迅速发展为绞窄性疝。

2．临床表现　患者平时无典型症状，多为偶然发现。主要表现为腹股沟韧带下方卵圆窝

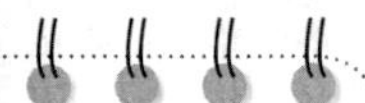

处出现一半球形突起，疝块往往不大。平卧回纳后，疝块有时不能完全消失，与疝囊外有较多脂肪堆积有关。易复性股疝患者症状较轻，久站或咳嗽时有胀痛。若发生嵌顿，除可引起局部剧烈疼痛外，还常伴有较明显的急性机械性肠梗阻症状，严重者甚至可以掩盖股疝的局部症状。

3．治疗原则　股疝一经确诊，即应及时进行手术治疗。对于嵌顿性或绞窄性股疝患者，应施行紧急手术。最常用的手术方式是 McVay 疝修补术。

## 二、切口疝

腹壁手术切口处形成的疝称为切口疝（incisional hernia）。切口疝是由于原手术部位的腹壁切口筋膜和（或）肌层未能完全愈合，在腹腔内压力的作用下形成的腹外疝，其疝囊可有完整或不完整的腹膜上皮细胞。切口疝常见于腹前壁切口，临床上较常见，占腹外疝的第 3 位。

1．病因

（1）解剖因素：最常发生切口疝的是经腹直肌切口。因为除腹直肌外，腹壁各肌层及筋膜、鞘膜等组织的纤维大体上都是横向的，纵向切口势必会切断这些纤维，缝线也易滑脱；已缝合的组织又经常受到横向牵拉，且肋间神经也被切断，导致腹直肌强度降低。

（2）手术因素：①切口感染造成腹壁组织破坏，由此导致的腹部切口疝占 50% 左右；②手术后放置引流物过久；③切口过长，以致切断肋间神经过多；④切口缝合关闭技术应用不当，或缝合材料选择不当；⑤切口张力过大。

（3）腹内压增高因素：术后腹部明显胀气、剧烈咳嗽、恶心、便秘等可致腹内压骤增，使切口内层断裂。

（4）无法改变或不易改变的因素：切口血肿、高龄、肥胖、糖尿病、营养不良、长期吸烟或应用某些药物（如皮质激素）等，可导致切口愈合不良。

2．临床表现　腹壁切口处逐渐膨隆，出现大小不一的肿块。通常在患者站立或用力时，肿块更为明显，平卧、休息时则缩小或消失。若疝块较大，则患者可有腹部牵拉感，伴食欲减退、腹胀、恶心、腹部隐痛、便秘等。切口疝多无完整的疝囊，疝内容物易与腹膜外腹壁组织粘连而成为难复性疝。切口疝的疝环一般较宽大，故很少发生嵌顿。但巨大切口疝常伴有腹腔容量减少，可导致腹壁功能不全，从而影响呼吸和循环系统、腹腔内脏器官功能等。

3．治疗原则　腹壁切口疝不能自愈，而且由于腹腔内压力的存在，随着患者的病程进展和年龄增长，切口疝可有逐渐增大的趋势。因此，对所有切口疝患者，均应采取积极的治疗措施（包括手术治疗或非手术治疗）。

## 三、脐疝

腹内器官经脐环向外突出者，称为脐疝（umbilical hernia）。临床分为小儿脐疝和成人脐疝两类，以小儿脐疝多见。

小儿脐疝多因脐环闭锁不全或脐部瘢痕组织薄弱，在腹内压增高（如经常啼哭和便秘）时发生，可见脐部出现球形疝块，多属于可复性疝，极少发生嵌顿和绞窄。对 2 岁之前的患儿多采取非手术治疗。治疗方法是：回纳疝块后，用一直径大于脐环、外包纱布的硬币或小木片压住脐环，再用胶布或绷带加以固定，防止疝块突出，促进愈合。对 2 岁以后的患儿，若脐环直径仍＞ 1.5 cm，则应行手术治疗。

成人脐疝为后天性，较少见，多见于中年经产妇，通常在妊娠、肥胖、腹腔积液等腹内压增高的情况下发生。疝块常在患者站立、咳嗽时脱出，安静平卧时消失。成人脐疝因疝环狭小，发生嵌顿或绞窄者较多，应予以手术治疗。

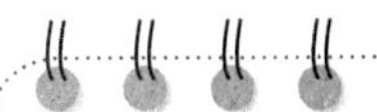

**科研小提示**

研究提示，不同的护理方式可影响围手术期腹外疝患者的预后，可探索不同护理模式在腹外疝患者中的应用。

## 小　结

1．病因与病理　发病原因主要是腹壁强度降低，腹内压增高。腹外疝可分4种类型，即可复性疝、难复性疝、嵌顿性疝和绞窄性疝。

2．临床表现与辅助检查　①腹股沟斜疝：腹股沟区肿块呈梨形，可进入阴囊。回纳肿块后按压深环，肿块不再突出，多见于儿童及成年人。②腹股沟直疝：腹股沟区肿块呈球形，不进入阴囊，容易回纳，多见于老年人。③股疝：表现为腹股沟韧带下方卵圆窝处的半球形肿块，肿块较小，不易回纳，最易发生嵌顿。④切口疝：主要表现为腹壁切口瘢痕处逐渐膨隆，出现大小不一的肿块。⑤脐疝：主要表现为脐部球形包块。疝发生嵌顿或绞窄时，X线检查可见肠梗阻征象。发生腹股沟斜疝时，阴囊透光试验呈阴性，而鞘膜积液时，阴囊透光试验多呈阳性。

3．治疗原则　以手术治疗为主，主要采用疝囊高位结扎或疝修补术。

4．护理措施　术前应防治腹内压增高，警惕疝发生嵌顿，做好术前准备。术后应继续防治腹内压增高，同时做好并发症的观察与护理。

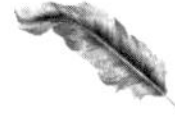

## 思考题

患者，男性，65岁，农民，小学文化程度，长期便秘。5年前，患者发现右腹股沟区肿块，约3 cm×3 cm大小，2年来肿块逐渐增大至10 cm×5 cm大小，并且可坠入阴囊。肿块突出时，患者感下腹部坠胀、隐痛。

体格检查：右腹股沟区有一约10 cm×5 cm大小的肿块，质软，无压痛，回纳后压迫内环，肿块不再出现。

诊断为右侧腹股沟斜疝。

请回答：

1．该患者发生腹股沟斜疝的原因是什么？

2．患者入院后，予以无张力疝修补术，术后可能出现的并发症有哪些？应如何预防和护理？

3．出院前，应如何对患者进行健康指导？

（田建丽）

第 23 章数字资源

# 急性化脓性腹膜炎患者的护理

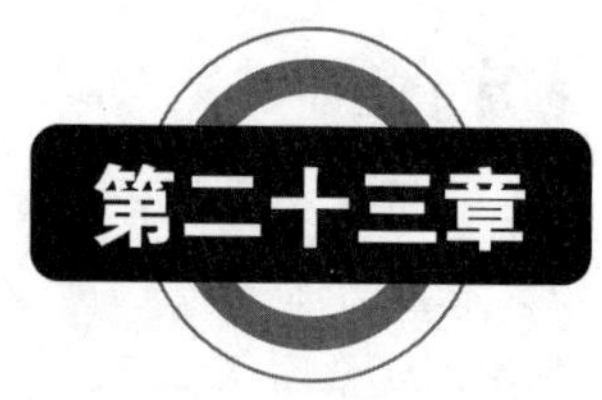


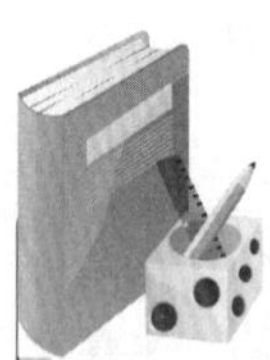

**导学目标**

通过本章内容的学习，学生应能够：

◆ **基本目标**

1. 归纳急性化脓性腹膜炎的病因和病理。
2. 复述急性化脓性腹膜炎患者的临床表现、辅助检查和治疗原则。
3. 解释膈下脓肿和盆腔脓肿的临床特点。
4. 运用所学知识为急性化脓性腹膜炎患者提供饮食护理。

◆ **发展目标**

综合运用所学知识正确评估急性化脓性腹膜炎患者，并为其制订护理计划。

◆ **思政目标**

具备良好的人文关怀及共情能力，以及高度负责的态度和责任心。

**案例 23-1A**

患者，女性，37 岁，已婚，饱餐后突感上腹部剧痛，迅速波及全腹，伴恶心、呕吐、发热。

体格检查：T 38.6℃，P 84 次 / 分，R 28 次 / 分，BP 110/70 mmHg，双下肢屈曲，全腹明显压痛、反跳痛，腹肌强直。血常规检查示：WBC $17 \times 10^9$/L，尿常规检查无异常。

诊断为“消化性溃疡穿孔”“急性弥漫性腹膜炎”，拟行急诊手术。术前，患者拒绝留置胃管。

**请回答：**

1. 该患者腹膜炎属于哪种类型？
2. 应如何说服患者留置胃管？

急性化脓性腹膜炎（acute suppurative peritonitis）是外科最为常见的急腹症，是由细菌感染、化学性刺激或物理性损伤等引起的腹膜和腹膜腔的炎症。按发病机制可分为原发性和继发性腹膜炎，按病因可分为细菌性和非细菌性腹膜炎；按炎症波及的范围可分为弥漫性和局限性腹膜炎。

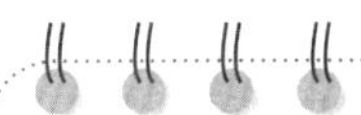

## 【病因与病理】

（一）病因

1．继发性腹膜炎（secondary peritonitis）　是最常见的腹膜炎。腹腔内空腔脏器穿孔（如胃、十二指肠穿孔）和外伤引起的腹壁或内脏破裂（如肝、脾破裂）是继发性腹膜炎最常见的原因。腹腔内脏器官炎症（如急性阑尾炎、急性胰腺炎、女性生殖器官化脓性感染等）扩散也是急性继发性腹膜炎常见的原因。另外，腹部手术中污染腹腔，胃肠道、胆管、胰腺吻合口渗漏及产后感染等都可引起腹膜炎。引起继发性腹膜炎的细菌主要是胃肠道内的常驻菌群，以大肠埃希菌最多见，其次是厌氧拟杆菌、链球菌及变形杆菌等。通常为混合感染，毒性较强。

随堂测 23-1

2．原发性腹膜炎（primary peritonitis）　又称自发性腹膜炎，即腹腔内无原发病灶，细菌进入腹腔的途径为血行播散、上行性感染、直接扩散及透壁性感染（肝硬化并发腹腔积液、营养不良等机体抵抗力低下时，肠腔内细菌可能通过肠壁进入腹膜腔，发生细菌移位而导致腹膜炎）。病原菌多为溶血性链球菌、肺炎球菌或大肠埃希菌。原发性腹膜炎多见于儿童，多在机体抵抗力低下（如肾病、肝硬化并发腹腔积液、猩红热及营养不良）时发生。

（二）病理

腹膜具有润滑、吸收、渗出、防御和修复等生理功能。当胃肠内容物和细菌等进入腹腔后，可刺激腹膜，使之迅速充血、水肿，并渗出大量液体，以稀释腹腔内毒素。渗出液中含有大量中性粒细胞、吞噬细胞、坏死组织、细菌和凝固的纤维蛋白，可使渗出液变浑浊，成为脓液。以大肠埃希菌为主的脓液呈黄绿色，常与其他致病菌混合感染而变得黏稠，有粪臭味。腹膜炎的结局取决于两方面：①患者全身和腹膜局部的防御能力；②致病菌的性质、数量和持续时间。年轻体壮、抗病能力强的患者，可使致病菌毒力下降。若治疗措施得当，则炎症可完全消散而痊愈。如炎性渗出液未能完全吸收而积聚于膈下、肠袢间、盆腔等处，则形成局限性脓肿。当机体抵抗力弱、致病菌毒力强、治疗措施不当时，可导致患者发生感染性休克，并可同时引起胸腔、腹腔、肺部等多脏器感染，严重者可导致死亡。

## 【护理评估】

（一）临床表现

1．症状

（1）腹痛：是最主要的临床表现。原发病不同，腹痛的性质、程度亦不相同。疼痛多为持续性剧烈腹痛，常难以忍受。深呼吸、咳嗽及变换体位时疼痛加剧，故患者多呈强迫体位。疼痛以原发病灶处最为显著，随炎症扩散而波及全腹。

（2）恶心、呕吐：是早期常见症状。腹膜受刺激后，可引起反射性恶心、呕吐，吐出物多为胃内容物。发生麻痹性肠梗阻时，呕吐为溢出性，患者可吐出黄绿色胆汁，甚至棕褐色粪水样内容物。

（3）感染中毒症状：患者可出现寒战、高热、脉搏加快、呼吸浅快、大汗淋漓、口干等全身感染中毒表现。随着病情进一步发展，患者严重脱水时，可出现皮肤干燥、眼窝凹陷。发生感染性休克时，患者可出现四肢厥冷、脉搏细速、呼吸急促、血压下降、神志不清等表现。

2．体征

（1）全身表现：患者多呈急性面容，常取仰卧位，双下肢屈曲，拒按腹部，不愿改变体位。

（2）体温、脉搏变化：与炎症的轻重程度有关。起初正常，之后因毒素吸收，患者体温逐渐升高，脉搏逐渐加快。年老体弱者体温可不升高，但脉搏多加快。若脉搏加快而体温降低，则是病情恶化的征象之一。

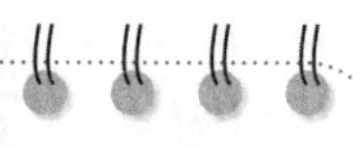

随堂测 23-2

(3) 腹部体征：患者可出现腹胀，腹式呼吸减弱或消失。腹胀加重多提示病情恶化。腹部压痛、反跳痛及腹肌紧张是腹膜炎的标志性体征，称为腹膜刺激征，尤以原发病灶所在部位最明显。胃肠、胆囊穿孔可引起强烈的腹肌紧张，呈“木板样”强直。幼儿、老年人、肥胖患者、妊娠晚期患者及极度衰弱患者腹肌紧张多不明显，易被忽视。另外，空腔脏器穿孔时，可有肝浊音界缩小或消失；腹腔积液较多时，可出现移动性浊音，肠鸣减弱甚至消失。

(4) 直肠指检：若有盆腔感染或盆腔脓肿，指检时可发现直肠窝饱满，有触痛。

### (二) 辅助检查

1．实验室检查　白细胞计数及中性粒细胞比例均有不同程度的增高，病情凶险或机体抵抗力低下者，白细胞计数可不增高，仅有中性粒细胞增高，甚至可出现中毒性颗粒。

2．影像学检查

(1) X 线检查：立位腹部 X 线检查可见小肠普遍胀气，且有多个小液平面，是肠麻痹的征象。胃肠穿孔时，多可见膈下游离气体。

(2) B 超检查：可显示腹腔内有不等量的积液，但不能鉴别液体的性质。在超声引导下行腹腔穿刺抽液或腹腔灌洗有助于诊断。

(3) CT 检查：CT 检查有助于腹腔内实质性脏器病变的诊断，且对评估腹腔内液体量也有一定的帮助，诊断准确率可达 95%。

3．其他检查　若直肠指检发现直肠窝饱满，有触痛，则可经肛门直肠前穿刺抽液协助诊断；对已婚女性可做经阴道超声或经阴道后穹隆穿刺检查。

### (三) 与疾病相关的健康史

继发性腹膜炎常继发于腹腔脏器穿孔、外伤、炎症、手术时污染及产后感染等。应详细询问患者相关疾病史、外伤史、手术史，对女性患者还应询问妊娠史。原发性腹膜炎以儿童多见，与机体抵抗力下降有关，应了解患者既往疾病史和身体状况，判断腹膜炎的发生原因。

### (四) 心理社会状况

急性化脓性腹膜炎发病急、病情危重，且患者疼痛剧烈。应评估患者和家属是否有紧张、恐惧情绪，了解患者和家属对疾病的认知程度和心理承受能力。

### (五) 治疗原则

积极处理原发病灶，控制腹腔感染，预防感染复发。

1．非手术治疗　对诊断明确、病情较轻或病程较长（超过 24 h），且腹部体征已减轻或有减轻趋势，或伴有严重心、肺等脏器疾病不能耐受手术者，可采取非手术治疗。具体措施包括取半卧位，休克患者取仰卧中凹位，禁食，持续胃肠减压，补液，纠正水、电解质紊乱，应用抗生素，补充热量和给予营养支持、镇静、止痛和吸氧等。

2．手术治疗　对绝大多数继发性腹膜炎患者，需要及时进行手术治疗。手术治疗适应证：病情严重或经非手术治疗 6 ~ 8 h 后（一般不超过 12 h）无效者；腹腔内原发病加重（如胃肠道穿孔、腹腔内脏器损伤破裂等）导致腹膜炎者；腹腔内有大量积液，出现严重肠麻痹，甚至休克表现者；腹膜炎病因不明确，且无局限趋势者。

(1) 处理原发病灶：如切除阑尾和坏死肠段等。

(2) 彻底清洁腹腔：吸出腹腔内的脓液及渗出液，清除食物残渣、粪便和异物等，可用甲硝唑及生理盐水冲洗腹腔至清洁等。

(3) 充分引流：术后在腹腔内放置引流物（如硅胶管、乳胶管或双腔引流管等），将残余液体和继续产生的渗出液排出体外，以减轻腹腔感染和防止术后发生腹腔脓肿。若患者发生严重的感染，则术后需要在腹腔内放置两根以上引流管，术后进行腹腔灌洗。

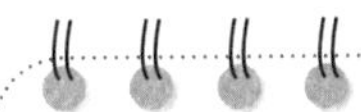

科研小提示

可探索急性化脓性腹膜炎患者围手术期中西医结合的治疗模式。

知识链接

**妊娠期合并腹膜炎**

妊娠期合并腹膜炎是一种特殊类型的腹膜炎，属于继发性腹膜炎的范畴，故具有一般继发性腹膜炎的共同特征性表现，即起病急、腹部疼痛、固定性压痛、程度不同的腹肌紧张和反跳痛。

妊娠期是一个免疫耐受过程，加之易合并贫血、营养不良等情况，孕妇的免疫力较正常未孕时有所下降，体内条件致病菌可加速繁殖而发生腹膜炎。妊娠中、晚期，盆腔充血，炎症更容易扩散。妊娠中期合并腹膜炎时，因腹膜位置高，症状往往不典型，如不注意，则有可能发展成弥漫性腹膜炎和脓毒症等重症而危及孕妇生命。

## 【主要护理诊断 / 问题】

1．急性疼痛　与腹膜炎症刺激、毒素吸收引起的腹痛和腹胀有关。
2．体温过高　与腹腔感染时大量毒素吸收等有关。
3．体液不足　与腹膜腔内大量渗出、高热或体液丢失、禁食、呕吐有关。
4．潜在并发症：感染性休克、腹腔脓肿、切口感染。

**案例 23-1B**

体格检查：全腹压痛、反跳痛、腹肌紧张。腹部及盆腔 CT 平扫 + 三维重建显示：左上腹有游离气体，腹腔、盆腔有渗出性改变，可见积液。

诊断为“消化性溃疡穿孔”“急性弥漫性腹膜炎”，急诊在全麻下行“十二指肠溃疡穿孔修补及腹腔冲洗引流术”。

**请回答：**

1. 该患者术后的护理要点有哪些？

2. 该患者术后第 8 天出现高热（体温 39℃）、脉率增快，患者感到乏力、厌食、腹痛。可能是出现了哪种并发症，应如何处理？

## 【护理措施】

### （一）非手术治疗的护理及术前护理

1．体位与活动　休克患者可采取中凹卧位。无休克情况下应取半卧位，有利于引流，并使感染局限化，减少毒素吸收，减轻中毒症状，预防膈下感染；使腹肌放松，膈肌下移，有利于改善呼吸和循环。鼓励患者经常活动下肢，以预防下肢深静脉血栓形成。

2．禁食和胃肠减压　可减轻胃肠内积气，减少胃肠穿孔时消化道内容物流入腹腔，以减轻对腹膜的刺激，促进胃肠道功能恢复。禁食期间应加强口腔护理。

3．补液及营养支持　迅速建立静脉通路，遵医嘱补充液体和电解质，纠正水、电解质及酸碱失衡。急性腹膜炎患者基础代谢率较正常人高，要注意补充热量、白蛋白、氨基酸和脂肪乳等。对病情严重者，应输血浆或全血，以维持有效循环血量。维持尿量为每小时 30 ~ 50 ml。对长期禁食者应给予经静脉肠外营养，以增强机体抵抗力，促进康复。

4．控制感染　遵医嘱合理使用抗生素。继发性腹膜炎多为混合感染，应根据细菌培养及药物敏感试验结果选择广谱抗生素，注意药物配伍禁忌。

5．镇静、止痛、吸氧　遵医嘱给予镇静处理，可减轻患者的痛苦和恐惧心理。对诊断已明确、治疗方案已确定的患者及手术后患者，可用哌替啶等止痛药。对诊断不明确或需要继续观察的患者，暂不能使用止痛药，以免掩盖病情。

6．病情观察　定时监测患者的生命体征、尿量等变化。观察腹痛、腹胀情况，同时多询问患者，若出现腹膜炎体征或原有病情加重的迹象，应立即通知医师并协助处理。

7．心理护理　做好患者及家属的解释工作，稳定患者情绪，讲解有关腹膜炎的病因、治疗和护理知识，以取得患者配合。

**（二）术后护理**

1．体位　全身麻醉清醒或硬膜外麻醉患者去枕平卧 6 h，生命体征平稳后可取半卧位，鼓励患者早期活动。

2．病情观察　术后需严密监测患者的生命体征变化，观察并记录 24 h 出入量，动态观察腹痛、腹胀及腹膜刺激征等变化。注意观察患者肠蠕动恢复情况及有无腹腔脓肿的表现，若发现异常，应及时处理并加强护理。观察腹腔引流及伤口愈合情况。

3．禁食、胃肠减压　术后早期，患者应继续禁食，并予以持续胃肠减压。待患者肠蠕动恢复，拔除胃管后，可先给予流质饮食，如进食后患者未出现恶心、呕吐、腹胀、腹痛等情况，可逐渐增加饮食量及种类。对行胃肠切除吻合术者，术后恢复进食的时间应根据患者病情酌情推迟。

4．补液及营养支持　术后应遵医嘱继续补液，并根据患者的营养状况及早给予肠内、肠外营养支持，提高术后机体创伤修复及防御能力。继续合理应用抗生素，以有效控制腹腔内残余感染。

5．腹腔引流的护理

（1）妥善固定：固定引流管和引流袋，防止引流管脱出、受压或扭曲。有多根腹腔引流管时，应贴上标签，标明各管名称及位置，以免混淆。

（2）保持引流通畅：定时挤捏引流管，如发现引流量突然减少，患者感腹胀伴发热，则应及时检查管腔有无阻塞或引流管脱落。

（3）观察并记录引流情况：包括引流液的量、颜色、性状以及气味等，准确记录 24 h 引流量及每天引流液性质的动态变化。另外，还应观察引流管周围皮肤有无红肿、破溃，引流液是否外漏或渗出。

（4）保持无菌：更换引流袋及敷料时，应严格执行无菌操作，每周更换引流袋 2 ~ 3 次。更换引流袋时，先消毒引流管口，再接引流袋，并保持引流管、引流袋始终低于置管处水平，以防止发生逆行感染。

（5）拔管：术后 2 ~ 3 d，24 h 引流量 $< 10$ ml、引流液颜色澄清、患者体温及白细胞计数恢复正常，无腹部症状和体征后，即可考虑拔管。拔管后，应注意观察局部有无渗液、渗血情况。

6．其他护理　及时给予止痛药，以减轻患者的不适。鼓励患者早期活动，以促进术后恢复，预防粘连性肠梗阻的发生。

7．并发症的观察与护理

（1）膈下脓肿（subphrenic abscess）：平卧时，膈下部位处于最低位置，腹腔内的脓液易积聚于膈肌下、横结肠及其系膜间隙内，形成膈下脓肿（图 23-1）。膈下脓肿常继发于阑尾炎穿孔，胆囊炎穿孔，胃、十二指肠溃疡穿孔，以及肝脓肿破裂等。以右侧膈下脓肿多见。左侧膈下脓肿多由于胃和脾切除术后感染所致。

临床特点：患者全身症状明显而局部症状隐匿。全身表现：发热，起初为弛张热，脓肿形成后为持续高热或中等程度持续发热，体温为39℃左右。脉率加快，舌苔厚腻。患者逐渐出现乏力、消瘦、厌食。局部表现：肋缘下或剑突下可有持续性钝痛，深呼吸或咳嗽时疼痛加重，可有颈肩部牵涉痛。脓肿刺激膈肌时，患者可出现呃逆。感染累及肺、胸膜时，患者可出现咳嗽、气促、胸腔积液、胸痛等表现。患侧局部皮肤可出现凹陷性水肿，肋间隙饱满，有叩击痛和压痛。叩诊肝浊音界扩大，听诊可闻及呼吸音减弱及干、湿啰音或胸膜摩擦音。X线检查可见患侧膈肌升高，肋膈角模糊或有积液，有时可见膈下气－液平面。B超及CT检查可明确脓肿部位和范围，并可协助定位行诊断性穿刺，以明确诊断。

感染早期，脓肿尚未形成或脓肿较小时，采用非手术治疗或穿刺抽脓。较大的脓肿则定位后予以引流，多采用经皮穿刺置管引流术，具有创伤小，引流效果较好的优点，约80%的膈下脓肿可治愈。也可根据脓肿所在位置行手术切开引流，经前腹壁肋缘下或后腰部，但创伤较大。同时，用大剂量抗生素控制感染，加强营养，必要时给予输液、输血及输注血浆等支持治疗。以避免脓肿穿破膈肌造成脓胸，或穿入腹腔引起弥漫性腹膜炎。

随堂测 23-1

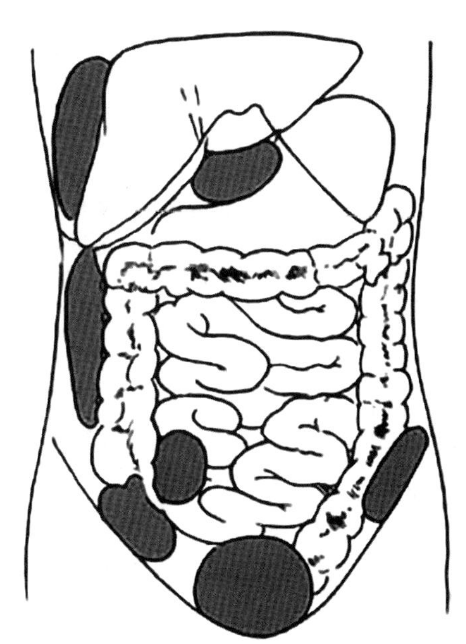

图23-1　腹腔脓肿的常见部位

(2) 盆腔脓肿（pelvic abscess）：盆腔处于腹腔最低位，发生腹膜炎时，腹腔内炎性渗出物或脓液积聚于此，可形成脓肿。盆腔脓肿常位于子宫直肠陷凹及直肠膀胱陷凹。多见于急性腹膜炎后期、阑尾炎穿孔、女性盆腔腹膜炎后及结直肠手术后。

临床特点：盆腔腹膜面积小，毒素吸收能力较弱，故患者全身中毒症状较轻。若阑尾穿孔或结直肠、子宫手术后，患者出现体温升高、脉搏加快，伴有典型的直肠或膀胱刺激症状（如里急后重、排黏液便、排便频繁而量少，或尿急、尿频、排尿困难等），则应考虑有盆腔脓肿的可能。腹部检查常无阳性发现。直肠指检有触痛，部分患者有波动感。B超、CT检查可明确脓肿的位置及大小。盆腔脓肿未形成或脓肿较小时，多采用非手术治疗，如物理治疗、热水坐浴、温盐水保留灌肠等，并予以抗感染治疗。多数患者炎症能逐渐消散、吸收。对脓肿较大者，须行手术切开引流。经肛门于直肠前壁波动处穿刺，抽出脓液后，切开脓腔，将脓液排出，然后放置软橡皮管引流3～4 d。对已婚女性患者可经引道后穹隆穿刺切开引流。

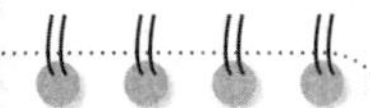

知识链接

**盆腔脓肿的诊断**

盆腔脓肿不仅是急性化脓性腹膜炎的常见并发症之一，而且是育龄期女性常见急症之一。

对怀疑为盆腔脓肿的患者，应详细询问病史，进行全面的腹部检查、妇科及直肠检查，快速进行初步诊断。若脓肿破溃，腹部触诊时可出现压痛、反跳痛、腹肌紧张的症状。除体格检查外，超声检查是首选的检查方法。经阴道三维超声比经腹部超声能更清晰地显示脓肿的性质、脓肿壁厚度，以及脓肿与周围组织的关系。

### （三）健康教育

1．加强疾病的预防宣传教育　向患者及家属讲解疾病护理、治疗的相关知识，并向其说明非手术期间禁食、胃肠减压、采取半卧位的重要性。

2．饮食指导　解释腹部手术后肠功能恢复的规律，当患者病情可允许进食后，应指导其从流质饮食开始，逐渐过渡到普通饮食，少量多餐。进食营养丰富、易消化的高蛋白、高热量及高维生素食物，促进手术创伤的修复和切口愈合。

3．鼓励患者术后早期活动　卧床期间，可进行床上变换卧位和肢体活动。待患者体力恢复后，应尽早下床活动，以促进肠蠕动恢复，防止术后肠粘连，并注意观察患者有无膈下脓肿、盆腔脓肿等并发症的发生。

4．做好出院指导，定期随访　告知患者若出现恶心、呕吐、发热、腹痛或原有消化系统症状加重，应立即就诊。

## 小　结

1．病因　继发性腹膜炎最常见的病因是空腔脏器穿孔和破裂。

2．临床表现　早期常见症状为腹痛、恶心、呕吐。典型体征为腹膜刺激征。腹部X线检查可见小肠普遍胀气，且有多个小液平面，是肠麻痹的征象。胃肠穿孔时，多可见膈下游离气体。

3．治疗原则　消除病因，促进腹腔炎症消退和局限，引流腹腔渗出液。

4．护理措施　术前护理主要包括取半卧位、禁食、持续胃肠减压、补液、纠正水及电解质紊乱、控制感染、补充热量和营养支持、镇静、止痛、吸氧，并进行术前指导。术后护理重点是腹腔引流管的护理，以及并发症（如膈下脓肿、盆腔脓肿等）的观察与护理。

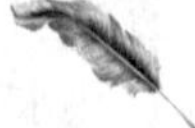

## 思考题

患者，男性，40岁，近半个月来胃病发作，入院当日进餐后突发全腹疼痛剧烈，呈刀割样，伴恶心、呕吐。

体格检查：血压90/50 mmHg，脉搏120次/分，全腹压痛、反跳痛、腹肌紧张。患

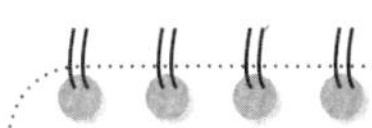

者既往有胃、十二指肠溃疡病史。

请回答：

1．该患者的初步医疗诊断是什么？

2．该患者目前主要的护理诊断 / 问题有哪些？

（田建丽）

第 24 章数字资源

# 腹部损伤患者的护理

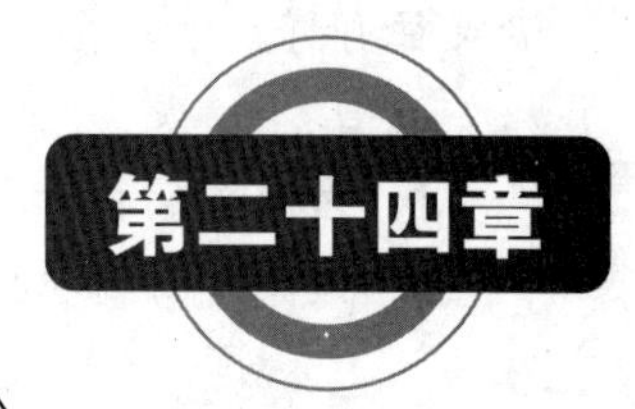


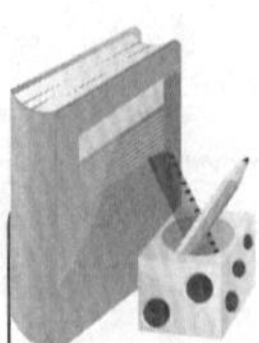

## 导学目标

通过本章内容的学习，学生应能够：

◆ **基本目标**

1. 叙述腹部损伤的病因和分类。
2. 复述常见腹部损伤的致病因素。
3. 解释腹部损伤患者的临床表现、辅助检查和治疗原则。
4. 比较腹部实质性脏器和空腔脏器损伤患者临床表现的异同点。

◆ **发展目标**

综合运用所学知识正确评估腹部损伤患者，并为其制订护理计划。

◆ **思政目标**

具备良好的人文关怀及共情能力，以及高度认真、负责的态度。

**案例 24-1A**

患者，男性，54 岁，4 天前发生车祸。患者伤后自诉下腹部疼痛，神志清楚，精神差，睡眠不佳，未进食、饮水。急诊科以“腹部闭合性损伤”将患者收入院。

**请回答：**

该患者出现哪些征象提示其有腹腔内脏损伤的可能？

腹部损伤（abdominal injury）是常见的外科急症，是指由各种原因导致的腹壁和（或）腹腔内脏器损伤。其发生率在平时占各种损伤的 0.4%～2.0%，战时可高达 50%左右。腹部损伤常伴有内脏损伤，严重者可危及生命。因此，早期正确诊断和及时、有效地处理是降低腹部损伤患者死亡率的关键。

## 【分类】

根据损伤是否穿透腹壁、腹腔是否与外界相通，可将腹部损伤分为开放性和闭合性损伤两大类。

1．开放性损伤（open injury） 通常容易识别，其主要诊断难点是确定损伤有无穿透腹膜。开放性损伤穿破腹膜者为穿透伤（penetrating injury），多伴内脏损伤；无腹膜破损者为非穿透

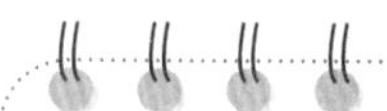

伤，偶尔伴内脏损伤。穿透伤中，有入口、出口者为贯通伤，仅有入口者称为非贯通伤（也称盲管伤）。

2．闭合性损伤（closed injury） 损伤可能仅局限于腹壁，也可同时兼有腹腔内脏损伤，但体表无伤口。诊断难度较大，尤其是在患者合并多发伤的情况下，容易漏诊。

## 【病因】

1．开放性损伤 常见于刀刺、弹片、枪弹等利器损伤或火器伤。常见的受损脏器依次为肝、小肠、胃、结肠和大血管等。

2．闭合性损伤 常由碰撞、坠落、冲击、挤压等钝性暴力所致。常见的受损脏器依次为脾、肾、小肠、肝和肠系膜等。

开放性损伤和闭合性损伤均可导致腹腔脏器损伤。腹部损伤的严重程度与暴力作用的强度、速度和着力部位等外在因素及解剖特点、腹腔脏器原有的病理情况和功能状态等内在因素有关。

**科研小提示**

可通过前瞻性研究进一步探讨影响闭合性腹部损伤患者预后、转归的因素。

## 【护理评估】

### （一）临床表现

1．单纯腹壁损伤 仅表现为局限性疼痛、压痛，或损伤局部肿胀和瘀斑，其程度随时间延长可逐渐减轻。患者症状和体征都较轻，一般不会出现恶心、呕吐或休克的表现。常见的单纯腹壁损伤有腹壁挫伤、腹直肌血肿或断裂、腹壁裂伤和腹壁缺损。

随堂测 24-1

2．腹腔内脏器损伤 其临床表现取决于受损脏器的性质和受损程度。实质性脏器损伤以腹腔内或腹膜后出血为主要表现，严重者可发生休克。而空腔脏器损伤以局限性或弥漫性腹膜炎为主要表现。如果两类脏器同时破裂，则出血性表现和腹膜炎可同时存在。

（1）实质性脏器（脾、肝、肾、胰等）损伤：患者以失血性表现为主，如面色苍白、出冷汗、脉率加快，严重时脉率微弱、血压不稳定、尿量减少，甚至发生休克。腹痛多为持续性，一般不严重。出血较多者可有明显腹胀和移动性浊音，腹膜刺激征常较轻。

1）脾损伤（splenic injury）：脾组织结构脆弱，血供丰富，位置比较固定，是腹腔脏器中最容易受损的器官之一。脾损伤的发生率在腹部创伤中高达 40% ~ 50%。在腹部闭合性损伤中，脾破裂（splenic rupture）占 20% ~ 40%；在腹部开放性损伤中，脾破裂约占 10%左右。根据病理解剖，可将脾破裂分为中央型破裂（破裂处位于脾实质深部）、被膜下破裂（破裂处在脾实质周边部）和真性破裂（破损累及被膜）。其中，真性破裂多见，约占 85%。真性破裂一旦发生，往往出血量很大，患者可迅速发生休克，甚至死亡。被膜下破裂和中央型破裂患者，因被膜完整，出血量受到限制而形成血肿，临床可无明显内出血征象而不易被发现。有的血肿可自行吸收，但某些血肿，尤其是被膜下血肿，在某些微弱外力的作用下，即可突然发生破裂，导致严重后果。这种情况常发生在腹部外伤后 1 ~ 2 周，应予以警惕。少数中央型血肿可因并发感染而形成脓肿。

2）肝损伤（liver injury）：在腹部损伤中占 20% ~ 30%，右半肝破裂比左半肝多见。其致伤因素、病理类型和临床表现与脾破裂极为相似。肝破裂时，因可能有胆汁溢入腹腔，故患者腹痛和腹膜刺激征较明显。肝破裂后，血液有时可能通过胆管进入十二指肠而导致黑便或呕血，称为外伤性胆道出血，诊断过程中应予以注意。

（2）空腔脏器（胰腺、胃和十二指肠、小肠等）损伤：主要表现为局限性或弥漫性腹膜

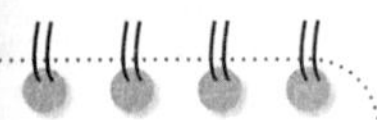

炎，患者可出现持续性剧烈腹痛，伴恶心、呕吐。腹膜刺激征明显，可有气腹征，肝浊音界缩小或消失，肠鸣音减弱或消失，随后可出现体温升高、脉率增快、呼吸急促等全身中毒症状，严重者可发生感染性休克。空腔脏器损伤时，患者也可有不同程度的出血，但出血量一般不大。合并邻近大血管损伤时，患者可出现呕血、黑便等，直肠损伤时可出现鲜红色血便。

1）胰腺损伤（pancreatic injury）：占腹部损伤的1%～2%，多发生在胰颈、胰体部，常因上腹部受外力冲击或强力挤压胰腺至脊柱所致。胰腺损伤后，可发生胰漏或胰瘘，胰液不仅腐蚀性强，而且会影响消化功能，故胰腺损伤者通常病情较重，死亡率高达20%左右。50%～80%的胰腺损伤患者同时伴有其他器官损伤，且早期诊断困难，并发症多，处理较为复杂。

2）胃损伤（gastric injury）和十二指肠损伤（duodenal injury）：发生腹部闭合性损伤时，胃很少受累，仅在饱腹时偶尔可发生胃损伤，约占腹部损伤的3.16%。上腹部或下胸部的穿透伤则常导致胃损伤。十二指肠大部分位于腹膜后，损伤率约占腹部损伤的1.16%。而十二指肠损伤的诊断和处理相当困难，其战时死亡率高达40%左右，平时则为12%～30%。

3）小肠损伤（small bowel injury）：小肠占据中、下腹的大部分空间，故容易发生损伤。小肠损伤后，消化液和气体进入腹膜腔，早期即可引起明显的腹膜炎。少数患者可有气腹征。部分患者小肠裂口较小，或裂口被食物残渣、纤维蛋白甚至突出的黏膜堵塞，也可无弥漫性腹膜炎的表现。小肠损伤一经诊断，均需手术治疗。

4）结肠损伤（colonic injury）：结肠损伤发生率仅次于小肠损伤，因结肠内容物中的液体成分少而细菌含量多，故腹膜炎出现较晚，但较严重。低位损伤时，患者常伴有血便。位于腹膜后的一部分结肠损伤后易被漏诊，常导致严重的腹膜后感染。

5）直肠损伤（rectal injury）：直肠上段在腹膜反折之上，下段在反折以下。如损伤在腹膜反折之上，则其临床表现与结肠破裂基本相同。下段直肠破裂往往会引起严重的直肠周围间隙感染，而患者无腹膜炎表现，易延误诊断。

**（二）辅助检查**

1．实验室检查　腹腔内实质性脏器破裂导致大量失血时，红细胞计数、血红蛋白、血细胞比容等数值明显下降。空腔脏器破裂而导致腹膜炎时，白细胞计数和中性粒细胞比例明显升高。胰腺、胃肠道或十二指肠损伤时，可有血清淀粉酶值升高。泌尿系统损伤时，尿常规检查可见血尿。

2．影像学检查

（1）X线检查：X线检查可见腹腔内游离气体是胃、十二指肠和结肠等脏器破裂的主要诊断依据。最常用的是胸部及平卧位腹部X线检查。胃、肠（特别是十二指肠）损伤时，立位腹部X线检查可见膈下新月形阴影。腹膜后积气时，可有典型的花斑状阴影，常见于腹膜后十二指肠或结、直肠穿孔。肝、脾损伤时，X线检查可分别有右侧、左侧横膈抬高的表现，病情严重者，可见肝、脾的正常外形改变。静脉或逆行肾盂造影可用于诊断泌尿系统损伤。对腹腔内脏器损伤诊断已经明确且病情严重者，不必再进行X线检查，应尽快处理，以免延误治疗。

（2）B超检查：主要用于实质性脏器损伤的诊断，可提示有无损伤、损伤部位和程度，以及周围积血、积液情况。若发现腹腔内积液和积气，则有助于空腔脏器破裂或穿孔的诊断。

（3）CT检查：能清晰显示实质性脏器被膜是否完整，器官大小、形态结构是否正常，以及有无出血或渗出等，比B超检查更准确。但CT检查对空腔脏器损伤的诊断价值不大。CT增强扫描可用于鉴别有无活动性出血及其部位。

3．诊断性腹腔穿刺术和腹腔灌洗术　诊断阳性率可达90%以上，对于判断腹腔内脏器官有无损伤及损伤的性质有很大的帮助。

（1）诊断性腹腔穿刺术：患者向穿刺侧取侧卧位5 min，穿刺点多选择脐与髂前上棘连线的中、外 1/3 交界处或经脐水平线与腋前线相交处（图 24-1）。在局部麻醉下缓慢进针，刺穿腹膜后有落空感，拔出针芯，把有多个侧孔的细塑料管经针管送入腹腔深处，然后进行抽吸。抽出液体后，应观察其性状（血液、浑浊的腹水、胆汁、胃肠内容物或尿液），以推断是哪类脏器受损。必要时取液体做涂片检查。①若抽出的血液迅速凝固，多为误穿刺血管或血肿所致；②若为不凝血，则提示为实质性脏器或大血管损伤所致的内出血，因腹膜的去纤维蛋白作用使血液不凝固；③若抽出浑浊液体或胃肠内容物，则提示有空腔脏器破裂；④若穿刺液中淀粉酶含量增高，则提示为胰腺或胃、十二指肠损伤。抽不到液体时，并不能完全排除内脏损伤的可能性，应继续严密观察患者的病情变化，必要时可重复穿刺或改行腹腔灌洗术。

（2）诊断性腹腔灌洗术：穿刺方法同诊断性腹腔穿刺术，部位常为腹中线，在脐与耻骨联合连线上方处（图 24-2）。经腹腔穿刺置入细塑料管，向腹腔内缓慢灌注 500 ~ 1000 ml 无菌生理盐水，借助虹吸作用使腹腔内灌洗液流回输液瓶。取瓶中液体经肉眼观察或在显微镜下检查，必要时做灌洗液涂片检查、细菌培养或淀粉酶含量测定。此方法对诊断腹腔内少量出血更为可靠，有利于早期诊断并提高准确率。检查结果符合以下任意一项，即为阳性：①肉眼可见血液、胆汁、胃肠内容物或证明是尿液；②镜下观，红细胞计数超过 $100 \times 10^9$/L 或白细胞计数超过 $0.5 \times 10^9$/L；③淀粉酶超过 100 Somogyi 单位；④灌洗液涂片中发现细菌。

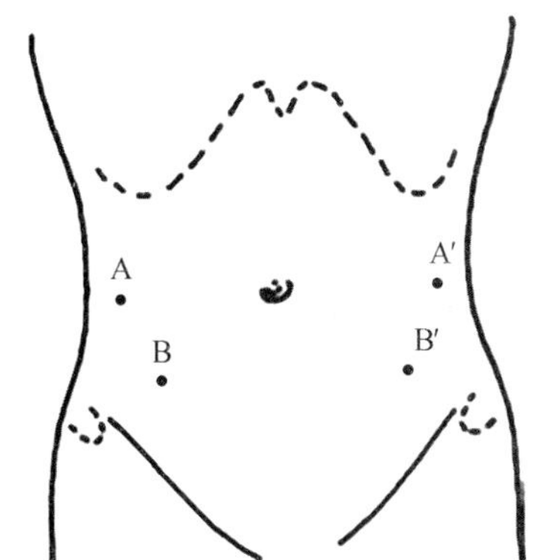


**图 24-1　腹腔穿刺术的进针点**

A、A′ 为经脐水平线与腋前线交点；B、B′ 为脐与髂前上棘连线中、外 1/3 交点

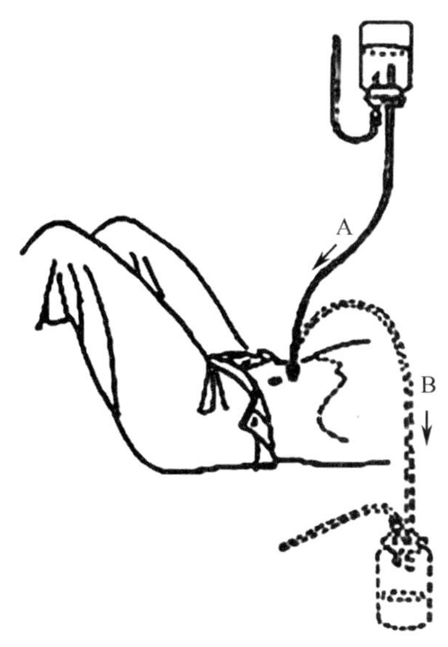


**图 24-2　腹腔灌洗术**

A. 向腹腔内注入生理盐水；B. 腹腔内液体借助虹吸作用流出

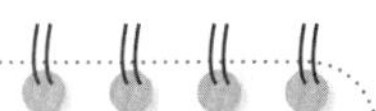

4．腹腔镜检查　经上述检查仍不能确诊且疑有腹腔内脏器损伤时，应考虑行腹腔镜检查，可直接观察损伤部位、性质及损伤程度，阳性率达90%以上。该检查创伤更小，可减轻患者术后疼痛，缩短住院时间，降低术后并发症发生率。

### （三）与疾病相关的健康史

了解患者受伤的原因、时间、部位、姿势，致伤物的性质及暴力的大小和方向等。了解患者受伤前的进食和排尿情况，受伤后的意识变化，有无腹痛、腹胀、呕吐、血尿、血便等异常表现。注意询问患者伤后的病情变化以及是否过采取急救措施，效果如何。如果患者有意识障碍，则可询问现场目击者及护送人员。了解患者有无结核病、糖尿病、高血压等病史；有无酗酒、吸烟和吸毒史；有无腹部手术史及药物过敏史等。

### （四）心理社会状况

应评估患者和家属对突发腹部损伤及可能伴有的出血、腹部疼痛、内脏脱出等的心理承受能力，以及家庭经济承受能力，评估患者和家属对疾病治疗及预后的了解程度。

### （五）治疗原则

1．现场急救　腹部损伤可合并多发性损伤，急救时应首先处理威胁生命的因素（如窒息、心搏骤停）；其次要控制明显的外出血、开放性或张力性气胸等。发生开放性损伤时，应及时止血，初步包扎、固定伤口后，迅速将患者转送至医院进行抢救。对内脏脱出者，用消毒或清洁器皿，或用生理盐水浸湿的清洁纱布覆盖保护，适当包扎后送至医院抢救，切忌将脱出的肠管强行回纳至腹腔，以免加重腹腔污染。

**知识链接**

**严重腹部创伤患者损伤控制复苏护理方案——急救阶段**

对于严重腹部创伤患者，要求在做好气管插管等创伤紧急处置的基础上，全面评估并监测患者腹部创伤的伤情、快速控制腹腔出血和腹腔污染、处理好腹部伤口管理等问题。与《欧洲创伤严重出血和凝血病管理指南（2019年版）》推荐一致，对无并发颅脑损伤的创伤患者，在大出血停止前，宜采用允许性低压复苏，将收缩压维持在80～90 mmHg（1 mmHg=0.133 kPa）。对于严重腹部创伤大出血患者，应按1∶1∶1的比例输注红细胞、血浆和血小板，实施止血性复苏。另外，专家普遍认为，在紧急处置伤情的同时，应全面监测患者的腹部症状和体征，根据腹部创伤特点给予针对性处理。

2．非手术治疗

（1）适应证：①暂时无法确定有无腹腔内脏器损伤者；②诊断明确为轻度实质性脏器损伤，生命体征稳定者；③血流动力学指标稳定，收缩压在90 mmHg以上，脉搏在100次/分以下；④无腹膜刺激征；⑤未发现其他内脏合并伤。

（2）治疗措施：①密切观察患者的病情变化，尽早明确诊断；②禁食、禁饮，持续予以胃肠减压；③止血，输血、输液，防治休克，预防和控制可能存在的腹腔内感染；④对腹痛剧烈、已明确诊断者，应用镇痛药治疗；⑤对腹部损伤较严重者，在非手术治疗的同时应做好手术前准备。

3．手术治疗

（1）适应证：对已明确诊断或高度怀疑为腹腔内脏器破裂者，应尽快进行手术治疗。对接受非手术治疗，经观察仍不能排除腹腔内脏器损伤者，或在观察期间出现以下情况者，需要进行剖腹探查：①腹痛和腹膜刺激征呈进行性加重或范围扩大；②肠鸣音逐渐减弱、消失，或出现明显腹胀；③全身情况有恶化趋势，出现口渴、烦躁、脉率增快或体温及白细胞计数上升；

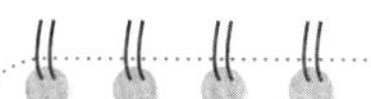

④血压由稳定转为不稳定，甚至下降；⑤红细胞计数进行性下降；⑥腹部X线检查可见膈下游离气体；⑦腹腔穿刺抽出气体、不凝固血液、胆汁或胃肠内容物；⑧胃肠道出血不易控制；⑨经积极抗休克治疗后，情况未见好转，反而继续恶化。

（2）手术方式：主要为手术探查，包括探查、止血、修补、切除、清除腹腔内残留液和引流等。

1）脾损伤：需要进行手术探查。对损伤轻者，可保留脾，予以止血、缝合、脾动脉结扎或部分脾切除术等。对损伤严重者，需要迅速行全脾切除术。

2）肝损伤：根据损伤情况可采用清创缝合术、肝动脉结扎术、肝切除术等。注意严格止血、消除胆汁溢漏，并建立通畅的引流。

3）胰腺损伤：对高度怀疑或已诊断为胰腺损伤者，特别是有明显腹膜刺激征者，应及时予以手术探查胰腺。手术原则是彻底止血，控制胰液外漏和充分引流。

4）胃、十二指肠损伤：手术方法主要有单纯修补术、带蒂肠片修补术、十二指肠空肠吻合术、胰十二指肠切除术等。

5）小肠损伤：小肠损伤一经诊断，即需手术治疗，以简单修补为主。但当肠段损伤严重、有多处破裂、大部分或完全断裂、肠系膜损伤致使肠管血供障碍，以及肠壁内或系膜缘有大血肿时，应施行小肠部分切除吻合术。

6）结肠损伤：对少数裂口较小、腹腔污染程度较轻、全身情况较好的患者，可考虑行一期修补或一期切除吻合（尤其是右半结肠）术；对其余大部分患者，应先行肠造口术或肠外置术，经3～4周，待患者情况好转后，再关闭瘘口。

7）直肠损伤：早期彻底清创。对直肠上段破裂者，行剖腹修补术。下段直肠破裂时，直肠周围间隙应予以充分引流，并行乙状结肠造口术，使粪便改道，直至直肠伤口愈合。

**案例 24-1B**

入院后，完善相关检查，予以胃肠减压、补液等治疗。患者腹痛逐渐加重，完善腹部CT检查。X线检查示腹腔内有游离气体，考虑消化道穿孔的可能，建议患者进行手术治疗。

**请回答：**

1. 该患者目前存在的主要护理诊断/问题有哪些?
2. 应采取哪些护理措施?

## 【主要护理诊断/问题】

1．急性疼痛　与腹腔内器官破裂及消化液刺激腹膜有关。

2．体液不足　与损伤导致腹腔内出血、严重腹膜炎症、呕吐及禁食有关。

3．焦虑　与急性创伤、大出血、内脏脱出等视觉刺激，以及担心手术、疼痛、疾病预后等因素有关。

4．潜在并发症：损伤器官再出血、失血性休克、腹腔感染。

## 【护理措施】

### （一）非手术治疗的护理及术前护理

1．休息与卧位　患者需要绝对卧床休息，如病情稳定，可取半卧位。

2．病情观察 ①每 15 ～ 30 min 测量血压、脉搏和呼吸 1 次；②注意患者腹膜刺激征的程度和范围、肝浊音界的范围变化、有无移动性浊音等；③对疑有腹腔内出血者，每 30 ～ 60 min 测定红细胞计数、血红蛋白和血细胞比容 1 次，以判断有无活动性出血；④必要时重复行 B 超检查、诊断性腹腔穿刺术、诊断性腹腔灌洗术或血管造影等。

另外，病情观察期间还应做到：①不随意搬动患者，以免加重伤情。②禁用或慎用止痛药，以免掩盖伤情；若诊断明确的患者出现明显疼痛，可遵医嘱应用止痛药，以减轻患者疼痛。③患者暂时禁食、禁饮，禁止予以灌肠，以免可能因胃肠道穿孔而加重腹腔污染。对怀疑空腔脏器破裂或腹胀明显者，应给予胃肠减压。禁食期间，需要注意补充血容量，防止水、电解质及酸碱平衡失调。

随堂测 24-2

出现下列情况之一者，应高度警惕有腹腔内脏器损伤，要立即报告医师，并做好手术前准备：①受伤早期即出现失血性休克表现；②持续性剧烈腹痛，呈进行性加重，伴恶心、呕吐；③有明显的腹膜刺激征；④肝浊音界缩小或消失，有气腹表现；⑤腹部出现移动性浊音；⑥有便血、呕血或尿血；⑦直肠指检时触痛明显、有波动感或指套染血。

3．疼痛护理 注意观察患者的腹痛情况。早期腹痛比较局限，随着渗出液的增多，腹痛呈持续性、进行性加重，同时可向全腹部蔓延。如为化学性物质引起的腹膜炎，则患者腹痛更加剧烈，常伴有腹胀、恶心、呕吐、肠鸣音消失。腹部 X 线检查可见游离气体，腹腔穿刺可抽出肠内容物。应注意早期患者主诉疼痛的部位常为脏器损伤所在部位。在损伤部位尚未明确时，应禁用镇痛药，以免掩盖病情而延误治疗。对诊断明确者，可遵医嘱给予镇静、解痉药或镇痛药。

4．预防感染 遵医嘱合理使用抗生素，防治腹腔感染。

5．心理护理 应主动关心患者，加强护患交流。向患者解释腹部损伤后可能出现的并发症和相关知识，以缓解其焦虑和恐惧心理。稳定患者情绪，使其积极配合各项治疗和护理。避免在患者面前谈论病情，鼓励其说出内心的感受，并予以心理疏导。

6．完善术前准备 一旦确定进行手术治疗，除常规准备外，还应做好交叉配血、备血，必要时留置胃管、导尿管，以及术前用药。

**（二）术后护理**

1．病情观察 ①严密监测患者的生命体征变化；②注意患者腹部体征的变化，及早发现腹腔脓肿等并发症。

2．禁食、补液 术后常规禁食、禁饮，予以静脉输液。对伤情较重、手术较大者，应输注全血、血浆、复方氨基酸和脂肪乳剂等。待患者胃肠道功能恢复后，应及时提供易消化、营养丰富的食物，以保证能量供给，利于伤口愈合，促进患者康复。

3．防治感染 遵医嘱应用抗生素，待腹膜炎症状和体征消失，患者体温恢复正常后，可考虑停药。同时，应鼓励患者深呼吸、咳嗽、排痰，防止肺部感染。

4．早期活动 患者病情好转后，应鼓励其早期离床活动，以减轻腹胀，促进肠蠕动恢复，防止肠粘连。

5．腹腔引流的护理 术后应正确连接引流装置，引流管及引流袋均应贴标签，并注明其名称、引流部位和时间。妥善固定引流管，保持引流通畅。普通引流袋应每日更换，抗反流型引流袋可 2 ～ 3 d 更换 1 次，更换时注意严格遵守无菌操作原则。引流管不能高于腹腔引流出口水平位置，以免引起逆行感染。观察并记录引流液的颜色、性质和量，若发现引流液突然减少且患者伴有腹胀、发热，则应及时检查管腔有无堵塞或引流管是否滑脱。

6．并发症的观察与护理

（1）受损器官再出血：若患者腹痛缓解后又突然加剧，伴有烦躁、面色苍白、呼吸及脉搏加快、血压下降，腹腔引流管引流出鲜红色血液，血红蛋白和血细胞比容降低，则提示有再出

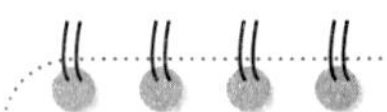

血，应立即通知医师，并积极配合处理。相关护理包括使患者取平卧位，建立静脉通路，密切观察患者的病情变化，以及做好术前准备等。

（2）腹腔脓肿：若术后数日患者体温不降或体温降低后又升高，伴腹痛、腹胀、白细胞计数和中性粒细胞比例明显升高，或伴有腹腔感染者腹腔引流管引流出混浊液体，则提示可能为腹腔脓肿。应遵医嘱使用抗生素，做好脓肿切开引流的护理，指导患者进食高蛋白、高热量、高维生素饮食，或给予肠内、肠外营养支持。

### （三）健康教育

1．疾病预防　向患者及家属普及疾病相关知识，同时加强安全防护知识宣传教育，避免发生意外事故。

2．活动与休息　指导患者保证充足的睡眠，出院后逐渐增加活动量，促进康复。

3．定期复查　告知患者若出现腹痛、腹胀等不适，应及时就诊。

## 小　结

1．病因及分类　腹部损伤主要由锐性或钝性暴力导致，可分为开放性损伤和闭合性损伤两大类。开放性损伤常见的受损脏器依次为肝、小肠、胃、结肠和大血管等。闭合性损伤常见的受损脏器依次为脾、肾、小肠、肝和肠系膜等。

2．临床表现及辅助检查　腹腔内实质性脏器（脾、肝等）损伤以内出血或失血性休克为主要临床表现，而空腔脏器（胰腺、胃等）损伤时，患者以腹膜炎表现为主。X 线检查可见腹腔内游离气体是胃、十二指肠和结肠等空腔脏器破裂的主要诊断依据；B 超检查主要用于实质性脏器损伤的诊断；CT 检查能清晰显示实质性脏器被膜是否完整，脏器大小及形态结构是否正常，以及有无出血或渗出等。诊断性腹腔穿刺术和腹腔灌洗术有助于判断腹腔内脏有无损伤及其损伤的性质。

3．治疗原则　发生腹部损伤（特别是伴内脏损伤）时，应禁食，予以胃肠减压，积极进行抗休克、抗感染治疗，注意严密观察患者的病情变化，并及早行手术探查，修复损伤脏器。

4．护理措施　非手术治疗的护理及术前护理重点是做好病情观察、预防感染和心理护理。一旦确定需要手术治疗，即应尽快做好术前准备。术后护理重点是做好病情观察，鼓励患者早期离床活动，予以补液、胃肠减压，提供饮食护理，正确使用抗生素，防止受损器官再出血、腹腔脓肿等并发症的发生。

## 思考题

患者，女性，31 岁，24 h 前与他人发生肢体冲突后出现腹痛，主要为上腹部持续性疼痛。患者伤后无昏迷，无恶心、呕吐，无呕血、黑便，无肢体功能障碍，无言语障碍等。患者精神差，食欲正常，排尿、排便正常，体重无明显变化。

专科检查：上腹部压痛明显，无反跳痛，腹肌轻度紧张。腹部 CT 检查提示“胰腺损伤”。

初步诊断：腹部闭合性损伤，胰腺损伤。

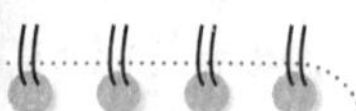

请回答：

1．该患者目前的主要护理诊断/问题有哪些？

2．目前的主要护理措施有哪些？

（田建丽）

# 第二十五章 胃、十二指肠疾病患者的护理

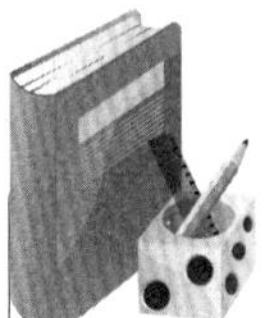

**导学目标**

通过本章内容的学习，学生应能够：

◆ **基本目标**

1. 说出胃、十二指肠溃疡和胃癌的临床特点、治疗原则及术后并发症。
2. 复述胃、十二指肠溃疡和胃癌的病因与病理。
3. 解释胃、十二指肠疾病常用的辅助检查方法。
4. 运用所学知识为胃、十二指肠疾病患者提供饮食护理。

◆ **发展目标**

综合运用所学知识正确评估胃、十二指肠患者，并为其制订护理计划。

◆ **思政目标**

具有慎独精神，具备良好的人文关怀及共情能力。

**案例 25-1A**

患者，女性，45 岁，突发左上腹部刀割样剧痛 6 h，伴恶心、呕吐来院急诊。

体格检查：体温 36.1℃，血压 85/55 mmHg，脉搏 116 次 / 分。患者呈急性病容，表情痛苦，呈蜷曲体位，不愿移动。腹式呼吸减弱，全腹有明显的压痛和反跳痛，以上腹部最为明显，腹肌紧张，呈“木板样”强直。叩诊肝浊音界缩小，听诊肠鸣音消失。患者既往有胃溃疡病史。

**请回答：**

该患者的术前护理评估内容有哪些？

## 第一节 胃、十二指肠溃疡

胃、十二指肠溃疡是指发生于胃及十二指肠的局限性圆形或椭圆形的全层黏膜缺损。因溃疡的形成与胃酸和胃蛋白酶的自身消化作用有关，故又称为消化性溃疡（peptic ulcer）。

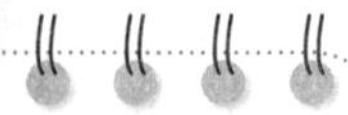

## 【病因与病理】

（一）病因

胃、十二指肠溃疡是多因素综合作用的结果。其中，最为重要的是胃酸分泌异常、幽门螺杆菌（*Helicobacter pylori*，HP）感染和黏膜防御机制的破坏。

1．胃酸分泌过多　胃溃疡只发生在经常与胃酸接触的黏膜处。胃酸过多时，可激活胃蛋白酶，使胃、十二指肠黏膜发生自身消化。十二指肠溃疡可能与迷走神经张力及兴奋性过度增高有关，也可能与壁细胞数量增多以及壁细胞对促胃液素、组胺、迷走神经刺激的敏感性增高有关。

2．HP 感染　与消化性溃疡的发病密切相关。在 90%以上的十二指肠溃疡和近 70%的胃溃疡患者中，可检出 HP 感染。HP 感染者发展成为消化性溃疡的累计危险率为 15%～20%。HP 感染可破坏胃黏膜上皮细胞，影响碳酸氢盐的分泌、胃血流动力学，并破坏分泌促胃液素和生长抑素的细胞功能，损害胃酸分泌的调节机制，从而降低胃、十二指肠黏膜屏障的完整性，最终导致胃、十二指肠溃疡。

3．胃黏膜屏障损害　非甾体抗炎药、肾上腺皮质激素、胆汁酸盐、乙醇等均可破坏胃黏膜屏障，引起胃黏膜水肿、出血、糜烂，甚至溃疡。

4．其他因素　包括遗传、吸烟、心理压力和咖啡因等。O 型血人群患十二指肠溃疡的概率较其他血型人群高，而胃溃疡多发生于 A 型血人群。

（二）病理

胃溃疡多发生于胃小弯，以胃角部多见。十二指肠溃疡主要发生在球部，球部以下发生的溃疡称为球后溃疡。典型的胃、十二指肠溃疡可深达黏膜肌层，若溃疡向深层侵蚀，可引起穿孔或出血。十二指肠溃疡穿孔约 90%发生在壶腹部前壁，而胃溃疡穿孔约 60%发生在胃小弯。胃、十二指肠溃疡患者因幽门管溃疡、幽门溃疡或十二指肠球部溃疡反复发作而形成瘢痕狭窄，若合并幽门痉挛、水肿，则可造成幽门梗阻。

## 【护理评估】

（一）临床表现

随堂测 25-1

慢性、周期性、节律性上腹部疼痛是胃、十二指肠溃疡的主要临床表现。

1．胃溃疡　腹痛多于进餐后 0.5～1 h 开始，持续 1～2 h 后消失。进食后疼痛不缓解，有时反而加重，服用抗酸药物疗效不明显。除易导致大出血、急性穿孔等严重并发症外，约有 5%的溃疡还可发生恶变。

2．十二指肠溃疡　多为餐后延迟痛（餐后 3～4 h）、饥饿痛或夜间痛，进食后腹痛可暂时缓解，服用抗酸药物能止痛。疼痛性质多为灼痛或钝痛。腹痛具有周期性发作的特点，秋、冬季节好发。

3．主要并发症表现

（1）急性胃、十二指肠溃疡穿孔：是胃、十二指肠溃疡的严重并发症。起病急、变化快，病情严重，若诊治不当，则可危及生命。穿孔多发生于夜间或饱餐后。主要表现为突发性上腹部刀割样剧痛，并迅速波及全腹，以上腹部为重，甚至可出现休克症状。之后由于大量腹腔渗出液被稀释，腹痛略有减轻。继发细菌感染后，腹痛可再次加重，常伴恶心、呕吐。体格检查时，患者呈急性病面容，表情痛苦，呈蜷缩体位，不愿移动，腹式呼吸减弱或消失。全腹有明显的压痛和反跳痛，腹肌紧张，呈“木板样”强直，尤以右上腹最明显。叩诊肝浊音界缩小或消失。听诊肠鸣音减弱或消失。

（2）胃、十二指肠溃疡大出血：是引起上消化道大出血最常见的原因，约占 50%以上，其中 5%～10%需要外科手术治疗。出血部位多为十二指肠球部后壁或胃小弯，呕血和排柏油样黑便是主要症状。多数患者只有黑便而无呕血，呕血前常有恶心，便血前多突然有便意。短期内失血量超过 400 ml 者，可出现面色苍白、口渴、脉搏快速而有力、血压正常或略偏高的代偿征象。当失血量超过 800 ml 时，患者可出现休克症状。

(3) 幽门梗阻：患者主要表现为进食后上腹饱胀不适，并出现阵发性胃痉挛性疼痛，伴嗳气、恶心、呕吐。反复呕吐是最为突出的症状，特点是呕吐量大，每次可达 1000 ~ 2000 ml。呕吐物含大量宿食，不含胆汁，有腐败酸臭味。体格检查时，随着胃肠蠕动可见胃型和胃蠕动波，用手轻拍可闻及振水音。

### （二）辅助检查

1．血常规检查　溃疡穿孔患者可有血白细胞计数及中性粒细胞比例增高。大出血的患者可有红细胞计数、血红蛋白、血细胞比容降低。

2．内镜检查　胃镜检查是确诊胃、十二指肠溃疡及其并发症的首选方法，可明确溃疡发生部位，并在直视下取活组织做幽门螺杆菌检测及病理学检查。若有溃疡出血，则可明确出血的原因和部位。出血 24 h 内，胃镜检查阳性率可达 70% ~ 80%；超过 48 h，则阳性率下降。另外，还可在胃镜下进行止血治疗。若内镜检查见胃内有胃液和食物残渣潴留，则说明有幽门梗阻。

3．X 线检查　钡餐检查可在胃、十二指肠溃疡部位显示一周围光滑、整齐的龛影或可见十二指肠壶腹部变形。溃疡穿孔患者站立位 X 线检查可见膈下新月状游离气体影。幽门梗阻患者可见胃扩大，24 h 后仍有钡剂残留。

4．诊断性腹腔穿刺　对溃疡穿孔患者进行腹腔穿刺，可以抽出胆汁和食物残渣。

### （三）与疾病相关的健康史

评估患者的年龄、性别、饮食、生活习惯、性格特征、药物使用情况，特别是有无非甾体抗炎药和皮质类固醇等药物服用史。

### （四）心理社会状况

评估患者对胃、十二指肠疾病及其治疗的知晓状况，亲属对患者的关心程度、支持力度，家庭对手术的经济承受能力。

### （五）治疗原则

1．非手术治疗

(1) 胃、十二指肠溃疡的内科治疗：包括指导患者保持生活规律、进餐定时、劳逸结合，避免过度劳累和精神紧张；应用根除 HP、抑制胃酸分泌和保护胃黏膜的药物。

(2) 胃、十二指肠溃疡穿孔的保守治疗

1) 适应证：①一般情况良好，症状较轻；②穿孔超过 24 h，腹膜炎已局限；③胃、十二指肠造影检查已证实穿孔封闭；④无出血、幽门梗阻及恶变等并发症。若经非手术治疗 6 ~ 8 h 后，患者病情未见好转反而加重，则应立即改为手术治疗。

2) 治疗措施：①禁食，持续行胃肠减压；②输液和营养支持；③控制感染；④使用抗酸药（如 $H_2$ 受体拮抗剂或质子泵抑制剂等）。严密观察患者的病情变化，若病情加重，则应立即改为手术治疗。

(3) 胃、十二指肠溃疡大出血的保守治疗

1) 补充血容量：快速输液、输血。当患者失血量达全身血容量的 20%时，应输注右旋糖酐或其他血浆代用品。出血量较大时，可输注浓缩红细胞，必要时输全血，应保持血细胞比容不低于 30%。

2) 禁食、留置胃管：用生理盐水冲洗胃腔，清除血块，直至胃液变为澄清。可经胃管注入 200 ml 含 8 mg 去甲肾上腺素的生理盐水，每 4 ~ 6 h 注入 1 次。

3) 药物的应用：静脉给予 $H_2$ 受体拮抗剂（如法莫替丁）、质子泵抑制剂（如奥美拉唑）或生长抑素等。

4）胃镜下止血：经胃镜检查明确出血病灶后，应同时予以电凝、激光光凝、注射或喷洒药物、钛夹夹闭血管等局部止血措施。

2．手术治疗

（1）适应证：胃、十二指肠溃疡非手术治疗无效或者并发穿孔、出血、幽门梗阻、癌变者。

（2）手术方式：胃大部切除术是治疗胃、十二指肠溃疡的首选术式。手术原理是：①切除胃窦部，减少G细胞分泌的促胃液素所引起的体液性胃酸分泌；②切除大部分胃体，减少分泌胃酸、胃蛋白酶的壁细胞和主细胞数量；③切除溃疡本身及溃疡的好发部位。胃大部切除术的切除范围是胃远侧2/3 ~ 3/4，包括部分胃体、胃窦部、幽门和十二指肠壶腹球部的近胃部分。胃大部切除术后胃肠重建的基本方式包括胃十二指肠吻合术或胃空肠吻合术。消化道重建术式包括：

1）毕Ⅰ式胃大部切除术：即在胃大部切除后将残胃与十二指肠吻合，多用于胃溃疡患者（图25-1）。其优点是重建后的胃肠道接近正常解剖生理状态，胆汁、胰液反流入残胃较少，术后因胃肠功能紊乱而引起的并发症也较少。其缺点是有时为避免残胃与十二指肠吻合口的张力过大，致使胃的切除范围不够，从而使术后溃疡复发的机会增加。

2）毕Ⅱ式胃大部切除术：即在胃大部切除后将残胃与空肠吻合，并将十二指肠残端关闭（图25-2），适用于各种胃、十二指肠溃疡，特别是十二指肠溃疡患者。十二指肠溃疡切除困难时，可行溃疡旷置。该术式的优点是即使胃切除较多，胃空肠吻合口也不致张力过大，术后溃疡复发率低。其缺点是吻合方式使正常的解剖生理关系改变，术后发生胃肠道功能紊乱的可能性较毕Ⅰ式大。

随堂测 25-2

3）胃大部切除后胃空肠Roux-en-Y形吻合术：即胃大部切除后关闭十二指肠残端，在距十二指肠悬韧带10 ~ 15 cm处切断空肠，将残胃和远端空肠吻合，然后在距此吻合口以下45 ~ 60 cm处与空肠近侧断端吻合。该术式临床使用较少，但有防止术后胆汁、胰液进入残胃的优点。胃大部分切除术后主要并发症包括：出血、感染、十二指肠残端破裂、胃轻瘫、吻合口瘘、吻合口溃疡、术后消化道梗阻、倾倒综合征等。

## 【主要护理诊断/问题】

1．焦虑　与突发胃、十二指肠溃疡穿孔、大出血有关。

2．疼痛　与胃、十二指肠黏膜受侵蚀及酸性胃液的刺激、溃疡穿孔有关。

3．体液不足　与穿孔后消化液大量丢失、大出血致血容量降低、大量呕吐引起水及电解质丢失有关。

4．营养失调（低于机体需要量）　与幽门梗阻致摄入不足、禁食等有关。

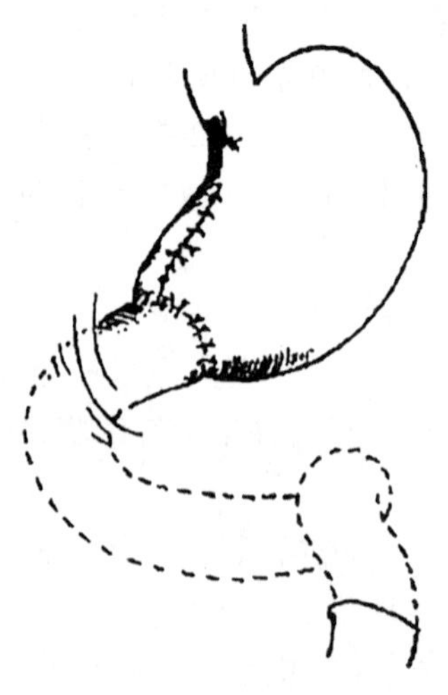

图25-1　毕Ⅰ式胃大部切除术

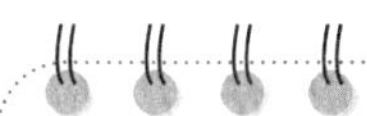

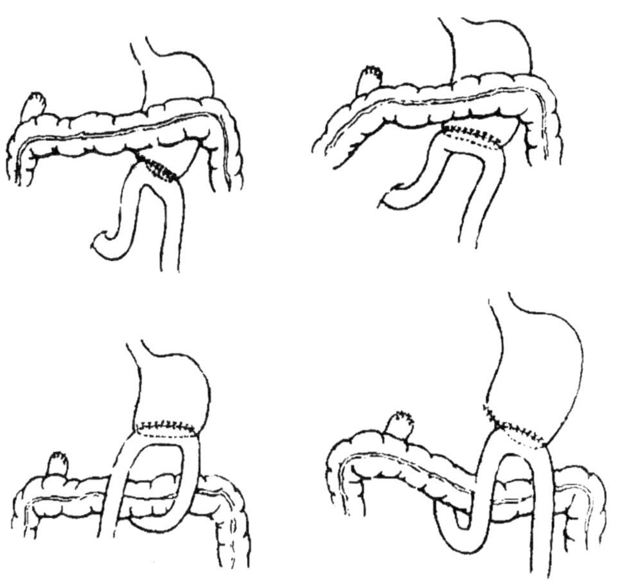

图 25-2　毕Ⅱ式胃大部切除术

5．潜在并发症：出血、感染、十二指肠残端破裂、胃轻瘫、吻合口瘘、吻合口溃疡、术后消化道梗阻、倾倒综合征等。

**案例 25-1B**

入院后拟诊断为“十二指肠溃疡并发急性穿孔”。拟急诊行毕Ⅱ式胃大部切除术。

**请回答：**

该患者术后的护理措施有哪些？

## 【护理措施】

（一）非手术治疗的护理 / 术前护理

1．心理护理　针对患者所关心的问题及时予以解答，理解和关心患者，使患者积极配合治疗。

2．饮食护理　根据患者的营养状况积极予以营养支持，给予高蛋白、高热量、富含维生素、易消化的饮食，忌进食酸、辣、生、冷、油炸等刺激性食物，避免饮浓茶、饮酒，禁止吸烟。

3．完善术前准备　术前做好胃肠道和呼吸道准备，有利于预防术后肺部感染和肺不张。术前应劝告吸烟者戒烟，指导患者进行有效咳嗽和深呼吸训练。

4．穿孔患者的护理　禁饮、禁食，并行持续胃肠减压。患者取舒适体位，遵医嘱应用抗生素，静脉输液，维持水、电解质及酸碱平衡。

5．出血患者的护理　安慰患者，减轻患者的焦虑与恐惧心理，及时为患者清理呕吐物。对过度紧张者，可适当给予镇静药。严密观察患者的生命体征，并做好记录。患者取平卧位，绝对卧床休息。对呕血的患者，应将其头偏向一侧。建立多条静脉通路，快速输液、输血，必要时可行深静脉血管穿刺输液，以补充血容量。开始输液时，滴速宜快，待休克纠正后，可减慢输液速度。患者暂禁饮、禁食，出血停止后，可进流质饮食或无渣半流质饮食。

6．幽门梗阻患者的术前护理　根据患者的梗阻程度给予流质饮食或者予以禁食。对禁食患者，应行肠外营养支持，以纠正营养不良、贫血和低蛋白血症。合理安排输液，纠正脱水和低钾低氯性碱中毒。对完全梗阻者，术前 3 d，每晚用 300 ～ 500 ml 温生理盐水洗胃，可减轻胃黏膜水肿和炎症，有利于术后吻合口愈合。

（二）术后护理

1．病情观察　严密观察患者的生命体征，包括血压、脉搏、呼吸、体温和意识的变化。另外还要注意观察患者尿量、切口渗液、引流液等情况。

2．体位　麻醉清醒后，若患者血压平稳，则取低半卧位，以利于腹腔渗出液积聚于盆腔，便于发生感染时引流。

3．禁食与胃肠减压　胃肠蠕动恢复之前，患者需禁食，持续行胃肠减压。有效的胃肠减压可防止胃肠道内积液、积气，减轻胃肠内压力，有利于术后吻合口愈合和胃肠道功能的恢复。

（1）妥善固定胃管，防止滑脱。

（2）保持胃管通畅，注意维持有效负压，但负压吸引力不宜过大。

（3）观察引流液的颜色、性质和量：正常胃液的颜色呈无色透明，混有胆汁时呈黄绿色或草绿色，混有血液时多呈暗红色。术后 24 h 内引流液一般不超过 300 ml，2 ~ 3 d 后逐渐减少。若胃管引流通畅而引流液逐渐减少，则提示胃肠蠕动恢复。

（4）加强口腔护理：做好口腔护理，预防呼吸道感染。

（5）拔管：通常在术后 3 ～ 4 d，胃肠引流液减少，腹胀消失，肠蠕动恢复，可闻及肠鸣音，肛门排气后，即可拔出胃管。

4．加强腹腔引流管的观察与护理　术后放置腹腔引流管的目的是及时引流腹腔内的渗血、渗液，避免腹腔内液体积聚导致继发感染和脓肿形成。术后应密切观察引流液的量、颜色和性状，及时发现有无腹腔出血。

5．输液、应用抗生素　禁食期间，遵医嘱经静脉补充液体，提供患者所需的水、电解质和营养素。应用抗生素，预防感染。

6．饮食护理　待肠蠕动恢复后，可拔出胃管。拔出胃管后当日，患者可少量饮水或米汤；第 2 d 进半量流质饮食，每次 50 ～ 80 ml；第 3 d 进全量流质饮食，每次 100 ～ 150 ml，以蛋汤、菜汤、藕粉为宜；若进食后无腹痛、腹胀等不适，则第 4 d 可进半流质饮食，如稀饭；第 10 ～ 14 d 可进软食。指导患者少食产气食物，忌食生、冷、硬和刺激性食物，注意少食多餐，逐步恢复正常饮食。

7．术后早期活动　术后早期协助患者在床上进行肢体屈伸运动，预防深静脉血栓形成。在病情允许的情况下，鼓励患者尽早下床活动，以促进肠蠕动，预防肠粘连，促进呼吸和血液循环，减少术后并发症。

8．术后并发症的观察与护理

（1）胃出血：胃大部切除术后，胃肠减压量一般 24 h 内不超过 300 ml，且颜色逐渐变浅、变澄清。若术后短期内从胃管不断引流出新鲜血液，24 h 后仍未停止，甚至出现呕血和黑便，则提示为术后出血。术后应密切观察患者的生命体征，加强对胃肠减压引流液量和颜色的观察，遵医嘱应用止血药和输注新鲜血等，或用冰生理盐水洗胃。若经非手术治疗效果不明显，则应积极完善术前准备，行手术止血。

（2）十二指肠残端破裂：是毕Ⅱ式胃大部切除术后的近期严重并发症，与十二指肠残端处理不当或胃空肠吻合口输入袢梗阻引起十二指肠腔内压力升高有关。多发生在术后 1 ～ 2 d，临床表现为突发上腹部剧痛、发热和腹膜刺激征，白细胞计数增高，腹腔穿刺可抽出胆汁样液体。若发生十二指肠残端破裂，则应积极进行手术治疗，术后持续予以负压吸引，维持水、电解质和酸碱平衡，并给予营养支持，用氧化锌软膏保护引流管周围皮肤。

（3）胃肠吻合口破裂或吻合口瘘：多与缝合不当、吻合口张力过大、组织血供不足有关，多见于贫血、低蛋白血症伴组织水肿者。胃肠吻合口破裂或吻合口瘘常发生在术后 3 ～ 7 d，主要表现为体温升高、上腹部疼痛和腹膜刺激征，胃管引流量突然减少，而腹腔引流管的引流液突然增加，引流管周围敷料可被胆汁浸湿。若经禁食、胃肠减压、肠外营养支持等措施治疗无效，则应积极予以手术治疗。

（4）胃排空障碍：又称胃轻瘫，常发生在术后 4 ～ 10 d，患者改为进食半流质饮食或不易消化的食物后，发生上腹饱胀、钝痛和呕吐，呕吐物内含食物和胆汁。消化道 X 线造影检查可见残胃扩张、无张力、蠕动波少而弱，且食物通过胃肠吻合口不畅。处理措施包括禁食，持续行胃肠减压，予以肠外营养支持，维持水、电解质和酸碱平衡，应用胃肠促动药，也可用3%温生理盐水洗胃。经上述处理后，患者的症状一般能缓解。

（5）术后梗阻：根据梗阻部位可分为输入袢梗阻、输出袢梗阻和吻合口梗阻，前两者常见于毕Ⅱ式胃大部切除术后。

1）输入袢梗阻：分为急性和慢性梗阻。急性完全性输入袢梗阻是由输出袢系膜悬吊过紧压迫输入袢，或输入袢过长，穿入输出袢与横结肠系膜的间隙孔形成内疝所致。患者表现为上腹部剧烈疼痛、频繁呕吐，呕吐量少，多不含胆汁。呕吐后症状不缓解，且上腹有压痛性肿块，属于闭袢性肠梗阻，易发生肠绞窄。对病情不缓解者，应紧急进行手术治疗。慢性不完全性输入袢梗阻多由于输入袢过长、扭曲，或输入袢过短，在吻合口处形成锐角，使输入袢内胆汁、胰液和十二指肠液排空不畅而滞留。患者表现为进食后出现右上腹胀痛，呈喷射状大量呕吐，呕吐后症状可缓解。呕吐物几乎不含食物，仅为胆汁。处理措施包括禁食、胃肠减压、营养支持等。若症状数月内不能缓解，则需要予以手术治疗。

2）输出袢梗阻：是胃大部切除术后胃肠吻合口下端的输出袢因粘连、大网膜水肿、炎性肿块压迫所致的梗阻。主要表现为上腹饱胀，呕吐胆汁。若非手术治疗无效，则需行手术治疗解除梗阻。

3）吻合口梗阻：由吻合口过小或吻合口的胃肠壁内翻过多所致，也可为术后炎症水肿所致的暂时性梗阻。患者表现为进食后出现上腹饱胀和呕吐，呕吐物为食物，且不含胆汁。处理措施包括禁食，胃肠减压，肠外营养支持，维持水、电解质和酸碱平衡等。若非手术治疗无效，则需行手术治疗解除梗阻。

（6）倾倒综合征（dumping syndrome）：是由于胃大部切除后，失去对胃排空的控制，导致胃排空快速所产生的一系列综合征，可分为早期与晚期两种。

1）早期倾倒综合征：多在进食后 30 min 内发生，患者以循环系统症状和胃肠道症状为主要表现，如头晕、恶心、腹泻、呕吐、面色苍白等。残胃越小，越容易发生，程度也越重。多因餐后大量高渗性食物快速进入肠道，导致肠道内分泌细胞大量分泌肠源性血管活性物质，（如 5- 羟色胺、缓激肽样多肽、血管活性肽、神经紧张素和血管活性肠肽等），加之渗透作用使细胞外液大量进入肠腔，从而引起一系列血管舒缩功能紊乱和胃肠道症状。主要处理措施包括：①指导患者少食多餐，进食低糖、高脂肪、高蛋白饮食；②避免过甜、过咸、过浓的流质饮食；③进餐时限制饮水，进餐后平卧 20 min。多数患者可通过饮食调整，于术后半年至 1 年内自愈。

2）晚期倾倒综合征：多在餐后 2 ～ 4 h 出现，表现为头晕、心悸、出冷汗、脉搏细弱，甚至虚脱等表现。主要因进食后胃排空过快，含糖食物迅速进入小肠而刺激胰岛素大量释放，继之发生反应性低血糖，故又称为低血糖综合征。患者出现症状时，稍进食即可缓解，少食多餐可减少其发生。

（三）健康教育

1．向患者讲解预防胃、十二指肠溃疡的知识，指导患者自我调节情绪，注意劳逸结合，避免过度劳累。

2．饮食指导　饮食上要少食多餐，避免过冷、过烫、过辣的饮食及煎炸食物，注意戒烟、戒酒。

3．用药指导　指导正确的服药方法，减少或避免服用对胃黏膜有损害的药物，如阿司匹林、吲哚美辛、皮质类固醇等。

4．定期随访　定期进行门诊随访，嘱患者若有不适，应及时就诊。

5．告知患者术后远期可能出现的并发症及相关处理方法。

（1）碱性反流性胃炎：碱性肠液反流至残胃，可导致胃黏膜充血、水肿、糜烂，从而破坏胃黏膜屏障。临床表现为胸骨后或上腹部灼痛，呕吐物含胆汁，患者体重减轻。一般抗酸药治疗无效。多采用保护胃黏膜、抗酸、调节胃动力等综合治疗措施。

（2）吻合口溃疡：胃大部切除术未能切除足够胃组织，可造成溃疡复发。应先进行溃疡的正规非手术治疗，如出现并发症，则采取相应的治疗方法。

（3）营养性并发症：胃大部切除术后，由于残胃容量减小，消化、吸收功能受影响，患者常出现上腹部饱胀、贫血、消瘦等症状。治疗应注意调节饮食，少食多餐，选用高蛋白、低脂饮食，同时补充维生素、铁剂和微量元素。

（4）残胃癌：是指胃大部切除术后 5 年以上，发生在残胃的原发癌。其发生可能与残胃黏膜萎缩有关。临床表现为进食后饱胀感，伴贫血、体重减轻。胃镜检查可以明确诊断，需要进行手术治疗。

## 第二节　胃　癌

胃癌（gastric carcinoma）是我国最常见的消化道肿瘤，2021 年胃癌发病率在所有肿瘤中处于第 2 位。其好发年龄在 50 岁以上，男性与女性发病率之比为 2∶1。

### 【病因与病理】

（一）病因

胃癌的病因目前尚不明确，可能与下列因素有关。

1．地域环境及饮食生活因素　胃癌的发病有明显的地域差异，中国、日本、俄罗斯、南非、智利及北欧国家和地区的发病率较高，而印度、北美、西欧国家和地区的发病率则较低。我国东北与东部沿海地区胃癌发病率明显比南方地区高。长期食用腌制、熏烤食品者，胃癌发病率高，与这些食品中亚硝酸盐、真菌毒素、多环芳烃化合物等致癌物或前致癌物的含量高有关。

2．幽门螺杆菌感染　是引发胃癌的主要因素之一，胃癌高发区人群 HP 感染率高。幽门螺杆菌能促使硝酸盐转化成亚硝酸盐及亚硝胺而致癌。

3．癌前病变与癌前状态　前者是指易发生癌变的疾病或状态，后者是指较易转变成癌组织的病理组织学改变。胃癌的癌前病变有慢性萎缩性胃炎、胃息肉、胃溃疡及残胃炎，这些病变常伴有不同程度的长期慢性炎症过程、胃黏膜肠上皮化生或非典型增生。

4．遗传因素　胃癌有明显的家族聚集倾向，遗传素质可使易感者对致癌物更为敏感。

（二）病理

约 50%以上的胃癌好发于胃窦部，其次为贲门部，发生在胃体者较少。

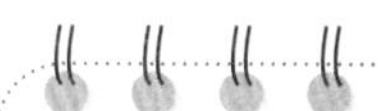

1．大体分型

（1）早期胃癌：胃癌仅限于黏膜和黏膜下层，无论病灶大小或有无淋巴结转移者。癌灶直径在 5 mm 以下称为微小胃癌；10 mm 以下称为小胃癌；癌灶更小，仅在胃镜黏膜活检时诊断为胃癌，但切除后的胃标本未见癌组织，称为“一点癌”。早期胃癌根据病灶形态可分为 3 型：Ⅰ型为隆起型，癌灶突向胃腔；Ⅱ型为表浅型，癌灶比较平坦，没有明显的隆起与凹陷，Ⅱ型又分为 3 个亚型，即Ⅱa 浅表隆起型、Ⅱb 浅表平坦型和Ⅱc 浅表凹陷型；Ⅲ型为凹陷型，为较深的溃疡。此外，还有混合型（如Ⅱa 型 + Ⅱb 型 + Ⅱc 型 + Ⅲ型等）。

（2）进展期胃癌：包括中、晚期胃癌。癌组织超过黏膜下层，侵入胃壁肌层称为中期胃癌，病变达浆膜层或是超出浆膜向外浸润至邻近脏器或有转移者称为晚期胃癌。按 Borrmann 分型法可以分为 4 型：Ⅰ型（息肉型，也称肿块型），为边界清楚、突入胃腔的块状癌灶；Ⅱ型（溃疡局限型），为边界清楚，并且略隆起的溃疡状癌灶；Ⅲ型（溃疡浸润型），为边界模糊不清的溃疡，癌灶向周围浸润；Ⅳ型（弥漫浸润型），癌肿沿胃壁各层全周性浸润生长，边界不清。全胃受累时，胃腔缩窄，胃壁僵硬，呈革囊状，称为皮革样胃，恶性度极高，发生转移较早。

2．组织学分型　WHO（2000 年）提出的国际分类法将胃癌分为：①腺癌（包括肠型和弥漫型）；②乳头状腺癌；③管状腺癌；④黏液腺癌；⑤印戒细胞癌；⑥腺鳞癌；⑦鳞状细胞癌；⑧小细胞癌；⑨未分化癌；⑩其他。胃癌绝大部分为腺癌。

3．扩散与转移

（1）直接浸润：贲门胃底癌易侵及食管下端，胃窦癌可向十二指肠浸润。胃癌可由原发部位向纵深浸润发展，穿破浆膜后，易扩散至大网膜、结肠、肝、脾、胰腺等邻近器官。

（2）淋巴转移：是胃癌的主要转移途径，早期胃癌可有淋巴转移，进展期胃癌的淋巴转移率达 70%左右。胃癌的淋巴转移率与肿瘤浸润深度呈正相关。

（3）血行转移：最常见的是转移至肝，其他还有肺、胰、肾、骨骼等处。

（4）腹腔种植：当胃癌组织浸润穿透浆膜后，癌细胞可脱落并种植于腹膜和脏器表面形成转移结节。癌细胞广泛播散时，可形成大量癌性腹水。

## 【护理评估】

### （一）临床表现

1．症状　早期胃癌多无明显症状，部分患者可有上腹隐痛、嗳气、反酸、食欲减退等表现，无特异性。晚期患者常有上腹部疼痛、食欲缺乏、呕吐、乏力、消瘦等症状。

2．体征　早期患者无明显体征，晚期可扪及腹部包块。若发生肿瘤转移，则可有肝大、腹水、锁骨上淋巴结肿大等表现。

### （二）辅助检查

1．实验室检查　粪便隐血试验常呈持续阳性，胃液游离酸测定多显示胃酸缺乏或减少。

2．纤维胃镜检查　是诊断早期胃癌的有效方法，可直接观察胃黏膜病变的部位和范围，并可直接获取病变组织行病理学检查。

3．X 线检查　X 线气钡双重造影可发现较小而表浅的病变。

4．腹部超声检查　主要用于观察胃的邻近脏器（特别是肝、胰）被浸润和淋巴结转移的情况。

5．螺旋 CT 检查　有助于胃癌的诊断和术前临床分期。

### （三）与疾病相关的健康史

了解患者既往疾病史，有无慢性萎缩性胃炎、胃息肉、胃溃疡及残胃炎等疾病。询问患者的饮食习惯，是否存在消化系统恶性肿瘤家族史，以及长期居住地区是否为胃癌高发区等。

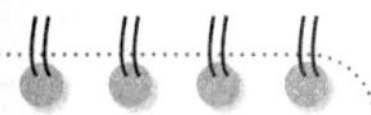

（四）心理社会状况

了解患者的职业、文化程度，以及患者及家属对胃癌的看法、认识、反应及适应水平。胃癌不容易早期发现，一旦患者症状明显，往往已属于晚期，许多患者因此难以接受现实，常出现恐惧、焦虑等心理问题，甚至不能很好地配合治疗。另外，高昂的医疗费用也会给患者及其家庭造成一定的经济负担。

（五）治疗原则

胃癌的防治主要依靠早期发现、早期诊断和早期治疗。手术治疗仍是治疗胃癌的首选方法。

1．手术治疗　外科手术治疗是目前治愈胃癌的唯一方法。常用的手术方法有根治性手术、微创手术、姑息性切除术和短路手术。

（1）根治性手术：即按癌肿部位整块切除胃的全部或大部，以及大网膜、小网膜和局域淋巴结，并重建消化道。切除端应距癌肿边缘 5 cm 以上。若癌肿范围较大或已穿透浆膜并侵及周围脏器，则可采用胃癌扩大根治术或联合脏器（包括胰体、胰尾及脾在内）切除术。

（2）微创手术：近年来胃癌微创手术已日趋成熟，包括胃镜下行胃黏膜癌灶切除术和腹腔镜下行胃楔形切除术、胃部分切除术，甚至是全胃切除术。

（3）姑息性手术：适用于癌肿广泛浸润并转移、不能完全切除者，可以解除症状，延长生存期。姑息性手术包括姑息性胃切除术、胃肠吻合术等。

（4）短路手术：对于晚期胃癌合并幽门梗阻或贲门梗阻已不能手术切除者，为解决其消化道梗阻症状，可行改道手术。手术方法有胃空肠吻合术、食管空肠吻合术等。

2．化疗　对于已实施胃癌和伴随腹腔干及其分支血管周围淋巴结根治术患者的术后辅助化疗，首选方案为卡培他滨 + 奥沙利铂 + 氟尿嘧啶 + 奥沙利铂。对于不可行手术切除的胃癌患者，指南推荐首选化疗方案为：氟尿嘧啶 + 奥沙利铂，氟尿嘧啶 + 顺铂；其他推荐方案为：氟尿嘧啶 + 紫杉醇。奥沙利铂毒性较低，通常优于顺铂。

3．其他治疗　包括放疗、热疗、免疫治疗和中医药治疗等。

**知识链接**

**胃癌的支持治疗**

1. 支持治疗贯穿胃癌治疗的始终。胃癌患者尤其是终末期患者常面临肿瘤导致的出血、梗阻、疼痛等并发症和肿瘤相关营养不良（如乏力、消瘦和厌食等）。

2. 总体目标是尽早预防或缓解胃癌相关症状或治疗相关不良反应，以及解决与胃癌或治疗相关的心理、社会和精神问题，从而改善患者及其家属的生活质量。

3. 支持治疗涵盖从诊断、治疗、康复到生命终末期的整个癌症历程，需要跨学科、多模式治疗，通常以肿瘤内科医师为主，还需要包括胃肠病学、老年病学、疼痛学、营养学及肿瘤心理学方面的医师、社会工作者、物理治疗师、护士以及其他相关医疗人员的参与。

4. 我国相关研究提示，早期采用多学科支持治疗，不仅可以改善晚期胃癌患者的营养和心理状况，而且更重要的是可以显著延长生存时间。

## 【主要护理诊断 / 问题】

1．焦虑　与担心手术和疾病预后有关。

2．营养失调（低于机体需要量）　与食欲减退，消化、吸收不良及机体消耗增加有关。

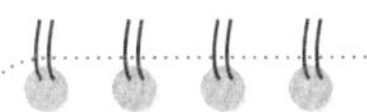

3．潜在并发症：出血、十二指肠残端破裂、胃轻瘫、吻合口瘘、术后消化道梗阻、倾倒综合征等。

## 【护理措施】

与胃、十二指肠溃疡患者的护理措施相同。此外，还应注意以下问题：

1．心理护理　胃癌患者由于担心癌症及预后，常有悲观、消极情绪。应根据患者的具体情况提供信息，帮助其分析有利条件和因素，增强其对治疗的信心，使患者能积极配合治疗和护理。

2．改善营养状况　提供高维生素、高热量、易消化的饮食，必要时予以经静脉肠外营养，以纠正贫血、低蛋白血症。

3．注意药物不良反应　化疗药物常见的毒性反应有骨髓抑制、胃肠道反应、静脉炎、口腔炎，以及肝、肾功能损害等。相关护理参详见第九章。

4．健康教育

（1）预防胃癌：向患者及家属介绍疾病预防的相关知识，积极治疗HP感染和胃癌的癌前病变，如慢性萎缩性胃炎、胃息肉及胃溃疡。告知患者少食腌制、熏烤食品，戒烟、戒酒。

（2）定期复查：对胃癌患者须定期进行门诊随访，检查肝功能、血常规等，注意预防感染。告知患者若出现腹部不适、腹胀、肝区肿胀、锁骨下淋巴结肿大等，应随时就诊。

（3）早发现、早诊断：胃癌治疗效果很不理想，因此，早期发现、早期诊断是提高胃癌治愈率的关键。通过健康教育增强大众的自我保健意识。重视可疑患者，对出现下列情况者应进一步检查，并定期进行复查。

1）原因不明的上腹部不适、隐痛、食欲缺乏及消瘦，特别是中年患者。

2）原因不明的呕血、黑便，或粪便隐血试验呈阳性者。

3）既往有长期胃病史，近期症状加重者。

4）中年患者，既往无胃病史，短期出现胃部症状。

5）已确诊为胃溃疡、胃息肉或萎缩性胃炎者。

6）多年前因胃良性疾病行胃大部切除术，近年又出现消化道症状者。

**科研小提示**

研究提示，早期诊断是提高胃癌治愈率的关键，可探索胃癌早期风险预测模型，有助于提高胃癌的早期诊断率。

## 小　结

（一）胃、十二指肠溃疡

1．病因　发病原因较为复杂，是多因素综合作用的结果。

2．临床表现　主要表现为慢性节律性腹痛，胃溃疡和十二指肠溃疡患者的腹痛特点各异。溃疡穿孔患者主要表现为急性弥漫性腹膜炎，出血患者主要表现为呕血和黑便，幽门梗阻患者主要表现为顽固性呕吐。

3．治疗原则　以内科治疗为主。对出现并发症或者内科治疗无效的顽固性溃疡患者，则以手术治疗为主，主要术式为胃大部切除术。

4．护理措施　术前应缓解患者的不良情绪，改善营养状况，做好严重并发症患者的术前准备。术后护理包括营养支持、胃肠减压的护理和术后并发症的观察与护理。

（二）胃癌

1．病因　尚不明确，可能与地域环境、饮食和生活习惯、幽门螺杆菌感染、癌前病变及遗传和基因等因素有关。

2．临床表现　早期胃癌患者多无明显症状，随着病情进展，症状日益加重，常有上腹部疼痛、食欲缺乏、呕吐、乏力、消瘦等症状。

3．治疗原则　主要以手术治疗为主，辅以化疗、放疗、免疫治疗等综合治疗。

4．护理措施　除与溃疡患者的术前及术后护理类似外，还应注意手术前后营养支持和定期复查。

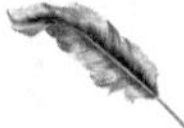

## 思考题

患者，男性，37 岁，患胃溃疡 10 余年，行毕Ⅱ式胃大部切除术。术后第 2 天，患者突发右上腹剧痛，腹部有明显压痛、反跳痛和腹肌紧张，伴发热。

请回答：

1．首先应考虑患者出现了哪种并发症？其原因是什么？

2．应如何处理？

（张　敏）

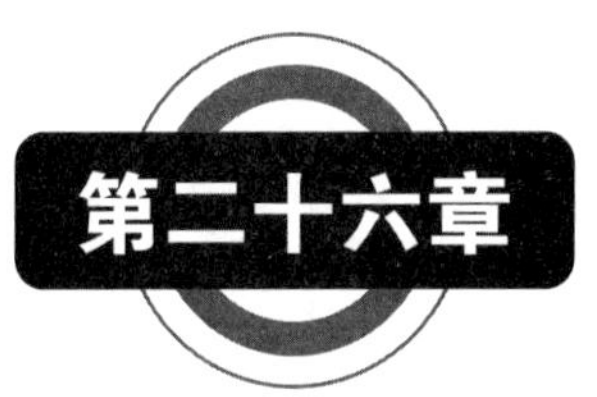


# 小肠疾病患者的护理

第 26 章数字资源

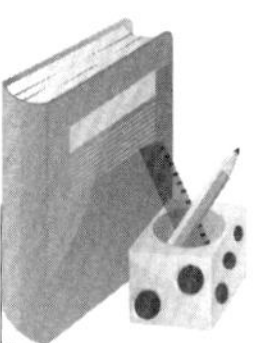

**导学目标**

通过本章内容的学习，学生应能够：

◆ **基本目标**

1. 说出肠梗阻、肠瘘的病因和分类。
2. 复述肠梗阻、肠瘘的临床表现和治疗原则。
3. 解释绞窄性肠梗阻的临床表现。
4. 运用所学知识为肠瘘患者提供引流护理。

◆ **发展目标**

综合运用所学知识正确评估肠梗阻和肠瘘患者，并为其制订护理计划。

◆ **思政目标**

培养爱伤精神与职业素养，发扬慎独、尽责尽职的无私奉献精神。

**案例 26-1A**

患者，男性，76 岁，上腹部间断性剧痛 1 天急诊入院治疗。自发病以来，患者腹痛呈阵发性，伴呕吐 4 次，呕吐物为胆汁样液体，量约 500 ml，未经肛门排气和排便。患者既往无类似症状发作史，但近半年来经常出现便秘。

体格检查：患者呈急性病容，腹部膨胀，左下腹稍有压痛，无肌紧张，肠鸣音亢进。

**请回答：**

1. 该患者可能发生了什么情况？判断依据是什么？
2. 应如何处理？

## 第一节　肠梗阻

肠梗阻（intestinal obstruction）是指由于任何原因引起的肠内容物不能正常运行或顺利通过肠道的病理现象，是外科常见的急腹症之一。因其病情多变、发展迅速，需早期作出诊断、处理。延误诊治不仅可引起肠坏死、腹膜炎等严重的情况，而且可导致全身性的生理功能紊乱，甚至危及患者的生命。

## 【病因与分类】

1．按发生的原因分类

（1）机械性肠梗阻（mechanical intestinal obstruction）：是指各种原因引起的肠腔狭小、肠内容物通过障碍，是临床上最为常见的类型。常见原因包括：①肠腔内因素，如肠内息肉样肿瘤、肠套叠、寄生虫、大胆石、粪块、异物等；②肠壁因素，如先天性肠闭锁、炎症性狭窄、肿瘤等；③肠外因素，如粘连组织压迫、嵌顿性疝、肠扭转、腹腔脓肿或肿瘤压迫等。

（2）动力性肠梗阻（dynamic intestinal obstruction）：较少见，是由于神经抑制或毒素刺激引起肠壁肌功能障碍，使肠蠕动丧失或肠管痉挛，以致肠内容物不能正常运行，但无器质性肠腔狭小。此类肠梗阻可分为麻痹性肠梗阻（paralytic ileus）和痉挛性肠梗阻（spastic intestinal obstruction）。前者较为常见，多发生在腹部大手术后、腹部创伤或急性弥漫性腹膜炎患者。后者较为少见，可发生于肠道功能紊乱或慢性铅中毒患者。

（3）血运性肠梗阻（vascular intestinal obstruction）：由于肠系膜血管栓塞或血栓形成而导致肠管血运障碍，使肠管失去蠕动能力，肠内容物停止运行而出现肠麻痹现象。但是，此类肠梗阻可迅速继发肠坏死，故在处理方面与肠麻痹截然不同。随着人口老龄化、动脉硬化发生率增高，血运性肠梗阻现已不少见。

2．按肠壁有无血运障碍分类

（1）单纯性肠梗阻：只有肠内容物通过受阻，而无肠管血运障碍。

（2）绞窄性肠梗阻（strangulated intestinal obstruction）：因肠系膜血管受压或肠壁小血管受压、血管腔栓塞或血栓形成而使相应肠段急性缺血，引起肠坏死、穿孔。

3．其他分类　可根据梗阻部位将肠梗阻分为高位（如空肠上段）和低位（如回肠末段与结肠）肠梗阻；根据梗阻的程度分为完全性和不完全性肠梗阻；根据梗阻的发展过程分为急性和慢性肠梗阻。当发生肠扭转、结肠肿瘤等时，病变肠袢两端完全阻塞，称为闭袢性肠梗阻。

## 【病理生理】

1．局部变化　机械性肠梗阻一旦发生，梗阻以上部位肠蠕动即增加，肠腔内因气体和液体积聚而膨胀。肠梗阻部位越低，时间越长，肠腔膨胀越明显。梗阻以下部位肠管则瘪陷、空虚或仅存积少量粪便。在肠梗阻早期（$<$ 12 h），因肠壁吸收减少，水、电解质积存在肠腔内；24 h 后不仅吸收减少，而且分泌增加，吞咽的空气是肠梗阻时很重要的气体来源。梗阻时，肠腔内压力不断升高，使肠壁静脉回流受阻，引起肠壁充血、水肿、液体外渗。另外，由于缺氧，致使肠壁通透性增高。

2．全身变化

（1）水、电解质和酸碱失衡：一方面，因胃肠道分泌的液体不能被吸收返回全身循环而积存在肠腔内，同时肠壁不断向肠腔内渗出液体，导致液体在第三间隙丢失；另一方面，因患者频繁呕吐、不能进食，可迅速导致血容量减少和血液浓缩。高位小肠梗阻时，因胃液的丢失多于小肠液，所以患者可能出现代谢性碱中毒。

（2）休克与脓毒症：如未及时进行治疗，患者可因大量体液丢失而引起低血容量性休克。同时，肠黏膜屏障功能障碍，通透性增高，细菌、毒素可透过肠壁引起腹腔感染，并可继发全身性感染甚至感染性休克。

（3）呼吸、循环功能障碍：肠腔膨胀时，腹内压增高，膈肌上升，可影响肺内气体交换。同时，腹内压增高和血容量不足可使下腔静脉回流量减少，心排血量减少，导致呼吸、循环功能障碍。

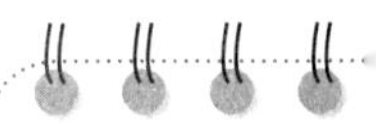

## 【护理评估】

（一）临床表现

虽然肠梗阻发生的原因、部位、病变程度及发病缓急各有不同，但患者共同的表现都是腹痛、呕吐、腹胀和停止自肛门排气、排便。

1．症状

（1）腹痛：发生机械性肠梗阻时，腹痛表现为阵发性绞痛，这是由于梗阻部位以上肠管强烈蠕动所致。之后，由于肠管肌过度疲劳而呈暂时性迟缓状态，腹痛也随之消失。疼痛多位于中腹部，也可位于梗阻所在部位，发作时可伴有肠鸣音亢进，患者自觉有“气块”在腹腔内窜动，并且受阻于某一部位。若腹痛发作频繁，间歇期不断缩短，腹痛呈持续性伴阵发性加重，则应警惕绞窄性肠梗阻出现的可能。麻痹性肠梗阻患者腹痛多不明显，呈持续性胀痛。

（2）呕吐：在肠梗阻早期为反射性呕吐，呕吐物为胃内容物（如食物、胃液等），进食或饮水均可引起呕吐。呕吐后，腹痛可暂时缓解，然后再出现呕吐。高位肠梗阻时，呕吐频繁，且出现早，呕吐物主要为胃及十二指肠内容物。低位肠梗阻时，呕吐出现较晚，次数少，呕吐物常为带有臭味的粪样物。若呕吐物呈棕褐色或血性，则提示肠管有血运障碍。麻痹性肠梗阻时，呕吐多为溢出性。

（3）腹胀：发生在腹痛后，其程度与梗阻部位有关。高位肠梗阻时，腹胀不明显，但有时可见胃型。低位肠梗阻及麻痹性肠梗阻时，腹胀显著，可遍及全腹。腹部隆起不均匀、不对称，为肠扭转等所致闭袢性肠梗阻的特征。

（4）停止自肛门排气、排便：发生完全性肠梗阻时，患者常停止自肛门排气及排便，但在发病早期，尤其是发生高位肠梗阻时，因梗阻以下的肠腔内仍残留气体或粪便，可以自行或经灌肠后排出。不完全性肠梗阻患者可有多次少量排气、排便。因此，不能因为有少量排气、排便而否定肠梗阻的存在。发生绞窄性肠梗阻时，由于肠套叠、肠系膜血管栓塞或血栓形成，患者可排出血性黏液便。

2．体征

（1）全身变化：单纯性肠梗阻早期，患者全身变化多不明显。肠梗阻晚期或发生绞窄性肠梗阻时，患者可有口唇干燥、眼窝凹陷、皮肤弹性消失、尿少或无尿等脱水表现，或脉搏细速、血压下降、面色苍白、四肢发凉等中毒和休克征象。

（2）腹部体征：视诊时，机械性肠梗阻患者可见腹胀、肠型和蠕动波，肠扭转时腹胀多不对称，发生麻痹性肠梗阻时腹胀均匀。触诊时，单纯性肠梗阻患者因肠管扩张，腹部可有轻压痛，无腹膜刺激征。发生绞窄性肠梗阻时，患者腹部可有固定性压痛和腹膜刺激征，压痛的包块常为被绞窄的肠袢。叩诊时，绞窄性肠梗阻患者腹腔内有渗液，移动性浊音可呈阳性。听诊时，机械性肠梗阻患者可闻及肠鸣音亢进，有气过水声或金属音。若为麻痹性肠梗阻，则肠鸣音减弱或消失。

随堂测 26-1

（二）辅助检查

1．实验室检查　单纯性肠梗阻早期，患者病情变化不明显。随着病情的发展，由于脱水、血液浓缩，患者血红蛋白水平及血细胞比容升高，尿比重增高。发绞窄性肠梗阻时，患者多有白细胞计数显著增高及中性粒细胞比例增高，呕吐物及粪便检查可见大量红细胞，或隐血试验呈阳性。合并酸碱失衡、电解质紊乱及肾功能障碍时，可有动脉血气分析指标异常，血清钠、钾、氯、尿素氮及肌酐的变化。

2．X线检查　一般在肠梗阻发生 4 ～ 6 h 后，腹部X线检查即可显示肠腔内气体；立位或侧卧位腹部X线检查可见肠管扩张、积气及多个液平面。但是，即使无上述征象，也不能排除肠梗阻的可能。发生绞窄性肠梗阻时，X线检查可见孤立、突出、胀大的肠袢，其位置不随时间推移而改变。肠梗阻的部位不同，X线表现亦不相同：空肠黏膜环状皱襞可呈“鱼肋骨刺”状，回肠扩张时肠袢较多，可见“阶梯状”的液平面，黏膜则无此表现。

（三）与疾病相关的健康史

1．既往史　了解患者既往有无腹部手术史（主要是下腹及盆腔手术史）、外伤史、腹膜炎病史，并了解患者既往是否有慢性肠梗阻症状或腹痛发作史。了解患者有无心脏病病史，严重动脉粥样硬化及风湿性心脏病合并心房颤动患者，可突发肠系膜血管栓塞。了解患者有无感染性肠病或憩室炎病史，因其可引起机械性肠梗阻。了解患者有无胆囊结石病史，因突发胆绞痛及阵发性腹部绞痛，有引发结石性肠梗阻的可能。

2．年龄　新生婴儿肠梗阻以肠道先天性畸形多见。2岁以内小儿，肠套叠多见。蛔虫性肠梗阻常见于2～10岁儿童，多因发热、驱虫不当、蛔虫产生的毒素或机械性刺激引起肠管痉挛所致。成人肠套叠多继发于肠息肉、肠肿瘤或肠道憩室等肠壁病变。小肠扭转多见于青壮年，常有饱食后剧烈运动等诱发因素。老年人肠梗阻以肿瘤及粪块堵塞常见。乙状结肠扭转多见于老年人，患者常有便秘史。

3．诱发因素　是否有肠道功能紊乱、暴食、过度活动等肠梗阻诱发因素。

（四）心理社会状况

肠梗阻多为急性发作，常因病情复杂多变、发展迅速，导致患者产生紧张、焦虑或恐惧心理。患者出现阵发性剧烈腹痛、呕吐、腹胀、停止自肛门排气及排便等症状也会使家属不知所措，希望医护人员及时作出诊断，尽快解除患者的病痛。

（五）治疗原则

治疗原则是纠正因肠梗阻而引起的全身性生理功能紊乱并解除梗阻。

1．非手术治疗　适用于单纯性粘连性肠梗阻（特别是不完全性肠梗阻）、麻痹性或痉挛性肠梗阻、蛔虫或粪块堵塞引起的肠梗阻以及肠套叠早期等情况。在治疗期间，须密切观察患者的病情变化，若症状加重，应及时予以手术治疗。

（1）胃肠减压：是治疗肠梗阻的主要措施之一。胃肠减压是利用负压吸引装置，通过导管将积聚于胃肠道内的气体和液体吸出的一种治疗措施，可以起到降低胃肠道内的压力和张力，改善胃肠壁血液循环，减轻肠壁水肿，有利于炎症局限，促进胃肠功能恢复的作用。通过有效吸引，可促进肠腔恢复通畅，有利于改善局部病变及全身情况。

（2）纠正水、电解质紊乱及酸碱失衡：水、电解质紊乱及酸碱失衡是急性肠梗阻患者最突出的生理功能紊乱，应及早予以纠正。发生肠梗阻时，患者多出现等渗性或低渗性脱水，合并代谢性酸中毒。输液的种类及容量应根据患者呕吐情况、脱水体征、血液浓缩程度、尿量及尿比重，结合血清电解质、血气分析结果而确定。最常用的是静脉输注葡萄糖、等渗盐溶液。对肠梗阻持续时间长，特别是高位小肠梗阻以及呕吐频繁的患者，应注意补钾。对单纯性肠梗阻晚期及绞窄性肠梗阻患者，需要输注血浆、全血或血浆代用品，以补偿经肠腔或腹腔丢失的血浆和血液。

（3）解除梗阻：可采用中医药治疗、口服植物油、针刺疗法、低压空气或钡灌肠等。

（4）防治感染和中毒：应用抗生素对于防治细菌感染、减少毒素的产生有一定作用。对单纯性肠梗阻早期患者，一般可不应用抗生素。但对于单纯性肠梗阻晚期、绞窄性肠梗阻以及手术治疗的患者应该使用抗生素。

（5）对症处理：根据患者病情，可应用镇静药、解痉药等予以一般对症治疗，但诊断不明确时禁用止痛药。

2．手术治疗　手术治疗是解除肠梗阻的一个重要措施，适用于各种类型的绞窄性肠梗阻、非手术治疗无效的肠梗阻，以及先天性肠道畸形、肿瘤等引起的肠梗阻患者。因急性肠梗阻患者的全身情况常较严重，故手术治疗原则是在最短的手术时间内用最简单的方法解除梗阻，恢复肠道的通畅。具体手术方式应根据病因、梗阻的部位和性质及患者全身情况而定，主要包括以下几种。

（1）单纯解除梗阻的手术：如肠粘连松解术、肠切开取异物、肠套叠或肠扭转复位术等。

（2）肠切除、吻合术：适用于肠道肿瘤、炎症或局部肠袢坏死等患者。

（3）肠短路吻合术：适用于晚期肿瘤已浸润固定，或肠粘连成团与周围组织附着等引起肠梗阻的原因既不能简单解除，又不能切除的情况。

（4）肠造口术或肠外置术：适用于患者因局部病变所限，或病情极为严重，不能耐受和进行复杂手术等情况。

## 【主要护理诊断/问题】

1．疼痛　与肠内容物不能正常运行或通过障碍引起肠蠕动增加有关。

2．体液不足　与呕吐、腹腔及肠腔积液、胃肠减压等有关。

3．低效性呼吸型态　与肠梗阻、腹胀使膈肌抬高以及腹痛等有关。

4．潜在并发症：肠坏死、腹腔感染、休克等。

### 案例 26-1B

体格检查：体温 37.8℃，脉搏 88 次/分，呼吸 20 次/分，血压 100/60 mmHg。实验室检查：WBC $9.0\times10^9$/L。给予胃肠减压、补液、抗感染治疗后，患者腹痛加剧，且间歇期仍感剧痛，有明显压痛、反跳痛，呕吐数次，腹胀加重，肛门停止排便、排气。于全麻下行剖腹探查术。

**请回答：**

1. 该患者术后的护理措施有哪些？
2. 该患者健康教育计划的内容有哪些？

## 【护理措施】

（一）非手术治疗的护理/术前护理

1．胃肠减压的护理　留置胃肠减压管期间，应保持管道通畅、有效减压。按时做好口腔护理，减轻患者的不适。观察引流液的颜色、性状，以协助判断梗阻的部位、程度，并记录引流量，作为补液量的参考，以保证患者的出入液量平衡。

2．腹痛的护理　遵医嘱使用解痉止痛药物，确定无肠绞窄或肠麻痹后，可使用阿托品类解痉药解除胃肠道平滑肌痉挛，以缓解腹痛。但禁用吗啡类止痛药，以免掩盖病情而延误治疗。另外，还可热敷腹部、针灸双侧足三里穴。如患者无绞窄性肠梗阻，则可遵医嘱经胃管注入液状石蜡等，以缓解腹痛。

3．体位　生命体征平稳者采取半卧位，以减轻腹痛、腹胀，并可使抬高的膈肌下降，有利于改善呼吸和循环功能。

4．呕吐的护理　患者呕吐时，应将头偏向一侧或坐起，以防呕吐物吸入气管而导致窒息或吸入性肺炎。呕吐后，应及时清除呕吐物，协助患者漱口，保持口腔清洁。观察并记录呕吐物的颜色、性状、量，以及呕吐的时间、次数等，并及时告知医师。

5．补液的护理　根据患者的病情、年龄以及液体排出的量和性状，结合血气分析和血清电解质测定结果补充液体及电解质，必要时予以输血，以维持水、电解质及酸碱平衡。同时，遵医嘱正确、按时使用抗菌药，以防止细菌感染，减少毒素吸收，减轻中毒症状。注意观察药物不良反应及疗效。

6．饮食护理　对肠梗阻患者，一般应予以禁食、补液。待患者病情好转、梗阻缓解（恢复排气、排便，腹痛、腹胀消失）后，方可试给予少量流质饮食，忌给予甜食和牛奶（以免引起肠胀气），然后逐步过渡到半流质饮食和恢复正常饮食。

7．观察病情、及早发现绞窄性肠梗阻　严密观察患者的生命体征及腹痛、腹胀、呕吐等情况的变化，是否存在口渴、尿少等脱水表现，以及有无呼吸急促、烦躁不安、面色苍白、脉率增快、脉压减小等休克前期症状。密切观察并准确记录出、入液量，包括胃肠减压量、呕吐物量、尿量以及输液总量。遵医嘱监测血常规、血清电解质及血气分析结果。观察患者的症状和体征变化。病情观察期间，若患者出现下列表现，应考虑绞窄性肠梗阻的可能，需要及早予以手术治疗：①腹痛发作急骤，开始即为持续性剧烈疼痛，或在阵发性加重之间仍有持续性疼痛，肠鸣音可不亢进；②呕吐出现早、剧烈而频繁；③病情进展迅速，早期即发生休克，并且经抗休克治疗后，病情改善不显著；④腹部有局部隆起或触及压痛性肿块，腹胀不对称；⑤腹部刺激征明显，体温上升、脉率增快、白细胞计数增多，中性粒细胞比例增高；⑥呕吐物、胃肠减压引流物、肛门排出物为血性，或腹腔穿刺抽出血性液体；⑦经积极非手术治疗无效，症状和体征无明显改善；⑧腹部X线检查可见孤立、突出胀大的肠袢，且不随时间推移而改变位置，或有假性肿瘤样阴影，或肠间隙增宽，均提示有肠缺血改变。此类患者病情危重，应在予以抗休克、抗感染治疗的同时，积极做好术前准备。

（二）术后护理

1．病情观察　密切观察患者的生命体征、伤口敷料及引流情况，了解腹部症状和体征变化，以便及时发现术后并发症。若患者出现腹部胀痛、持续发热、白细胞计数增高，腹壁切口处红肿，则应警惕腹腔内或切口感染的可能。若腹腔引流管周围流出较多带有臭味的粪样液体，则应怀疑肠瘘的可能，须及时报告医师并协助处理。

2．引流管的护理　术后患者一般留置胃肠减压和腹腔引流管。应妥善固定引流管，防止打折、受压、扭曲等影响有效引流，观察并记录引流液的颜色、性状及量。

3．体位与活动　患者血压平稳后，可取半卧位。术后早期即应鼓励患者下床活动，以利于肠功能的恢复，防止发生肠粘连等并发症。

**科研小提示**

研究提示，术后早期离床活动利于降低术后肠梗阻发生率，可以探索循证实践方案，促进腹部手术患者术后早期离床活动。

4．饮食护理　术后暂应禁食，待患者肛门排气后，可开始予以少量流质饮食，然后逐步过渡恢复至普通饮食。

5．防治感染　遵医嘱正确、按时应用抗生素，并注意观察药物的不良反应及疗效。

（三）健康教育

1．饮食指导　指导患者进食易消化的高蛋白、高热量和高维生素食物。忌暴饮暴食，不要在餐后剧烈运动。避免进食不洁饮食，减少肠道寄生虫病的发生。

2．活动与休息　告知患者注意劳逸结合，保证充足的休息和睡眠。

3．养成良好的排便习惯　对老年患者及肠道功能不全有便秘者，应及时给予缓泻药，必要时遵医嘱予以灌肠，以协助其排便。

4．自我观察　告知患者如出现腹痛、腹胀、呕吐，以及伤口红肿、疼痛等不适，应及时就诊。

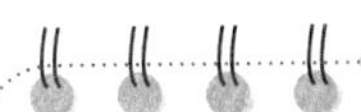

# 第二节　肠　瘘

**案例 26-2A**

患者，男性，50岁，在建筑工地从约7 m高处失足坠落，腹壁撞击至地面上一根直径为20 cm、高约50 cm的钢制立柱。事故发生后，患者被急诊送至医院接受手术治疗。术中探查发现"下腹壁挫裂，十二指肠、空肠、回肠破裂"。急诊行"肠破裂＋腹壁破裂修补术"。术后第3天，患者出现发热，体温最高达39.5℃，伴持续性腹痛，同时发现经右侧腹腔引流管引流出胆汁样液体500 ml。

**请回答：**

1. 该患者术后可能发生了什么情况?

2. 术后第3天，患者又出现高热（体温39.5℃），伴持续性腹痛。患者感到恢复无望，对护士说："做完手术也没见好转，我想把引流管拔了，太难受了，我不想继续治疗了"。针对患者目前的心理状况，护士应如何与其沟通?

肠瘘（intestinal fistula）是指肠管与体腔、体表或其他空腔脏器形成异常通道，肠内容物从此异常通道进入体腔，至体外或其他空腔脏器，导致体液丧失、内稳态失衡、感染、器官功能受损、营养不良等改变。

## 【病因与分类】

（一）病因

1．先天性畸形　与胚胎发育异常有关，如脐肠瘘可在脐部形成肠外瘘；胚胎发育过程中卵黄管靠近肠管的一端管腔未闭，形成向肠壁外突出的指状或袋状突起，形成梅克尔憩室（Meckel diverticulum）。先天性肠瘘发生率极低。

2．手术　是造成肠瘘的主要原因，多为误伤所致。

3．损伤　肠损伤经初步处理后，因感染或组织缺血，破损处或吻合口仍愈合不良而形成瘘。放射治疗也可引起肠道损伤而形成瘘。

4．肿瘤及炎症　如结肠肿瘤穿破肠壁而形成瘘，克罗恩病、溃疡性结肠炎时，病变部位也可溃破而形成瘘，肠结核及腹腔内一般化脓性感染可致肠壁坏死、穿孔而形成瘘。

（二）分类

1．按肠腔是否与体表相通分类

（1）肠外瘘：较多见，是指肠腔通过瘘管与体表相通。肠外瘘又可根据瘘口的形态分为管状瘘及唇状瘘。前者较为常见，是指肠壁瘘口与腹壁外口之间存在一瘘管；后者为肠壁直接与皮肤粘着，瘘口处肠黏膜外翻呈唇状。

（2）肠内瘘：是指肠腔通过瘘管与腹内其他脏器或肠管的其他部位相通，如胆囊横结肠瘘、直肠膀胱瘘、空肠结肠瘘等。

2．按肠道连续性是否存在分类

（1）侧瘘：肠壁瘘口范围小，仅有部分肠壁缺损，肠腔仍保持其连续性。

（2）端瘘：肠腔连续性完全中断，其近侧端与体表相通，肠内容物经此全部流出体外，亦

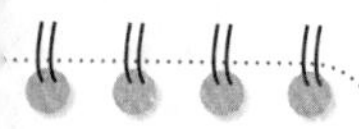

称为完全瘘。此类瘘很少见，多为治疗性瘘。

3．按瘘管所在的部位分类　①高位瘘：包括胃、十二指肠、空肠上段 100 cm 范围内的瘘，如胃十二指肠瘘、十二指肠空肠瘘；②低位瘘：是指空肠 100 cm 以下、回肠与结肠部位的瘘。

## 【病理生理】

肠瘘的病理变化因瘘所在部位的高低而异。通常，发生高位肠瘘时，水、电解质与营养物质丢失和酸碱平衡紊乱较重，处理较困难，低位肠瘘时则感染较明显。

随堂测 26-2

1．水、电解质紊乱及酸碱失衡　发生高位肠瘘时，患者每日丧失的肠液量可达数千毫升，如未能及时补充液体及电解质，则患者会很快出现脱水、低血容量性休克和循环衰竭等表现。若丢失的液体以酸性胃液为主，则主要是 $H^+$ 和 $Cl^-$ 丢失，患者可出现低氯低钾性碱中毒。如丢失的液体以碱性肠液为主，则主要是 $Na^+$、$K^+$ 和 $HCO_3^-$ 丢失，可导致代谢性酸中毒。

2．营养不良　肠瘘患者由于消化液大量流失，影响消化道的消化、吸收功能，加之其内含有的大量消化酶和蛋白质丧失，以及炎症、创伤的额外消耗，均可导致蛋白质的分解代谢增加，引起负氮平衡以及多种维生素的缺乏。若无良好的营养支持，则患者会在瘘发生 2 ～ 3 周内出现蛋白质 - 能量不足型营养不良，其程度与肠瘘的位置和瘘口的流出量有关。

3．消化液腐蚀及感染　肠液内含有消化酶和细菌，高位肠瘘内含有较多的消化酶，低位肠瘘内含有较多的细菌，大量肠液外溢而侵蚀瘘口周围皮肤，使其极易发生糜烂、感染和出血。感染是目前肠瘘患者死亡的主要原因。

## 【护理评估】

### （一）临床表现

1．局部表现

（1）腹膜炎：无论是发生高位肠瘘，还是低位肠瘘，患者均可出现局限性或弥漫性腹膜炎。多数肠外瘘患者在病情发展过程中还可出现膈下脓肿、肠袢间脓肿或瘘管周围脓肿等。

（2）腹壁瘘口：可有一个或多个，是肠外瘘的主要表现。多数是由腹腔内脓肿穿破切口或引流口所形成的，可有脓液、消化液、气体或食物等由此流出。严重情况下，可从瘘口处直接观察到破裂的肠管和外翻的肠黏膜，以及大量肠内容物流出。

（3）瘘口周围皮肤受损：患者一旦发生肠外瘘，特别是高位肠外瘘，流出的肠液中就会含有大量消化酶，对皮肤的刺激性很强，常会导致瘘口周围皮肤发红、肿胀或糜烂，有的患者还会出现溃疡、感染、脓痂或出血，伴剧痛。

2．全身表现

（1）营养不良：主要表现为食欲减退、精神不振、消瘦、水肿等。

（2）代谢紊乱：患者可出现严重的水、电解质紊乱和酸碱失衡。

（3）感染中毒症状：患者可有高热、寒战、脉率加快、呼吸急促等脓毒症表现。若不能得到及时处理和控制，最终可导致多器官功能衰竭。

### （二）辅助检查

1．实验室检查

（1）血常规检查：可见白细胞计数增多和中性粒细胞比例升高，血红蛋白和红细胞计数下降。严重感染时出现含有中毒颗粒的白细胞，而血小板计数下降。

（2）肝功能检查：GPT、GOT、AKP、r-GT 和胆红素升高。

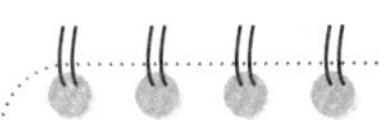

(3) 血清电解质测定：可出现低钾血症、低钠血症。

(4) 血清蛋白质和免疫功能指标：血清白蛋白、转铁蛋白、前清蛋白和总淋巴细胞计数等反映营养状况的指标下降。

2．影像学检查

(1) B超和CT检查：对于发现腹腔深部脓肿、积液和占位性病变有帮助。

(2) 上消化道造影：有助于了解全消化道的情况，特别是瘘管远端肠管有无梗阻、占位性病变等。

(3) 瘘管造影：适用于已形成瘘管的患者。通过将稀释的造影剂直接注入瘘管内或插入瘘管的引流管内显示有关结构，可明确肠瘘的部位、长短、走行及脓腔范围，同时还有助于了解与肠瘘部位相关的肠袢情况。

3．其他检查

(1) 口服染料或药用炭：是最简便、实用的检查手段，嘱患者口服或经胃管注入亚甲蓝、骨炭末等染料后，及时观察并记录染料从瘘口排出的时间和量，并以此来判断肠瘘的部位和瘘口大小。

(2) 组织活检：进行瘘管组织活检，可以明确有无肿瘤、结核等病变。

### (三) 与疾病相关的健康史

询问患者有无腹部手术史或外伤病史，如为术后并发症，则须进一步了解手术情况、肠瘘发生后的治疗经过和效果。

### (四) 心理社会状况

了解患者是否因病程时间长，使其学习、工作和生活受到影响，给家庭增加了照护和经济负担，是否因治疗效果欠佳而失去治愈的信心以及担心疾病的预后而感到焦虑，是否因肠内容物不断流出导致瘘口周围皮肤发红、肿胀或糜烂而感到非常疼痛。了解家庭成员对患者的心理支持情况。

### (五) 治疗原则

治疗包括纠正水、电解质紊乱和酸碱失衡、营养支持、控制感染等全身治疗，同时需要注意加强肠瘘的局部治疗，并维持重要器官的功能，防治并发症。

1．非手术治疗

(1) 纠正水、电解质紊乱和酸碱失衡：根据流出液的量、性状及血清电解质测定和血气分析结果，及时补充液体和电解质。

(2) 营养支持：肠瘘早期以完全肠外营养为主。经瘘口流出肠液量减少、腹膜炎得到控制、肠功能恢复、无肠道梗阻时，可逐渐给予肠内营养。

(3) 控制感染：是挽救生命的关键，主要包括充分引流腹腔内的肠液和渗出液，全身应用抗生素等防治腹膜炎、脓血症。

(4) 药物治疗：生长抑素制剂（如奥曲肽等）能显著降低胃肠分泌量，从而降低瘘口肠液的排出量，以减少液体丢失。

(5) 局部处理

1) 充分负压引流：可经手术或瘘管放入双套管并行负压引流，以促使局部炎症和水肿消退，使瘘口逐渐收缩、组织修复，管状瘘多可愈合。

2) 堵塞瘘管：感染控制后，对瘘管已形成者，如果瘘以下肠管通畅、瘘口不再扩大，可采用外堵瘘管或在瘘管内放置硅胶片或乳胶片等，使肠液不再外流。患者可经口进食，以补充营养，改善全身状况。

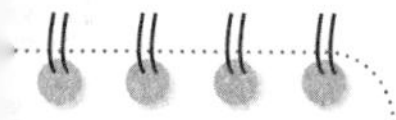

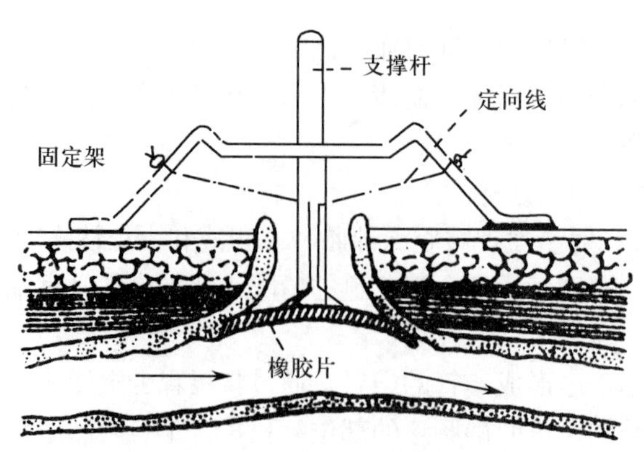


图 26-1 外固定式橡胶片内堵瘘管示意图

2．手术治疗

（1）手术适应证：①管状瘘已上皮化或瘢痕化；②唇状瘘伴有肠梗阻；③同时有多个瘘存在；④存在特异性病变。

（2）手术方式

1）肠瘘局部楔形切除缝合术：适用于瘘口小、肠壁周围组织正常者。

2）肠段部分切除吻合术：最常用，效果好，适用于空肠、回肠和结肠部位的肠外瘘，可根治。

3）瘘口造口术：适用于瘘口大、病情复杂、肠液流出量多、局部感染严重、肠内及肠外营养难以长期维持而又不能耐受一次性彻底手术者。将瘘管远端和近端肠段做短路手术，待患者情况好转后再行手术切除旷置的肠段。

## 【主要护理诊断 / 问题】

1．体液不足　与肠液大量丢失有关。

2．营养失调（低于机体需要量）　与肠内容物大量丢失、炎症和创伤等所致的高能量消耗有关。

3．（有）皮肤完整性受损（的危险）　与消化液流出侵蚀瘘口周围皮肤有关。

4．潜在并发症：水、电解质紊乱和酸碱失衡，感染。

**案例 26-2B**

急查上消化道造影显示：造影剂自十二指肠瘘口溢出至腹腔。鉴于瘘口明确，患者存在高热，血常规检查结果异常，腹部瘘口引流不畅，伴有明显腹腔感染迹象，再次进行手术治疗。术中广泛放置腹腔引流管及十二指肠造瘘管引流。

**请回答：**

该患者术后的护理要点包括哪些？

## 【护理措施】

### （一）非手术治疗的护理及术前护理

1．心理护理　向患者和家属解释肠瘘的发生、发展过程和治疗方法，以及恢复需要的时间，消除其顾虑，增强对疾病的治疗信心，从而更好地配合治疗与护理。

2．营养支持　对肠瘘患者，一般需要予以禁食、肠外营养。待病情好转，经瘘口流出肠液量减少、腹膜炎得到控制、肠功能恢复、无肠道梗阻时，可给予肠内营养，然后逐渐过渡到正常饮食。

3．体位　生命体征平稳者采取半卧位，有利于充分引流，使炎症局限，改善呼吸和循环系统功能。

4．预防感染　根据瘘口创面与分泌物的细菌培养和药物敏感试验结果，术前即应给予抗生素，以预防感染。

5．引流的护理　将瘘管放入双套管并行负压引流，以促使局部炎症和水肿消退，使瘘口逐渐收缩、组织修复，减少肠液对瘘口周围皮肤的侵蚀。

（1）引流管的放置：引流管的顶端应放置在肠壁内口附近，但不可放入肠腔内，妥善固定并覆盖引流管。

（2）保持管道通畅：若引流不畅，则应及时清洗双套管的内套管，并清除堵塞物，或缓慢以顺时针方向旋转松动外套管。如果上述措施均无效，则应更换引流管。

（3）调节有效负压：负压一般以 75 ～ 150 mmHg（10 ～ 20 kPa）为宜。需要根据肠液黏稠度、流出量情况调节负压。负压过小可导致引流不充分，负压过大则可致肠黏膜损伤、出血。

（4）调节冲洗的量与速度：冲洗的目的是保持管道内湿润，防止黏稠的分泌物结痂而影响引流。一般冲洗量为每日 2000 ～ 4000 ml，速度为 40 ～ 60 滴 / 分。肠液黏稠、流出量多、刺激性强时，应加快冲洗速度。冲洗液以等渗生理盐水为主，若有脓腔形成或腹腔内感染严重，则可在灌洗液中加入敏感抗生素。注意保持灌洗液的温度在 30 ～ 40℃，避免温度过低对患者造成的不良刺激。

（5）观察并记录引流液的量及性状：将引流液情况作为补液量的参考，以保证患者的出入液量平衡。存在多发瘘时，应做好标记，以便分别观察和记录。若冲洗量大于引流量，常提示引流不畅。

**知识链接**

### 管状肠瘘的双套管冲洗引流

肠外瘘是外科医师面临的最具挑战性的疾病之一，死亡率高达 10%。管状肠瘘是指肠壁瘘口与腹壁外口之间有一段瘘管的肠外瘘。既往对管状肠瘘的病理生理过程认识不够，主要以手术治疗为主。随着对管状肠瘘认识的不断深入，逐渐衍生出以非手术治疗为核心的综合治疗手段。

早期，通常采用硅胶引流管被动引流的方式进行管状肠瘘的治疗，但由于管径较小，易发生引流管堵塞，形成局部坏死、脓肿、感染物。肠液可腐蚀硅胶引流管，从而加重肠瘘，导致腹腔出血，甚至危及生命。

随着双套管冲洗在临床上的广泛应用，引流不彻底的问题得到了有效改善。双套管主要由多孔外套管、负压引流管、持续进水管三部分组成。多孔外套管前端为盲端，可以避免因负压吸引力过大而造成肠壁二次损伤，管壁的多个侧孔有利于外溢的肠内容物及坏死组织引出；负压引流管能及时吸走外溢的肠内容物，可在一定程度上减轻创面组织水肿，加速感染性窦道愈合；进水管的持续冲洗作用可以保持周围清洁，防止坏死组织堵塞引流管。同时，0.9% 氯化钠溶液能为细胞生长提供适宜的环境，有利于窦道愈合。

(6) 堵塞瘘管的护理

1) 外堵法：适用于经过充分引流、冲洗，已形成完整瘘管且管径直的患者。可用有盲端的橡胶管或塑料管、医用黏合胶和水压等方法将瘘管堵塞，使肠液不外溢，瘘口可自行愈合。使用外堵法后，应注意观察瘘管外堵物是否合适，肠液是否继续外溢，瘘口周围组织有无红肿，患者有无主诉局部疼痛，以及患者的生命体征有无变化等。

2) 内堵法：适用于须通过手术才能治愈的唇状瘘和瘘管短且瘘口大的患者。可通过将乳胶片或硅胶片放入肠腔内等方法堵住瘘口，使肠液不外溢，瘘口可自行愈合。使用内堵法后，应注意观察有无因堵片损伤周围组织而导致炎症，堵片的放置位置、质地、弹性是否合适，肠液是否继续外溢，瘘口周围组织有无红肿。询问患者并观察其腹部体征，如出现腹部疼痛、恶心、呕吐、腹胀、肠鸣音亢进等表现，应怀疑是否因堵片位置不合适而引起机械性肠梗阻，须及时报告医师并配合处理。

6．瘘口周围皮肤的护理　有肠液外漏时，应及时清除外溢的肠液。暴露瘘口周围皮肤，若有肠液流出，则应及时吸净，保持瘘口周围皮肤清洁、干燥。局部涂抹具有收敛作用、附着力强、耐消化液腐蚀的复方氧化锌油膏，以保护瘘口周围皮肤。

7．术前护理　①皮肤准备：暴露局部皮肤，清洁瘘口周围皮肤。②肠道准备：术前 3 d 开始禁食，口服肠道抑菌药，每晚经瘘口及肛门灌肠，术日晨清洁灌肠。

### （二）术后护理

1．病情观察　密切观察患者的生命体征、伤口敷料及引流液情况。观察伤口局部有无红、肿、疼痛等感染征象。观察患者有无持续高热、腹痛、恶心、呕吐、腹胀、腹部压痛、腹肌紧张等腹腔内感染的征象。观察是否因肠道远端不通畅、肠道功能失调、胃肠减压不充分或患者营养状况欠佳等而再次发生瘘，临床可能有“先胀后瘘”的表现。

2．饮食护理　为避免再次发生肠瘘，可适当将禁食时间延长至 4 ~ 6 d。禁食期间，应继续予以胃肠减压，给予完全肠外营养。待患者肠道功能恢复后，可逐步恢复饮食。

3．引流管的护理　术后患者留置各种引流管，应妥善固定，防止引流管折叠、受压、扭曲等影响有效引流，观察并记录引流液的颜色、性状及量。

4．并发症的观察与护理

(1) 腹腔感染：密切观察患者的腹部及全身情况，保持引流通畅，遵医嘱正确、按时应用抗生素，并观察药物的不良反应及疗效。

(2) 胃肠道或瘘口出血：发生原因有①消化液腐蚀瘘管附近组织，导致血管破裂、出血；②胃肠黏膜弥漫性糜烂、出血；③应激性溃疡等所致出血。预防措施是充分引流、有效控制感染。一旦发生出血，应及时安慰患者，保持情绪稳定，并局部应用血管收缩药。

### （三）健康教育

1．饮食指导　指导患者进食易消化、低脂肪、适量蛋白、高热量和高维生素、少渣饮食，待肠道功能恢复后，再逐步增加蛋白质和脂肪的摄入量。忌暴饮暴食，避免在餐后剧烈运动。

2．活动与休息　指导患者劳逸结合，保证充足的休息和睡眠。

3．保持排便通畅　必要时遵医嘱予以灌肠，以协助患者排便。

4．随访　告知患者如出现腹痛、腹胀、呕吐，以及伤口红、肿、发热、疼痛等不适，应及时就诊。

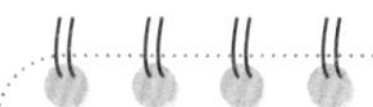

## 小 结

（一）肠梗阻

1．病因与病理 最常见的病因为机械性因素，如肠腔内因素、肠壁病变和肠外因素等。水、电解质紊乱和酸碱失衡是肠梗阻患者最突出的生理功能紊乱。

2．临床表现 各类肠梗阻的共同表现均为不同程度的腹痛、呕吐、腹胀和停止排气、排便。

3．治疗原则 肠梗阻的治疗原则是纠正全身性生理功能紊乱，以及通过手术治疗或非手术治疗方法解除梗阻。其中，胃肠减压是治疗肠梗阻的主要措施之一。

4．护理措施 肠梗阻患者非手术治疗的护理重点是禁食、禁水，胃肠减压，纠正水、电解质紊乱及酸碱失衡，防治感染和中毒，以及严密观察患者病情等。术后护理重点是引流管的护理、饮食护理和预防并发症。

（二）肠瘘

1．病因 术后并发症是造成肠瘘的主要病因。

2．临床表现 高位肠瘘患者以水、电解质紊乱及营养物质丢失较为严重，低位肠瘘患者则以继发感染表现较为明显。

3．治疗原则 包括纠正水、电解质紊乱和酸碱失衡，营养支持，控制感染等全身治疗。同时需要注意加强肠瘘的局部治疗，并维持重要器官的功能，以及防治并发症。

4．护理措施 肠瘘患者术前或非手术治疗的护理重点是瘘管引流的护理及堵管护理。术后护理重点是加强并发症的观察与护理。

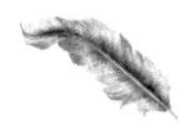

## 思考题

患者，男性，58 岁，因阵发性上腹部疼痛，腹胀，肛门停止排气、排便 4 天入院。半年前曾行阑尾切除手术。

体格检查：T 38.7℃，P 112 次 / 分，R 18 次 / 分，BP 100/70 mmHg。腹部膨隆、不对称，可见肠型、蠕动波。腹部压痛及反跳痛，移动性浊音呈阴性，肠鸣音 7 次 / 分，有气过水声及金属音。腹部 X 线检查示：中下腹部见小肠有数个液 - 气平面，盲肠胀气。

请回答：

1．该患者最可能的疾病诊断是什么？最可能的发病原因是什么？

2．目前最佳的治疗方案是什么？

3．患者出现哪些情况时，提示病情进一步加重？

（孙玉倩）

第 27 章数字资源

# 阑尾炎患者的护理

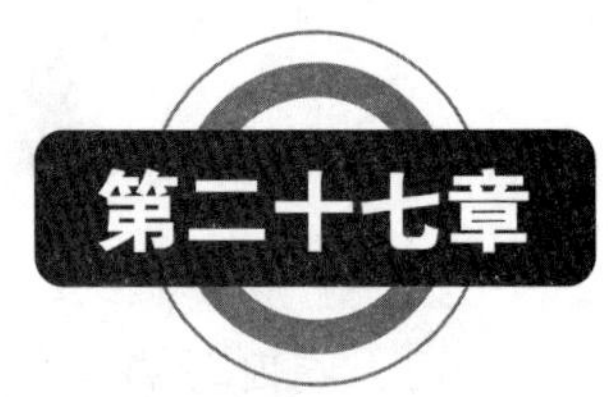


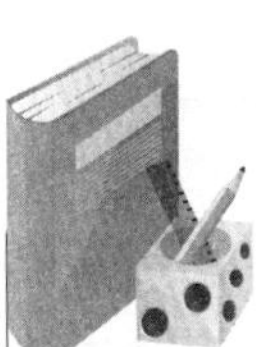

## 导学目标

通过本章内容的学习，学生应能够：

◆ **基本目标**

1. 叙述急性阑尾炎的病因和病理类型。
2. 复述急性阑尾炎的临床表现和治疗原则。
3. 解释急性阑尾炎的治疗原则。
4. 运用所学知识为阑尾炎患者提供饮食护理。

◆ **发展目标**

综合运用所学知识正确评估阑尾炎患者，并为其制订护理计划。

◆ **思政目标**

善于思考，平等关爱，具备良好的人文关怀及共情能力。

**案例 27-1A**

患者，女性，30 岁，无明显诱因出现脐周疼痛 8 h，3 h 后疼痛转移至右下腹，呈持续性隐痛。患者入院时表情痛苦，弯腰行走并用手按压右下腹，无寒战、高热、恶心、呕吐，排尿、排便正常。予以青霉素静脉滴注，患者疼痛有所减轻。B 超检查示回盲区于右髂腰肌前方可探及有盲端的管状低回声，声像图显示阑尾体积肿大，直径 > 8 mm，壁厚 > 3 mm。入院时患者情绪不稳、焦虑。

**请回答：**

该患者目前的护理评估内容有哪些？

## 第一节　急性阑尾炎

急性阑尾炎（acute appendicitis）是外科常见的急腹症之一，可在各个年龄段发病，多发生于 20 ～ 30 岁的年轻人，男性发病率高于女性。

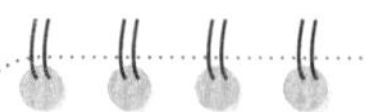

## 【病因】

1．阑尾管腔梗阻　是急性阑尾炎最常见的病因。造成阑尾管腔梗阻的原因有：①管壁黏膜下淋巴滤泡明显增生，使得管腔狭窄，约占60%；②阑尾管腔内异物、粪石、食物残渣、蛔虫等阻塞；③胃肠道功能紊乱，反射性引起阑尾壁肌痉挛；④阑尾的解剖结构异常，如管腔细长、开口狭小，或系膜短，导致阑尾卷曲；⑤炎症、狭窄、肿瘤等，较少见。

2．细菌入侵　阑尾管腔梗阻后，内容物排出受阻，管腔内致病菌繁殖并分泌内毒素及外毒素，损伤黏膜上皮而形成溃疡。细菌经溃疡面向下扩散，进入阑尾肌层，可进一步加重感染。阑尾壁间质压力增高，影响动脉血流，可造成阑尾缺血甚至坏疽。致病菌多为肠道内革兰氏阴性杆菌和厌氧菌。

## 【病理生理】

### （一）病理类型

根据临床过程和病理解剖学变化，可将急性阑尾炎分为4种病理类型。

1．急性单纯性阑尾炎　炎症仅局限于黏膜及黏膜下层。阑尾轻度肿胀、充血，黏膜失去光泽，表面有少量纤维素渗出物。镜下可见阑尾壁各层水肿及中性粒细胞浸润，黏膜表面有小溃疡及出血点。

2．急性化脓性阑尾炎　又称急性蜂窝织炎性阑尾炎，常由急性单纯性阑尾炎发展而来。黏膜面溃疡可达肌层和浆膜层，阑尾肿胀明显，浆膜高度充血，表面覆有脓性渗出物。镜下可见阑尾壁各层有大量中性粒细胞浸润，各层均有小脓肿形成。

3．坏疽性及穿孔性阑尾炎　阑尾炎症进一步加重，管腔严重阻塞，压力升高并发生血运障碍。阑尾管壁坏死，呈暗紫色或黑色。此外，大部分患者可发生阑尾根部或近端穿孔。若穿孔后局部未能被大网膜包裹，则感染可扩散，进而引起急性弥漫性腹膜炎。此型属于重型阑尾炎，多见于儿童和老年人。

4．阑尾周围脓肿　急性阑尾炎化脓、坏疽或穿孔时，大网膜和邻近肠管将阑尾包裹并形成粘连，即阑尾周围脓肿。

### （二）转归

1．炎症消退　部分单纯性阑尾炎患者经及时药物治疗后，炎症可消退，但是大部分会转变为慢性阑尾炎。阑尾炎症消退后，可能因为遗留的阑尾管腔狭窄，或阑尾粘连、扭曲而导致炎症复发。

2．炎症局限　部分化脓性、坏疽性或穿孔性阑尾炎患者，阑尾被邻近肠管或大网膜包裹粘连后，炎症局限，形成阑尾周围脓肿。经药物治疗后，炎症可吸收，但较缓慢。

3．炎症扩散　阑尾炎症较重、未及时予以手术或未能被大网膜包裹局限，均可导致炎症扩散而发展成为弥漫性腹膜炎或化脓性门静脉炎，甚至可导致感染性休克。

## 【护理评估】

### （一）临床表现

1．症状

(1) 转移性右下腹痛：是急性阑尾炎的典型症状。腹痛多开始于中上腹部或脐部，疼痛位置不固定，数小时后转移并固定于右下腹，70%～80%的急性阑尾炎患者具有此典型症状。仅少数患者发病初期即表现为右下腹痛。不同类型的阑尾炎患者，腹痛呈现不同的特点：①单纯性阑尾炎患者仅有轻度腹部隐痛；②化脓性阑尾炎可表现为阵发性胀痛和剧痛；③坏疽性阑尾炎则表现为持续性剧烈腹痛；④穿孔性阑尾炎患者因阑尾腔压力骤减，可出现腹痛暂时缓解的现象，但是一旦并发腹膜炎，即可导致疼痛和全身中毒症状加重。不同位置的阑尾炎所引起

随堂测 27-1

的腹痛特点也不完全相同，如盆位阑尾炎患者腹痛位于耻骨上区，肝下区阑尾炎患者表现为右上腹痛，盲肠后位阑尾炎患者腹痛位于右侧腰部。

（2）胃肠道反应：部分患者早期可有轻度厌食和反射性恶心、呕吐，或出现腹泻、便秘等胃肠道反应，但病情多不严重。盆位阑尾炎或盆腔积脓时，患者可出现排便次数增多、里急后重等直肠刺激症状。发生弥漫性腹膜炎时，可导致麻痹性肠梗阻而引起腹胀以及排气、排便减少的症状。

（3）全身表现：患者早期可有乏力，体温正常或轻度升高。当炎症加重（如发生阑尾化脓、坏疽或穿孔）时，则可出现全身中毒症状，表现为心率加快、体温明显升高，甚至可能有心脏、肺、肾等器官功能不全的表现。若发生化脓性门静脉炎，则可引起轻度黄疸。

2．体征

（1）下腹固定压痛：是急性阑尾炎最常见的重要体征。常见的压痛部位有麦氏点（其体表投影相当于脐与右髂前上棘连线的中、外 1/3 交点处）、Lanz 点（左右髂前上棘连线的右、中 1/3 交点处）或 Morris 点（右髂前上棘与脐连线和腹直肌外缘交汇点）（图 27-1）。但对某一个患者来说，压痛点始终固定在某一个位置。压痛的程度取决于病变炎症程度、阑尾位置深浅，以及腹壁厚度的影响。当炎症加重，阑尾坏疽、穿孔时，压痛程度即加重，压痛范围也随之扩大。

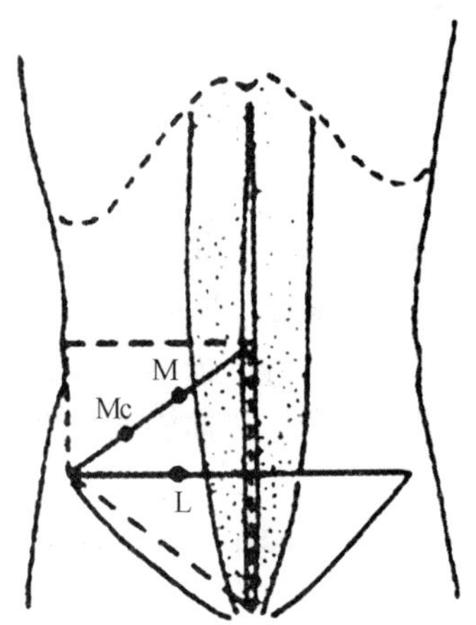


**图 27-1　阑尾炎的压痛点**

Mc：McBurney 点，即麦氏点；M：Morris 点；L：Lanz 点

（2）腹膜刺激征：患者可出现腹部压痛和反跳痛、腹肌紧张、肠鸣音减弱或消失，是腹膜受到炎症刺激出现的防御性反应。腹膜刺激征的范围、程度与阑尾炎的严重程度呈正相关。急性阑尾炎早期，患者可无腹膜刺激征，右下腹出现腹膜刺激征时说明阑尾炎症加重。腹膜刺激范围扩大提示腹腔内有较多渗出，或阑尾伴发化脓、坏疽或穿孔。

（3）右下腹包块：部分阑尾周围脓肿患者右下腹可扪及边界不清、位置固定的压痛性包块。

（4）特殊试验阳性：①结肠充气试验（Rovsing 征），患者取仰卧位，检查者一手压住下腹部降结肠部位，另一手反复按压其近端结肠，致使结肠内的气体传至盲肠和阑尾，引起右下腹疼痛者为阳性。②腰大肌试验（Psoas 征），患者取左侧卧位，右侧大腿用力向后伸，出现右下腹疼痛即为阳性，提示阑尾位于盲肠后位或腰大肌前方。③闭孔内肌试验（Obturator 征），患者取仰卧位，右髋及右膝屈曲 90°，然后内旋大腿，出现右下腹疼痛即为阳性，提示阑尾位置靠近闭孔内肌。④直肠指检，盆腔阑尾炎或阑尾穿孔、炎症波及盆腔时，可有直肠右前方触痛。

**（二）辅助检查**

1．影像学检查　站立位腹部 X 线检查可见盲肠及回肠末端扩张、液平面。B 超检查有时也可发现肿大的阑尾或周围脓肿。诊断特别困难时，可做 CT 检查，能发现阑尾增粗及其周围的脂肪垂肿胀。

2．实验室检查　多数患者可见白细胞计数及中性粒细胞比例升高，也有患者无白细胞计数明显升高，多见于单纯性阑尾炎或老年患者。

**（三）与疾病相关的健康史**

评估患者的年龄，是新生儿、小儿，还是老年人。若为成年女性患者，应询问有无停经、妊娠，既往有无炎性肠病病史、类似疼痛发作史、药物过敏史及腹部手术史。

**（四）心理社会状况**

评估患者和家属对急性腹痛、阑尾炎的认知和心理承受程度，家属对新生儿或小儿阑尾炎风险的认知及其应对方式，妊娠患者及家属对妊娠期阑尾炎风险的认知及其应对方式。

**（五）治疗原则**

1．非手术治疗　适应证：①不同意手术的单纯性阑尾炎患者；②发病时间已经超过 72 h 或已经形成阑尾周围脓肿者；③接受手术治疗前后或急性阑尾炎诊断尚未明确者。主要治疗措施包括：①应用抗生素，如头孢类抗生素联合甲硝唑，以控制感染；②禁食、补液。

2．手术治疗　原则上一经确诊，即应尽早进行手术切除阑尾，以防止炎症加重而引起并发症。目前，腹腔镜阑尾切除术在临床上已逐渐被广泛应用，其特点是损伤小、恢复快，但对设备要求高，且术者需经过专业腔镜手术训练。

（1）急性单纯性阑尾炎：阑尾切除术后行 I 期缝合。

（2）急性化脓性或坏疽性阑尾炎：阑尾切除术后因腹腔内常伴有脓液，故应根据患者病情放置乳胶管引流。

（3）急性阑尾炎伴穿孔：阑尾切除后，应清除腹腔内的脓液，并根据需要放置乳胶管引流。

（4）阑尾周围脓肿：通常需要先采取非手术治疗，如抗感染治疗联合局部外敷药物。待肿块消失后 3 个月，再行阑尾切除术。但若脓肿逐渐增大、患者全身中毒症状加重，则应及时进行手术引流，以防止脓肿破裂而造成感染扩散。

**知识链接**

### 急性阑尾炎的手术治疗

2020 年 4 月，世界急诊外科学会（World Society of Emergency Surgery，WSES）更新发布了急性阑尾炎的诊断和治疗指南，对急性阑尾炎的手术治疗提出了建议。在腹腔镜设备和专业知识可用的情况下，对于单纯性和复杂急性阑尾炎患者，推荐将腹腔镜阑尾切除术（laparoscopic appendectomy）作为优于开放式阑尾切除术的首选治疗方法。采用腹腔镜阑尾切除术在减轻疼痛、降低手术部位感染发生率、缩短住院时间、使患者尽快返回工作岗位、降低治疗总成本以及提高生活质量方面具有明显优势。与单切口腹腔镜阑尾切除术相比，优先推荐传统三孔腹腔镜阑尾切除术，虽然两者同样有效，但后者手术时间短，术后疼痛少且切口感染发生率低。

**案例 27-1B**

体格检查：体温 38℃，脉搏 78 次 / 分，呼吸 30 次 / 分，血压 115/70 mmHg，体重 60 kg。腹部压痛、反跳痛及腹肌紧张，腰大肌试验呈阳性。血常规检查示白细胞计数 $13 \times 10^9$/L。诊断为急性阑尾炎，次日行手术治疗。术后 5 ~ 7 d，患者体温持续升高，诉腹胀、腹痛，检查有腹部包块、直肠膀胱刺激症状。

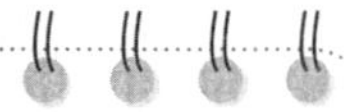

请回答：

1. 该患者的哪些表现符合阑尾炎的诊断？
2. 患者术后发生了什么并发症？应如何处理？

## 【主要护理诊断 / 问题】

1. 急性疼痛　与阑尾炎症刺激和手术创伤有关。
2. 潜在并发症：腹腔内出血、切口感染、腹腔脓肿、阑尾残株炎等。

## 【护理措施】

（一）非手术治疗的护理及术前护理

1. 体位　患者取半卧位休息，以减轻疼痛。

2. 饮食护理　对非手术治疗的患者，应注意严密观察病情，提供清淡饮食，以防止患者腹胀引发疼痛。对拟行手术治疗的患者，应予以禁食，必要时遵医嘱给予胃肠减压。

3. 镇静、止痛　对于诊断明确、疼痛剧烈的患者，可遵医嘱给予解痉、止痛药物，以缓解疼痛。

4. 抗感染　遵医嘱给予有效的抗生素治疗，以控制感染，减轻疼痛，有利手术的进行。

5. 病情观察　术前及非手术治疗期间，应密切观察患者的腹部症状、体征及辅助检查结果变化。此阶段也应注意禁用泻药，禁止灌肠，以免患者肠蠕动加快，肠内压增高，导致阑尾穿孔或炎症扩散。

（二）术后护理

1. 休息和活动　术后患者麻醉清醒及生命体征稳定后，可改为半卧位，以减轻腹壁张力和切口疼痛，有利于呼吸及腹腔引流。如病情允许，手术当日即可下床活动，以促进肠蠕动，防止肠粘连。

2. 饮食护理　术后 1 ～ 2 d，待患者胃肠功能恢复、肛门排气后，可进食流质饮食，之后逐渐过渡为半流质饮食。患者如无不适，4 ～ 6 d 后可进普通饮食。注意勿进食过多甜食，术后 1 周内忌饮牛奶及进食豆制品，以免引起腹胀。

3. 切口和引流管的护理　注意及时换药，保持切口敷料清洁、干燥，观察有无渗血、渗液。如有腹腔引流管，则应注意妥善固定，保持通畅，观察并记录引流液的性质和量。

4. 并发症的观察与护理

（1）腹腔内出血：较少见，但很严重，常发生于术后 24 h 内，多因阑尾系膜结扎线脱落所致。患者可表现为面色苍白、出冷汗、腹痛、腹胀，引流管内流出鲜血，严重者可发生失血性休克。一旦发生，应立即使患者平卧，给氧、输液、输血，必要时进行手术止血。

随堂测 27-2

（2）切口感染：是阑尾炎术后最常见的并发症，常见于化脓性或穿孔性阑尾炎患者，常因手术污染、腹腔引流不畅等原因所致。主要表现为术后 2 ～ 3 d，切口部位红肿、压痛，有波动感，伴体温升高。应配合医师拆除缝线，敞开引流或穿刺抽脓，并加强病情观察，定期予以伤口换药，全身使用抗生素。

（3）腹腔脓肿：常发生于化脓性或坏疽性阑尾炎术后，特别是阑尾穿孔并发腹腔感染，炎性渗出物可积聚于膈下、盆腔、肠间隙等处，从而形成脓肿。多发生于术后 5 ～ 7 d，主要表现为术后体温持续升高或体温下降后又升高，并伴有腹痛、腹胀、腹部包块、直肠膀胱刺激症状及全身中毒症状等。术后应加强腹部体征和体温的观察，及时发现腹腔脓肿。嘱患者取半卧

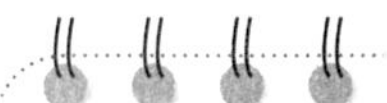

位，以利于腹腔内渗出液积聚于盆腔，促进引流，避免形成腹腔脓肿。注意保持引流管通畅，促进有效引流。遵医嘱应用足量、敏感的抗生素，以控制感染。腹腔脓肿一旦确诊，即应配合医师做好超声引导下穿刺抽脓、冲洗或置管引流，必要时做好手术切开引流的准备。

（4）阑尾残株炎：常因切除阑尾时残端保留过长（超过 1 cm），术后复发炎症，再次出现阑尾炎症状。可采用 X 线钡剂灌肠检查明确诊断。若症状严重，则需要再次进行手术切除阑尾残株。

（三）健康教育

1．饮食及卫生　指导患者保持良好的饮食及卫生习惯。

2．注意预防　告知患者及时治疗胃肠道炎症或其他疾病，预防慢性阑尾炎急性发作。

3．做好手术准备　告知阑尾周围脓肿患者，抗感染治疗后 3 个月来院行阑尾切除术。

4．不适随诊　告知患者若术后有消化道症状或腹部不适，或出现与本次发作类似的症状，应及时就医。

科研小提示

研究提示，良好的健康教育对缓解阑尾炎术后并发症有积极作用，可探索阑尾炎患者术后健康教育模式。

## 第二节　其他常见类型的阑尾炎

（一）新生儿急性阑尾炎

本病很少见，但由于新生儿不能提供病史，早期无特征性表现，通常仅表现为厌食、恶心、呕吐、腹泻和脱水等，发热和白细胞计数升高均不明显，因此易导致诊断延迟，阑尾穿孔率高（50%～85%）。应早期予以手术治疗。

新生儿体温调节中枢发育未完善，易发生低体温，术中可采用保温毯保温，将患儿体温维持在 36.2 ～ 37℃。术后早期应禁食、禁水，予以胃肠减压，待肠蠕动恢复后给予母乳或配方奶，以减少患儿哭闹，保证其营养充足，促进患儿术后恢复。另外，需要注意使患儿保持安静状态。患儿烦躁、哭闹时，护士应及时予以安抚，从而避免腹压增加及切口裂开的发生。

（二）小儿急性阑尾炎

本病是儿童常见急腹症之一。小儿盲肠位置高，大网膜发育不全，难以移动包裹炎症区域，使得小儿阑尾炎具有以下特点：①病情发展快，全身反应重，患儿早期即有高热、呕吐、腹泻等症状，易造成脱水、酸中毒；②右下腹体征不明显、不典型，但有明显压痛和腹肌紧张，此为诊断小儿阑尾炎的重要依据；③穿孔及并发症发生率较高。治疗原则为早期手术。护理时应注意，小儿常对陌生的人和环境缺乏安全感，对治疗与护理易产生恐惧心理，医护人员应经常亲近、安抚患儿，以消除其恐惧心理。术后切口疼痛常使患儿不敢深呼吸、咳嗽、变换体位等，护士应向家长详细解释手术对胃肠道的影响，讲解术后早期下床活动的意义和重要性，与患儿家长一同开导、鼓励患儿。同时也需要做好患儿家长的健康教育工作。指导家长注意合理喂养，平时注意培养小儿良好的饮食习惯，切忌暴饮暴食，避免在餐后剧烈运动。如患儿有腹痛、腹胀、恶心、呕吐、发热等表现，应及时就诊。其他护理措施同急性阑尾炎患者的护理。

（三）妊娠期急性阑尾炎

本病较常见。妊娠中期子宫增大较快，盲肠及阑尾均被增大的子宫推挤而上移，压痛部位也随之升高，因此其临床表现为：①腹壁被抬高后，发生炎症的阑尾常刺激不到壁腹膜，故患者腹部压痛、反跳痛和腹肌紧张均不明显；②阑尾穿孔时，因子宫增大，大网膜不易包裹阑尾，易并发弥漫性腹膜炎，且炎症不易被局限而向上腹部扩散；③炎症刺激子宫，易使子宫收缩而导致流产或早产，威胁母子安全。治疗的关键是尽早实施阑尾切除术。尤其是妊娠后期，腹腔感染难以控制，更应尽早进行手术。围手术期要严密监测胎动和胎心音的情况。术后指导患者取左侧卧位或半坐卧位，以促进引流，减轻疼痛，促进胎儿氧供。护士应密切观察患者的病情变化，防止腹腔和切口感染的发生，可在术后遵医嘱给予对母婴影响较小的抗生素进行抗感染治疗。其他护理措施同急性阑尾炎患者的护理。

**（四）老年急性阑尾炎**

本病较少见，但随着老龄人口的增加，患者数量也相应增多。老年人腹肌薄弱或萎缩，且对疼痛感觉迟钝，常伴发心、脑血管疾病，糖尿病，呼吸系统疾病等。因此，本病的临床表现为：①患者主诉不强烈、体征不典型、临床表现轻而病理表现重，即使为坏疽性或穿孔性阑尾炎，腹膜刺激征也可不明显，体温和白细胞升高均不明显，易延误诊断和治疗。②常伴发血管硬化，易导致阑尾缺血、坏死或穿孔，加之其他并发症，使得病情复杂多变。老年人各脏器功能恢复缓慢，代偿能力差，故围手术期应注意加强患者营养的补充，同时术前应正确评估患者各脏器功能及其对麻醉和手术的耐受性。对伴有高血压、糖尿病、肺源性心脏病等疾病的老年患者，应积极做好术前准备，如戒烟、持续予以药物治疗。待上述疾病症状缓解并得到控制后，再进行手术，以提高手术的安全性。鼓励患者术后早期下床活动，以预防肺炎、肺不张。其他护理措施同急性阑尾炎患者的护理。

**（五）慢性阑尾炎**

本病是发生在阑尾的慢性炎症性疾病，通常由急性阑尾炎转变而来，在某种情况下也可出现急性发作。主要病理改变是阑尾壁有不同程度的纤维化和慢性炎症细胞浸润。患者常有右下腹疼痛，但症状不重。有的患者表现为右下腹隐痛或不适，剧烈活动或饮食不洁可能诱发急性发作。主要体征为右下腹麦氏点、Lanz 点或 Morris 点局限性且位置固定的深压痛。可进行择期手术，也可在急性发作时行急症手术。术后护理同急性阑尾炎患者的护理。

## 小结

（一）急性阑尾炎

1．病因　主要病因为阑尾管腔阻塞和细菌入侵。

2．临床表现　最常见的症状为转移性右下腹疼痛及右下腹固定压痛。

3．治疗原则　对绝大多数阑尾炎患者，需进行阑尾切除术。

4．护理措施　非手术治疗的护理和术前护理主要包括禁食、应用抗生素、解痉、止痛，必要时插胃管行胃肠减压。术后护理主要包括密切监测患者的病情变化、鼓励患者早期下床活动、做好切口和引流管的护理、观察和预防并发症的发生。

（二）其他常见类型阑尾炎

1．新生儿急性阑尾炎　临床表现不典型，易导致漏诊，穿孔率高。应早期进行手术治疗。

2．小儿急性阑尾炎　患儿早期常有恶心、呕吐、腹泻、高热等表现，右下腹体征常不明显，易导致误诊或漏诊。须尽早采取手术治疗。

3．妊娠期急性阑尾炎　压痛点随子宫增大而上移，腹膜刺激征可不明显，大网膜不易包裹阑尾，故腹膜炎易在上腹部扩散。炎症易刺激子宫而引起流产或早产，威胁母子

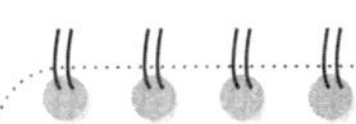

安全。应早期实施手术治疗。

4．老年急性阑尾炎　临床表现轻而病理改变重，易导致阑尾缺血、坏死或穿孔。应及早予以手术治疗，注意积极做好术前准备。

5．慢性阑尾炎　通常由急性阑尾炎转变而来。患者常有右下腹疼痛。可进行择期手术。

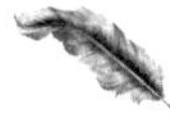

## 思考题

患者，女性，72 岁，晨起开始出现右下腹部疼痛伴恶心、呕吐。患者入院时诉轻微腹痛。

体格检查：T 37.2℃，P 110 次 / 分，BP 155/90 mmHg。右下腹压痛，无腹肌紧张、反跳痛，肠鸣音减弱。血常规检查示 WBC $9 \times 10^9$/L，中性粒细胞比例 60%。B 超检查示增粗的阑尾回声。诊断为急性阑尾炎。入院 2 h 后，患者主诉腹痛较之前明显减轻，有轻松感。

体格检查：T 38.2℃，腹部平软，有轻压痛，以右下腹为著，肠鸣音减弱，腹肌紧张、反跳痛不明显。

复查血常规：WBC $16.1 \times 10^9$/L。考虑为急性阑尾炎已穿孔，拟行手术治疗。

请回答：

1．该患者主要的护理诊断 / 问题有哪些？

2．术后护理重点是什么？

（张　敏）

第 28 章数字资源

# 结、直肠和肛管疾病患者的护理

**导学目标**

通过本章内容的学习，学生应能够：

◆ **基本目标**

1. 列举直肠、肛管良性疾病及结直肠癌的病因及发病机制。
2. 描述直肠、肛管良性疾病及结直肠癌的诊治要点。
3. 解释直肠、肛管良性疾病患者的临床表现。
4. 比较直肠癌与结肠癌的临床表现、手术方式及可能出现的不同并发症。

◆ **发展目标**

综合运用所学知识正确评估直肠、肛管良性疾病患者及结直肠癌患者，并为其制订护理计划。

◆ **思政目标**

树立正确的职业道德意识，发扬救死扶伤的职业精神。

结、直肠疾病和肛管疾病是外科常见病。需要外科治疗的肛管疾病包括痔、直肠肛管周围脓肿、肛瘘和肛裂，结、直肠疾病主要为结肠癌和直肠癌。

## 第一节　直肠、肛管良性疾病

### 一、痔

**案例 28-1A**

患者，男性，48 岁，反复排便后少量出血多年，血液为鲜红色，覆盖在粪便表面。患者近 2 个月出血量增多，无排便后疼痛，但有肿块突出，需用手辅助才可还纳。

**请回答：**

该患者护理评估的主要内容是什么？

痔（hemorrhoid）是直肠下段黏膜或肛管黏膜下的痔静脉丛淤血、扩张和迂曲所形成的静脉团。痔是外科常见病及多发病，随年龄增长，发病率逐渐增高。

## 【病因】

痔的发病原因尚未完全明确，目前公认的学说有肛垫下移学说和静脉曲张学说。另外，长期饮酒和进食大量刺激性食物可导致局部充血。肛周感染可引起静脉周围炎，致使肛垫肥厚。妊娠、前列腺增生、久坐或长期站立、便秘等都可诱发痔的形成。长期营养不良也可能使局部组织萎缩而诱发痔。

1．肛垫下移学说　肛垫是直肠下端齿状线以上的唇状肉赘，由结缔组织、平滑肌纤维及静脉丛构成，具有协助括约肌以完全封闭肛门的作用。正常情况下，肛垫在排便时被推挤下移，排便后可自行回缩至原位。若患者存在妊娠、长期便秘、盆腔巨大肿瘤、腹腔积液等腹内压增高的因素，则肛垫中的纤维间隔可逐渐松弛并向远侧移位，同时伴有静脉丛充血、扩张和移位，进而形成痔。

2．静脉曲张学说　直肠静脉丛是门静脉的属支，其管壁薄、位置表浅、无静脉瓣。任何可引起腹内压增高的因素均可导致直肠静脉回流受阻、血液淤滞，甚至静脉曲张，从而导致痔的形成。

## 【病理与分类】

可根据痔所在部位不同，将其分为3类：内痔（internal hemorrhoid）、外痔（external hemorrhoid）和混合痔（mixed hemorrhoid）（图28-1）。

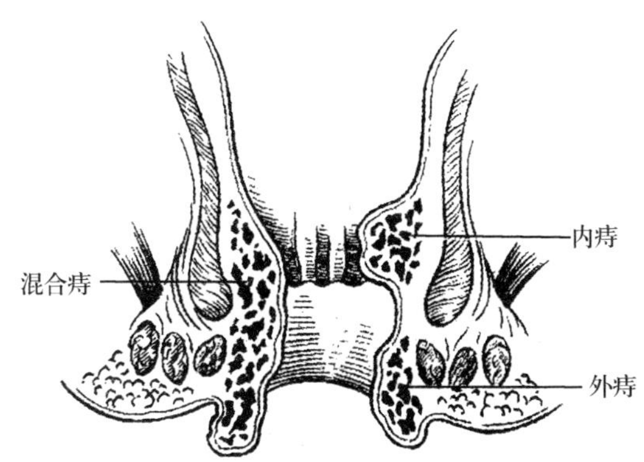


图28-1　痔的分类

1．内痔　临床上最常见。位于齿状线上方，表面被直肠黏膜所覆盖。根据痔脱出的程度可将内痔分成4度。Ⅰ度：只在排便时出血，痔块不脱出肛门外；Ⅱ度：排便时痔块脱出至肛门外，排便后可自行还纳；Ⅲ度：痔块脱出至肛门外，需用手辅助才可还纳；Ⅳ度：痔长期在肛门外，不能还纳或还纳后又立即脱出。

2．外痔　外痔位于齿状线下方，表面被肛管皮肤所覆盖，分为血栓性外痔、结缔组织性外痔（皮赘）、静脉曲张性外痔及炎性外痔。

3．混合痔　由内痔通过丰富的静脉丛吻合支和相应部位的外痔相互融合而成，位于齿状线上、下，表面被直肠黏膜和肛管皮肤所覆盖。内痔发展到Ⅱ度以上时多形成混合痔。

混合痔逐步发展，周围组织被破坏和发生萎缩，肥大的肛垫可逐渐下移脱出肛门外。当脱出的痔在肛周呈梅花状时，称为环状痔。若脱出的痔被痉挛的括约肌嵌顿而导致痉挛、淤血甚至坏死，则称为嵌顿痔或绞窄性痔。

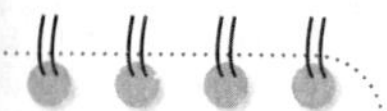



## 【护理评估】

（一）临床表现

1．症状

（1）内痔：主要表现为便血和痔块脱出。无痛性间歇性排便后出鲜血是内痔早期的常见症状。因粪便擦破痔黏膜，患者排便时可滴鲜血或便纸上带血，少数呈喷射状出血，长期出血患者可发生贫血。Ⅱ度、Ⅲ度、Ⅳ度内痔或混合痔患者可表现为痔块脱出。单纯性内痔患者无疼痛，内痔或混合痔合并血栓形成、感染或嵌顿时，患者常伴有肛门剧痛。

（2）外痔：表现为肛门异物感，肛门不适、潮湿、瘙痒。局部卫生状况改善后，症状可减轻或消失。血栓性外痔形成时，患者可感剧痛及局部肿胀，排便、咳嗽、行走时疼痛加重。外痔并发感染时，局部有红、肿、发热、疼痛，或脓肿形成。

（3）混合痔：可兼有内痔和外痔的临床特点。病情严重时，痔块可呈环状脱出至肛门外，形成环状痔。

2．体征　肛门视诊可检查有无内痔脱出，肛门周围有无静脉曲张性外痔、血栓性外痔及皮赘。除Ⅰ度内痔外，其他都可在肛门视诊时检出。血栓性外痔表现为肛周椭圆形暗紫色肿物，质硬，压痛明显。外痔或混合痔可在肛门表面见到红色或暗红色痔团块，大小不一，表面覆盖黏膜或皮肤。

（二）辅助检查

1．肛门、直肠检查　肛门镜检查可用于直接观察痔块的情况，也可观察直肠黏膜有无充血、水肿、溃疡等。内痔可通过肛门镜检查显示向肠腔凸起、呈暗紫色圆形或椭圆形的肿物，边界清楚，表面覆盖黏膜。直肠指检可用于了解直肠内有无其他病变，如直肠癌、直肠息肉等。

2．血常规检查　严重或长期出血的患者血红蛋白偏低，合并感染时可见白细胞计数和中性粒细胞比例升高。

（三）与疾病相关的健康史

了解患者有无便秘、肥胖、久坐、长期站立或其他导致腹内压增高的因素；有无长期饮酒的习惯，有无喜食刺激性食物或低纤维素饮食的习惯；有无肛窦、肛腺感染等病史；有无营养不良的病史。

（四）心理社会状况

了解患者及家属对疾病相关知识的了解程度，对治疗和护理的期望程度。了解患者有无因痔反复发作而出现情绪反应或者因为出血较多及剧烈疼痛而产生恐惧心理。

（五）治疗原则

以保守治疗为主，主要治疗目标是减轻和消除症状，而非根治。通常仅在非手术治疗无效时，才考虑手术治疗。

1．非手术治疗

（1）一般治疗：对无症状的患者或痔形成初期，只需增加膳食纤维的摄入，改变不良的排便习惯，保持排便通畅，不需要特殊治疗。温水坐浴可改善局部血液循环。血栓性外痔患者有时经局部热敷及外敷消炎止痛药物后，疼痛可缓解。形成嵌顿痔时，可用手轻轻将脱出的痔块推回肛门内。可向肛管内注入油剂或抗生素油膏，以润滑肛管、促进炎症吸收。

（2）注射疗法：适用于Ⅱ度、Ⅲ度出血性内痔患者，疗效较好。将硬化剂（如5%鱼肝油酸钠）注射至痔基底部的黏膜下层，可使痔及其周围组织产生无菌性炎症反应，黏膜下组织纤维化，从而使肛垫固定，痔块可逐渐硬化和萎缩（图28-2）。

（3）多普勒超声引导下痔动脉结扎术：适用于Ⅱ～Ⅳ度内痔患者。采用特制的带有多普勒超声探头的直肠镜，于齿状线上方 2 ~ 3 cm 处探测到痔上方的动脉，然后进行准确的缝合、结扎，通过阻断痔的血液供应，以达到治疗和缓解症状的目的。

（4）胶圈套扎疗法：适用于Ⅰ ~ Ⅲ度内痔患者，是将特制的胶圈套入内痔的根部，利用胶圈的弹性阻断痔的血运，达到使痔缺血、坏死、脱落的目的（图 28-3）。术后应注意痔块脱落时有出血的可能，因此应注意术后患者的排便管理，防止粪便硬结。

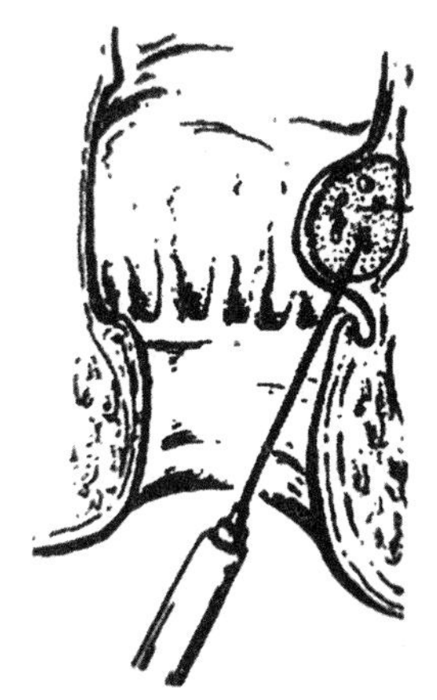

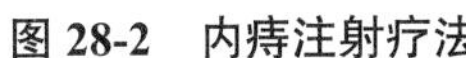

**图 28-2　内痔注射疗法**

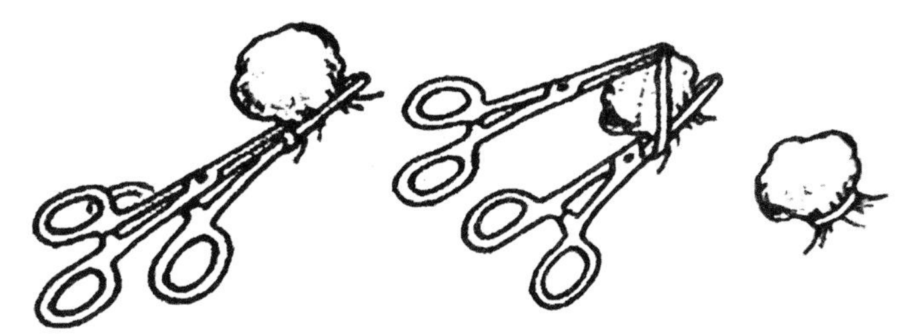

**图 28-3　内痔胶圈套扎疗法**

2．手术治疗　当非手术治疗效果不满意、痔块脱出严重时，即有必要予以手术治疗。

（1）单纯痔切除术：适用于Ⅱ度、Ⅲ度、Ⅳ度内痔和混合痔的治疗。通常于痔块基底部两侧皮肤做“V”形切口，进而分离痔块，再用止血钳行底部钳夹，贯穿缝扎后切除痔核。

（2）吻合器痔上黏膜环切钉合术：主要适用于Ⅲ度、Ⅳ度内痔，非手术治疗失败的Ⅱ度内痔和环状痔患者。该术式是用痔吻合器环状切除距齿状线 2 cm 以上的直肠黏膜 2 ~ 4 cm，使下移的肛垫上移固定。该方法具有术后疼痛轻，愈合快，并发症少以及住院时间短等优点。传统的痔环切术可严重破坏肛管的正常结构，故已逐渐摒弃。

（3）血栓性外痔剥离术：适用于治疗血栓性外痔。

## 【主要护理诊断 / 问题】

1．急性疼痛　与血栓形成、痔块嵌顿或手术创伤有关。

2．便秘　与不良饮食或排便习惯，以及惧怕排便加剧疼痛有关。

3．潜在并发症：尿潴留、切口出血、肛门狭窄等。

**案例 28-1B**

体格检查：T 36.5℃，P 80 次 / 分，R 18 次 / 分，BP 100/70 mmHg。患者呈贫血貌。拟诊断为内痔。

**请回答：**

1. 该患者的内痔属于第几度？
2. 该患者目前的护理要点有哪些？

## 【护理措施】

（一）非手术治疗的护理及术前护理

1．保持排便通畅　嘱患者改变不良的饮食习惯，多食蔬菜、水果及粗粮，少食辛辣、刺激性食物。养成定时排便的习惯，避免引起便秘的因素。习惯性便秘的患者可每日服用适量蜂蜜或液状石蜡，必要时给予开塞露通便或灌肠。适当增加运动量，忌久坐、久蹲。

2．肛门坐浴或外用药物　每晚睡前和排便后温水坐浴可改善肛门局部血液循环，减轻疼痛，必要时可行 1∶5000 高锰酸钾溶液坐浴，将温度控制在 43 ～ 46℃，每日 2 ～ 3 次，每次 20 ～ 30 min。也可坐浴后用醋酸氯己定痔疮栓等塞肛。

3．肠道准备　患者术前 3 d 进少渣饮食，同时可口服肠道抑菌药及缓泻药，术前 1 d 进流质饮食，术前一晚口服 20%甘露醇 250 ml，饮水 1500 ml，以清洁肠道。避免清洁灌肠，以防止反复插肛管而造成肛门皮肤黏膜损伤。

4．痔块回纳　痔块脱出时，应及时用手轻轻将脱出的痔块推回肛门内，注意动作轻柔，避免损伤。

5．术前准备　关心和安慰患者，缓解其紧张情绪。指导患者进少渣饮食，做好肠道准备等。

（二）术后护理

随堂测 28-1

1．病情观察　术后应定期观察伤口敷料渗血情况，以及患者的血压和脉搏，以及早发现内出血征象。

2．饮食护理　术后 1 ～ 2 d 以流质饮食（如藕粉、稀粥等）为主，之后逐渐过渡为无渣或少渣饮食，以减少肠蠕动及粪便形成，促进伤口愈合。

3．排便护理　术后 2 d 内可遵医嘱予以阿片酊，以控制排便，促进伤口愈合。之后应注意保持排便通畅，告知患者避免用力排便，以防止撕裂伤口。患者如有便秘，忌灌肠，可口服液状石蜡，也可选用中药大黄、番泻叶等泡茶饮用，以润滑肠道，使粪便松软。保持肛门周围皮肤清洁，每次排便后可用 1∶5000 高锰酸钾温溶液坐浴，防止术后切口感染。

4．疼痛的护理　由于肛周末梢神经丰富、括约肌痉挛、排便时粪便刺激伤口、敷料堵塞过多等原因，患者术后常伴疼痛剧烈。应评估引起疼痛的原因，并予以相应处理，如使用镇痛药、去除多余的敷料等。

5．并发症的护理

（1）尿潴留：术后早期可因手术、麻醉、疼痛等原因引起尿潴留，故术后即应鼓励患者自行排尿。若患者排尿困难，则可予以诱导排尿，如用温水冲洗会阴部、针刺或听流水声等。必要时可行导尿处理。

（2）切口出血：表现为肛管内有血液流出、敷料渗血、肛门下坠，可伴面色苍白、出冷汗、脉率加快等表现。应注意术后 24 h，患者可在床上活动四肢、翻身等，但不宜过早下床，以免引起伤口疼痛及出血。一旦发生伤口出血，应立即建立静脉通路快速补液，应用止血药物，必要时进行手术止血。

（3）肛门狭窄：多因术后瘢痕挛缩引起。术后应观察并询问患者有无排便困难、粪便变细等现象。为防止肛门狭窄，应告知患者有便意时应立即排便。术后 5 ～ 10 d 可指导患者每日用示指扩肛 1 次，。

（三）健康教育

1．指导患者养成良好的饮食及排便习惯，如多食新鲜蔬菜、水果，少食辛辣、刺激性食物。生活起居要规律，养成定时排便的习惯，保持排便通畅，排便时避免久蹲、久坐。出院后一段时间内可坚持坐浴，以保持肛周清洁，并有利于创面愈合。

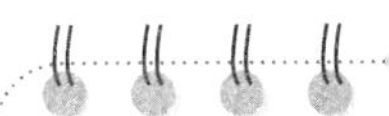

2．告知患者伤口愈合后即可恢复正常工作和学习，但应避免久坐或久站。

3．指导患者术后早期可坚持做提肛运动和用示指扩肛。告知患者一旦出现排便困难或粪便变细等异常情况，应及时就诊。

**科研小提示**

研究提示，肛周运动可影响肛门手术患者的预后，可探索术后患者的肛周运动康复方案。

## 二、直肠肛管周围脓肿

直肠肛管周围脓肿（perianorectal abscess）是指直肠肛管周围软组织内或周围间隙发生急性化脓性感染，并形成脓肿，多见于青壮年男性。

### 【病因与病理】

大部分起自肛腺感染，少数可继发于外伤、肛裂或痔疮药物注射治疗。另外，炎性肠病、血液病、艾滋病患者也容易发生直肠肛管周围脓肿。

肛腺开口于肛窦内，肛窦呈袋状开口向上，排便时可被较硬的粪便擦伤，或反复腹泻、便秘时均可引发肛窦炎，继而累及肛窦底部的肛腺。肛腺形成脓肿后，可蔓延至直肠肛管周围间隙，其间含疏松结缔组织，使得感染极易扩散，从而形成不同部位的脓肿。如感染向上蔓延至直肠周围，可形成骨盆直肠窝脓肿；向下达肛周皮下，可形成肛周脓肿；向外侧扩散则形成坐骨直肠窝脓肿；向后蔓延则可形成肛管后间隙脓肿或直肠后脓肿。多数脓肿在自行穿破或切开后可形成肛瘘。

### 【护理评估】

（一）临床表现

1．肛周脓肿　最常见，常位于肛门后方或侧方皮下间隙。患者全身症状不重，以疼痛、肿胀、局部压痛为主要表现，疼痛呈搏动性，坐位、咳嗽或排便时加重。炎症初期，病变处红肿、有硬结，脓肿形成后可有波动感，穿刺可抽出脓液。

2．坐骨肛管间隙脓肿　又称坐骨肛管窝脓肿，比较常见。由于坐骨肛管间隙较大，形成的脓肿也较大、较深，故患者全身感染症状较重，可表现为寒战、乏力、食欲减退等。病变局部可由持续性胀痛逐渐发展为明显搏动性疼痛，排便和行走时疼痛加重。患者可有排尿困难和里急后重感，局部触诊或肛门指检患侧有深压痛，甚至有波动感。如不及时切开，脓肿多向下穿入肛管周围皮下间隙，再经皮肤穿出，形成肛瘘。

3．骨盆直肠间隙脓肿　又称骨盆直肠窝脓肿，较少见。由于此间隙空间较大，且位置较深，故患者全身症状较重，而局部症状不明显。肛周多无异常体征。患者早期即可出现全身中毒症状，如发热、寒战、乏力、全身不适。局部症状为会阴部和直肠坠胀感及排便不尽感，有时伴排尿困难。

4．其他部位脓肿　如括约肌间隙脓肿、高位直肠肌间脓肿、直肠壁内脓肿（黏膜下脓肿）等。由于脓肿位置较深，患者局部症状不明显，主要表现为会阴部、直肠部坠胀感，排便时疼痛加重。

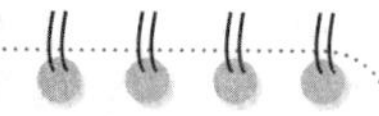

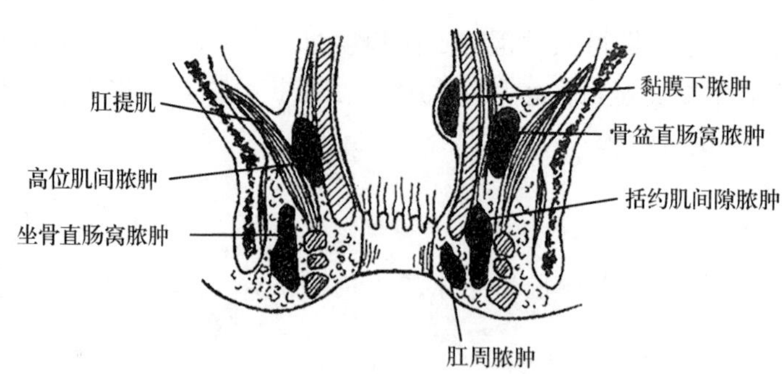


图 28-4　直肠肛管周围脓肿的位置

（二）辅助检查

1．直肠指检　病变位置较表浅时，可触及压痛性肿块，甚至有波动感。形成深部脓肿时，患侧可有深压痛，有时可触及局部隆起。

2．局部穿刺检查　肛周皮肤进针穿刺抽出脓液可以确诊。

3．影像学检查　直肠超声检查可用于辅助诊断。MRI 对肛周脓肿的诊断也很有价值，可明确与括约肌的关系及有无多发脓肿。

4．实验室检查　对出现全身感染症状的患者进行血常规检查可见白细胞计数及中性粒细胞比例增高。

（三）与疾病相关的健康史

了解患者是否存在易引发肛腺感染的因素，如有无长期便秘史，或有无肛周外伤、肛裂、痔等药物治疗史。

（四）心理社会状况

了解患者及家属对疾病相关知识的了解程度，以及对治疗和护理的期望程度；有无因疼痛而引起焦虑等心理反应。

（五）治疗原则

1．非手术治疗　主要适用于脓肿未形成者。治疗方法包括：应用抗生素，温水坐浴或局部理疗，以促进炎症吸收；口服缓泻药或液状石蜡，以减轻排便时疼痛。

2．手术治疗　脓肿切开引流是治疗直肠肛管周围脓肿的主要方法，一旦诊断明确，即应行手术切开引流。手术方式因脓肿部位不同而异。留置胶管或油纱条引流时，应注意敷料包扎不宜太紧。注意切口要足够大，引流要充分、彻底，以免引发肛瘘。

**知识链接**

**肛周脓肿术后创面的外治方法**

肛周脓肿经手术治疗后，因创面感染多不予以缝合、术后粪便污染等因素，创面愈合较慢。中医学与现代医学均对创面的外治方法进行了探索。

中医药治疗主要有中药外敷和中药熏洗，根据治疗需要，选配相应的中药。中药外敷是将中药成分以各种形态直接与创面接触，达到消炎、祛瘀、生肌的功效。中药熏洗坐浴作用直接，对创面可进行双向调节，早期可以抗感染、促进肉芽生长，后期则可抑制瘢痕过度形成。应用西药（如甲硝唑、依沙吖啶等）的主要目的是控制感染，改善肛周脓肿术后创面微生物环境。藻酸盐敷料、银离子敷料、水凝胶和水胶体敷料等湿性敷料可促进纤维蛋白及坏死组织的溶解，为创面创造低氧环境，并促进毛细血管生成；创面的湿性环境可促使生长因子的释放，减少换药时的损伤和疼痛。此外，物理仪器治疗

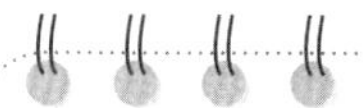

（如红光疗法、高压氧疗、超声清创等）则可发挥其释放能量的优势，达到控制炎症、改善血液循环、减轻换药疼痛的目的，使得物理治疗成为目前临床上治疗肛周脓肿术后加速创面愈合的重要方法。

综上所述，联合应用中医药外治疗法在肛周脓肿术后创面修复过程中的疗效确切。

## 【主要护理诊断 / 问题】

1．急性疼痛　与炎症刺激和手术创伤有关。

2．便秘　与惧怕排便疼痛有关。

3．体温升高　与感染毒素吸收有关。

4．潜在并发症：肛瘘。

## 【护理措施】

（一）非手术治疗的护理及术前护理

1．体位　指导患者采取侧卧位或俯卧位，以防止局部受压而加重疼痛。

2．保持排便通畅　嘱患者多进食富含膳食纤维的蔬菜和水果。也可遵医嘱给予麻仁丸或液状石蜡口服。

3．温水坐浴　指导患者用 1∶5000 高锰酸钾溶液 3000 ml 坐浴，温度为 43 ～ 46℃，每日 2 ～ 3 次，每次 20 ～ 30 min。

4．控制感染　急性炎症期可遵医嘱应用抗生素。

5．对症处理　对高热患者，应给予物理降温。

6．观察病情　观察患者的生命体征、尿量和面色等，注意有无脓毒症的表现。

（二）术后护理

1．脓肿切开引流的护理　对脓肿切开引流者，应密切观察引流液的颜色、量和性状，并做好记录。定时冲洗脓腔，保持引流通畅。当脓液逐渐变稀，引流液逐渐变少，每日引流量 <50 ml 时，可考虑拔管。

2．抗感染　术后可取引流出的脓液进行药物敏感试验，有针对性地应用敏感抗生素。

3．伤口护理　注意更换伤口敷料，可每日换药 2 次，以防止切口感染。若脓肿长期换药仍不愈合，则应考虑为肛瘘，并予以相应治疗与护理。

（三）健康教育

嘱患者养成良好的饮食、排便及卫生习惯。教会患者坐浴方法，并嘱其坚持坐浴。向患者讲解疾病发生和转归的相关知识，使其理解积极治疗、防止肛瘘发生的重要性和意义。

# 三、肛瘘

肛瘘（anal fistula）是肛管或直肠与肛周皮肤异常相通形成的肉芽性管道，由内口、瘘管和外口三部分组成。任何年龄都可发病，多见于青壮年男性。

## 【病因与病理生理】

大部分肛瘘由直肠肛管周围脓肿破裂引起，肠结核、溃疡性结肠炎、克罗恩病、肠道恶性肿瘤、肛管外伤感染等也可引起肛瘘，但较为少见。肛瘘的内口常位于直肠下部或肛管，多为一个。脓肿自行破溃或切口引流处形成外口，位于肛周皮肤表面，可为一个或多个。由于外口生长较快，脓肿常假性愈合，导致脓肿反复发生破溃或切开，形成多个瘘管，并在肛周皮肤表

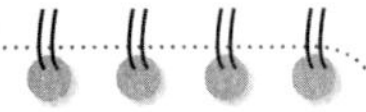

面形成多个外口，使单纯性肛瘘成为复杂性肛瘘。

## 【分类】

1．按瘘管的位置高低分类

（1）低位肛瘘：是指瘘管位于外括约肌深部以下，包括低位单纯性肛瘘（只有一个瘘管）和低位复杂性肛瘘（有多个瘘口和瘘管）。

（2）高位肛瘘：瘘管位于外括约肌深部以上，可分为高位单纯性肛瘘和高位复杂性肛瘘。

2．按瘘管与括约肌的关系分类

（1）肛管括约肌间型：约占肛瘘的 70%，多因肛管周围脓肿破溃或切开后形成。原发瘘管位于内、外括约肌之间的括约肌间隙，多为低位肛瘘。

（2）经肛管括约肌型：约占 25%，多因坐骨肛管间隙脓肿破溃或切开后形成。瘘管穿过外括约肌、坐骨肛管间隙，开口于肛周皮肤表面，可为低位或高位肛瘘。

（3）肛管括约肌上型：较少见，约占 4%。瘘管由括约肌间隙向上延伸，越过耻骨直肠肌，向下经坐骨肛管间隙穿透肛周皮肤，为高位肛瘘。

（4）肛管括约肌外型：最少见，仅占 0.5%，多为骨盆直肠间隙脓肿合并坐骨肛管间隙脓肿所导致。瘘管自肛周皮肤向上经坐骨直肠间隙和肛提肌，进入骨盆直肠间隙，治疗较为困难。

## 【护理评估】

### （一）临床表现

1．症状

（1）局部表现：肛瘘外口常有粪便、气体，或少量脓性、血性、黏液性分泌物排出。分泌物刺激可导致肛门潮湿、瘙痒，甚至形成湿疹。当外口因假性愈合而暂时封闭时，可再次形成脓肿，患者可出现直肠肛管周围脓肿的表现。脓肿破溃，脓液流出后，症状可缓解，故反复形成脓肿是肛瘘的临床特点。

（2）全身表现：肛瘘外口愈合、瘘管内有脓肿形成时，患者可感明显疼痛，伴发热、寒战、乏力等全身症状。

2．体征　肛周皮肤表面可见单个或多个呈红色乳头状隆起的外口。直肠指检在内口处常有轻压痛或触及硬结样内口及条索状瘘管。

### （二）辅助检查

1．直肠指检　直肠指检对确定内口的位置、明确肛瘘的诊断非常重要。

2．肛门镜检查　有助于发现肛瘘的内口。

3．亚甲蓝染色检查　自肛瘘外口注入亚甲蓝溶液 1 ～ 2 ml，然后观察填入肛管及直肠下端的白纱条的染色部位，可以判断内口的位置。

4．瘘管造影检查　将碘油注入瘘管行 X 线检查，通过观察显影图像可明确瘘管的走向。

5．血常规检查　患者发生直肠肛管周围脓肿时，可见白细胞计数及中性粒细胞比例升高。

### （三）与疾病相关的健康史

了解患者是否存在易引发肛腺感染的因素，如有无长期便秘史，或有无肛周脓肿病史，有无结核、溃疡性结肠炎等炎性肠病，以及肛周外伤等致病因素。

### （四）心理社会状况

了解患者及家属对疾病相关知识的了解程度，及其对治疗和护理的期望程度，有无焦虑等心理反应。

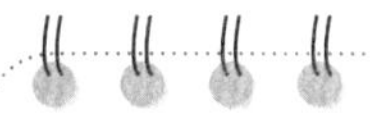

（五）治疗原则

肛瘘难以自愈，若不予以治疗，则会反复发作，并可伴发直肠肛管周围脓肿，甚至癌变。治疗方法主要有堵塞法及手术治疗。

1．堵塞法　使用0.5%甲硝唑、生理盐水冲洗瘘管后，将生物蛋白胶自肛瘘外口注入。该方法无创伤、无痛苦，可用于单纯性肛瘘患者，但是治愈率较低。

2．手术治疗　治疗原则是将瘘管切开或切除，形成敞开的创面，以促进愈合。

（1）瘘管切开术：是将瘘管全部切开并保持开放状态，依靠肉芽组织生长使伤口愈合。该术式适用于低位肛瘘患者，因瘘管位于肛门括约肌深部以下，切开后仅损伤外括约肌皮下部和浅部，不会造成术后肛门失禁。

（2）肛瘘切除术：切开瘘管并将瘘管壁全部切除至健康组织，创面不予缝合，使创面肉芽组织由底部向外生长直至愈合。该术式适用于低位单纯性肛瘘患者。

（3）挂线疗法：适用于有内、外口的低位或高位单纯性肛瘘患者，是利用橡皮筋或有腐蚀作用的药线的机械性压迫作用，缓慢切开肛瘘。该疗法最显著的优点是不会造成肛门失禁，被结扎的肌肉组织发生血运障碍而逐渐坏死、断开（图28-5），炎症反应引起的纤维化使切断的肌肉与周围组织粘连，所以肌肉不会收缩过度，从而可防止被切断的肛管直肠环回缩引起肛门失禁。挂线的同时也可引流瘘管，排出瘘管内的渗液，防止急性感染的发生。

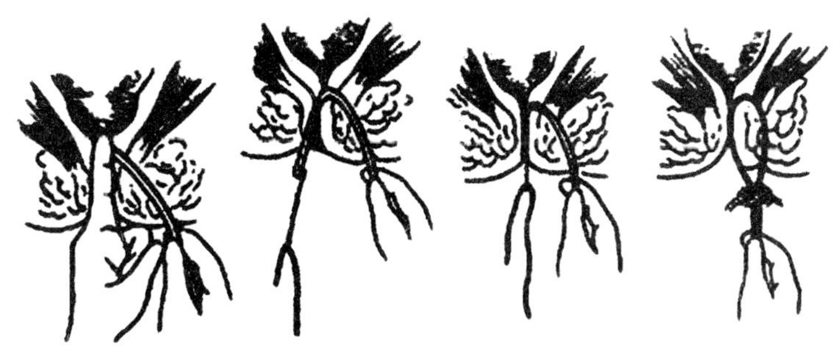

**图28-5　肛瘘挂线疗法**

## 【主要护理诊断/问题】

1．皮肤完整性受损　与肛周皮肤瘙痒并伴有一个或多个瘘管外口有关。

2．便秘　与惧怕排便疼痛有关。

3．潜在并发症：伤口感染、肛门狭窄、肛门失禁。

## 【护理措施】

（一）非手术治疗的护理及术前护理

1．皮肤护理　保持肛周皮肤清洁、干燥，每次排便后用清水洗净，勤换衣物、被褥。

2．保持排便通畅　鼓励患者多食新鲜蔬菜、水果，忌食辛辣、刺激性食物，养成定时排便的习惯。

3．术前指导　告知患者肛周皮肤瘙痒时不可搔抓，可遵医嘱应用外用消炎止痛药膏，术前排尿、排便。

（二）术后护理

1．温水坐浴　指导患者术后第2 d开始，每天早晚用1∶5000高锰酸钾溶液坐浴，坐浴后擦干，涂以抗生素软膏，并及时更换敷料。

2．排便护理　术后3 d内，可给予阿片酊控制排便；3 d后，可予以口服液状石蜡，以软

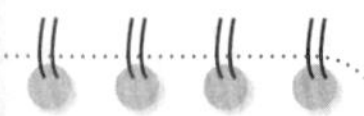

化粪便，防止便秘。

3．挂线后护理　嘱患者每 5 ～ 7 d 到门诊复查，予以收紧药线，直至药线脱落。一般 10 ～ 14 d 瘘管可完全切开，橡皮筋自然脱落，脱落后局部涂以生肌散或抗生素软膏，以促进伤口愈合。

4．术后并发症的预防和护理　每日予以伤口换药，根据伤口的情况酌情放置引流条，保持引流通畅，并及时更换引流条。遵医嘱应用抗生素，以预防感染。定期进行直肠指检，观察患者伤口的愈合情况。术后 5 ～ 10 d 内，可采用示指扩肛，每日 1 次，以防止肛门狭窄。对肛门括约肌松弛者，术后 3 d，可指导患者进行提肛运动。

（三）健康教育

1．饮食与活动　指导患者改变以往不良的饮食习惯。养成定时排便的习惯，避免腹泻和便秘。注意适当活动，避免久坐、久卧。

2．卫生护理　指导患者注意肛门卫生，排便后清洗肛门。保持肛门部皮肤清洁、干燥，勤换内裤。指导患者肛门坐浴的方法、作用和注意事项。

3．功能锻炼　术后指导患者进行肛提肌训练。

4．定期随访　告知患者出院后应定期复诊。

## 四、肛裂

肛裂（anal fissure）即肛门裂隙，是指齿状线以下肛管皮肤裂伤后形成的缺血性溃疡，多发生于青年、中年时期。绝大多数肛裂位于肛管的后正中线，可分为急性肛裂和慢性肛裂。

### 【病因】

肛裂的发生可能与多种因素有关，如长期便秘、粪便干结，引起排便时机械性创伤；肛门外括约肌浅部在肛管后方形成的肛尾韧带较坚韧，伸缩性差，血供也较差；肛管内原有疾病（如肛窦炎、肛乳头炎、直肠炎等）可引发肛管溃疡，形成肛裂。

### 【病理生理】

肛门外括约肌浅部在后正中线形成肛尾韧带，伸缩性差，较坚韧。排便时，肛管后壁承受的压力最大，故后正中线易受损伤。

急性肛裂是指新近发生的肛裂，裂口整齐，底浅，呈红色，且有弹性，无瘢痕形成。慢性肛裂是指反复发作经久不愈的肛裂，裂口边缘变硬，底深，且不整齐，常可见肛门内括约肌，边缘增厚、纤维化，肉芽灰白。肛裂裂口上端的肛瓣和肛乳头水肿，形成肥大性肛乳头。下端皮肤因为炎症水肿及静脉、淋巴回流受阻，形成外观似外痔的袋状皮垂并突出于肛门外，称为前哨痔（图 28-6）。肛裂、前哨痔和肛乳头肥大常同时存在，称为肛裂三联征。

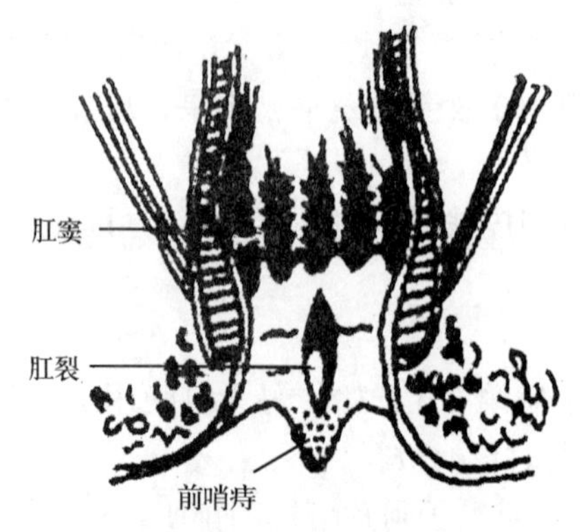


图 28-6　肛裂

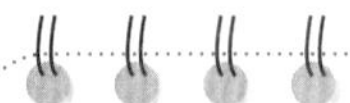

## 【护理评估】

（一）临床表现

1．症状　典型表现为反复发作的疼痛、便秘和出血。

（1）疼痛：疼痛呈典型的周期性；排便时可刺激肛裂病灶内的神经末梢，使患者感到到肛管灼痛或刀割样疼痛，称为排便时疼痛；排便后数分钟，疼痛可缓解，称为间歇期；随后因肛门括约肌收缩痉挛，患者再次感到剧痛，可持续半小时至数小时，称为括约肌挛缩痛。直至括约肌疲劳、松弛后，疼痛才缓解，但再次排便时又发生疼痛，上述表现称为肛裂周期性疼痛。

（2）便秘：肛裂形成后，患者因惧怕疼痛而不愿意排便，导致粪便更为干结，故而加重便秘，最终形成恶性循环。

（3）出血：排便时，常在粪便表面或便纸上见到少量血迹或滴鲜血，一般出血量不大。

2．体征　肛管后正中线发现单发、纵行的梭状裂口或溃疡。肛门检查发现肛裂三联征即可诊断。

（二）辅助检查

对已确诊为肛裂者，不宜行直肠指检或肛镜检查，以免加重患者的痛苦。

（三）与疾病相关的健康史

了解患者有无长期便秘史。评估患者是否有肛管内原有病变（如有无肛窦炎、直肠炎等）诱发肛管溃疡。

（四）心理社会状况

评估患者有无因疼痛、出血而引起的情绪改变。了解患者对疾病知识及手术治疗的了解程度。

（五）治疗原则

急性肛裂多可自愈，急性或初发肛裂者可采用润滑粪便、坐浴等方法。慢性肛裂患者可采用润滑粪便、坐浴和扩肛疗法。如经久不愈、保守治疗无效，则应采用手术治疗。

1．非手术治疗　治疗原则是解除括约肌痉挛、止痛、帮助排便，中断疾病与便秘的恶性循环，促进局部愈合。

（1）肛门坐浴：排便后用 1∶5000 高锰酸钾温水坐浴，保持局部清洁。

（2）保持排便通畅：嘱患者多进食富含膳食纤维的食物，以纠正排便，保持排便通畅。口服缓泻药或液状石蜡，使粪便松软。

（3）扩肛治疗：患者取侧卧位，局部麻醉后用示指和中指缓慢持续扩肛，维持 5 min，可持续扩张肛门括约肌，使之松弛，使疼痛消失，还可使创面扩大，促进引流通畅，有利于溃疡愈合。但患者复发率高，可并发出血、肛周脓肿、排便失禁等。

2．手术治疗　适用于非手术治疗无效或经久不愈的陈旧性肛裂患者。

（1）肛裂切除术：切除全部增殖的肛裂边缘、前哨痔、肛乳头和深部不健康组织。术后敞开创面，保持引流通畅，及时更换敷料，直至创面愈合。

（2）肛门内括约肌切断术：肛门内括约肌属于不随意肌，其痉挛收缩是引起肛裂患者疼痛的主要原因。手术分离肛门内括约肌后予以部分切断，同时切除肥大的肛乳头和前哨痔，数周后肛裂可自行愈合。该手术方法治愈率高，创面愈合快，但手术不当可导致肛门失禁。

## 【主要护理诊断 / 问题】

1．急性疼痛　与粪便刺激溃疡面神经末梢及肛门括约肌痉挛有关。

2．便秘　与惧怕排便引起的疼痛有关。

3．潜在并发症：切口出血、尿潴留、大便失禁。

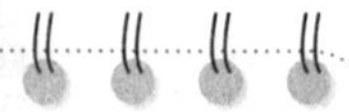



## 【护理措施】

（一）非手术治疗的护理及术前护理

1．疼痛护理　可于排便后或每日 2 ～ 3 次用 1∶5000 高锰酸钾溶液或温水坐浴，每次 20 ～ 30 min，水温为 43 ～ 46℃，以松弛肛门括约肌，改善局部血液循环，减轻或缓解疼痛。对疼痛剧烈者也可给予镇痛药。

2．保持排便通畅　指导患者调理饮食，如增加饮食中粗纤维食物的摄入，少食或忌食辛辣和刺激性食物；多饮水，也可选用蜂蜜等泡茶饮用，防止便秘，并指导患者养成每天定时排便的习惯。

3．肠道准备　术前 3 d 进少渣饮食，术前 1 d 进流质饮食，术前 1 d 晚清洁肠道。

（二）术后护理

1．饮食护理　术后 1 d 可进流质饮食，2 ～ 3 d 后改为无渣或少渣饮食，然后逐渐恢复到正常饮食。

2．排便护理　术后 3 d 内尽量避免排便，以减轻疼痛，促进伤口愈合。之后如有必要，也可口服缓泻药等，以保持排便通畅。

3．并发症的预防与护理

(1) 切口出血：常见原因为术后便秘、猛烈咳嗽等导致创面裂开、出血，常发生在术后 1 ～ 7 d。指导患者术后更应注意保持排便通畅，防止便秘。尽量避免腹内压增高的因素。密切观察创面的变化情况，一旦出现切口大量渗血，须紧急压迫止血，及时报告医师，并协助进行处理。

(2) 尿潴留：肛裂手术后，由于疼痛、麻醉、心理等多种因素的影响，很容易引起膀胱逼尿肌的暂时性麻痹，或膀胱括约肌不同程度的痉挛，从而导致排尿困难和尿潴留。术前应加强对患者的健康宣传教育，告知可能出现的并发症。术后及时进行心理疏导，鼓励患者克服疼痛，尽早自行排尿。对排尿困难者可行诱导排尿，必要时可采用无菌导尿。

(3) 大便失禁：多由于术中不慎切断肛管直肠环引起。术后需注意观察患者每天的排便次数、量及粪便性状。若仅为肛门括约肌松弛，可于术后 3 d 开始指导患者进行提肛运动。如为完全大便失禁，则需要做好肛周皮肤护理，保持局部皮肤清洁、干燥，及时更换床单，避免压疮的发生。

（三）健康教育

指导患者养成良好的饮食及排便习惯，特别应注意纠正便秘，保持排便通畅。告知患者出院后如有异常情况，应及时就诊。

## 第二节　结直肠癌

**案例 28-2A**

患者，男性，55 岁，不明原因出现腹泻、下腹隐痛及便血 2 个月。患者自述入院前 2 个月开始出现便血，呈暗红色，每次约 30 ml。

**请回答：**

该患者护理评估的主要内容是什么？

结直肠癌（colorectal cancer）是消化道常见的恶性肿瘤，包括直肠癌（rectal cancer）和结肠癌（colon cancer）。国际癌症研究机构发布的2020年全球癌症统计报告显示，2020年全球结直肠癌新发病例为1 931 590例，死亡病例为935 173例，分别占发病人数和死亡总人数的10.0%和9.4%。男性发病率高于女性，整体发病呈现年轻化趋势。在我国，结直肠癌发病率居恶性肿瘤的第2位。

## 【病因】

结直肠癌的病因尚不完全清楚，可能的致病因素包括以下几方面。

1．饮食因素　长期摄入高脂肪、高蛋白、低膳食纤维饮食与结直肠癌呈正相关，钙和维生素D摄入量与结直肠癌发病呈负相关。

2．结、直肠慢性炎症　如溃疡性结肠炎、血吸虫病引起肠黏膜反复损害及修复可能导致癌变。

3．遗传因素　流行病学调查研究发现，20%～30%的结直肠癌患者存在家族史（如家族性多发性息肉病），患者家族成员结直肠癌发病率远高正常人。在散发性结直肠癌患者的家族成员中，结直肠癌发病率也高于一般人群。

4．癌前病变　腺瘤恶变是发生结直肠癌最危险的因素之一，其中以绒毛状腺瘤恶变率最高。近年来，溃疡性结肠炎和克罗恩病已被列为癌前病变。

5．其他因素　既往曾患结直肠癌的人群再次患结直肠癌的风险较正常人高。曾患乳腺癌、卵巢癌和宫颈癌的女性发生结直肠癌的风险也较正常人高。

**知识链接**

### 结直肠癌无创筛查方法

结直肠癌筛查工作具有覆盖人群数量大、受检人群成分复杂、筛查效果受检测方法影响等特点，故结直肠癌的筛查方法应满足成本低、操作简便、无创、灵敏度和特异度高的要求。粪便隐血试验（fecal occult blood test，FOBT）是一种简便、快速、有效的结直肠癌筛查方法，但其灵敏度较低，单次筛查结直肠癌的检出率不足50%。粪便DNA检测通过提取粪便样本中脱落肿瘤细胞DNA，对多个结直肠癌相关基因的变异情况进行检测。该方法灵敏度更高，受检者无需改变饮食习惯，且可检出锯齿状病变，但该方法的主要缺点是受检者的依从性较差，且检测成本较高。血液肿瘤标志物检测具有无创、方便、依从性高的特点，但血液中常见的肿瘤标志物（如癌胚抗原、糖类抗原等）灵敏度和特异度均较低，易受血液中其他蛋白成分的干扰，不能满足结直肠癌筛查的要求。

随着结直肠癌筛查检测技术的不断进步，新的筛查技术（如外周血*Septin*9基因甲基化检测）和新的筛查策略（如i-FOBT联合外周血基因检测）可提高受检人群的依从性，从而提高筛查参与率、降低筛查间接成本，并且随着筛查成本的降低，有望进一步优化结直肠癌筛查策略。

## 【病理与分型】

1．大体分型

（1）溃疡型：最常见，占50%以上。瘤体较小，早期即可形成溃疡，表面易糜烂、出血，向肠壁深层生长并向四周浸润，可穿透肠壁达邻近组织和器官，细胞分化程度低，恶性度高，转移较早。

（2）隆起型：肿瘤的主体向肠腔内突出，肿块增大时表面可形成溃疡，向周围浸润少，预后较好。

（3）浸润型：肿瘤组织沿肠壁各层呈环状浸润，易导致肠腔狭窄或肠梗阻，此型肿瘤细胞分化程度低，恶性度高，转移早，预后差。

2．组织学分型　可分为腺癌、黏液性癌及未分化癌等，腺癌是最常见的组织学类型，未分化癌易侵入小血管和淋巴管，预后最差。

3．转移途径　结直肠癌的转移途径以淋巴转移最常见，其他还有直接浸润、血行转移或种植转移。结直肠癌的种植转移常为腹腔内播散，最常见的是大网膜结节和肿瘤周围壁腹膜的散在沙粒状结节。在女性卵巢种植生长的继发性肿瘤又称 Krukenberg 瘤。

4．临床分期　结直肠癌的临床分期多采用国际抗癌联盟（UICC）结直肠癌 2017 年第 8 版 TNM 分期法。

T 代表原发肿瘤，$T_x$ 为原发肿瘤无法评价；内镜下未发现，无原发肿瘤证据为 $T_0$；原位癌为 Tis；肿瘤侵及黏膜下层为 $T_1$，；侵及固有肌层为 $T_2$；穿透固有肌层至浆膜下或侵犯无腹膜覆盖的结直肠旁组织为 $T_3$；穿透脏腹膜为 $T_{4a}$，侵犯或粘连其他邻近器官或结构为 $T_{4b}$。

N 为区域淋巴结，$N_x$ 代表区域淋巴结无法评价；无区域淋巴结转移为 $N_0$；1 ～ 3 个区域淋巴结转移为 $N_1$；4 个及 4 个以上区域淋巴结转移为 $N_2$。

M 为远处转移，无法估计远处转移为 $M_x$；无远处转移者为 $M_0$；有远处转移者为 $M_1$。

## 【护理评估】

（一）临床表现

1．结肠癌　患者早期一般无特异性的临床表现，容易被忽视，进展后主要出现以下症状。

（1）排便习惯与粪便性状改变：常为最早出现的症状。主要表现为排便次数增加、腹泻、便秘，粪便中带血、脓液或黏液。

（2）腹痛：疼痛部位常不确切，呈持续性隐痛或仅为腹部不适或腹胀感。发生肠梗阻时，腹痛加重或呈阵发性绞痛。

（3）腹部肿块：多为癌肿本身。肿块大多坚硬，呈结节状。癌肿穿透肠壁并发感染时，腹部肿块固定且可有明显压痛。

（4）肠梗阻症状：一般为结肠癌中、晚期症状，主要表现为腹胀和便秘，腹部胀痛或呈阵发性绞痛。当发生完全性肠梗阻时，症状加重。某些左侧结肠癌患者以急性完全性结肠梗阻为首发症状。

（5）全身症状：由于慢性失血、癌肿溃烂、感染等，患者可出现贫血、消瘦、乏力、低热等症状。晚期可出现肝大、黄疸、腹水及恶病质等。

由于癌肿病理类型和部位的不同，患者的临床表现也有所差别。一般右半结肠肠腔大，右侧结肠癌以隆起型多见，易发生坏死、出血或感染，临床表现以腹痛、腹部肿块及全身症状为主；降结肠肠腔小，左侧结肠癌以浸润型多见，易引起肠腔狭窄、肠梗阻，临床表现以肠梗阻症状、排便习惯与粪便性状改变为主。

2．直肠癌　早期患者无明显症状，癌肿影响排便或破溃、出血时才出现症状。

（1）黏液血便：是直肠癌患者最常见的临床症状，绝大多数患者早期即出现便血。癌肿破溃后，可出现血性或黏液样便，严重感染时可有脓血便。

（2）梗阻症状：随着癌肿增大，肠腔变窄，导致粪便变细或排便困难，或出现腹痛、腹胀、肠鸣音亢进等不完全性肠梗阻表现。

（3）直肠刺激症状：患者有频繁便意、排便不尽感，伴里急后重，晚期有下腹痛。

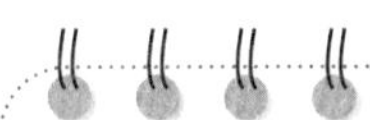

(4) 转移症状：癌肿可穿破肠壁并侵犯周围组织，引起相应的临床表现。侵及前列腺或膀胱时，患者可出现尿频、尿急、尿痛及排尿困难。侵及骶前神经时，则可引起骶尾部、会阴部持续剧痛、坠胀感。女性直肠癌可侵及阴道后壁，导致分泌物增多、直肠阴道瘘等。

**（二）辅助检查**

目前，结直肠癌最基本的检查手段是直肠指检及全结肠镜检查。

1．直肠指检　是诊断直肠癌最主要的方法。我国直肠癌中约有70%为低位直肠癌，大多数能在直肠指检时发现。

2．粪便隐血试验　作为大规模人群普查或高危人群初筛手段，如结果为阳性，则需进一步检查。

3．内镜检查　内镜检查除可以直接观察病变部位外，还可以取活组织做病理检查，以明确病变性质，包括直肠镜、乙状结肠镜、结肠镜检查。通过内镜活检得出病理诊断，是诊断结直肠癌最有效的方法，也是制订治疗方案的依据。

4．影像学检查　X线钡剂灌肠检查是诊断结肠癌的重要方法，但对直肠癌的诊断价值不大，可观察到结肠壁僵硬、皱襞消失、充盈缺损等情况。超声和CT检查有助于了解癌肿的部位、大小、浸润程度、淋巴结转移情况及远处转移情况。

5．肿瘤标志物检测　血清癌胚抗原（carcinoembryonic antigen，CEA）水平与癌肿分期呈正相关，但CEA对于诊断早期结直肠癌的价值不大，主要用于监测复发。

**（三）与疾病相关的健康史**

1．饮食习惯　评估患者有无高蛋白、高脂及低纤维素饮食习惯，是否有喜食腌制或熏烤类食物的饮食习惯。

2．其他结直肠病变　评估患者是否有结直肠慢性病变，如溃疡性结肠炎或血吸虫性肉芽肿等。

3．家族史　评估患者家属中是否有结直肠癌患者或是否有家族性多发性息肉病患者。

4．癌症史　评估患者是否有结直肠或其他部位癌症史。

**（四）心理社会状况**

患者一旦得知自己被诊断为恶性肿瘤，即会反复考虑是否接受手术治疗，疾病可能的发展和转归，未来的工作、家庭生活以及所需承担的治疗费用等问题，这时往往会表现出悲观、焦虑、恐惧、绝望的不良心理状态。尤其是拟行永久性结肠造口的患者，治疗初期常存在抵触心理，常拒绝接受事实，甚至不配合治疗与护理。术后患者第一次看到自己的造口时也常会感到不安甚至抑郁，对未来的生活失去信心。护士需要及时评估和掌握患者存在的各种心理问题，有针对性地进行心理护理。

**（五）治疗原则**

1．非手术治疗

(1) 化疗：利用肿瘤细胞对化学药物的高敏感性，选择性地杀灭肿瘤细胞。包括辅助化疗、新辅助化疗、姑息性化疗及局部化疗。给药途径有全身静脉给药、术后腹腔热灌注化疗等。

(2) 放疗：放疗主要是针对根治术的辅助治疗。体外照射加近距离照射适用于有禁忌证或拒绝接受手术治疗的直肠癌患者。对晚期直肠癌患者，为缓解疼痛、改善症状，也可采用姑息性体外照射。

(3) 其他治疗：对直肠癌导致肠梗阻且不能进行手术治疗者，可采用凝灼、激光或冷冻等局部疗法。对手术无法切除的多发肝转移患者，可采用超声或CT引导的介入消融，以减少病灶。中医药治疗可通过益气补血、调理脏腑，配合手术后或化疗后治疗，以减轻患者的不良反应。

2．手术治疗

（1）根治性手术

1）结肠癌根治术：①右半结肠切除术，适用于盲肠、升结肠、结肠肝曲部癌患者。切除范围包括末端回肠、盲肠、升结肠、横结肠右半部和大网膜及其相应的系膜、淋巴结。回肠与横结肠行端端吻合或端侧吻合（图 28-7）。②左半结肠切除术，适用于结肠脾曲、降结肠癌患者。切除范围包括左半横结肠、降结肠和部分或全部乙状结肠及其所属系膜、血管、淋巴结，横结肠与乙状结肠或直肠行端端吻合（图 28-8）。③横结肠切除术，适用于横结肠癌患者。切除范围包括全部横结肠及其系膜、血管和淋巴结，升结肠与降结肠行端端吻合（图 28-9）。④乙状结肠切除术，根据肿瘤的位置调整切除范围。如癌肿位于乙状结肠上段，则应切除乙状结肠及部分降结肠；如癌肿位于乙状结肠下段，则应切除部分降结肠、乙状结肠及直肠上段，同时切除所属系膜、血管和淋巴结，结肠与直肠行端端吻合（图 28-10）。

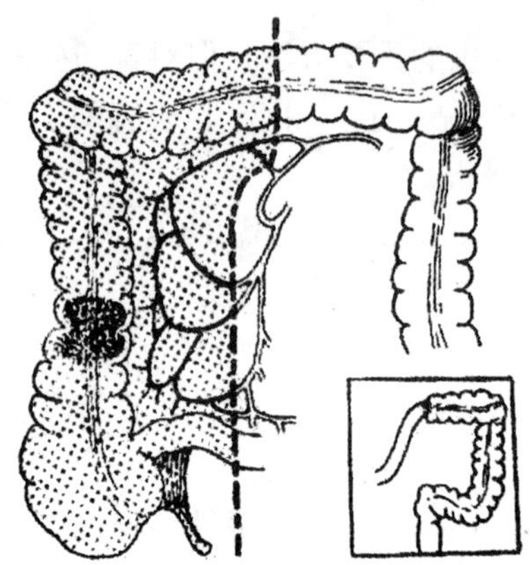

图 28-7　右半结肠切除范围

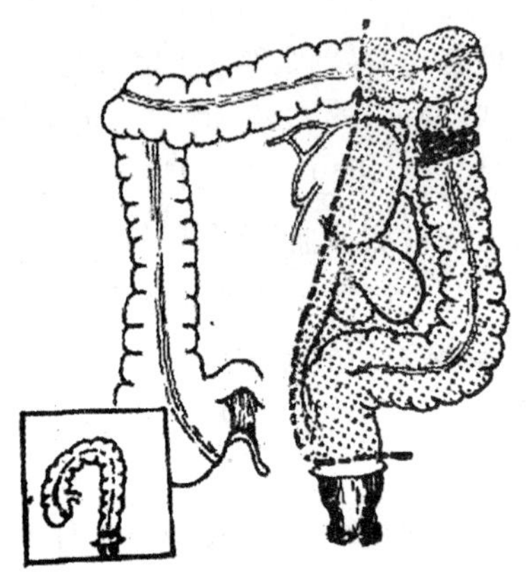

图 28-8　左半结肠切除范围

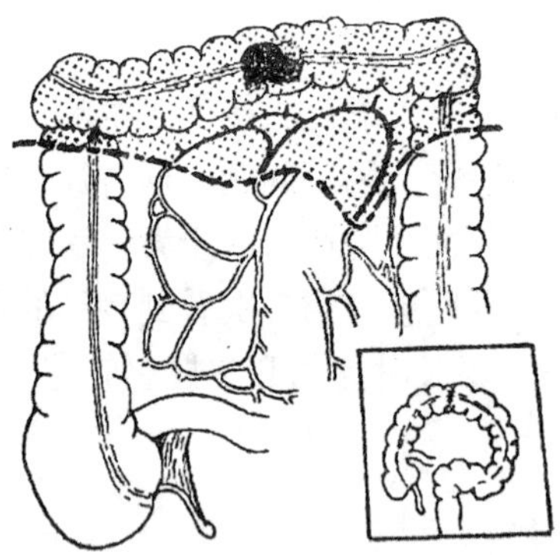

图 28-9　横结肠切除范围

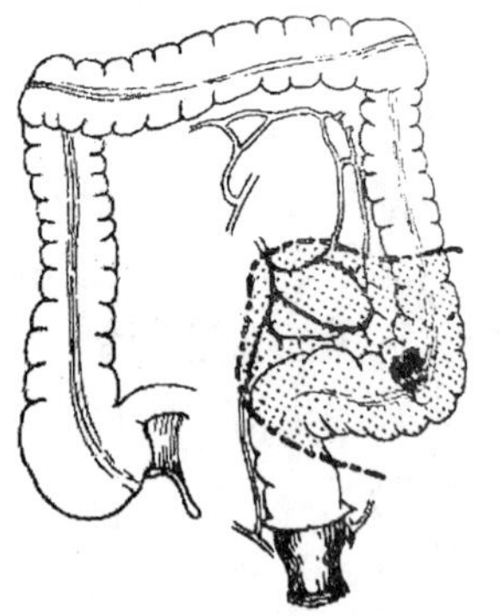

图 28-10　乙状结肠切除范围

2）直肠癌根治术：切除范围包括癌肿、足够长的两端肠段、被侵犯的邻近器官的部分或全部、四周被浸润组织及全直肠系膜。①局部切除术：完整切除肿瘤及周围 1 cm 的全层肠壁，多用于早期直肠癌患者，即瘤体小、局限于黏膜或黏膜下层者。手术方式包括骶后径路局部切除术或肛门局部切除术。②经腹会阴直肠切除术（Miles 手术）：主要适用于腹膜反折以下的直肠癌患者。切除范围包括乙状结肠远端、全部直肠、肠系膜下动脉、全部直肠系膜及其所属区域淋巴结、肛提肌、坐骨直肠窝组织、肛管与肛周 5 cm 直径的皮肤或皮下组织及全部肛门括约肌等。将乙状结肠近端拉出，于左下腹行永久性结肠造口（图 28-11）。③经腹直肠切除术（Dixon 手术）：是目前应用最多的直肠癌根治术，原则上适用于腹膜反折以上的直肠癌患者。

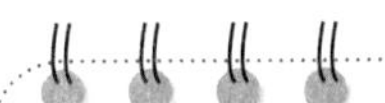

一般要求癌肿下缘距齿状线 5 cm 以上。需要切除乙状结肠和大部分直肠，将直肠和乙状结肠行端端吻合。此术式可以保留正常肛门和肛门括约肌（图 28-12）。④经腹直肠切除、近端造口、远端封闭术（Hartmann 手术）：适用于一般情况差，且无法耐受 Miles 手术或因急性肠梗阻不宜行 Dixon 手术的患者（图 28-13）。

（2）结直肠癌微创手术：大量研究表明，腹腔镜手术可以获得不亚于开腹手术的肿瘤根治效果。同时，腹腔镜手术在术后早期促进患者恢复方面有明显优势。

（3）姑息性手术：适用于癌肿尚能切除，但已经发生远处转移的晚期癌肿患者。目的是缓解症状，延长生存时间，提高生活质量。根据患者的全身情况和局部病变程度，可行短路手术、结肠造口术、局部肠切除及肠吻合术等。

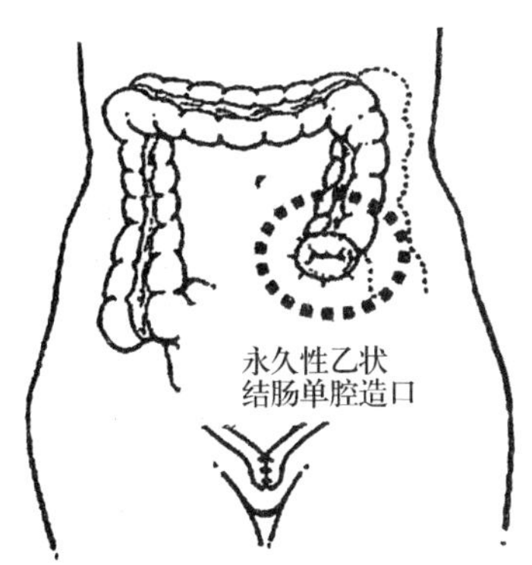


图 28-11　Miles 手术

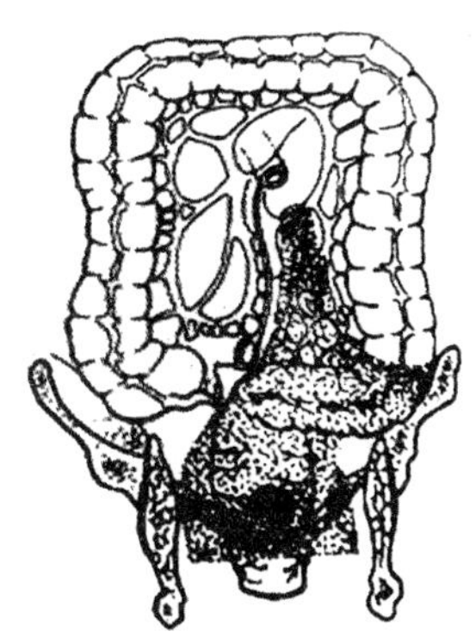

图 28-12　Dixon 手术

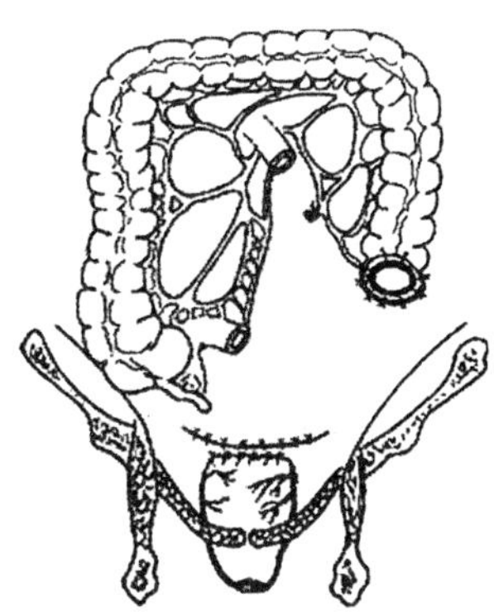

图 28-13　Hartmann 手术

**案例 28-2B**

体格检查：可触及右下腹一 3 cm×4 cm 的肿块，中等硬度，表面光滑，无压痛。直肠指检未触及肿物，但指套染血。辅助检查：血常规检查示血红蛋白 78 g/L，纤维结肠镜检查进镜 80 cm 处可见一巨大不规则肿物，病理学检查显示为腺癌。

诊断为右半结肠腺癌，拟行手术治疗。

**请回答：**

如何为该患者进行术前准备？

## 【主要护理诊断 / 问题】

1．焦虑　与对癌症的治疗缺乏信心及担心术后发生转移，或顾虑术后永久性人工肛门影响生活和工作有关。

2．营养失调（低于机体需要量）　与癌肿慢性消耗、手术创伤、放疗及化疗反应有关。

3．体象紊乱　与结肠造口后排便方式改变有关。

4．潜在并发症：切口感染、吻合口瘘、造口并发症等。

## 【护理措施】

### （一）非手术治疗的护理及术前护理

1．心理护理　术前患者常有担忧和恐惧，护士应评估其心理问题，尊重、体贴患者，向患者讲解手术的重要性。对拟行造口术的患者，可以通过幻灯片、录像等视听资料展示使其认识到造口只是改变排便途径，只要掌握好造口护理方法，术后仍然可以过正常的生活。同时应鼓励家庭成员参与，良好的家庭支持对于患者尽快配合治疗与护理具有重要的作用。

2．营养支持　给予患者高热量、高蛋白、高维生素、易消化及营养丰富的少渣饮食。对于贫血和低蛋白血症患者，可遵医嘱予以输血或输注血白蛋白。及时纠正患者存在的水、电解质及酸碱平衡紊乱。

3．肠道准备　对结直肠癌患者，术前要进行充分的肠道准备，以便尽可能减少或避免术中污染及术后感染的发生，促进吻合口和伤口愈合，提高手术的成功率。

（1）饮食准备

1）传统饮食准备：术前 3 d 进少渣、半流质饮食；术前 1 ～ 2 d 起进无渣、流质饮食，并给予蓖麻油 30 ml，以减少、软化粪便。

2）新兴饮食准备：术前 3 d 起，予以口服全营养制剂直至术前 12 h。

（2）肠道清洁：一般于术前 1 d 进行。

1）导泻法：①高渗性导泻，是传统的导泻方法，常用制剂为甘露醇、硫酸镁等。②等渗性导泻：目前临床上应用较广泛，常用制剂为复方聚乙二醇电解质散。开始口服速度宜快，待患者排便后可适当减慢速度，多饮水，总量达 2000 ml 以上，直至排出的粪便呈无渣、清水样为止，全过程需 3 ～ 4 h。年老、体弱或有心脏、肾等器官功能障碍以及肠梗阻患者不宜选用。③中药导泻，常用番泻叶泡茶饮用及口服蓖麻油。

2）灌肠法：若患者年老、体弱无法耐受导泻法，或存在心脏、肾功能不全，或灌洗不充分，则可考虑配合灌肠法。常用 0.1%～ 0.2%的肥皂水、甘油灌肠剂及磷酸钠灌肠剂等。应灌洗至粪便呈清水样，肉眼无粪渣为止。对高位直肠癌患者，应避免采用高压灌肠，以防止癌细胞扩散。

（3）口服肠道抑菌药：多采用新霉素、甲硝唑、庆大霉素等。由于控制饮食及服用肠道抑菌药，使患者维生素 K 的合成及吸收减少，因此需要适当补充维生素 K。

（4）其他准备：术日晨常规留置胃管及导尿管。

**案例 28-2C**

在全身麻醉下行右半结肠切除术。术后给予患者一级护理，禁食，留置胃管，持续胃肠减压，腹腔引流保持通畅，配合肠外营养治疗。术后第 4 天，患者肛门排气，遵医嘱拔除胃管。第 4 天晚开始进流质饮食，患者进食后无不适症状。腹腔引流管引流量逐日减少，引流液由血性逐渐转变为淡红色。

**请回答：**

1. 该患者目前存在的主要护理诊断 / 问题是什么？
2. 该患者的术后护理要点有哪些？

### （二）术后护理

1．体位　麻醉未清醒时，患者取平卧位，将头部偏向一侧。待患者麻醉清醒、血压平稳后，可取半卧位，以利于呼吸及引流。结肠造口患者，造口开放后，应取造口侧卧位。

2．饮食护理　术后早期予以禁食、胃肠减压，经静脉补充液体或肠外营养。待患者肛门排气、拔除胃管、造口开放后，可喂饮少量温水。如患者无腹胀、恶心、呕吐等不良反应，可进少量流质饮食（如瘦肉汤、稀米粥等）。注意观察患者进食后的反应，如无不适，则可在术后 1 周左右改为少渣、半流质饮食，术后 2 周左右可进少渣、普通饮食。饮食应以高热量、高蛋白、低脂及富含维生素的食物为主。

3．引流管的护理

（1）留置导尿管的护理

1）术后导尿管一般放置 1 ～ 2 周，注意保持尿道口清洁。

2）观察尿液性质，如发现血尿或脓尿，应及时报告医师处理。

3）导尿期间应注意保持导尿管通畅，避免受压、扭曲。

4）拔管前应试行夹闭，每 4 ～ 6 h 患者有尿意时开放，以训练膀胱舒缩功能，防止排尿功能障碍。

5）拔管后，若患者有排尿困难，可予以热敷、诱导排尿、针灸、按摩等处理。

（2）腹腔引流管及骶骨前引流管的护理

1）观察并记录腹腔引流管及骶骨前引流管引流液的量、颜色及性状，如果患者术后 24 h 每小时引流液量超过 100 ml，呈鲜红色，伴血压下降、面色苍白等表现，则应高度怀疑腹腔内存在活动性出血，须立即通知医师予以有效处理。另外，骶骨前引流时还应注意如发现引流量多、颜色淡、有尿味，则应考虑有尿道损伤，也应及时通知医师予以相应的处理。

2）保持引流通畅，避免引流管受压、扭曲，妥善固定引流管，防止脱出。如发现引流量少或无引流物，则可能是血块或坏死组织堵塞引流管，应反复挤压引流管，或用生理盐水冲洗引流管，以解除堵塞。

3）如为负压吸引，需根据引流液的量和性状及时调整负压的大小，防止负压过小导致渗血或渗液不能及时被吸出，或负压过大损伤局部组织。

4）注意观察引流管周围皮肤的情况，按需及时换药，防止感染。

4．术后并发症的护理

（1）切口感染：保持切口周围皮肤清洁、干燥，及时换药并严格执行无菌操作。监测患者的体温变化及血常规检查情况，遵医嘱应用抗生素。会阴部切口可于术后 4 ～ 7 d 用 1∶5000 高锰酸钾温水坐浴，每日 2 次。

（2）吻合口瘘：吻合口瘘多发生在术后 7 d 左右，常因患者局部血供不良、肠道准备不充分、低蛋白血症引起。术后应注意密切观察患者的腹部体征，有无腹痛、腹肌紧张、发热、脉搏加快、里急后重等腹膜炎或盆腔脓肿的表现。另外，还应注意观察切口处或引流管有无粪样物流出。一旦发生吻合口瘘，即应在继续禁食、胃肠减压的同时给予盆腔持续滴注吸引，保持引流管通畅。如果患者腹膜炎或盆腔脓肿症状明显，经上述治疗措施效果不佳，则大多需再次行手术处理，清理腹腔，同时行瘘口肠段外置术。

5．肠造口的护理

（1）心理护理：造口手术的实施在挽救患者生命的同时，也会给患者造成身体和心理创伤。造口患者在术后需要面对排便方式的改变，长期佩戴造口袋，心情压抑，甚至出现抑郁等精神障碍。护士要耐心了解患者的心理状态，安慰、支持和鼓励患者，使其尽早动手学习肠造口的护理方法，促进其心理康复，提高其重返社会的信心。同时应联合家属一起做好患者的心理护理。

（2）饮食护理：饮食应以高热量、高蛋白、富含维生素的食物为主。进食粗纤维食物要适量，以使大便成形及排便量减少。避免使用导致便秘的食物。少食有刺激气味或易产气的食物，如大蒜、洋葱、豆类、山芋等。注意饮食卫生，防止腹泻。

（3）造口的观察和护理：肠造口一般呈圆形或椭圆形，造口黏膜呈红色，表面光滑、湿润。术后早期，造口肠黏膜轻度水肿属于正常现象，一般可高出皮肤 1 ～ 2 cm。造口开放前，造口周围用凡士林或生理盐水纱布予以保护；造口开放后，应及时清理瘘口排出物，并正确安装造口底盘及造口袋。

随堂测 28-2

（4）肠造口并发症的护理：包括造口缺血及坏死、造口水肿、造口狭窄、造口脱垂、造口皮肤黏膜分离等的护理。

1）造口缺血、坏死：是最严重的早期并发症，常发生于术后 24 ～ 48 h，主要与手术时损伤相应肠道血管、肠造口腹壁开口太小或缝合过紧有关。若外置肠管失去光泽、呈暗紫色或变黑，分泌物有恶臭，则提示血运障碍并有肠管坏死的可能。造口缺血、坏死重在预防，术中应注意保护肠壁血管，并充分确保造口肠段的血供，同时注意腹壁切口不宜过小。术后应严密观察造口部位的血运情况，及时发现造口肠壁颜色变化。当肠造口外观开始变紫时，即应立即通知医师。若仅是部分肠黏膜变紫，则可能是肠造口边缘缝线过紧，可将变紫区域的缝线拆除 1 ～ 2 针。造口缺血、坏死时，勿粘贴两件式造口袋，因两件式造口袋的扣环可压迫肠造口周围皮肤表面的微血管而影响血液循环。病情严重时，需要进行手术治疗。

2）造口水肿：如果术后造口长时间隆起、肿胀和紧绷，黏膜发亮，则提示可能存在造口水肿，可予以 10%氯化钠溶液湿敷。如为腹部皮肤切口相对过小导致卡压而引起的造口水肿，可在局部麻醉下适当切开并扩张造口。术后应使用透明造口袋，以便于护理与观察。造口底盘裁剪的开口应比造口大 4 ～ 5 mm，以避免挤压造口。

3）造口狭窄：常因手术不当引起，如手术时皮肤层开口太小或腹壁内肌层开口太小等原因所致。主要表现为造口口径缩小或指检时发现肠管周围组织紧缩，手指难以进入。患者常主诉腹痛或排便困难。术后应指导患者进食富含纤维素的食物（如木瓜、香蕉等），以促进大便排出。术后 7d 左右或造口拆线愈合后，应指导患者及家属用示指和中指扩张造口，每周 2 次，每次 5 ～ 10 min。如患者已发生造口狭窄，则应每日扩张造口。

4）造口脱垂：是造口肠袢自腹部过度突出，多发生在术后 2 ～ 3 个月，常因腹部肌肉薄弱、手术时腹壁造口处肌层开口过大等原因所致。应指导患者日常护理时用腹带或弹力裤加以支撑固定，以防止造口脱垂。对轻度脱垂者，可行手法复位，并用弹性绷带对肠造口稍加压迫。对重度脱垂者，可采用硬化剂注射或手术固定。造口患者应保持排便通畅，避免用力排便、咳嗽等增加腹内压的因素。造口外敷油性软膏，并以凡士林纱布予以保护，防止肠黏膜破损或感染。注意勿使用两件式造口袋，因为其底环易损伤脱垂的肠管。

5）造口皮肤黏膜分离：多因造口肠壁黏膜部分坏死、造口黏膜缝线脱落、腹内压增高、伤口感染等原因所致。处理时可将造口皮肤黏膜分离处彻底冲洗干净，然后填充海藻类敷料或抗菌愈合敷料。

（5）肠造口周围并发症的护理

1）造口周围皮肤问题：在肠造口周围并发症中，造口周围皮肤问题发生率最高。患者常出现造口周围皮肤溃烂、红肿和接触性皮炎等，常见原因包括造口底盘与皮肤紧密度差，使得排泄物由造口底盘漏出刺激周围皮肤，造口用具选用或使用不当，造口周围皮肤清洗方式不正确、造口底盘粘贴过久等。

护理时应注意及时评估造口周围皮肤情况，可用自然光或手电筒照亮造口周围皮肤，检查是否有红疹、破溃或感染。观察造口排泄物的颜色、性质和量，以判断造口周围皮肤问题是否为排泄物所致。指导患者正确选用和合理使用造口用具，撕除造口底盘时不可强行撕下，以免引起皮肤损伤。注意瘘口周围皮肤的清洁，可用生理盐水或蒸馏水每日清洗，洗净晾干后涂以氧化锌软膏，如已发生溃疡，可涂溃疡粉。另外，也可在每次更换造瘘底盘时在皮炎处撒造口护肤粉或覆盖皮肤保护膜，在一定程度上可起到保护皮肤免受粘胶损害的作用。

2）造口旁疝：常见原因有肠造口周围腹壁组织薄弱、持续性腹内压增高、肌膜切口过大导致腹壁肌开口扩大或裂开。如果患者造口处坠胀不适，造口基底部或周围膨隆，左、右腹部不对称，则应怀疑发生造口旁疝，严重者可导致肠嵌顿或肠梗阻。护士应指导患者不可提举重物，咳嗽或打喷嚏时用手按压造口部位，并注意避免增加腹内压的因素（如提重物、慢性咳

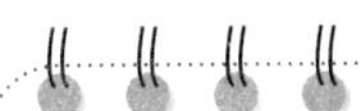

嗽、用力排便等)。造口旁疝常需要手术治疗。非手术治疗期间，应对可回纳的造口旁疝患者予以平卧后回纳疝块，并选择医用造口腹带或弹力裤加以支持固定。

**科研小提示**

对造口患者进行健康教育时，了解患者是否掌握造口护理的相关知识非常重要，可探索造口患者健康教育评价表，从而更好地实施患者健康教育。

（三）健康教育

1. 向患者讲解造口护理用品及术后并发症的相关知识和预防措施，教会患者人工肛门的护理方法。

2. 指导患者合理膳食，适量运动。

3. 嘱患者术后 3 ～ 6 个月复查一次。

4. 对放疗及化疗患者应定期检查血常规，监测白细胞和血小板计数变化。

5. 告知患者和家属定期进行健康体检，积极预防和处理肠道炎症疾病及癌前病变。

## 小　结

（一）直肠、肛管良性疾病

1. 痔　内痔表现为便血及痔块脱出。外痔并发感染时，患者局部红、肿、发热、疼痛症状明显，血栓性外痔患者常有剧痛。混合痔常兼有内痔和外痔的临床特点。对无症状的患者，无需治疗。对有症状的患者，可采用调整饮食结构、坐浴、注射疗法、冷冻疗法等治疗。在非手术治疗无效且症状严重时，可行痔切除术、PPH 等手术方式。术后应注意做好排便护理，保持排便通畅。另外，还应注意观察是否发生术后切口出血、肛门狭窄等并发症。

2. 直肠肛管周围脓肿　大多起自肛腺感染。肛门周围皮下脓肿最常见，表现为疼痛、肿胀、局部压痛，全身症状不严重。坐骨直肠窝脓肿和骨盆直肠窝脓肿患者全身症状较严重，局部常伴发直肠和膀胱刺激症状。穿刺抽出脓液可确定诊断，确诊后应予以切开引流。术后应注意观察引流液的颜色、量和性状，保持引流通畅。

3. 肛瘘　大部分肛瘘由直肠肛管周围脓肿发展而来。反复形成脓肿，脓液由外口排出是肛瘘的典型表现。肛瘘难以自愈，需要予以手术治疗。对于采用挂线疗法的患者，应注意嘱其定期到门诊复查，收紧药线。术后注意伤口感染、肛门失禁等并发症的预防。

4. 肛裂　大多位于肛管后正中线，临床表现为疼痛、便秘及出血。肛裂多能自愈。非手术治疗包括肛门坐浴、保持排便通畅、扩肛治疗。对久治不愈且症状较严重者，可行肛裂切除术或肛门内括约肌切断术。术后应注意切口出血、尿潴留、肛门失禁等并发症的预防。

（二）结直肠癌

1. 病因　可能与饮食习惯、遗传、癌前病变等因素有关。

2. 临床表现　结直肠癌患者早期表现常不典型，容易被忽视。结肠癌进展期患者可有腹部包块、腹痛、肠梗阻、贫血、消瘦、乏力等全身症状，直肠癌患者可出现直肠刺激症状、肠腔狭窄、黏液血便等表现。

3. 治疗原则　手术是治疗结直肠癌的主要方法。

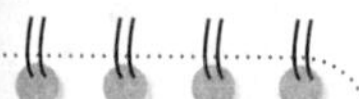

4．护理措施　术前应注意了解患者的心理状态，给予必要的心理支持，同时注意给予足够的营养支持及积极的肠道准备。术后应注意观察伤口及引流情况，及时发现切口感染、吻合口瘘等并发症。对直肠癌不保留肛门的患者，应教会自我护理，防止造口相关并发症的发生。

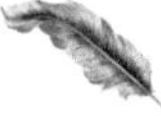

## 思考题

患者，男性，50 岁，工人，近 2 个月出现肛门坠胀感、排便不尽感及黏液血便，近 2 天自觉腹胀及恶心不适。

直肠指检：肠道狭窄，指套带血，示指指腹可触及一团块样肿物。结肠镜检查显示为低位直肠癌，病理检查显示为中分化腺癌。

于全身麻醉下行 Miles 手术，于左下腹行永久性结肠造口术。术后第 2 天，发现造口周围皮肤黏膜部分分离，造口部分黏膜呈暗紫色、无光泽，肠黏膜深部呈淡粉色。护士告知患者造口情况，患者情绪失控，大哭。

请回答：

1. 该患者目前主要的护理诊断 / 问题是什么？
2. 患者的肠造口发生了什么问题，应如何护理？

（岳树锦）

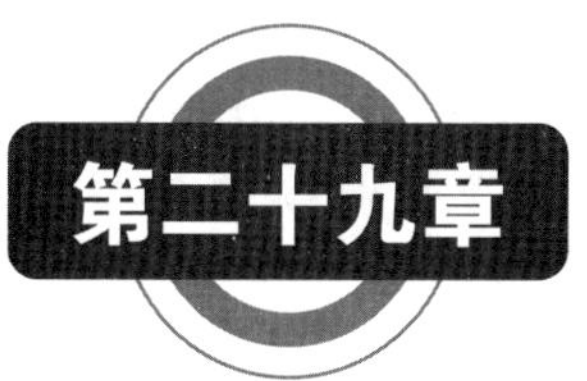

# 第二十九章 门静脉高压症患者的护理

第 29 章数字资源

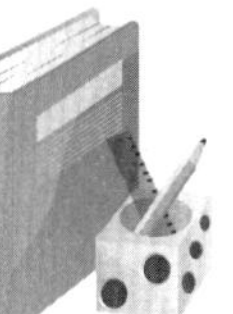

## 导学目标

通过本章内容的学习，学生应能够：

◆ **基本目标**

1. 复述门静脉高压症的概念及病因。
2. 解释发生门静脉高压症时机体的病理生理改变。
3. 叙述门静脉高压症的临床特点、处理原则和护理措施。
4. 应用护理程序为门静脉高压症患者提供整体护理。

◆ **发展目标**

1. 综合运用所学知识评估门静脉高压症患者，并为其制订个体化护理计划。
2. 能够将门静脉高压症患者的护理问题与肝病及胆道疾病相联系，从整体的角度组织实施护理措施。

◆ **思政目标**

树立生命至上、以人为本的职业精神；培养职业道德和素养，树立崇高的职业理想；树立科学精神和创新意识。

### 案例 29-1A

患者，男性，60 岁，肝硬化病史 10 余年，近日食欲明显减退，消瘦，黄疸加重。患者近日因感冒而频繁咳嗽、咳痰，今日晨因剧烈咳嗽突然呕出咖啡色液体约 1200 ml，排黑便 2 次，伴头晕、眼花、心悸，急诊入院。

体格检查：神志清楚，面色苍白，血压 80/55 mmHg，心率 110 次 / 分。患者对自己的病情非常紧张，担心威胁生命。

**请回答：**

1. 该患者发生上消化道出血最可能的原因是什么？
2. 护士应首先采取什么紧急处理措施？
3. 该患者目前主要的护理诊断 / 问题有哪些？

门静脉高压症（portal hypertension）不是一种单独的疾病，而是一组临床综合征，是指各

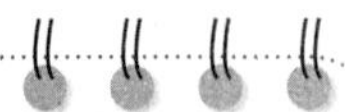

种原因导致门静脉循环受阻或血流过多引起门静脉系统压力增高，引起脾大和脾功能亢进、食管-胃底静脉曲张和破裂出血而导致呕血、黑便以及腹水等一系列表现的疾病。门静脉主干由肠系膜上、下静脉和脾静脉汇合而成，其正常压力为 13 ～ 24 $cmH_2O$，平均值为 18 $cmH_2O$，门静脉压力大于 25 $cmH_2O$ 时，即定义为门静脉高压症。

## 【病因与病理】

（一）病因

门静脉血流阻力增加是门静脉高压症的始动因素。根据门静脉血流受阻的部位，可将门静脉高压症分为以下 3 种类型。

1．肝前性门静脉高压症　常见的病因是肝外门静脉血栓形成、门静脉畸形和外力压迫。此类肝外门静脉阻塞患者肝功能大多正常或仅有轻度损害，预后较肝性门静脉高压症患者好。

2．肝性门静脉高压症　在我国最常见，占 95%以上。肝性门静脉高压症又可分为窦前型、窦型和窦后型。窦前型门静脉阻塞的原因是血吸虫病；窦型和窦后型最常见。在我国，肝炎肝硬化是引起窦型和窦后型阻塞性门静脉高压症的常见病因。

3．肝后性门静脉高压症　是指各种原因导致主要肝静脉流出道被阻塞，常见病因包括巴德-基亚里综合征（Budd-Chiari syndrome，BCS）、缩窄性心包炎、严重右心衰竭等。

**知识链接**

**巴德-基亚里综合征**

巴德-基亚里综合征曾称布-加综合征，是指由肝静脉或其开口以上的下腔静脉阻塞引起的以门静脉高压或门静脉和下腔静脉高压为特征的一组疾病。在中国、日本、印度和南非，本病大多由肝静脉以上的下腔静脉隔膜（大多属于先天性）引起，少数由肝静脉隔膜引起。欧美国家则多由肝静脉血栓形成所致，与血液高凝状态（如真性红细胞增多症、抗凝血酶缺乏、高磷脂综合征等）有关。患者早期可出现劳累后右上腹胀痛、肝脾大，进展期可出现腹水、双下肢水肿，胸、腹壁甚至腰背部静脉曲张及食管静脉曲张甚至破裂出血。晚期患者腹大如鼓、骨瘦如柴，形似“蜘蛛人”。对双下肢水肿、腹胀或肝脾大者，均应高度怀疑为此综合征。超声检查可发现肝静脉或其开口以上的下腔静脉阻塞。下腔静脉和（或）肝静脉造影检查有助于确诊。

（二）病理

门静脉位于两个毛细血管网之间，门静脉系统内没有瓣膜。门静脉主干由肠系膜上静脉和脾静脉汇合而成，肠系膜上静脉和脾静脉由来自胃、肠、脾的毛细血管网逐渐汇合而成。发生门静脉高压症时，会引起下列病理改变。

1．脾大（splenomegaly）、脾功能亢进（hypersplenism）　门静脉血流受阻后，首先导致脾充血、肿大。脾窦长期充血可使脾内纤维组织增生，出现单核-吞噬细胞增生和吞噬红细胞的现象。临床上，患者除有脾大外，还有外周血细胞计数减少，以白细胞和血小板计数减少最常见，称为脾功能亢进。

2．静脉交通支扩张　门静脉系统与腔静脉系统之间存在 4 个交通支（图 29-1）：胃底、食管下段交通支，直肠下段、肛管交通支，前腹壁交通支，以及腹膜后交通支。肝内门静脉通路受阻时，门静脉和腔静脉之间的交通支大量开放，显著扩张，以降低门静脉压力。其中最主要的是胃底、食管下段交通支，它离门静脉主干和腔静脉主干均较近，压力差最大，因此，门静脉高压时发生静脉曲张最早且最显著。食管下段和胃底静脉曲张后，其表面黏膜变薄，易被粗糙食物或反流的胃酸腐蚀而受损伤。当发生恶心、呕吐、咳嗽、负重、用力排便等使腹腔内压突然升高的情况时，门静脉压力随之突然升高，易导致曲张的静脉破裂，引起急性大出血。其他交通支也可以发生曲张，如直肠上、下静脉丛扩张可引起继发性痔。脐旁静脉与腹壁上、下深静脉交通支扩张，可引起前腹壁静脉曲张，曲张静脉以脐为中心呈放射状分布，称为海蛇头征（caput medusae sign）。

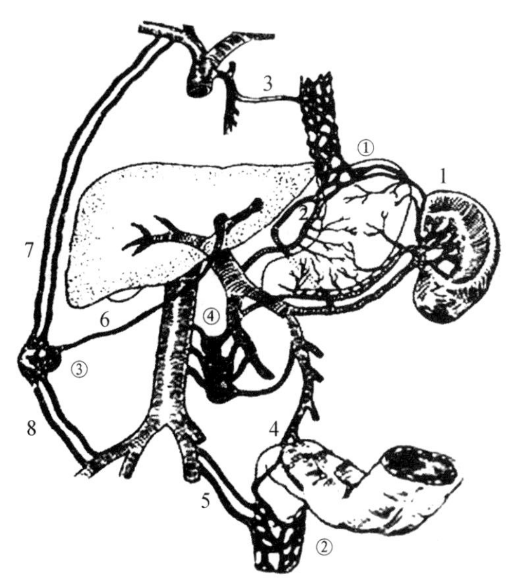


**图 29-1 门静脉和腔静脉之间的交通支**

1．胃短静脉 2．胃冠状静脉 3．奇静脉 4．直肠上静脉 5．直肠下静脉、肛管静脉 6．脐旁静脉 7．腹壁上深静脉 8．腹壁下深静脉 ①胃底、食管下段交通支 ②直肠下段、肛管交通支 ③前腹壁交通支 ④腹膜后交通支

3．腹水 门静脉压力升高，使门静脉系统毛细血管床的滤过压增高，组织液重吸收减少并漏入腹腔。同时，肝功能受损，血浆白蛋白合成减少，引起低蛋白血症、血浆胶体渗透压下降。血浆胶体渗透压下降和淋巴液生成增多，促使液体从肝表面、肠浆膜面漏入腹腔，即形成腹水。发生门静脉高压症时，门静脉内血流量增加，有效循环血量减少，继而刺激醛固酮分泌过多，加之慢性肝病时醛固酮、抗利尿激素等在肝内的灭活减少，导致水、钠潴留，从而加剧腹水的形成。

## 【护理评估】

### （一）临床表现

1．症状 表现为脾大、脾功能亢进、呕血或黑便、腹水和非特异性全身症状。①脾大、脾功能亢进：患者早期即可有脾充血、肿大，并常伴有脾功能亢进的表现，白细胞计数降低，容易发生感染，血小板计数减少，表现为黏膜及皮下出血，逐渐出现贫血。②呕血和黑便：食管-胃底曲张静脉破裂大出血是门静脉高压症最凶险的并发症，一次出血量可达 1000 ~ 2000 ml。门静脉高压症患者由于肝功能损害，导致凝血酶原合成功能障碍，加之脾功能亢进使血小板计数减少，造成出血难以停止。出血经胃酸及其他消化液作用后，患者可排出柏油样黑便。大出血、休克、贫血可引起肝细胞缺氧，细菌分解肠道内积血可引起血氨升高，极易诱发肝性脑病。③腹水：约 1/3 的患者可出现腹水，是肝功能严重受损的表现。呕血后常引起或加剧腹水的形成。④非特异性全身症状：如疲乏、嗜睡、厌食等。

2．体征　脾肿大的程度不一，严重者脾下极可达盆腔；部分患者可伴有肝大、黄疸、蜘蛛痣、腹壁静脉曲张、痔等。

（二）辅助检查

1．实验室检查

（1）血常规检查：脾功能亢进时，患者外周血细胞计数减少，白细胞计数可降至 $3 \times 10^9$/L 以下，血小板计数可降至（70 ～ 80）$\times 10^9$/L 以下。

（2）肝功能检查：常表现为血浆白蛋白降低而球蛋白增高，白 / 球蛋白比例倒置，凝血酶原时间延长。肝炎后肝硬化患者血清转氨酶和胆红素增高。另外，还应进行肝炎病原免疫学和甲胎蛋白测定。肝功能 Child-Pugh 分级评分见表 29-1。

**表 29-1　Child-Pugh 分级评分**

| 项目 | 异常程度评分 | | |
|---|---|---|---|
| | 1 分 | 2 分 | 3 分 |
| 血清胆红素（mmol/L） | ≤ 34.2 | 34.2 ～ 51.3 | ＞ 51.3 |
| 血浆白蛋白（g/L） | ＞ 35 | 28 ～ 35 | ＜ 28 |
| 凝血酶原时间（s） | 1 ～ 3 | 4 ～ 6 | ＞ 6 |
| 腹水 | 无 | 少量，易控制 | 中等量，难控制 |
| 肝性脑病 | 无 | 轻度 | 中度以上 |

注：总分为 5 ～ 6 分者表示肝功能良好（A 级），7 ～ 9 分者表示肝功能中等损害（B 级），10 分以上者表示肝功能差（C 级）

2．影像学检查

（1）X 线钡餐检查：当食管被钡剂充盈时，曲张的静脉使食管轮廓呈虫蚀状改变。食管排空时，曲张的静脉呈蚯蚓样或串珠状负影。

（2）腹部 B 超和多普勒超声检查：可了解肝和脾的形态、大小及质地，有无腹水，以及门静脉内有无血栓形成等。通过彩色多普勒超声检查可测定门静脉血流量、是向肝血流还是逆肝血流，对确定手术方案有重要的参考价值。

（3）CT、CT 血管造影（CTA）或磁共振门静脉血管成像：可了解肝硬化程度（包括肝体积）、肝动脉和脾动脉直径、门静脉和脾静脉直径、入肝血流，以及侧支血管的部位、大小及其范围。

3．胃镜检查　能确定静脉曲张的程度，以及是否有胃黏膜病变或溃疡等。

（三）与疾病相关的健康史

详细询问患者的健康史，包括年龄、性别，是否有长期大量饮酒史等，既往有无慢性肝炎、肝硬化、肝大、黄疸及血吸虫病史，有无发病的诱因（是否进食粗硬、刺激性食物，是否有导致腹内压骤升的因素），是否常有黏膜及皮下出血，有无贫血，是否易发生感染，有无呕血、黑便等。

（四）心理社会状况

了解患者对突然大量出血是否感到紧张、恐惧。了解患者是否因长时间、反复发病，使工作和生活受到影响而感到悲观、失望。了解家庭成员能否提供足够的心理和经济支持。了解患者及家属对门静脉高压症的治疗、预防再出血等知识的了解程度。

（五）治疗原则

门静脉高压症的外科治疗主要是针对食管、胃底曲张静脉破裂出血，脾大、脾功能亢进，顽固性腹水和原发肝病的治疗。

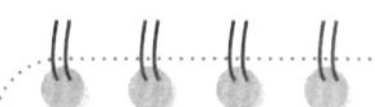

1．非手术治疗　适用于一般情况不良、肝功能较差、难以耐受手术的患者。

（1）补充血容量：急性出血时，应立即予以补液，如出血量较大、血红蛋白< 70 g/L，应同时输血。应注意避免过度扩充血容量，以防止门静脉压力反跳性增高而引起再出血。

（2）药物治疗：①止血，首选血管收缩药，常用特利加压素（三甘氨酰基赖氨酸加压素）、生长抑素及奥曲肽。长期口服 β 受体阻滞剂（如普萘洛尔）可预防出血。②预防感染，可应用头孢类广谱抗生素；③其他对症治疗：包括使用质子泵抑制剂抑制胃酸分泌、利尿、预防肝性脑病以及护肝治疗等。

（3）内镜治疗：①内镜硬化治疗术（endoscopic sclerotherapy），是经内镜将硬化剂直接注射到曲张静脉腔内，使曲张静脉闭塞，其黏膜下组织硬化，以达到止血和预防再出血的目的。②食管静脉曲张内镜套扎术（endoscopic ligation for esophageal varices）：是经内镜将要结扎的曲张静脉吸入结扎器中，用橡皮圈套扎在曲张静脉基底部。该术式操作简便且安全，是控制急性出血的首选方法。

（4）三腔二囊管压迫止血：是利用充气的气囊分别压迫胃底和食管下段的曲张静脉，达到止血的目的，以争取时间做紧急手术准备。

（5）经颈静脉肝内门体分流术（transjugular intrahepatic portosystemic shunt，TIPS）：采用介入放射方法，经颈静脉途径在肝静脉与门静脉的主要分支间建立人工分流通道，置入支架以实现通畅性，能显著降低门静脉压力，可用于治疗急性出血和预防再出血。适用于药物和内镜治疗无效、肝功能差的曲张静脉破裂出血患者，以及等待肝移植的患者。

2．手术治疗　适用于一般情况尚可、肝功能较好（Child-Pugh 分级为 A 级、B 级），能耐受手术的患者。

（1）门体分流术（portosystemic shunt）：通过在门静脉系统与腔静脉系统间建立分流通道，降低门静脉压力，以达到止血效果。分流术可分为非选择性分流术和选择性分流术（包括限制性分流术）2 类。①非选择性门体分流术：是将入肝的门静脉血完全转流入体循环，代表术式是门静脉与下腔静脉端侧分流术；②选择性门体分流术：旨在保存门静脉的入肝血流，同时降低食管 - 胃底曲张静脉的压力。代表术式是远端脾 – 肾静脉分流术。限制性门体分流的目的是充分降低门静脉压力，制止食管 - 胃底曲张静脉出血，同时保证部分入肝血流，代表术式是限制性门 - 腔静脉分流术和门 - 腔静脉“桥式”（“H”形）分流术。

（2）断流术：通过阻断门静脉 - 奇静脉间的反常血流，达到止血目的。在脾切除的同时，阻断门静脉 - 奇静脉间的反常血流。以脾切除加贲门周围血管离断术最常用，不仅可以离断食管、胃底的静脉侧支，还能保存门静脉的入肝血流。适用于门静脉系统中无可供与体静脉吻合的通畅静脉、肝功能 C 级及不适合行分流术的患者。

（3）脾大、脾功能亢进的外科治疗：脾切除是治疗脾功能亢进最有效的方法，同时能够降低门静脉压力，延缓肝病的进展。

（4）顽固性腹水的外科治疗：可采用 TIPS、腹腔穿刺外引流、腹腔 - 上腔静脉转流术或腹水皮下转流术等治疗。

## 【主要护理诊断 / 问题】

1．体液不足　与食管 - 胃底曲张静脉破裂、出血有关。

2．体液过多　与门静脉高压症、肝功能损害导致低蛋白血症、血浆胶体渗透压降低及醛固酮分泌增多导致腹水形成有关。

3．营养失调（低于机体需要量）　与肝功能损害、营养素摄入不足、消化及吸收障碍有关。

4．恐惧　与突发大量呕血、便血、病情危重等有关。

5．潜在并发症：出血、肝性脑病、静脉血栓形成、感染，以及肝、肾功能障碍等。

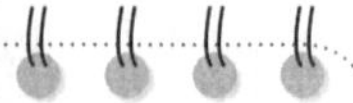

**案例 29-1B**

该患者经过止血、补液等治疗后病情平稳。昨日在全麻下行门静脉与下腔静脉端侧分流术，术后将患者安全送回病房。

**请回答：**

1. 该患者术后的护理观察要点有哪些？
2. 术后第5天，患者出现神志淡漠、嗜睡，可能发生了什么问题？护士应如何处理？
3. 护士应如何对患者进行饮食指导？

## 【护理措施】

（一）非手术治疗的护理及术前护理

1．心理护理　护士应沉着、冷静，在配合抢救的同时应注意稳定患者的情绪，减轻患者的焦虑心理，使其配合治疗。避免在床边议论病情，帮助患者树立战胜疾病的信心。

2．病情观察　观察患者的生命体征、意识和尿量。观察上消化道出血征象及出血特点，记录呕血和（或）黑便的颜色、性状和量。

3．食管 - 胃底静脉急性大出血的预防与处理

（1）预防：①应保证患者充足的休息，适当活动，避免过于劳累。一旦出现头晕、心悸和出汗等不适，须立即卧床休息。②禁止吸烟、饮酒，少饮咖啡和浓茶。③避免进食粗糙、干硬、带骨、有渣或有刺、油炸及辛辣的食物，食物不宜过热，以免损伤食管黏膜而诱发上消化道出血。④避免引起腹内压升高的因素，如剧烈咳嗽、打喷嚏、用力排便等，以免引起腹内压升高而诱发曲张静脉破裂出血。⑤术前一般不放置胃管，必要时可选用细而软的胃管，并充分涂以液状石蜡，以免留置胃管过程中引起静脉破裂出血；⑥帮助患者保持乐观、稳定的心态，避免精神紧张、抑郁等不良情绪。

（2）处理：将患者安置于有抢救设备的病房，平卧时将头偏向一侧，以防出血或呕吐时误吸。给予吸氧，嘱患者绝对卧床休息。必要时遵医嘱给予镇静药，以稳定患者的情绪，减少再出血。注意观察患者的生命体征，监测中心静脉压，及时发现再出血的先兆表现。

1）恢复血容量，纠正水、电解质平衡失调：迅速建立静脉通路，及时予以输血、输液，恢复血容量。纠正水、电解质紊乱，并注意预防过度扩充血容量。

2）止血药的应用与护理：①用冰生理盐水或冰生理盐水加血管收缩药（如肾上腺素）进行胃内灌洗，直至回抽液体变澄清。低温灌洗液可使胃黏膜血管收缩，血流量减少，降低胃的分泌及收缩功能而达到止血作用。②遵医嘱给予止血药，并注意观察用药效果及药物的不良反应。

3）三腔二囊管压迫止血的护理：具体方法如下所述（图 29-2）。①插管前准备：置管前，先检查三腔二囊管有无老化、漏气，向患者进行必要的解释，告知患者应注意的事项及配合方法。向食管气囊内注入空气 100 ～ 150 ml，胃气囊内注入空气 150 ～ 200 ml，观察充盈后气囊是否膨胀均匀、弹性良好及有无漏气，然后抽空气囊，并分别做好标记备用。②插管方法：用液状石蜡润滑管壁，将管从患者一侧鼻孔或口腔轻轻插入，边插边嘱患者做吞咽动作，直至插入 50 ～ 60 cm。从胃管内抽出胃液或血液，即表明已插入胃腔内。向胃气囊内注入 150 ～ 200 ml 空气，然后用止血钳夹闭管口，再将三腔二囊管向外提拉，当感到不能再拉出并有轻度弹力时，固定胃管，或用滑车装置在管端悬以 0.25 ～ 0.5 kg 的重物做牵引压迫，然后抽取胃液，观察止血效果。若仍有出血，则应再向食管气囊内注入 100 ～ 150 ml 空气。置管后，将胃管连接

至胃肠减压器或用生理盐水反复灌洗，观察胃内有无新鲜血液吸出。若无出血，且患者脉搏、血压趋于稳定，表明出血已得到控制。③置管期间的护理：患者取侧卧位或头偏向一侧，及时清除其口腔、鼻腔分泌物，防止发生吸入性肺炎。用液状石蜡润滑患者鼻腔，保持鼻黏膜湿润。观察并调整牵引松紧度，以防止鼻黏膜及口腔黏膜因长期受压而发生糜烂、坏死。三腔二囊管压迫期间，应每 12 h 放气 10 ～ 20 min，暂时恢复胃黏膜局部血液循环。观察并记录胃肠减压引流液的量和颜色，判断出血是否停止，以决定是否需要施行紧急止血手术。若气囊压迫 48 h 后，胃管内仍可抽出新鲜血液，则表明压迫止血无效，应行紧急手术止血。床边备剪刀，当气囊破裂或漏气时，可因气囊上升而阻塞呼吸道，引起呼吸困难，甚至窒息。此时须立即挤出气囊内的气体或剪断三腔二囊管，去除牵引压力。④拔管：三腔二囊管放置时间不宜超过 3 d，以免食管、胃底黏膜长时间受压而发生缺血、坏死。如气囊压迫 24 ～ 48 h，出血已停止，则可考虑拔管。拔管时，应先放松牵引，抽空食管气囊，再抽空胃气囊，然后继续观察 12 ～ 24 h，若无出血，则可嘱患者口服液状石蜡 30 ～ 50 ml，继而缓慢拔出三腔二囊管。

随堂测 29-1

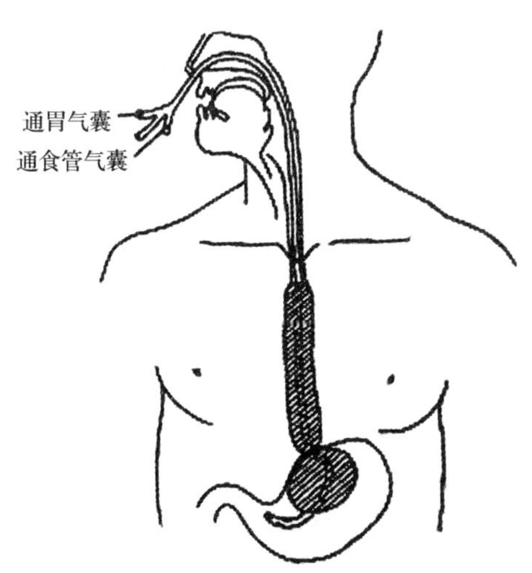


图 29-2　三腔二囊管压迫止血法

4．减少腹水的形成　①注意休息：患者应尽量取平卧位，以增加肝、肾血流灌注。若出血下肢水肿，则应抬高患肢。②限制水和钠的摄入：少食含钠量高的食物，每日钠摄入量限制在 500 ～ 800 mg（氯化钠 1.2 ～ 2.0 g），每日入液量约为 1000 ml。③测量腹围和体重：每日测量腹围 1 次，每周测量体重 1 次。标记腹围的测量部位，每次均应在同一时间、同一部位测量。④遵医嘱使用利尿药：使用利尿药的同时，应记录每日出、入液量，并观察患者有无低钾、低钠血症。

5．预防肝性脑病　①护肝治疗：嘱患者卧床休息，常规予以吸氧，防止感染，遵医嘱给予多烯磷脂酰胆碱、谷胱甘肽等保肝药物，避免使用有肝毒性的药物。②改善营养状况：给予高能量、高维生素、适量蛋白饮食，可予以输注全血及白蛋白，以纠正贫血和低蛋白血症。③纠正水、电解质及酸碱失衡：预防和控制上消化道出血，及时处理严重呕吐和腹泻，避免快速利尿和大量放腹水，遵医嘱予以补液。④保持肠道通畅：及时清除肠道内积血；防止便秘，口服硫酸镁溶液导泻或用生理盐水灌肠，灌肠时忌用肥皂水等碱性液体。可予以新霉素或链霉素等肠道不吸收性抗生素。

6．做好术前准备　充分做好术前准备，以便非手术治疗止血失败时能及时施行手术治疗。协助医师完善各种检查；改善患者的营养状况，纠正凝血功能异常；保护肝功能；分流术前 2 ～ 3 d 予以口服肠道抑菌药。术前 1 d 晚予以清洁灌肠；对拟行分流术的患者术前 1d 停止提供高蛋白饮食；行脾 - 肾分流术前要明确患者肾功能是否正常。

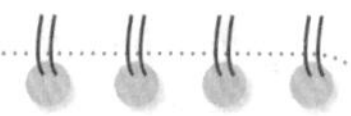

**知识链接**

**预防肝硬化代偿期门静脉高压症患者出血**

评估门静脉高压症患者的危险等级，对不同等级的患者进行针对性的监测、管理和治疗对于预防食管、胃底曲张静脉破裂出血具有重要意义。肝硬化代偿期可将门静脉高压症危险程度分为三级，针对性的预防措施与目标如下所述。

一级：患者为轻度门静脉高压症代偿期肝硬化，可采用他汀类药物进行抗纤维化治疗，不推荐使用非选择性β受体阻滞剂（nonselective beta blocker，NSBB）。治疗目标是预防临床显著门静脉高压症（clinically significant portal hypertension，CSPH）与肝功能失代偿的发生。

二级：患者具有临床显著门静脉高压症，但无食管、胃底静脉曲张，处于肝硬化代偿期，目前尚无证据证实 NSBB 治疗有效。治疗目标是预防食管、胃底静脉曲张和肝硬化失代偿。

三级：患者存在食管、胃底静脉曲张。对轻度食管、胃底静脉曲张的患者，尤其是存在较大出血风险时，采用 NSBB 治疗；对中、重度静脉曲张的患者，推荐使用 NSBB、卡维地洛或食管静脉曲张内镜套扎术治疗。治疗目标是预防首次出血，将肝静脉压力梯度控制在 12 mmHg 以下，或使肝静脉压力梯度下降 20%。

（二）术后护理

1．病情观察　①密切观察患者特别是分流术后患者的生命体征、意识状态、面色和尿量情况，以及胃肠减压和腹腔引流液的量和颜色等。②判断患者是否发生内出血或低蛋白血症而形成腹水。③观察分流术后患者是否出现肝性脑病症状；脾切除术后应警惕静脉血栓形成。④对于分流术取自体静脉者，应观察局部有无静脉回流障碍；对于取颈内静脉者，应观察有无头痛、呕吐等颅内压增高表现。

随堂测 29-2

2．体位与活动　断流术和脾切除术后，麻醉清醒、生命体征平稳的患者应取半卧位；分流术后 48 h 内，患者应取平卧位或 15° 低坡卧位，2 ~ 3 d 后改为半卧位。手术后不宜过早下床活动，一般需卧床1周，以防止血管吻合口破裂出血。翻身时，动作要轻柔。TIPS 后 4 d 可以进行床旁活动。

**科研小提示**

循证护理对断流术患者术后恢复具有重要的意义，具体实施方法尚需探讨。

3．饮食护理　术后早期患者应禁食，禁食期间予以肠外营养支持。术后 24 ~ 48 h，待患者肛门排气后，可以从流质饮食开始逐步过渡到正常饮食，保证热量供给充足。分流术后患者应限制蛋白质摄入量，忌进食粗糙和过热的食物，禁止吸烟、饮酒。根据血氨水平逐渐增加蛋白质摄入量，必要时可予以口服乳果糖。

4．伤口及引流管的护理　对膈下放置引流管的患者，应保持负压引流的无菌与通畅状态。观察并记录引流液的性状和量。引流液逐日减少、颜色清淡、每日引流量少于 10 ml 时，即可拔管。

5．预防感染　遵医嘱使用有效抗生素。加强引流的护理，及时发现腹腔感染。鼓励患者深呼吸、咳嗽、咳痰，必要时予以雾化吸入，预防呼吸系统感染。注意会阴部的护理，促进患者排尿，预防泌尿系感染。

6．并发症的观察与处理

(1) 出血：血管吻合口破裂、肝素使用过量等均可导致患者出血。应注意密切观察患者的生命体征变化、有无伤口或消化道出血。严格记录引流液的性状和量，如短时内引流出 200 ml 以上的血性液体，应及时告知医师。

(2) 肝性脑病：分流术后，部分门静脉血未经肝解毒作用而直接进入体循环，因其血氨含量高，加之术前患者肝功能已有不同程度的损害及手术对肝功能的损害等，术后易诱发肝性脑病。若发现患者出现神志淡漠、嗜睡，应立即通知医师，并协助处理。遵医嘱测定血氨浓度，使用谷氨酸钾，降低血氨水平。限制蛋白质的摄入，减少血氨的产生。给予弱酸性溶液灌肠（忌用肥皂水），减少血氨的吸收。

(3) 静脉血栓形成：脾切除术后，患者血小板计数迅速增高，有诱发静脉血栓形成的危险。术后 2 周内，每日或隔日复查一次血小板，若血小板计数超过 $600 \times 10^9/L$，应立即通知医师，并协助进行抗凝治疗。应注意使用抗凝血药前后凝血时间的变化。脾切除术后不用维生素 K 和其他止血药，以防止血栓形成。

随堂测 29-3

（三）健康教育

1．日常生活指导　适当活动，避免过度劳累，一旦出现头晕、心悸、出汗等不适，应卧床休息。避免引起腹内压增高的因素，如剧烈咳嗽、打喷嚏、用力排便、搬动重物等，以免诱发曲张静脉破裂出血。保持乐观、稳定的心理状态，避免精神紧张、抑郁等不良情绪。

2．饮食指导　避免进食粗糙、干硬、带刺、油炸、辛辣以及过热的食物，禁烟、酒，避免饮咖啡、浓茶等。肝功能损害较轻者，摄取优质蛋白饮食（50 ~ 70g/d）；肝功能严重受损及分流术后患者应限制蛋白质摄入；有腹腔积液患者应限制水和钠摄入。

3．定期复诊　注意观察有无黑便，皮肤、牙龈出血征兆等，出现异常应及早就医。

## 小 结

1．病因　门静脉血流阻力增加是门静脉高压症的始动因素，肝炎肝硬化是门静脉高压症的常见病因。

2．临床表现　门静脉高压症主要表现为脾大、脾功能亢进、呕血、黑便、腹水，以及乏力、嗜睡、食欲减退等非特异性全身症状。胃底、食管曲张静脉突然破裂而发生大出血是门静脉高压症患者最凶险的并发症。

3．治疗原则　外科常采取分流术、断流术、脾切除术等方式降低门静脉压力，以预防和治疗食管、胃底曲张静脉破裂出血。

4．护理措施　术前护理重点是正确预防和处理食管胃底静脉破裂出血，有效预防肝性脑病，减少腹水，为手术做好准备；术后护理重点是对出血、肝性脑病、静脉血栓形成及感染等并发症的预防与处理。出院前做好患者饮食、生活指导，做到定期、按需复查。

## 思考题

患者，男性，65 岁，患乙型肝炎 30 余年，肝硬化 5 年。1 个月前，患者无明显原因出现皮肤、巩膜黄染，1 周前出现呕血、黑便。

体格检查：消瘦，皮肤重度黄染，肝、脾肋下可触及，质地中等。腹部叩诊呈鼓音，移动性浊音可疑阳性，肠鸣音为 3 次 / 分。辅助检查：WBC $3.5 \times 10^9$/L，RBC $2.5 \times 10^{12}$/L，PLT $75 \times 10^9$/L。由于反复出现呕血、黑便，患者非常担心。

请问：

1．患者目前出现的是何种问题？

2．该患者目前主要的护理诊断 / 问题有哪些？

3．如何对该患者进行病情观察？

（赵博伦）

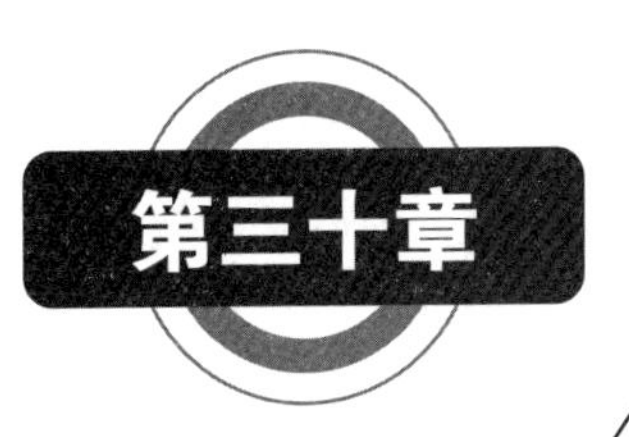


# 肝脏疾病患者的护理

第30章数字资源

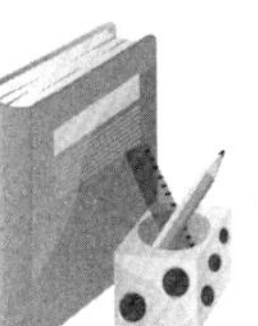

导学目标

通过本章内容的学习，学生应能够：

◆ **基本目标**

1. 复述肝脓肿和肝癌的类型、概念、病因与病理特点。
2. 描述肝脓肿和原发性肝癌的临床表现、辅助检查。
3. 归纳肝脓肿和原发性肝癌的处理原则。
4. 比较细菌性肝脓肿与阿米巴肝脓肿临床表现的异同。

◆ **发展目标**

综合运用所学知识正确评估肝脏疾病患者，并为其制订护理计划。

◆ **思政目标**

培养学生的社会责任感和尊重生命、关爱生命的医学人文精神，具有同理心，主动关爱患者。

## 第一节　肝脓肿

肝受到感染后，因机体抵抗力下降和（或）未及时处理而形成脓肿，称为肝脓肿（liver abscess）。根据致病微生物不同，可将其分为细菌性肝脓肿和阿米巴肝脓肿。临床上，细菌性肝脓肿较阿米巴肝脓肿多见。

### 一、细菌性肝脓肿

细菌性肝脓肿（bacterial liver abscess）是由细菌入侵引起的肝内化脓性感染，又称化脓性肝脓肿，以男性多见，中年患者约占70%。

#### 【病因与病理】

（一）病因

引起细菌性肝脓肿最常见的致病菌为大肠埃希菌和金黄色葡萄球菌。细菌入侵肝的常见途径有以下几种。

1. 胆道系统　胆囊炎、胆管蛔虫病、胆管结石等并发化脓性胆管炎时，细菌沿胆管上行，是引起细菌性肝脓肿最主要的原因。

2．肝动脉系统　体内任何部位的化脓性病变，如肺炎、亚急性细菌性心内膜炎、痈、骨髓炎等，病原菌均可经肝动脉侵入肝。

3．门静脉系统　腹腔感染、肠道感染、脐部感染或痔感染时，病原菌可经门静脉系统侵入肝。

4．淋巴系统　肝毗邻部位的感染，如脓胸、膈下脓肿、右肾脓肿等，病原菌可经淋巴系统侵入肝。

5．开放性肝损伤　细菌可随致伤异物、破裂的小胆管或伤口直接侵入肝。

6．隐源性感染　某些原因不明的肝脓肿，称为隐源性肝脓肿，可能与肝内存在隐匿性病变有关。常发生于免疫功能低下或全身代谢性疾病患者，约25%的患者伴有糖尿病。

（二）病理

化脓性细菌侵入肝后，引起局部炎症反应，多数情况下可以自愈，部分发展为肝脓肿，形成单个或多个脓肿。脓肿直径为数毫米至数厘米，甚至更大。经抗感染治疗，小脓肿多能被吸收而消失。若感染继续扩散，则多个小脓肿可融合成一个或数个较大的脓腔。肝血供丰富，在脓肿形成过程中，大量毒素被吸收，患者可出现严重的毒血症表现。另外，肝脓肿还可向膈下、腹腔或胸腔穿破而引起膈下脓肿、腹膜炎和脓胸等并发症。

## 【护理评估】

（一）临床表现

1．症状

（1）寒战、高热：是最常见的早期症状，常反复发作。发热多呈弛张热，体温可高达39～40℃，伴大量出汗、脉率增快等感染中毒症状。

（2）肝区疼痛：呈持续性钝痛或胀痛，主要由于肝大、肝包膜急性膨胀和炎性渗出物刺激引起。若炎症刺激横膈或向胸部扩散，则可引起右肩牵涉痛或胸痛等。

（3）消化道及全身症状：主要表现为恶心、呕吐、食欲减退和乏力，少数患者可有腹泻、腹胀及顽固性呃逆。

（4）并发症：肝右叶脓肿可向膈下间隙穿破而形成膈下脓肿，也可向右胸穿破。向胸内破溃时，患者常伴有剧烈胸痛、胸闷、气促、寒战、高热等症状。肝左叶脓肿偶尔可穿破心包，形成心包积液，严重者可致心脏压塞。肝脓肿向腹腔破溃可引起腹膜炎，胆管性肝脓肿偶尔可穿破血管壁而引起上消化道大出血。

2．体征　肝区压痛和肝大最为常见。患者右下胸部和肝区可有叩击痛。肝右叶脓肿患者多有右肋缘下压痛，肝左叶脓肿患者可能有上腹部压痛。若脓肿靠近体表，则患者皮肤表面可能有红、肿、压痛。若脓肿位于肝前下缘比较表浅的部位，则可伴有右上腹肌紧张和局部明显触痛。巨大肝脓肿可导致右季肋部或右上腹部饱满，甚至肝区有局限性隆起，局部皮肤可出现凹陷性水肿。并发胆道梗阻者可出现黄疸。肝右叶脓肿可引起右侧反应性胸腔积液，表现为听诊呼吸音减弱，可闻及肺底部啰音及胸膜摩擦音等。病程较长者，常有贫血、消瘦和恶病质等表现。

（二）辅助检查

1．实验室检查　白细胞计数增高，中性粒细胞比例多在90%以上，有核左移现象及中毒颗粒。血清转氨酶、血清胆红素可增高。病程较长者可有贫血或低蛋白血症。

2．影像学检查

（1）X线检查：有时可见肝阴影增大，右侧横膈抬高，可伴有反应性胸膜炎或胸腔积液。

（2）B超检查：常作为首选的检查方法，可明确脓肿的部位、大小及距体表的深度，阳性诊断率在96%以上。但超声检查难以发现直径＜1cm的多发性肝脓肿。

（3）CT、MRI检查：对脓肿的定位与定性诊断有很大的价值。

3．诊断性肝穿刺　选择肝区压痛最明显处或在B超、CT引导下进行诊断性穿刺，抽出

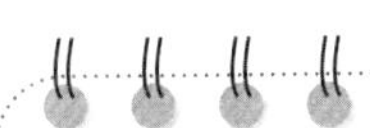

脓液即可确诊。对脓液进行细菌培养及药物敏感试验，可以指导抗生素的应用。

（三）与疾病相关的健康史

了解患者有无局部或全身性感染，尤其是腹腔感染，是否施行过肝侵入性诊疗操作或发生过腹部创伤。

（四）心理社会状况

评估患者和家属对细菌性肝脓肿的危害、治疗方法、康复知识及并发症的知晓情况及家庭经济承受能力。

（五）治疗原则

细菌性肝脓肿是一种严重疾病，须予以早期诊断，积极治疗。

1．非手术治疗　适用于急性期尚未局限的肝脓肿或多发性小脓肿患者。

(1) 积极处理原发病灶。

(2) 抗生素治疗：大剂量、联合应用抗生素。在未确定病原菌之前，可选用对大肠埃希菌、金黄色葡萄球菌、厌氧菌敏感的抗生素，如青霉素、氨苄西林＋氨基糖苷类抗生素，或头孢菌素类、甲硝唑等药物，之后根据细菌培养和药物敏感试验结果调整用药。对多发性小脓肿经全身应用抗生素治疗无效者，可经肝动脉或门静脉置管应用抗生素。

(3) 全身支持治疗：①纠正水、电解质紊乱和酸碱失衡；②改善肝功能；③充分予以营养支持，补充维生素 B、维生素 C 和维生素 K，必要时少量多次输注红细胞、血浆等，以纠正低蛋白血症，增强机体抵抗力；④配合中医药治疗，以清热解毒为主。

2．手术治疗

(1) 经皮肝穿刺置管引流：对单个较大的脓肿患者，可在 B 超引导下经皮肝穿刺置管。术后第 2 d 或数日起，可用等渗盐溶液（或加入抗生素）缓慢冲洗脓腔和注入抗生素。待冲洗液变澄清、B 超检查显示脓腔直径＜ 2 cm，即可拔管。

(2) 脓肿切开引流术：适用于胆源性肝脓肿、慢性肝脓肿或较大脓肿，可能穿破或已经穿破胸腔或腹腔并发脓胸、腹膜炎者。在抗生素治疗的同时，应积极进行脓肿切开引流，于脓腔内放置 2 根引流管，以便术后冲洗引流。常用的手术方式为经腹腔切开引流，术中应注意用纱布妥善隔离保护腹腔和周围脏器，避免脓液污染。如脓肿已向胸腔穿破，则应同时进行胸腔引流；对胆道感染引起的肝脓肿，应同时进行胆管引流。

(3) 肝部分切除术：适用于慢性厚壁肝脓肿切开引流术后长期不愈，或肝内胆管结石或肝胆管狭窄合并左外叶多发性脓肿，以及外伤性肝脓肿伴较多组织坏死者。

## 【主要护理诊断 / 问题】

1．体温过高　与肝脓肿或全身感染有关。

2．急性疼痛　与肝脓肿导致肝被膜张力增加有关。

3．营养失调（低于机体需要量）　与疾病导致机体能量消耗增加和进食减少有关。

4．潜在并发症：腹膜炎、膈下脓肿、胸腔内感染、休克、心脏压塞。

## 【护理措施】

（一）术前护理

1．病情观察　加强对患者生命体征和胸、腹部症状与体征的观察，注意肝脓肿是否破溃引起腹膜炎、胸腔内感染、膈下脓肿等并发症。肝脓肿继发急性化脓性胆管炎、脓毒症或感染性休克时，可危及生命，应立即通知医师并协助抢救。

2．高热的护理

(1) 物理降温：根据患者病情给予乙醇溶液擦浴、头部枕冰袋、冰冻输液或低温生理盐水

（4℃）灌肠等。

（2）药物降温：物理降温的同时可配合使用解热镇痛药，以增强降温效果。

（3）观察降温效果：动态监测患者的体温变化，每 2 h 测量体温 1 次。降温过程中注意保暖，出汗后及时更换衣物和被单，保持患者舒适。观察患者有无虚脱或高热、惊厥等症状。

（4）补充水分：鼓励患者多饮水，高热患者每日至少摄入 2000 ml 液体，必要时经静脉补充液体。

3．用药护理　遵医嘱正确、合理应用抗生素，注意药物配伍禁忌，并观察药物的不良反应。对长期使用抗生素的患者，应警惕发生伪膜性肠炎和继发二重感染。

4．营养支持　鼓励患者多进食高蛋白、低脂肪、高热量、富含维生素和膳食纤维的食物，保证摄入充足的水分。对贫血、低蛋白血症患者，可输注血液制品。对进食差、营养不良的患者，提供肠内、肠外营养支持，以提高机体抵抗力。

5．疼痛的护理　随时评估患者疼痛的程度及其对疼痛的耐受情况，协助患者采取舒适体位，必要时遵医嘱应用镇痛药。

**（二）术后护理**

1．病情观察　严密监测患者的生命体征、腹部症状与体征的变化，观察有无脓液流入腹腔和出血等表现。若患者出现面色苍白、出冷汗、腹胀等症状，则提示可能为创面出血。若术后患者出现呼吸困难、口唇发绀，则提示可能损伤肺组织，应及时通知医师并配合处理。

2．引流管的护理

（1）妥善固定引流管，防止滑脱。

（2）嘱患者取半坐卧位，以利于呼吸和引流。

（3）注意保持引流通畅，每日用生理盐水多次或持续冲洗脓腔，也可用抗生素溶液冲洗，观察并记录引流液的量、颜色和性质。

（4）每日更换引流袋，并严格执行无菌操作，保持引流袋低于皮肤切口水平位置，以防止引流液反流。

（5）每日脓腔引流液少于 10 ml 时，可逐步退出并拔除引流条，适时换药，直至脓腔闭合。

3．肝叶切除术后护理　术后 24 h 内，患者应卧床休息，避免剧烈活动。密切观察切口敷料有无渗血，以及腹腔引流液的量、颜色和性质。注意观察患者有无腹部征象及其生命体征变化，防止腹腔内出血。此外，术后还应给予氧气吸入，保证血氧浓度，促进肝创面愈合。

4．其他护理　遵医嘱使用抗生素、营养支持和对症护理等。

**（三）健康教育**

1．疾病知识讲解　指导患者积极治疗原发疾病。向患者及家属介绍物理降温的方法，以及发热时的饮食、饮水要求和用药常识。告知患者肝脓肿常见并发症的特点，发现异常应及时就诊。

2．日常生活指导　指导患者卧床休息，避免劳累。鼓励患者进食高糖类、富含维生素、低脂肪、易消化的饮食，多饮水。

## 二、阿米巴肝脓肿

阿米巴肝脓肿（amebic liver abscess）是肠道阿米巴病最常见的并发症，大多为单发性大脓肿，好发于肝右叶，尤以右肝顶部多见。

### 【病因与病理】

溶组织阿米巴原虫是唯一使人体致病的阿米巴原虫。当机体抵抗力降低时，阿米巴滋养体可直接侵入肝或侵入肠壁而导致形成溃疡，然后经肠壁破损处的静脉、淋巴管侵入肝。多数滋养体在肝内被杀灭，少数可存活并在门静脉内迅速繁殖、播散，阻塞门静脉分支，造成局部缺血、坏死。此外，阿米巴滋养体还可不断分泌溶组织酶，导致肝细胞坏死、液化及脓肿形成。阿米巴肝脓肿的脓腔较大，有时可达 1000 ～ 2000 ml，典型的脓液呈果酱色（或巧克力色），较黏稠，无臭味、无菌。滋养体在脓液中很难找到，但在脓肿壁上常能找到。

## 【护理评估】

### （一）临床表现

1．症状　起病较缓慢，病程较长，患者可出现高热或不规则发热、盗汗；右上腹持续隐痛，可伴右肩胛或右腰背部放射痛；可有食欲缺乏、恶心、呕吐、腹胀、腹泻，甚至痢疾等症状。贫血、消瘦、体重减轻等症状也较常见。细菌性肝脓肿与阿米巴肝脓肿的鉴别见表 30-1。

2．体征　肝大显著，局部有明显压痛和叩痛。

表 30-1　细菌性肝脓肿与阿米巴肝脓肿的鉴别

| | 细菌性肝脓肿 | 阿米巴肝脓肿 |
|---|---|---|
| 病史 | 继发于胆道感染或其他化脓性病变 | 继发于阿米巴痢疾 |
| 症状 | 起病急骤，严重，全身脓毒症表现明显，伴寒战、高热 | 起病缓慢，病程长，可有高热或不规则发热，盗汗 |
| 体征 | 肝大不显著，多无局限性隆起 | 肝大显著，可有局限性隆起 |
| 血液检查 | 白细胞计数、中性粒细胞比值明显增高 | 白细胞计数可增高，阿米巴抗体检测呈阳性 |
| 血培养 | 细菌培养可呈阳性 | 无继发感染，细菌培养呈阴性 |
| 粪便 | 无特殊表现 | 可找到阿米巴滋养体 |
| 脓液 | 多呈黄白色、有恶臭，涂片、细菌培养可发现细菌 | 呈棕褐色、无臭味，镜检可找到阿米巴滋养体 |
| 诊断性治疗 | 抗阿米巴治疗无效 | 抗阿米巴治疗有效 |
| 脓肿 | 较小，多发，多见于肝左外叶 | 较大，单发，多见于肝右叶顶部 |

随堂测 30-1

### （二）辅助检查

白细胞计数增高，嗜酸性粒细胞计数增高明显。血清阿米巴抗体检测呈阳性，粪便中可找到阿米巴滋养体，部分患者乙状结肠镜检、溃疡面刮片镜检可找到阿米巴滋养体。

### （三）与疾病相关的健康史

了解患者有无肠道阿米巴痢疾病史。

### （四）心理社会状况

评估患者和家属对阿米巴肝脓肿的危害、治疗方法、康复知识及并发症的知晓情况及家庭经济承受能力。

### （五）治疗原则

1．非手术治疗　是阿米巴肝脓肿最主要的治疗方法。主要采用甲硝唑、氯喹、依米丁等抗阿米巴药物，必要时行 B 超定位穿刺抽出脓液，并予以全身营养支持治疗。对合并细菌感染者，应尽早使用抗生素。

2．手术治疗　①经皮肝穿刺置管闭式引流术：适用于多次穿刺抽脓及抗阿米巴药物治疗而脓腔未缩小或高热不退者；②手术切开引流术：适用于经抗阿米巴药物治疗及穿刺引流后高热不退，或脓肿破溃入胸腔及腹腔并发脓胸和腹膜炎者；③肝部分切除术：适用于慢性厚壁阿米巴肝脓肿和脓肿切开引流术后脓肿壁不塌陷、留有无效腔或窦道者。

## 【主要护理诊断 / 问题】

1．体温过高　与阿米巴肝脓肿或继发细菌感染有关。

2．营养失调（低于机体需要量） 与机体能量消耗增加、进食减少及肠道功能紊乱有关。

3．潜在并发症：继发细菌感染、腹膜炎、膈下脓肿、胸腔内感染、心脏压塞。

【护理措施】

1．用药护理 遵医嘱使用抗阿米巴药物，注意观察药物的不良反应。甲硝唑的不良反应主要有消化道症状及神经系统症状。当患者出现中枢神经中毒症状（如头痛、神经衰弱、运动失调等）时，应立即停药。氯喹的不良反应有皮肤病变、消化道症状及神经系统症状等，少数患者可有心律失常，有时可有白细胞计数减少，如白细胞计数减至 $4\times10^9$/L 以下，则应停药。依米丁毒性大，最严重的不良反应是心肌损害，用药患者必须卧床，并对其进行心电监测。当患者出现心前区疼痛、脉搏细弱、心律失常、心力衰竭等心脏不良反应表现及心电图变化时，应立即停药。

2．基础护理 加强营养支持，做好发热患者的护理。

3．病情观察 密切观察患者的病情变化，及时发现继发细菌感染的征象。

4．脓腔闭式引流的护理

（1）引流管头端应置于脓肿最低处。

（2）每日经引流管抽吸脓液后，应用甲硝唑冲洗，然后用生理盐水稀释的甲硝唑溶液注入脓腔中保留。

（3）观察脓液的颜色与量的变化。

（4）严格执行无菌操作，防止继发细菌感染。

5．健康教育 指导患者养成良好的卫生习惯，预防阿米巴感染。加强体育锻炼，提高机体抵抗力。指导患者如果在临床治愈后脓腔仍存在，则应继续服用甲硝唑维持治疗 1 个疗程。

**案例 30-1A**

患者，女性，56 岁，有慢性肝炎史 10 年，肝区隐痛伴消瘦、乏力 2 个月。

体格检查：巩膜轻微黄染，腹部平软，移动性浊音（±）。辅助检查：CT 检查发现左、右肝内多个占位性病变，较大的约有 8 cm × 10 cm，肝硬化，脾大。拟诊断为：①原发性肝癌；②肝炎后肝硬化失代偿期，脾大伴脾功能亢进。

**请回答：**

该患者存在哪些主要的护理诊断 / 问题？

## 第二节 原发性肝癌

肝癌分为原发性肝癌（primary hepatic carcinoma）和转移性肝癌（metastatic hepatic carcinoma)。原发性肝癌的发病年龄多为 40 ～ 50 岁，男性发病率比女性高。本病在我国东南沿海地区高发，是我国常见的恶性肿瘤之一。

【病因与病理】

（一）病因

目前认为，肝癌的发病可能与下列因素有关。

1．病毒性肝炎 临床上，肝癌患者常有急性肝炎→慢性肝炎→肝硬化→肝癌的病史。研究发现，肝癌与乙型肝炎病毒（hepatitis B virus，HBV)、丙型肝炎病毒（hepatitis C virus，

HCV）和丁型肝炎病毒（hepatitis D virus，HDV）有较明确的关系；HBsAg（+）者肝癌的相对危险性为 HBsAg（–）者的 10 ～ 50 倍。我国 90%的肝癌患者 HBV 呈阳性。

2．肝硬化　肝癌合并肝硬化的发生率很高，我国为 53.9%～ 90%，日本约为 70%，非洲国家在 60%以上，欧美国家为 10%～ 20%。肝癌中，肝细胞癌合并肝硬化的发生率最高，占 64.1%～ 94%，肝内胆管细胞癌患者很少合并肝硬化。

3．黄曲霉毒素污染　主要是黄曲霉毒素 $B_1$ 污染。调查发现，肝癌相对高发地区的粮食被黄曲霉及其毒素污染的程度高于其他地区。

4．饮水污染　各种饮水类型与肝癌发病率高低的关系依次为：宅沟水（塘水）>泯沟水（灌溉水）>河水>井水。污水中已发现水藻霉素等很多致癌或促癌物质。

5．其他因素　亚硝胺、吸烟、饮酒、肥胖、寄生虫感染、遗传等可能与肝癌的发生有关。另外，肝癌的发病与农作物中硒含量过少有一定的关系。

（二）病理

1．按病理形态分型　分为巨块型、结节型和弥漫型。

2．按肿瘤直径大小分类　分为微小肝癌（直径≤ 2 cm）、小肝癌（2 cm <直径≤ 5 cm）、大肝癌（5 cm <直径≤ 10 cm）和巨大肝癌（直径> 10 cm）。

3．组织学分型　可分为肝细胞癌（hepatocellular carcinoma，HCC）、肝内胆管细胞癌（intrahepatic cholangiocarcinoma，ICC）和两者同时出现的混合型肝癌。我国以肝细胞型肝癌最常见，约占 91.5%。

4．按生长方式分型　分为浸润型、膨胀型、浸润膨胀混合型和弥漫型。

5．转移途径

（1）肝内转移：肝癌最早在肝内转移，易侵犯门静脉系统形成癌栓，癌栓脱落后可在肝内形成多发转移灶。若阻塞门静脉主干，则可引起门静脉高压症。

（2）肝外转移：①血行转移，最多见于肺，其次为骨、脑等；②淋巴转移，常转移至肝门淋巴结，其次为胰周、腹膜后、主动脉旁及锁骨上淋巴结；③直接浸润，肿瘤可直接侵犯邻近脏器及横膈；④种植转移，癌细胞脱落后可种植在腹膜、横膈、盆腔等处，引起血性腹水、胸腔积液。

## 【护理评估】

（一）临床表现

肝癌早期缺乏特异性表现，临床症状明显者，大多数病情多已进入中、晚期。

1．症状

（1）肝区疼痛：是最常见和最主要的症状，约半数以上患者以此为首发症状，多呈间歇性或持续性钝痛、胀痛或刺痛，是由于肿瘤迅速生长，使肝包膜张力增加所致。患者取左侧卧位时疼痛明显，夜间或劳累时加重。疼痛部位与肿瘤所在部位密切相关，如肝右叶顶部的癌肿累及横膈时，疼痛可放射至右肩背部，左侧肝癌患者常表现为胃区疼痛。若患者突发右上腹剧痛伴腹膜刺激征，甚至发生休克，则可能为肝癌结节自发性破裂引起腹腔内出血所致。

（2）消化道症状：常表现为食欲减退、恶心、呕吐、腹胀或腹泻等，由于这些症状早期不明显，且缺乏特异性，故容易被忽视。

（3）全身症状：①发热，多为不明原因的持续性低热或不规则发热，体温为 37.5 ～ 38℃，个别患者体温可达 39℃。若经抗生素治疗无效，则吲哚美辛栓常可退热；②消瘦、乏力，早期不明显，随病情发展可逐渐加重，晚期患者体重呈进行性减轻，可伴贫血、出血、腹水、水肿等恶病质表现。如发生肺、骨、脑等肝外转移，还可出现相应部位的临床症状和体征。

（4）副肿瘤综合征（paraneoplastic syndrome）：是由于肝癌组织本身代谢异常或癌肿引起内分泌或代谢紊乱的综合征，较少见。主要表现为低血糖、红细胞增多症、高胆固醇血症及高钙血症。

（5）并发症：如肝性脑病、上消化道出血、癌肿破裂出血及继发感染等。

2．体征

（1）肝大及肿块：是中、晚期肝癌患者的主要体征。肝呈进行性不对称肿大，质地较硬，表面高低不平，有明显结节或肿块。癌肿位于肝右叶顶部者，肝浊音界上移，膈肌抬高或活动受限，甚至出现胸腔积液。

（2）黄疸和腹水：见于晚期患者。

（3）其他：合并肝硬化者常有肝掌、蜘蛛痣、男性乳房增大、脾大、腹壁及食管 - 胃底静脉曲张等体征。

**（二）辅助检查**

1．实验室检查

（1）血清甲胎蛋白（alpha fetoprotein，AFP）测定：AFP 属于肝癌血清学肿瘤标志物，是诊断原发性肝癌最常用的方法和最有价值的肿瘤标志物，正常值为＜ 20 μg/L，但可有假阳性，应动态观察。AFP ≥ 400 μg/L 且持续 4 周，或 AFP ≥ 200 μg/L 且持续 8 周，并排除妊娠、活动性肝炎及生殖胚胎源性肿瘤，即可考虑为肝细胞癌。

（2）血清酶学检查：肝癌患者血清碱性磷酸酶、γ- 谷氨酰转酞酶、乳酸脱氢酶的某些同工酶可增高，但缺乏特异性，早期患者阳性率极低，只能作为辅助诊断指标。

随堂测 30-2

2．影像学检查

（1）B 超检查：是目前进行肝癌定位、筛查的首选方法，可显示肿瘤的部位、大小、形态及肝静脉或门静脉内有无癌栓等，准确率可达 90%左右。B 超检查能发现直径为 1 ～ 3 cm 或更小的病变。

（2）CT 和 MRI 检查：CT 检查的分辨率比 B 超高，有助于制订手术方案。动态扫描与动脉造影相结合的 CT 血管造影，可提高微小癌的检出率。MRI 检查与 CT 检查的诊断效果相仿，对良、恶性肝内占位性病变，特别是与血管瘤的鉴别优于 CT。

（3）选择性肝动脉造影：诊断肝癌的准确率最高，可达 95%左右。但患者要接受大量 X 线照射，且该检查属于有创操作，因此只有必要时才予以考虑。

3．肝穿刺活组织检查　B 超引导下行细针穿刺活检可获得肝癌的病理学诊断依据，具有确诊意义，但有出血、肿瘤破裂和肿瘤沿针道转移的危险，临床上不主张采用。

4．腹腔镜检查　对经各种检查未能确诊而临床高度怀疑肝癌者，可行腹腔镜检查，对位于肝表面的肿瘤具有诊断价值。

**（三）与疾病相关的健康史**

了解患者是否居住在肝癌高发区。了解患者的饮食和生活习惯，有无长期进食含黄曲霉毒素的食品，或有无亚硝胺类致癌物接触史。了解患者家族中有无肝癌或其他肿瘤患者。了解患者有无肝炎、肝硬化及其他部位的肿瘤病史，有无其他系统伴随疾病等。

**（四）心理社会状况**

评估患者和家属对疾病本身、治疗方案及疾病预后的知晓情况，以及由此产生的恐惧、焦虑情绪和心理承受能力。评估家庭对疾病治疗的经济承受能力。

**（五）治疗原则**

1．手术治疗　早期手术切除是目前治疗肝癌最有效的方法，小肝癌的手术切除率高达 80%以上，术后 5 年生存率可达 60%～ 70%。

（1）肝切除术：是目前治疗肝癌首选和最有效的方法。适用于全身情况良好，无明显心、肺、肾等重要脏器病变、肝功能正常或仅有轻度损害，肝功能 A 级，或肝功能 B 级经短期保肝治疗后恢复至 A 级、肝外无广泛转移性肿瘤患者。根据肿瘤的位置、大小，患者全身情况、肝硬化程度及肝功能代偿情况，可行局部切除、肝段切除、肝叶切除或半肝切除。肝切除手术中至少要保留正常肝组织的30%或硬化肝组织的50%，否则肝功能不易代偿。

（2）不能切除肝癌的外科治疗：可根据具体情况，术中行肝动脉结扎或肝动脉栓塞化疗及冷冻、射频或微波治疗等，均有一定的疗效。

（3）肝移植：可以获得较好的长期治疗效果。患者的选择标准为：①肝功能为C级或长期为B级，经护肝治疗不能改善者；②肿瘤直径≤ 5 cm，数量少于3个者；③无血管侵犯和远处转移者。但因供肝严重缺乏，价格昂贵，所以肝移植的临床应用受到限制。

2．非手术治疗

（1）经导管动脉化疗栓塞（transcatheter arterial chemoembolization，TACE）：TACE是一种介入治疗，即经股动脉至肝动脉做超选择性肝动脉插管，经导管注入栓塞剂和抗肿瘤药，是高龄、严重肝硬化等不能手术切除的中、晚期肝癌患者首选的治疗方法。经栓塞化疗后，部分中、晚期肝癌患者肿瘤缩小，可获得手术切除机会。常用的栓塞剂为碘油和吸收性明胶海绵。抗肿瘤药常选用氟尿嘧啶、丝裂霉素、多柔比星等。但对有顽固性腹水、黄疸及门静脉主干瘤栓的患者则不适用。随着微导管和导丝技术的发展，球囊阻塞TACE、药物洗脱微球TACE等方法应用于临床，均取得了较好的疗效。

（2）局部消融治疗：是指在B超引导下经皮穿刺肿瘤行微波、射频、冷冻或无水乙醇注射等消融治疗。适用于瘤体较小又不能或不宜手术的肝癌患者，特别是术后早期肿瘤复发者。

（3）放射治疗：对一般情况较好，不伴有严重肝硬化，无黄疸、腹水、脾功能亢进和食管静脉曲张，癌肿较局限，无远处转移又不适宜行手术切除，或手术后复发者，可采用以放射治疗为主的综合治疗。

（4）其他治疗方法：包括生物和分子靶向治疗、中医药治疗等，多以综合治疗效果较好。

**知识链接**

**肝细胞癌介入治疗展望**

肝细胞癌在我国恶性肿瘤发病率中居第4位，病死率居肿瘤致死病因的第2位，且临床上多为中、晚期肝癌。这类肝癌患者预后往往较差，而治疗选择又极为有限。长期以来，对于巴塞罗那肝癌临床分期（Barcelona Clinic Liver Cancer，BCLC）为B期的患者首选的治疗方式就是介入治疗。介入治疗起步于20世纪70年代，包括经导管动脉化疗栓塞（TACE）和肝动脉灌注化疗（hepatic arterial infusion chemotherapy，HAIC）。其中，TACE是中、晚期肝细胞癌最常用的治疗方法，但是TACE在改善预后方面并不令人满意，且栓塞后由于肿瘤供血动脉的代偿性增生，导致TACE术后复发率高。在2020年召开的欧洲医学肿瘤学会会议上，一份研究报告表明：在不可切除的肝细胞癌患者中，HAIC在改善总生存时间（overall survival，OS）、无进展生存时间（progress free survive，PFS）以及有效率方面均优于TACE。HAIC有效的补充了长久以来TACE在改善OS以及PFS方面的不足，显示出更佳的治疗效果，因而HAIC有望替代TACE成为不可切除肝细胞癌患者的首选治疗方式。

## 【主要护理诊断 / 问题】

1．焦虑　与担忧手术效果、疾病预后和生存期限有关。

2．急性疼痛　与肿瘤迅速生长导致肝被膜张力增加或放疗及化疗后的不适反应有关。

3．营养失调（低于机体需要量）　与肿瘤消耗、放疗及化疗引起胃肠道不良反应等有关。

4．潜在并发症：消化道或腹腔内出血、肝性脑病、肺部感染、膈下积液等。

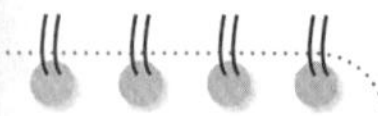

**案例 30-1B**

拟行经导管肝动脉化疗栓塞，但入院第 2 天患者突发右上腹剧烈疼痛，并扩散至下腹部，伴腹胀、面色苍白，血压 88/56 mmHg。

**请回答：**

1. 该患者最可能出现了什么并发症？应如何预防和护理？
2. 经保守治疗，患者腹痛缓解，血压恢复正常，但又出现神志不清，应如何护理？

## 【护理措施】

（一）肝动脉插管化疗患者的护理

1．化疗前准备　向患者解释肝动脉插管化疗的目的及注意事项。注意出血及凝血时间、血常规、肝功能、肾功能、心电图等检查结果，判断有无禁忌证。做好穿刺处皮肤准备，术前禁食 6 h，备好一切所需物品及药品。

2．化疗后护理

（1）预防出血：术后嘱患者平卧，卧床 24 ~ 48 h，穿刺处用沙袋加压 1 h，穿刺侧肢体伸直制动 6 h。注意观察穿刺点有无出血现象，穿刺侧肢体皮肤的颜色、温度及足背动脉搏动情况。拔管后压迫穿刺点 15 min，并予以局部加压包扎，嘱患者卧床 24 h，以防止局部出血。

（2）导管的护理：妥善固定导管，避免滑脱。严格执行无菌操作，每次注药前消毒导管，注药后用无菌纱布包扎，防止细菌沿导管逆行引起感染。注药后用肝素稀释液冲洗导管，以防止导管堵塞。

（3）栓塞后综合征的护理：肝动脉栓塞化疗后，部分患者可出现肝区疼痛、发热、恶心、呕吐、心悸、白细胞计数下降等表现，称为栓塞后综合征。应做好不良反应的观察与护理。

1）肝区疼痛：由于肝动脉栓塞后，肝水肿、肝被膜张力增大所致。对轻度疼痛患者，可不处理或给予少量对肝无损害的镇静药，一般 48 h 后腹痛可减轻或消失。对重度持续疼痛患者，应考虑是否合并其他并发症，如胆囊动脉栓塞导致胆囊坏死等。必要时可适当给予止痛药。

2）发热：是机体对坏死组织重吸收所引起的反应，一般为低热。轻度发热有助于增强机体免疫力，不必处理。中度以上发热可加重患者机体能量消耗及肝的负担，应给予物理降温或解热镇痛药、激素等。

3）恶心、呕吐：由于抗肿瘤药物对胃肠道黏膜的直接损害作用所致，多在术后 4 ~ 8 h 出现，24 h 后可逐渐减轻。可给予止吐药物，注意避免误吸。

4）当患者白细胞计数低于 $4 \times 10^9$/L 时，应暂停化疗，并应用增白细胞药。

5）肝、肾功能监护：肝动脉栓塞后可导致肝缺血、缺氧，术后应予以吸氧 3 d 及保肝治疗。化疗药或栓塞物逆流及肝功能受损可影响肾功能，应注意观察患者尿量及肾功能的变化。嘱患者大量饮水，以减轻化疗药物的肾毒性反应。

（二）手术治疗的护理

1．术前护理

（1）心理护理：鼓励患者表达自己的想法，并予以疏导、安慰。向患者及家属解释各种治疗、护理措施的目的及意义。尊重和理解患者，使家属了解及时让患者发泄情绪的重要性。帮助患者正视现实，增强其应对能力，以促进患者积极参与和配合治疗。鼓励家属与患者共同面对疾病，互相扶持。

（2）疼痛的护理：评估疼痛发生的时间、部位、性质、诱因和程度，遵医嘱按 WHO 三阶梯止痛原则给予镇痛药，并观察药物疗效及不良反应，指导患者控制疼痛和分散注意力的方法。

（3）改善营养状况：提供高蛋白、高热量、高维生素、易消化的饮食，注意少食多餐。对合并肝硬化、有肝功能损害者，应当限制蛋白质的摄入量，必要时予以肠内、肠外营养支持，输注血浆或白蛋白，补充维生素 K 和凝血因子等，以改善贫血、纠正低蛋白血症，增强机体抵抗力。对肝功能不良伴腹水者，应严格控制水、钠的摄入，遵医嘱合理补液与利尿，注意纠正水、电解质紊乱。

（4）保肝护理：嘱患者保证充分的休息和睡眠，禁止吸烟、饮酒。遵医嘱给予支链氨基酸，避免使用红霉素、巴比妥类、盐酸氯丙嗪等损害肝功能的药物。

（5）预防感染：做好皮肤、口腔、会阴部及各种导管的护理，术前 2 d 遵医嘱使用抗生素，预防感染性并发症。

（6）预防出血：术前 3 d 开始给予维生素 $K_1$，补充血浆和凝血因子，改善患者的凝血功能，预防术中、术后出血。指导患者避免剧烈咳嗽、用力排便等使腹内压骤升的动作，避免外伤和进食干硬食物，防止癌肿破裂出血或食管 - 胃底静脉曲张破裂出血。应用 $H_2$ 受体拮抗剂，预防应激性溃疡出血。密切观察患者的腹部体征，若突然出现腹痛伴腹膜刺激征，则应怀疑肝癌破裂出血，须及时通知医师，并配合抢救，做好紧急手术的准备。对不能手术的晚期患者，可遵医嘱予以补液、输血、止血药、支持治疗等综合治疗。

（7）肠道准备：术前 3 d 予以口服肠道抑菌药。术前 1 d 予以灌肠，以减少血氨来源。禁用肥皂水灌肠，宜用生理盐水或酸性溶液灌肠。

2．术后护理

（1）饮食护理：术后予以禁食、持续进行胃肠减压，待患者肠蠕动恢复后，可逐步给予流质、半流质饮食，直至恢复正常饮食。术后患者易发生低血糖，禁食期间应静脉补充葡萄糖溶液或予以营养支持。术后 2 周内适当补充白蛋白、血浆，以提高患者机体抵抗力。

（2）疼痛的护理：对术后疼痛剧烈者，应予以积极镇痛。指导患者减轻疼痛的方法，如分散注意力或病情允许时取半卧位，以降低切口张力。教会患者使用止痛泵，并注意观察药物疗效及不良反应。

（3）并发症的观察与护理

1）出血：是肝切除术后常见的并发症之一，多因凝血机制障碍、腹内压增高、手术缝合不佳引起。术后应注意预防和控制出血：①病情观察，术后 48 h 内安排专人护理，严密观察患者的生命体征、意识、尿量，以及引流液或切口渗血、渗液情况。一般情况下，手术当日可从肝周引流出鲜红色血性液体 100 ～ 300 ml，若血性液体持续增多，则应警惕腹腔内出血，须及时通知医师采取相应措施。②体位与活动，术后血压平稳的患者可取半卧位，术后 1 ～ 2 d 患者应卧床休息。应协助患者翻身，指导患者避免过早活动、剧烈咳嗽和打喷嚏等，以防止术后肝断面出血。③凝血机制障碍性出血的处理，遵医嘱给予凝血酶原复合物、纤维蛋白原、新鲜血，纠正低蛋白血症；④若短期内或持续引流出大量血性液体，经输液及输血后患者血压、脉搏仍不稳定，则应做好再次进行手术止血的准备。

2）膈下积液与脓肿：是肝切除术后一种严重的并发症，多发生在术后 1 周左右。因术后引流不畅或引流管拔除过早，导致残肝旁积液、积血，或肝断面坏死组织及渗漏的胆汁积聚引起，如继发感染，则可形成膈下脓肿。若术后患者体温恢复正常后再度升高，或术后患者体温持续不降，同时伴上腹部或右季肋部胀痛、呃逆、脉搏细速、白细胞计数增多，中性粒细胞比例达 90%以上，则应考虑出现膈下积液或膈下脓肿。护理时应注意：①妥善固定引流管，避免受压、扭曲和折叠，保持引流畅通。严格遵守无菌操作原则，每日更换引流袋，准确记录引

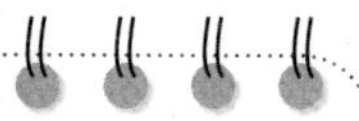



流液的量、颜色和性质。若引流量逐日减少，则可在术后 3 ～ 5 d 拔出引流管。②密切观察患者的体温变化，对高热患者给予物理降温，必要时予以药物降温，并鼓励患者多饮水。③若已形成膈下脓肿，则应协助医师行 B 超引导下穿刺抽脓。对穿刺后置管引流者，应加强冲洗和吸引护理。④注意加强营养支持和抗生素的用药护理。

3）肝性脑病：由于肝解毒能力降低及手术创伤，易导致肝性脑病。若患者出现人格、行为变化，如欣快感、表情淡漠、扑翼样震颤等前驱症状，则应警惕发生了肝性脑病。术后应间歇给氧 3 ～ 4 d，以增加肝细胞供氧量，有利于肝功能的恢复。遵医嘱给予保肝药物。避免肝性脑病的诱因，如上消化道出血、高蛋白饮食、感染、便秘、应用麻醉药或镇静催眠药等。遵医嘱予以口服新霉素或卡那霉素，以抑制肠道细菌，减少氨的产生。使用降血氨的药物，限制蛋白质摄入量，适当予以补充支链氨基酸，保持患者排便通畅。对便秘患者禁用肥皂水灌肠，可用弱酸性溶液，使肠道 pH 保持酸性；亦可予以乳果糖口服，促进肠道内氨的排出。

4）胆汁漏：由于肝断面小胆管渗漏或胆管结扎线脱落、胆管损伤引起。术后应注意观察患者有无腹痛、发热、腹膜刺激征，切口有无胆汁渗出或腹腔引流液中是否含有胆汁。若出现上述症状，则应怀疑为胆汁漏，须及时通知医师。应保持引流通畅，注意观察引流液的量、颜色和性质。如患者出现局部积液，则应尽早在 B 超引导下进行穿刺置管引流。如患者发生胆汁性腹膜炎，则应做好再次手术的准备。

**科研小提示**

研究发现，治疗期及恢复期肝癌患者可出现多种症状，可以探索肝癌患者的症状变化规律以及症状管理模式。

**（三）健康教育**

1．疾病指导　指导患者不吃霉变食物。对有肝炎、肝硬化病史者和肝癌高发地区人群，应定期进行 AFP 测定或 B 超检查，以便早期发现疾病。

2．饮食指导　指导患者多进食高热量、优质蛋白质、富含维生素和纤维素的食物，以清淡、易消化饮食为宜。对腹水、水肿者，应控制水、钠的摄入量。

3．定期复查　嘱患者每 1 ～ 2 个月复查 AFP、胸部 X 线和 B 超，以便早期发现临床复发或转移迹象。告知患者若出现水肿、体重减轻、出血倾向、黄疸、疲乏等症状，应及时就诊。

## 小　结

（一）细菌性肝脓肿

1．病因　化脓性细菌侵入肝。

2．临床表现　起病急骤，主要症状为寒战、高热、肝区疼痛、消化道症状。肝大和肝区压痛为主要体征。

3．治疗原则　积极处理原发病，防治并发症。

4．护理措施　非手术治疗的护理主要包括病情观察、用药护理、营养支持及对症护理。术后护理主要包括病情观察、引流管的护理及肝叶切除的护理等。

（二）阿米巴肝脓肿

1．病因　肠道阿米巴原虫侵入肝。

2．临床表现　起病缓慢，病程较长，发热呈弛张热或间歇热，伴畏寒、多汗。患者病情比细菌性肝脓肿患者轻。

3．治疗原则　以非手术治疗为主。

4．护理措施　注意继发细菌感染的征象，做好脓腔引流的护理。

（三）原发性肝癌

1．病因　与病毒性肝炎、肝硬化、黄曲霉毒素污染、饮水污染和亚硝胺等某些化学致癌物密切相关。

2．临床表现　早期患者缺乏特异性表现，中、晚期可出现肝区疼痛、肝大、消化道及全身症状。

3．治疗原则　多采用以手术切除为主的综合治疗。

4．护理措施　术前护理主要包括减轻疼痛、营养支持、护肝治疗、预防感染和出血，以及肝动脉栓塞化疗的护理等。术后护理主要包括饮食护理、疼痛护理，以及并发症的观察与护理。

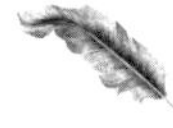

## 思考题

患者，女性，42 岁，因右上腹疼痛伴寒战、高热 10 d 入院。患者既往有胆石症病史。

体格检查：患者呈急性病容，巩膜轻度黄染，口唇干燥。右上腹压痛，肝大，肝区叩击痛明显。实验室检查：白细胞计数 $20\times10^{9}$/L，中性粒细胞百分比 90%，B 超检查显示胆总管结石，左肝内可见 5 cm × 4 cm 大小的液平面。

请回答：

1．该患者可能的诊断是什么？主要发病原因是什么？

2．应如何治疗？

3．该患者目前存在的主要护理诊断 / 问题有哪些？

4．目前应采取的护理措施有哪些？

（张细梅）

第 31 章数字资源

# 胆道疾病患者的护理

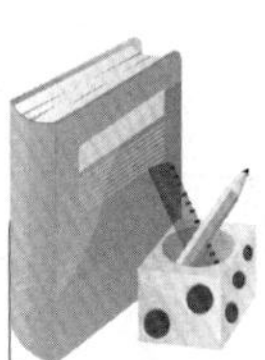

**导学目标**

通过本章内容的学习，学生应能够：

◆ **基本目标**

1. 复述胆囊结石、胆管结石、急性胆囊炎和急性梗阻性化脓性胆管炎的概念与病因。
2. 解释胆石症、胆道感染的病理生理。
3. 简述胆石症、胆道感染的临床表现、辅助检查和治疗原则。
4. 应用护理程序为胆道疾病患者提供整体护理。

◆ **发展目标**

1. 综合运用所学知识对胆石症和胆道系统感染患者进行护理评估，并为其制订护理计划。
2. 将胆道疾病与肝脏、胰腺相关疾病的护理问题联系起来，综合分析疾病的临床特点及治疗方案。

◆ **思政目标**

树立大健康和预防为主的观念；具有职业精神，提升人文关怀能力；培育科学精神和创新意识、提高团队合作能力。

胆道系统分为肝内胆道和肝外胆道，起自肝内毛细胆管，末端与胰管汇合，开口于十二指肠乳头。胆道具有分泌、贮存、浓缩与输送胆汁的功能，对脂肪的消化与吸收具有重要意义。胆道疾病往往以胆石症和胆道感染最为常见。对症状严重或出现并发症的患者，多以手术治疗为主。本章将重点阐述胆道疾病围手术期患者的护理要点。

## 第一节　胆石症

**案例 31-1A**

患者，女性，48 岁，因“反复右上腹疼痛 2 年，复发加重 3 天”入院。

体格检查：T 37.1℃，P 62 次 / 分，R 19 次 / 分，BP 108/71 mmHg。腹部平软，右上腹有明显压痛、反跳痛，无肌紧张。肝、脾肋缘下未触及，Murphy 征（+），肝区叩击痛

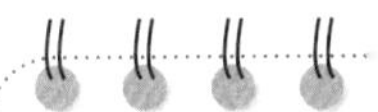

(－)，移动性浊音(－)，肠鸣音为 2 ~ 3 次 / 分。B 超检查显示：胆囊大小正常，壁厚约 4.5 mm，囊内可见多个强回声光团，并且可随体位变换而移动，最大者如绿豆大小。胆管未见扩张。

**请回答：**

1. 该患者发生了什么问题？
2. 目前主要的护理诊断 / 问题有哪些？
3. 针对患者的情况，应采取什么治疗措施？

胆石症（cholelithiasis）是指胆道系统任何部位发生结石的疾病，包括胆囊和胆管结石，是我国常见病和多发病。我国胆石症的患病率达 10%，女性发病率明显高于男性。胆固醇结石患者比例高于胆色素结石。

## 【分类】

1．按结石成分不同分类

（1）胆固醇结石：以胆固醇为主要成分，其含量超过 70%，外观呈黄白色、淡灰黄色或黄色，质硬，表面光滑，呈圆形、椭圆形或多面体，剖面可见放射状排列的条纹，X 线检查多不显影。

（2）胆色素结石：以胆色素为主要成分，胆固醇含量低于 40%，分为胆色素钙结石和黑色素结石。胆色素钙结石外观呈棕黑色或棕褐色，质地松软、易碎，呈粒状或长条状，大小不一，不易成型者称为泥沙样结石，剖面呈层状，主要发生在肝内、外各级胆管。黑色素结石质地较硬，由不溶性的黑色胆色素多聚体、各种钙盐和糖蛋白组成，几乎均发生在胆囊内。

（3）其他结石：包括以碳酸钙、磷酸钙或棕榈酸钙为主要成分的少见结石。

2．按结石的部位分类

（1）胆囊结石：是指发生在胆囊内的结石。

（2）肝外胆管结石：是指发生于左、右肝管汇合部以下的肝总管和胆总管的结石。

（3）肝内胆管结石：是指发生于左、右肝管汇合部以上的结石。

## 【病因与病理】

（一）病因

1．胆道感染　各种原因导致胆汁淤积，使细菌或寄生虫侵入胆道系统，均可引起感染。细菌产生的 β- 葡糖醛酸糖苷酶和磷脂酶能水解胆汁中的脂质，使可溶性的结合胆红素水解为游离胆红素，后者可与钙离子结合形成胆红素钙，促使胆红素结石的形成。

2．胆道异物　蛔虫、华支睾吸虫等寄生虫的虫卵或成虫尸体可作为结石的核心，促发结石形成。

3．代谢改变　任何导致胆固醇和胆汁酸浓度比例失调的因素均可诱发结石，如回肠切除术后胆盐的肝肠循环被破坏。胆汁内胆盐、卵磷脂、胆固醇浓度改变，胆固醇过饱和时析出结晶；胆汁中存在促成核因子，可分泌大量黏蛋白，促进成核和结石形成。

4．胆道梗阻　胆道梗阻引起胆汁淤积，淤积胆汁中的胆色素在细菌作用下分解为非结合胆红素，可形成胆色素结石。

5．胆囊功能异常　胆囊收缩功能减退，胆囊内胆汁淤积等，也有利于结石的形成。

6．其他因素　如肥胖、雌激素、遗传等因素，也与结石的形成有关。

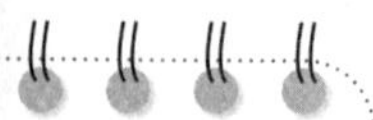

（二）病理

感染、梗阻、结石三者之间的关系密不可分，并且相互影响，使病情加重。结石可造成胆道梗阻，引起肝细胞损害，甚至导致肝细胞坏死或胆源性肝脓肿。梗阻后，容易造成继发感染。若胆结石嵌顿于壶腹部，则可引起胰管阻塞，形成急、慢性胰腺炎。胆道长期受到结石、炎症或胆汁中致癌物质的刺激，可能发生癌变。

## 【护理评估】

（一）临床表现

临床表现取决于结石的大小、部位，是否合并感染或梗阻。无症状但经其他检查、手术或尸体解剖时偶尔被发现者，称为静止性结石。

1．胆囊结石

(1) 症状

1）胆绞痛：是胆囊结石患者典型的首发症状，常发生于饱餐、进食油腻食物或睡眠过程中体位改变时。主要表现为右上腹或上腹部阵发性疼痛，或呈持续性伴阵发性加剧的绞痛，并可放射至右肩或右背部，常伴有恶心、呕吐。

2）上腹隐痛：多数患者仅在进食油腻食物、工作紧张或疲劳时感觉上腹或右上腹隐痛，或有饱胀不适、嗳气、呃逆等表现，常被误诊为“胃病”。

3）胆囊积液：胆囊结石长期嵌顿或阻塞胆囊管但未合并感染时，胆囊黏膜可吸收胆汁中的胆色素，并分泌黏液性物质，积液无色透明，称为白胆汁。

4）Mirizzi 综合征：因胆囊管与肝总管伴行过长或者胆囊管与肝总管汇合位置过低，持续嵌顿于胆囊颈部的结石和较大的胆囊管结石可压迫肝总管，引起肝总管狭窄或胆囊管瘘，并可导致反复发作的胆管炎、胆囊炎及梗阻性黄疸。

(2) 体征：常不明显，右上腹胆囊区可有压痛，有时可扪及肿大的胆囊。合并感染时，患者右上腹可出现压痛、反跳痛或肌紧张。

2．胆管结石　临床表现取决于有无感染及梗阻。

(1) 肝外胆管结石：典型的临床表现被称为 Charcot 三联征，即腹痛，寒战与高热，黄疸。

1）腹痛：主要表现为剑突下或右上腹部阵发性绞痛，或呈持续性疼痛伴阵发性加剧，并向右肩背部放射，伴有恶心、呕吐。主要是由于结石嵌顿在胆总管下端或壶腹部，反射性引起 Oddi 括约肌痉挛所致。

2）寒战与高热：常出现于剧烈腹痛之后，患者体温可达 39 ~ 40℃，呈弛张热，是胆管梗阻继发感染引起的全身中毒症状。

3）黄疸：由于胆管梗阻后胆红素逆流入血所致。黄疸的程度与结石梗阻的程度、是否继发感染有关。胆管完全性梗阻时，黄疸明显；若合并胆管感染，则黄疸呈间歇性和波动性。患者出现黄疸时，可有尿色变黄、粪便颜色变浅和皮肤瘙痒等症状。胆管完全梗阻时，粪便呈陶土样。

(2) 肝内胆管结石：患者可多年无症状或仅有上腹部不适，或有肝区和患侧胸背部持续性胀痛。合并感染时，可出现寒战、高热和腹痛。双侧肝内胆管结石或合并肝外胆管结石时，患者还可出现黄疸。可并发胆源性肝脓肿，反复发生感染可引起胆汁性肝硬化、门静脉高压症、肝衰竭，甚至诱发胆管癌。

（二）辅助检查

1．实验室检查　合并感染时，患者白细胞计数及中性粒细胞比例升高。肝细胞损害时，血清氨基转移酶及碱性磷酸酶增高。尿胆红素升高，尿胆素原含量降低或消失，粪尿胆素原减少。

2．影像学检查

(1) B 超检查：腹部超声检查可发现结石，并明确其大小和部位，是首选的检查方法。

随堂测 31-1

B 超检查可显示胆囊增大，囊壁增厚，大部分患者可见到胆囊结石的强回声团。胆管结石时，可显示胆管内有结石影，胆管近段扩张。

（2）CT、MRI、磁共振胰胆管成像（magnetic resonance cholangiopancreatography，MRCP）：可显示梗阻的部位、程度，以及结石的大小、数量等，并能发现胆管癌。

（3）其他检查：经皮经肝胆管成像（percutaneous transhepatic cholangiography，PTC）与内镜逆行胰胆管造影（endoscopic retrograde cholangiopancreatography，ERCP）为有创检查，可导致出血、胆汁漏等并发症，因此仅用于诊断困难及准备手术的患者。

**（三）与疾病相关的健康史**

了解患者有无胆道感染、消化不良等病史及胆道手术史，有无腹痛发作病史。评估患者的饮食结构及妊娠情况等。

**（四）心理社会状况**

了解患者对胆石症的认知程度。无症状的结石患者常担心突然发病或病情进一步发展。有症状者通常比较关心手术能否成功及术后能否正常饮食。应了解患者家庭成员及社会支持系统对患者发病后的支持情况。

**（五）治疗原则**

1．胆囊结石

（1）手术治疗：胆囊切除术是最佳的治疗方法。手术适应证：①结石数量多及结石直径 $\geqslant 2 \sim 3$ cm；②胆囊壁钙化或瓷性胆囊；③伴有胆囊息肉 $\geqslant 1$ cm；④伴有慢性胆囊炎。一般常规采取腹腔镜胆囊切除术（laparoscopic cholecystectomy，LC），具有手术损伤小、恢复快、疼痛轻、瘢痕不明显等优点。

（2）非手术治疗：包括溶石治疗、体外冲击波碎石术、经皮胆囊激光碎石溶石等。这些方法危险性大，效果不确切。对于无症状的静止性结石患者，通常仅需观察和定期随诊。

2．肝外胆管结石　以手术治疗为主，辅以抗感染、解痉、利胆、保肝治疗，注意纠正水、电解质及酸碱失衡等。手术治疗的目的是取出结石，解除胆道狭窄和梗阻，去除感染病灶，术后保持胆汁引流通畅，预防结石复发。常用的手术方法有以下几种。

（1）胆总管切开取石术、“T”形管引流：是首选方法。此法可保留正常的 Oddi 括约肌功能。对胆总管下端通畅者，取石后应放置“T”形管。放置“T”形管引流的目的为：①引流胆汁和减压，防止胆汁排出受阻而导致胆总管内压力增高、胆汁外漏等引起腹膜炎。②引流残余结石，引流胆道内的残余结石，尤其是泥沙样结石，通过“T”形管将其排出体外。另外，也可经“T”形管行造影或胆道镜检查、取石。③支撑胆道，防止胆总管切开处粘连、瘢痕狭窄等导致管腔变小。

（2）胆肠吻合术：对胆总管下端严重狭窄或梗阻，狭窄段超过 2 cm，无法用手术方法解除局部梗阻者，应行胆管空肠 Roux-en-Y 吻合术，同时切除胆囊。胆肠吻合术后，吻合口无类似 Oddi 括约肌的功能，因此应严格把握手术适应证。

（3）Oddi 括约肌成形术：适用于胆总管结石合并胆总管下端短段（$< 1.5$ cm）狭窄或胆总管下端嵌顿结石的患者。

（4）微创外科治疗：在 ERCP 检查的同时，经内镜行括约肌切开、取石。合并胆道感染时，可临时在内镜下放置鼻胆管引流或放置支撑管，此法操作简便，创伤小。对残余结石，可在手术 6 周后经胆道镜取出。

3．肝内胆管结石　对无症状的肝内胆管结石患者，可定期观察、随访。对临床症状反复出现者，应采取手术治疗。手术治疗的原则是：取出结石、解除梗阻、去除病灶、通畅引流、防止复发。手术方法包括胆管切开取石术、胆肠吻合术、肝切除术等。

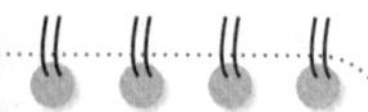

**知识链接**

**双频双脉冲激光碎石术**

激光碎石术最早应用于泌尿系结石的治疗，近年来也逐渐应用于肝内胆道和胆总管结石治疗困难的患者。双频双脉冲激光碎石术是指将激光光纤以接触方式对准结石，通过产生强烈的冲击波在短时间内将结石碎裂，以利于结石清除的技术。双频双脉冲激光碎石术的适应证为传统外科手术、腹腔镜手术、经皮经肝胆道镜操作及 ERCP 等常规手段难以取出的胆道结石患者。可经胆道镜、经口胆道镜、子母胆道镜以及在非直视 X 线透视定位下实施。据统计，双频双脉冲激光碎石术在临床胆道结石碎石术中的成功率高达 88.2% ~ 100%，结石完全清除率达 80.8% ~ 100%。其中，经胆道镜碎石成功率达 100%，结石完全清除率达 97.6% ~ 100%。双频双脉冲激光碎石术具有良好的安全性，患者术后可能出现一过性高热，主要并发症为急性胰腺炎、胆道出血、急性胆道炎以及胆瘘，多为轻度，经保守治疗可缓解。

## 【主要护理诊断 / 问题】

1．急性疼痛　与胆道梗阻、感染或手术创伤有关。

2．体温过高　与术前感染、术后炎症反应有关。

3．潜在并发症：出血、胆瘘、高碳酸血症等。

**案例 31-1B**

经补液、抗感染、支持治疗后，患者病情稳定，于全麻下行腹腔镜胆囊切除术。术后第 3 天，患者突发剧烈腹痛、腹胀，右上腹饱满，有压痛、反跳痛，引流管有黄绿色胆汁样液体引出。

**请回答：**

1. 该患者目前可能出现了什么问题？
2. 针对此问题，护士应采取哪些护理措施？

## 【护理措施】

### （一）非手术治疗的护理及术前护理

1．病情观察　动态观察患者的生命体征、腹部症状与体征的变化。若患者出现寒战、高热、腹痛、黄疸等情况，则应警惕发生急性胆管炎，须及时报告医师并积极协助处理。对出现黄疸的患者，应观察和记录粪便颜色，并监测血清胆红素的变化。

2．饮食与补液　应提供高热量、高蛋白、高维生素、低脂、清淡的饮食。积极予以补液，纠正水、电解质、酸碱平衡紊乱。对腹痛剧烈、梗阻未解除者，应予以禁食，禁食期间给予肠外营养支持。

3．疼痛护理　密切观察患者腹痛的部位、性质、程度及诱因，疼痛与饮食、体位和睡眠的关系。对于诊断和治疗方案明确的患者，可遵医嘱给予消炎利胆、解痉镇痛药物。应注意禁用吗啡，以免引起 Oddi 括约肌痉挛。

4．抗感染及降低体温　遵医嘱应用对革兰氏阴性杆菌敏感的抗生素。对发热患者给予物理降温和（或）药物降温。

5．纠正凝血功能障碍　对肝功能受损者，予以肌内注射维生素 $K_1$ 10 mg，每天 2 次，以纠正凝血功能障碍，预防术后出血。

6．皮肤护理　对出现黄疸的患者，应指导其勤剪指甲，不可抓挠皮肤，以防止皮肤损伤。每天用温水擦洗皮肤，保持皮肤清洁。对瘙痒剧烈者，可遵医嘱外用药物。

7．完善术前各项准备　除术前常规准备外，腹腔镜手术前还应指导患者用肥皂水清洗脐部，脐部污垢可用松节油或液状石蜡清洁。腹腔镜胆囊切除术（laparoscopic cholecystectomy，LC）术前，患者须戒烟、避免感冒，以减少呼吸道分泌物。另外，还应指导患者术前进行呼吸功能锻炼。

**（二）术后护理**

1．病情观察　观察患者的生命体征、腹部症状及体征和引流情况。对于行胆囊切除术者，应观察有无消化不良症状及脂肪泻。对术前出现黄疸者，应观察粪便颜色，并监测血清胆红素的变化。

2．体位　术后麻醉苏醒且生命体征稳定的患者，应采取半卧位。

3．营养支持　腹腔镜术后应禁食 6 h，术后 24 h 内饮食以脱脂流质、半流质饮食为主，然后逐渐过渡至低脂、高蛋白、高维生素、易消化的饮食。禁食油腻食物。

4．防治感染　监测患者的体温变化，遵医嘱合理应用抗生素。

5．“T”形管引流的护理

（1）妥善固定：术后用缝线将“T”形管固定于腹壁，再用胶布将其固定于腹部皮肤，以防止翻身、活动时脱出。

（2）保持引流通畅：防止引流管受压、扭曲或折叠。引流液中有血凝块、絮状物、泥沙样结石时，要经常予以挤捏，以防止管道堵塞。必要时用生理盐水冲洗或用注射器负压抽吸。

（3）观察并记录引流液的颜色、性状和量：正常成人胆汁每日分泌量为 800 ～ 1200 ml，呈深黄色或棕黄色，清澈，无沉淀物。术后 24 h 引流量通常为 300 ～ 500 ml，恢复饮食后可增加至 600 ～ 700 ml，之后引流量逐渐减少。若术后早期胆汁引流量突然减少，则应考虑为引流管受压、扭曲、折叠、阻塞或脱出。如术后晚期引流量增多，则提示为胆道下端梗阻。

（4）防止感染：应定期更换引流管和引流袋，注意严格执行无菌操作。引流管周围皮肤每日用 75% 乙醇溶液消毒，管周垫以无菌纱布，防止胆汁浸润皮肤。在改变体位或活动时，应注意引流管的高度不要超过腹部切口的高度，以防止胆汁逆流而造成感染。

（5）拔管：“T”形管留置时间与“T”形管的材质以及患者的营养状况、年龄和病情有关。一般术后 10 ～ 14 d，若无特殊情况，则可拔除引流管。若胆道造影检查发现有结石残留，则需保留“T”形管 6 周以上，再进行取石术或其他处理。拔管适应证：①黄疸消退，无腹痛、发热；②血常规检查、血清总胆红素测定正常；③粪便颜色正常，胆汁引流量减少，颜色呈透明的黄色，无沉渣，无脓液、结石及絮状物，胆道造影或胆道镜检查证实胆管无狭窄、结石和异物，通畅性良好，试行夹管 24 ～ 48 h 以上，患者无不适，即可考虑拔管。拔管后，伤口局部用凡士林纱布填塞，1 ～ 2 d 后伤口可自行闭合。

**科研小提示**

科学调整“T”形管的引流位置可促进有效引流，具体方法需进一步探索。

6．并发症的观察与护理

（1）出血

1）原因与表现：患者可发生腹腔内出血和胆道出血。腹腔内出血多发生于术后 24 ～ 48 h

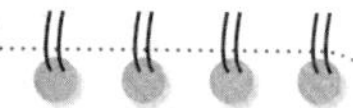

内。可能由术中止血不彻底或结扎线脱落、肝断面渗血或凝血功能障碍导致。胆道出血多为结石或炎症反复刺激引起血管壁糜烂、溃疡或术中操作不当所致。

2）护理措施：观察患者的生命体征与症状、体征变化，如患者出现面色苍白、冷汗、脉搏细弱、血压下降，腹腔引流管引流出大量血性液体等情况，应及时报告医师并做好抢救准备，防止发生低血容量性休克。

（2）胆瘘

1）原因与表现：由胆道损伤、胆总管下端梗阻、胆囊管残端破损、“T”形管脱出引起。患者表现为腹痛、体温升高、腹膜刺激征等急性腹膜炎的症状和体征，或腹腔引流出黄绿色胆汁样液体。

2）护理措施：①密切观察患者的体温变化、腹部症状与体征；②充分引流胆汁，患者取半卧位，通过腹腔引流管将漏入腹腔的胆汁充分引流出体外；③积极补液，对长期大量胆瘘者，遵医嘱积极补液，维持体液平衡；④营养支持，长时间胆汁丢失，可影响脂肪类食物的消化、吸收，引起营养失调和脂溶性维生素缺乏，应注意补充热量和维生素，并将引流出的胆汁通过肠造瘘回灌，以帮助消化；⑤保护皮肤，防止胆汁刺激和损伤皮肤，及时更换引流管周围被胆汁浸湿的敷料，给予氧化锌软膏涂敷局部皮肤。

（3）高碳酸血症

随堂测 31-2

1）原因与表现：由腹腔镜胆囊切除术后 $CO_2$ 弥散入血引起。患者表现为呼吸浅慢，$PaCO_2$ 升高。

2）护理措施：为防止发生高碳酸血症，术后应给予患者低流量吸氧。指导患者深呼吸和有效咳嗽，促进体内 $CO_2$ 的排出。

**知识链接**

**基于加速康复外科理念的胆道术后饮食与活动护理**

加速康复外科（enhanced recovery after surgery，ERAS）是指通过基于循证医学证据的围手术期优化处理措施，减轻患者的创伤应激反应，达到加快术后康复的目的。

1. 早期恢复经口进食　胆道术后患者应尽快恢复经口进食，以促进胃肠道功能的恢复，降低感染风险及术后并发症发生率，缩短住院时间。胆囊切除术、胆道探查术、肝切除术后，患者麻醉清醒后即可进水，术后第 1 天即可开始进食；对于行消化道重建手术且放置胃管的患者，可于术后第 2 天拔除胃管后逐渐恢复进水、进食，并根据自身耐受情况逐步增加摄入量。术后早期拔除胃管、予以早期进食及营养支持治疗可促进患者胃肠道功能的恢复，改善全身营养状况。

推荐证据：胆道外科术后早期恢复经口进食；拔除胃管当天开始进流质饮食，并逐渐过渡至正常饮食（证据等级：高；推荐等级：强烈推荐）。

2. 术后早期活动　胆道术后早期活动可促进呼吸、运动等多系统功能恢复，预防肺部感染、压疮和深静脉血栓形成，同时能促进胃肠道功能的恢复。应积极鼓励患者从术后第 1 天开始下床活动，并完成每日的活动目标。

推荐证据：制订早期活动规划及每日活动目标，积极鼓励患者予以实现，逐日增加活动量（证据等级：中等；推荐等级：强烈推荐）。

**（三）健康教育**

1．饮食指导　指导患者宜选择低脂、高蛋白、高热量、高维生素、易消化的饮食，避免暴饮暴食。指导患者养成良好的饮食和休息习惯。

2．带“T”形管出院者的指导　向患者及家属讲解带“T”形管的必要性。应穿着宽松、舒适的衣物，以防止管道受压。沐浴时，用塑料薄膜覆盖置管处，以防止发生感染。指导患者避免过量活动和提举重物，以防止管道脱出。如发现管道脱出，应及时就医。

3．康复与复查指导　向患者及家属介绍胆道疾病的相关知识，使其对健康有正确的认识；同时提供复查指导。

## 第二节　胆道感染

**案例 31-2A**

患者，男性，45 岁，2 d 前突然出现右上腹持续性疼痛，阵发性加剧，并放射至右背及右肩部，伴有恶心。患者昨日出现寒战、高热，伴恶心、呕吐，皮肤与巩膜黄染，尿液颜色加深。患者自发病来进食量少，遂急诊入院。

体格检查：体温 39.5℃，脉搏 120 次 / 分，呼吸 20 次 / 分，血压 80/60 mmHg。患者神情淡漠，急性痛苦面容。巩膜与皮肤黄染，右上腹腹肌紧张，有明显压痛及反跳痛。肝于右肋下 3 cm 可触及，Murphy 征（－），移动性浊音（－），肠鸣音减弱。

**请回答：**

1. 目前需要处理的最紧急的问题是什么？
2. 该患者的主要护理诊断 / 问题有哪些？
3. 护士应采取什么方式缓解患者的疼痛？

胆道感染是指胆道系统受病原微生物侵袭或机械刺激而引起的炎症反应。按其发生的部位可分为胆囊炎和胆管炎；按其发病急缓与病程可分为急性、亚急性和慢性胆道感染。胆道结石是导致胆道梗阻最主要的原因，胆道反复感染又可促进胆石形成，并进一步加重胆道梗阻，两者往往共存，且互为因果。

### 一、急性胆囊炎

急性胆囊炎（acute cholecystitis）是指发生于胆囊的急性细菌性和（或）化学性炎症，是一种常见急腹症，女性多见。根据患者是否合并胆囊内结石，可分为结石性胆囊炎和非结石性胆囊炎，以前者居多。

#### 【病因与病理】

（一）病因

1．急性结石性胆囊炎

（1）胆囊管梗阻：结石可嵌顿或阻塞于胆囊管或胆囊颈，嵌顿的结石可直接损伤受压部位的黏膜而引起炎症，以致胆汁流出受阻，胆汁淤积、浓缩。高浓度胆汁酸盐具有细胞毒性，从而引起细胞损害，加重受压部位黏膜的炎症、水肿，甚至坏死。

（2）细菌感染：多为继发感染，细菌可通过胆道逆行进入胆囊，或者经血液循环或淋巴途

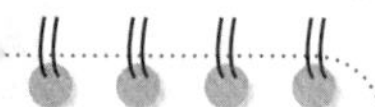



径进入胆囊。当胆汁淤积，流出不畅时，可造成感染。致病菌主要是革兰氏阴性杆菌，以大肠埃希菌最为常见，厌氧菌感染也较常见。

2．急性非结石性胆囊炎　约占5%，多见于创伤、烧伤、长期接受肠外营养者，或者腹部非胆道大手术后患者（如腹主动脉瘤或心肺旁路手术后患者）、脓毒症等危重症患者。此类胆囊炎患者较常发生胆囊坏死、积脓或穿孔。

（二）病理

根据胆囊内结石是否嵌顿，以及感染的程度不同，可有不同的病理变化类型。

1．急性单纯性胆囊炎　病变开始时，胆囊管梗阻，胆囊内压力增高，胆囊肿大，黏膜充血、水肿，渗出增加，此时称为急性单纯性胆囊炎。

2．急性化脓性胆囊炎　如梗阻未解除或炎症尚未控制，则病变累及胆囊壁全层，导致胆囊壁增厚、血管扩张，甚至浆膜层也有纤维性和脓性分泌物覆盖，进而发展成为急性化脓性胆囊炎。

3．急性坏疽性胆囊炎　若梗阻仍未解除，胆囊内压力继续增高，血管受压导致血液循环障碍，则可引起胆囊缺血、坏疽，称为急性坏疽性胆囊炎。

4．胆囊穿孔　若胆囊壁缺血时间较长，则可引起囊壁坏死、穿孔，导致胆汁性腹膜炎。

## 【护理评估】

（一）临床表现

1．症状

（1）腹痛：主要表现为突发右上腹部阵发性绞痛，常由于进食油腻食物、饱食后或夜间发作，疼痛可放射到右肩、肩胛和背部。

（2）消化道症状：患者腹痛的同时常伴有恶心、呕吐、食欲减退、厌食油腻食物、便秘等消化道症状。

（3）发热：患者常有轻度发热，通常无畏寒。出现寒战、高热常提示病情加重，可能发展为胆囊化脓、坏疽、穿孔，或合并胆道感染。

（4）黄疸：10%～20%的患者可出现轻度黄疸。

2．体征

（1）Murphy征阳性：用拇指指腹按压于右肋下缘胆囊点处，嘱患者做腹式呼吸，如出现吸气突然暂停，即为Murphy征阳性，是急性胆囊炎的典型体征。

（2）腹膜刺激征：患者早期可有右上腹压痛或叩痛。胆囊化脓、坏疽时，可扪及肿大的胆囊，压痛明显，疼痛范围增大，可出现反跳痛和肌紧张。

（二）辅助检查

1．实验室检查　血常规检查可见白细胞计数轻度升高，中性粒细胞比例增高，部分患者可出现血清胆红素、转氨酶或血清淀粉酶升高。

2．影像学检查　腹部B超是首选的检查方法，可显示胆囊增大，胆囊壁增厚，胆囊内结石影，胆囊周围有渗出液。必要时可做CT、MRI检查。

（三）与疾病相关的健康史

评估患者有无不良饮食习惯，如喜食油腻食物、长期饥饿、暴饮暴食、肥胖等，是否有类似腹痛发作史，既往有无胆囊结石病史。

（四）心理社会状况

急性胆囊炎发病急，患者腹痛明显。应了解患者有无对急性发病的担心、焦虑等心理状态。评估患者对疾病的发展、治疗、护理及术后康复知识的了解程度。了解家庭的经济承受能力和支持程度。

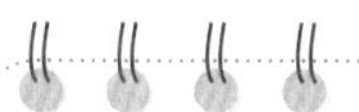

（五）治疗原则

1．非手术治疗　既可作为术前准备，又可控制炎症的发展。具体治疗方法包括禁食、胃肠减压，解痉、止痛，输液、抗感染，营养支持，纠正水、电解质及酸碱代谢失调等。对于老年患者，应监测血糖及心脏、肺、肾等器官功能，治疗并存疾病。经上述治疗，大多数患者胆囊管梗阻能解除，待充血、水肿消退，症状缓解后，可酌情施行择期手术。

2．手术治疗　对于经非手术治疗病情无缓解，或已被诊断为急性化脓性胆囊炎、坏疽穿孔性胆囊炎的患者，需要尽早予以手术治疗。急诊手术应力求安全、简单、有效。对年老体弱、合并多个重要脏器疾病者，选择手术方法更应慎重。

手术方式：首选腹腔镜胆囊切除术，也可采用传统的胆囊切除术或小切口胆囊切除术、部分胆囊切除术、胆囊造口术等。对病情危重不宜施行手术的患者，可在超声或CT引导下经皮经肝胆囊穿刺引流术，以降低胆囊内压力，再进行择期手术。

## 【主要护理诊断/问题】

1．急性疼痛　与结石突然嵌顿、胆汁排出受阻，导致胆囊强烈收缩或继发感染有关。

2．体温过高　与胆囊炎症反应有关。

3．潜在并发症：胆囊穿孔。

## 【护理措施】

（一）非手术治疗的护理及术前护理

1．病情观察　应密切观察患者的生命体征和腹部症状、体征变化，如发现体温升高、腹痛加重，并出现腹膜刺激征，则应考虑胆囊穿孔或病情加重，须立即报告医师，及时处理。

2．缓解疼痛　嘱患者采取舒适的体位，多卧床休息。予以禁食、胃肠减压，可缓解疼痛。对于诊断明确且疼痛剧烈者，可遵医嘱给予解痉镇痛药（如阿托品），但不可使用吗啡，以免引起Oddi括约肌痉挛而加重疼痛。

3．饮食与营养　病情较轻者，可进食低脂、清淡的饮食。对病情严重者，早期应予以禁食，禁食期间遵医嘱静脉补充足够的水、电解质和维生素，以维持水、电解质和酸碱平衡。待患者病情缓解后，可逐渐过渡到清淡、低脂、半流质饮食和普通饮食。

随堂测31-3

4．控制感染　遵医嘱及时、合理应用抗生素，以控制感染，减轻炎性渗出，降低胆囊内压力，预防胆囊穿孔。

（二）术后护理

1．体位　协助患者取舒适卧位，以达到放松和缓解疼痛的目的。

2．控制感染　做好切口和引流管的护理，遵医嘱应用抗生素。

3．并发症的观察与护理　观察患者的腹部症状和体征，出现异常时应警惕胆瘘的发生，并及时报告医师予以处理。

（三）健康教育

1．休息　指导患者合理安排作息时间，避免过度劳累及精神高度紧张。

2．饮食　指导患者进食低脂饮食，忌食油腻食物，避免暴饮暴食。

3．用药与复查指导　对采取非手术治疗或行胆囊造口术的患者，遵医嘱予以口服消炎利胆药物。指导患者定期接受复查，若出现腹痛、发热和黄疸等症状，应及时就诊。

## 二、慢性胆囊炎

慢性胆囊炎（chronic cholecystitis）是急性胆囊炎反复发作的结果或长期存在胆囊结石的后果，90%以上患者合并胆囊结石。由于结石和炎症的反复刺激，患者胆囊壁各层均有明显的

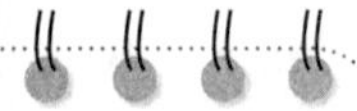

结缔组织增生、增厚，与周围组织粘连，最终造成胆囊萎缩，完全失去功能。

## 【护理评估】

（一）临床表现

1．症状　常不典型，大多数患者有胆绞痛病史，并有厌油腻饮食、腹胀、嗳气等消化不良症状，也可有右上腹隐痛，但很少出现发热。

2．体征　患者右上腹胆囊区有轻度压痛和不适感。

（二）辅助检查

腹部B超检查是诊断慢性胆囊炎最常用的方法，可显示胆囊缩小、壁厚，胆囊内存在结石，胆囊收缩功能差。

（三）与疾病相关的健康史

评估患者有无胆囊结石及急性胆囊炎病史。

（四）心理社会状况

本病易反复发作，并且由于出现消化不良症状，可影响患者的工作、生活，给患者造成很大的心理负担。因此，应评估患者对疾病的认知程度，有无因此而引起烦躁、焦虑情绪。了解家庭和社会对患者的支持情况。

（五）治疗原则

1．非手术治疗　对无结石、症状较轻、年老体弱或伴有重要器官病变者，可采取非手术治疗，包括限制脂肪饮食、口服胆盐和利胆药物。

2．手术治疗　对伴有结石且症状明显者，应进行胆囊切除术，首选腹腔镜胆囊切除术。

## 【主要护理诊断 / 问题】

腹胀　与慢性胆囊炎导致消化功能障碍有关。

## 【护理措施】

注意严格限制油腻饮食，以易消化、吸收，患者能耐受的食物为主，避免进食容易诱发胆囊炎发作的食物。遵医嘱应用消炎利胆药物。手术患者的护理与急性胆囊炎患者的术前、术后护理相同。

# 三、急性胆管炎

急性胆管炎（acute cholangitis）是由细菌感染引起的胆管系统的急性炎症，多在胆道梗阻的基础上发生。

## 【病因与病理】

（一）病因

胆道系统结石是引起急性胆管炎的主要原因。另外，胆管蛔虫病、胆道肿瘤、胆管狭窄、胆肠吻合术及胆管造影等也可引起急性胆管炎。

（二）病理

发生急性胆管炎后，胆汁排出不畅及胆汁化脓，使得胆管内压力增高，胆管扩张，胆管壁增厚，胆管黏膜充血、水肿，炎症细胞浸润，黏膜上皮糜烂，形成溃疡。肝充血、肿大，肝细胞肿胀、变性，胆小管内胆汁淤积。胆小管破裂可形成胆小管门静脉瘘，引起多发性肝脓肿和胆道出血。

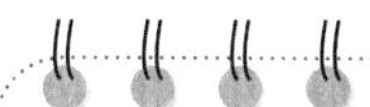

## 【护理评估】

### （一）临床表现

1．症状　当结石阻塞胆管并继发感染时，患者可出现典型的胆管炎症状，即腹痛、寒战与高热、黄疸，称为 Charcot 三联征。

（1）腹痛：疼痛位于剑突下或右上腹，呈阵发性刀割样绞痛，或持续性疼痛，伴阵发性加重。根据梗阻的部位不同，患者疼痛程度也不同，肝外梗阻者疼痛较明显，肝内梗阻者疼痛程度较轻。

（2）寒战、高热：剧烈腹痛后，患者可出现畏寒、发热，严重时可出现明显寒战，体温持续升高可达 39 ～ 40℃。

（3）黄疸：结石堵塞胆管后，胆红素逆流入血，患者可出现黄疸。肝内梗阻者黄疸程度较轻，肝外梗阻者则较重。

（4）消化道症状：患者可出现恶心、呕吐等。

2．体征　主要表现为剑突下及右上腹压痛，肝大和肝区叩击痛。肝外梗阻者有时可触及肿大的胆囊。

### （二）辅助检查

1．实验室检查　患者白细胞计数及中性粒细胞比例升高，肝功能有不同程度的损害，血清转氨酶和碱性磷酸酶增高。血清总胆红素和直接胆红素增高，尿胆红素升高。

2．影像学检查　B 超检查可见胆管扩张情况，必要时可行 CT、ERCP 等检查。

### （三）与疾病相关的健康史

了解患者既往有无胆道结石病史，有无行胆肠吻合术、ERCP 等。了解患者有无进食油腻食物史。

### （四）心理社会状况

了解患者患病后的心理变化，患者及家属对术后康复知识的掌握程度，是否担心并发症和预后。了解患者的社会支持情况。

### （五）治疗原则

1．非手术治疗　对感染症状较轻者，可予以禁食、胃肠减压、积极补液、抗感染、解痉止痛等治疗。待患者症状控制后，再进行择期手术。

2．手术治疗　对非手术治疗无效者，可行胆总管切开探查、“T”形管引流术。

3．其他治疗　有条件的医院可行经皮经肝胆管引流术和内镜鼻胆管引流术（endoscopic nasobiliary drainage，ENBD），引流胆汁，减轻胆道内压力，控制感染。

## 【主要的护理诊断 / 问题】

1．急性疼痛　与胆管梗阻并继发感染有关。

2．体温过高　与胆管梗阻并继发感染有关。

3．潜在并发症：胆道出血、胆瘘、感染性休克等。

## 【护理措施】

1．病情观察　密切观察患者的病情变化，如出现寒战、高热、腹痛加重、血压下降、意识改变，则应警惕急性梗阻性化脓性胆管炎的发生。

2．体位　急性期患者应卧床休息，取半卧位。

3．营养支持　早期予以禁食，禁食期间遵医嘱积极补液并给予营养支持。待患者病情缓解后，可进食低脂流质饮食，然后逐渐过渡到清淡半流质饮食，直至恢复普通饮食。

4．缓解疼痛　遵医嘱使用解痉镇痛药物，但应注意禁用吗啡。

5．抗感染　遵医嘱应用对革兰氏阴性杆菌和厌氧菌敏感的抗生素。

6．对症护理　对体温过高者，采用物理或药物降温。对皮肤瘙痒者，应嘱其勿抓挠，每日用温水清洗皮肤，外用止痒药。对凝血功能障碍者，可遵医嘱注射维生素 $K_1$。

7．并发症的观察与护理　术后应注意观察患者的病情变化，防止并发症的发生。积极予以补液，抗感染，并做好引流管的护理。

## 四、急性梗阻性化脓性胆管炎

急性梗阻性化脓性胆管炎（acute obstructive suppurative cholangitis，AOSC）是胆道感染疾病中较为严重的类型，又称重症急性胆管炎，多由胆道梗阻及细菌感染未被控制，病情进一步发展至胆道系统，形成脓液而导致。

### 【病因与病理】

（一）病因

1. 胆道梗阻　最常见的原因是肝外胆管结石，其次为胆管蛔虫病和胆管狭窄。恶性肿瘤、先天性胆道解剖异常等也可引起本病。近年来，由胆肠吻合口狭窄、PTC、ERCP 放置内支架等引起本病者也逐渐增多。

2. 细菌感染　由于胆道梗阻，胆汁流出不畅，经胆汁清除细菌的能力下降，造成细菌大量繁殖而导致胆管炎或化脓性炎症。

（二）病理

本病的基本病理改变是胆管梗阻和胆管内化脓性感染。胆管梗阻加之感染，使梗阻部位以上的胆管内压力增高，胆管扩张，胆管黏膜充血、水肿，炎症细胞浸润，黏膜上皮糜烂脱落，形成溃疡。肝充血、肿大，光镜下见肝细胞肿胀、变性。病变晚期，肝细胞可发生大片坏死。胆小管破裂，可形成胆小管门静脉瘘。胆管内脓性胆汁或脓液持续增多，可使管腔内压力持续增高。当胆管内压力超过 25 $cmH_2O$ 时，肝细胞即停止分泌胆汁，胆管内细菌和毒素逆行侵入肝窦，经肝静脉进入血液循环，可引起全身炎症反应、血流动力学改变和多器官功能障碍综合征（MODS）。

### 【护理评估】

（一）临床表现

本病起病急骤，病情发展速度快，患者多有胆道疾病发作史和（或）胆道手术史。患者除具有一般胆道感染的 Charcot 三联征（腹痛、寒战与高热、黄疸）外，还有休克、中枢神经系统抑制表现，即 Reynolds 五联征。

1．症状

（1）腹痛：患者可突发剑突下或右上腹持续性疼痛，伴阵发性加重，并可向右肩胛下及腰背部放射。

（2）寒战与高热：患者起病初期就可出现畏寒、发热，严重时可出现明显寒战，发热呈弛张热或体温持续升高达 39 ～ 40℃。

（3）黄疸：大多数患者可出现明显的黄疸，肝内梗阻者黄疸程度较轻，肝外梗阻者则较重。

（4）休克：患者可出现口唇发绀、呼吸浅快、脉搏快弱且可达 120 次 / 分以上、血压下降等症状。患者呈急性病面容，可出现皮下瘀斑或全身青紫、发绀。

（5）中枢神经系统抑制：主要表现为神志不清、淡漠、嗜睡，甚至昏迷，合并休克时可表现为躁动、谵妄等。

（6）消化道症状：患者常伴有恶心、呕吐等消化道症状。

2．体征 主要表现为剑突下和（或）右上腹部有不同程度和不同范围的压痛，患者可出现腹膜刺激征，可伴有肝大及肝区叩击痛、Murphy 征呈阳性，肝外梗阻者可扪及肿大的胆囊。

（二）辅助检查

1．实验室检查 患者白细胞计数升高，常＞ $20 \times 10^9$/L，中性粒细胞比例明显增高，胞质内可出现中毒颗粒。患者肝功能、肾功能受损，凝血酶原时间延长，可有低氧血症、低钠血症、代谢性酸中毒等。

2．影像学检查 B 超检查可以及时了解胆道梗阻部位、胆管扩张情况和病变性质等，必要时可行 CT、MRCP、ERCP 等检查。

（三）与疾病相关的健康史

了解患者有无胆石症、急性胆管炎、胆管蛔虫病、胆道肿瘤等疾病，有无胆道手术史。了解患者的饮食习惯等。

（四）心理社会状况

本病发病急，病情发展迅速，患者死亡率高。应评估患者及家属对疾病的认识程度，了解家庭经济状况以及亲属和社会对患者的支持情况。

**案例 31-2B**

实验室和影像学检查：血常规 WBC $20 \times 10^9$/L，N 85 %，TBIL 56 μmol/L，DBIL 41 μmol/L。腹部 B 超检查显示：胆总管管腔内可见多个形态稳定的团状强回声，胆管扩张。

**请回答：**

1. 该患者可能的诊断是什么？
2. 经非手术治疗，患者病情稳定后，行胆总管切开减压术，术中留置“T”形管引流。术后 24 h 引流量为 400 ml，术后 24 ~ 48 h 引流量为 50 ml。该患者可能发生了什么问题？

（五）治疗原则

治疗原则是紧急进行手术解除胆道梗阻，并予以引流减压，及早、有效降低胆管内压力。

1．非手术治疗 既是治疗手段，又可作为术前准备。主要治疗方法包括：①抗休克，予以补液，扩充血容量。对休克患者，可使用多巴胺维持血压。②抗感染，联合应用有效、足量的广谱抗生素。③补充营养，纠正水、电解质及酸碱平衡失调。④禁食、胃肠减压；⑤对症治疗，予以降温、解痉镇痛、营养支持。

2．手术治疗 手术治疗的主要目的是迅速解除梗阻，降低胆管内压力，挽救患者的生命。常采用胆总管切开减压术、“T”形管引流术。此外，还可行经皮经肝胆管引流术（PTCD）、内镜鼻胆管引流术（ENBD）、内镜胆管引流术等。

**知识链接**

**胆管引流的方式**

胆管引流的方式包括内镜胆管引流术、PTCD 及开放式手术引流。内镜胆管引流术是急性胆管炎患者胆管引流的主要方式，包括内镜下十二指肠乳头括约肌切开术（endoscopic papillosphincterotomy，EST）、内镜下胆管支架引流术和内镜鼻胆管引流术

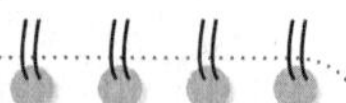

（ENBD）。EST的优势在于引流的同时可以取石，适用于胆管结石合并急性胆管炎患者感染控制后进行的胆总管取石术，有发生消化道出血、穿孔及急性胰腺炎等并发症的风险，不建议对中、重度急性胆管炎或有凝血功能障碍的患者使用。内镜下胆管支架引流术和ENBD的操作相对简便，内镜下胆管支架引流术为内引流术，患者不适感较轻，但无法直接观察胆汁引流情况，且存在支架脱落和堵塞的风险，对部分患者需要再次通过内镜操作取出支架。ENBD为外引流术，可以观察引流液的情况，但患者的不适感强。内镜下胆管支架引流术和ENBD对于多数由结石、肿瘤或炎性狭窄造成的肝外胆道梗阻患者均有良好的引流效果，在条件允许的前提下，可作为这类急性胆管炎患者胆管引流的首选方式，两者具体如何选择可根据患者是否需要后续再次进行内镜治疗决定。

## 【主要的护理诊断/问题】

1．急性疼痛　与胆管梗阻并继发感染有关。

2．体液不足　与呕吐、禁食、胃肠减压、“T”形管引流、感染性休克等有关。

3．体温过高　与胆管梗阻并继发感染有关。

4．潜在并发症：胆道出血、胆瘘、腹腔感染、多器官功能衰竭。

## 【护理措施】

1．病情观察　密切观察患者的生命体征，腹部症状和体征，引流液的颜色、性状和量，以及粪便颜色等，警惕胆道出血和胆瘘的发生。如患者出现神志淡漠，尿量减少或无尿，肝、肾功能异常等表现，则应考虑发生多器官功能障碍，应立即报告医师，并协助处理。

2．维持体液平衡

（1）严密观察血流动力学指标：观察患者的生命体征及循环情况，如血压、脉搏、尿量、皮肤温度和颜色等，判断有无血容量不足的表现。准确记录24 h出入量，必要时监测中心静脉压及每小时尿量。

**科研小提示**

有效预防胆道感染并发的休克可降低患者死亡率，可以探索如何早期判断胆道感染。

（2）积极补液，纠正水、电解质及酸碱失衡：遵医嘱定量、定时补液，使用晶体液和胶体液扩充血容量，尽快恢复有效循环血量。必要时使用肾上腺皮质激素和血管活性药物，改善组织器官的血流灌注及氧供情况。

3．降低体温　可应用物理降温和药物降温的方法降低患者体温。遵医嘱应用抗生素，以控制感染，促进患者体温的恢复。

4．缓解疼痛

（1）体位：未发生休克的患者可取半卧位，以使腹肌松弛，减轻疼痛。

（2）禁食、胃肠减压：禁食可使消化液分泌减少，减轻腹部胀痛。通过胃肠减压可引出胃内容物，减轻胀痛。

（3）解痉、止痛：对诊断明确者，遵医嘱应用消炎利胆药、解痉止痛药，以减轻腹痛。

5．营养支持　禁食和胃肠减压期间，可通过肠外营养途径补充能量。

随堂测 31-4

6．呼吸功能支持　未发生休克的患者可取半卧位，予以吸氧，以改善缺氧情况。

7．术前准备与术后护理　参见本章第一节有关胆石症患者的护理。

## 第三节　胆管蛔虫病

胆管蛔虫病（biliary ascariasis）是由于饥饿、胃酸降低或驱虫不当等因素导致的肠道蛔虫运动活跃，并上行钻入胆道后所引起的一系列临床表现。本病多见于儿童和青少年，尤其是生活环境和卫生条件较差的不发达地区多见。近年来随着卫生条件的改善以及饮食习惯的改变，本病发病率已明显降低。

### 【病因与病理】

蛔虫成虫寄生于中下段小肠内，有钻孔习性，喜碱、厌酸。当其寄生的环境发生变化时（如出现腹泻、饥饿、饮食不洁、胃肠道功能紊乱、妊娠、发热、驱虫不当等），蛔虫可上行至十二指肠，若 Oddi 括约肌功能紊乱，有钻孔习性的蛔虫便可侵入胆道。其机械性刺激可引起 Oddi 括约肌强烈痉挛收缩而诱发胆绞痛和急性胰腺炎。蛔虫经胆囊管进入胆囊，可引起胆囊穿孔。虫体从肠道内带入的细菌可引起胆道感染，严重者可引起急性梗阻性化脓性胆管炎、肝脓肿等。进入胆道的蛔虫大多在胆道内死亡，其残体及残留的虫卵日后可形成结石的核心。

### 【护理评估】

#### （一）临床表现

本病的特点是“症征不符”，即症状重，而体征轻，表现为剧烈的腹部绞痛与轻微的腹部体征不相对应。

1．症状　主要表现为突发剑突下阵发性“钻顶样”绞痛，并可向右肩部或背部放射。疼痛发作时，患者面色苍白、辗转不安、呻吟不止、大汗淋漓，可伴有恶心、呕吐，或呕出蛔虫。疼痛可突然平息，亦可突然再发，没有一定的规律，疼痛时间长短不一。疼痛过后，患者可如常人般静息或者活动。合并胆道感染时，患者症状与急性胆管炎患者相同，病情严重者临床表现与急性梗阻性化脓性胆管炎相同。患者体温多不升高，少数患者可出现轻度黄疸。

2．体征　患者仅有右上腹或剑突下轻度深压痛。合并胆管炎或胰腺炎时，可有相应的体征。

#### （二）辅助检查

1．实验室检查　患者早期白细胞及中性粒细胞计数正常或轻度升高，合并感染时则显著增高，嗜酸性粒细胞比例明显增高。

2．影像学检查　首选腹部 B 超检查，可显示蛔虫体影。ERCP 偶尔可见胆管开口处有蛔虫，可在镜下钳夹取出。

#### （三）与疾病相关的健康史

了解患者的年龄、饮食习惯、生活习惯、卫生条件等状况，既往有无肠道蛔虫病史；近期有无使用抗寄生虫药、胃肠道疾病史。

#### （四）心理社会状况

本病好发于儿童和青少年，应评估发病对患者及家庭的影响，了解患者家长的心理承受能力及家庭经济压力。评估患者的社会支持系统情况等。

#### （五）治疗原则

本病以非手术治疗为主。若非手术治疗无效或合并严重并发症，则可考虑采取手术治疗。

1．非手术治疗　①解痉、镇痛：口服33%硫酸镁及解痉药，疼痛剧烈时予以肌内注射解痉药（如阿托品、山莨菪碱），在诊断明确的前提下可应用强效镇痛药（如哌替啶）。②利胆、驱虫：病情发作时，可口服食醋、乌梅汤等使胆汁偏酸，以增加胆汁分泌，抑制和麻痹虫体。症状缓解时，可应用抗寄生虫药，常用四米唑（驱虫净）、枸橼酸哌嗪（驱蛔灵）或左旋咪唑。也可经胃管注入氧气驱虫。③控制感染：胆道感染多为大肠埃希菌感染，治疗时选择相应的抗生素预防和控制感染；④纤维十二指肠镜取虫：可在ERCP检查时，用取石钳取出虫体。

2．手术治疗　手术治疗可采用胆总管切开探查、“T”形管引流术。术后仍需要服药驱除肠道蛔虫，防止胆管蛔虫病复发。手术适应证：①经非手术治疗无效且病情未缓解；②有其他合并症者，如急性梗阻性化脓性胆管炎、胆囊炎、肝脓肿、胆道系统出血、急性胰腺炎或合并胆管结石者。

### 【主要护理诊断/问题】

1．急性疼痛　与蛔虫机械性刺激引起Oddi括约肌痉挛有关。

2．潜在并发症：胆管炎、急性坏死性胰腺炎、胆汁性腹膜炎等。

### 【护理措施】

1．病情观察　急性期要密切观察患者的意识、面色、生命体征等变化，如出现异常情况，应及时向医师报告，并协助处理。

2．减轻和控制疼痛　注意观察疼痛的部位、性质和持续时间等，采取药物或非药物止痛方法，缓解患者的疼痛。

3．正确使用抗寄生虫药　抗寄生虫药应于清晨或夜晚睡前服用，并且剂量要足够，服药后要注意观察排出的粪便中是否有蛔虫。

4．术前准备　积极完善术前各项准备，如心电图、血常规检查，凝血功能、肝功能、肾功能测定，交叉配血试验，以及禁食、留置胃肠减压等。

5．术后护理　应安置患者取合适体位，密切观察其病情变化，及时发现并发症。对放置“T”形管的患者，应做好引流管的护理。

6．养成良好的饮食、卫生习惯　向患者解释饭前便后洗手对预防和治疗蛔虫病的重要性，日常生活中注意饮食卫生，如不饮生水，蔬菜、瓜果洗净后再食用等。

## 第四节　胆道肿瘤

### 一、胆囊息肉样病变

胆囊息肉样病变（polypoid lesion of gallbladder）是指起源于胆囊壁并向胆囊腔内突出或隆起的病变，呈球形、半球形或乳头状，有蒂或无蒂息肉状，多为良性。

### 【病理】

胆囊息肉按病理改变分为两大类，即非肿瘤性息肉和肿瘤性息肉。其中，非肿瘤性息肉包括胆固醇息肉、炎性息肉和增生性息肉等；肿瘤性息肉主要包括腺瘤、腺肌瘤、血管瘤、脂肪瘤、平滑肌瘤、神经纤维瘤等。因为手术前难以明确病变的性质，所以统称为胆囊息肉样病变。

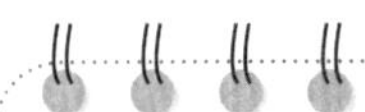

## 【护理评估】

（一）临床表现

患者一般无特殊的临床表现，部分患者可有右上腹部疼痛或不适感，或偶尔有恶心、呕吐、食欲减退等消化道症状，也有极个别患者可能会发生梗阻性黄疸、无结石性胆囊炎或者胆道出血等。

（二）辅助检查

腹部B超检查是诊断本病的首选方法，但也很难分辨病变的良、恶性。超声内镜检查（endoscopic ultrasonography，EUS）、CT或MRI检查，以及超声内镜引导细针穿刺活检，有助于明确诊断。

（三）与疾病相关的健康史

了解患者有无导致自身抵抗力下降的因素。

（四）心理社会状况

胆囊息肉一经发现，患者及家属多担心病变为恶性，并担心手术对消化道功能的影响。

（五）治疗原则

对有明显症状的患者，在排除精神因素，以及胃、十二指肠和其他胆道疾病后，可行手术治疗。对没有症状的患者，存在下列情况时，需要考虑手术治疗：①单发的基底部宽大息肉；②息肉直径＞1 cm；③息肉逐渐增大；④患者年龄＞50岁，合并胆囊结石和胆囊壁增厚。对暂不施行手术者，需要每6个月进行B超复查一次。对有手术适应证但无恶变者，可行胆囊切除术。如果发生恶变，则需要按照胆囊癌的处理原则予以相应处理。

## 【主要护理诊断/问题】

焦虑　与担心疾病的良、恶性及手术有关。

## 【护理措施】

1．减轻焦虑　评估引起患者焦虑的原因，鼓励患者表达内心的感受，主动关心患者。及时为患者提供有利于治疗及康复的信息，增强患者战胜疾病的信心。向患者说明手术的必要性，使患者积极配合治疗和护理。

2．术前与术后护理　参见本章第一节胆石症患者的护理。

3．指导患者定期复查　对良性病变者，可定期随访，根据病情变化选择合适的治疗方法。

## 二、胆囊癌

胆囊癌（gallbladder carcinoma）是指原发于胆囊的恶性肿瘤，比较少见，但是在胆道系统恶性肿瘤中是较为常见的一种。90%的患者发病年龄超过50岁，男性与女性发病率之比为1∶(3～4)。

## 【病因与病理】

（一）病因

流行病学调查显示，约70%的患者合并有胆囊结石，这可能与胆囊黏膜受到结石的长期物理性刺激、慢性炎症及细菌代谢产物中的某些致癌物质等因素有关。另外，致癌的可能因素还有萎缩性胆囊炎、胆囊息肉样病变、胆管囊肿空肠吻合术后、完全钙化的“瓷化”胆囊或溃疡性结肠炎等。

（二）病理

胆囊癌好发部位为胆囊体部和底部。病理大体分型为肿块型和浸润型。肿块型表现为胆囊管腔内大小不等的息肉样病变，浸润型可表现为胆囊壁增厚，与肝紧密牢固粘连。组织学上可以分为腺癌、未分化癌、鳞状细胞癌以及腺鳞癌等，其中，腺癌较为多见，约占82%。胆囊癌的转移方式主要是直接浸润肝实质及邻近的器官组织（如十二指肠、胰腺、肝总管等），也可以通过淋巴转移，血行转移者较为少见。

## 【护理评估】

### （一）临床表现

本病的发病比较隐匿，患者早期无特异性症状。部分患者可因胆囊结石行胆囊切除术时被意外发现。胆囊癌合并胆囊结石或慢性胆囊炎患者，早期大多表现为胆囊结石或胆囊炎症状。当肿瘤侵及浆膜层或胆囊床时，患者可出现右上腹部疼痛，并可放射至肩背部。胆囊管阻塞时，可能会触及肿大的胆囊。胆囊癌晚期，可在右上腹部触及肿块，患者可出现腹胀、体重减轻或消瘦、贫血、黄疸、腹水以及全身衰竭等。少数肿瘤可以穿透浆膜层，导致胆囊急性穿孔、急性腹膜炎及胆道出血等。

### （二）辅助检查

1．实验室检查　CEA、CA19-9、CA125均可升高，但无无特异性，其中CA19-9灵敏度较高。

2．影像学检查　腹部B超、CT检查均可见胆囊壁有不同程度的增厚或者显示胆囊内的新生物，也可以发现肝转移或淋巴结肿大。增强CT或MRI检查可以显示肿瘤的血供情况。行超声内镜引导细针穿刺活检术，可明确诊断。

### （三）与疾病相关的健康史

评估患者有无胆囊结石、胆囊炎病史。有无胆囊良性肿瘤等疾病。

### （四）心理社会状况

一旦确诊为胆囊癌，患者可能经历否定、焦虑、抑郁等心理过程，担心疾病的预后。应评估患者及家属对癌症的接受程度和不同时期的心理变化，了解患者的家庭经济状况，以及社会支持情况。

### （五）治疗原则

胆囊癌的治疗首选手术治疗，化学治疗及放射治疗效果不明显。

1．单纯胆囊切除术　如肿瘤仅局限于黏膜层或黏膜下层，则该术式可达到根治的目的。适用于胆囊结石或胆囊息肉样病变施行胆囊切除术后发现的胆囊癌患者。

2．胆囊癌根治性切除术　适用于肿瘤侵及胆囊肌层或全层，且伴有区域性淋巴结转移的患者。切除范围包括胆囊、胆囊床外2 cm的肝组织以及胆囊引流区淋巴结清扫。扩大的胆囊切除术范围包括右半肝或右三叶肝切除、胰十二指肠切除及肝动脉和（或）门静脉重建术，该术式患者死亡率高，长期生存率低。

3．姑息性手术　对术前或术中探查确定肿瘤不能切除，或已经有远处转移者，应采取非根治性方法来缓解症状。具体治疗方法包括：①减轻黄疸症状，如在胆管处置入内支撑管或金属支架。②止痛，阻滞神经节，以缓解疼痛，并减少镇痛药用量。

## 【主要护理诊断/问题】

1．慢性疼痛　与肿瘤浸润、胆汁排出受阻有关。

2．营养失调（低于机体需要量）　与胆汁代谢障碍、肿瘤高代谢状态、进食量减少等有关。

## 【护理措施】

针对患者出现的紧张、沮丧、焦虑不安等心理反应，护士应与其建立良好的护患关系，采取有效措施对患者进行心理护理。同时注意加强营养支持及其他症状的护理。手术患者的护理措施参见本章第一节及第二节的相关内容。

## 三、胆管癌

胆管癌（cholangiocarcinoma）是指发生于肝外胆管，即左、右肝管汇合部至胆总管下端的恶性肿瘤，多见于 50 ～ 70 岁男性。

### 【病因与病理】

（一）病因

目前尚不明确，与胆囊癌相似，可能与胆管结石、胆管炎等疾病有关。胆管结石、肝吸虫感染、先天性胆管囊状扩张症以及原发性硬化性胆管炎等被认为是本病发生的危险因素。

（二）病理

胆管分为上段、中段和下段，上段胆管癌又称肝门部胆管癌，位于左、右肝管到胆囊管开口以上，占 50%～ 75%；中段胆管癌位于胆囊管开口到十二指肠上缘，占 10%～ 25%；下段胆管癌位于十二指肠上缘到十二指肠乳头，占 10%～ 20%。95%以上的胆管癌组织学类型为腺癌，其中主要是高分化腺癌，少数为未分化癌、乳头状癌或鳞癌。肿瘤多为小病灶，呈扁平纤维样硬化、同心圆生长，可引起胆管梗阻，并直接浸润邻近组织。肿瘤沿肝内、外胆管及其淋巴分布和流向转移，沿肝十二指肠韧带内神经鞘浸润是其转移的特点。

### 【护理评估】

（一）临床表现

1．症状

（1）黄疸：为主要症状，90%～ 98%的患者可出现进行性无痛性黄疸，表现为皮肤、巩膜黄染，尿液呈黄色，粪便呈灰白色或陶土色，全身皮肤瘙痒等。

（2）腹痛：少数患者有上腹部饱胀不适、隐痛、胀痛或者绞痛。

（3）其他：患者可出现恶心、厌食、乏力、消瘦等症状。合并感染时，患者可出现急性胆管炎的临床表现。

2．体征

（1）胆囊肿大：肿瘤发生在胆囊以下胆管时，常可以触及肿大的胆囊，Murphy 征可能呈阴性。肿瘤发生在胆囊以上的胆管和肝门部胆管时，胆囊常缩小，且不能触及。

（2）肝大：部分患者可出现肝大、质硬，有触痛或者叩击痛。晚期上腹部可触及肿块，可伴腹水或下肢水肿。

（二）辅助检查

1．实验室检查　主要表现为梗阻性黄疸时出现肝功能异常，血清总胆红素、直接胆红素和碱性磷酸酶显著增高，肿瘤标志物 CA19-9 可能升高。

2．影像学检查　腹部 B 超检查是首选的诊断方法，可显示扩张的胆管，梗阻的部位，甚至肿瘤。MRCP、PTC、CT 和 MRI 有助于明确诊断。

（三）与疾病相关的健康史

评估患者有无胆管结石、原发性硬化性胆管炎、先天性胆管扩张、溃疡性结肠炎等病史，有无乙型肝炎、丙型肝炎等病史。

（四）心理社会状况

评估患者有无恐惧、沮丧、绝望等不良情绪。评估患者有无角色强化或缺如。了解患者及家属对疾病的认知程度和社会支持系统情况。

（五）治疗原则

本病以手术治疗为主，化疗和放疗效果还未得到肯定。对上段胆管癌患者，在切除肿瘤后，可行胆管空肠吻合术。对中段胆管癌患者，在切除肿瘤及距肿瘤边缘 0.5 cm 以上的胆管后，可行肝总管 - 空肠 Roux-en-Y 吻合术。对下段胆管癌患者，需要施行胰十二指肠切除术。对肿瘤晚期无法切除的患者，可行姑息性手术，如经皮经肝胆管引流术（PTCD）或放置内支架引流、胃空肠吻合术等。

## 【主要护理诊断 / 问题】

1．慢性疼痛　与肿瘤浸润、局部压迫有关。

2．有皮肤完整性受损的危险　与胆汁排出受阻、皮肤瘙痒有关。

3．营养失调（低于机体需要量）　与肿瘤导致摄入量减少、吸收障碍及高代谢状态有关。

## 【护理措施】

1．减轻疼痛　根据患者疼痛的程度，遵医嘱采用非药物或药物方法止痛。

2．保持皮肤的完整性　黄疸可引起皮肤瘙痒，应协助患者修剪指甲，防止抓破皮肤。指导每天用温水清洗皮肤，保持皮肤清洁、干燥。穿着舒适的纯棉衣裤。对于瘙痒剧烈者，可外用药物止痒。

3．营养支持　创造良好的饮食环境，提供清淡、易消化的饮食。对于食欲减退的患者，用餐前可以适当用药物控制，鼓励其尽量经口进食。对不能经口进食或营养摄入不足者，可予以肠内或肠外营养支持，增强患者对手术的耐受力，促进患者康复。

4．术前与术后护理　做好各项术前准备。术后应密切观察患者的病情变化，包括生命体征、腹部症状与体征等变化。评估有无出血、胆瘘等并发症的发生。同时注意做好引流管的护理。

5．健康教育　指导患者定期复查，以便及时发现肿瘤复发。

## 小　结

1．病因与病理　胆道系统被细菌侵袭导致胆囊炎和胆管炎；胆道感染、胆道梗阻、胆道异物和代谢改变是胆石症的主要病因，且感染、梗阻、结石三者之间可相互影响，使病情加重。胆管蛔虫病是由于肠道蛔虫感染上行钻入胆道所致。胆囊癌、胆管癌主要由长期受结石、炎症等刺激而导致。

2．临床表现　胆道疾病患者多伴有右上腹不适和消化不良症状。胆绞痛是胆囊结石的首发症状；肝外胆管结石主要表现为 Charcot 三联征。急性胆囊炎的典型体征为 Murphy 征阳性。急性梗阻性化脓性胆管炎表现为 Reynolds 五联征。胆管蛔虫病临床表现为突发剑突下阵发性“钻顶样”绞痛。胆囊癌早期，患者症状不明显。胆管癌以进行性无痛性黄疸为主要临床特征。

3．治疗原则　胆石症以手术治疗为主；胆道感染常以解痉、抗感染等非手术治疗为主；急性梗阻性化脓性胆管炎须行紧急手术，解除胆道梗阻，并予以引流减压；胆管蛔虫病采用利胆、驱虫治疗；胆道恶性肿瘤需要尽快采取手术治疗。

4．护理措施　进行胆道外科手术前，应做好降温、抗感染、止痛、营养支持、维持体液平衡等护理，并密切观察患者的病情变化。术后患者采取半卧位，注意观察病情、营养支持、预防感染，做好腹腔引流管及“T”形引流管的护理，注意预防并发症（如出血、胆瘘）。

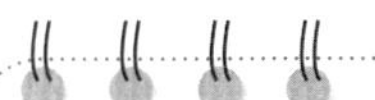

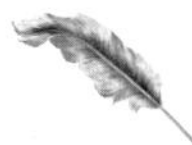

## 思考题

1. 患者，女性，70 岁，因“间断性右上腹部胀痛 20 d”入院。患者于 20 d 前无明显诱因出现右上腹部胀痛，呈持续性，并向右肩背部放射。疼痛持续数小时后自行缓解，此后患者病情常反复发作，程度轻重不等，并逐渐加重，皮肤轻度黄染。

体格检查：腹部超声检查显示胆囊大小为 12.5 cm × 5.3 cm，壁厚约 0.5 cm，欠光滑，内可见多个大小不等的强回声，较大者约 1.6 cm × 0.8 cm，可移动，伴声影，胆总管通畅。

请回答：

1. 考虑该患者的疾病诊断是什么？

2. 患者出现黄疸的可能原因是什么？

3. 该患者目前主要的护理诊断 / 问题有哪些？

2. 患者，男性，50 岁，3 个月前因“慢性胆囊炎、胆囊结石”行胆囊切除术。患者昨日无明显诱因，餐后突然出现上腹痛，并向后背、双肩部放射，且疼痛较剧烈，伴发热，体温为 38℃左右，巩膜、皮肤黄染。

实验室检查：WBC 5.2 × $10^9$/L，TBIL（总胆红素）29.8 μmol/L，DBIL（直接胆红素）7.3 μmol/L。B 超检查显示：胆总管内径约为 1.2 cm，可疑扩大，未见结石影，未探及十二指肠后段及末端胆总管。

初步诊断为胆总管结石。

请回答：

1. 胆总管结石的诊断依据是什么？

2. 拟行手术治疗，主要术式是什么？

3. 若术后 2 周行“T”形管造影检查发现胆总管内残余结石 1 枚，那么下一步应如何处理？

（赵博伦）

第 32 章数字资源

# 第三十二章 胰腺疾病患者的护理

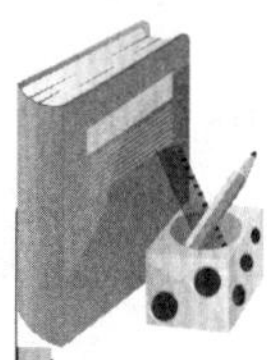

## 导学目标

通过本章内容的学习，学生应能够：

◆ **基本目标**

1. 复述急性胰腺炎、胰腺癌的定义。
2. 叙述急性胰腺炎及胰腺癌的病因与病理。
3. 描述急性胰腺炎、胰腺癌的临床表现和护理措施。
4. 归纳急、慢性胰腺炎及胰腺癌的治疗原则、护理评估与护理诊断。
5. 运用所学知识为胰腺疾病患者提供恰当的护理。

◆ **发展目标**

综合运用所学知识正确评估急性胰腺炎患者，并为其制订护理计划。

◆ **思政目标**

具有严谨求实的工作态度和爱伤观念，能够及时观察患者的病情变化，并采取恰当的护理措施。

**案例 32-1A**

患者，女性，69 岁，因“突发腹部疼痛 10 h”入院。患者 1 d 前于饱餐后出现右上腹疼痛，呈持续性胀痛，伴阵发性加重，并放射至右肩背部，伴恶心、呕吐，呕吐物为胃内容物，呕吐后腹痛无缓解。患者无畏寒、发热，无咳嗽、咳痰。腹部 CT 检查提示：急性胰腺炎，胆囊结石，胆囊炎。

**请回答：**

该患者的主要护理评估内容有哪些？

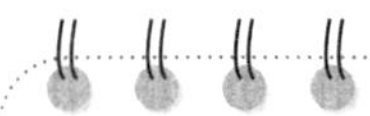

# 第一节　胰腺炎

## 一、急性胰腺炎

急性胰腺炎（acute pancreatitis，AP）是由多种病因引起胰腺组织自身消化造成的胰腺水肿、出血及坏死等炎症性损伤，可伴或不伴有其他器官功能改变。急性胰腺炎的严重程度不一，临床以轻症急性胰腺炎多见，呈自限性。20%～30%的患者为重症急性胰腺炎，病情危重，病死率为10%～20%，是常见的外科急腹症之一。

### 【病因与病理】

（一）病因

1．胆道疾病　是我国急性胰腺炎患者的主要病因，以胆石症最常见。胆总管下端结石，胆管蛔虫病，胆管炎，Oddi括约肌水肿、痉挛等，可引起主胰管与胆总管“共同通道”梗阻，致使胆汁逆流入主胰管。反流胆汁中的细菌可使胆汁中的结合胆汁酸还原成游离胆汁酸，后者对胰腺有很强的损伤作用。

2．过量饮酒　是西方国家急性胰腺炎患者的主要病因。乙醇能直接损伤胰腺，大量乙醇可刺激胰液分泌，引起Oddi括约肌痉挛和胰管梗阻，使胰管内压力增高，甚至细小胰管破裂，致使胰液进入胰腺组织间隙，从而引起一系列酶性损害及胰腺自我消化。

3．高甘油三酯血症　近年来逐渐成为我国急性胰腺炎的第二大病因。其致病机制尚未明确，可能是由于甘油三酯在胰酶作用下生成的游离脂肪酸对胰腺的直接损伤作用所致。高甘油三酯血症导致血液黏滞度增高也可能加重胰腺病变和其他器官功能损害。

4．其他因素　十二指肠液反流激活胰酶；创伤因素，如上腹部钝器伤、贯通伤或手术等，均可直接或间接引发急性胰腺炎；饮食因素，如暴饮暴食；药物因素，如噻嗪类药物、糖皮质激素等；遗传因素和自身免疫性疾病等。

（二）病理

程度不同的水肿、出血和坏死是急性胰腺炎的基本病理变化。两种病理变化不能截然分开，后者是前者发展的结果。

1．急性水肿型胰腺炎　特点是胰腺水肿、肿胀，炎症细胞浸润，偶尔有轻度出血或局灶性坏死。此型胰腺炎占急性胰腺炎的绝大多数，约为80%，预后良好。

2．急性出血坏死型胰腺炎　特点是胰腺实质广泛或局限性出血、坏死。坏死灶呈散在或片状分布，大小不等，呈灰黑色，后期胰腺坏疽时呈黑色。患者腹腔内有血性腹水，内含大量淀粉酶。镜下可见脂肪坏死和腺泡严重破坏，血管被消化，呈大片状出血，胰腺导管扩张，动脉内血栓形成。可见散在的黄白色皂化斑或小块脂肪坏死灶。晚期坏死组织合并感染时，可形成脓肿。

### 【护理评估】

（一）临床表现

1．症状

(1) 腹痛：是主要的临床症状。患者腹痛剧烈，常突然发作，呈持续性、刀割样剧痛。疼痛位于上腹正中部或偏左侧，是由于胰胆管梗阻和痉挛、胰腺被膜肿胀、腹腔内化学物质刺激及腹腔神经丛受压所致。后期病变累及全胰腺时，疼痛呈束带状，并可放射至腰背部。胆源性

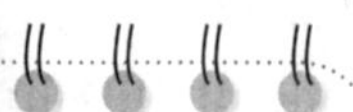



胰腺炎患者腹痛始于右上腹，然后逐渐向左侧转移，并向左肩部、左侧腰背部放射。急性胰腺炎多由进食油腻食物、饱餐、过量饮酒等因素诱发。

（2）恶心、呕吐：常与腹痛伴发，患者呕吐剧烈而频繁，呕吐物多为胃内容物，呕吐后腹痛并不减轻。

（3）腹胀：因肠管浸泡在含有大量胰液、坏死组织和毒素的血性腹水中发生肠麻痹或肠梗阻所致，有导致腹内高压综合征的风险。

（4）发热：轻度急性胰腺炎患者可不发热或仅有轻度发热，体温在 38℃左右。如果合并胆道感染，患者常伴有寒战、高热。病情发展为出血坏死型胰腺炎时，患者可出现持续高热。

（5）休克和器官功能障碍：重症胰腺炎患者可出现休克和器官功能障碍。早期以低血容量性休克为主，后期可合并感染性休克。伴急性肺功能衰竭时，患者可出现进行性呼吸困难和发绀。急性反应期，患者易发生急性肾衰竭，预后差。发生胰性脑病时，患者可出现中枢神经系统症状，如意识障碍。病情严重者可出现 DIC 表现。

2．体征

（1）腹膜炎：轻症急性胰腺炎，患者上腹压痛多局限于中上腹部。重症急性胰腺炎，患者腹部压痛明显，并有肌紧张和反跳痛，移动性浊音呈阳性，肠鸣音减弱或消失。

（2）皮下出血：非常严重的胰腺病变患者可发生胰腺出血，血液进入腹膜后，可以产生两种重症急性胰腺炎的特异性体征：腰部、季肋部和下腹部皮肤出现大片青紫色瘀斑，称为 Grey-Turner 征；脐周皮下出现青紫色瘀斑，称为 Cullen 征。其原因是胰液外溢至皮下组织间隙，使皮下脂肪溶解，引起毛细血管破裂、出血所致。

（3）黄疸：胆道结石和胰头肿大压迫胆总管，可引起黄疸，程度一般较轻。

**（二）辅助检查**

1．实验室检查

（1）血、尿淀粉酶测定：是本病的主要诊断方法。血清淀粉酶在发病 2 h 后开始升高，24 h 达高峰，并可持续 4 ～ 5 d。尿淀粉酶在发病 24 h 后开始升高，48 h 达高峰，并可持续 1 ～ 2 周。不同检测方法的诊断参考值不同，通常，血清淀粉酶测定值超过 500 U/dl（正常范围为 40 ～ 180 U/dl，Somogyi 法），尿淀粉酶明显升高（正常范围为 80 ～ 300 U/dl，Somogyi 法），即有诊断价值。淀粉酶测定值越高，诊断准确率越高，但淀粉酶值升高的幅度与病变严重程度不一定呈正比。

（2）血清脂肪酶测定：血清脂肪酶（正常范围为 23 ～ 300 U/L）具有特异性。急性胰腺炎发病后，血清脂肪酶和血清淀粉酶平行地升高，两者联合测定可提高诊断的准确率。

（3）其他检查指标：急性胰腺炎可导致患者血清钙降低、血糖轻度升高、白细胞计数增高、肝功能异常、血气分析异常等。C 反应蛋白（C-reactive protein，CRP）增高常提示病情较重。

2．影像学检查

（1）腹部 B 超检查：是诊断急性胰腺炎最为便捷的影像学检查方法，不仅可以显示胰腺弥漫性肿大，而且可以了解是否存在胆囊结石和胆道结石，但易受胃肠道气体的干扰，从而影响诊断的准确性。

（2）CT 检查：是最具有诊断价值的影像学检查方法，不仅可用于诊断急性胰腺炎，而且可鉴别是否合并胰腺组织坏死。

（3）MRI 检查：可提供与 CT 检查类似的诊断信息。磁共振胆胰管成像（magnetic resonance cholangiopancreatography，MRCP）有助于判断胆管和胰管的情况。

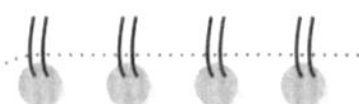

**知识链接**

### 急性胰腺炎的诊断标准

急性胰腺炎的诊断标准包括以下 3 项：①上腹部持续疼痛；②血清淀粉酶和（或）血清脂肪酶浓度至少高于正常上限值的 3 倍；③腹部影像学检查结果显示符合急性胰腺炎的影像学改变。上述 3 项标准中符合 2 项，即可诊断为急性胰腺炎。

（三）与疾病相关的健康史

评估患者是否有胆道疾病、酗酒和暴饮暴食、腹部外伤史、病毒感染及用药等诱因。

（四）心理社会状况

急性胰腺炎会给患者造成很大的痛苦，出现严重并发症时甚至可威胁患者生命。禁食期间，患者可出现精神不振、烦躁等，需要良好的社会支持系统以及患者和家属对疾病知识有一定的掌握程度。了解患者有无焦虑、恐惧、失望等情绪，了解家属的配合情况及家庭经济承受能力，以帮助患者积极配合治疗，取得良好的治疗效果。

（五）治疗原则

1．非手术治疗　是急性胰腺炎的基础治疗方法，目的是减少胰液分泌、防止感染、防止胰腺炎向重症发展。主要治疗措施包括：①禁食、胃肠减压；②液体复苏；③镇静、镇痛；④抑制胰液分泌及应用胰酶抑制剂；⑤营养支持；⑥预防感染；⑦中医药治疗。

2．手术治疗

（1）适应证：①不能排除其他急腹症；②合并胆总管下端梗阻或胆道感染；③胰腺和胰周坏死组织继发感染；④合并肠穿孔、大出血或胰腺假性囊肿。

（2）手术方法：最常用的手术治疗方法为胰腺包膜切开、坏死组织清除加引流术。若为胆源性胰腺炎，则应同时解除胆道梗阻，通畅引流。附加性手术有胃造口术、胆道造口术和空肠造口术。

**案例 32-1B**

体格检查：T 37.2℃，P 110 次 / 分，R 23 次 / 分，BP 92/60 mmHg。患者呈急性病面容，取侧卧屈曲体位，皮肤、巩膜无黄染。腹部膨隆，腹胀明显，上腹部压痛（+），伴轻度肌紧张。

实验室检查：CRP ＞ 200 mg/L，白细胞计数 $15.61 \times 10^9$/L，中性粒细胞百分比 84.9%，血钙 2.08 mmol/L，血清淀粉酶＞ 1200 U/dl（Somogyi 法）。

诊断为急性胰腺炎，拟行保守治疗。

**请回答：**

1. 该患者目前有哪些主要护理诊断 / 问题？
2. 主要的护理措施有哪些？

## 【主要护理诊断 / 问题】

1．急性疼痛　与胰腺及其周围组织炎症、胆道梗阻有关。

2．(有）体液不足（的危险）　与炎性渗出、出血、呕吐、禁食等有关。

3．营养失调（低于机体需要量）　与呕吐、禁食和机体大量消耗有关。

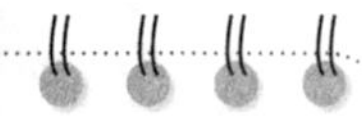

4．体温过高　与胰腺坏死、继发感染或并发胰腺脓肿有关。

5．潜在并发症：休克、感染、多器官功能衰竭、出血、胰瘘、胃肠道瘘等。

## 【护理措施】

### （一）非手术治疗的护理及术前护理

1．疼痛护理　协助患者定时更换卧位，可以采取双腿向胸部屈曲的体位，以减轻疼痛；按摩患者背部，以提高舒适度；指导患者采取转移注意力的方法；遵医嘱使用抑制胰液分泌的药物及抗胰酶药物；对疼痛剧烈者，诊断明确后可遵医嘱使用解痉、镇痛药物，但应注意慎用阿片类药物（如吗啡）止痛，以免引起 Oddi 括约肌痉挛。

2．禁食、持续胃肠减压　可减少胰液对胰腺及周围组织的刺激，减轻腹胀。

随堂测 32-1

3．维持水、电解质和酸碱平衡　密切观察患者的生命体征、意识状态、皮肤黏膜色泽和温度，监测电解质及酸碱平衡情况，准确记录 24 h 出入液量，必要时监测中心静脉压及每小时尿量。迅速建立静脉输液通路，及时补充液体、电解质。重症急性胰腺炎患者易发生低钾、低钙血症，应根据病情及时补充电解质。

4．营养支持　在患者胃肠道功能可以耐受的情况下，应尽早使患者开始经口进食或予以肠内营养。对于不能经口进食的急性胰腺炎患者，肠内营养优于肠外营养。发病 24 h 或 48 h 内，应启动肠内营养，从进食高糖类、脱脂、低蛋白流质饮食，逐渐过渡到低脂饮食。肠内营养无法实施时，应予以经静脉肠外营养。对重症急性胰腺炎患者，待病情稳定，血、尿淀粉酶恢复正常、肠麻痹消失后，可通过空肠造瘘管行肠内营养支持，并逐渐过渡至经口进食，但应限制高脂肪饮食。

5．防治感染、降低体温　遵医嘱使用敏感抗生素，以控制感染。对发热患者给予物理降温，必要时予以药物降温。

6．心理护理　急性胰腺炎发病突然，病情进展迅速，由于患者对疾病和治疗的认识程度不足，伴随着不断加重的疼痛，会产生一系列不良情绪，不利于治疗的顺利进行。应鼓励患者表达自己的感受和想法，并予以心理疏导。

### （二）术后护理

1．引流管的护理　包括胃管、腹腔引流管、胰周引流管、空肠造瘘管、胃造瘘管及导尿管等的护理，应做好各种管道标识。应维持引流管的负压稳定和引流系统的完整性，防止引流管扭曲、堵塞和受压。注意定期更换引流装置，观察并记录引流液的量、颜色和性状。妥善固定引流管，将管道固定于腹壁，并告知患者翻身、活动，更换衣物时避免牵拉，以防止管道脱出。

（1）腹腔双套管灌洗、引流的护理：目的是冲洗脱落的坏死组织、黏稠的脓液或血块。护理措施包括：①持续腹腔灌洗，常用生理盐水加抗生素，冲洗速度为 20 ～ 30 滴 / 分，注意观察患者有无腹胀或腹痛等不适，并测量灌洗液的出入量，以确保腹腔内无灌洗液潴留。②保持管道通畅，持续予以低负压吸引，维持引流通畅。注意负压不可太大，以免损伤内脏组织和血管。若有坏死组织脱落、黏稠的脓液或血块堵塞管腔，则可用 20 ml 生理盐水缓慢冲洗；无法疏通时，可在无菌条件下更换双套管内套。③观察并记录引流液的颜色、量和性状，引流液开始为含血块、脓液及坏死组织的暗红色浑浊液体，2 ～ 3 d 后颜色可逐渐变淡、清亮。若引流液呈血性，伴脉搏加快和血压下降，则应考虑大血管受损破裂，而引起大出血，须及时通知医师，并做好急诊手术准备。若引流液含有胆汁、胰液或肠液，则应警惕胆瘘、胰瘘或肠瘘的发生。④预防感染，注意严格执行无菌操作，定期更换引流管和引流瓶（袋），以防止逆行感染。引流液呈脓性时，可用三腔管或双腔管灌洗，及时清洗管内脓痂。⑤拔管适应证，患者体温恢复正常且维持 1 d 左右；外周血常规检查结果正常；引流量每天少于 5 ml；引流液淀粉酶测定值正常；经腹腔 B 超或 CT 检查后无脓腔形成，即可停止灌洗和拔管。需要注意的是，过早停止灌洗和拔管可诱发胰腺、腹腔残余病灶的再次感染而导致病情复发。

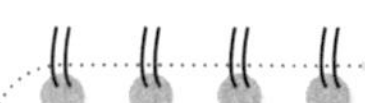

（2）空肠造瘘管的护理：①可使用导管固定器予以妥善固定，准确记录引流管的刻度，每班仔细交接。②保持管道通畅，营养液滴注前后，应使用生理盐水或温水冲洗管道。持续输注时，每 4 h 冲洗管道 1 次。出现滴注不畅或管道堵塞时，可用生理盐水或温水行“压力冲洗”或负压抽吸。③营养液输注的注意事项，营养液应现配现用，使用时间不超过 24 h。注意输注速度、浓度和温度。观察患者有无腹胀、腹泻等并发症。

2．伤口及引流管部位的皮肤护理　注意观察患者伤口有无红肿，有无渗血、渗液及脓性分泌物。敷料应保持清洁、干燥，如有浸湿，则应及时更换，以防止发生细菌感染。引流管周围应涂抹皮肤保护剂（如氧化锌软膏等），以防止含胰酶的引流物腐蚀皮肤。若患者出现皮肤发红等刺激征象，则应及早报告医师。

3．鼓励患者活动　患者因病情严重，所以活动能力有限。护士应协助患者进行床上运动，并观察有无直立性低血压和眩晕等症状。待患者能够耐受后，可逐渐增加活动量。及早进行活动可预防粘连性肠梗阻和深静脉血栓形成。

4．并发症的观察与护理

（1）出血：术后出血的原因包括手术创面的活动性出血、消化液腐蚀引起的腹腔大血管出血、感染的坏死组织侵犯引起的消化道大出血或应激性溃疡出血等。处理措施包括：①密切观察患者的生命体征、胃肠减压及腹腔引流管的引流情况；②监测凝血功能，使用止血、抗酸药物；③发生大出血时，应做好急诊手术止血的准备。

（2）胰瘘：表现为突发性腹痛、持续腹胀、发热，腹腔引流管或伤口流出无色清亮液体。处理措施包括：①减少胰液的分泌，禁食、胃肠减压，使用生长抑素；②引流管予以持续负压吸引，保持引流装置功能有效，防止胰液积存于腹腔内或外溢至切口周围皮肤而引起自身组织消化，严密观察引流液的颜色、量和性状；③患者取半卧位，腹腔灌洗、引流是早期治疗胰瘘患者腹腔积液的一种安全、可靠的手段，应准确记录冲洗液的出入量；④保护腹壁瘘口周围皮肤，防止皮肤糜烂。

（3）胃肠道瘘：患者出现明显的腹膜刺激征，有粪便样液体或输注的肠内营养液流出时，应考虑为肠瘘。处理措施包括：①持续灌洗，维持低负压吸引，保持引流通畅；②纠正水、电解质紊乱，加强营养支持；③指导患者正确使用造口袋，保护瘘口周围皮肤。

（4）胆瘘：多发生于术后 5 ～ 10 d，表现为发热、腹痛，胆汁性腹膜炎症状，“T”形管引流量突然减少，腹腔引流管或腹壁切口可引出或溢出胆汁样液体。应注意保持引流通畅，加强患者病情的观察和记录，保持切口周围皮肤干燥、清洁，加强支持治疗。

5．全身主要器官功能的监护　在出血坏死型急性胰腺炎患者的术后护理中，对主要器官功能的监护尤为重要。因此，应严密监测患者的心血管系统、呼吸系统功能和血液系统状态。急性肾衰竭也是常见的器官功能损伤。尿量是反映肾功能的指标之一，要准确记录每小时尿量，连续、动态地观察尿量的变化，动态监测尿液中物质、尿比重和渗透压的变化。

**知识链接**

**急性胰腺炎的局部和全身并发症**

局部并发症包括急性胰周液体积聚、急性坏死物积聚、胰腺假性囊肿、胰腺包裹性坏死。其他局部并发症还包括消化道出血、腹腔出血、胆管梗阻、肠梗阻、肠瘘等。局部并发症并非判断急性胰腺炎患者病情严重程度的依据。

全身并发症主要包括全身炎症反应综合征、脓毒症、多器官功能障碍综合征、腹腔内高压及腹腔间室综合征。

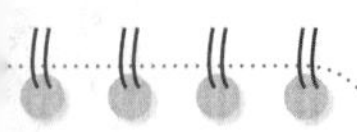

### （三）健康教育

1．减少诱因　积极治疗胆道疾病，嘱患者戒酒，预防感染及正确服药等，以预防疾病复发。

随堂测 32-2

2．加强营养，促进康复　指导患者进食以糖类及蛋白质为主的食物，减少脂肪的摄入量。

3．休息与活动　指导患者劳逸结合，保持良好的心态，避免劳累和情绪激动。

4．控制血糖及血脂　指导患者注意监测血糖和血脂水平，必要时使用药物控制。

5．定期复查　告知患者若出现腹痛、腹胀、呕血、呕吐等症状，应及时就诊。

## 二、慢性胰腺炎

慢性胰腺炎（chronic pancreatitis，CP）是由多种原因引起的胰腺组织和功能进行性损害和病理性纤维化的疾病，常伴有胰腺实质钙化、胰管扩张及胰腺萎缩。患者最常见的临床表现是反复发作的腹痛，胰腺内、外分泌功能不全。

### 【病因与病理】

#### （一）病因

胆道系统疾病和慢性酒精中毒是导致慢性胰腺炎的主要病因。其他病因还有吸烟、自身免疫因素、甲状旁腺功能亢进症、高脂血症、高钙血症、遗传因素及急性胰腺炎病史等。

#### （二）病理

慢性胰腺炎的主要病理改变是不同程度的腺泡破坏、间质纤维化、导管扩张，最终导致胰腺萎缩。这些病理改变通常呈进行性，且不可逆。

### 【护理评估】

#### （一）临床表现

腹痛、体重减轻、糖尿病和脂肪泻并称为慢性胰腺炎四联症。

1．腹痛　是慢性胰腺炎患者最常见、最主要的症状，也是影响患者生活质量的首要因素。腹痛常反复发作，性质与急性胰腺炎相似。疼痛缓解时，常伴有不同程度的钝痛，最终为持续性疼痛。饱餐、饮酒、疲劳等均可诱发或加重腹痛，疼痛部位以中上腹部最为常见，其次为左侧季肋部、背部，可向腰背部放射。

2．消瘦　患者体重明显减轻。病程越长，病情越重，体重减轻越明显。

3．腹泻　脂肪泻是慢性胰腺炎患者的晚期症状，是由于胰腺外分泌腺体的破坏引起脂肪及蛋白质消化、吸收障碍所致。其特点是粪便恶臭，不成形，表面可见发光的油滴。

4．糖尿病　疾病后期，因胰岛大量被破坏，胰岛素分泌减少，引起糖代谢障碍，可导致糖尿病发生。

5．黄疸　少数患者因胰头纤维组织增生压迫胆总管下端，可引起进行性黄疸。

#### （二）辅助检查

1．实验室检查　慢性胰腺炎急性发作时，患者早期血、尿淀粉酶可增高，后期不增高或增高不明显。显微镜下可见粪便有脂肪球，部分患者尿糖和葡萄糖耐量试验呈阳性。

2．影像学检查

（1）B 超检查：典型超声表现是胰腺钙化，可以显示胰腺的体积、胰管结石、胰腺囊肿等，可作为慢性胰腺炎的初筛检查方法。

（2）CT、MRI、MRCP：CT 检查能显示胰腺腺体的形态改变，尤其是有无胰腺钙化；MRI 对胰腺实质病变的灵敏度较 CT 高，但对钙化和结石的灵敏度不如 CT；MRCP 有助于诊断胆胰管病变。

（3）经内镜逆行性胰胆管成像（ERCP）：特异度高，但属于有创检查，可清楚显示胰管有无阻塞、狭窄或囊状扩张。

（三）与疾病相关的健康史

评估患者是否有胆道疾病、酗酒和暴饮暴食、腹部外伤史、病毒感染及用药等诱发因素，有无急性胰腺炎等。

（四）心理社会状况

因病程迁延，持续疼痛等，给患者造成很大的痛苦。出现严重并发症时，甚至可威胁患者的生命，禁食期间，患者可出现精神不振、烦躁等，需要良好的社会支持系统，以及患者和家属对疾病有一定的知晓程度。应评估患者有无焦虑、恐惧、失望等情绪，了解家属的配合情况及家庭经济承受能力，以帮助患者积极配合治疗，取得良好的治疗效果。

（五）治疗原则

本病的治疗应以控制症状、改善胰腺功能和治疗并发症为重点，强调个体化为原则的综合治疗。

1．非手术治疗　①病因治疗：治疗胆道疾病，戒酒。②控制饮食：指导患者避免暴饮暴食，应进食高蛋白、高维生素、低脂饮食。③补充胰酶：消化不良，尤其是出现脂肪泻时，应补充胰酶制剂，以帮助消化。④镇痛：首选的方法是无创性治疗；病情发作时可长期使用止痛药，但要注意麻醉药的成瘾性；内镜治疗可作为缓解慢性胰腺炎患者疼痛的一线治疗。⑤治疗糖尿病：对血糖异常者，应按糖尿病饮食要求控制糖类的摄入，并采用胰岛素替代疗法。⑥营养支持：可短期、间歇、有计划地采用肠外或肠内营养支持。

2．手术治疗　目的在于解除胰管梗阻，去除原发疾病和病因，减轻疼痛，延缓疾病进展，但不能根治。手术治疗仅适用于内科治疗无效且存在腹痛和胰管扩张（$> 6$ cm）的慢性胰腺炎患者。手术方式：①胆道手术，适用于有胆管结石或 Oddi 括约肌狭窄的患者，进行胆道切开取石术，以去除病因；②胰管空肠侧侧吻合术，适用于胰管有多处狭窄者；③胰腺切除术，适用于胰腺纤维化严重但胰管未扩张者；④内脏神经破坏性手术，仅适用于其他方法不能缓解的顽固性疼痛患者，或作为其他手术方法的辅助治疗手术。

## 【主要护理诊断 / 问题】

1．慢性疼痛　与慢性胰腺炎有关。

2．营养失调（低于机体需要量）　与呕吐、呕吐、食欲减退和机体大量消耗有关。

3．潜在并发症：糖尿病、脂肪泻等。

## 【护理措施】

（一）非手术治疗的护理及术前护理

1．心理护理　因病程迁延，反复疼痛等，患者常有消极、悲观的情绪反应。应关心、理解患者，及时了解其需要，尽可能满足患者的日常生活需求，帮助患者树立战胜疾病的信心。

2．饮食指导　向患者说明合理饮食的重要性，指导患者戒酒、戒烟，限饮茶、咖啡，避免辛辣及过量饮食，保证热量摄入足够，进食低脂食物，如蔬菜、水果、粗粮等。指导糖尿病患者按糖尿病饮食要求进餐。

3．疼痛护理　告知患者避免过度劳累和精神紧张，遵医嘱合理给予镇痛药。

（二）术后护理

1．胆道手术　术后应做好患者体位与卧位、饮食、伤口及引流管的护理。密切观察患者的生命体征、腹部体征，注意有无胆瘘、肠瘘等并发症的发生。详见第三十一章胆道疾病患者的护理。

2．胰腺切除术　术后患者可发生糖尿病、脂肪泻和体重减轻。患者需要终生注射胰岛素

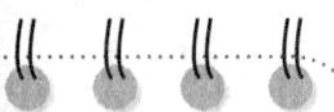

和口服胰酶制剂。

（三）健康教育

1．保留胰腺患者　指导患者减少或避免诱发胆道疾病的各种因素，如戒酒、预防感染、合理饮食等。合理应用镇痛药。指导患者定期复查，防止胰腺囊肿、胰瘘等并发症。

2．胰腺切除患者　指导患者注意监测血糖、血脂和体重，正确注射胰岛素及服用胰酶制剂等。

## 第二节　胰腺癌及壶腹周围癌

胰腺癌（pancreatic cancer）是恶性程度很高的一种常见消化道肿瘤，占总体恶性肿瘤发病率和死亡率的第 12 位和第 7 位，并且呈上升趋势。本病多发生在 40 ～ 70 岁的中老年人，男女发病率之比为 1.5∶1。肿瘤多发生于胰头部，其次为胰体、尾部，全胰腺癌患者较少。壶腹周围癌（periampullary carcinoma）是指发生在胆总管下段、Vater 壶腹部和十二指乳头的恶性肿瘤，又名 Vater 壶腹癌，比较少见，但其诊治措施与胰头癌有很多共同之处。

### 【病因与病理】

（一）病因

导致胰腺癌的直接病因尚未确定，吸烟是唯一公认的危险因素。高蛋白、高胆固醇饮食和酗酒可促进胰腺癌的发生。糖尿病、慢性胰腺炎、遗传因素及长期职业和环境暴露可能是胰腺癌的致病因素。

（二）病理

以导管细胞癌多见，约占 90%，其次为腺泡细胞癌、黏液性囊腺癌和胰母细胞癌等。导管细胞癌质地致密而坚硬，浸润性强，切面呈灰白色或灰黄色，常伴有纤维化增生及炎症反应，与周围胰腺组织无明显界限。胰腺癌的转移和扩散途径主要以局部浸润和淋巴转移为主，部分经血行转移至肝、肺、骨等处，也可发生腹腔种植转移。

### 【护理评估】

（一）临床表现

患者早期无特异性症状，仅有上腹部不适或隐痛、饱胀、食欲减退、腹泻等消化不良症状，常被忽视而延误诊治。典型临床表现为腹痛、黄疸、胃肠道症状、消瘦。

1．症状

（1）上腹部疼痛：约 50%的患者首发症状为上腹部不适或隐痛。因胰腺实质增大，导致胰管梗阻，引起胰管内压力增高，甚至小胰管破裂，胰液外溢至胰腺组织，发生慢性炎症所致。典型腹痛表现为仰卧位时剧痛，尤以夜间疼痛明显，使得患者被迫坐起或屈膝、向前弯腰，以减轻疼痛。晚期胰腺癌患者可出现持续性腹痛，向腰背部放射。疼痛常较剧烈，且昼夜持续不止。

（2）黄疸：梗阻性黄疸是胰腺癌，特别是胰头癌患者的突出表现，见于约 80%的胰腺癌患者。黄疸常呈持续进行性加深，伴有皮肤瘙痒、茶色尿，粪便呈陶土色。25%的胰头癌患者表现为无痛性黄疸。黄疸伴无痛性胆囊增大称为库瓦西耶征（Courvoisier sign），对胰头癌具有诊断意义。

（3）食欲减退和消瘦：患者食欲减退、进食量减少，体重减轻明显，常伴有贫血、低蛋白血症等。

（4）消化道症状：包括腹部闷胀感和脂肪泻。晚期癌肿浸润或压迫胃和十二指肠，患者可出现上消化道梗阻或消化道出血。

(5) 其他症状：患者可出现抑郁症等精神症状，以及发热、胰腺炎发作、急性胆囊炎或胆管炎等。

2. 体征　可见皮肤黄染、肝大、胆囊肿大、胰腺肿块、胸腔积液、腹水，左上腹或脐周可闻及血管杂音。晚期患者可出现腹水，或可扪及左锁骨上淋巴结肿大。

### （二）辅助检查

1. 实验室检查

(1) 血清生化检查：继发胆道梗阻或出现肝转移时，患者常有血胆红素升高，以直接胆红素升高为主，碱性磷酸酶和转氨酶多有升高。空腹或餐后血糖升高及糖耐量异常。血、尿淀粉酶可有一过性升高。

(2) 免疫学检查：诊断胰腺癌常用的肿瘤标志物有糖类抗原（CA19-9）、癌胚抗原（carcinoembryonic antigen，CEA）和胰癌抗原（pancreatic oncofetal antigen，POA）。CA19-9对胰腺癌的灵敏度和特异度较高，其结果优于CEA和POA，还可用于判断疗效、术后随访、检测肿瘤复发及评估预后。

2. 影像学检查

(1) B超检查：是首选的检查方法，可显示病变的部位、大小，以及胆管、胰管扩张。内镜超声检查术（endoscopic ultrasonography，EUS）能发现直径≤1.0 cm的小胰腺癌。

(2) CT、MRI：优于B超检查，诊断正确率可达80%以上，可显示直径在1 cm以上的肿瘤。

(3) ERCP：可直接观察十二指肠乳头改变并进行活检，确诊率可达89%～95%。

(4) PET：可发现早期胰腺癌及肝和气管的转移，腹部可检测出0.5 cm的转移淋巴结。

3. 细胞学检查　进行ERCP时，逆行胰管插管收集胰液查找癌细胞，以及在B超或CT引导下用细针穿刺胰腺病变组织进行细胞学检查，是很有价值的诊断方法。

### （三）与疾病相关的健康史

评估并了解患者的饮食习惯，是否长期进食高蛋白、脂肪饮食，是否长期接触污染环境和有毒物质，有无吸烟史或（和）长期大量饮酒史。评估患者既往史及有无糖尿病、慢性胰腺炎、胰腺肿瘤或其他肿瘤家族史。

### （四）心理社会状况

评估患者有无焦虑、恐惧、悲观等心理反应，患者家庭的经济承受能力，以及家属对患者的关心和支持程度。

### （五）治疗原则

提倡早期发现、早期诊断和早期手术治疗。手术切除是治疗胰腺癌最有效的方法，强调以手术治疗为主的综合治疗。近年来，多学科协作诊疗团队在胰腺癌的诊疗过程中起到了重要的作用。

1. 根治性手术

(1) 胰头十二指肠切除术（Whipple手术）：是治疗胰头以及壶腹周围肿瘤的标准术式，对胰头癌患者可施行十二指肠切除术。手术切除范围包括胰头（含钩突部）、胆囊和胆总管、远端胃、十二指肠及空肠上段（图32-1），同时清除周围淋巴结，再行胰腺、胆和胃肠吻合，

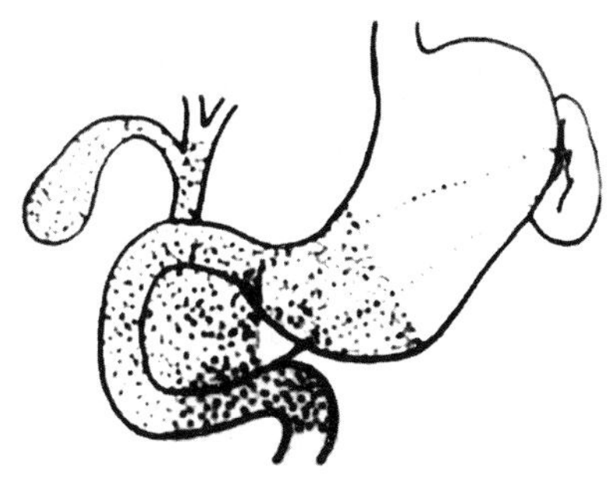

**图32-1　胰头十二指肠切除范围**

重建消化道。随着3D腹腔镜、4K高清腹腔镜和达芬奇机器人的出现，微创及机器人胰十二指肠切除术在我国大型胰腺疾病治疗中心的应用也逐渐增多。

（2）保留幽门的胰头十二指肠切除术：即保留全胃、幽门和十二指肠球部，其他切除范围同Whipple手术。适用于无幽门上、下淋巴结转移，十二指肠切缘无癌细胞残留的壶腹周围癌患者。此术式可保留胃的正常容量和生理功能，减少手术创伤，避免出现胃大部切除术后并发症，有利于改善术后患者的营养状况。

（3）胰体尾部切除术：适用于胰体尾部癌患者，因确诊时多属晚期，故手术切除率很低。手术治疗后可发生出血、感染、胰瘘、胆瘘等并发症。

2．姑息性手术　对不能进行手术切除的胰腺癌患者，可行胆-肠内引流术或经内镜放置内支架，以解除胆道梗阻性黄疸。对伴有十二指肠梗阻的患者，可行胃空肠吻合术，以保证消化道通畅。对不能手术切除肿瘤的患者，还可进行区域性介入治疗。

3．辅助治疗　包括化疗、介入治疗、放射治疗、分子靶向治疗、免疫治疗（如注射肿瘤疫苗）和基因治疗等。

## 【主要护理诊断/问题】

1．焦虑　与对癌症的诊断、手术治疗缺乏信心及担心预后有关。

2．慢性疼痛　与胰管梗阻、癌肿侵犯腹膜后神经丛及手术创伤有关。

3．营养失调（低于机体需要量）　与食欲减退、呕吐及机体消耗有关。

4．潜在并发症：出血、胰瘘、胆瘘、感染、血糖异常等。

## 【护理措施】

### （一）术前护理

1．心理护理　多数患者就诊时已处于中、晚期，得知病情后常出现否认、悲哀、恐惧和愤怒等不良情绪，对手术治疗产生焦虑情绪。护士应同情、理解患者，鼓励患者表达内心的感受，态度亲切、和蔼，语言诚恳，尽量满足患者的合理要求，减轻或消除患者的痛苦。根据患者对疾病知识的掌握程度，有针对性地进行健康教育和指导，鼓励家属多关心患者，合理安排探视，为患者创造良好的休息环境和积极的心理支持环境。

2．增强患者的舒适感　对于疼痛剧烈者，可使用镇痛药，并教会患者应用各种非药物止痛方法，如采取舒适体位、转移注意力等。皮肤瘙痒者，应注意勤洗澡、更衣，指导患者不要用力抓挠皮肤，必要时用炉甘石洗剂。

3．术前指导　向患者和家属讲解手术方式、麻醉方式和术前准备等内容，指导患者练习床上排尿、排便，防止术后因习惯因素而引起排尿、排便困难。对吸烟患者，要劝其戒烟，指导患者练习深呼吸及有效咳嗽、排痰，加强呼吸功能锻炼，提高肺储备能力。

4．营养支持　监测相关营养指标，如血清蛋白水平、皮肤弹性、体重等。指导患者进食高热量、高蛋白、高维生素、低脂饮食。对不能进食者，给予肠内或肠外营养，提高患者对手术的耐受力。

5．改善肝功能　遵医嘱给予保肝药、复合维生素B等。静脉输注高渗葡萄糖溶液加胰岛素和钾盐，以增加肝糖原储备。对出现黄疸者，静脉输注维生素$K_1$，以改善凝血功能。

6．肠道准备　术前3 d开始予以口服抗生素，以抑制肠道细菌，预防术后感染。术前2 d进食流质饮食。术前一晚予以清洁灌肠，以减少术后腹胀及并发症的发生。术前禁食12 h，禁饮4 h，防止术中、术后呕吐或误吸。

7．其他护理措施　对血糖异常者，通过调节饮食和注射胰岛素控制血糖水平。对胆道梗阻并继发感染的患者，应用抗生素控制感染。

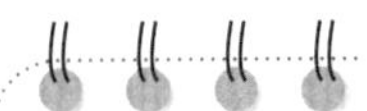

（二）术后护理

1．病情观察　密切观察患者的生命体征、腹部体征、伤口及引流情况，准确记录 24 h 出入液量，必要时监测 CVP 及每小时尿量。

2．输液、营养支持　保持静脉通路通畅，补充水、电解质。术后早期予以禁食，禁食期间给予肠外营养支持，维持水、电解质平衡，必要时输注人血白蛋白。拔除胃管后，应予以流质、半流质饮食，然后逐渐过渡至正常饮食，注意少食多餐。注意观察患者的进食状况和进食后的反应，如有无食欲缺乏、恶心、呕吐、消化不良、腹泻等。根据患者的胰腺功能给予消化酶或止泻药。

3．引流管的护理　术后引流管较多，包括胃管、空肠造瘘管、胃造瘘管及导尿管等，应妥善固定引流管，防止滑脱。持续予以低负压吸引，保持引流管通畅，并注意观察引流液的性状。定时挤压引流管，以防止管道堵塞。

4．控制血糖　术后患者可出现血糖异常。应动态监测患者的血糖、尿糖和酮体水平。对高血糖者，应予以调节饮食并遵医嘱注射胰岛素，将血糖控制在适当水平。对低血糖者，应适当补充葡萄糖。

5．防治感染　常见的有切口感染和腹腔感染。术后应注意观察患者的切口情况，有无高热、腹痛和腹胀、白细胞计数升高等。及时更换伤口敷料，严格执行无菌操作。注意观察引流液的颜色和性状，若引流液浑浊或为脓性液体，则有感染的可能，应及时通知医师处理，进行引流液细菌培养及合理使用抗生素。

6．镇痛　应采取积极的止痛措施。药物治疗可采用 WHO 推荐的癌症三阶梯止痛疗法。还可采用手术治疗（如腹腔神经丛阻滞术）以及患者自控镇痛等。

7．常见术后并发症的观察与护理　术后主要并发症包括感染、胰瘘、胆瘘和出血。胰瘘是胰十二指肠切除术后最常见的并发症和致死原因，其观察及护理参见本章第一节急性胰腺炎患者的护理。胆瘘及出血的观察和护理参见第三十一章胆道疾病患者的护理。另外，还应注意积极预防肺不张、坠积性肺炎、压疮、深静脉血栓形成等并发症的发生。

**科研小提示**

疼痛是影响胰腺疾病患者生活质量的首要因素，可探索胰腺疾病患者的疼痛管理模式。

（三）健康教育

1．自我监测　对年龄在 40 岁以上，短期内出现持续性上腹部疼痛、腹胀、黄疸、食欲减退、消瘦等症状者，需进行胰腺疾病筛查。

2．按计划化疗　化疗期间应定期复查血常规，对白细胞计数低于 $4 \times 10^9$/L 者，应暂停化疗。

3．定期复查　术后每 3 ～ 6 个月复查一次。告知患者若出现贫血、发热、黄疸等症状，应及时就诊。

## 小结

（一）急性胰腺炎

1．病因　胆道疾病、酗酒及暴饮暴食是最常见的病因。

2．临床表现　腹痛、腹胀、恶心、呕吐、发热和黄疸为常见症状，并伴有腹膜炎体征。少数患者可出现皮下出血，称为 Grey-Turner 征或 Cullen 征。

3．治疗原则　非手术治疗是急性胰腺炎的基础治疗方法。对重症胰腺炎患者需要进行手术治疗。

4．护理措施　应做好非手术治疗的护理及术前护理。术后护理重点是各种引流管的护理及并发症的观察与护理。

（二）慢性胰腺炎

1．病因　胆道疾病和慢性酒精中毒是主要病因。

2．临床表现　主要包括腹痛、消瘦、腹胀、脂肪泻、糖尿病和黄疸。

3．治疗原则　减轻疼痛，改善消化功能，促进胰液引流通畅，防止胰腺内、外分泌功能进一步减退。治疗方法包括非手术治疗与手术治疗。

4．护理措施　应做好非手术治疗的护理及手术前、后患者的护理。

（三）胰腺癌及壶腹部癌

1．病因　吸烟者、高蛋白及高脂饮食者、糖尿病及胰腺炎等患者发病率较高。

2．临床表现　黄疸是胰头癌患者最主要的症状，其他还包括上腹部疼痛、消化道症状、黄疸、消瘦和乏力等。

3．治疗原则　主要采取胰头十二指肠切除术，辅助放疗或化疗。

4．护理措施　术前应注意改善患者的营养状况、控制血糖等，术后应注意引流管的护理，防止胰瘘、胆瘘、出血、感染等并发症的发生。

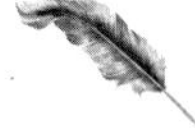

## 思考题

患者，女性，60 岁，2 个月前无明显诱因出现中上腹不适，并逐渐加重，伴后背部持续疼痛。1 个月前，患者出现皮肤黄染，于当地医院就诊。起病以来，患者精神、食欲、睡眠欠佳，尿液呈深黄色，粪便呈陶土色，体重减轻 7 kg。

体格检查：全身皮肤、巩膜黄染。全腹软，无压痛、反跳痛及肌紧张，腹部无包块，Murphy 征（–），移动性浊音（–），肠鸣音为 5 次 / 分，未闻及高调肠鸣音。

实验室检查：谷丙转氨酶 778 U/L，谷草转氨酶 2108 U/L，总胆红素 230.6 mol/L，直接胆红素 2003 mol/L，碱性磷酸酶 183 U/L。腹部超声检查显示：胰头区一低回声区，大小为 3.9 cm × 2.1 cm × 2.3 cm，边界模糊，形态规则；肝内、外胆管扩张，胆囊增大，主胰管扩张。

请回答：

1．该患者目前主要的护理诊断 / 问题有哪些？

2．目前主要的护理措施有哪些？

（马丽和）

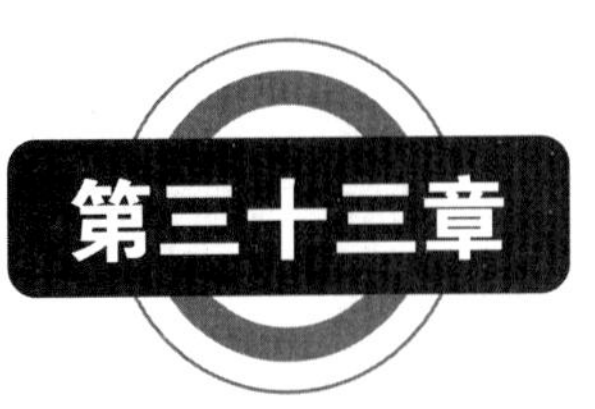


# 周围血管疾病患者的护理

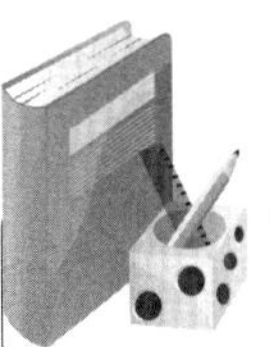

**导学目标**

通过本章内容的学习，学生应能够：

◆ **基本目标**

1. 复述闭塞性动脉硬化、血栓闭塞性脉管炎、下肢静脉曲张、深静脉血栓形成、腹主动脉瘤的定义和病因。
2. 复述周围血管疾病的临床表现、治疗原则及护理措施。
3. 解释不同周围血管疾病患者的体位要求。
4. 运用所学知识为周围血管疾病患者进行活动指导。

◆ **发展目标**

1. 结合周围血管疾病的发病机制，分析各类周围血管疾病的临床特点及治疗与护理方案。
2. 根据临床实际情况，对周围血管疾病患者提供个体化康复指导。

◆ **思政目标**

培养良好的人文关怀和共情能力，具有严谨求实的工作态度和爱伤观念。

## 第一节　闭塞性动脉硬化

**案例 33-1A**

患者，男性，59 岁，10 个月前无明显诱因于行走约 1000 m 后出现小腿酸痛伴麻木，以左侧为重，之后症状逐渐加重，于当地医院就诊。超声检查显示左侧股浅动脉狭窄（50%～69%），予以口服中药对症治疗。随着病程发展，患者症状逐渐加重，行走 100 m 后即出现上诉症状。患者既往有糖尿病史 17 年，口服二甲双胍，未规律监测血糖；高血压病史 10 年余，服用硝苯地平控释片，血压控制在 140/75 mmHg 左右；吸烟史 40 年余，每天 20 支。

**请回答：**

该患者的护理评估内容有哪些？

闭塞性动脉硬化（arteriosclerosis obliterans，ASO）是一种全身性疾病，表现为动脉内膜增厚、钙化，继发血栓形成等，导致动脉狭窄甚至闭塞的一组慢性缺血性疾病，多发生于 50 岁以上中老年男性，可发生于全身各主要动脉，以腹主动脉远端及髂动脉、股动脉、腘动脉等大动脉和中动脉最易受累，动脉发生闭塞或狭窄后，患者可以出现下肢慢性缺血表现。

## 【病因与病理】

### （一）病因

本病的主要病因是动脉粥样硬化。血管内膜损伤、脂质代谢紊乱和动脉杈血流动力学改变等可能在动脉硬化形成过程中起到重要的作用。流行病学研究显示，本病的易感因素包括吸烟、糖尿病、高血压、高脂血症、血液高凝状态、高纤维蛋白原血症等。

### （二）病理

动脉硬化病变起自动脉内膜，再延伸至中层，一般不累及外膜。血管内膜可出现粥样硬化斑块，中膜变性或钙化，腔内可继发血栓形成，使血管腔狭窄，甚至完全闭塞。斑块表面若形成溃疡，则碎屑脱落后常栓塞远端细小的分支动脉，造成末端动脉床减少，趾（指）端缺血、坏死。根据病变范围，可将其分为 3 型：主动脉 - 髂动脉型、主动脉 - 髂动脉 - 股动脉型、累及主动脉 - 髂动脉及其远侧动脉的多节段型，部分病例可伴有腹主动脉瘤。

## 【护理评估】

### （一）临床表现

根据患者症状的严重程度、动脉狭窄及侧支情况，可将病程按 Fontaine 法分为 4 期。

1．第Ⅰ期（轻微症状期） 多数患者无明显临床症状，或仅有患肢怕冷、行走易疲劳等轻微症状。可扪及下肢动脉搏动，若嘱患者行走一段距离再检查，常能发现下肢动脉搏动减弱甚至消失。

2．第Ⅱ期（间歇性跛行期） 患者常出现本病的特征性表现，以活动后出现间歇性跛行为主要症状，临床上常以跛行距离 200 m 作为间歇性跛行期的分界：Ⅱa 期（绝对跛行距离 ＞ 200 m）、Ⅱb 期（绝对跛行距离 ≤ 200 m）。随着下肢动脉狭窄程度的加重及阻塞范围的不断增大，病变动脉只能满足下肢肌肉组织静息状态下的血供，步行后下肢血供不足，患者即被迫停下休息片刻后，待症状缓解后，才能继续行走，并且症状反复出现。

3．第Ⅲ期（静止痛期） 以静止痛为主要症状。若病情进一步发展，则可导致病变动脉供血严重不足，患肢因严重缺血而引起持续性疼痛，即使在休息时也感到疼痛，即静止痛，夜间更明显。疼痛时，患者常取屈膝护足坐位，或辗转不安，或借助肢体下垂以减轻疼痛。此期患肢常有营养状况改变，表现为皮肤菲薄呈蜡纸样，患足下垂时颜色潮红，上抬时颜色苍白，小腿肌萎缩等。静止痛是趋于坏疽的先兆表现。

4．第Ⅳ期（溃疡和坏死期） 若症状继续加重，则患肢除静止痛外，还可出现趾（指）端发黑、干瘪、坏疽或缺血性溃疡。如果继发感染，干性坏疽即转为湿性坏疽，患者可出现发热、烦躁等全身毒血症的表现。侧支循环所提供的血流已不能维持组织存活。

### （二）辅助检查

1．实验室检查 包括血常规、凝血功能、红细胞沉降率、血脂、血糖和尿糖、糖化血红蛋白等检测。

2．踝 / 肱指数（ankle/brachial index，ABI） 即踝部动脉压与同侧肱动脉压的比值，可用于初步评估动脉阻塞和肢体缺血程度，正常值为 1.00 ～ 1.40。若 ABI ≤ 0.9，即可诊断为下肢缺血；当高度怀疑下肢缺血，但静息 ABI 正常时，测量运动后 ABI（运动试验）对确诊有帮助。具体方法是：先测定患者静息状态下的 ABI，然后嘱患者以 3.5 km/h 的速度在坡度为 12° 的平板检查仪上行走，出现间歇性跛行症状时测量运动后 ABI，ABI 明显降低即提示下肢缺血。

3．影像学检查

（1）多普勒超声检查：是应用多普勒超声波听诊器，根据动脉音的强弱，判断动脉血流的强弱。超声多普勒血流探测仪可以记录动脉血流波形，波形幅度降低或呈直线状，表示动脉血流减少，或动脉已闭塞，同时还能做节段动脉压测定，显示病变部位和缺血严重程度。

（2）CT 血管成像（computed tomography angiography，CTA）：可以进行动脉的立体成像，是本病首选的无创性诊断方法。

（3）磁共振血管成像（magnetic resonance angiography，MRA）：也是诊断本病常用的无创性检查方法，可显示病变的解剖部位和狭窄程度。但 MRA 不适用于体内有铁磁性金属植入物者。此外，MRA 还有扫描时间长、老年或幼儿患者耐受性差的缺点。

（4）数字减影血管造影（digital subtraction angiography，DSA）：是诊断本病的金标准。典型特征为：受累动脉严重钙化，血管伸长、扭曲，管腔呈弥漫性不规则“虫蚀状”狭窄或节段性闭塞。

### （三）与疾病相关的健康史

评估患者的年龄、性别，患者是否肥胖。了解患者有无吸烟史。询问患者是否有糖尿病、高血压、高脂血症、血液高凝状态等病史。

### （四）心理社会状况

本病为全身性疾病，治疗后病情可能继续发展，容易使患者和家属对治疗失去信心。部分患者晚期需要截肢，尤其是糖尿病患者截肢率较高。应了解家庭和社会支持系统对患者的照顾和支持能力。

### （五）治疗原则

1．非手术治疗　主要目的是降低患者血脂和血压，控制血糖水平，改善血液高凝状态，促进侧支循环形成。一般治疗包括绝对禁烟，适当锻炼。予以足部护理，以避免损伤。遵医嘱应用止痛药，但应注意慎用易成瘾的药物。可使用血管扩张药、抗血小板药和降血脂药等。

2．手术治疗　主要目的是通过手术或血管腔内治疗方法，重建动脉通路。主要手术方法为经皮腔内血管成形术（percutaneous transluminal angioplasty，PTA）合并支架置入术，是目前治疗本病的首选术式。此外，还有动脉旁路转流术、血栓内膜剥脱术、静脉动脉化和截肢术。

随堂测 33-1

#### 案例 33-1B

体格检查：患者左下肢皮温低于右侧，左侧足背动脉搏动未触及；Buerger 试验（+），踝/肱指数为 0.4。多普勒超声检查示左侧胫后动脉、足背动脉中膜增厚，内膜不光滑、连续性消失，管腔内斑块形成，管壁充盈缺损。

诊断为闭塞性动脉硬化，拟行手术治疗。

**请回答：**

1．该患者目前的主要护理诊断/问题有哪些？

2．应如何护理患者？

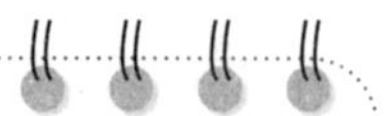

## 【主要护理诊断 / 问题】

1．慢性疼痛　与组织灌注不足有关。

2．（有）皮肤完整性受损（的危险）　与组织缺血及营养障碍有关。

3．活动无耐力　与患肢远端供血不足有关。

4．潜在并发症：出血、患肢缺血、血栓形成、感染等。

## 【护理措施】

### （一）非手术治疗的护理及术前护理

1．疼痛护理　保持环境安静、舒适。对早期症状较轻者，遵医嘱使用血管扩张药，以缓解血管痉挛引起的疼痛；对中、晚期患者，可遵医嘱适当应用止痛药，如吗啡、哌替啶等。选择合理的体位，患者睡眠或休息时取头高足低位，避免长时间站位或坐位，坐位时避免双膝交叉，以免影响血液循环而使疼痛加重。

2．体位变动与足部运动　鼓励患者随时变换体位，以利于血液循环。进行足部运动（Buerger 运动），可促进患肢侧支循环建立，增加患肢血供。具体方法是：嘱患者取平卧位，患肢抬高 45°，维持 1 ~ 2 min 后坐起，将患肢下垂床边 2 ~ 5 min，并做足部旋转、屈伸运动 10 次，然后将患肢放平休息 2 min。每次重复练习 5 次，每天练习数次。腿部发生溃疡或坏疽时不能运动，以免增加组织耗氧量。

3．患肢护理　指导患者注意保暖，避免冷刺激引起血管收缩而使患肢血流量减少。局部不宜热敷或理疗，以免加重组织缺氧、坏死。注意保持足部清洁和干燥。皮肤瘙痒时，避免用手抓挠，以防止造成皮肤损伤或继发感染。因患部已有血液循环不良，即使轻微外伤也易引起组织坏死和溃疡形成，故须注意防止任何形式的外伤。对已形成溃疡的患者，应加强局部创面换药，控制感染。

4．饮食护理　以低热量、低糖、低脂及富含维生素的食物为主，宜进食具有活血作用的食物，忌食辛辣、寒凉、生冷的食物。

5．心理护理　由于患者疼痛难忍，可能导致彻夜难眠，甚至对治疗和生活均失去信心，所以应给予心理支持，帮助患者和家属树立战胜疾病的信心，积极面对疾病的结局。

### （二）术后护理

1．体位与活动　患者取仰卧位，介入治疗术后患肢制动 6 h，尽量避免弯曲患肢。若 6 h 后伤口无渗血、血肿等情况，则可适当在床上翻身，也可将床头抬起 15°左右，患侧屈曲角度不可过大。次日晨，可根据患者情况拆除绷带。绷带拆除后，患者若无不适，即可下床活动。术后患肢应尽量置于水平位置，避免关节屈曲而挤压、扭曲血管。卧床期间，应鼓励患者做足背屈伸运动，以利于小腿深静脉血液回流，预防下肢静脉血栓形成。

2．病情观察

（1）密切观察患者的生命体征，准确记录出入量，维持水、电解质平衡。

（2）监测下肢股动脉、腘动脉、胫后动脉及足背动脉的搏动情况。观察患肢皮肤温度、色泽、感觉及运动情况。

（3）“5P”征的观察：“5P”征，即疼痛（pain）、感觉异常（paresthesia）、麻痹（paralysis）、无脉（pulselessness）和苍白（pallor），是肢体动脉栓塞的主要表现。如果患者突然出现患肢剧烈疼痛或进行足背屈伸运动时疼痛加剧，出现肢体颜色苍白，皮肤间散在青紫色斑块，动脉搏动明显减弱或消失，且患者主诉患肢麻痹、感觉异常等症状，应及时通知医师，并配合做好抢救工作，必要时进行急诊取栓手术。

3．用药护理　术后常规应用抗血凝药治疗，用药期间注意监测凝血酶原时间及纤维蛋白

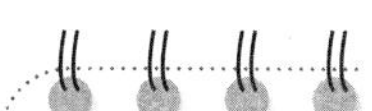

原，并根据监测结果的变化及时调整药物剂量。用药过程中，应密切观察患者皮肤黏膜、牙龈有无出血，有无粪便中带血等。

4．伤口引流管的护理　引流管通常放置在血管鞘膜外，应注意观察引流液的颜色、性状和量，维持有效引流，并准确记录。

5．并发症的观察与护理

（1）穿刺部位或吻合口出血：密切观察伤口敷料有无渗血。若患者血压明显下降、脉搏加快，则应考虑可能发生出血，须立即通知医师处理。

（2）血栓形成或血管痉挛：若患者出现肢端麻木、疼痛、皮温降低、皮肤颜色苍白或发紫、动脉搏动减弱或消失，则应考虑血栓形成或血管痉挛，须及时通知医师予以对症处理。

（3）假性动脉瘤形成：若患者出现手术部位局部疼痛，可触及动脉性搏动，则应考虑是否为假性动脉瘤形成，须及时通知医师，确诊后遵医嘱做好术前准备。

（4）伤口感染：观察患者伤口有无渗血或血肿，有无红、肿、发热、疼痛等局部感染征象。若发现伤口有异常，应及时处理。

（三）健康教育

1．保护患肢　注意患肢保暖，指导患者日常生活中不应压迫皮下隧道处的人工血管，避免吻合口附近关节过屈、过伸、扭伤或发生外伤。

2．用药指导　指导患者遵医嘱服用抗血小板聚集药或抗凝血药、降血脂药及降血糖药等，并注意定期复查凝血功能。

3．饮食指导　指导患者注意饮食结构，加强营养，如蛋白质、脂肪、糖类、维生素、无机盐和水等。同时要指导患者注意“三高”和“三低”饮食，即进食高蛋白、高维生素、高纤维素饮食和低脂、低糖、低盐饮食。

4．戒烟　告知患者吸烟的危害性。指导患者戒烟，以消除烟碱对血管的收缩作用。

## 第二节　血栓闭塞性脉管炎

**案例 33-2A**

患者，男性，41 岁，长期居住于我国东北地区，吸烟 20 余年。患者左侧足趾发凉、麻木 5 年，行走一段路程后患侧足部和小腿胀痛，休息后症状缓解，疼痛加重 1 个月。

**请回答：**

该患者主要的护理评估内容有哪些？

血栓闭塞性脉管炎（thromboangiitis obliterans，TAO），又称 Buerger 病，是一种以肢体中、小动脉为主，常累及静脉的炎症性闭塞性疾病，绝大多数发生于下肢，内脏血管也偶尔可有发病。本病具有节段性、神经痉挛性、炎性内容物形成堵塞和反复发作的特点，通常发生于年轻（＜ 45 岁）男性吸烟者。

### 【病因与病理】

（一）病因

血栓闭塞性脉管炎的病因至今尚不清楚，可能与下列因素有关。

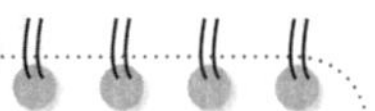

1．吸烟　血栓闭塞性脉管炎患者中吸烟者占80%～95%，烟草浸出液可致实验动物的动脉发生炎症性病变。戒烟能使患者的病情得到缓解，再度吸烟又可使病情恶化。因此，吸烟可能是血栓闭塞性脉管炎发病的一个重要因素。

2．寒冷、潮湿及外伤　本病在寒冷和潮湿地区常见，部分患者有外伤史。可能是由于这些因素引起血管痉挛和血管内皮损伤，并导致血管炎症和闭塞。

3．感染　大多数患者有反复皮肤真菌感染史。研究显示，人体对真菌的免疫反应可诱发血液纤维蛋白原增高和高凝状态，可能诱发血栓形成。

4．激素紊乱　前列腺功能紊乱或前列腺液丢失过多，可使体内具有扩张血管和抑制血小板聚集作用的前列腺素减少，导致周围血管舒张、收缩功能紊乱，进而诱发血栓形成。

5．免疫功能紊乱　自身免疫因素在血栓闭塞性脉管炎发病过程中所起的作用日益受到重视。研究发现，血栓闭塞性脉管炎患者血清中IgG、IgA和IgM明显增高，并且在患者血清和病变血管中发现抗动脉抗体和对动脉有强亲和力的免疫复合物。由此形成的免疫复合物沉积于患者血管内，导致血管炎症反应和血栓形成。

6．营养不良　调查发现，血栓闭塞性脉管炎在经济收入和生活水平低下的人群中多见，蛋白质、维生素$B_1$和维生素C缺乏，尤其是必需氨基酸缺乏，可能与本病有关。

7．遗传　少数患者有家族史。研究发现，人类白细胞抗原（human leucocyte antigen，HLA）的某些特殊位点与血栓闭塞性脉管炎的发病有关。

（二）病理

病变常始于动脉，继而累及静脉，由远端向近端呈节段性分布发展，两段病变血管之间的血管则较为正常。病理变化表现为血管壁全层发生非化脓性炎症，血管内淋巴细胞广泛浸润，内皮细胞和成纤维细胞增生；早期血管内膜增厚，管腔内血栓形成；晚期血管壁和血管周围广泛纤维化，血栓造成血管闭塞的同时，侧支循环逐渐建立，但不能完全代偿组织缺血，致使神经、肌肉及骨骼等出现缺血性改变。

## 【护理评估】

（一）临床表现

起病隐匿，病程缓慢，呈周期性发作。根据临床表现的轻重程度，可将病程分为3期。

1．Ⅰ期（局部缺血期）　患肢发凉、怕冷、麻木不适，伴轻度疼痛、间歇性跛行。冬季症状可加重。约40%的患者足部和小腿反复发作游走性血栓性浅静脉炎。患肢足背动脉和胫后动脉搏动减弱或消失。

2．Ⅱ期（营养障碍期）　患者症状进一步加重，跛行距离明显缩短，并出现静止痛，夜间疼痛更剧烈。患者常抱足而坐，彻夜难眠。患者可出现营养障碍的表现（皮肤弹性消失，汗毛减少或脱失，趾甲肥厚、生长缓慢，肌肉萎缩），严重者可出现缺血性神经炎。肢端有触电样或针刺样疼痛以及感觉障碍。肢端皮肤呈潮红、紫红色或青紫色。患肢动脉搏动消失。

3．Ⅲ期（组织坏死期）　患者病情持续进展，由于严重缺血，肢端可出现干性或湿性坏疽。常先从踇趾或小趾开始，并向上蔓延，逐渐累及各足趾及足背，甚至超过踝关节。坏疽组织脱落即形成溃疡，然后再发生新的坏疽，且二者互为因果，相互影响，形成恶性循环。合并感染时，则红肿明显，流出脓液，甚至有恶臭，疼痛剧烈。感染严重者，可出现大面积湿性坏疽，伴有高热、剧痛、贫血、全身衰竭等毒血症表现。

（二）辅助检查

1．体格检查

（1）指压试验：用手指压迫趾（指）端后观察局部皮肤或甲床毛细血管充盈情况，如果解除压迫后 5 s，皮肤或甲床仍呈苍白色或青紫色，则表示动脉供血不足。

（2）肢体抬高试验（Buerger 试验）：嘱患者抬高肢体（下肢抬高 45°，上肢直举过头），持续 60 s，正常人趾（指）端皮肤保持淡红色或稍微发白，若呈苍白色或蜡纸样，则提示肢体供血不足；下垂肢体后，正常人皮肤颜色可在 10 s 内恢复，如果恢复时间＞ 45 s，则进一步提示肢体供血不足，可明确肢体缺血的存在。

（3）静脉充盈时间：嘱患者抬高患肢，使静脉排空、瘪陷，然后迅速下垂肢体，观察足背浅表静脉充盈情况。如果静脉充盈时间＞ 15 s，则表示肢体动脉供血不足。此外，部分患者受寒冷刺激或情绪波动时，可出现雷诺综合征，表现为趾（指）部出现皮肤颜色苍白、发绀、潮红的间歇性改变。

2．影像学检查

（1）超声多普勒检查：可应用多普勒超声听诊器，根据动脉音的强弱，判断动脉血流的强弱。超声多普勒血流探测仪可以记录动脉血流波形，波形幅度降低或呈直线状，表示动脉血流减少或动脉已闭塞。

（2）动脉造影：可显示动脉阻塞的部位、范围，以及流出道和侧支情况。造影检查可显示病变血管走行突然中断，或呈竹尖样变细，见不到虫蚀样缺损。血栓闭塞性脉管炎患者动脉造影有以下特点：①中、小口径的血管受累；②表现为节段性阻塞性病变，病变动脉之间的血管正常；③远端血管病变严重；④侧支循环围绕阻塞部位；⑤近端血管正常；⑥无血管栓塞的影像学表现。

### （三）与疾病相关的健康史

询问患者居住地是否在寒冷、潮湿的地区。若患者为青壮年男性，则应了解其有无吸烟史。评估患者的营养状况。了解患者有无游走血栓性浅静脉炎病史，有无高血压、高血脂、糖尿病、动脉硬化以及免疫系统疾病等。

### （四）心理社会状况

旁路移植术可使截肢平面降低，但有导致血栓形成的危险，且治疗费用相对较高，患者可因此产生烦躁或焦虑心理；截肢患者可能会出现幻肢痛。经治疗病情继续恶化或截肢者，预后差，对未来的生活缺乏信心。应评估患者有无不良情绪。评估患者及家属对疾病的认知程度，以及家庭经济承受能力。评估家属对患者的支持程度和社会支持系统情况。

### （五）治疗原则

本病的治疗原则是抑制炎症反应，去除炎性内容物，降低神经刺激，消除血管痉挛，恢复患肢血供。急性期建议以非手术干预方法促进疾病迅速进入稳定期；稳定期可采用以血管干预为主的综合治疗。

1．非手术治疗

（1）一般治疗：戒烟是本病最重要的非手术干预措施，患者不仅要主动戒烟，而且应防止使用烟草代替物和被动吸烟。应指导患者防止受冷、受潮及发生外伤，注意肢体保暖，但应避免采用热疗，以免增加组织耗氧量而使疼痛加重。

（2）药物治疗：主要适用于早期、中期患者。可使用血管扩张药、抑制血小板聚集药和改善微循环的药物等，也可根据中医辨证论治原则进行中医药治疗。

（3）高压氧疗：在高压氧舱内通过提高血氧流量，可增加肢体的血氧弥散，改善组织缺氧状况，从而加速缺血性溃疡的愈合，极大地降低组织坏死的发生率。

2．手术治疗　手术治疗的目的是增加肢体血供和重建动脉血流通道，改善缺血引起的后果。主要手术方式有腰交感神经节切除术、自体大隐静脉或人工血管旁路移植术、动静脉转流术、大网膜移植术、动脉切开取栓及血管内膜剥脱术、经皮腔内血管成形术等。对肢端已发生坏疽的患者，应行截肢（趾）术。

随堂测 33-2

## 【主要护理诊断/问题】

1．慢性疼痛　与组织灌注不足有关。

2．（有）皮肤完整性受损（的危险）　与组织缺血及营养障碍有关。

3．活动无耐力　与患肢远端供血不足有关。

4．潜在并发症：出血、栓塞。

**案例 33-2B**

体格检查：患肢皮肤颜色苍白，皮温降低，足背动脉和胫后动脉搏动均减弱。指压试验（+），Buerger 试验（+）。

初步诊断为血栓闭塞性脉管炎，予以药物治疗。

**请回答：**

1. 为明确诊断，还需要对患者做哪些检查?
2. 目前主要的护理措施有哪些?

## 【护理措施】

### （一）非手术治疗的护理与术前护理

详见本章第一节闭塞性动脉硬化患者的护理相关内容。

### （二）术后护理

1．体位与活动　静脉手术后，需要将患肢抬高 30°，以利于静脉血液回流，制动 1 周；动脉手术后应将患肢平放，制动 2 周。自体血管移植术后，若伤口愈合较好，卧床制动时间可适当缩短。在卧床期间，应鼓励患者做足背屈伸运动，以利于小腿深静脉血液回流。

2．病情观察　密切观察患者的生命体征，伤口有无渗血或血肿。注意观察肢体远端皮肤的温度、色泽、感觉和动脉搏动情况，判断血管通畅度。动脉重建术后，若患者出现肢端麻木、疼痛、苍白、皮温降低、动脉搏动减弱或消失，或静脉重建术后出现肢体肿胀、皮肤发绀、皮温降低或静脉怒张，则应考虑重建部位发生血管痉挛或继发血栓形成，须及时通知医师，必要时需再次进行手术。

3．预防感染　密切观察患者的生命体征和伤口情况，合理使用抗生素。若发现伤口部位有红肿，应及时予以对症处理。

### （三）健康教育

1．坚持戒烟　戒烟是血栓闭塞性脉管炎治疗的关键。应告知患者吸烟的危害性，以及烟碱对血管的收缩作用，长期吸烟将会直接影响其预后。

2．患肢保暖　指导患者避免受凉，注意保暖，但不能使肢体过热，以免增加组织耗氧量。

3．预防感染　指导患者保持足部皮肤清洁、干燥，防止感染，并注意防止发生任何形式的外伤。

4．功能锻炼　指导患者进行 Buerger 运动，工作时应随时变换体位，以促进血液循环。

5．饮食指导　指导患者宜进食具有活血作用的食物，忌食辛辣、寒凉、生冷的食物。

6．用药指导　嘱患者避免应用血管收缩药。

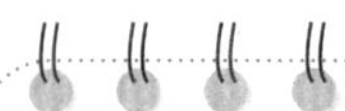

# 第三节　下肢静脉曲张

**案例 33-3A**

患者，女性，57 岁，30 年余前无明显诱因出现左小腿迂曲团块，伴酸胀感，长时间站立时明显，平卧后可缓解。近 2 年来，患者左下肢酸胀感加重，行走后左下肢有沉重感，遂来院就诊。

**请回答：**

该患者的护理评估内容有哪些？

下肢静脉曲张（varix of lower limb）是指下肢浅静脉瓣膜功能不全，导致静脉血液反流、淤滞，下肢浅静脉伸长、扩张和蜿蜒屈曲，见于大隐静脉、小隐静脉及其分支，多发生于持久从事重体力劳动和站立工作者，或长时间久坐者。单纯性下肢静脉曲张患者病情一般较轻，手术治疗可获得较好的效果。

## 【病因与病理】

（一）病因

1．先天性因素　静脉壁薄弱、静脉瓣膜关闭不全是全身支持组织薄弱的一种表现，与遗传因素有关。

2．后天性因素　肥胖、长期站立、从事负重劳动、慢性咳嗽、习惯性便秘、妊娠等多种因素可引起腹腔内压力增高，使瓣膜承受过高的静脉压力，导致瓣膜逐渐关闭不全，影响下肢静脉血液回流，从而增加静脉曲张的可能性。

（二）病理

曲张静脉的病理变化主要发生在静脉壁中层。由于下肢静脉压力增高，早期静脉壁弹性纤维和肌纤维代偿性增厚，后期弹性纤维和肌纤维萎缩、消失，并被结缔组织所取代，静脉壁变薄并失去弹性而扩张。静脉瓣发生萎缩、硬化、功能不全或消失。病变静脉周围组织微循环发生障碍，引起营养不良，导致纤维细胞增生。由于静脉血液淤滞、静脉压力增高和毛细血管壁通透性增高，使得血管内液体、白细胞、红细胞、蛋白质、代谢产物渗出至皮下组织，引起皮肤纤维组织增生、脂质硬化、色素沉着。由于局部组织营养不良，机体抵抗力降低，患者可出现皮炎、湿疹、溃疡及感染。

## 【护理评估】

（一）临床表现

1．症状　久站后，患肢小腿有酸胀不适、沉重感及钝痛，患者易疲劳、乏力，平卧、肢体抬高后可缓解。

2．体征　下肢浅静脉隆起、扩张、迂曲，或呈团块状，以小腿内侧大隐静脉走行区明显。踝部、足背可出现轻微水肿，严重者小腿下段出现水肿。病程较长者可出现皮肤营养不良，表现为皮肤萎缩、脱屑、色素沉着，皮下组织硬结，湿疹和难愈性溃疡。

（二）辅助检查

1．静脉功能检查　以下 3 种检查方法仅用于初步评估下肢静脉功能，不能作为诊断依据。

（1）大隐静脉瓣功能试验（Trendelenburg 试验）：嘱患者取仰卧位，抬高下肢，排空浅静脉内的血液，于大腿根部束扎止血带，随后嘱患者站立，解开止血带 10 s 内若出现血液自上而下逆向充盈，则提示大隐静脉瓣功能不全（图 33-1）。根据相同的原理在腘窝部束扎止血带，可检测小隐静脉瓣的功能。

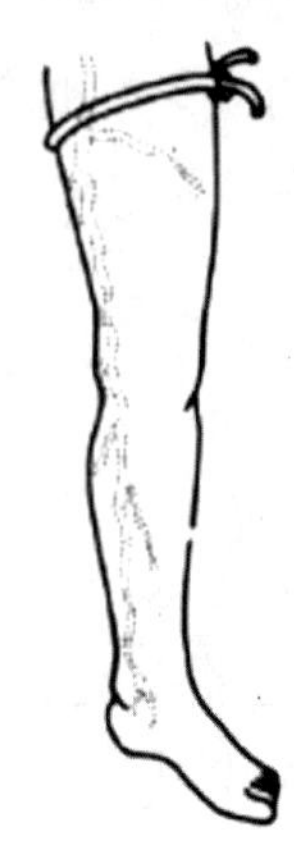

**图 33-1　Trendelenburg 试验**

（2）深静脉通畅试验（Perthes 试验，又称踢腿试验）：用止血带阻断大腿浅静脉主干，嘱患者用力踢腿或连续做下蹲动作 10 余次，观察静脉曲张程度的变化。若静脉曲张程度明显减轻或消失，表明深静脉通畅；反之，则表明深静脉不通畅（图 33-2）。

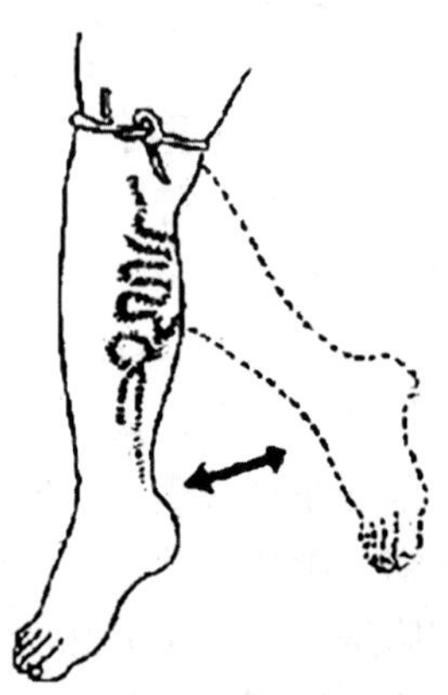

**图 33-2　Perthes 试验**

（3）交通静脉瓣功能试验（Pratt 试验）：嘱患者平卧，抬高患肢，在大腿根部束扎止血带，先从足趾向上至腘窝缠第一根弹力绷带，再自大腿根部止血带处向下缠第二根弹力绷带，然后一边向下解开第一根弹力绷带，一边向下继续缠绕第二根弹力绷带。若在两根弹力绷带之间的部位出现曲张静脉，则提示该处有功能不全的交通静脉（图 33-3）。

2．影像学检查

（1）彩色多普勒超声检查：可明确诊断静脉有无阻塞和反流，通过反流时间的测定可对反流程度进行量化：若反流时间为 0.5 ～ 1 s，则可诊断存在反流；＞ 1 s 为轻度反流；＞ 2 s 为中度反流；＞ 3 s 为重度反流。超声检查是诊断下肢静脉疾病首选的辅助检查手段。

（2）静脉造影（包括顺行和逆行静脉造影）：静脉造影是诊断静脉系统疾病最可靠的检查方法，能直观地显示下肢静脉的形态和病变部位。

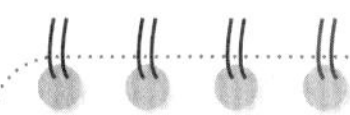

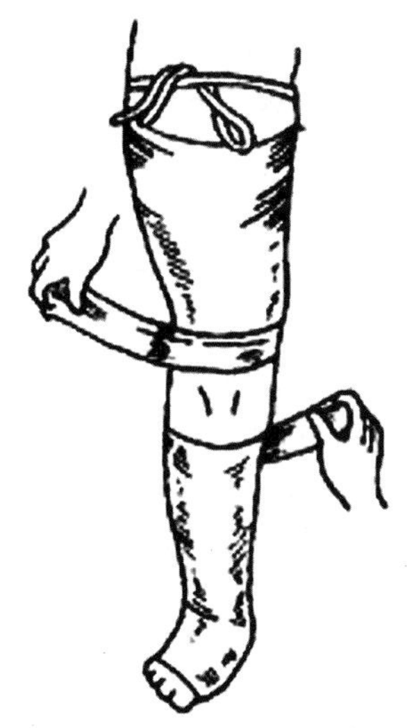

图 33-3　Pratt 试验

（三）与疾病相关的健康史

评估患者有无肥胖、长期站立、从事负重劳动等高危因素。评估患者的年龄、家族史、下肢外伤史、深静脉炎或深静脉血栓形成病史。此外，对女性患者，还应询问妊娠次数。了解患者有无引起胸腔或腹腔内压力增高的慢性疾病，如慢性咳嗽、习惯性便秘、盆腔肿物等。

（四）心理社会状况

本病为慢性病程，患者后期可出现皮炎、溃疡等病变，并且长期不愈，影响正常生活和工作，所以容易产生急躁情绪。

（五）治疗原则

1．非手术治疗　适用于静脉曲张程度较轻而无症状者、妊娠期发病者、重要脏器功能不全而不能耐受手术者。主要治疗措施包括：①肢体压力治疗，包括使用弹力绷带、穿循序减压弹力袜以及予以间歇充气加压等，使下肢远端至近端所受压力逐渐降低，浅表静脉完全萎瘪，促使静脉血液向深部回流。②药物治疗，针对浅静脉功能不全的药物主要为血管活性药物，包括黄酮类、七叶皂苷类、香豆素类等。③硬化剂注入疗法，适用于小范围局限性静脉曲张病变者、手术后残留或局限复发者，利用硬化剂注入曲张静脉腔内，可刺激静脉内膜并使其粘连，导致纤维化，从而消除或减轻局部静脉高压，推荐将该疗法应用于所有类型的下肢静脉曲张患者。

2．手术治疗　适用于深静脉通畅、无手术禁忌证的患者。除传统经典的大、小隐静脉高位结扎术和剥脱术外，还有曲张静脉点式抽剥、电凝术、经皮环行缝扎术、隐静脉 - 股静脉瓣膜替代或环缩术、腔内激光闭塞术、射频闭塞术、透光旋切术等，均有良好的疗效。

随堂测 33-3

## 【主要护理诊断 / 问题】

1．活动无耐力　与下肢静脉回流障碍有关。

2.（有）皮肤完整性受损（的危险）　与患肢瘙痒、皮炎及溃疡有关。

3．潜在并发症：静脉破裂出血、深静脉血栓形成、皮肤溃疡、感染。

**案例 33-3B**

体格检查：左下肢多处迂曲团块，皮温正常，无凹陷性水肿。左下肢 Perthes 试验（-），Trendelenburg 试验（+），Pratt 试验（-）。

诊断为右侧下肢静脉曲张，拟行手术治疗。

**请回答：**

1. 该患者的哪些表现符合下肢静脉曲张？
2. 围手术期护理措施有哪些？

## 【护理措施】

（一）非手术治疗的护理及术前护理

1．体位与活动　①嘱患者尽量避免同一个姿势长期站立，因工作需要长时间站立者，可将身体重心轮流放在双腿上，经常踮足，做足跟起落活动，或做下蹲动作，使小腿肌肉收缩，避免小腿静脉内血液淤积。②对于久坐工作者，应指导其保持正确的坐位姿势，避免双膝交叉过久。坐立时应活动踝关节和足趾，尽量间隔一段时间即站立行走，以促进血液循环。③指导患者坚持步行锻炼，行走可以加强小腿肌肉的“肌泵”作用，减轻血液反流的压力。④嘱患者活动时注意避免发生外伤引起曲张静脉破裂出血。

2．穿医用弹力袜或使用弹力绷带　长期从事重体力劳动者、长期站立工作者、肥胖者、妊娠期妇女等，应尽量穿弹力袜，以促进血液回流。具体方法：应取平卧位，抬高患肢，排空患肢静脉内的血液后，再穿着弹力袜或使用弹力绷带。每日早晨下床之前，抬高下肢，排空静脉，从肢体的远端开始逐渐向上螺旋式缠绕弹力绷带。弹力绷带的松紧度以能将一个手指伸入缠绕的圈内为宜。

**知识链接**

**弹力袜的选择**

测量工具：软尺（cm）。

测量时患者体位：宜在患者处于直立位时进行腿部测量，但对于某些不能站立，仅能取坐位或平卧位的患者，不要勉强其站立，可在坐位或平卧位测量。

测量部位：①膝下型（短筒），在踝部最小周长处、小腿最大周长处；②大腿型（长筒），在踝部最小周长处、小腿最大周长处、腹股沟中央部位向下 5 cm 部位周长处；③连裤型，可参照大腿型的测量部位。

测量要求：按照要求测量双下肢相应部位的周长。根据测量尺寸并对照弹力袜说明书中的尺寸范围进行选择。若患者体形偏瘦或过度肥胖，不属于说明书所提供的尺寸范围，则可联系厂家定制或用弹力绷带替代治疗（需在医护人员指导下进行）。若患者双下肢周长相差过大，则应根据测量结果分别选择不同尺寸的弹力袜。

3．患肢皮肤护理　观察患肢的皮温、色泽和肿胀情况，局部有无红、肿、压痛等感染征象。做好皮肤湿疹和溃疡创面的处理，以预防继发感染。

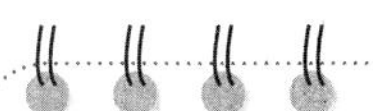

（二）术后护理

1．体位与活动 局部麻醉下微创介入治疗后，患者即可下地活动。全麻术后，待患者清醒后，即可取半卧位或在床上做适量活动，卧床时注意将患肢抬高 30° ～ 40° ，使患者感觉舒适，保持肢体处于功能位，避免双膝交叉。足下可垫枕或抬高床尾，所垫的物品软硬度应适宜，以利于下肢静脉回流，减轻水肿。待患者下肢感觉恢复后，应指导其做足背屈伸运动和旋转运动，每次 1 ～ 2 min，每天 3 ～ 4 次。应鼓励患者尽早下地活动。

2．病情观察 密切观察患肢的皮温、色泽、肿胀及足背动脉搏动情况。若患肢皮温升高、肿胀，则应警惕下肢深静脉血栓形成。

3．保护患肢 术后使用弹力绷带加压包扎患肢，注意包扎松紧度适宜。如包扎过紧，导致患肢疼痛，则应及时松开弹力绷带，并重新包扎。伤口愈合后，应指导患者穿医用弹力袜，以促进下肢血液回流。

（三）健康教育

1．去除影响下肢静脉回流的因素 指导患者避免使用过紧的腰带和穿着紧身衣物；平时应注意保持良好的坐姿，避免久站；坐位时避免双膝交叉过久；避免重体力劳动；保持排便通畅；避免肥胖。

2．休息与活动 嘱患者休息时应适当抬高患肢，平时应进行适当的体育锻炼，以增强血管壁弹性。

3．非手术治疗的患者，应坚持长期使用弹力袜或弹力绷带，一般术后宜继续使用 1 ～ 3 个月。

## 第四节 深静脉血栓形成

**案例 33-4A**

患者，女性，56 岁，乳腺癌术后 1 个月。患者于 4 天前无明显诱因出现左下肢放射性疼痛，呈阵发性胀痛；2 天前出现左下肢肿胀，伴麻木、感觉异常，不能远距离步行。为进一步治疗，遂将患者收入院。

**请回答：**

该患者的护理评估内容有哪些？

深静脉血栓形成（deep venous thrombosis，DVT）是指由于血液在深静脉内不正常的凝结而引起的静脉回流障碍性疾病，全身主干静脉均可发病，常发生于下肢静脉，多始发于腓肠静脉丛或髂静脉至股静脉段。若未及时予以治疗，患者可出现血栓形成后综合征，甚至死亡。急性期血栓脱落可导致肺栓塞（pulmonary embolism，PE），患者可出现呼吸困难、胸痛、咯血，甚至出现心搏、呼吸骤停。DVT 与 PE 统称为静脉血栓栓塞症（venous thromboembolism，VTE），是同一种疾病在不同阶段的表现形式。

### 【病因与病理】

（一）病因

静脉血流滞缓、静脉壁损伤和血液高凝状态是静脉血栓形成的三大常见病因。本病常见于大手术后、严重创伤后、长期卧床、肢体制动、产后及肿瘤患者等。

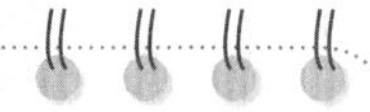

（二）病理

静脉血栓分为红色血栓（或称凝固血栓）、混合血栓、白色血栓 3 种类型。血栓形成后可向主干静脉的近端和远端生长蔓延。然后，在纤溶酶的作用下，血栓被溶解、消散。崩解、断裂的血栓可成为栓子，随血液循环进入肺动脉，引起肺栓塞。血栓形成后，常继发静脉壁和静脉周围组织炎症反应，使血栓和静脉壁粘连，并逐渐纤维化，形成边缘粗糙、管径大小不一的再通静脉。

## 【护理评估】

（一）临床表现

1．症状

（1）患肢肿胀：下肢肿胀是患者最主要的症状。急性期，患肢组织张力高，呈非凹陷性水肿。皮肤颜色泛红，皮温较健侧高，肿胀严重时，皮肤可出现水疱。血栓形成的部位不同，肢体肿胀也有差异。髂静脉 - 股静脉血栓形成者，整个患侧下肢均肿胀明显；小腿静脉丛血栓形成者，肿胀仅局限于小腿部；下腔静脉血栓形成者，双下肢均可出现肿胀。

（2）疼痛与发热：是患者最早出现的症状。疼痛的原因主要有两方面：①血栓在静脉内引起炎症反应，使患肢局部产生持续性疼痛；②血栓堵塞静脉，使下肢血液回流受阻而引起患肢胀痛，直立时疼痛加重。压痛主要局限在静脉血栓引起炎症反应的部位，如股静脉或小腿部。小腿腓肠肌压痛又称 Homans 征阳性。急性期患者可出现低热。

（3）浅静脉曲张：浅静脉曲张是深静脉血栓形成后的继发性代偿反应。当主干静脉阻塞后，下肢静脉血液可通过浅静脉回流，从而使浅静脉代偿性扩张。因此，浅静脉曲张在急性期一般不明显，是下肢静脉血栓形成后遗症期的表现。

（4）股青肿：是下肢静脉血栓形成患者最严重的一种情况，由于髂静脉、股静脉及其属支血栓阻塞，使静脉回流严重受阻，组织张力极高，导致下肢动脉受压和痉挛，肢体缺血。临床表现为剧烈疼痛，患肢皮肤发亮，伴有水疱或血疱，皮肤呈青紫色，皮温低，足背动脉、胫后动脉不能扪及搏动。患者全身反应强烈，同时可出现高热、神志淡漠，有时可有休克表现。

2．分期　根据发病时间可将本病的病程分为急性期、亚急性期和慢性期。急性期是指发病 14 d 以内；亚急性期是指发病 15 ～ 30 d；发病 30 d 以后，即进入慢性期。早期深静脉血栓形成包括急性期和亚急性期。

（1）急性期：主要表现为患肢突然肿胀、疼痛等。体格检查时可见患肢呈凹陷性水肿、软组织张力增高、皮肤温度升高，小腿后侧和（或）大腿内侧、股三角区及患侧髂窝有压痛。发病 1 ～ 2 周后，患肢可出现浅静脉显露或扩张。严重的下肢深静脉血栓形成患者，可出现股青肿。

（2）慢性期：一般是指急性下肢深静脉血栓形成 6 个月后，出现慢性下肢静脉功能不全的临床表现，包括患肢有沉重感、胀痛、静脉曲张、皮肤瘙痒、色素沉着、湿疹等，病情严重者可出现下肢高度肿胀、脂性硬皮病以及经久不愈的溃疡。

（二）辅助检查

1．实验室检查　D- 二聚体（D-dimer）测定，主要反映纤维蛋白溶解功能。机体血管内有活化的血栓形成及纤维溶解活动时，D- 二聚体升高。若 D- 二聚体测定结果正常，则可排除下肢深静脉血栓形成；对 D- 二聚体升高者，需要进一步做影像学检查。

2．影像学检查

（1）彩色多普勒超声检查：是确诊的首选检查方法，灵敏度及准确度均较高，可显示静脉内有无血栓形成及其部位。

(2) 静脉造影：是诊断下肢深静脉血栓形成的“金标准”，可直接显示下肢静脉的形态，静脉内有无血栓，血栓的形态、位置、范围和侧支循环情况。但其缺点是属于有创操作，可导致造影剂过敏、肾毒性及造影剂本身对血管壁的损伤等。

(3) 放射性核素显像：是一种无创检查方法，通过测定肺通气 / 血流比值，筛选有无肺栓塞的发生。

**（三）与疾病相关的健康史**

评估患者是否接受过盆腔、腹腔或骨科手术治疗，是否有外伤史、晚期肿瘤病史及血液高凝状态，是否因病长期卧床、肢体制动等。

**（四）心理社会状况**

患者常突发患肢剧烈胀痛，容易产生焦虑情绪。一旦栓子脱落，即可引起肺栓塞，危及生命，严重者可出现心搏、呼吸骤停。因此，患者已对疾病产生恐惧心理。评估患者和家属对疾病预后和并发症的了解程度及应对能力。

**（五）治疗原则**

1．急性期治疗

(1) 非手术治疗

1) 抗凝治疗：是最主要的治疗手段，对无禁忌证者，应即刻进行抗凝治疗。对于不伴有肿瘤的深静脉血栓形成患者，可使用Xa因子抑制剂（利伐沙班）或维生素K拮抗剂（华法林）。对继发于手术或有一过性危险因素的初发DVT患者，应予以抗凝治疗3个月；对无诱因的首次DVT患者或复发者进行抗凝治疗3个月后，建议延长抗凝治疗。对伴有肿瘤的DVT患者，推荐使用低分子肝素抗凝治疗，抗凝3个月后，建议延长抗凝治疗。中等强度（INR 2.0 ～ 3.0）的抗凝治疗是目前临床采用的标准治疗方案。

2) 溶栓疗法：一般适用于病程在72 h内的患者，但是对于急性近端深静脉血栓形成发病时间在2周内的患者，也可行溶栓疗法。通过溶栓疗法，可迅速恢复静脉回流，减轻疼痛，预防肺梗死，保护静脉瓣膜功能，但不能预防血栓再形成或继发血栓。因此，实施溶栓疗法后应继续进行抗凝治疗。常用的溶栓药物有尿激酶、链激酶、纤溶酶、组织型纤溶酶原激活剂等。常用的方法包括导管接触性溶栓和系统溶栓。导管接触性溶栓是将溶栓导管置入静脉血栓内，使溶栓药物直接作用于血栓，可显著提高血栓溶解率；系统溶栓是经外周静脉全身应用溶栓药物。

3) 抗血小板治疗：是深静脉血栓形成常用的辅助治疗方法。常用的抗血小板药物包括右旋糖酐、阿司匹林、丹参、双嘧达莫等。

(2) 手术治疗

1) 取栓术：是清除血栓的有效方法，可迅速解除静脉梗阻。对髂静脉 - 股静脉血栓形成病程不超过48 h者，取栓治疗效果显著；对严重的股青肿患者，常需要行取栓术。

2) 下腔静脉滤器置入术：对急性深静脉血栓形成患者，不建议常规置入下腔静脉滤器。对有抗凝治疗禁忌证或抗凝治疗时仍发生血栓形成或肺栓塞者、既往有肺栓塞病史者、近端血管有大块漂浮血栓者，建议行下腔静脉滤器置入术。

2．慢性期治疗　主要是保守治疗。具体治疗方法包括：①抗凝治疗，抗凝时间及药物的选择与DVT发生的原因、部位以及患者有无肿瘤等情况相关，中等强度（INR 2.0 ～ 3.0）的抗凝治疗是目前临床采用的标准方案。②物理治疗，如穿戴弹力袜和予以间歇性充气加压治疗。

随堂测 33-4

## 【主要护理诊断 / 问题】

1．急性疼痛　与深静脉回流障碍有关。

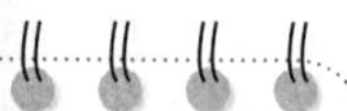

2．自理缺陷　与患肢疼痛、肿胀及肢体制动有关。

3．潜在并发症：肺栓塞、出血。

**案例 33-4B**

体格检查：体温 38.2℃，脉搏 96 次 / 分，左侧踝部非凹陷性水肿，小腿部有压痛。血液检查显示 D- 二聚体升高；超声多普勒检查提示左侧髂静脉近端血栓、左小腿肌间静脉血栓。

诊断为下肢深静脉血栓形成。

**请回答：**

1．该患者的治疗原则有哪些？

2．目前的主要护理措施有哪些？

## 【护理措施】

（一）非手术治疗的护理及术前护理

1．体位与活动　急性期嘱患者卧床休息 10 ～ 14 d，抬高患肢（高于心脏水平 20 ～ 30 cm），禁止按摩和热敷。待患者病情稳定后，可进行轻微活动，下床活动时应穿着医用弹力袜。卧床期间，应做好患者的生活护理，预防压疮的发生。

2．用药护理　严格按照医嘱用药，进行抗凝治疗或溶栓疗法时，应注意严密观察患者全身有无出血倾向，并监测患者的凝血功能，发现异常应及时通知医师处理。如患者出血是由于抗凝剂使用过量所致，则应暂停用药或减少药物使用剂量，必要时给予鱼精蛋白拮抗。

3．病情观察　注意观察患肢疼痛的变化、皮温、色泽及动脉搏动情况，监测患肢不同平面的周径（一般选膝关节上、下各 10 cm），并及时记录。若患者出现剧烈胸痛、呼吸困难、咳嗽、咯血、发绀、血压下降等情况，则应考虑可能发生了肺动脉栓塞，应及时通知医师，并配合抢救。应指导患者取平卧位，减少搬动和翻身，给予高浓度氧气吸入，避免剧烈咳嗽。

**科研小提示**

研究提示，使用血栓风险评估量表可有效预测血栓形成的风险，可探索不同类型患者相应的血栓风险评估量表。

4．饮食护理　以低脂、低热量、高纤维素饮食为宜，鼓励患者多进食新鲜蔬菜、水果。

5．心理护理　由于病程长、患肢疼痛，下肢深静脉血栓形成患者容易失去信心。应当多鼓励患者，帮助患者树立战胜疾病的信心，使患者保持乐观的心态，心情舒畅，生活规律，解除心理负担。

（二）术后护理

1．病情观察　应注意严密观察患者远端肢体的皮温、色泽、感觉及动脉搏动情况，注意观察患肢疼痛、水肿等病情变化。测量患肢周径，并与健侧对比，做好标记并记录。

2．体位与活动　患者术后卧床时，应将其患肢抬高（高于心脏水平 20 ～ 30 cm），避免术后在小腿下垫枕，以影响小腿深静脉回流。鼓励患者及早活动（如踝泵练习），以促进下肢深静脉再通和侧支循环的建立。患者下床活动时，应遵医嘱指导其穿医用弹力袜，指导患者逐渐增加活动量。

3．并发症的观察与护理

（1）出血：术后需要继续进行抗凝治疗，监测患者的凝血功能。观察患者穿刺点及伤口有无渗血、血肿。观察患者口腔、消化道、泌尿道黏膜有无出血倾向。一旦发现异常，应及时通知医师，遵医嘱给予维生素 $K_1$、鱼精蛋白等药物。

（2）肺动脉栓塞：如果患者出现剧烈胸痛、呼吸困难、咳嗽、咯血、发绀、血压下降等情况，则提示可能发生了肺动脉栓塞，应立即通知医师，并配合抢救。指导患者取平卧位，减少搬动和翻身，避免深呼吸和剧烈咳嗽，给予高浓度氧气吸入。

（3）血栓形成后综合征：是 DVT 患者最严重的远期并发症，常表现为患肢肿胀、浅静脉曲张、湿疹、色素沉着，严重时还可反复出现下肢静脉性溃疡，对患者的生活和工作产生显著的影响。即使经过规范的抗凝治疗，仍有 20%～55%的患者发展为血栓形成后综合征，其中 5%～10%的患者可发展为严重的血栓形成后综合征，只有联合应用抗凝治疗、溶栓疗法、手术治疗、物理治疗等多种治疗方法，才能减少血栓形成后综合征的发生。

（三）健康教育

1．保护患肢　指导患者保持患肢皮肤清洁、干燥。避免劳累、撞伤、砸伤、冻伤及刺激因素损伤皮肤。鞋、袜穿着要宽松。注意防寒、保暖。

2．活动指导　告知患者避免久坐、久站、久卧等姿势，以防止血栓复发。指导患者坚持进行适量活动，促进下肢血液循环，防止关节挛缩、肌肉萎缩。指导患者进行活动时应穿着医用弹力袜，以减轻疼痛和肿胀，抑制血栓继续发展，并减少血栓形成后综合征的发生。

3．用药指导　告知患者遵医嘱坚持服用抗凝血药。指导患者自行观察有无出血倾向，定期监测凝血功能。

4．饮食指导　指导患者进食低脂、高纤维素、易消化的食物，鼓励患者多饮水。指导患者保持排便通畅，避免腹内压升高引起下肢静脉血液回流受阻。

5．戒烟　烟草中的尼古丁可引起血管收缩，影响血液回流，应向患者讲解戒烟的重要性和意义，告知患者绝对戒烟。

## 第五节　腹主动脉瘤

**案例 33-5A**

患者，男性，66 岁，1 周前无明显诱因出现腰背部疼痛不适，腹部可触及搏动性包块。患者既往有高血压、高脂血症病史 8 年，吸烟史 10 年，有长期便秘史。

**请回答：**

该患者的护理评估内容有哪些？

腹主动脉瘤（abdominal aortic aneurysm，AAA）是由于腹主动脉中层结构破坏，动脉壁不能承受血流冲击的压力而形成的局部或者广泛性的瘤样扩张，且直径增大超过 50%以上。本病多见于老年男性，尤其是 65 岁以上人群，发病率为 1.3%～2.7%。腹主动脉瘤破裂后，患者死亡率极高。直径＞ 5 cm 的动脉瘤，破裂的可能性为 25%～41%；直径＞ 7 cm 时，破裂的可能性则增至 72%～ 83%。

## 【病因与病理】

（一）病因

1．动脉硬化　动脉硬化是最常见的病因。本病多见于老年男性，男性与女性发病率之比约为 10∶1。病变部位主要为腹主动脉，多见于肾动脉起始处至髂部血管分杈之间。由于缺乏滋养血管，腹主动脉壁的营养供应主要来自管腔内血液的弥散，而动脉硬化斑块及其附壁血栓形成，势必造成营养弥散障碍，使血管壁力量薄弱，易形成动脉瘤。

2．解剖结构缺陷　腹主动脉壁薄弱，修复能力差，弹力蛋白层数少，滋养血管也较少，主要的供血来源于管腔内血液的弥散。一旦由于各种原因导致血液弥散障碍，即可引起动脉内膜、中膜坏死，进而导致动脉瘤形成。

3．遗传因素　本病具有家族遗传倾向，主要为 X 染色体伴性遗传以及常染色体显性遗传。弹力蛋白和胶原蛋白的遗传缺陷，可直接引起主动脉壁薄弱，而各种酶的遗传学变化，则可使动脉壁基质结构蛋白失活和降解增加，并使结合蛋白之间的整合受到破坏，从而间接导致动脉壁薄弱。

4．感染　常由细菌感染引起，表现为感染中毒症状、腹痛和腹部搏动性包块。葡萄球菌、沙门菌、结核分枝杆菌和梅毒螺旋体均可导致本病的发生。

5．其他危险因素　吸烟、炎症、反应、创伤、高血压、高龄等危险因素在动脉瘤的发展过程中有促进作用。

（二）病理

本病的形成是由于动脉壁弹力纤维和胶原纤维降解、损伤，使得腹主动脉壁的机械强度显著降低，最终导致动脉壁局限性膨出而形成瘤样扩张。

## 【护理评估】

（一）临床表现

1．症状　大多数患者缺乏典型的症状，常于体格检查时发现。

（1）腹部不适：少数患者主诉有腹痛或腹部胀痛不适。疼痛是腹主动脉瘤患者最常见的主诉。疼痛一般位于中腹部或腰背部，多为钝痛，可持续数小时甚至数日。疼痛一般不随体位或运动而改变，当疼痛突然加剧时，常预示瘤体即将破裂。

（2）压迫症状：胃肠道压迫症状最为常见，表现为上腹饱胀不适，进食量减少；瘤体压迫肾盂、输尿管时，患者可出现泌尿系统梗阻等相应症状；瘤体压迫下腔静脉时，可引起双下肢深静脉血栓形成；瘤体压迫胆管时，可导致梗阻性黄疸。

（3）栓塞症状：瘤体的附壁血栓脱落常可引起远端动脉栓塞，造成患者肢体缺血，甚至坏死。

（4）瘤体破裂症状：是最严重的并发症。动脉瘤破裂后，血液常局限于后腹膜，因此患者血压下降不会太快，可出现双侧腹壁瘀斑，并可进一步蔓延至会阴部。此外，瘤体还可能破裂入腹腔，此时患者可伴有腹肌紧张，由于大量失血而发生低血压。瘤体破裂入十二指肠时，患者可发生上消化道大出血，甚至可因迅速发生低血容量性休克而死亡。

2．体征　腹部搏动性包块是最典型的体征，检查时可发现位于脐周或中上腹部有搏动性肿块。

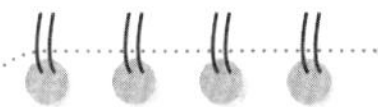

**知识链接**

**腹主动脉瘤患者瘤体直径变化的随访监测**

| 瘤体直径（cm） | 随访监测频率 |
|---|---|
| 2.5 ～ 3.0 | 每 10 年 1 次 |
| 3.0 ～ 3.9 | 每 3 年 1 次 |
| 4.0 ～ 4.9 | 每 1 年 1 次 |
| 5.0 ～ 5.4 | 每半年 1 次 |

### （二）辅助检查

1．彩色多普勒超声检查　多普勒超声作为一种简便、无创的检查方式，同时具有精准性、可重复性和有效性的优点，是腹主动脉瘤患者筛查及术后随访复查的首选方法。超声检查的灵敏度和特异度均接近 100%，只有 1% ～ 3%的患者其动脉瘤因肠道气体或者肥胖等因素的干扰而导致漏诊。

2．CT 血管成像（CTA）　是目前诊断腹主动脉瘤最理想的影像学检查方法，可以准确测量腹主动脉瘤的各项数据，如瘤体最大直径，瘤体与肾动脉的关系，肾动脉下正常主动脉（即瘤颈）的长度、直径、成角或钙化情况，髂动脉的直径及迂曲情况等。

3．磁共振血管成像（MRA）　与 CTA 相比，MRA 造影剂用量小，对心脏和肾功能影响小，是肾功能不全患者首选的检查方法。

4．数字减影血管造影（DSA）　能明确诊断腹主动脉瘤。对于胸腹主动脉瘤、多发性动脉瘤和主动脉夹层动脉瘤有重要的诊断价值，但创伤较大，不作为常规检查手段。

### （三）与疾病相关的健康史

评估患者的年龄、性别、生命体征等；患者既往有无吸烟、动脉粥样硬化、高血压、高脂血症病史，以及外伤史及感染史、家族史。

### （四）心理社会状况

评估患者对手术方式、疾病预后及手术前、后康复知识的掌握程度。评估患者对手术过程、手术可能导致的并发症及疾病预后所产生的恐惧、焦虑程度及其心理承受能力。评估患者家属对疾病及其治疗方法、预后的认知程度及心理承受能力。评估家庭及社会支持系统对患者的支持程度。

### （五）治疗原则

1．非手术治疗

（1）病情监测：对于经普查发现的腹主动脉瘤患者，如果瘤体直径＜ 4 cm，则建议每 2 ～ 3 年进行 1 次彩色多普勒超声检查；如果瘤体直径＞ 4 ～ 5 cm，则需要进行严密监测，建议每年至少进行 1 次彩色多普勒超声或 CTA 检查。一旦发现瘤体＞ 5 cm，或监测期间瘤体增长速度过快，则需要尽早进行手术治疗。

（2）戒烟：戒烟是延缓腹主动脉瘤患者瘤体扩张和破裂的有效方式。

（3）药物治疗：研究发现，口服 β 受体阻滞剂可以降低动脉硬化所致腹主动脉瘤的扩张速度，有效降低瘤体破裂率，降低围手术期不良心脏事件的致死率，这是目前唯一有效的药物治疗方法。其原理可能是通过减慢心率，降低主动脉压力，从而减少血流对主动脉壁的冲击，延缓动脉瘤的扩张速度。但不推荐单纯为降低瘤体增长和破裂风险而使用 β 受体阻滞剂。

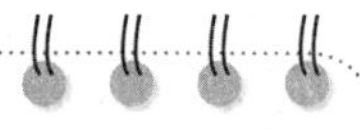

2．手术治疗

（1）开放式手术：对于进行开腹修复动脉瘤的患者，一般需要行气管插管，在全身麻醉下，经腹腔切口显露术野，然后缝扎阻断主动脉瘤，以端 - 端吻合的方式将人工血管与主动脉近端和远端吻合，以达到隔绝主动脉瘤的目的。由于开放式手术对患者身体素质的要求较严格，加之手术风险较大，所以目前更多地采用血管内动脉瘤修复术。

（2）血管内动脉瘤修复术（endovascular aneurysm repair，EVAR）：是在 DSA 动态监测下，经双侧股动脉小切口，应用特殊的导入系统，将折叠的覆有人工血管薄膜的金属支架置入腹主动脉瘤腔内，利用金属支架的弹性、植入物头端的钩状附件加以球囊扩张作用，将腔内植入物固定于动脉瘤近端和远端的正常动脉壁。该术式是一种微创外科技术，手术创伤小，有时甚至可选择区域阻滞麻醉或局部麻醉，尤其适用于合并严重心、肺功能不全及其他高危因素的患者，但该术式受瘤体解剖结构条件限制，对肾功能不全、造影剂过敏者无法应用。

随堂测 33-5

**科研小提示**

可以探索瘤体较小、采取保守治疗的患者，如何进行安全运动。

## 【主要护理诊断 / 问题】

1．恐惧　与担心瘤体破裂危及生命有关。

2．急性疼痛　与瘤体增长及手术切口有关。

3．自理缺陷　与防止瘤体破裂而限制活动及术后卧床有关。

4．潜在并发症：内漏、血栓形成、血管支架移位等。

**案例 33-5B**

实验室检查：血压波动在 150 ~ 160/90 ~ 100 mmHg，甘油三酯 3.0 mmol/L。CTA 检查提示“腹主动脉瘤”。

诊断为腹主动脉瘤，拟行血管内动脉瘤修复术。

**请回答：**

该患者术前护理最重要的环节是什么？应如何实施？

## 【护理措施】

### （一）非手术治疗的护理及术前护理

1．密切监测生命体征　予以心电监护，连续监测患者血压、心率、血氧饱和度的变化，尤其应注意血压变化。保持患者血压稳定，必要时遵医嘱用药，术前将患者收缩压控制在 130 mmHg 以下。保持血压稳定是预防动脉瘤破裂的关键，需要注意避免因血压波动过大而造成腹主动脉瘤破裂。

2．活动与休息　嘱患者卧床休息，限制其活动，尤其是剧烈活动。告知患者避免突然起身、坐下或转身等，避免任何碰撞、外伤，并协助患者进行术前检查。

3．减少引起腹内压增高的因素　嘱患者预防感冒，防止咳嗽，保持排便通畅，避免用力过猛、屏气等，避免因腹压增高而诱发动脉瘤破裂。

4．病情观察　若患者出现明显的剧烈腹痛，则预示动脉瘤可能趋于破裂，应密切观察患者的腹痛情况、血压变化及有无面色苍白、大汗淋漓、皮肤湿冷等休克表现。发现异常应及时通知医师调整治疗方案，并做好抢救的准备。

5．疼痛管理　疼痛的部位及程度改变均与病情变化息息相关，应密切观察患者疼痛的性质、部位和持续时间等。在心理护理或降压治疗无效的情况下，可遵医嘱应用镇痛药。

6．心理护理　本病患者病死率极高，疾病治疗费用高，患者并发症多，加之患者及家属缺乏疾病相关知识，常对手术成功率、预后以及总体治疗费用较为担忧。护士应主动与患者沟通，及时消除患者及家属的顾虑和疑问。向患者及家属详细介绍疾病和手术相关知识及术后注意事项，着重强调手术治疗的意义和重要性，增强患者战胜疾病的信心，以缓解其对手术的恐惧和焦虑心理，从而乐观、从容地迎接手术。

7．饮食护理　指导患者多进食高蛋白、高营养、高膳食纤维、高维生素、易消化的饮食，保持大、小便通畅。鼓励患者多进食蔬菜、水果，少食动物内脏、猪油等脂肪和胆固醇含量较高的食物。

8．观察下肢血运情况　患者常伴有附壁血栓形成，致使管腔狭窄。血栓一旦脱落，患者即可出现急、慢性下肢缺血表现。因此，需要注意观察患者下肢血供是否充足，注意观察下肢皮温、颜色，是否有感觉异常，有无末梢动脉搏动减弱或消失等缺血症状。

9．术前准备　术前应做好手术部位的皮肤准备。对进行开放式手术治疗的患者，应留置胃管、导尿管，遵医嘱予以清洁灌肠，进行肠道准备。对进行血管内动脉瘤修复术的患者，应留置导尿管。

（二）术后护理

1．体位与活动　实施血管内动脉瘤修复术后，对患者双侧腹股沟应予以弹力绷带加压包扎，双下肢制动 6 h。若 6 h 后伤口无渗血、血肿等情况，则患者可适当在床上翻身，也可将床头抬高 15°左右，注意腹股沟屈曲角度不可过大。次日晨，可根据患者情况拆除绷带。绷带拆除后，患者若无不适反应，即可下床活动。接受开放式手术治疗的患者，术后应取平卧位。待患者各项生命体征平稳后，可取半卧位，以保护腹部，降低张力。应鼓励患者尽早下地活动。

2．病情观察

（1）密切监测生命体征：必要时遵医嘱用药，以维持血压稳定。

（2）症状观察：注意观察患者的腹部体征。术后腹部动脉瘤搏动应减弱甚至消失，腹部包块逐渐变小。每天应对患者进行 1 ～ 2 次腹部检查，观察动脉瘤的体积变化及搏动情况。若发现动脉瘤部位仍有搏动，腹部包块无变化甚至增大，则可能为修复不全或发生内漏。若患者出现疼痛突然加剧，伴面色苍白、血压下降，则提示有动脉瘤破裂的可能，应立即报告医师，并积极配合抢救。

3．饮食护理　局麻术后，患者即可进食。全麻术后，待患者麻醉清醒、胃肠功能恢复后，可进食少量清淡、流质饮食，应提供富含高蛋白、高维生素的流质饮食，遵循少食多餐的原则，然后逐步过渡到半流质、普通饮食。

4．用药护理　覆膜支架植入患者体内后即属于异物，为预防血栓形成，术中及术后均应进行抗凝治疗。

（1）遵医嘱应用抗凝血药，以确保药物及时、安全、准确地输入患者体内。

（2）注意患者有无出血倾向，如穿刺部位有无青紫或血肿，测量血压后袖带绑扎处有无出血点，是否有鼻腔出血或牙出血，切口有无渗血，尿液、粪便颜色是否异常，以及有无颅内出血症状等。

（3）定时复查凝血时间，根据测定结果及时调整抗凝血药的用量。

5．并发症的观察与护理

（1）支架植入术后综合征：术后短期内，患者可出现一过性 C- 反应蛋白升高、发热（常见于术后第 2 d 起出现午后发热，体温一般不超过 38.5℃），以及红细胞、白细胞、血小板计数轻度下降等表现，无感染的证据，由于原因不明，故暂称为支架植入术后综合征。可遵医嘱应用广谱抗生素，以预防感染。当患者体温＜ 38.5℃时，可给予物理降温；当体温＞ 38.5℃时，可遵医嘱予以药物降温，注意补充水分。

（2）内漏：是指血管内动脉瘤修复术后被封闭的瘤腔内持续有血流进入，是最常见的并发症。部分发生内漏的动脉瘤腔内压力增高，可使瘤体破裂的发生率增加。因此，血管内动脉瘤修复术后，需要对患者进行定期随访，一旦发现瘤体进行性增大，则需做进一步检查，以明确原因，必要时应予以手术纠正。

（3）支架移位：多因手术操作时定位不准确、主动脉严重迂曲所致。若支架向上移位，覆盖肾动脉或肠系膜上动脉，则可引起急性肾衰竭、高血压、低血压和急性肠坏死。术后应注意严密观察患者的血压、尿量和尿液颜色，记录出入量。若患者出现少尿、无尿、血尿、剧烈腹痛、血便等症状，则应立即通知医师处理。

（4）血栓脱落：腹主动脉瘤常合并动脉粥样硬化及附壁血栓形成，特别是动脉钙化严重者，术中很容易出现栓子脱落，最常见的是肢体栓塞，可导致下肢急、慢性缺血。术后应注意观察患者双侧足背动脉搏动情况，记录双下肢皮温、感觉、色泽的变化。若肢体温度降低，皮肤苍白、末梢循环不良，则应与术前表现进行对比，及时处理下肢急性动脉栓塞，以防止肢体坏死。

**（三）健康教育**

1．维持血压稳定　注意控制患者的血压，使血压维持在 130 ～ 150/80 ～ 90 mmHg。教患者学会血压自我监测方法。患者可自备血压计，以便随时监测血压。嘱患者注意休息，保持情绪稳定。

2．戒烟　吸烟与动脉硬化密切相关。吸烟可导致动脉血一氧化碳升高和低氧，引起血管壁通透性增高，促使胆固醇沉积；吸烟可使血小板存活时间缩短、血小板聚集和消耗增加，血小板聚集可促使动脉内膜损伤；吸烟可直接引起动脉内膜损伤而成为动脉粥样硬化的起因；另外，吸烟还可使高密度脂蛋白明显降低，而高密度脂蛋白结构改变可导致动脉丧失抗粥样硬化的能力。

3．饮食指导　指导患者进食高蛋白、高维生素、中等热量的食物，可进食豆制品、鱼肉等低胆固醇、低动物脂肪性食物。鼓励患者多食蔬菜、水果、杂粮，保持排便通畅；少食动物脂肪及胆固醇含量较多的食物，如动物内脏、猪油、蛋黄等。

4．活动指导　指导患者活动应循序渐进，劳逸结合，避免剧烈活动，注意避免腹部受外力撞击。

5．随访指导　指导患者学会自我检查腹部的方法。应于术后 3 个月、6 个月、12 个月分别对患者复查 1 次，之后每年复查 1 次。

## 小　结

（一）闭塞性动脉硬化

1．病因　吸烟、糖尿病、高血压、高脂血症、血液高凝状态、高纤维蛋白原血症等因素可促进发病。

2．临床表现　随着病情的发展，患者可出现间歇性跛行和静止痛，皮肤温度降低，动脉搏动减弱或消失，Buerger 征呈阳性，病变远端组织出现营养障碍。

3．治疗原则　主要包括：①药物治疗，以控制动脉硬化的进展。②对症治疗，以缓解患者疼痛。③手术治疗，以重建动脉血流，改善患肢缺血情况。

4．护理措施　非手术治疗的护理主要包括减轻疼痛、患肢护理、体位变动与功能锻炼等。术后护理主要包括体位与活动、病情观察，以及并发症的预防与护理等。

（二）血栓闭塞性脉管炎

1．病因　吸烟是本病发病的重要因素，寒冷、潮湿、外伤、感染、营养不良、激素紊乱、遗传和免疫功能紊乱等因素可促进发病。

2．临床表现　最典型的症状为间歇性跛行和静止痛，伴患肢怕冷、麻木。患者后期可出现足部坏疽和溃疡。

3．治疗原则　防止病情发展，改善患肢血供，减轻患肢疼痛，促进溃疡愈合。对非手术治疗无效者，可采用手术治疗，以增加肢体血供和重建动脉血流。

4．护理措施　非手术治疗的护理和术前护理主要包括减轻疼痛、体位变动与足部运动、患肢保暖、防止发生外伤等。术后护理主要包括体位与活动、预防感染，指导患者进行 Buerger 运动，鼓励患者戒烟及注意保护患肢。

（三）下肢静脉曲张

1．病因　静脉壁薄弱、静脉瓣膜结构不良及浅静脉内压力升高是引起浅静脉曲张的主要原因，引起腹腔内压力增高的因素可促进发病。

2．临床表现　患肢浅静脉隆起、扩张、迂曲，下肢酸胀不适，伴沉重感、乏力。若病情进一步发展，则患者可出现足靴区皮肤营养不良，病情严重者可出现湿疹、皮炎及溃疡。

3．治疗原则　非手术治疗主要包括抬高患肢、卧床休息、充气加压治疗和药物治疗。对小范围局限性静脉曲张病变者可采用硬化剂注入疗法。大、小隐静脉高位结扎和剥脱术是传统的经典手术方式。

4．护理措施　护理主要包括将患肢抬高 30° ~ 40° ，予以穿着医用弹力袜或使用弹力绷带加压包扎，重点观察患肢血液循环情况。

（四）深静脉血栓形成

1．病因　静脉血流滞缓、静脉壁损伤和血液高凝状态是静脉血栓形成的重要因素。

2．临床表现　包括患肢肿胀、疼痛，浅静脉怒张或曲张，患者可出现不同程度的脉率加快、体温升高等全身反应。

3．治疗原则　非手术治疗包括抗凝治疗、溶栓疗法和抗血小板治疗。经抗凝治疗无效或患者有禁忌证、安全性较低时，则可考虑予以取栓术。

4．护理措施　主要包括体位与活动、监测凝血功能、观察病情、并发症的预防与护理等。指导患者保护患肢，告知患者抗凝药物治疗的注意事项。

（五）腹主动脉瘤

1．病因　动脉瘤的发病机制较为复杂，与遗传易感性、动脉粥样硬化及各种蛋白酶等相关，各种病因最终均可导致主动脉中层发生退行性变，继而扩张，形成动脉瘤。

2．临床表现　大多数患者均无症状，部分患者体格检查时可发现腹部搏动性包块。疼痛是患者最常见的主诉。瘤体破裂后，患者可发生低血容量性休克，甚至死亡。

3．治疗原则　一旦发现瘤体 > 5 cm，或增长速度过快，即需要尽早进行手术治疗。开放式手术费用低，但创伤较大；血管内动脉瘤修复术适用于心、肺功能不全的患者。

4．护理措施　维持血压稳定是关键。避免腹内压增加可以预防瘤体破裂；指导患者学会腹部体征的自我观察是护理中的重要环节。

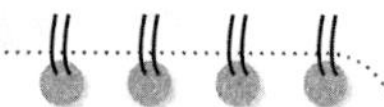

## 思考题

患者，男性，88 岁，4 年前于健康体检时发现腹主动脉瘤，直径约为 3 cm。患者无腹痛、腹胀，无排便异常，未予以特殊治疗，保持定期复查。1 个月前，再次复查 CTA 提示腹主动脉瘤直径约为 5 cm，较之前增大，左侧腹部可触及搏动性包块，直径约为 5 cm，有轻度腹痛。为进一步诊治，将患者收入院。

患者既往有高血压 10 年，口服苯磺酸氨氯地平、厄贝沙坦氢氯噻嗪片，自述血压控制情况尚可，有吸烟史 30 年，排便无异常。

诊断为“腹主动脉瘤”，拟行手术治疗。

请回答：

1．该患者目前主要的护理诊断 / 问题有哪些？

2．该患者可能的易患因素有哪些？

3．目前主要的护理措施有哪些？

（李俊梅）

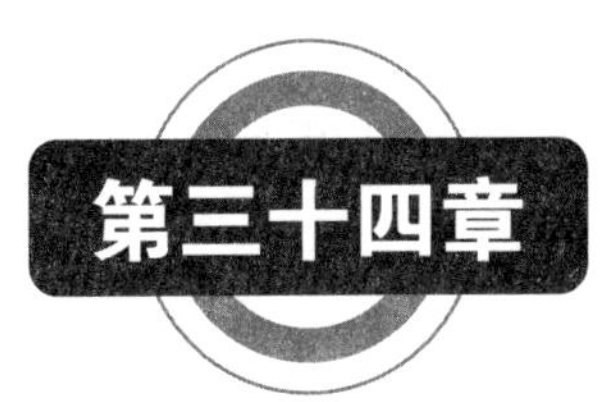


# 泌尿系统损伤患者的护理

第 34 章数字资源

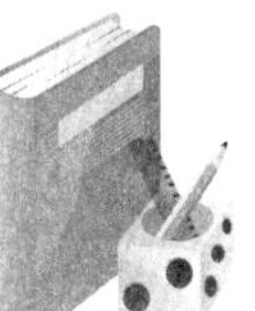

**导学目标**

通过本章内容的学习，学生应能够：

◆ **基本目标**

1. 复述肾、膀胱、尿道损伤的病因。
2. 描述肾、膀胱、尿道损伤的病理生理。
3. 列举肾、膀胱、尿道损伤的临床表现、辅助检查及治疗原则。
4. 运用所学知识为泌尿系统损伤患者提供留置管道（导尿管、膀胱造瘘管）的护理。

◆ **发展目标**

综合运用所学知识正确评估泌尿系统损伤患者，并为其制订护理计划。

◆ **思政目标**

培养以患者为中心的工作态度，发扬不畏艰难的职业精神，为泌尿系统损伤患者提供救治服务。

泌尿系统损伤以男性尿道损伤最常见，肾、膀胱损伤次之，输尿管损伤最少见。由于泌尿系统解剖位置隐蔽，通常不易受损伤。泌尿系统损伤常是胸部、腹部、腰部或骨盆严重损伤的合并伤。泌尿系统损伤的主要表现是出血、血尿、尿外渗，严重出血可引起休克，血肿和尿外渗可继发感染、尿路梗阻，晚期还可能发生尿道狭窄或尿瘘。

## 第一节　肾损伤

**案例 34-1A**

患者，青年男性，建筑工人，在工地工作时右腰背部受到混凝土块撞击后出现疼痛、明显肉眼血尿，被送至急诊。

**请回答：**

1. 该患者可能的医疗诊断是什么？
2. 该患者的主要护理评估内容有哪些？

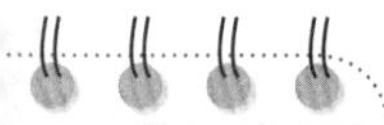

肾位于腹膜后间隙内，受到腰大肌、脊柱、肋骨、腹壁及腹腔脏器的保护，加之本身有一定的活动度，故不易受伤。但肾质地较脆，可因暴力打击而发生肾损伤（renal injury），通常是严重多发伤的一部分。肾损伤多见于青年男性。

## 【病因与病理】

### （一）病因

1．暴力因素　大多数肾损伤是由外伤性暴力引起的闭合性损伤，多见于钝性暴力直接作用于腹部、腰部或背部而导致肾实质损伤，如撞击、跌打或高空坠落等引起；也可由间接暴力导致肾猛烈移位，如高空坠落时臀部着地导致肾实质损伤、肾血管内膜撕脱等损伤。锐器（如刀刃、枪等）可导致肾开放性损伤，往往伴有腹腔内其他脏器损伤。

2．病理性肾自发性破裂　当肾存在病变时，如巨大肾积水、肾肿瘤或肾囊性病变时，肾区受到轻微损伤即可导致肾自发性破裂。

3．医源性损伤　是指在疾病诊疗过程中发生的肾损伤，如肾穿刺活检时可能会导致肾包膜下血肿。

### （二）病理

根据肾损伤的部位和程度可分为以下 5 级（图 34-1）。

Ⅰ级：镜下或肉眼血尿，局限性包膜下血肿，无肾实质裂伤。

Ⅱ级：肾周血肿局限于腹膜后，肾皮质裂伤＜ 1 cm，无尿外渗。

Ⅲ级：肾皮质裂伤＞ 1 cm，无集合系统破裂或无尿外渗。

Ⅳ级：肾实质全层破裂，与集合系统相通，主要的肾动脉、静脉内膜损伤，导致出血或血栓形成。

Ⅴ级：肾实质多处全层裂伤、肾碎裂伤、肾门撕脱伤、肾蒂断裂伤。

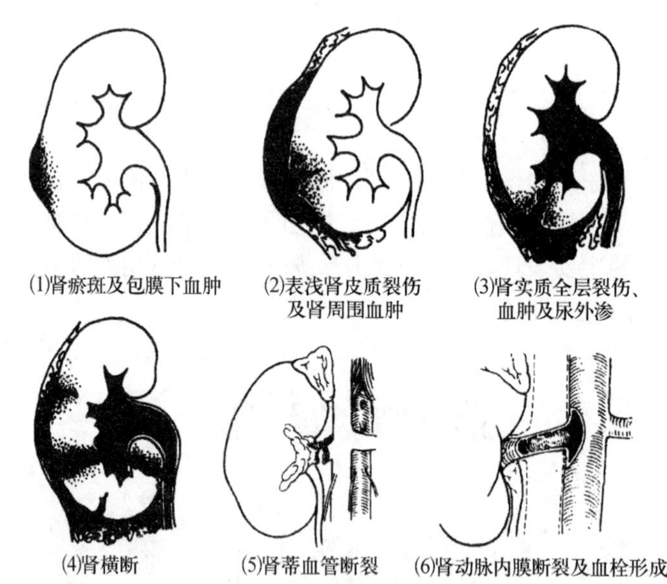


图 34-1　肾损伤的类型

## 【护理评估】

### （一）临床表现

1．休克　严重肾损伤（如部分肾断裂伤、肾蒂断裂伤）时，患者可因损伤和出血而发生低血容量性休克，甚至危及生命。

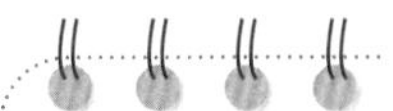

2．血尿　发生肾损伤时，多数患者可出现血尿。发生肾挫伤时，血尿轻微，肾部分裂伤累及肾盂、肾盏时，患者可有明显肉眼血尿。但血尿与肾损伤程度不一定呈比例，血块堵塞输尿管，或发生输尿管断裂、肾蒂损伤、肾动脉撕脱伤时，可无血尿出现。

3．疼痛　外伤导致的局部损伤可引起剧烈疼痛。肾包膜下血肿导致张力增加或尿外渗刺激周围组织时，也可引起患侧腰、腹部疼痛。血块堵塞输尿管时，患者可发生肾绞痛。血液或尿液渗入腹腔或合并腹腔内脏器损伤时，患者可出现全腹疼痛和腹膜刺激症状。

4．腰、腹部包块及皮下瘀斑　出血和尿外渗至肾周围组织，使局部形成肿块，患者可出现明显触痛和肌强直。

5．全身症状　肾周血肿及尿外渗可继发感染，造成肾周围脓肿或化脓性腹膜炎，患者可出现发热，甚至全身中毒症状。

**（二）辅助检查**

1．实验室检查　尿常规检查可见红细胞，血红蛋白与血细胞比容持续降低表明有活动性出血，血白细胞计数增多提示有感染。

2．影像学检查

（1）B 超检查：操作简便、无创，可用于评估肾损伤的部位及程度，有无血肿和尿外渗。

（2）X 线检查：严重肾损伤时，X 线检查可见肾影模糊不清，还可发现合并骨折。静脉尿路造影可同时显示双侧肾情况，若出现造影剂外溢，则提示发生肾损伤。经 CT 检查怀疑肾动脉损伤时，可进行肾动脉造影，能显示肾动脉和肾实质的损伤情况，同时可通过栓塞治疗进行止血。

（3）CT 检查：首选的检查方法为 CT 增强扫描，具有较高的灵敏度和特异度，可清晰显示肾实质损伤、血肿和尿外渗及其范围，了解肾与周围组织和腹腔内脏器的关系，还可初步了解双侧肾功能。

（4）MRI：与 CT 检查作用相似，但对血肿的显示更清晰，一般不作为常规检查。

**（三）与疾病相关的健康史**

了解患者的受伤原因、受伤经过以及现场处理情况，判断肾损伤的程度。了解患者既往有无肾病及其既往肾功能情况。

**（四）心理社会状况**

肾损伤多为意外损伤所导致，患者和家属发现血尿后的常见心理反应是焦虑。血尿是肾损伤患者的常见症状，患者的焦虑程度可随血尿的严重程度而发生变化，常担心能否保住肾。另外，因肾实质损伤及肾包膜膨胀所引起的疼痛，特别是肾绞痛，可引起患者对病情的担忧。

**（五）治疗原则**

1．紧急处理　对合并内脏出血、休克的患者，应迅速给予抗休克、复苏处理，并确定患者是否合并其他脏器损伤，及时做好手术探查的准备。

2．非手术治疗　适用于轻度肾挫伤或肾部分裂伤、肾周血肿局限且无扩大趋势者。患者需绝对卧床休息 2 ～ 4 周。应密切观察患者的生命体征、血尿颜色和腰、腹部肿块的变化，定期检测血红蛋白及血细胞比容。及时补充血容量，应用止血药物。应用广谱抗生素预防感染，予以镇静、止痛等。告知患者 3 个月内不宜从事体力劳动。

3．手术治疗　对肾破裂、肾碎裂伤、肾蒂损伤及肾开放性损伤者，应尽早施行探查手术。如果非手术治疗期间发生以下情况，则应进行手术治疗：①经积极抗休克治疗后，患者生命体征未见改善，怀疑有内出血；②血尿进行性加重，血红蛋白和血细胞比容继续降低；③腰、腹部肿块持续增大；④怀疑有腹腔内脏器损伤。

手术方式包括肾修补术、肾部分切除术、肾切除术或肾动脉栓塞术。实施肾切除术应严格掌握手术适应证，对侧肾缺如或肾功能不全时，禁忌行肾切除术。出血或尿外渗引起肾周脓肿

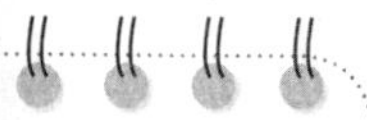

时，可予以经皮穿刺或切开引流治疗。

**知识链接**

**选择性血管栓塞在肾损伤保守治疗中的应用进展**

选择性血管栓塞在闭合性肾损伤的保守治疗中占据越来越重要的地位。目前，肾动脉栓塞术已用于各级肾损伤患者的保守治疗，对于 > Ⅲ级的高级别肾损伤患者的治疗效果更显著。在所有保守治疗中，Ⅲ级肾损伤的治愈率为 94.9%、Ⅳ级为 89%、Ⅴ级为 52%。对 67%的肾损伤患者，通过进行重复栓塞治疗，可避免肾切除。栓塞治疗失败后的开放式手术多需要进行肾切除。

## 【主要护理诊断 / 问题】

1．组织灌注量改变　与肾损伤及周围组织损伤引起大出血有关。

2．疼痛　与肾实质损伤、肾包膜张力增加有关。

3．（有）便秘（的危险）　与医嘱要求长期卧床有关。

4．潜在并发症：低血容量性休克、感染。

**案例 34-1B**

体格检查：右肾区触痛明显。

CT 检查显示：右肾轮廓清楚，肾周血肿明显。

诊断为“右肾部分裂伤”。

遵医嘱予以非手术治疗。

**请回答：**

1. 该患者非手术治疗的病情观察要点是什么？
2. 目前主要的护理措施有哪些？

## 【护理措施】

（一）非手术治疗的护理及术前护理

1．心理护理　向患者和家属介绍肾损伤的治疗方法，目前采取的治疗措施及其目的，解释相关治疗的必要性和重要性，及时消除患者和家属的顾虑，使其积极配合治疗与护理。

2．密切观察病情变化　①每 2 ~ 4 h 留取尿液于试管内，观察血尿颜色的深浅变化，若血尿颜色逐渐加深，则说明出血程度加重。②准确测量并记录腰、腹部肿块的大小，观察患者的腹膜刺激症状，以判断渗血、尿外渗情况。若肿块逐渐增大，则说明有进行性出血或尿外渗。③定时检测血红蛋白和血细胞比容，以了解出血情况及其变化。④定时测量患者体温和检查血白细胞计数，以判断有无继发感染。

随堂测 34-1

3．减轻疼痛　对腰、腹部疼痛明显者，可给予止痛、镇静药，以减轻疼痛、避免患者躁动而加重出血。

4．补液　及时输液，以保持排尿量足够。在病情允许的情况下，应鼓励患者经口进食。根据患者的病情及时补充血容量，以预防休克的发生。

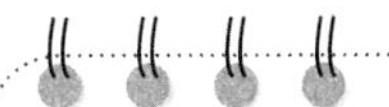

5．预防感染　若患者出现高热，则应及时给予物理或药物降温。遵医嘱应用抗生素，以预防感染。

6．休息　腰部活动可加重疼痛，并可能进一步引起肾出血。患者应卧硬板床，绝对卧床休息 2 ～ 4 周，严禁坐起及进行不必要的活动。护送患者进行检查时，应将患者平抬至平车上。即使血尿消失，患者也需继续卧床休息至预定时间。若过早离床活动，则有可能再度引发出血。卧床期间应尽量满足患者的基本生活需求，避免长期卧床导致的并发症，如压力性损伤、肺部并发症、泌尿系感染、便秘、下肢静脉血栓形成等。

**科研小提示**

研究提示，便秘是肾损伤患者非手术治疗期间的常见问题，可探索肾损伤患者非手术治疗期间的便秘风险预测与护理策略。

（二）术后护理

1．病情观察　由于肾的解剖位置深、血供丰富，所以部分患者肾切除术后早期，可因腹内压增高导致肠线吸收脱落而出血。应密切观察患者的生命体征、引流液的量及颜色、血尿情况。对肾全切除术后患者，应注意观察尿量，若术后 6 h 无尿或 24 h 尿少，则提示健侧肾功能不良，应及时通知医师予以处理。由于术中刺激后腹膜，部分患者术后可出现腹胀，应及时处理。

2．体位与活动　患者可取患侧卧位或半卧位，以利于引流，预防血肿和继发感染。肾修补术及肾部分切除术后，患者需卧床 7 ～ 14 d，避免因过早活动而引发出血。肾全切除术后，患者应早期下床活动，以减轻腹胀。

3．其他护理措施　应注意做好伤口及引流管的护理。

（三）健康教育

1．休息与定期复查　嘱患者出院后 3 个月内避免参加体力活动。遵医嘱告知患者需要定期复查，进行尿液及肾功能检查，以便及时发现并发症。

2．保护健侧肾　对肾全切除术后患者，应注意保护健侧肾，避免应用损害肾功能的药物。

3．预防并发症　损伤后高血压是患者晚期常见并发症，应嘱患者注意血压变化，发现异常应及时就诊。

## 第二节　膀胱损伤

成人的膀胱为腹膜外脏器，空虚时位于骨盆深处，受到周围筋膜、肌肉、骨盆及其他软组织的保护，一般不易受到损伤。充盈时，膀胱可伸展至下腹部，此时易发生损伤。

### 【病因与病理】

（一）病因

1．暴力因素　火器、刀具等锐器直接作用于膀胱可导致开放性膀胱损伤（bladder injury），易造成腹部尿瘘、膀胱直肠瘘或膀胱阴道瘘。膀胱充盈时，下腹部遭受撞击、挤压等间接暴力可导致闭合性损伤，常伴有骨盆骨折，骨折断端或骨折片可刺伤膀胱壁，导致闭合性损伤。

2．医源性因素　膀胱镜检查、尿道扩张或经尿道手术等医源性操作可造成膀胱损伤。

3．自发性膀胱破裂　可见于膀胱自身病变，如膀胱结核患者由于膀胱过度膨胀，可发生自发性破裂。

（二）病理

1．膀胱挫伤　仅伤及黏膜层或肌层，无全层损伤，膀胱壁未穿破，局部出血或形成血肿，患者可出现血尿。

2．膀胱破裂（bladder rupture）　膀胱全层损伤，可导致尿外渗，分为腹膜内型、腹膜外型及混合型（图 34-2）。

（1）腹膜内型：膀胱壁破裂伴腹膜破裂，与腹腔相通，尿液流入腹腔，可引起腹膜炎，多见于膀胱顶部和后壁损伤。

（2）腹膜外型：膀胱壁破裂，但腹膜完整。尿液外渗到膀胱周围组织及耻骨后间隙，可引起腹膜外盆腔炎或脓肿。大多由膀胱前壁损伤引起，常伴有骨盆骨折。

（3）混合型：是指膀胱多处破裂损伤，出现腹膜内膀胱破裂合并腹膜外膀胱破裂的膀胱损伤状态。临床上可表现为血尿、腹痛等，患者后期可出现急腹症等相关症状。

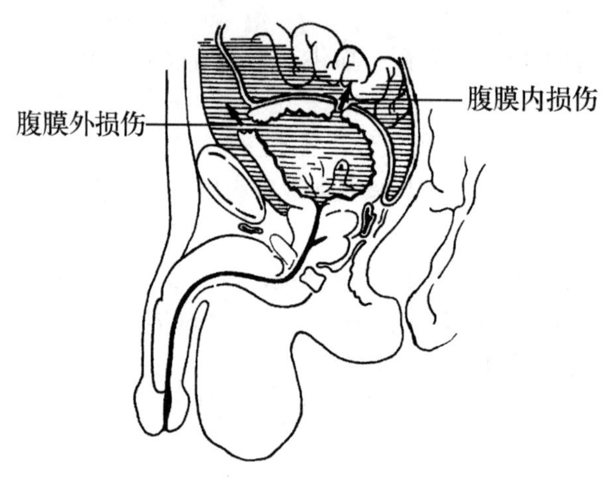


**图 34-2　膀胱损伤**

## 【护理评估】

（一）临床表现

1．休克　骨盆骨折合并大出血可导致低血容量性休克。膀胱破裂所致尿外渗或腹膜炎可引起感染性休克。

2．疼痛　发生腹膜内型膀胱破裂时，患者可出现急性腹膜炎的表现。发生腹膜外型膀胱破裂时，患者可出现下腹部疼痛、压痛及肌紧张。

3．排尿困难和血尿　尿液外渗至腹腔、膀胱周围时，患者可有尿意，但无尿或仅有少量血尿。

4．尿瘘　发生开放性膀胱损伤时，破裂的膀胱与体表、直肠或阴道相通，可引起伤口漏尿、膀胱直肠瘘或膀胱阴道瘘。

5．继发感染或脓肿　尿外渗可继发感染，病情严重者还可出现全身中毒症状，甚至发生感染性休克。

6．氮质血症　腹膜内型膀胱破裂时，大量尿液进入腹腔内，腹膜可吸收尿液中的尿素氮而导致氮质血症。

（二）辅助检查

1．导尿试验　如果将导尿管插入膀胱后，不能导出尿液或仅导出少量血尿，则应考虑膀胱破裂的可能。此时经导尿管注入无菌生理盐水 200 ml，片刻后抽出，若液体进出量差异明显，则提示为膀胱破裂。

随堂测 34-2

2．X 线检查　腹部 X 线检查可显示骨盆骨折。膀胱造影是诊断膀胱破裂最可靠的方法。经导尿管向膀胱内注入造影剂后摄片，若有造影剂外溢至膀胱外，则提示有膀胱破裂。

（三）与疾病相关的健康史

了解患者有无下腹部或骨盆外伤史，了解患者受伤当时的情况以及既往疾病史。

（四）心理社会状况

血尿、排尿困难可使患者及家属出现紧张、焦虑心理。腹痛及腹膜刺激征更易加重其心理压力。

（五）治疗原则

1．紧急处理　对严重膀胱损伤、出血导致休克的患者，应予以积极抗休克治疗，如输血、输液、镇静、止痛。对膀胱破裂者，应尽早应用广谱抗生素，以预防感染。

2．非手术治疗　对轻度膀胱挫伤或多数无严重合并伤的腹膜外型膀胱破裂患者，或膀胱造影时仅显示有少量尿外渗者，仅需留置导尿管持续引流尿液 2 周即可。

3．手术治疗　对开放性损伤和大部分闭合性损伤所致的腹膜内型膀胱破裂患者，须行手术探查，清除外渗的尿液，修补膀胱裂口，在腹膜外进行耻骨上膀胱造瘘术，充分引流膀胱周围的尿液。

4．并发症的处理　发生盆腔积液和脓肿时，应尽量避免切开，可在超声引导下进行穿刺抽吸。对发生腹腔内脓肿和腹膜炎的患者，应尽早予以手术探查和引流，同时加用足量抗生素抗感染。

## 【主要护理诊断 / 问题】

1．排尿困难　与膀胱破裂导致尿液漏出有关。

2．急性疼痛　与膀胱损伤、尿外渗有关。

3．潜在并发症：低血容量性休克、感染。

## 【护理措施】

1．紧急处理　对于骨盆骨折的患者，应立即予以外固定，防止损伤进一步加重。若患者出现低血容量性休克，则应及时进行抗休克治疗。

2．病情观察　密切观察患者的生命体征、尿量及尿液颜色的变化，及时发现休克、感染、尿道堵塞等迹象。

3．止痛　遵医嘱给予止痛药。

4．留置导尿　做好留置导尿管的护理。

5．膀胱造瘘患者的护理

（1）妥善固定引流管，避免脱出。

（2）保持引流管通畅，避免尿液逆流，必要时可用无菌生理盐水冲洗。

（3）及时换药，鼓励患者多饮水，定期更换引流袋，避免感染。

（4）通常放置 2 周方可拔出引流管，以免尿液外漏而引起感染。拔管前，应先行夹闭导管试验，证实尿道排尿通畅后，方可拔管。必要时应先予以间断夹闭导管，训练膀胱排尿、储尿功能，避免发生膀胱肌无力。拔管后应注意观察患者的排尿情况。若造瘘口不愈合，可进行手术清创后缝合。

6．其他护理措施　参见本章第一节肾损伤患者的护理。

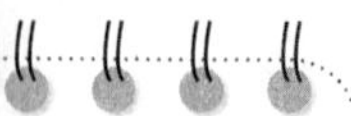

# 第三节　尿道损伤

尿道损伤（urethral injury）在泌尿系统损伤中最为常见，多见于青壮年男性。在解剖学上，以尿生殖膈为界，将男性尿道分为前、后2段。前尿道包括球部和阴茎部，后尿道包括前列腺部和膜部。前尿道损伤多发生在尿道球部，而后尿道损伤多在尿道膜部。

## 【病因与病理】

（一）病因

1．暴力因素　弹片伤和锐器伤可导致开放性损伤。会阴部骑跨伤以及骨盆骨折可导致闭合性损伤，前者可将尿道挤向耻骨联合下方，引起尿道球部损伤；后者可造成尿生殖膈移位，产生剪切力，使膜部尿道撕裂或断裂。

2．医源性损伤　反复插导尿管、经尿道行膀胱镜检查等医疗操作也可引起前尿道损伤。

（二）病理

1．尿道挫伤　仅有水肿和出血，愈合后不引起尿道狭窄。

2．尿道破裂　尿道部分或全层断裂，可引起尿道周围血肿和尿外渗，愈合后可引起瘢痕性尿道狭窄。

3．尿道断裂　尿道完全离断，断端退缩、分离，尿道周围血肿和尿外渗明显，可致尿潴留。

尿道球部损伤时，血液和尿液先渗入会阴浅筋膜内，引起阴囊肿胀，继而可引起会阴、阴茎肿胀，并可沿腹壁浅筋膜深层向上蔓延至腹壁（图34-3）。尿道阴茎部破裂时，若阴茎深筋膜完整，则表现为阴茎肿胀；若阴茎深筋膜同时破裂，则尿外渗范围同尿道球部损伤。

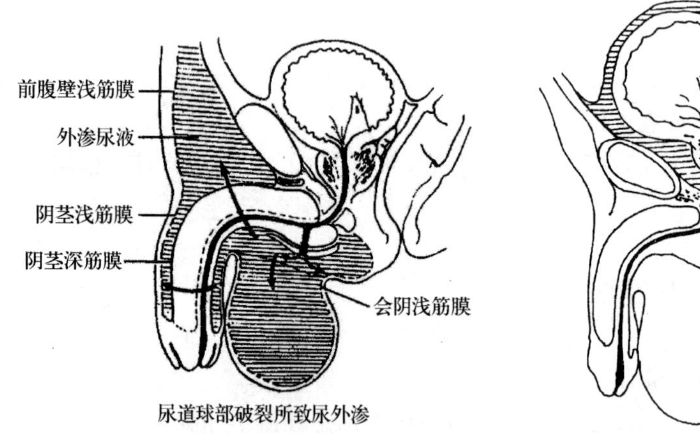


图34-3　前尿道损伤所致尿外渗

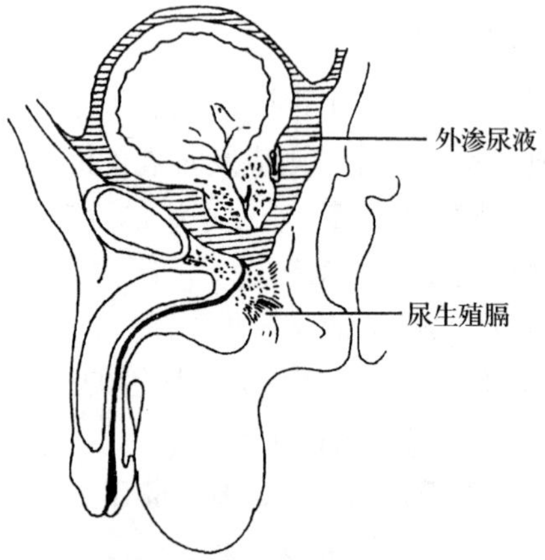

图34-4　后尿道损伤所致尿外渗

## 【护理评估】

（一）临床表现

1．休克　骨盆骨折合并后尿道损伤时，可引起创伤性休克或低血容量性休克。

2．疼痛　表现为局部疼痛及压痛。患者可有排尿痛，向阴茎头及会阴部放射。

3．尿道出血　是前尿道损伤患者最常见的症状，可见鲜血自尿道口滴出或溢出。

4．局部血肿及瘀斑　尿道损伤可导致会阴、阴囊部血肿及瘀斑。

5．排尿困难　严重尿道损伤或尿道断裂时，患者可出现排尿困难或尿潴留。另外，损伤引起的疼痛也可导致括约肌痉挛而造成排尿困难。

6．尿外渗 尿道破裂后，尿液可从裂口处渗入周围皮肤及皮下组织，继而可造成组织坏死、感染，甚至导致脓毒症。

（二）辅助检查

1．直肠指检 指套染血可明确合并直肠损伤。后尿道断裂时，可触及前列腺向上移位，直肠前壁肿胀、触痛等。

2．诊断性导尿 可用于检查尿道是否连续、完整。在严格无菌条件下轻缓插入导尿管，若顺利进入膀胱，则表明尿道连续而完整。若一次插入困难，则不应勉强反复试插，以免加重损伤和导致感染。后尿道损伤伴骨盆骨折时，一般不易插入导尿管。

3．X线检查 骨盆前后位X线检查可显示骨盆骨折。逆行尿道造影可显示尿道损伤的部位及程度。

（三）与疾病相关的健康史

了解患者的受伤经过、现场处理措施及尿道损伤程度。

（四）心理社会状况

患者及家属除有与肾损伤、膀胱损伤类似的心理反应外，还可能担心损伤是否会影响今后的性生活，是否会留有后遗症等。

（五）治疗原则

1．紧急处理 对损伤严重伴失血性休克的患者，需予以输血、输液等抗休克治疗。骨盆骨折患者须取平卧位，勿随意搬动患者，以免加重损伤。对尿潴留不宜进行导尿或未能立即予以手术治疗的患者，可行经皮耻骨上膀胱穿刺造瘘术，以抽出膀胱内的尿液。

2．非手术治疗 尿道轻度挫伤及轻度裂伤者症状较轻，尿道连续性存在。对无排尿困难的患者，可遵医嘱给予止血药、抗生素。嘱患者多饮水，保证尿量。对存在排尿困难但导尿成功者，可留置导尿管2周。

3．手术治疗 对尿道部分裂伤、有排尿困难且不能插入导尿管以及尿道完全断裂的患者，应尽快行手术治疗。

(1) 前尿道损伤：行尿道修补术或断端吻合术，留置导尿管2～3周。对病情严重、会阴或阴囊形成大血肿及尿外渗患者，可行经皮耻骨上膀胱穿刺造瘘术，3个月后再行尿道修补术。

(2) 后尿道损伤：可行尿道会师术，以恢复尿道的连续性，术后留置导尿管3～4周。若患者全身情况较差，可先行高位膀胱造瘘术，3～6个月后再行尿道修补术。

4．并发症的处理

(1) 尿外渗：应尽早在尿外渗部位做多个切口，深达浅筋膜下，彻底引流外渗的尿液。

(2) 尿道狭窄：后尿道损伤患者常并发尿道狭窄，为预防术后尿道狭窄，应先每周进行1次尿道扩张，持续1个月后可定期行尿道扩张术。对晚期发生的尿道狭窄，可用腔内技术经尿道切开或切除狭窄部的瘢痕组织，或于受伤3个月后经会阴部切口切除尿道瘢痕组织，然后行尿道端端吻合术。

(3) 合并直肠损伤：应立即予以修补，并做暂时性结肠造瘘术。若患者并发尿道直肠瘘，则应待3～6个月后再行尿道直肠瘘修补术。

## 【主要护理诊断 / 问题】

1．急性疼痛 与尿道损伤、尿外渗等有关。

2．尿潴留 与尿道断裂、损伤引起的血肿等有关。

3．潜在并发症：休克、感染、尿道狭窄等。

【护理措施】

1．病情观察　应注意观察患者的生命体征及病情变化，及时发现休克及感染迹象。

2．止痛　遵医嘱应用止痛药。

3．预防感染　做好伤口及引流管的护理。保持伤口敷料清洁、干燥，并及时换药，避免敷料污染而造成感染。做好留置导尿管及膀胱造瘘患者的护理。

4．尿道扩张患者的护理　协助医师选择合适的尿道探杆，并记录本次所用探杆的型号。操作过程中，应注意严格执行无菌操作、动作轻柔。术后嘱患者多饮水，注意观察患者的排尿情况。

5．合并损伤的护理　如骨盆骨折患者的护理，参见第四十章第四节骨盆骨折患者的护理相关内容。

## 小　结

1．病因与病理　泌尿系统最常见的损伤是男性尿道损伤，损伤后主要表现为出血、血尿和尿外渗。尿外渗可继发感染，常见的并发症为尿道狭窄和尿瘘。

2．临床表现　大多数肾损伤是由外伤性暴力引起的闭合性损伤，常见的临床表现包括血尿、疼痛、腰腹部包块和皮下瘀斑。肾损伤严重时，患者可发生休克。膀胱损伤多发生在膀胱充盈时，以闭合性损伤为主，临床表现为疼痛、排尿困难和血尿、排尿障碍。骑跨伤导致的尿道球部损伤较为常见，临床表现为疼痛、尿道出血、排尿困难、局部血肿及尿外渗。

3．治疗与护理　对多数泌尿系统闭合性损伤患者可行非手术治疗。对开放性损伤及病情严重的闭合性损伤患者，则需予以手术治疗。护理措施包括病情观察、留置导尿管或膀胱造瘘管的护理、对症护理和预防感染等。

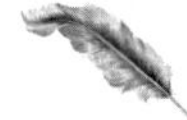

## 思考题

患者，青年男性，不慎从宿舍上铺跌落，骑跨在椅背上，会阴部立即出现剧烈疼痛，并伴有尿道口滴血、排尿困难，下腹部、会阴区可见局部皮肤肿胀、瘀斑。

请回答：

1．该患者可能发生的损伤部位是何处？受伤原因是什么？

2．目前主要的护理诊断 / 问题是什么？

3．主要的护理措施有哪些？

（杨　萍）

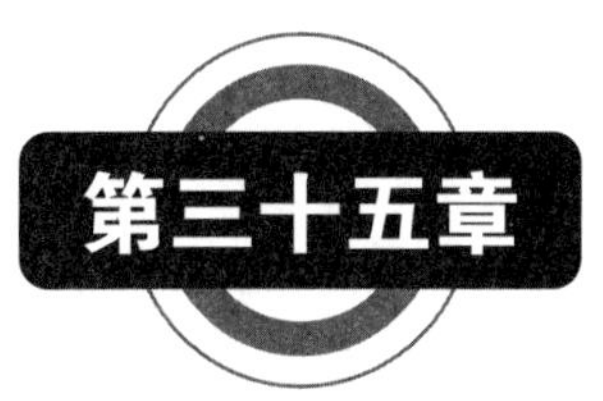

# 第三十五章 尿石症患者的护理

第 35 章数字资源

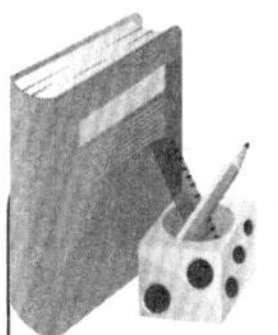

**导学目标**

通过本章内容的学习，学生应能够：

◆ **基本目标**

1. 复述尿石症的病因与病理生理特点。
2. 解释尿石症的临床特点、辅助检查和治疗原则。
3. 运用所学知识为尿石症患者提供护理。

◆ **发展目标**

综合运用所学知识正确评估尿石症患者，并为其制订护理计划。

◆ **思政目标**

发扬救死扶伤的职业精神，具备关心尿石症患者心理问题和尊重其隐私的职业素养。

**案例 35-1A**

患者，男性，28 岁，1 年前无明显诱因出现腰部胀痛不适，疼痛以左侧较重，不伴发热、恶心及呕吐现象，今日疼痛加剧，并伴恶心、呕吐、出冷汗、排淡红色尿液，由家属送来医院就诊。疑为“左肾结石”收治入院。

**请回答：**

如何对该患者做进一步的护理评估？

尿石症（urolithiasis）又称尿路结石，是泌尿系统的常见疾病之一。尿路结石可发生于泌尿系统的各个部位，按结石发生的部位可分为上尿路结石和下尿路结石。上尿路结石是指肾结石（renal calculus）和输尿管结石（ureteral calculus）。下尿路结石是指膀胱结石（vesical calculus）和尿道结石（urethral calculus）。临床以上尿路结石多见。欧美国家流行病学调查资料显示，尿路结石发病率为 1%～20%。我国尿路结石患病率为 1%～5%。在全球范围内，尿石症的发病有明显的地区差异，热带和亚热带地区是其好发地区。我国南方地区尿石症发病率明显高于北方地区。

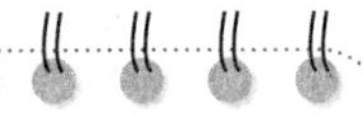

## 【病因与病理】

### （一）病因

尿石症的发病机制尚未明确，目前有多种学说。其中，肾钙化斑、过饱和结晶、结石基质、晶体抑制物质、异质促进成核基质学说是结石形成的基本学说。总之，尿路结石可能是由多种影响因素所致。

1．流行病学因素

（1）年龄、性别：上尿路结石好发于青壮年，好发年龄为 25 ～ 40 岁，男性与女性发病率之比为 3∶1。

（2）地理环境与气候条件：尿石症在某些地区多发，如生活在山区、沙漠、热带及亚热带地区的人群发病率较高。在我国，尿石症的患病人群分布也呈现一定的地区差异，南方地区人群比北方地区更为多发。

（3）职业、种族：如高温作业、飞行员、办公室工作人员等人群的尿石症发病率高。

（4）营养、活动与饮食：饮食中动物蛋白、精制糖增多，纤维素减少，可促使上尿路结石形成。营养状况差、动物蛋白摄入过少时，则容易形成膀胱结石。另外，相对高温环境及活动减少、出汗多、尿液浓缩、饮水和饮食中含有过多矿物质成分（如草酸盐、尿酸盐等），也易引起结石的发生。

（5）疾病：尿路结石的形成与某些遗传性疾病（如胱氨酸尿症、遗传性黄嘌呤尿症等）有关。

2．尿液因素

（1）尿液中形成结石的物质增加：如尿液中钙、草酸、尿酸或胱氨酸排出量增加。

（2）尿液中抑制晶体形成和聚集的物质减少：如枸橼酸、焦磷酸盐、酸性黏多糖、镁等物质减少。

（3）尿液酸碱度的改变：在酸性尿液中易形成尿酸结石和胱氨酸结石；在碱性尿液中易形成磷酸盐结石及磷酸镁铵结石。

（4）尿量减少：如尿液中的盐类和有机物质浓度增高。

3．泌尿系局部因素

（1）尿液淤滞：解剖结构异常（如尿路梗阻），可导致晶体或基质在引流较差的部位沉积，尿液淤滞可继发尿路感染，促进结石形成。

（2）尿路感染：泌尿系感染时，细菌、坏死组织、脓块等均可成为结石的核心。

（3）尿路异物：尿路异物（如外科缝线、血凝块及其他异物等）可成为结石的核心。尿液中的晶体盐类可沉积于异物表面，并逐渐形成结石。

4．药物相关因素　由药物因素引起的肾结石占 1%～ 2%。相关药物可分为 2 类。

（1）尿液中浓度高而溶解度较低的药物：包括氨苯蝶啶、治疗 HIV 感染的药物（如茚地那韦）、硅酸镁类和磺胺类药物等，这些药物本身就是结石的成分。

（2）能够诱发结石形成的药物：包括乙酰唑胺、维生素 D、维生素 C 和皮质激素等，这些药物在代谢过程中可导致其他成分结石的形成。

### （二）病理

尿路结石产生于肾集合系统和膀胱内，绝大多数在排出过程中停留于输尿管和尿道。输尿管结石常停留或嵌顿在 3 个生理狭窄处，即肾盂输尿管连接处、输尿管跨越髂血管及输尿管膀胱壁段，其中以输尿管下 1/3 处最多见。尿道结石常停留在前尿道膨大部位。

泌尿系各部位的结石均可造成不同程度的尿路梗阻，梗阻以上部位可形成积水。位于肾盏的结石可导致肾盏颈部梗阻，引起局部积液或积脓，进一步造成肾实质萎缩，甚至发展为肾周

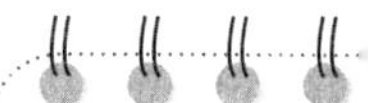

围炎。肾盏结石进入肾盂或输尿管后可自然排出，或停留在泌尿道的任何部位。当结石堵塞肾盂输尿管连接处或输尿管时，可引起完全性或不完全性尿路梗阻。结石引起的完全性尿路梗阻往往可导致肾积水，引起肾实质受损、肾功能不全。

尿路结石以草酸钙结石最常见，磷酸盐、碳酸盐结石次之，胱氨酸结石则较为罕见。上尿路结石以草酸钙结石多见，膀胱结石及尿道结石以磷酸镁铵结石多见。大多数尿路结石的晶体成分为混合性，单一成分结石较少。

## 【护理评估】

### （一）临床表现

1．上尿路结石

（1）疼痛：患者多有肾区疼痛，可伴肋脊角叩击痛。疼痛的性质与结石形成的部位、大小，患者活动及有无损伤、感染、梗阻等有关。结石大、移动度小的肾盂、肾盏结石患者平时可无明显临床症状，或于活动后出现轻微腰部胀痛、钝痛，疼痛常位于肋脊角、腰腹部，呈阵发性或持续性。较小而活动的结石可嵌顿于输尿管狭窄处，造成急性完全性梗阻，导致肾盂或输尿管平滑肌强烈痉挛而发生肾绞痛。典型的肾绞痛表现为突然发生腰部或上腹部阵发性、刀割样剧痛，沿输尿管向下腹部、会阴部和股内侧放射。患者常伴有恶心、呕吐、面色苍白、出冷汗、坐卧不安，甚至发生休克。肾绞痛常见于结石活动并引起输尿管梗阻的情况下。

（2）血尿：尿路结石患者常有血尿，以镜下血尿为主。有时，活动后出现镜下血尿是上尿路结石患者的唯一临床表现。部分患者在疼痛后可出现肉眼血尿。

（3）膀胱刺激征：下段输尿管结石或伴发感染时，患者可出现尿频、尿急、尿痛等刺激症状。

（4）感染症状：继发急性肾盂肾炎或肾积脓时，患者可有发热、寒战等全身症状。长期梗阻或感染导致肾积水时，患者可出现腰部包块。双侧尿路结石导致上尿路完全性梗阻时，患者可表现为无尿、肾功能丧失或尿毒症。

2．下尿路结石

（1）膀胱结石：典型症状为患者排尿过程突然中断并自觉疼痛。疼痛可放射至远端尿道及阴茎头部，伴有排尿困难及膀胱刺激症状，在跑跳或改变排尿姿势后，症状缓解，可继续排尿。患者常有终末血尿。并发感染时，膀胱刺激症状可加重，并出现脓尿。

（2）尿道结石：多见于男性，常发生于前尿道。主要表现为排尿困难、费力，排尿可呈滴沥状，有时可出现尿流中断及尿潴留。患者排尿时有明显疼痛，并可放射至阴茎头部。女性发生尿道憩室结石时，常有膀胱刺激征及脓尿、血尿。男性尿道结石患者除尿道有分泌物及尿痛外，在阴茎下方还可出现一逐渐增大且较硬的肿块，有明显压痛，但无排尿梗阻症状。尿道结石并发感染者，尿道可有脓性分泌物。

### （二）辅助检查

1．实验室检查

（1）尿液分析：留取患者禁食后清晨的新鲜尿液，检测 pH、钙、磷、尿酸、草酸等成分。尿常规检查可见镜下血尿，这是诊断本病的重要线索。对伴有泌尿系感染者，可行尿液培养。

（2）血液分析：可检测血钙、尿酸和肌酐等。

（3）结石成分分析：可确定结石的性质，作为制订尿路结石预防措施和选用溶石疗法的重要依据。

2．影像学检查

（1）超声检查：是筛查肾结石患者的重要手段，能显示结石的特殊声影，可发现 2 mm 以上 X 线检查呈阳性或阴性的结石，还能显示肾积水和肾实质萎缩情况，同时能发现膀胱憩室、

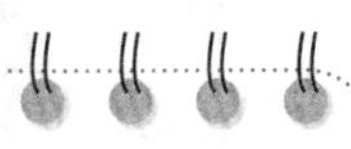

良性前列腺增生等病因。

（2）X线检查：是诊断尿石症的重要依据。①肾、输尿管及膀胱平片（kidney ureter bladder position，KUB position）：简称KUB平片，能发现90%以上的泌尿系统结石。但结石过小、钙化程度不高或纯尿酸结石常不能显示。对妊娠期妇女，忌行KUB平片检查。②静脉尿路造影：可显示结石所致的肾结构和功能改变，透X线的尿酸结石表现为造影剂充盈缺损。③逆行肾盂造影：常用于其他检查方法不能确定结石部位或结石以下尿路病情不明时。

随堂测 35-1

（3）CT和磁共振尿路成像（magnetic resonance urography，MRU）：CT很少作为结石患者首选的诊断方法，但能发现其他检查不能显示的或较小的输尿管中、下段结石，包括X线透光结石。CT增强扫描可显示肾积水的程度和肾实质的厚度，能反映肾功能改变情况。磁共振水成像（magnetic resonance hydrography，MRH）能反映结石引起尿路梗阻后肾积水或输尿管积水的情况，对于不适合进行静脉尿路造影的患者，可考虑采用MRH。

（4）放射性核素显像：用于评价治疗前肾功能的受损情况和治疗后肾功能的恢复情况。

3．内镜检查　包括肾镜、输尿管镜和膀胱镜检查。通常用于泌尿系统经X线检查未显示的结石。排泄性尿路造影有充盈缺损而不能确诊时，借助内镜检查可明确诊断，并进行治疗。

4．直肠指检　可扪及较大的膀胱结石及后尿道结石。

### （三）与疾病相关的健康史

了解患者的年龄、性别、职业、居住地、生活习惯、饮食特点（如肉类、奶制品的摄入情况）、饮水习惯及排尿情况等。了解患者既往是否有结石病史，有无黄嘌呤尿症等遗传性疾病，有无泌尿系感染、梗阻性疾病等，有无甲状旁腺功能亢进症、痛风、肾小管酸中毒、长期卧床等病史。了解患者有无服用引起高钙尿症、高草酸尿症、高尿酸尿症等代谢异常的药物。

### （四）心理社会状况

由于尿石症具有复发率高的特点，所以应了解患者对尿石症的病因、治疗方法等相关知识的了解状况。了解患者的经济和心理承受能力，以及相关社会支持系统等，这些因素可能会在治疗过程中影响治疗效果，成为影响疾病预后的重要因素。

### （五）治疗原则

1．上尿路结石

（1）非手术治疗

1）保守治疗：适用于结石直径＜0.6 cm、结石表面光滑、无尿路梗阻、无感染、单纯结石尿酸或胱氨酸结石患者。具体治疗方法包括大量饮水、调整饮食、适当运动、解痉止痛、控制感染、调节尿液pH、中药和针灸等。

2）体外冲击波碎石术（extracorporeal shock wave lithotripsy，ESWL）：是目前治疗肾或输尿管结石的首选方法。采用X线或B超对结石进行定位，利用体外高能冲击波聚焦后作用于结石，使结石裂解后排出。主要适用于结石直径≤2 cm的肾结石及输尿管上段结石患者。为减少并发症，应采用低能量治疗，并限制每次冲击次数。若需要再次治疗，则应间隔10～14 d，推荐ESWL治疗次数不超过3～5次。对伴有结石远端梗阻、严重心脑血管病、急性尿路感染、出血性疾病、主动脉瘤或肾动脉瘤患者及妊娠期妇女，不宜使用该疗法。

（2）手术治疗

1）非开放式手术：①经皮肾镜取石术（percutaneous nephrolithotomy，PCNL）：适用于直径＞2 cm的肾结石、部分肾盏结石及鹿角形结石患者；②经输尿管镜碎石术（ureteroscopic lithotripsy，URL）：适用于中下段输尿管结石、ESWL治疗失败的输尿管上段结石、X线检查呈阴性的输尿管结石、停留时间较长的嵌顿性结石患者；③腹腔镜输尿管切开取石术（laparoscopic ureterolithotomy，LUL）：适用于直径＞2 cm的输尿管结石患者，或经ESWL治疗失败、经输尿管镜取石或碎石术治疗失败者。

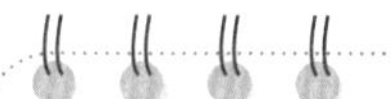

2）开放式手术：因 ESWL 及内镜技术的普遍开展，对大多数上尿路结石患者已不再采用开放式手术。手术方式主要包括肾盂切开取石术、肾实质切开取石术、肾部分切除术、肾切除术及输尿管切开取石术。

2．下尿路结石

（1）膀胱结石：主要采用手术治疗，并且同时需要治疗病因。对结石直径＜ 3 cm 的患者，可采用经膀胱镜碎石术。对结石较大的患者，需要采用超声碎石术、激光碎石术或气压弹道碎石术。对结石过大、过硬或合并膀胱憩室的患者，可行耻骨上膀胱切开取石术。

（2）尿道结石：对前尿道结石患者，可在麻醉后压迫结石近端尿道，经尿道外口注入无菌液状石蜡，然后轻轻向尿道远端推挤或用取石钳将结石取出。对后尿道结石患者，可用尿道探条将结石推入膀胱内，按照膀胱结石的处理原则进行治疗。

**知识链接**

**草酸钙结石预防的进展**

草酸降解酶能催化草酸的分解，使胃肠道内的草酸浓度降低，达到预防草酸钙结石的目的。研究显示，从数千种物种中筛选提取后得到的可食用草酸降解酶，具有活性强、底物亲和力高等特点，且能够适应胃肠内环境，快速降解胃肠道中的草酸。健康志愿者在正常饮食情况下，每天口服 1 g 草酸降解酶，持续口服 7 d 后，测得 24 h 尿液中草酸水平降幅可达 26%；而草酸钙结石患者在正常饮食情况下，每天食用 1 g 草酸降解酶，持续 7 d 后 测得 24 h 尿液中草酸水平降幅可达 33%。因此，口服草酸降解酶可使机体草酸水平维持稳态，从而有效预防泌尿系统草酸钙结石的发生。但是，长期口服草酸降解酶是否会引发药物不良反应还有待进一步研究确定。

## 【主要护理诊断 / 问题】

1．急性疼痛　与结石刺激、炎症、损伤及平滑肌痉挛有关。

2．潜在并发症：出血、感染、尿潴留、“石街”形成等。

3．知识缺乏：缺乏预防尿石症的相关知识。

## 【护理措施】

（一）非手术治疗的护理

1．大量饮水、多活动　鼓励患者每日饮水 2000 ～ 4000 ml，保持尿量＞ 2000 ml。大量饮水可稀释尿液、预防结石复发、预防感染、促进排石。在患者体力可以承受的情况下，可适当指导患者进行跳跃等活动，以促进结石排出。

2．饮食指导　对结石成分明确或部分因代谢性疾病导致结石的患者，可予以相应的饮食指导。

3．缓解疼痛　对肾绞痛患者，可遵医嘱使用解痉、镇痛药物。常用镇痛药物包括解热镇痛药（如双氯芬酸钠、吲哚美辛等）和阿片类止痛药（如氢吗啡酮、曲马多等）。解痉药物主要有阿托品、钙拮抗剂、黄体酮等。

4．调整尿液 pH　遵医嘱测定尿液 pH，对尿酸结石和胱氨酸结石患者，可给予口服枸橼酸钾、碳酸氢钠，以碱化尿液。若需要酸化尿液，则应遵医嘱予以口服氯化铵。

5．病情观察　应注意观察患者尿液的颜色与性状，测量患者体温，检测尿液中的白细胞计数，及早发现感染征象。观察患者的结石排出情况，对排出的结石可进行成分分析，以指导疾病的治疗与预防。

### （二）体外冲击波碎石术的护理

1．术前护理

（1）术前评估：了解患者是否有 ESWL 禁忌证，如出血性疾病、结石远端梗阻、妊娠、尚未控制的泌尿系感染、严重心脑血管病、主动脉瘤等情况。

（2）术前准备：术前 3 d 忌进食易产气的食物，术前 1 d 予以口服缓泻药，手术当日清晨禁食、禁饮水。指导患者练习 ESWL 的配合体位，嘱患者在治疗过程中勿随意变换体位，以确保碎石定位的准确性。

（3）术日晨检查：进行泌尿系统 X 线复查，了解结石是否移位或排出。复查后用平车接送患者，以免结石因活动而再次发生移位。

2．术后护理

（1）饮食与饮水：若患者未出现药物不良反应（如头晕、恶心、呕吐等），则可正常进食。可嘱患者适度多饮水，每日饮水 2500 ~ 3000 ml，以增加尿量，促进结石排出。

（2）体位：ESWL 治疗后，患者应卧床休息 6 h。若患者无全身反应及明显疼痛，可适当活动、变换体位，以增加输尿管蠕动，促进碎石排出。肾结石患者碎石术后，一般应取健侧卧位。结石位于中肾盏、肾盂、输尿管上段的患者，碎石术后应取头高足低位，将上半身抬高。结石位于肾下盏的患者，碎石术后应取头低位足高位。巨大肾结石患者，碎石术后因短时间内大量碎石突然充填输尿管而发生堵塞，可引起“石街”形成和继发感染，严重者可出现肾功能改变，因此，碎石术后应取患侧卧位，以利于结石随尿液逐渐排出。

（3）病情观察：应注意严密观察和记录碎石术后患者的排尿情况及结石排出情况。可用纱布过滤尿液，收集结石碎渣，并进行成分分析。定时行腹部 X 线检查，观察结石排出情况。若需再次治疗，则应间隔 10 ~ 14 d。

（4）并发症的观察与护理：①血尿，体外冲击波碎石术治疗后，绝大多数患者可出现 2 ~ 3 次肉眼血尿，严重者可出现 2 ~ 3 d 血尿，一般可自行消失，不需要特殊处理。②发热，感染性结石患者，由于结石内细菌播散可引起尿路感染，往往会有发热。应严格遵医嘱使用抗生素，对高热患者予以降温处理。③疼痛，碎石术后，结石碎片可刺激输尿管，引起肾绞痛，应给予解痉、止痛及抗感染等处理。④“石街”形成，“石街”形成是 ESWL 常见且较严重的并发症之一。ESWL 治疗后，过多的碎石聚集于输尿管内，可引起“石街”形成，患者表现为腰痛或腰部不适感，可继发感染和脏器受损等。“石街”重在预防，关键在于严格掌握适应证。当患者出现梗阻、感染、肾功能受损和发热表现时，再次进行 ESWL 或经皮肾造瘘术通常是最有效的。对于复杂病例，可行手术治疗。

### （三）内镜碎石术的护理

1．术前护理

（1）病情观察：术前需了解患者双侧肾功能，观察尿液的颜色、性状，测量体温及进行尿液检查。

（2）心理护理：术前应做好访视，向患者讲解手术的必要性和意义，及时消除患者的疑虑和恐惧心理。

（3）体位训练：患者在术中可取截石位、俯卧位，需指导患者练习相应的体位，以提高患者的耐受性。

（4）肠道及皮肤准备：术前 1 d 备皮、配血，术前 1 晚清洁肠道。

2．术后护理

（1）病情观察：观察患者的生命体征，尿液的颜色和性状。对碎石术后患者，嘱其将每次尿液排在指定的容器内，以了解结石排出的情况。

（2）伤口及引流管的护理：术后常见的引流管有伤口引流管、导尿管、肾造瘘管、输尿管支架管、膀胱造瘘管等，应做好相应管道的护理。

1）肾造瘘管：经皮肾镜取石术后，应常规留置肾造瘘管，目的是引流尿液、血液及残余碎石。①应妥善固定肾造瘘管，记录其体外部分的长度，严防脱落，尤其是患者翻身及变换体位时。②鼓励患者多饮水，确保引流管通畅，原则上不冲洗肾造瘘管，但发生管道阻塞时，可低压、少量、多次用无菌生理盐水冲洗，每次冲洗量＜ 5 ml。保持引流管位置低于肾造瘘口水平，勿压迫、冲洗、折叠导管。定期挤捏引流管，防止堵塞。③观察并记录引流液的量及性质状。④定期更换引流袋，注意保持引流装置无菌状态，保持瘘口局部皮肤干燥、清洁。⑤术后 3 ～ 5 d，若引流的尿液转为澄清、患者体温正常，则可考虑拔管。拔管前应先行夹闭 24 ～ 48 h，观察患者有无腰腹部疼痛、发热及肾造瘘口渗液等不良反应。如患者无不适反应，则可拔管。拔管时或拔管后应注意观察肾造瘘口是否有出血。拔管后，患者应取健侧卧位，以防止尿液自瘘口流出而影响愈合。通常瘘口 1 ～ 2 d 后即可自愈。

2）输尿管支架管：碎石术后，在输尿管内放置双“J”管，可以起到内引流、内支架的作用，还可扩张输尿管，有助于小结石的排出，防止输尿管内“石街”形成。护理措施包括：①嘱患者取半卧位，鼓励患者多饮水、勤排尿，避免膀胱过度充盈而引起尿液反流。②鼓励患者早期下床活动，但应避免剧烈活动、过度弯腰、突然下蹲等动作。嘱患者注意避免咳嗽、便秘患者用力排便等使腹内压增加的动作，以免引起导管滑脱或移位。③一般导管留置 4 ～ 6 周，经 B 超复查或腹部 X 线检查确定无结石残留后，可经膀胱镜取出。

（3）并发症的观察与护理

1）出血：经皮肾镜取石术后早期，经肾造瘘管可引流出血性尿液。一般 1 ～ 3 d 内，患者尿液颜色可转为澄清，不需特殊处理。若术后短时间内造瘘管引出大量鲜红色血性液体，须警惕为出血。应安慰患者，嘱其卧床休息，并及时报告医师处理。除遵医嘱应用止血药、抗感染等处理外，还应根据不同的出血原因予以相应的处理。对于肾内小静脉出血患者，可夹闭造瘘管 1 ～ 3 h，使肾盂内压力增高，以达到压迫性止血的目的。若经止血处理后，患者生命体征平稳，则可重新开放肾造瘘管。若为动脉出血、动静脉瘘、DIC、周围脏器损伤或肾实质损伤等造成的出血，则需尽早行肾动脉造影并予以选择性栓塞。

2）感染：术后应密切观察患者的生命体征及感染性休克的各项指标，及时发现休克征象。遵医嘱应用抗生素，嘱患者多饮水。保持各引流管通畅，对留置导尿管的患者，应做好尿道口与会阴部的清洁与护理。

3）输尿管或周围脏器损伤：术后应观察患者有无漏尿、腹膜刺激征及呼吸困难等征象。发生异常情况，应及时报告医师处理。

**知识链接**

### 双“J”管附壁结石

双“J”管具有良好的支撑输尿管和引流尿液的作用，是泌尿外科最基本、最有临床使用价值的工具之一。但留置双“J”管可造成一定的并发症，如附壁结石形成、尿路感染等。其中，较为严重的为附壁结石，易导致术后拔管困难、输尿管损伤等。研究表明，在上尿路医源性异物的腔内处理中，双“J”管附壁结石占首位。双“J”管附壁结石的形成与结石病史、留置时间、尿路感染、代谢紊乱、尿蛋白、饮食与药物等因素有关。目前对于双“J”管附壁结石的预防与治疗的相关研究较少，国内外主要通过改善双“J”管的设计来降低附壁结石的发生率。

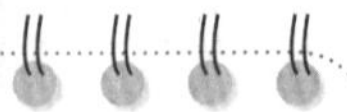

（四）健康教育

1．疾病预防　完全去除结石，消除病因是最好的预防方法。但大多数尿石症的病因难以根除，因此，需要长期注意预防。

（1）大量饮水：嘱患者多饮水，以增加尿量，稀释尿液中易形成结石的物质浓度，减少晶体沉积，也有利于结石的排出。除日间多饮水外，还应嘱患者每夜加饮水 1 次，保持夜间尿液呈稀释状态，以减少晶体形成。成人 24 h 尿量应保持在 2000 ml 以上，这对任何类型的结石患者都是一项很重要的预防措施。

随堂测 35-2

（2）饮食指导：根据结石成分和尿液分析结果，指导患者选择适宜的食物。含钙结石患者应合理摄入钙量，适当减少牛奶、乳制品、豆制品、巧克力、坚果等含钙量高的食物。草酸盐结石患者应限制饮浓茶及菠菜、番茄、芦笋、花生等食物。尿酸结石患者不宜食用含嘌呤量较高的食物，如动物内脏、豆制品、啤酒等。嘱患者避免大量摄入动物蛋白、精制糖和动物脂肪。

（3）药物干预：根据患者结石成分，血液及尿液钙、磷、胱氨酸、尿酸测定和尿液 pH 检查结果，予以相应药物，以降低有害成分、碱化或酸化尿液，预防结石复发。草酸盐结石患者可口服维生素 $B_6$，以减少草酸盐排出，口服氧化镁可增加尿液中草酸盐的溶解度。尿酸结石患者可口服别嘌醇和碳酸氢钠，以抑制结石形成。

（4）解除局部因素：应尽早解除尿路梗阻、感染、异物等因素，可减少结石形成。

（5）预防骨脱钙：对伴有甲状旁腺功能亢进症的患者，应摘除腺瘤或增生的组织。鼓励长期卧床患者进行功能锻炼，以防止骨脱钙，减少尿钙排出。

2．双“J”管的自我观察与护理　行碎石术后，部分患者需要带双“J”管出院。应指导患者若出现排尿疼痛、尿频、血尿，则多为双“J”管膀胱端受刺激所致，一般经多饮水和对症处理后均能缓解。嘱患者术后 4 ~ 6 周返回医院复查，并予以拔除双“J”管。

3．复查　应定期对患者进行尿液检查、X 线或 B 超检查，观察有无复发、残余结石等情况。告知患者若出现腰痛、血尿等症状，应及时就诊。

**科研小提示**

研究提示，饮食与泌尿系统结石的发生和复发有密切关系，尿路结石患者中肥胖、超重比例较高，可探索尿石症患者的饮食干预方案。

## 小　结

1．病因　尿石的形成机制尚未明确，与流行病学因素、尿液因素、泌尿系统局部因素等有关。

2．临床表现　上尿路结石主要表现为疼痛与血尿。膀胱结石主要表现为排尿过程突然中断并自觉疼痛，可伴有排尿困难及膀胱刺激症状。尿道结石主要表现为排尿困难、费力，排尿可呈滴沥状，有时可出现尿流中断及尿潴留。

3．治疗原则　尿路结石的主要治疗包括病因治疗、非手术治疗、体外冲击波碎石术、内镜碎石术及开放式手术等。

4．护理措施　非手术治疗的护理包括缓解疼痛，鼓励患者大量饮水、多活动，观察结石排出情况等。体外冲击波碎石术后，应鼓励患者多饮水，以促进结石排出，并注意观察患者有无血尿、发热、疼痛、“石街”形成等并发症。手术治疗后，应做好引流管（肾造瘘管、双“J”管）的护理，以及出血、感染、输尿管损伤等并发症的观察与护理。

尿路结石的预防非常重要，主要包括大量饮水、调整饮食、药物干预等措施。

## 思考题

患者，男性，50 岁，农民，于半年前出现右侧中下腹阵发性疼痛，因疼痛逐渐加重并伴有血尿而来院就诊。

体格检查：患者呈痛苦面容，腹软，无包块，肠鸣音正常，右侧中下腹疼痛，肾区叩击痛。听诊心、肺无异常改变。

B 超检查显示：右侧输尿管扩张，内径为 0.7 cm，于右侧输尿管第二狭窄处可见一大小为 0.9 cm × 0.7 cm 的强回声，后方有声影。X 线检查发现盆腔内右侧中下部相当于右侧输尿管第二狭窄处有一黄豆粒大小的密度增高阴影，边缘较清晰。右侧输尿管膀胱入口处有一黄豆粒大小的密度增高阴影。

请问：

1．该患者的医疗诊断是什么？应采取哪种治疗方式？

2．主要的护理措施有哪些？

（张美芬）

第 36 章数字资源

# 泌尿系统梗阻患者的护理

第三十六章

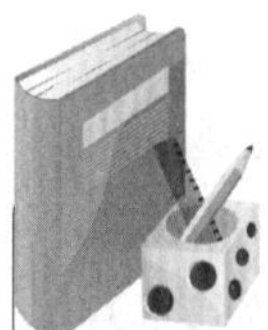

导学目标

通过本章内容的学习，学生应能够：

◆ **基本目标**

1. 归纳泌尿系统梗阻和良性前列腺增生的病因。
2. 解释良性前列腺增生的病理特点。
3. 解释肾积水、良性前列腺增生的临床表现和治疗原则。

◆ **发展目标**

综合运用所学知识正确评估泌尿系统梗阻患者，并为其制订护理计划。

◆ **思政目标**

树立整体护理观念，关注患者的身心健康，为其提供延续性护理服务。

## 第一节　概　述

尿路是指从肾小盏到尿道外口的尿液贮存和排泄通道。任何原因导致尿液在尿路的任何部位发生阻塞性病理改变，使得尿液不能正常排出，均称为泌尿系统梗阻，又称尿路梗阻（urinary tract obstruction）。尿路梗阻可造成梗阻部位以上近端尿路扩张、尿液潴留，最终导致肾功能损害。发生在输尿管膀胱开口以上的梗阻称为上尿路梗阻，发生在膀胱及远端的尿路梗阻称为下尿路梗阻。

### 【病因与病理】

（一）病因

1．先天性梗阻　主要是由泌尿系统的先天发育畸形导致的尿路狭窄和压迫等，如多囊肾、肾囊肿、输尿管狭窄、输尿管囊肿、包茎、阴道积液等。

2．后天性梗阻　是由于后天疾病导致的尿路狭窄和压迫等，常见疾病包括肿瘤性疾病、炎症性疾病、结石及其他疾病。肿瘤性疾病包括 Wilms 瘤、肾细胞癌、输尿管尿路上皮细胞癌、膀胱癌、前列腺癌等。炎症性疾病包括肾结核、输尿管结核、输尿管脓肿、前列腺炎等。结石包括肾、输尿管、膀胱和尿道结石。其他疾病包括肾损伤、肾动脉瘤、输尿管损伤、神经源性膀胱、良性前列腺增生等。

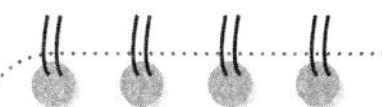

（二）病理

尿路梗阻的病理过程可分为 3 个阶段：①梗阻受损阶段，尿路梗阻发生初期，梗阻近端的管腔扩张、充血，出现微小破损；②管道肌层肥厚代偿阶段，梗阻以上的管道肌层收缩加强，逐渐增厚、扩张；③代偿衰竭阶段，管道肌层增厚，蠕动及肌张力消失，继而出现肾积水、输尿管积水、肾功能损害。

1．上尿路梗阻　梗阻早期，肾小球滤过率变化不大，随后由于肾盂内压力显著升高，导致肾小球滤过率降低。肾盂内压力升高可直接压迫肾内小血管，引起肾血流量下降。此外，梗阻还会对肾小管功能及肾髓质的尿液浓缩功能产生影响。若梗阻不能及时解除，肾盂内压力就会持续升高，引起肾组织缺血，最终导致肾功能丧失。

随堂测 36-1

2．下尿路梗阻　下尿路梗阻时，膀胱逼尿肌为了克服梗阻而排尿，可导致逼尿肌增厚，膀胱壁肥厚，膀胱肌小梁形成。若梗阻持续存在，则可使膀胱逼尿肌逐渐失代偿，残余尿量增加，最终膀胱呈弛缓性扩大，导致双侧肾积水、肾功能受损。

尿路梗阻所导致的尿液滞留是尿路感染的重要条件。在梗阻近端，由于尿液滞留，有利于细菌的生长、繁殖，容易引起感染，如肾盂肾炎、肾周围炎和膀胱炎等；同时也有利于尿路结石的形成，结石本身又可引起和加重尿路梗阻，二者互为因果。

## 第二节　肾积水

由于尿液经肾排出受阻，肾盂、肾盏内尿液淤积可引起肾内压力增高，导致肾盂、肾盏扩张，肾实质萎缩和肾功能减退，称为肾积水（hydronephrosis）。

### 【病因】

造成肾积水最主要的病因是肾盂输尿管交界处梗阻，下尿路的各种疾病（如前列腺增生、尿道狭窄、肿瘤、结石等）也会造成上尿路排空困难，从而形成肾积水。

### 【护理评估】

（一）临床表现

肾积水的梗阻原因、部位和程度不同，患者的临床表现也不一致。根据肾积水的程度可将其分为轻度、中度和重度，轻度肾积水患者大多无症状，中、重度肾积水患者可有腰部疼痛，部分患者还可出现腹部包块。肾积水合并感染时，患者可出现脓尿和全身感染中毒症状。

（二）辅助检查

1．实验室检查　尿常规检查可见镜下或肉眼血尿、蛋白尿、结晶尿、脓尿和管型。血液生化检查可发现血尿素氮和肌酐水平升高，血清电解质检查可见血钾升高和代谢性酸中毒。

2．影像学检查

(1) B 超检查：可对梗阻部位、性质和严重程度进行评估，同时显示肾盂、肾盏和肾实质，判断肾保留的价值。

(2) X 线检查：静脉肾盂造影（intravenous pyelography，IVP）可明确梗阻部位及肾积水情况，并能对双侧肾功能分别进行初步评估。逆行肾盂造影（retrograde pyelography，RP）可在静脉肾盂造影显影不佳或无法使用时进行，有助于确定梗阻部位和程度。

(3) CT 检查：腹部 CT 检查是诊断尿路梗阻的重要手段，不仅可以确定梗阻部位，而且可以筛查肾积水的病因，也可以辅助进行肾盂穿刺。CT 尿路成像（CT urography，CTU）可用于上尿路肿瘤、输尿管狭窄的诊断。

随堂测 36-2

(4) MRI：与 CT 的作用类似，磁共振水成像（MRH）主要用于造影剂过敏的患者，可清晰显示肾积水的程度、梗阻的部位及原因。

3．利尿肾图　是联合使用利尿剂与放射性核素肾图的检查方法，属于无创性检查，主要用于评估肾集合系统有无扩张及其扩张程度，可代替有创的肾盂压测定（Whitaker 试验）。

（三）与疾病相关的健康史

了解患者的排尿情况，既往是否有尿潴留、尿失禁、尿频、尿急等情况。了解患者的排尿困难程度，是否伴有血尿等情况。了解患者的全身状况，是否有腰部疼痛、发热等情况。

（四）心理社会状况

评估患者及家属对疾病和治疗相关知识的了解程度，患者及家属的心理反应、社会支持系统及经济承受能力等，这些因素将会影响患者的治疗与康复。

（五）治疗原则

尽早解除梗阻、去除病因、最大限度地保护肾功能、控制感染、预防并发症的发生。

1．紧急处理　情况紧急、患者情况较差、梗阻原因不明或暂时无法去除病因时，可急诊行经皮肾造瘘术、输尿管支架置入术等。

2．预防感染　尿路梗阻易继发感染，应定期对患者进行尿常规检查。一旦发现感染征象，即应及时使用抗生素。

3．控制疼痛　可应用非甾体抗炎药和阿片类药物缓解患者因肾盂、输尿管平滑肌痉挛而引起的肾绞痛。

4．手术治疗　目的是去除梗阻、缓解症状、恢复正常尿流、保护和改善肾功能。常用的手术方式包括开放式肾盂成形术、腹腔镜肾盂成形术、肾盏输尿管吻合术、输尿管切开术、输尿管狭窄段切除吻合术等。肾切除术主要用于重度肾积水、肾皮质菲薄、放射性核素检查显示患侧肾无功能的患者。

## 【主要护理诊断 / 问题】

1．有感染的危险　与长期尿路梗阻或导尿有关。

2．疼痛　与肾积水导致肾盂、输尿管内张力增加或手术切口有关。

3．排尿障碍　与尿潴留、排尿减少或无尿有关。

4．潜在并发症：肾脓肿、肾衰竭。

## 【护理措施】

（一）非手术治疗的护理及术前护理

1．病情观察　密切观察患者的生命体征，肾积水的症状、体征及并发症的表现，以及相关实验室检查结果。

2．缓解疼痛　观察患者的疼痛性质、部位和程度等，及时发现肾绞痛等异常情况。可视患者疼痛情况遵医嘱给予止痛药。

3．排尿障碍的护理　嘱患者进食清淡、少盐饮食，记录每日出入液量，量出为入。注意严密观察患者的病情变化，以便及时发现肾衰竭征象，并予以相应处理。

（二）术后护理

1．病情观察　严密观察患者的生命体征、肾功能、腹部症状及体征、伤口及引流情况。

2．预防切口感染　及时更换切口敷料，保持切口清洁、干燥。

3．抗感染　遵医嘱合理使用抗生素。

4．引流管的护理　妥善固定各类引流管，保持引流管通畅。观察并记录引流液的量、颜色及性状。

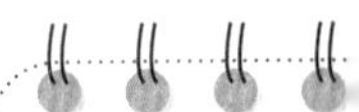

（三）健康教育

1．调整饮食　嘱患者进食低盐、低蛋白、高热量的食物。

2．不适随诊　告知患者若出现腰部疼痛、尿量或尿液颜色与性状异常等表现，应及时就诊。

## 第三节　良性前列腺增生

**案例 36-1A**

患者，男性，60 岁，自诉因受凉后出现下腹部胀痛 6 h 而来院就诊。患者近半年来常有尿频、尿急，排尿时间延长、尿流变细。

**请回答：**

1. 该患者可能的医疗诊断是什么？
2. 该患者的主要护理评估内容有哪些？

良性前列腺增生（benign prostatic hyperplasia，BPH）简称前列腺增生，俗称前列腺肥大，由前列腺组织的良性增生所导致，是引起中老年男性排尿障碍最常见的原因。其发病率随年龄增长逐渐增高，城镇地区人群发病率高于农村地区。

### 【病因与病理】

（一）病因

关于前列腺增生的发病机制研究较多，但目前其病因尚不明确。前列腺增生必须具备有功能的睾丸和年龄增长两个重要的发病条件。男性在 45 岁以后，前列腺可有不同程度的增生，多在 50 岁以后出现临床症状。受性激素的调控，前列腺上皮、间质细胞和基质相互影响，加之各种生长因子、神经递质的作用，随年龄增长而出现的睾酮、双氢睾酮改变，以及雄激素与雌激素平衡失调是前列腺增生的重要病因。

（二）病理

前列腺增生起始于前列腺尿道周围移行带，增生的腺体可压迫尿道，使之弯曲、伸长、变窄，引起排尿时阻力增加，从而导致排尿困难。此外，增生的前列腺组织中 α 肾上腺素受体增加、活性增强，膀胱颈附近的 α 肾上腺素受体较多，受体激活使该处平滑肌收缩，引起膀胱出口梗阻。

为了克服膀胱出口梗阻所致的排尿阻力，膀胱逼尿肌收缩力增强，长期过度收缩可导致平滑肌纤维增生，膀胱壁黏膜面出现小梁、小室或假性憩室。如膀胱容量较小，逼尿肌发生退行性变，顺应性变差，则可引起逼尿肌不稳定收缩，使患者出现明显尿频、尿急和急迫性尿失禁的表现。如梗阻长期未得以解除，则可引起逼尿肌失代偿，导致膀胱不能排空而出现残余尿。病情严重时膀胱收缩无力，则可导致充溢性尿失禁，尿液可反流引起上尿路积水及肾功能损害。梗阻引起的尿潴留还可继发感染和结石形成。

### 【护理评估】

（一）临床表现

良性前列腺增生一般进展较慢，症状时轻时重，且症状与梗阻程度、病变发展速度、是否合并感染等相关，而与前列腺增生后的体积并不呈正比。

1．尿频　尿频是前列腺增生患者最常见、最早出现的症状，以夜尿增多更为明显。随着梗阻程度的加重，膀胱逼尿肌逐渐失代偿，导致残余尿量增多，膀胱有效容量减小，使患者尿频更加明显。

2．排尿困难　进行性排尿困难是前列腺增生患者最重要的症状，但进展缓慢。排尿困难的程度由膀胱功能状态和膀胱出口梗阻程度决定。典型的临床表现是排尿迟缓、断续，尿流细而无力、射程短、终末滴沥，排尿时间延长。当梗阻加重，残余尿量增多时，患者可出现排尿费力、尿不尽感。

3．尿失禁、尿潴留　若膀胱逼尿肌功能减退，残余尿量逐渐增加，即可导致慢性尿潴留。当膀胱过度充盈且膀胱内压高于最大尿道压时，尿液可从尿道口不断溢出，称为充溢性尿失禁。在前列腺增生的任何阶段，患者可因受凉、饮酒、便秘、久坐等原因，导致前列腺突然充血、水肿而引起急性尿潴留。患者由于不能排尿，膀胱胀满，下腹疼痛难忍，常需急诊予以导尿处理。

4．其他表现　前列腺增生合并感染或结石时，患者可出现明显的尿急、尿频、尿痛症状。增生的腺体表面黏膜上毛细血管充血、小血管扩张，受到增大腺体的牵拉或与膀胱摩擦，当膀胱收缩时可引起无痛性镜下或肉眼血尿。梗阻可引起肾积水、肾功能损害，继而导致慢性肾功能不全。长期排尿困难可导致腹内压增高，引起腹股沟疝、内痔、脱肛等。

### （二）辅助检查

1．直肠指检　直肠指检是诊断前列腺增生简便且重要的检查方法。指检时可触及增大的腺体，表面光滑、质韧、有弹性，边缘清楚，中央沟变浅或消失。

2．B 超检查　经直肠及经腹前列腺超声检查可直接测定前列腺的大小、形态及结构，判断增生的腺体是否突入膀胱，还可测定膀胱残余尿量。经直肠超声检查更为精确。

3．尿流率测定　可确定前列腺增生患者的排尿梗阻程度。其中，最大尿流率是重要的诊断指标。检查时，要求被检者排尿量在 150 ml 以上。若最大尿流率＜ 15 ml/s，则表示排尿不畅，＜ 10 ml/s 则提示梗阻严重，常为手术适应证之一。若需了解膀胱逼尿肌功能，可行尿流动力学检查。

4．血清前列腺特异性抗原（prostate specific antigen，PSA）测定　前列腺有结节或质地较硬时，可行 PSA 测定，以排除前列腺癌的可能。血清 PSA 正常值为 4 ng/ml。PSA 检测灵敏度高，但特异度有限。

### （三）与疾病相关的健康史

了解患者的年龄、生活习惯，既往吸烟、饮酒史。了解患者有无定时排尿的习惯，既往有无尿潴留、尿失禁等情况。了解患者的排尿困难程度，是否伴有血尿、膀胱刺激征，有无肾积水及肾功能损害等情况。

### （四）心理社会状况

评估患者是否有生活不便，患者及家属对疾病、治疗相关知识的了解程度，患者的心理反应、社会支持情况等，这些因素将会影响患者的治疗与康复。

### （五）治疗原则

1．观察与随访　若患者症状轻微，不影响生活质量 ，则一般不需要治疗，但需门诊定期随访。

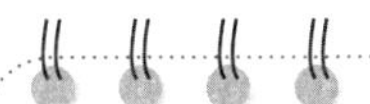

**知识链接**

### 国际前列腺症状评分（international prostate symptom score，I-PSS）

| 在最近1个月，您是否有以下症状？ | 在5次中 | | | | | | 症状评分（分） |
|---|---|---|---|---|---|---|---|
| | 无 | 少于1次（分） | 少于半数（分） | 大约半数（分） | 多于半数（分） | 几乎每次（分） | |
| 1．经常有尿不尽感 | 0 | 1 | 2 | 3 | 4 | 5 | |
| 2．两次排尿间隔时间经常＜2h | 0 | 1 | 2 | 3 | 4 | 5 | |
| 3．经常有间断性排尿 | 0 | 1 | 2 | 3 | 4 | 5 | |
| 4．有排尿不能等待的现象 | 0 | 1 | 2 | 3 | 4 | 5 | |
| 5．经常有尿流变细 | 0 | 1 | 2 | 3 | 4 | 5 | |
| 6．经常需要用力才能开始排尿 | 0 | 1 | 2 | 3 | 4 | 5 | |
| 7．从入睡到次日清醒期间一般需要起床排尿多少次？ | 没有 | 1次 | 2次 | 3次 | 4次 | 5次 | |
| 症状总评分 | | | | | | | |

评分标准：0～7分为轻度，8～19分为中度，20～35分为重度；对总评分在8分以上者应予以注意。

### 生活质量评分（quality of life score，QOL）

| | 高兴 | 满意 | 大致满意 | 还可以 | 不太满意 | 苦恼 | 很糟 |
|---|---|---|---|---|---|---|---|
| 如果在您今后的生活中始终伴有现在的排尿症状，您认为如何？ | 0分 | 1分 | 2分 | 3分 | 4分 | 5分 | 6分 |
| 生活质量评分（分） | | | | | | | |

2．药物治疗　对前列腺梗阻较轻或不能耐受手术治疗的患者，可采用药物治疗，目的是缓解下尿路症状，延缓疾病进展，预防并发症的发生。常用的药物有5α-还原酶抑制剂、α-受体阻滞剂和植物制剂等。①5α-还原酶抑制剂：可通过抑制5α-还原酶催化睾酮向双氢睾酮转化，降低前列腺内双氢睾酮的含量，从而抑制前列腺增生。常用药物有非那雄胺（保列治）、爱普列特（依立雄胺）等。②α-受体阻滞剂：主要通过阻断前列腺和膀胱颈平滑肌表面的肾上腺素能受体，使平滑肌松弛，缓解膀胱出口梗阻。常用药物有坦索罗辛、特拉唑嗪、哌唑嗪等。③植物制剂：目前多种植物类药物也用于治疗前列腺增生，如普适泰等。

3．手术治疗　手术治疗的疗效较好，适用于症状严重、存在明显梗阻、残余尿量＞60 ml，或有并发症（如反复尿潴留、反复泌尿系感染），药物治疗效果不佳且能耐受手术的患

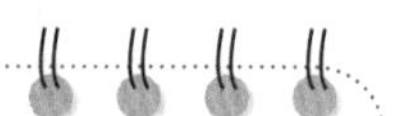

者。对长期尿路梗阻，肾功能已有明显损害，严重尿路感染或已发生急性尿潴留的患者，应先留置导尿管或膀胱造瘘管引流尿液，待感染得到控制、肾功能恢复后，再进行择期手术。手术方式有经尿道前列腺切除术（transurethral resection of prostate，TURP）、经尿道前列腺汽化术、耻骨上经膀胱前列腺切除术等。目前，开放式手术在临床已较少使用，多数患者 TURP 治疗均可取得较好的效果。

4．其他治疗　对尿道梗阻程度较重且不能耐受手术者，可采取微波治疗、激光治疗、射频消融术等疗法。

**案例 36-1B**

体格检查：直肠指检显示前列腺Ⅱ度肿大，质地中等，表面光滑，边界清楚，中央沟变浅。

B 超检测显示：前列腺大小为 3.5 cm × 5.0 cm × 4.2 cm，回声欠均匀，排尿后测残余尿量约为 100 ml。

初步诊断为良性前列腺增生，拟行手术治疗。

**请回答：**

该患者目前主要的护理措施有哪些？

## 【主要护理诊断 / 问题】

1．排尿障碍　与膀胱出口梗阻、逼尿肌受损有关。

2．急性疼痛　与手术切口、导管刺激引起的膀胱痉挛有关。

3．潜在并发症：尿失禁、出血、膀胱痉挛、经尿道电切综合征。

## 【护理措施】

### （一）非手术治疗的护理与术前护理

1．心理护理　前列腺增生患者由于出现尿频、尿急，给生活造成很大的影响，尤其是夜尿频繁，严重影响休息和睡眠；排尿困难与尿潴留也给患者造成极大的身心痛苦。护士应多理解、关心患者，积极做好术前健康教育。耐心向患者解释前列腺增生的主要治疗方法，增加患者对疾病相关知识的了解程度，帮助患者树立战胜疾病的信心。

2．急性尿潴留的预防与护理

（1）预防：①嘱患者忌饮酒，少食辛辣、刺激的食物，多摄入粗纤维食物，避免前列腺充血而加重排尿困难；②鼓励患者多饮水、勤排尿，避免憋尿；③嘱患者避免久坐、受凉及劳累，以免加重前列腺充血而使梗阻症状加重。

（2）护理：对出现急性尿潴留的患者，应及时留置导尿管，以引流尿液、恢复膀胱功能、预防肾功损害。插入尿管时，若普通尿管不容易进入，则可选择细而稍弯的前列腺导尿管。如无法插入尿管，则可行经皮耻骨上膀胱穿刺造瘘术，以引流尿液。同时应做好留置导尿管或膀胱造瘘管的护理。

3．用药护理　观察患者用药后排尿困难等症状的改善情况，并及时观察药物不良反应。α- 受体阻滞剂的不良反应主要有头晕、直立性低血压等，用药期间应监测患者的血压变化；药物尽量在睡前服用，用药后患者应卧床休息，如需起床如厕，应有家属或护士陪护，以防止跌倒。5α- 还原酶抑制剂起效较为缓慢，需要在服药 4 ～ 6 个月后才能有明显效果，须告知患者应坚持长期服药。

4．术前准备　患者多为中老年人，常合并多种慢性病，麻醉及手术可对患者的重要脏器功能产生一定的的影响，应协助患者完成各项术前检查，充分评估患者对手术的耐受力。术前指导患者有效咳嗽、咳痰的方法，术前 1 晚予以清洁灌肠。

（二）术后护理

1．病情观察　由于术中及术后使用大量冲洗液冲洗膀胱，可能会导致水分被吸收进入体内，引起血压波动及肺水肿、脑水肿、肾水肿等一系列病理或生理变化。应严密监测患者的生命体征等变化，如发现患者出现烦躁不安、恶心、呕吐、血压升高、脉搏减慢、呼吸困难等情况，则应及时准备好抢救物品，并立即报告医师，予以相应处理。

2．饮食护理　术后患者宜进食易消化、富含营养与纤维素的食物，以防止便秘。留置导尿管期间，鼓励患者多饮水，以稀释尿液、预防感染。

3．膀胱冲洗的护理　前列腺术后，创面会有渗血，需应用生理盐水持续冲洗膀胱 3 ～ 5 d，以防止血凝块形成而使导尿管堵塞。护理措施：①妥善固定引流管，保持引流通畅，勿使导管扭曲、受压及脱落。若有导尿管堵塞，则可采用挤压导尿管、加快冲洗速度、调整导尿管位置等方法。②观察并记录引流液的颜色和量，术后患者均可出现不同程度肉眼血尿，尿液颜色随冲洗时间延长可逐渐变浅。应注意观察患者尿液颜色的变化，以便及时发现活动性出血，并准确记录尿量、冲洗液量和排出量（尿量 = 排出量 - 冲洗液量）。③注意调整冲洗速度及冲洗液温度，根据引流液的颜色调节冲洗速度，一般为 80 ～ 100 滴 / 分。引流液的颜色较深时，可适度加快冲洗速度。将冲洗液的温度控制在 25 ～ 30℃，可以有效预防膀胱痉挛的发生。

4．并发症的观察与护理

（1）经尿道电切综合征（transurethral resection syndrome，TUR syndrome）：简称 TUR 综合征，是指术中因大量冲洗液被吸收，使血容量急剧增加，患者可出现稀释性低钠血症，表现为术后烦躁不安、恶心、呕吐、血压升高、脉搏减慢、呼吸困难等情况，严重者可出现肺水肿、脑水肿等症状。术后应严密观察患者的病情变化，注意监测电解质变化。患者一旦发生 TUR 综合征，应立即予以吸氧，并遵医嘱给予利尿药、脱水剂等进行治疗。

随堂测 36-3

（2）出血：出血常在术后 24 h 内出现，术后早期应避免灌肠或肛管排气，并持续监测患者血压，严密观察引流液的颜色和性状，估计出血量，认真做好记录。保持患者排便通畅，以防止腹内压增高而引起出血。

（3）尿失禁：拔除尿管后，患者可出现尿液的不随意流出。术后尿失禁的发生与尿道括约肌功能受损、膀胱出口梗阻和逼尿肌功能不稳定等因素有关。可在术后指导患者进行盆底肌训练和膀胱功能训练，也可联合应用针灸或理疗。

**科研小提示**

研究提示，尿失禁是前列腺切除术后影响患者生活质量的重要因素，可探索前列腺术后患者尿失禁护理的干预方案。

（4）膀胱痉挛：前列腺切除术后，患者可因逼尿肌功能不稳定、导管刺激、血块堵塞冲洗管等出现膀胱痉挛。主要表现为尿道及膀胱区疼痛难忍、下腹部痉挛性疼痛，尿意、肛门坠胀感，膀胱冲洗速度减慢，甚至发生逆流，冲洗液颜色加深等。应及时安慰患者，缓解其紧张、焦虑情绪，保持冲洗液温度适宜，减少气囊内液体。对术后留置硬脊膜外麻醉导管的患者，按需定时注射小剂量吗啡有良好的效果。另外，也可予以口服硝苯地平、丙胺太林、地西泮，或将维拉帕米加入生理盐水中冲洗膀胱。

（三）健康教育

1．生活指导

（1）嘱患者戒烟、戒酒，忌食辛辣、刺激性食物，注意营养均衡。保持生活规律，注意休息，适当运动，以增强机体抵抗力，防止感冒。

（2）预防便秘：指导患者多进食水果、蔬菜及粗纤维食物，按摩腹部，以促进排便，保持排便通畅，预防腹内压增高。

（3）预防泌尿系感染：嘱患者避免憋尿，多饮水（夜间少饮）。注意保持会阴部清洁、卫生，防止逆行感染。

（4）功能训练：指导患者常做肛提肌训练，以锻炼膀胱括约肌功能。

（5）活动与休息：嘱患者术后 3 个月内禁止性生活，不提重物，不骑自行车，避免久坐，防止盆腔充血而引起创面出血。

2．排尿情况观察　指导患者观察并记录排尿次数、尿液颜色、尿流粗细，并定期复查。对长期留置导尿管的患者，应嘱其注意保持尿道口清洁、卫生，每周更换尿袋 1 次，每月更换导尿管 1 次。

3．定期复查　应定期对患者进行 B 超、尿流动力学检查，复查尿流率和残余尿量等。

## 小　结

1．肾积水　病因主要是肾盂输尿管交界处梗阻以及下尿路的各种疾病造成上尿路排空困难。肾积水的梗阻原因、部位和程度不同，患者的临床表现也不一致。腹部 CT 经常是诊断尿路梗阻的重要方法。非手术治疗的护理与术前护理的主要内容为缓解疼痛、排尿障碍的护理，术后护理包括病情观察、预防切口感染及引流管的护理等。

2．良性前列腺增生　老龄和有功能的睾丸是前列腺增生的两个重要发病条件。尿频常为前列腺增生患者的早期症状，进行性排尿困难是典型症状。对非手术治疗患者应注意预防急性尿潴留、观察药物不良反应。手术治疗后，应严密观察患者的病情变化，做好膀胱冲洗的护理，以及并发症的观察与护理。注意做好患者健康教育，指导患者避免诱发急性尿潴留的因素。

## 思考题

患者，男性，75 岁，尿频、尿急、排尿不畅 10 余年，未接受特殊治疗。患者近期排尿困难症状加重，遂来院就诊。初步诊断为良性前列腺增生，予以经尿道前列腺切除术。术后 4 h，患者突然出现烦躁不安、恶心、呕吐、血压升高、脉搏减慢、呼吸困难等情况。

请问：

1．该患者可能出现了什么并发症？可能的原因是什么？

2．此时应采取的护理措施是什么？

（杨　萍）

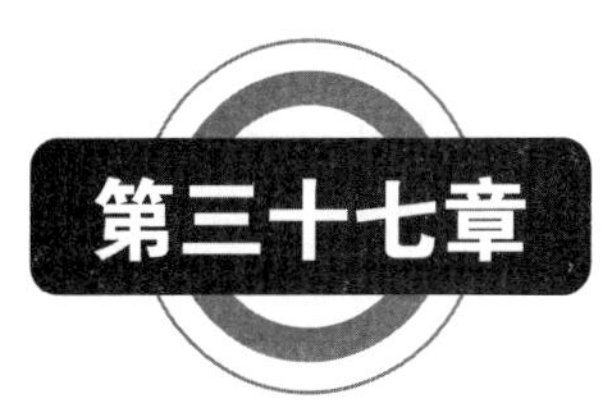


# 泌尿、男性生殖系统结核患者的护理

第 37 章数字资源

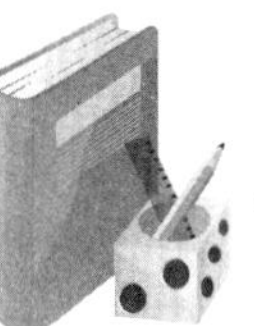

导学目标

通过本章内容的学习，学生应能够：

◆ 基本目标

1. 列出肾结核、男性生殖系统结核的病因。
2. 复述男性生殖系统结核的临床表现及治疗原则。
3. 解释肾结核的病理、临床表现及治疗原则。

发展目标

◆ 发展目标

综合运用所学知识正确评估泌尿、男性生殖系统结核患者，并为其制订护理计划。

◆ 思政目标

运用所学知识和技能及时、敏锐地发现病情变化，做出正确的临床决策和健康指导。

泌尿生殖系统结核（tuberculosis of genitourinary system）是全身结核病的一部分，其中最主要的是肾结核。肾结核绝大多起源于肺结核，其次是骨关节或消化道结核。结核分枝杆菌可由原发感染灶经血行播散而引起肾结核，也可随尿流下行播散而引起输尿管、膀胱和尿道结核。另外，结核分枝杆菌还可以通过前列腺导管、射精管进入男性生殖系统，引起男性生殖系统结核，也可以直接通过血行播散引起男性生殖系统结核。

## 第一节　肾结核

肾结核（renal tuberculosis）是由结核分枝杆菌引起的慢性、进行性、破坏性肾病变。本病约 90%发生在单侧，好发于 20 ～ 40 岁青壮年，男性与女性发病率之比为 2∶1。老人和儿童发病较少，儿童发病多在 10 岁以上。

### 【病理】

结核分枝杆菌由原发病灶经血行播散进入肾皮质肾小球周围毛细血管丛内，形成多发性微小结核病灶。由于该处血运丰富，修复力较强，若患者机体免疫状况良好，此类早期微小结核病变可全部自行愈合，临床上患者常不出现症状，检查时也无影像学改变，仅可在尿液中查到结核分枝杆菌，此时称为病理性肾结核。若患者免疫力较低，细菌数量大或毒力较强，则肾皮质内的结核病灶不愈合，且逐渐扩大。结核分枝杆菌经肾小管到达髓质，由于该处血流缓慢、血液循环较差，故易发展为肾髓质结核。若病变继续发展、穿破肾乳头，则可引起结核性肾盂肾炎，患者出现临床症状和影像学改变，即为临床肾结核。

肾结核的早期病理改变主要是肾皮质多发性结核结节，病灶进入肾髓质后即不能自愈，呈进行性发展。多个结核结节可融合形成干酪样脓肿，经肾乳头破入肾盏、肾盂，形成空洞性溃疡，病变可蔓延扩散而累及全肾。结节纤维化可使肾盏颈或肾盂出口狭窄，形成局限的闭合性脓肿或结核性肾脓肿。结核钙化也是肾结核常见的病理改变，可为散在的钙化斑块，也可表现为弥漫的全肾钙化。少数患者全肾广泛钙化时，其内混有干酪样物质，可导致肾功能完全丧失，但患者输尿管常完全闭塞，含有结核分枝杆菌的尿液不能直接进入膀胱，膀胱继发性结核病变可逐渐好转和愈合，膀胱刺激症状也逐渐缓解甚至消失，尿液检查也无明显改变，临床称为肾自截（autonephrectomy）。但结核病灶内仍存有大量活的结核分枝杆菌，可作为病原体而导致结核复发，所以不能因患者症状不明显而忽视其病情。

**案例 37-1A**

患者，男性，31 岁，2 年前无明显原因出现尿频、尿急，起初每天夜间排尿 2 ~ 3 次，白天排尿 8 ~ 9 次。患者曾口服抗炎药，病情有所好转，但始终未能治愈。近 2 个月来，患者症状加重，出现尿频，每天夜间排尿 3 ~ 6 次，白天排尿 10 次以上，且尿急明显。排尿同时还伴有尿道灼热感，无下腹、腰部疼痛或其他不适症状。患者 10 余年前曾患肺结核。

体格检查：双肾区叩痛呈阴性。膀胱叩诊呈鼓音，无压痛。

初步考虑诊断为肾结核。

**请回答：**

该患者目前的护理评估内容有哪些？

## 【护理评估】

### （一）临床表现

肾结核的症状取决于病变范围及输尿管、膀胱继发结核病变的严重程度。患者早期多无明显症状及影像学表现。随着病情的发展，可出现下列典型的临床表现。

1．膀胱刺激症状　表现为尿频、尿急、尿痛，是肾结核患者的典型症状。尿频常最早出现，起初是由于含结核分枝杆菌的脓尿刺激膀胱黏膜所致，之后膀胱结核病变侵及膀胱壁，引起结核性膀胱炎及溃疡，使患者尿频加重，并伴有尿急、尿痛。晚期患者发生膀胱挛缩，膀胱容量显著缩小，尿频更为严重，每日排尿可达数十次，甚至出现急迫性尿失禁。

2．血尿　是肾结核患者的重要症状，多在膀胱刺激症状发生后出现，多为终末血尿。主要是由于患者发生结核性膀胱炎及溃疡，在排尿终末膀胱收缩时出血所致。少数肾结核患者因病变侵及血管，也可以出现全程肉眼血尿。出血严重时，血块通过输尿管时偶尔可引起肾绞痛。

3．脓尿　是常见症状。临床表现为不同程度的脓尿，严重者尿液呈洗米水样，其内含有干酪样碎屑或絮状物。显微镜下可见大量脓细胞，也可出现脓血尿或者脓尿中混有血丝。

4．腰痛和肿块　患者腰痛一般不明显。若发生结核性肾脓肿或继发肾周感染，或输尿管被血块、干酪样物质堵塞时，可引起腰部钝痛或绞痛。肾积脓范围较大或发生对侧巨大肾积水时，腰部可触及肿块。

5．全身症状　常不明显。晚期肾结核患者可有典型的结核中毒症状，如发热、盗汗、贫

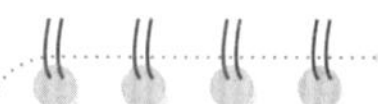

血、虚弱、消瘦、食欲减退等。病情严重或发生对侧肾积水时，患者可出现恶心、呕吐、水肿、贫血、少尿或无尿等慢性肾功能不全的表现，甚至可突然发生无尿。

### （二）辅助检查

1．尿液检查　患者尿液呈酸性，尿常规检查可见脓细胞、红细胞及少量蛋白质。尿沉渣涂片镜检可找到抗酸杆菌，清晨第一次尿液检查阳性率最高，应至少连续检查 3 次。若找到抗酸杆菌，不应作为肾结核的唯一诊断依据，因为包皮垢杆菌、枯草杆菌也属于抗酸杆菌。尿液结核分枝杆菌培养需 4 ～ 8 周，阳性结果对诊断肾结核有决定性意义。

2．影像学检查

(1) X 线检查：肾、输尿管及膀胱平片（KUB 平片）可显示患侧肾钙化，呈局灶或斑点状分布，甚至可呈现广泛性全肾钙化。通过进行静脉肾盂造影（IVP）可了解单侧肾功能、病变程度及范围，是早期诊断肾结核最灵敏的检查方法。早期典型表现为肾盏破坏，边缘不整，呈虫蚀样，或由于肾盏颈部狭窄，可见肾盏变形。病情严重形成空洞者，肾盏可完全消失。

(2) B 超检查：对早期肾结核的诊断意义不大，可初步确定病变部位，明确对侧肾有无积水、膀胱是否挛缩。

(3)CT 和 MRI：泌尿系统造影不清晰时可考虑采用。CT 可清晰显示中、晚期肾结核病变，磁共振水成像有助于了解有无上尿路积水。

随堂测 37-1

3．膀胱镜检查　早期可见膀胱内黏膜充血、水肿及结核结节等，后期可见结核性溃疡、瘢痕等，以膀胱三角区、患侧输尿管口较为显著。当膀胱挛缩容积减小＜ 50 ml 或并发急性膀胱炎时，则禁忌行膀胱镜检查。

### （三）与疾病相关的健康史

注意了解患者的年龄、性别及发病时间，尤其应了解患者既往有无肺结核、骨关节结核病史。

### （四）心理社会状况

患者及家属常担心能否保留患侧肾，关心疾病是否会影响患者今后的生活和工作，尤其是儿童患病时，家长的担忧和顾虑更多。另外，肾结核的治疗时间较长，患者及家属可产生畏难心理，很难坚持治疗。

### （五）治疗原则

应根据患者的肾病变严重程度和全身情况，选择合适的治疗方案。由于肾结核是全身结核病的一部分，所以还应注意结核病的全身治疗，如休息、避免劳累、营养支持、改善环境等。药物治疗原则为早期、联合、适量、规律、全程。

1．药物治疗　适用于早期肾结核，病变较轻或局限，无空洞性破坏及结核性脓肿的患者。常用药物有异烟肼、利福平、吡嗪酰胺、链霉素、乙胺丁醇等。最好采用 3 种药物联合应用的方法，以降低治疗过程中耐药现象发生的可能性，并且药物剂量要充分、疗程要足够长。对早期病例用药 6 ～ 9 个月，有可能治愈。

2．手术治疗　对药物治疗 6 ～ 9 个月无效，肾结核导致肾单位破坏严重者，应在药物治疗的配合下进行手术治疗。手术前予以服用抗结核药物治疗不少于 2 周，术后应继续用药。

(1) 肾切除术：对肾结核导致肾单位破坏严重，对侧肾功能正常或病变较轻的患者，在抗结核药物治疗一段时间后，应择期切除患侧肾。对肾结核导致对侧肾积水的患者，如果积水的肾功能代偿不良，应先予以引流肾积水，保护肾功能。待肾功能好转后，再切除无功能的患侧肾。

(2) 保留肾单位手术：随着抗结核药物的有效使用，近年已较少采用该术式。一般若药物治疗 3 ～ 6 个月无效，则可根据患者的病变情况采用结核病灶清除术或部分肾切除术。

(3) 挛缩膀胱的手术治疗：膀胱扩大术适用于患侧肾切除、抗结核治疗 3 ～ 6 个月、膀胱结核完全愈合、对侧肾功能正常、无结核性尿道狭窄的患者。尿流改道术（输尿管皮肤造口术、回肠膀胱术等）适用于合并尿道狭窄的挛缩膀胱患者。

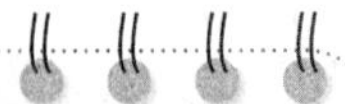

**知识链接**

### 机器人辅助腹腔镜回肠膀胱扩大术

肾结核并发膀胱挛缩时，患者可出现不能忍受的尿频、疼痛、尿急和血尿症状。病变严重时，膀胱可失去弹性和顺应性，严重者可合并对侧肾积水及肾功能不全，甚至可能危及生命。药物保守治疗往往效果不佳，膀胱扩大术是主要的治疗手段。传统开放式手术和腹腔镜手术均能取得不错的效果。近年来，机器人辅助技术的出现为术者提供了三维立体视野以及更加精细、灵活的机械臂，在很大程度方便了腔内游离缝合等操作。

研究提示，机器人辅助腹腔镜回肠膀胱扩大术能有效增加膀胱容量，改善膀胱挛缩引起的尿频、尿急等症状，提高患者的生活质量。在术前积极予以抗结核治疗、合理选择病例和术后严格管理的情况下，机器人辅助腹腔镜回肠膀胱扩大术是治疗结核性膀胱挛缩的一种有效且较理想的方法，值得临床推广应用。

**案例 37-1B**

辅助检查：血常规和粪便常规检查正常。尿常规检查示：白细胞 18 ~ 23 个 /Hp，红细胞 3 ~ 5 个 /Hp。pH 值：5.5。普通细菌培养：无细菌生长。B 超检查显示：左肾上极结构紊乱，并有局限性积液。尿路造影结果显示：左肾上盏正常结构消失，代之以边缘模糊的云雾状阴影。

在全麻下行左肾切除术，术后将患者护送回病房。

**请回答：**

1. 该患者最主要的护理诊断有哪些？
2. 如何对患者进行护理？

## 【主要护理诊断 / 问题】

1．焦虑、抑郁　与病程长、患侧肾切除、担心预后有关。

2．排尿障碍　与结核性膀胱炎、膀胱挛缩有关。

3．营养失调（低于机体需要量）　与肾结核导致机体慢性消耗有关。

4．潜在并发症：出血、感染、尿漏、肾衰竭。

## 【护理措施】

（一）术前护理

1．心理护理　肾结核为进行性疾病，病程长，通常不能自愈。应向患者解释通过全身治疗可增强机体抵抗力，合理的药物治疗和必要的手术治疗可消除病灶、缩短病程。及时消除患者的焦虑情绪，帮助患者建立与疾病长期斗争的信心。

2．营养与休息　鼓励患者进食营养丰富、富含维生素的饮食，改善全身营养状况。鼓励患者多饮水，以减轻结核性脓尿对膀胱的刺激。指导患者合理安排生活作息，进行日光浴，保证充足的休息，适度活动，避免劳累。

3．用药护理　用药要坚持联合、规律、全程的原则，不可随意间断用药或减少药物剂量或停用某些药物。定期做好尿常规检查、尿液结核分枝杆菌检查及泌尿系统造影，以观察药物治疗效果。用药期间须注意观察药物不良反应，遵医嘱使用护肝药物，定期复查患者肝、肾功能，检查听力、视力等。告知患者若出现恶心、呕吐、耳鸣、听力减退等症状，应及时就诊。

4．完善术前准备　完善尿培养、尿涂片及 IVU 等检查。术前 1 d 予以备皮、配血，术前 1 晚行肠道清洁灌肠。对于拟行肾切除术的患者，应配合医师明确健侧肾功能。对发生肾积水的患者，需经皮留置引流管，待患者肾功能好转后，再行手术治疗，因此须做好引流管的护理及皮肤护理。

（二）术后护理

1．病情观察　每小时测量患者的血压、脉搏，注意有无术后出血的发生。

2．体位与活动　对行肾全切除术的患者，应建议其早期下床活动。行肾部分切除术的患者常需卧床休息 3 ～ 7 d，以避免继发性出血或肾下垂。

3．饮食护理　因手术刺激后腹膜，患者多有腹胀，待肛门排气后再予以进食易消化、富含营养的食物，注意确保营养均衡。

4．引流管的护理　妥善固定引流管，保持引流管通畅，密切观察并记录引流液的量、性状和颜色的变化。

5．并发症的护理

（1）出血：出现下列表现提示有内出血的可能，应尽快通知医师并协助处理。①肾部分切除或肾病灶切除术后，患者出现大量血尿；②肾切除术后患者伤口内引流出血性液体，持续 24 h 仍未减少，每小时超过 100 ml，并达到 300 ～ 500 ml；③患者术后 7 ～ 14 d 因咳嗽、便秘等情况突然出现虚脱、血压下降、脉搏加快等症状。

（2）肾衰竭：术后应准确记录患者 24 h 尿量。若患者术后 6 h 仍未排尿或 24 h 尿量较少，则提示可能发生肾衰竭，应及时通知医师并协助处理。

（3）尿漏：保持肾窝引流管、双“J”管及导尿管等引流通畅，指导患者避免憋尿及减少腹部用力。若出现肾窝引流管和导尿管的引流量减少、切口疼痛、尿外渗、触及皮下波动感等情况，则提示可能发生尿漏，应及时报告医师并协助处理。

6．预防感染　观察患者的体温、术后切口及敷料情况，遵医嘱应用抗生素，保持切口敷料整洁、干燥，保持引流通畅。帮助患者定时翻身、拍背，予以雾化吸入，必要时予以吸痰。

随堂测 37-2

（三）健康教育

1．抗结核治疗　术后应继续予以抗结核治疗 6 个月以上，以防止结核复发。

2．用药指导　指导患者勿用或慎用对肾有损害的药物，如氨基糖苷类、磺胺类药物等，尤其是对双侧肾结核、孤立肾结核、肾结核导致对侧肾积水的患者更应注意。

3．定期随访　对单纯采用药物治疗的患者，必须重视尿液检查和泌尿系统造影的变化情况。术后每月进行尿常规和尿液结核分枝杆菌检查，连续半年尿液中未查出结核分枝杆菌称为稳定转阴，5 年不复发者即可认为治愈。如果患者有明显膀胱结核或伴有其他器官结核，则应将随访时间延长至 10 ～ 20 年或更长时间。

**科研小提示**

探索优化泌尿系统结核患者重返社会的干预模式。

## 第二节　男性生殖系统结核

男性生殖系统结核大多数继发于肾结核，一般来源于后尿道感染，少数由其他部位结核病

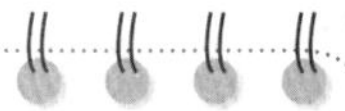

灶经血行播散所致。首先引起前列腺、精囊发生病变，之后经输精管蔓延至附睾和睾丸。单纯前列腺、精囊结核，因部位隐蔽，临床症状不明显，不易被发现。附睾结核临床症状较明显，容易被患者和临床医师发现。附睾结核、前列腺结核和精囊结核可同时存在。

## 【病理】

男性生殖系统结核的基本病理改变与一般结核病相同，表现为结核结节、干酪样坏死、空洞和纤维化。前列腺和精囊纤维化后，可形成坚硬的肿块，其分泌功能极度减退，严重时精液仅为 1 ～ 2 滴脓性液体。输精管结核可致管腔堵塞，输精管粗硬，呈串珠样改变。附睾病变常从尾部开始，逐渐向体部、头部扩张，甚至扩散至整个附睾。附睾结核常侵犯鞘膜和阴囊壁，脓肿破溃后可形成经久不愈的窦道。双侧附睾结核患者精液内无精子，常继发不育。睾丸结核常是由于附睾结核直接扩散蔓延所致。

## 【护理评估】

### （一）临床表现

1．前列腺、精囊结核　临床症状常不明显，患者偶尔自觉会阴部和直肠内不适。病变严重的患者可出现精液减少、血精、不育及性功能障碍等。直肠指检可触及前列腺、精囊有硬结，但无压痛。

2．附睾结核　主要表现为阴囊部肿胀不适或下坠感。附睾尾部或整个附睾呈硬结状，疼痛不明显，结节逐渐肿大可形成寒性脓肿，与阴囊皮肤粘连，破溃后可形成窦道，且经久不愈，并可流出浅黄色脓液。患侧输精管变粗，呈串珠样小结节。双侧附睾结核患者可能会失去生育能力。

### （二）辅助检查

1．实验室检查　①尿液检查：进行多次 24 h 尿沉渣涂片镜检可查找到抗酸杆菌，结核分枝杆菌培养呈阳性。PCR 检测结核分枝杆菌的灵敏度高，特异性好。②血常规检查：可见白细胞计数正常，淋巴细胞比值增高，红细胞沉降率加快。③结核菌素试验。呈阳性。④精液常规检查：可见精液量减少，精子计数减少，活力下降。

2．影像学检查　B 超检查可发现附睾肿大。尿道造影可见前列腺部变形或扩大，严重者有空洞破坏。精囊造影可显示输精管、精囊病变，但诊断意义不大，极少应用。

### （三）与疾病相关的健康史

注意评估患者既往有无肺结核、骨关节结核或肾结核等病史。

### （四）心理社会状况

本病可导致会阴部不适甚至造成不育，易使患者出现焦虑、抑郁等心理反应。另外，结核治疗时间较长，应评估患者及家属是否有足够的心理准备及应对能力。

### （五）治疗原则

对前列腺、精囊结核患者，一般采用抗结核药物治疗，通常不需要进行手术治疗。附睾结核病情稳定、无脓肿的患者，经抗结核药物治疗后，多可治愈。对有脓肿或窦道形成者，应用药物治疗联合手术治疗，在药物治疗的配合下进行附睾及睾丸切除术，术中尽量保留睾丸组织。术前应予以抗结核治疗至少 2 周，术后应常规继续进行抗结核治疗 3 ～ 6 个月。

## 【主要护理诊断 / 问题】

1．疼痛　与附睾结核导致局部肿胀、继发感染有关。

2．潜在并发症：不育、感染。

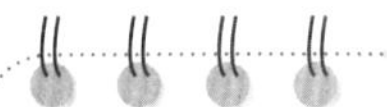

【护理措施】

1．心理护理　应向患者及家属解释疾病可能出现的并发症会随结核的治愈而消除，以消除患者对预后的担心和顾虑。

2．用药护理　指导患者遵医嘱服药，并注意观察药物不良反应。

3．对症处理　可指导患者适当托起阴囊，以减轻局部不适。

4．伤口护理　对附睾结核形成窦道的患者，应做好伤口护理，及时更换敷料，遵医嘱应用抗生素，以预防感染。

## 小　结

（一）肾结核

1．临床表现　病灶位于肾，而症状发生在膀胱，主要表现为膀胱刺激征，即尿频、尿急与尿痛。

2．治疗原则　对早期肾结核患者，主要进行抗结核治疗。对抗结核治疗 6 ~ 9 个月无效，肾结核造成肾功能破坏严重者，应在药物治疗的配合下进行手术治疗。

3．护理措施　术前应做好用药护理、营养支持和术前准备。术后护理包括病情观察、引流管的护理、预防感染，以及并发症的观察与护理等。

（二）男性生殖系统结核

男性生殖系统结核大多数继发于肾结核，一般来源于后尿道感染，少数由于其他部位结核病灶经血行播散所致。患者疼痛不明显，附睾结核在临床上较多见，可形成串珠样小结节。治疗原则主要为抗结核药物治疗及手术切除病变部位。

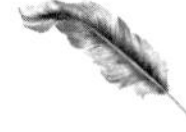

## 思考题

患者，男性，25 岁，4 个月前出现尿频、尿急、尿痛，在当地诊所先后 3 次接受抗生素治疗，效果均不明显。

体格检查：腹部平软，肝、脾未触及，右肾区有轻微叩痛。膀胱区无压痛。

血常规：红细胞计数 $3.9 \times 10^{12}$/L，白细胞计数 $9.1 \times 10^{9}$/L。尿常规检查显示：pH 值为 6.8，脓细胞（++），红细胞（++），蛋白（+），2 次尿液细菌培养均呈阴性。静脉尿路造影提示右肾不显影。

拟诊断为右肾结核。经进一步检查，建议在抗结核治疗的基础上行患侧肾切除术。患者得知需要进行手术后表示很担心，不知该如何进行术前准备。

请回答：

1．该患者的术前护理措施有哪些？

2．简述该患者的健康教育要点。

（程　丽）

第 38 章数字资源

# 泌尿、男性生殖系统肿瘤患者的护理

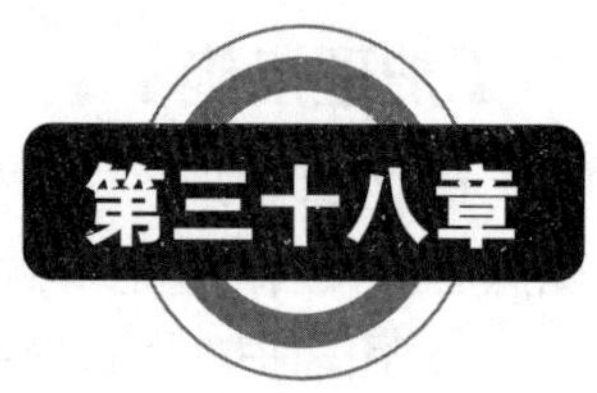


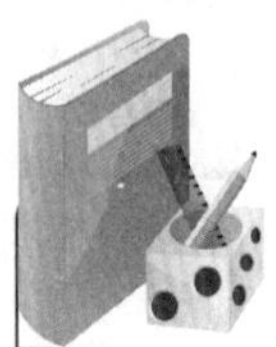

**导学目标**

通过本章内容的学习，学生应能够：

◆ **基本目标**

1. 复述肾癌、膀胱癌和前列腺癌的病因与病理分型。
2. 叙述肾癌、膀胱癌和前列腺癌患者的临床表现、辅助检查及治疗原则。
3. 运用所学知识为膀胱癌患者提供整体护理。

◆ **发展目标**

综合运用所学知识正确评估肾癌、膀胱癌和前列腺癌患者的身心健康状况，并为其制订护理计划。

◆ **思政目标**

发扬救死扶伤的职业精神，具备关心患者心理问题和尊重其隐私的职业素养。

## 第一节　肾　癌

**案例 38-1A**

患者，男性，65 岁，10 天前于当地医院经 B 超检查发现右肾占位性病变，无腰痛、血尿，无发热，无咳嗽、咯血。患者自发病以来，体重无明显减轻，为进一步诊治而入院。

**请回答：**

该患者的护理评估内容有哪些？

泌尿、男性生殖系统肿瘤多为恶性。最常见的是前列腺癌，其次是膀胱癌、肾癌。肾细胞癌（renal cell carcinoma）又称肾腺癌，简称肾癌（renal carcinoma），发病率占成人恶性肿瘤的 2% ~ 3%，在泌尿系统肿瘤中仅次于前列腺癌和膀胱癌，但却是泌尿系统致死率最高的恶性肿瘤。肾癌的高发年龄为 60 ~ 70 岁，男性与女性发病率之比约为 2 ： 1。发达国家人群发病率高于发展中国家、城市地区居民发病率高于农村地区，并且有逐年增高的趋势。

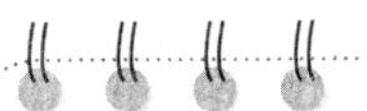

## 【病因与病理】

（一）病因

本病的病因不清，目前认为与吸烟、肥胖、高血压、饮食、职业暴露（如石油、皮革、石棉等）、抑癌基因（如 *VHL* 基因）缺失、家族遗传等因素有关。

（二）病理

1．好发部位　肾癌常为单发，大多为单个瘤体。家族遗传性肾癌患者常为双侧发病，有多个瘤体。肿瘤多位于肾脏上、下两极，瘤体大小差异较大，以直径为 4 ～ 8 cm 者多见，有假包膜。

2．组织学分型　肾癌主要有 3 种组织学分型：肾透明细胞癌、乳头状肾细胞癌与肾嫌色细胞癌。其中，肾透明细胞癌最为常见。

3．扩散及转移　肿瘤穿透假包膜后可向外侵及肾周筋膜和邻近器官组织，也可向内侵及肾盂、肾盏，还可以癌栓形式沿肾静脉转移，其次是淋巴转移。远处转移最常见的部位是肺、骨骼、肝、大脑。

4．分期　目前多采用 2017 年美国联合癌症委员会（American Joint Committee on Cancer，AJCC）的 TNM 分期和基于 TNM 分期系统的肾癌临床分期。

## 【护理评估】

（一）临床表现

患者早期常无明显的临床症状。典型的“肾癌三联征”（血尿、肿块和腰痛）发生率约为 10%，且表明患者病情多已发展至晚期。多数患者仅有其中 1 项或 2 项，不少患者以副肿瘤综合征或转移灶症状而就诊。

1．肾癌三联征

（1）血尿：约半数患者可出现不同程度的血尿，以间歇性无痛全程肉眼血尿较为常见，表明肿瘤已侵犯肾盂或肾盏黏膜。有时可见条索状血块，主要由于血块通过输尿管时形成。有时肾癌也可表现为持久的镜下血尿。

（2）肿块：肿瘤较大时，可在患者腹部或腰部发现肿块，质地坚硬，不易活动。

（3）腰痛：常表现为钝痛或隐痛，因肿瘤生长使肾包膜膨胀所致。若肿瘤侵犯周围脏器和腰肌，则疼痛较重，且呈持续性。若肾癌血块堵塞输尿管，则可引起肾绞痛。

2．副肿瘤综合征（即肾外表现）　可见于 10% ～ 20%的患者，也可能是肾癌患者最早出现的临床表现，容易导致误诊。常见的表现有低热、高血压、红细胞沉降率加快。此外，还有红细胞增多、肝功能异常、高钙血症等表现。若肿瘤压迫精索内静脉或癌栓阻塞肾静脉，则可导致精索静脉曲张。

3．转移灶症状　约有 30%的患者因转移灶症状（如骨痛、病理性骨折、神经麻痹、咳嗽、咯血等）就医。发生淋巴转移者可出现左侧锁骨上淋巴结肿大。

（二）辅助检查

1．实验室检查　必须进行的实验室检查项目包括：尿素氮、肌酐、肝功能测定，全血细胞计数，血红蛋白、血钙、血糖检测，红细胞沉降率、碱性磷酸酶和乳酸脱氢酶（推荐）测定。

2．影像学检查

（1）B 超检查：简便、易行，灵敏度高，是肾肿瘤筛查的主要手段，可作为常规检查项目。B 超检查可用于鉴别肿瘤和囊肿，可显示肾肿瘤的大小、部位、范围及其与周围组织的关系，以及有无淋巴结转移等。近年来发展的超声造影提高了肾肿块的良、恶性鉴别诊断率。

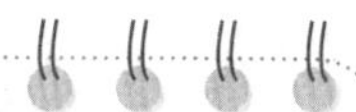

（2）X 线检查：肾、输尿管及膀胱平片可显示肾外形增大、不规则，偶尔有钙化影。静脉肾盂造影可见肾盏、肾盂因受到肿瘤挤压而发生不规则变形、狭窄、拉长或充盈缺损。排泄性尿路造影不显影时，可选择逆行肾盂造影。

（3）CT、MRI：对肾肿瘤诊断、分期判断的检出率和准确率较高。CT 是目前诊断肾癌最可靠的影像学检查方法。MRI 在显示邻近器官有无受累、肾静脉或下腔静脉有无癌栓方面优于 CT。

3．其他检查　肾穿刺活检适用于不宜接受手术治疗的肾癌患者，予以全身系统治疗前进行肾穿刺活检明确病理诊断，有助于选择治疗用药。对选择消融治疗的肾癌患者，治疗前应进行肾穿刺活检，以获取病理诊断。

**（三）与疾病相关的健康史**

应询问患者的家族史、生活及工作环境，有无不良嗜好等。了解患者的既往身体状况，有无高血压、肾病等病史。

**（四）心理社会状况**

肾癌患者通常缺乏早期表现，不易引起患者及家属的重视，容易延误治疗或漏诊。随着症状的不断加重，患者逐渐感到紧张与不安。确诊后，患者往往会产生焦虑、恐惧心理，接受治疗的心情较为迫切，但又会十分担心预后，此时患者对周围的一切事物都很敏感，希望得到他人的帮助和关怀。应了解患者及家属对疾病相关知识的知晓情况，评估其心理承受能力，以及社会支持系统。

**（五）治疗原则**

采取多学科综合治疗，包括手术治疗、介入治疗、免疫治疗、基因治疗及分子靶向治疗等。

1．手术治疗　根治性肾切除术是肾癌唯一公认的根治方法，切除范围包括患侧肾、肾周围筋膜及脂肪、肾门淋巴结及近端 1/2 的输尿管。对于无法或不必要进行肾切除的患者，可采用保留部分肾单位手术，包括肾部分切除术、肾楔形切除术和肿瘤剜除术等。近年来，肾癌手术已由开放式手术向微创（腹腔镜、机器人辅助腹腔镜）手术逐渐转变。

2．介入治疗　适用于晚期无法切除的肾癌患者，可阻断病变肾血液供应，达到栓塞性肾切除的效果。术前行肾动脉栓塞术，适用于肿瘤较大、出血量较多或手术实施困难的患者。

3．其他治疗　肾癌患者常具有多药耐药基因，对放射治疗及化学治疗均不敏感。免疫治疗、基因治疗及分子靶向治疗等已取得良好的效果。

**知识链接**

**肾癌的分子靶向治疗**

研究表明，靶向药物能显著提高转移性肾细胞癌患者的客观反应率，延长无进展生存期和总生存期。2006 年起，美国国立综合癌症网络（National Comprehensive Cancer Network，NCCN）、欧洲泌尿外科协会（European Association of Urology，EAU）等将靶向药物（索拉非尼、舒尼替尼、贝伐珠单抗、帕唑帕尼、依维莫司、阿昔替尼等）作为转移性肾细胞癌的一线、二线治疗用药。大量临床研究证实，免疫抑制剂单药治疗或联合用药治疗，可使转移性肾细胞癌患者明显获益，因此被列为国外各个指南的一线、二线治疗用药。

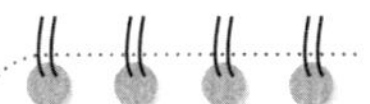

## 【主要护理诊断 / 问题】

1．焦虑、恐惧　与对疾病相关知识了解程度不足、担心疾病预后有关。

2．营养失调（低于机体需要量）　与肿瘤所致高代谢状态以及代谢产物影响中枢神经系统导致食欲缺乏有关。

3．潜在并发症：出血、感染、气胸、肾功能不全等。

### 案例 38-1B

患者入院后，进一步完善相关辅助检查。B 超检查显示左肾上极有一 5 cm×6 cm 的不均质回声占位；CT 检查显示左肾上极有一 5.4 cm×6.6 cm×6.2 cm 的肿物。

初步考虑诊断为左肾癌，拟在全身麻醉下行左肾癌根治术。

术前 1 晚，患者非常焦虑，自诉紧张、恐惧，难以入睡。

**请回答：**

1. 该患者目前主要的护理诊断 / 问题是什么？
2. 该患者术后观察和护理的要点是什么？

## 【护理措施】

（一）术前护理

1．心理护理　患者由于缺乏疾病相关知识，所以精神压力较大。应主动关心患者，结合患者的接受能力，有针对性地进行疾病知识的宣传教育，以增强患者对治疗的信心。

2．加强营养　给予高热量、高蛋白、高维生素饮食，提供色、香、味俱全的食物，以改善患者食欲，加强营养，增强机体抵抗力。

3．病情观察及对症处理

（1）血尿：注意患者尿液颜色的变化，注意有无条索状血凝块及突然大量血尿的发生。

（2）疼痛：注意观察患者的疼痛性质，有无突然发生肾绞痛及腰部持续性疼痛。疼痛明显时，应予以止痛处理。

（3）贫血：保证患者营养摄入充足，必要时予以少量多次输血。

4．肾动脉栓塞术患者的护理　术前 1 晚予以禁食，做碘过敏试验，进行腹股沟区和会阴部备皮。术后予以穿刺点加压包扎、术侧肢体制动，防止发生出血和血肿形成。观察患者足背动脉的搏动情况及肢体的感觉、温度和皮肤颜色等，以判断有无股动脉血栓形成。观察患者的尿量和生命体征，发现异常应及时通知医师。栓塞术后，患者还可出现腰痛、发热、恶心、呕吐、腹胀等并发症，应注意观察并及时予以对症处理。

（二）术后护理

1．病情观察　密切观察患者的生命体征，注意有无出血。术中出血过多或暂时结扎下腔静脉取癌栓等情况，可影响肾功能，故应注意监测患者的肾功能情况，记录 24 h 尿量，以便及时发现肾衰竭征象。

2．饮食与活动　①饮食：术后应予以禁食，待患者肠蠕动恢复后方可进食，宜提供易消化、营养丰富的食物。②活动：根治性肾切除术后，生命体征平稳的患者可取半卧位，一般应卧床休息 3 ～ 5 d。肾部分切除术后患者应卧床休息 1 ～ 2 周，以免发生出血和肾下垂。下腔静脉切开取栓术后，患者需平卧休息 10 d。

3．引流管的护理　常见的引流管有腹膜后引流管、腹腔引流管。护理措施：①引流管应标记清楚，并妥善固定，以防止扭曲、变形，注意避免滑脱；②保持引流通畅，指导患者活动时管道的放置位置；③严密观察引流液的颜色、性状和量，注意观察有无出血、淋巴漏、尿漏等情况。

4．并发症的观察与护理

（1）出血：监测患者的血压、脉搏，以及引流液的颜色和量等变化。若发现患者引流液量在短时间内增加较多且颜色鲜红，伴血压下降、脉搏增快、伤口敷料渗血、腰腹部饱满等情况，则往往提示为急性出血，应立即通知医师，并协助处理。处理措施包括：建立静脉通路，遵医嘱使用止血药，必要时予以输血。若止血效果不佳，则应积极做好术前准备。

（2）感染：遵医嘱按时给予抗生素，以预防感染。严密监测患者的体温变化，并注意观察伤口及引流管内引流物的量和性状，保持伤口敷料清洁、干燥。

（3）气胸：术中处理肾上极时容易引起胸膜破裂，引发气胸。注意观察患者的呼吸频率、节律，有无憋气、呼吸困难等症状。若患者发生气胸，则应予以吸氧，并协助医师及时排出患者胸腔内气体，必要时行胸腔闭式引流。

（4）肾功能不全：对出现少尿、血肌酐增高等肾功能不全表现的患者，及应时控制入量及指导合理饮食。

（三）健康教育

1．用药指导　应告知患者在免疫治疗用药期间，若出现低热、乏力等不良反应，应及时就医，并在医师指导下用药。对于应用靶向药物治疗的患者，应注意观察药物不良反应。应嘱患者慎用或禁用对肾功能有损害的药物。

2．自我观察　指导患者自我观察每日尿量，若每日尿量＜ 400 ml，出现面部水肿、食欲缺乏等表现，则应警惕肾功能异常。告知患者若出现血尿、腰部不适、疼痛等症状，应及时就诊。

3．复查　指导患者遵医嘱定期接受门诊随访，进行 B 超检查、CT 检查，血常规、尿常规检查，监测血肌酐、尿素氮、电解质的变化，定期了解肾功能，观察有无肿瘤复发或转移。

## 第二节　膀胱癌

**案例 38-2A**

患者，男性，56 岁，因“间断全程肉眼血尿 1 个月，尿中伴有血丝，加重 2 天”入院。

**请回答：**

该患者目前的护理评估内容有哪些?

膀胱癌（carcinoma of bladder）是最常见的泌尿系统肿瘤，高发年龄为 50 ～ 70 岁，男性与女性发病率之比约为 4∶1。国际癌症研究机构发布的 2020 年全球癌症统计报告显示，2020 年全球膀胱癌新发病例为 57 万例，占发病总数的 3%，居全球第 10 位。

### 【病因与病理】

（一）病因

1．吸烟　是最重要的致癌因素，且吸烟量与膀胱癌的发生密切相关，这可能与烟草中含有多种芳香胺的衍生致癌物有关。

2．职业接触　研究发现，从事染料、橡胶、塑料、油漆、皮革等相关职业或生活中长期接触苯胺类化学物质（如 β- 萘胺、联苯胺、4- 氨基联苯），容易诱发膀胱癌。

3．膀胱慢性炎症与异物长期刺激　膀胱结石、膀胱憩室、血吸虫感染或长期留置导尿管等也可能是膀胱癌的诱因。

4．其他因素　长期服用镇痛药非那西丁，长期使用环磷酰胺，或内源性色氨酸代谢异常，也可引起膀胱癌。

（二）病理

1．组织学分型　尿路上皮癌最为常见，占 90%以上，膀胱鳞癌约占 5%，膀胱腺癌更为少见，占比＜ 2%。

2．分化程度　2004 年，WHO 将膀胱等尿路上皮肿瘤分为乳头状瘤、低度恶性潜能的乳头状尿路上皮肿瘤、低级别乳头状尿路上皮癌和高级别乳头状尿路上皮癌。

3．生长方式　按生长方式可将肿瘤分为原位癌、乳头状癌和浸润性癌。尿路上皮癌多呈乳头状，鳞癌和腺癌常有浸润。

4．浸润深度　是肿瘤临床和病理分期的依据。根据肿瘤浸润膀胱壁的深度可将其分为：①原位癌为 Tis；②乳头状癌无浸润为 Ta；③浸润限于固有层内为 $T_1$，浸润浅肌层为 $T_2$，浸润深肌层或已穿透膀胱壁为 $T_3$，浸润前列腺或膀胱邻近组织为 $T_4$。

5．扩散与转移

（1）直接扩散：肿瘤的扩散以直接向深部浸润为主。

（2）远处转移：淋巴转移是最主要的转移途径，主要转移到闭孔及髂血管等处的盆腔淋巴结。晚期可经血行转移到肝、肺、肾上腺等处。种植转移可见于尿道上皮、腹部切口、切除的前列腺窝和腹腔。

6．分期　指南推荐使用 2017 年 AJCC 发布的第 8 版 TNM 分期，是判断膀胱肿瘤预后最有价值的指标之一。Tis、Ta、$T_1$ 期膀胱癌，统称为非肌层浸润性膀胱癌；$T_2$ 期以上的膀胱癌，称为肌层浸润性膀胱癌。

## 【护理评估】

（一）临床表现

1．症状

（1）血尿：是患者最常见和最早出现的症状。临床表现为间歇无痛性肉眼血尿，多为全程血尿，排尿终末加重。出血量多少不等，严重时有血块，可堵塞膀胱出口而引起排尿困难。血尿与肿瘤的大小、数目和恶性程度并不一致。血尿可自行停止，容易给人以“治愈”或“好转”的错觉。

（2）膀胱刺激症状：表现为尿频、尿急、尿痛，常因肿瘤体积较大或浸润肌层较深所致。肿瘤坏死、溃疡和合并感染时，膀胱刺激症状更明显，属于晚期症状，常见于膀胱原位癌和浸润性膀胱癌患者，常同时伴有血尿。

（3）排尿困难与尿潴留：肿瘤或血块等可堵塞膀胱出口而引起排尿困难、尿潴留。肿瘤浸润输尿管开口时，可造成梗阻而引起肾积水。发生骨转移者可有骨痛；发生腹膜后转移或肾积水的患者可出现腰痛。

（4）其他症状：患者晚期可有贫血、水肿、腹部肿块等表现。

2．体征　多数患者无明显体征。肿瘤增大到一定程度时，腹部可触及包块。发生肝转移或淋巴结转移时，可扪及肝淋巴结或锁骨上淋巴结肿大。

（二）辅助检查

1．尿脱落细胞学检查　尿常规检查时，若反复尿沉渣镜检显示红细胞计数＞5个/高倍镜视野，则应警惕膀胱癌的可能。新鲜尿液中易找到脱落的肿瘤细胞，故尿细胞学检查是膀胱癌诊断和术后随访的主要方法之一。尿脱落细胞学检查联合肿瘤标志物检测，有助于提高膀胱癌的诊断率。

2．影像学检查

(1) B超检查：是最常用、最基本的检查项目，有3种途径（经腹、经直肠、经尿道）。可发现直径在0.5 cm以上的膀胱肿瘤，也可作为肿瘤初筛手段。经尿道超声检查可用于了解肿瘤的浸润范围及深度，也可用于检测上尿路是否有积水、扩张。

（2）X线检查：排泄性尿路造影可用于了解肾盂、输尿管有无肿瘤、肾积水，显影较差提示肿瘤浸润输尿管开口。膀胱造影可见充盈缺损。

（3）CT、MRI：可用于了解肿瘤的浸润深度、淋巴结及内脏转移情况。

（4）全身骨显像：是检测骨转移最常用的方法，灵敏度高。可比X线检查提前3～6个月发现骨转移病灶。

3．膀胱镜检查　是膀胱癌最重要的确诊手段，能直接观察肿瘤的部位、大小、数目、形态及浸润范围等，并可取活组织行病理学检查，有助于确定诊断和制订治疗方案。

（三）与疾病相关的健康史

应询问患者的工作和生活环境，了解患者是否吸烟，有无泌尿系统炎症、结石等。

（四）心理社会状况

膀胱癌是泌尿系统最常见的恶性肿瘤，若早期发现，则治疗效果较好。但保留膀胱的患者术后复发率较高，疾病治疗时间长，患者可能会失去治疗的信心。另外，部分患者可能接受尿流改道术，这对患者及家属的生活和工作都会造成极大的影响，使其出现一系列的心理变化。应评估患者对病情及手术方式、尿流改道术、手术并发症等疾病相关知识的认知程度与心理承受能力。评估患者家庭和社会支持情况。

（五）治疗原则

以手术治疗为主，必要时辅以放射治疗、化学治疗和免疫治疗等。

1．手术治疗　根据肿瘤分期及患者全身情况选择手术方法。原则上对Ta、$T_1$和局限的$T_2$期肿瘤患者，可采用保留膀胱的手术；对瘤体较大、肿瘤多发、多次复发的患者以及$T_2$、$T_3$期肿瘤患者，应行膀胱全切除术。主要有4种术式：①经尿道膀胱肿瘤切除术（transurethral resection of bladder tumor，TURBT），适用于$T_1$、$T_2$期及单发或多发性肿瘤患者；②膀胱切开肿瘤电切术；③膀胱部分切除术；④膀胱全切、尿流改道术，常用非可控性回肠膀胱切除术或结肠膀胱切除术，对年轻患者则应考虑行可控性尿流改道术，以提高患者术后生活质量。对年老体弱者，也可行输尿管皮肤造口术。

2．化学治疗　采用多疗程、联合化疗，有一定疗效，是根治性膀胱切除术的重要辅助治疗手段，主要包括术前新辅助化疗和术后辅助化疗（以铂类为主）的联合方案。为减少术后复发的机会，常采用膀胱灌注化学治疗，每周1次；6～8周后，每个月1次，持续2年。

3．放射治疗　可单独应用或与化疗联合应用。目前治疗效果不确切，通常用于晚期无法接受手术治疗的患者。

4．免疫治疗　采用卡介苗（BCG）进行膀胱灌注免疫治疗对预防肿瘤复发有一定的作用。

## 【主要护理诊断/问题】

1．焦虑、恐惧　与疾病相关知识了解程度不足、担心疾病预后有关。

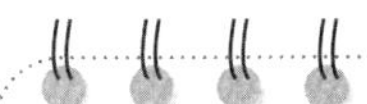

2．知识缺乏：缺乏对膀胱癌自我管理的相关知识。

3．潜在并发症：出血、感染、尿漏、膀胱穿孔、尿失禁、高氯性酸中毒、肾功能损害等。

**案例 38-2B**

体格检查：T 36.5℃，P 80 次 / 分，R 20 次 / 分，BP 140/80 mmHg，腹部平坦，膀胱区无压痛、反跳痛，肾区无叩痛，肝区无叩痛，Murphy 征呈阴性。

膀胱镜检查显示：膀胱顶壁有 2 个直径约为 0.8 cm 的菜花样肿块。病理检查结果显示：膀胱尿路上皮细胞癌。

尿常规：尿隐血试验（+++），尿红细胞 44.4 个 /μl。

诊断为膀胱癌，完善相关检查后在硬膜外阻滞麻醉下行膀胱肿瘤电切术，术后留置导尿管。

**请回答：**

1. 目前主要的护理诊断 / 问题有哪些？
2. 相应的护理措施有哪些？

## 【护理措施】

（一）术前护理

1．心理护理　向患者与家属介绍手术方式以及手术治疗的必要性，介绍配合手术治疗与护理的注意事项，及时消除患者与家属的焦虑、恐惧心理，减轻其心理负担。

2．改善营养状况　给予高热量、高蛋白、富含维生素的饮食，必要时予以肠内、肠外营养支持，以提高患者对手术的耐受力。

3．肠道准备　对膀胱全切除术后需要施行肠道新膀胱术患者的常规肠道准备方法与结直肠手术患者的肠道准备相同。

4．其他护理措施　对拟行输尿管皮肤造口术的患者，应彻底清洁皮肤，防止术后感染。对拟行造口术的患者，应协助医师或造口治疗师进行造口定位。保留膀胱的患者，术前不排尿，以免术中误伤。

（二）术后护理

1．病情观察　观察患者的生命体征、管道引流情况、腹部情况以及造口血运情况等。

2．活动　麻醉清醒后，患者即可早期下床活动。由于造口手术开口于腹肌部位，因此，应指导患者在日常活动中注意避免引起腹内压增高的活动，以预防肠代膀胱向外突出。

3．引流管的护理

(1) 经尿道膀胱肿瘤电切术后：常规留置三腔导尿管行膀胱冲洗，应保持导尿管通畅，观察患者的尿液颜色，并根据尿液颜色进行膀胱冲洗，防止血块阻塞导尿管。术后若患者血尿停止，即可拔除导尿管。

(2) 膀胱部分切除术后：通常留置气囊导尿管、膀胱造瘘管以及耻骨后间隙引流管，应做好相应护理。导尿管及膀胱造瘘管用于引流尿液，应做好导管的护理。耻骨后间隙引流管可引流手术部位渗血、渗液，术后 2 ~ 3 d 引流液减少后，即可拔管。应注意保持引流管无菌、通畅，并予以妥善固定，观察和记录引流液的量和颜色。

(3) 膀胱全切、尿流改道术后：通常留置管道较多，应注意做好标记，分别观察和记录，发现异常应及时报告医师，并协助处理。

1）左、右输尿管支架管：目的是支撑输尿管、引流尿液，通常于术后 2 周拔管。应注意保持输尿管支架管通畅，必要时用生理盐水 20 ~ 30 ml 冲洗管道。注意观察各引流管引流出的尿量，并分别记录。

2）代膀胱内引流管：目的是引流尿液及进行代新膀胱冲洗。一般于术后 2 ~ 3 周拔管，注意更换造口袋。术后早期因肠管分泌肠液，可用碳酸氢钠溶液冲洗，每天 3 ~ 4 次，每次 20 ~ 30 ml，必要时可增加冲洗次数，防止黏液堵塞导管。若冲洗不能解除导管堵塞，则可更换导管。

3）盆腔引流管：是观察患者是否发生活动性出血与尿漏的重要途径，目的是引流盆腔内的积血、积液，一般于术后 3 ~ 5 d 拔管。

4）原位新膀胱术后：常规留置导尿管，目的是引流尿液及新膀胱黏液、冲洗新膀胱及训练新膀胱的储尿功能。注意经常挤压导尿管，避免血块与黏液堵塞导尿管。新膀胱容量达到 150 ml 以上即可拔管。

5）可控性膀胱术后：可在术后 2 ~ 3 周开始对患者进行新膀胱的功能训练，间断夹闭输出引流管，每次 1 ~ 4 h，1 周左右完成，30 ~ 40 d 后可拔除导尿管。若患者出现腰部胀痛、发热等，应延长功能锻炼的时间。

6）其他管道的护理：应做好胃管、耻骨后间隙引流管等相应管道的护理。

4．造口的护理

（1）造口局部观察：对施行输尿管造口术、肠道新膀胱术的患者，应注意造口部位的观察及护理。尤其应注意造口并发症的观察，如血运障碍以及造口回缩、狭窄等。发现异常应及时报告医师处理。

（2）造口袋的使用：应根据患者的具体情况，选择合适的造口袋，并向患者介绍使用方法及注意事项。

（3）保护造口部位的皮肤：每次更换造口袋时，应用棉球或纱布蘸温水清洗造口周围皮肤，不可使用乙醇溶液或肥皂溶液，以免造成皮肤损伤（如过敏、炎症、溃疡等）。

5．新膀胱冲洗的护理　新膀胱多使用结肠或回肠来代替，可产生较多的肠道黏液，易引起管道堵塞，故需进行新膀胱冲洗。①冲洗时间与频率：术后第 1 d 开始，每日进行新膀胱冲洗 1 ~ 2 次。如发现管道堵塞，则应随时增加冲洗次数。②冲洗液：可选用阿托品 0.5 mg 加入生理盐水，也可用 5%碳酸氢钠溶液。③冲洗方法：每次用注射器或灌洗空针抽取 30 ~ 50 ml 溶液，经新膀胱造瘘管或导尿管注入，予以低压缓慢冲洗并回抽，如此反复多次，直至冲洗液澄清为止。

随堂测 38-1

6．膀胱灌注的护理　对膀胱保留术后能憋尿的患者，即可行膀胱灌注 BCG 或化疗药物，以预防或延缓肿瘤复发。膀胱灌注前，应嘱患者避免大量饮水，并排空膀胱。灌注方法是先插入导尿管排空膀胱，再向膀胱内灌注用蒸馏水或等渗盐溶液稀释的药物，嘱患者保留 0.5 ~ 2 h，每 15 ~ 30 min 依次以俯卧、仰卧、左侧卧、右侧卧位更换体位，然后排尿。膀胱灌注后，应嘱患者多饮水，增加尿量，以减少药物对局部组织的刺激。主要不良反应有发热、膀胱刺激症状、出血性膀胱炎等，可遵医嘱延长灌注时间间隔、减少药物剂量、使用抗生素等。对不良反应特别严重者，应暂停膀胱灌注。

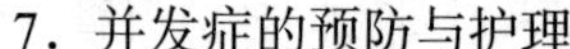

7．并发症的预防与护理

（1）电解质紊乱（高氯性酸中毒）：新膀胱过多地吸收了尿液中的 $Cl^-$，使血液中 $Cl^-$ 增多、$HCO_3^-$ 减少，可导致酸中毒。注意观察患者有无乏力、食欲缺乏、恶心、呕吐，血生化检查有无异常（$HCO_3^-$ 低于正常值，$Cl^-$ 高于正常值）。护理措施：保持导尿管引流通畅，减少残余尿量，必要时给予口服或者静脉输注 5%碳酸氢钠。

（2）出血：密切观察患者的生命体征变化及引流液情况。若患者出现血压下降、脉搏增

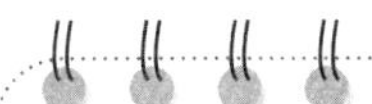

快，引流管内引出血液，每小时超过 100 ml 且易凝固，则提示有术后出血的可能，应及时通知医师，并予以相应处理。

（3）感染：密切观察患者的体温变化情况；保持切口皮肤清洁、干燥，及时更换渗湿的敷料；妥善固定引流管，保持引流通畅。若发现患者出现体温升高、伤口疼痛，引流物为脓性，多提示患者发生感染，应尽快通知医师给予处理。

（4）尿漏：术后新膀胱若分泌黏液过多，则易导致储尿囊内压力增大，进而易发生尿漏。此外，尿漏的发生还与手术操作及腹内压增高等因素有关。尿漏常发生在储尿囊、输尿管与新膀胱吻合口处、新膀胱与尿道吻合口处，术后须严密观察盆腔引流液颜色和量的变化。若术后 7 d 内引流液突然增加，颜色呈淡黄色，患者腹痛明显加重，伴高热，常提示发生尿漏。可嘱患者取半卧位，充分引流导尿管及盆腔引流管。若引流充分，尿漏大多可自行愈合。

（5）新膀胱尿道吻合口狭窄：早期可表现为残余尿量逐渐增多，病情严重时，患者可出现排尿费力、尿潴留或者充盈性尿失禁。一旦发生新膀胱尿道吻合口狭窄，即应尽早行尿道扩张术，必要时予以手术治疗。

（6）排尿异常（尿失禁、排尿困难、尿潴留）：原位新膀胱术后患者容易出现排尿异常，表现为尿失禁或排尿困难、尿潴留。护理措施：①尿失禁，拔尿管前加强新膀胱贮尿功能训练，拔尿管后指导盆底肌收缩训练，改善控尿能力；定时排尿，避免膀胱过度充盈而发生充盈性尿失禁。②排尿困难、尿潴留，嘱患者多饮水，定期予以膀胱冲洗，减少黏液堵塞；排尿时轻压下腹部或蹲位排尿，利用腹压协助排尿；残余尿量超过代膀胱容量的 1/3 时，应行间歇自助导尿。

（7）肠瘘或肠梗阻：肠道新膀胱术由于对切除肠段进行端端吻合，所以在患者肛门排气前，需留置胃管，并予以禁食、禁水。术后需观察切口处及各引流管有无粪便流出，观察患者有无腹痛、腹胀、腹肌紧张及肠鸣音情况等肠瘘或肠梗阻并发症的发生。

**知识链接**

### 非肌层浸润性膀胱癌膀胱灌注治疗方案

经尿道膀胱肿瘤切除术（transurethral resection of bladder tumor，TURBT）是非肌层浸润性膀胱癌诊断和治疗的首选方案。膀胱灌注治疗作为经尿道手术后的局部辅助治疗手段，可降低肿瘤复发和进展的风险。根据非肌层浸润性膀胱癌患者复发风险及预后的不同，可将其分为低危组、中危组、高危组和极高危组 4 组。针对不同的组别，应采用相应的膀胱灌注治疗方案：①低危组，TURBT 术后即刻进行单次剂量的膀胱灌注化疗，后续不推荐进行膀胱诱导和维持灌注。②中危组，TURBT 术后即刻进行单次剂量的膀胱灌注化疗，后续建议进行膀胱诱导和维持灌注，可以选择化疗药物或卡介苗灌注，灌注时间不超过 1 年。③高危组，TURBT 术后即刻进行单次剂量的膀胱灌注化疗，后续建议进行膀胱诱导灌注和维持灌注，首选卡介苗膀胱灌注，灌注时间为 1 ~ 3 年。④极高危组，在不适合或患者不愿接受根治性膀胱切除术的情况下，可以考虑卡介苗膀胱诱导和维持灌注，膀胱诱导和维持灌注尽可能达到 3 年。

（三）健康教育

1．日常生活指导　指导患者在日常生活中避免引起腹内压增高的活动，合理运动，劳逸结合；加强营养，多进食高蛋白、富含维生素的食物，忌吃辛辣、刺激性食物，戒烟、戒酒；避免接触联苯胺类致癌物质。

2．自我护理指导　指导尿流改道术后患者学会自我护理，选择合适的造口产品，以保护

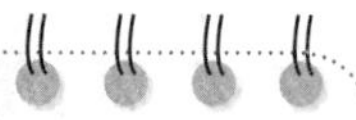

造口及造口周围皮肤。

3. 原位新膀胱术后功能训练指导　指导并督促患者坚持进行新膀胱功能训练。①储尿功能训练：指导患者学会夹闭尿管，并定时放尿，放尿时向下挤压腹部，起初每 30 min 放尿 1 次，之后逐渐延长到 1 ~ 2 h。②控尿功能训练：指导患者进行提肛运动训练，吸气时收缩肛门及会阴部，呼气时放松。③排尿功能训练：嘱患者定时排尿，一般白天 2 ~ 3 h 排尿 1 次，夜间采用闹钟定时，3 ~ 4 h 排尿 1 次。减少尿失禁的同时，也要避免膀胱过度充盈。指导患者坚持写排尿日记，以便与医师共同探讨和制订排尿计划。

4. 复查　保留膀胱术后，每 3 个月对患者进行 1 次膀胱镜检查；2 年后若患者无复发，则每半年复查 1 次。新膀胱术后，应定期复查患者电解质水平，进行泌尿系统 B 超检查和残余尿量测定。应对患者进行终生随访。

**科研小提示**

研究提示，膀胱癌患者的自我管理能力可影响其身心健康与疾病预后，可探索膀胱癌患者的自我管理干预模式。

## 第三节　前列腺癌

**案例 38-3A**

患者，男性，70 岁，出现逐渐加重的尿流缓慢、尿频、尿急、排尿不尽、排尿困难。

**请回答：**

该患者目前的护理评估内容有哪些？

前列腺癌（carcinoma of prostate）的发病率近年来迅速增高，已成为男性泌尿、生殖系统最常见的恶性肿瘤，多见于老年男性。国际癌症研究机构发布的 2020 年全球癌症统计报告显示，2020 年全球前列腺癌新发病例为 141 万例，死亡病例为 35.9 万例，分别占发病总人数和癌症致死总人数的 7.3% 和 3.8%，居全球第 4 位和第 8 位。

### 【病因与病理】

#### （一）病因

本病的病因目前尚不清楚，可能与种族、环境、遗传、饮食、肥胖、性激素和炎症等因素有关。有家族发病倾向者，发病年龄较轻。高脂饮食习惯是前列腺癌的危险因素之一。

#### （二）病理

1. 组织学分型　95% 以上的前列腺癌为腺泡腺癌，起源于腺上皮细胞，其他少见类型包括鳞癌、导管腺癌、黏液腺癌及小细胞癌等。

2. 分级　前列腺癌 Gleason 评分系统应用最为普遍，仅适用于腺泡腺癌和导管腺癌。根据腺体分化程度和肿瘤的生长形态，可将肿瘤分为主要病灶区和次要病灶区，各区的 Gleason 分级为 1 ~ 5 级（1 级分化最好，5 级分化最差）。Gleason 评分为两者相加之和，范围为 2 ~ 10 分。评分 ≤ 6 分为低危，评分 =7 分为中危，评分 ≥ 8 分为高危，评分越高，表明预后越差。

3．分期　多采用 TNM 分期系统。根据肿瘤侵犯范围不同，可将前列腺癌分为 4 期。$T_0$：无原发肿瘤证据；$T_1$：不能扪及和影像学检查难以发现的临床隐匿肿瘤；$T_2$：肿瘤局限于前列腺内；$T_3$：肿瘤突破前列腺包膜；$T_4$：肿瘤固定或侵犯除精索以外的其他邻近组织结构。N、M 分别代表有无淋巴结转移或远处转移。

4．扩散及转移

（1）局部浸润：5%～20%的患者可发生局部浸润和远处转移，常可直接向精囊和膀胱底部浸润。

（2）淋巴转移：首先转移至闭孔淋巴结，随之转移至内脏淋巴结、胃底淋巴结、骶淋巴结和主动脉旁淋巴结。

（3）血行转移：主要转移至骨，以椎骨最为常见。

## 【护理评估】

### （一）临床表现

1．症状　本病好发于老年男性。患者早期无明显临床症状，部分患者在直肠指检或前列腺增生手术过程中偶然发现。随着肿瘤的生长，患者可出现与前列腺增生相似的症状，如排尿困难、尿潴留、血尿等。晚期患者可出现骨痛、病理性骨折或脊髓受压等转移灶相关症状。部分患者以转移症状而就医。

2．体征　直肠指检可发现前列腺结节，质地较正常腺体硬，但当肿瘤处于早期或者原发于前列腺移行带等区域时，直肠指检常无异常发现。

### （二）辅助检查

1．实验室检查　前列腺癌患者常伴前列腺特异性抗原 PSA 升高，正常参考值为 0～4 ng/ml。极度升高提示有转移病灶。

2．影像学检查　经直肠超声检查可发现前列腺内的低回声癌结节，并可测量肿瘤体积，以往常被用于前列腺癌的诊断，但多数早期前列腺癌患者常无异常表现。CT 及 MRI 对诊断前列腺癌的范围有意义，且 MRI 具有较高的灵敏度和特异度。全身放射性核素骨显像可发现骨转移病灶。

3．前列腺活检　经直肠前列腺穿刺活检是前列腺癌的确诊方法，多在超声引导下进行。由于前列腺穿刺所致出血可能影响影像学临床分期，因此，前列腺活检应在 MRI 检查之后进行。

随堂测 38-2

4．直肠指检　大多数前列腺癌起源于前列腺移行带，肿瘤体积≥ 0.2 ml 时可通过直肠指检发现。

### （三）与疾病相关的健康史

应询问患者的饮食习惯、嗜好、家族史以及生活环境等。

### （四）心理社会状况

患者早期常无症状，常在体检时发现 PSA 增高，或因排尿困难甚至尿潴留而就诊。患者和家属常无心理准备，易出现紧张、焦虑情绪，常担心疾病预后不良。若采用去势治疗，患者可能在心理上不能接受，故应注意评估患者及家属对疾病的认知程度和对治疗的接受程度。

### （五）治疗原则

早期前列腺癌可通过根治性手术或者根治性放疗等方式达到良好的治疗效果，甚至得以治愈。对局部进展期和转移性前列腺癌患者，一般选择以药物去势治疗为主的姑息性治疗，以期延长患者生存期。对部分局部进展期前列腺患者，可选择以手术治疗或以放疗为基础的多手段综合治疗。

1．手术治疗　根治性前列腺切除术是治疗前列腺癌的最佳方法，但仅适用于年轻、能耐受手术的患者。

2．内分泌治疗　前列腺癌大多数为激素依赖型，其发生与雄激素关系密切。对绝大多数前列腺癌患者，通过去除体内雄激素作用后，肿瘤的生长可在一段时间内得到有效控制。对$T_3$、$T_4$期前列腺患者，以内分泌治疗为主，可行睾丸切除术，联合应用雄激素拮抗剂（如氟他胺等）。每月给予患者皮下注射1次促黄体生成素释放激素类似物（如醋酸戈舍瑞林、醋酸亮丙瑞林等），可达到手术切除睾丸的效果。

3．放射治疗　分为根治性放疗和姑息性放疗。对于器官局限性肿瘤患者，根治性放疗能达到近似治愈的效果。姑息性放疗主要用于缓解疼痛症状，适用于骨转移病灶的治疗。

4．化学治疗　主要用于内分泌治疗失败的患者。

5．其他治疗　冷冻治疗、高强度聚焦超声等新兴物理能量治疗对前列腺肿瘤病灶有控制效果。免疫治疗、分子靶向治疗等治疗方法对晚期前列腺癌患者的治疗具有一定的价值。

## 【主要护理诊断 / 问题】

1．营养失调（低于机体需要量）　与癌肿消耗、手术创伤、早期骨转移有关。

2．焦虑、恐惧　与患病及去势治疗有关。

3．潜在并发症：出血、感染、尿失禁、尿道吻合口狭窄、内分泌治疗不良反应等。

**案例 38-3B**

直肠指检：前列腺肿大，质硬。经超声检查及MRI检查，提示前列腺癌的可能。前列腺穿刺活检提示为前列腺癌。

完善相关检查后，在全麻下行根治性前列腺切除术。

**请回答：**

该患者术后的观察和护理要点是什么？

## 【护理措施】

### （一）手术治疗的护理

1．术前护理

（1）改善营养状况：前列腺癌患者早期无症状，出现症状就医时多已属中、晚期，且有不同程度的机体消耗。对此类患者，在有效治疗疾病的同时，还需予以营养支持。告知患者加强膳食营养，尤其应多进食富含维生素的食物，多饮绿茶。必要时给予肠内、肠外营养支持。

（2）减轻焦虑和恐惧心理：多与患者沟通，并向其解释病情。前列腺癌恶性程度属于中等，经有效治疗后疗效尚可，患者5年生存率较高。应使患者充分了解自己的病情，如手术创伤不大、恢复快等，从而减轻心理压力，稳定情绪，消除恐惧、焦虑心理。对于拟行睾丸切除术及害怕术后引起性功能障碍等患者，应充分理解患者的顾虑，向患者解释手术治疗的重要性及术后药物治疗对上述情况的改善等。

（3）肠道准备：术前3 d提供少渣、半流质饮食，术前1～2 d提供无渣流质饮食，予以口服肠道抑菌药物，术前1晚及术日晨进行肠道清洁。

2．术后护理

（1）一般护理：患者术后卧床休息约2 d后即可下床活动。待肛门排气后，可进食流质饮食，然后逐渐过渡到普通饮食。膀胱冲洗及膀胱痉挛的护理与良性前列腺增生患者的护理相同。

（2）并发症的观察与护理

1）出血：根治性前列腺切除术后有继发出血的可能。若患者出现血压下降、脉搏增快，引流管内引出鲜血且立即凝固，每小时引流量超过 1000 ml 以上，则提示为继发出血，应立即通知医师予以处理。

2）感染：注意加强各项基础护理，保持切口清洁、干燥，及时更换渗湿的敷料，保证引流管通畅且固定。应用广谱抗生素，以预防感染。发现感染迹象须及时通知医师处理。

3）尿失禁：术后尿失禁是由于尿道括约肌损伤或牵拉所致，患者可出现永久性尿失禁或暂时性尿失禁。对拔除导尿管后出现暂时性尿失禁的患者，应使其做好充分的心理准备。指导患者进行盆底肌锻炼，以改善控制排尿能力。

4）勃起功能障碍：术中损伤血管、神经，诱发缺氧，可导致阴茎组织纤维化，出现勃起功能障碍。应加强心理护理，遵医嘱用药。

5）男性乳房女性化：在雄激素治疗过程中的发生率为 50%～80%，单一抗雄激素治疗时发生率为 50%～70%。应加强心理护理，遵医嘱用药。

6）其他护理措施：进行内分泌治疗时，患者还可出现肝功能受损、肥胖、骨质疏松、心血管并发症和代谢并发症等。应注意检测患者的肝功能及血糖、血脂水平。指导患者合理锻炼及补充钙剂等。

**（二）内分泌治疗的护理**

1．心理护理　患者可能出现情绪低落，用药后可逐渐出现性欲减退、勃起功能障碍、乳房增大等情况，容易产生自卑心理，甚至是丧失生存的意志。应充分尊重与理解患者，帮助患者调适不良情绪，并积极争取家属的支持。

2．观察不良反应　药物去势治疗的常见不良反应为潮热、心血管并发症、高脂血症、肝功能损害、骨质疏松与贫血。用药后应定时进行肝功能、血常规等检查，并遵医嘱使用药物对症治疗。

**（三）放射治疗的护理**

1．观察并发症　注意观察患者有无尿频、尿急、尿痛、尿道狭窄、直肠损伤等并发症。

2．对接受近距离照射治疗者，应告知其避免在药物半衰期内与妊娠期妇女近距离接触。

**（四）健康教育**

1．康复指导　指导患者适当锻炼，加强营养，以增强体质。嘱患者避免进食高脂肪饮食，特别应注意进食动物脂肪、红色肉类是前列腺癌的危险因素。进食豆类、谷物、蔬菜、水果，饮绿茶对预防本病有一定作用。

2．用药指导　应用雌激素、雌莫司汀、福至尔或雄激素拮抗剂去势治疗以及放射治疗有助于抑制前列腺癌患者的病情进展，但也有较严重的心血管、肝、肾、肺等相关不良反应，如贫血、骨质疏松等，用药期间应严密观察患者是否出现并发症，并予以相应的处理。

3．定期随访　定期检测 PSA 可作为判断预后的重要指标。若患者发生骨痛，则应立即进行骨扫描检查。对确定发生骨转移的患者，可加用放射治疗。

## 小结

1．肾癌　其病因主要与遗传、吸烟、肥胖、高血压等有关。临床表现主要是血尿、肾区包块和腰痛。根治性肾切除术是最主要的手术治疗方法。术后护理主要包括病情观察，管道的护理，以及并发症（感染、出血）的观察与护理。

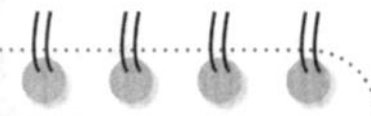



2．膀胱癌　吸烟、职业暴露等是主要的病因。主要临床表现是间歇性无痛性全程肉眼血尿及膀胱刺激征。治疗以手术治疗为主，采用膀胱灌注可预防复发。术后护理重点包括病情观察、各类管道的护理、新膀胱冲洗的护理、膀胱灌注的护理、输尿管造口的护理，以及并发症的观察与护理等。原位新膀胱术后，需指导患者进行排尿训练。

3．前列腺癌　患者早期多无症状，进展期可出现尿路梗阻及肿瘤转移表现。治疗方法主要包括手术治疗、内分泌治疗、放射治疗及化学治疗。术后护理的重点是做好引流管的护理，以及并发症的观察与护理。进行内分泌治疗时，需注意观察药物不良反应。

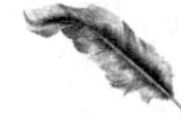

## 思考题

患者，男性，62 岁，因“间歇无痛性肉眼血尿 1 周”入院，诊断为膀胱癌，在全身麻醉下行“膀胱全切、尿流改道术”。术后第 1 d，患者诉伤口疼痛，且不能自行洗漱、进餐等。

请回答：

1．该患者目前主要的护理诊断 / 问题是什么？

2．该患者目前主要的护理措施是什么？

（张美芬）

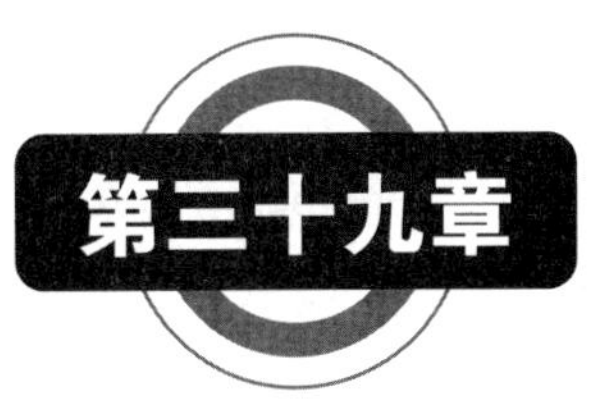

# 第三十九章 肾上腺疾病患者的护理

第 39 章数字资源

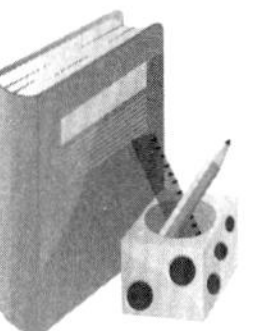

导学目标

通过本章内容的学习，学生应能够：

◆ **基本目标**

1. 识记皮质醇增多症、原发性醛固酮增多症、儿茶酚胺增多症的病因。
2. 解释皮质醇增多症的病理与临床表现。
3. 叙述原发性醛固酮增多症、儿茶酚胺增多症的临床表现。
4. 解释肾上腺疾病的治疗原则。

◆ **发展目标**

综合运用所学知识正确评估肾上腺疾病患者，并为其制订护理计划。

◆ **思政目标**

培养医者仁心、尊重生命、关爱患者、救死扶伤、守护健康的医学人文素养。

## 第一节　皮质醇增多症

**案例 39-1A**

患者，女性，35 岁，因高血压 3 年入院。患者 3 年前出现高血压，血压最高达 180/110 mmHg，服用抗高血压药物治疗效果不佳，伴有“满月脸”“水牛背”，头面部皮肤痤疮。

**请回答：**

该患者目前的护理评估内容有哪些？

皮质醇增多症（hypercortisolism）即皮质醇症，是机体长期在过量糖皮质激素的作用下出现的一系列相关临床症状和体征的综合征，又称库欣综合征（Cushing syndrome，CS），多见于 15 ~ 30 岁女性。

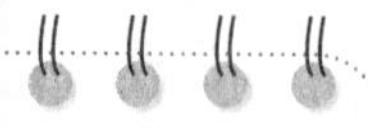



## 【病因与病理】

1．ACTH 依赖性皮质醇增多症　是由体内促肾上腺皮质激素（adrenocorticotropic hormone，ACTH）含量增高引起双侧肾上腺皮质束状带增生，从而导致其分泌过量的皮质醇所致。

（1）库欣病：占皮质醇增多症的 70%～80%，是由垂体瘤或下丘脑 - 垂体功能紊乱导致垂体分泌过多的 ACTH 引起。

（2）异位 ACTH 综合征：占皮质醇增多症的 10%～20%。由于某些疾病（如肺癌、胰腺癌、胸腺癌、支气管腺瘤或嗜铬细胞瘤等）导致异位分泌过多的 ACTH 所致。

2．ACTH 非依赖性皮质醇增多症

（1）肾上腺皮质腺瘤或腺癌：由来源于肾上腺皮质束状带的肿瘤直接分泌大量皮质醇所致，约占皮质醇增多症的 15%。因血液中皮质醇水平增高，反馈性抑制垂体分泌 ACTH，导致肿瘤以外的肾上腺皮质功能减退。

（2）肾上腺皮质束状带结节样增生或腺瘤样增生：是一种特殊类型的皮质醇增多症，这些结节具有自主分泌皮质醇的功能，病因不明。

## 【护理评估】

### （一）临床表现

皮质醇增多症的典型表现主要由糖皮质激素分泌过多引起。典型的临床表现有：①向心性肥胖，表现为“满月脸”“水牛背”“悬垂腹”、颈短、四肢肌萎缩；②皮肤菲薄，下腹壁、大腿内侧、腋下皮肤可见紫纹，皮肤可见痤疮和多毛；③高血压和低钾血症；④糖尿病和糖耐量减低；⑤性腺功能紊乱，性欲减退，女性可出现月经不调，甚至闭经；⑥骨质疏松症，可引起腰背痛，并且易发生病理性骨折；⑦精神症状，患者可出现失眠、注意力不集中、记忆力减退，甚至抑郁等。

### （二）辅助检查

1．实验室检查　①患者血浆游离皮质醇增高，昼夜分泌节律消失；② 24 h 尿游离皮质醇含量升高；③血浆 ACTH 持续＞ 3.3 pmol/L，提示为 ACTH 依赖性皮质醇增多症；如果 2 次 ACTH ＜ 1.1 pmol/L，则提示为 ACTH 非依赖性皮质醇增多症。

2．特殊检查

随堂测 39-1

（1）小剂量地塞米松抑制试验：用于鉴别皮质醇增多症和单纯肥胖症。患者 23：00 ～ 24：00 顿服地塞米松 1 mg（或 1.5 mg），次日晨 8：00 抽血，测定血浆游离皮质醇，与试验前相比降低超过 50%，即可诊断为单纯肥胖症。

（2）大剂量地塞米松抑制试验：可用于判断皮质醇增多症的病因。23：00 ～ 24：00 顿服地塞米松 8 mg，次日晨 8：00 抽血，测定血浆游离皮质醇，与试验前相比，降低（或抑制）超过 50%，则提示为垂体性皮质醇增多症，而肾上腺皮质肿瘤或异位 ACTH 综合征患者血浆游离皮质醇水平降低不明显。

3．影像学检查

（1）B 超检查：可发现肾上腺部位的肿瘤。

（2）CT：可检出 99%以上的肾上腺皮质腺瘤和增生。

（3）MRI：可发现垂体增生、微腺瘤和腺瘤，且效果优于 CT。

### （三）与疾病相关的健康史

评估患者的性别、年龄、饮食和生活习惯，有无生长发育障碍、月经异常或性功能减退、记忆力减退等现象，既往有无高血压、糖尿病、骨质疏松症等病史。

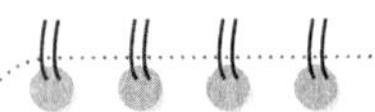

（四）心理社会状况

了解患者、家属对疾病的认知程度；了解患者是否因自身形象改变而感到自卑；了解患者的社会支持系统。

（五）治疗原则

1．药物治疗　包括皮质醇合成抑制剂和直接作用于下丘脑 - 垂体的药物，能抑制 ACTH 的释放，可用于预防术后复发及无法切除的肾上腺皮质癌的辅助治疗。常用药物有米托坦、氨鲁米特、酮康唑、赛庚啶、溴隐亭及米非司酮等。

2．手术治疗

(1) 库欣病：病变位于垂体或下丘脑，可应用手术显微镜技术经鼻蝶窦入路切除垂体瘤。

(2) 肾上腺皮质腺瘤或腺癌：采用腹腔镜肾上腺腺瘤切除术或连同患侧肾上腺全部切除，注意在术前、术中及术后补充适量的皮质激素，以防止肾上腺危象的发生。

(3) 肾上腺皮质束状带结节样增生：按肾上腺束状带腺瘤的治疗原则处理。若病变为双侧性，则应尽可能保留肉眼观察无异常的肾上腺组织。

(4) 异位 ACTH 综合征：如病变部位确定，即可行手术切除。如无法确定病变部位，则可行肾上腺全切除或仅保留部分肾上腺，以减轻症状。

**案例 39-1B**

体格检查：下腹壁、大腿内侧皮肤可见紫纹，皮肤多毛、痤疮。

实验室检查：血钾浓度为 3.3 mmol/L，血浆游离皮质醇浓度升高，8：00 时为 650.4 nmol/L，16：00 时为 321.3 nmol/L。

CT 检查提示左侧肾上腺皮质腺瘤。

诊断为皮质醇增多症，拟行“腹腔镜下左侧肾上腺腺瘤切除术”。

患者自述“身上没劲儿”“感觉自己现在没有以前好看了”。

**请回答：**

1．该患者目前的护理诊断 / 问题有哪些？

2．该患者术前的护理重点有哪些？

## 【主要护理诊断 / 问题】

1．体象紊乱　与糖皮质激素分泌过多引起的形象改变有关。

2．有受伤的危险　与骨质疏松、低钾血症、高血压急性发作有关。

3．活动无耐力　与低钾血症、腰背痛、骨痛等有关。

4．潜在并发症：肾上腺危象、气胸、出血、感染。

## 【护理措施】

（一）术前护理

1．心理护理　向患者耐心解释病情，告知患者形象的改变是由于体内糖皮质激素分泌过多导致的，经过积极治疗，形象可以恢复。

2．饮食护理　给予适量蛋白、高钾、高钙、低钠、低脂肪饮食。对合并糖尿病的患者，应提供相应的饮食。

3．激素的应用与护理　由于大量皮质醇激素长期作用，下丘脑 - 垂体 - 肾上腺轴功能被抑制，为预防患者术后发生肾上腺危象，需要予以补充皮质激素。可遵医嘱分别于术前 12 h 和 2 h 肌内注射醋酸可的松 100 mg，并准备好将术中静脉滴注的醋酸可的松带入手术室。

4．预防受伤　遵医嘱予以抗高血压药，适当补钾、补钙，监测患者血压和血钾水平。指导患者避免情绪波动及剧烈活动，防止跌倒、坠床、外伤、骨折等意外伤害的发生。

（二）术后护理

1．替代治疗的护理　由于肾上腺肿瘤自主分泌大量皮质醇，反馈性抑制下丘脑 - 垂体 - 肾上腺轴，肿瘤切除后，将有一段时间的肾上腺皮质功能低下，故术后的糖皮质激素替代治疗非常重要。在激素替代治疗逐渐减量过程中，应注意患者是否出现乏力、食欲缺乏、恶心、肌肉关节疼痛等不适症状。

2．并发症的观察与护理

(1) 肾上腺危象：表现为血压下降、心率加快、呼吸急促、恶心、呕吐、腹痛、腹泻、高热，甚至发生昏迷、休克等情况。术后应避免使用吗啡、巴比妥类药物，遵医嘱使用肾上腺皮质激素继续补充治疗。若患者发生肾上腺危象，应遵医嘱静脉补充肾上腺皮质激素，并纠正水、电解质失衡及低血糖等情况。

(2) 气胸：密切观察患者有无胸闷、胸痛、气促、呼吸困难等表现。一旦患者发生气胸，即须及时配合医师处理。

(3) 出血：若术后患者引流量多且颜色鲜红，同时伴有血压下降、脉搏增快，则提示有出血，应通知医师立即处理。

(4) 感染：若患者体温升高，伤口处疼痛并伴有血白细胞计数和中性粒细胞比例升高，多提示发生感染，须及时通知医师并协助处理。

（三）健康教育

1．自我护理　指导患者避免情绪激动，防止发生外伤，预防感染。

2．饮食指导　指导患者选择适量蛋白、高钾、高钙、低钠、低脂肪饮食，避免进食刺激性食物，注意戒烟、戒酒等。

3．用药指导　指导患者按时、按量服用皮质激素，不可自行停药或调整药物剂量。双侧肾上腺全切除术后，患者应终生服药。

4．定期复查　术后对患者定期复查 B 超，监测血皮质醇水平，以判断有无复发。

**科研小提示**

肾上腺皮质肿瘤切除术后，需采取糖皮质激素替代治疗，患者需要长期服药，可探索提高患者服药依从性的方法。

## 第二节　原发性醛固酮增多症

原发性醛固酮增多症（primary hyperaldosteronism，PHA）简称原醛症，是由于原发肾上腺疾病引起肾上腺皮质分泌过多的醛固酮所致，典型的表现为高血压、低血钾、高血钠、低血肾素、碱中毒、肌无力或周期性瘫痪等。

### 【病因及分类】

1．分泌醛固酮的肾上腺皮质腺瘤　最常见，约占原醛症的 80%，以单侧肾上腺单个肿瘤多见，其醛固酮分泌不受肾素及血管紧张素 Ⅱ 的影响。

2．特发性醛固酮增多症（idiopathic hyperaldosteronism，IHA）　为双侧肾上腺皮质球状带增生，临床症状多不典型。该型与垂体产生的醛固酮刺激因子有关，表现为对血管紧张素敏感。

3．单侧肾上腺皮质球状带增生　少见，为单侧或以一侧肾上腺皮质球状带增生为主，具有典型的原醛症表现。

4．分泌醛固酮的肾上腺皮质腺癌　患者除分泌大量醛固酮外，还可分泌糖皮质激素和性激素，从而出现相应临床表现。

5．家族性醛固酮增多症　临床上较为罕见，病因未明，可能与17α-羟化酶缺乏有关。患者一般有家族史，可出现高血醛固酮及类似原醛症的表现，需终生服用地塞米松。

6．异位分泌醛固酮的肿瘤　极为罕见，仅见于少数肾癌和卵巢癌患者。这些肿瘤具有分泌醛固酮的功能，但对 ACTH 和血管紧张素无反应。

## 【护理评估】

（一）临床表现

主要表现为高血压和低血钾。几乎所有原发性醛固酮增多症患者均有高血压，以舒张压升高为主；低血钾在约 70%的患者中呈持续性，其余约 30%的患者呈间歇性。患者表现为肌无力，甚至周期性瘫痪。由于长期缺钾，可引起心肌损害，患者出现心室肥大。肾浓缩功能减退，表现为多尿、烦渴、夜尿增多。

随堂测 39-2

（二）辅助检查

1．实验室检查　①患者可出现低血钾、高血钠、碱中毒。②尿钾排出增多，24 h 排出量超过 25 ~ 30 mmol/L。③血、尿醛固酮含量升高。④血浆肾素活性降低，激发试验往往无反应。

2．特殊检查　包括螺内酯（安体舒通）试验、体位激发试验以及高钠饮食负荷试验。

3．影像学检查　① B 超检查能显示直径＞ 1 cm 的肾上腺肿瘤；② CT 能显示直径为 0.8 ~ 1.0 cm 的肾上腺肿瘤；③ MRI 分辨率低于 CT，可用于对 CT 造影剂过敏者；④ $^{131}$I-19-放射性碘化胆固醇肾上腺显像有助于腺瘤、腺癌和增生的鉴别。

（三）与疾病相关的健康史

评估患者既往有无高血压病史、肾病史，评估患者的饮食、饮水及排便情况。

（四）心理社会状况

由于此病病程长，病情复杂，患者及家属心理压力较大，而且部分患者血压控制效果欠佳。患者迫切希望治愈疾病，同时又对手术充满担忧。应评估患者和家属对疾病相关知识的了解情况，以及家属对患者的支持程度和社会支持系统。

（五）治疗原则

1．药物治疗　适应证包括进行术前准备、特发性肾上腺皮质增生、不能切除的肾上腺皮质腺瘤、糖皮质激素可以控制的原发性醛固酮增多症。常用药物有螺内酯、阿米洛利、氨苯蝶啶、卡托普利等。

2．手术治疗　需要先经药物治疗纠正高血压、低血钾及碱中毒后方可手术。肾上腺皮质腺瘤患者，经单纯肾上腺肿瘤切除术后，病情有望完全恢复。腺瘤以外的腺体有结节性改变时，宜将该侧肾上腺切除。对单侧原发性肾上腺皮质增生患者，可行同侧肾上腺次全切除术或全切除术。对肾上腺皮质腺癌及异位分泌醛固酮的肿瘤患者，应尽量切除原发病灶。随着腹腔镜技术的发展，肾上腺皮质腺瘤手术等可采用腹腔镜手术方式。

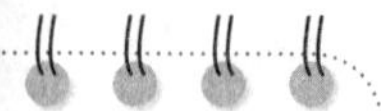



**【主要护理诊断 / 问题】**

1．体液过多　与醛固酮增多引起的水、钠潴留和高血压有关。

2．体液不足　与术后激素突然减少，引起血管扩张，水、电解质平衡紊乱有关。

3．有跌倒的危险　与低血钾性周期性麻痹引起的软瘫及服用抗高血压药物引起直立性低血压等有关。

**【护理措施】**

（一）非手术治疗的护理与术前护理

1．心理护理　告知患者疾病相关知识；耐心解释疾病的治疗与护理方案，鼓励患者积极配合；及时进行心理疏导。

2．饮食护理　控制水和钠的摄入，增加钾盐摄入，指导进食低钠、高钾食物。

3．预防跌倒　低血钾性周期性麻痹引起的软瘫、降压治疗期间发生的直立性低血压，均可致患者跌倒，需要向患者耐心解释，加强防护，预防跌倒。

4．用药护理　遵医嘱使用保钾利尿药、钾剂等药物控制血压、纠正低血钾，监测患者血清钠、钾浓度及 pH，密切观察药物不良反应。

（二）术后护理

1．病情观察　术后盐皮质激素突然减少，钠离子排出的同时也伴随大量水分排出，患者可出现体液相对不足的情况。大量钾离子随尿液排出，患者容易发生低血压及低钠、低钾血症。应密切监测患者的生命体征、尿量及血清电解质水平。

2．遵医嘱补充液体　记录 24 h 出入量，遵医嘱补充液体，纠正水、电解质及酸碱失衡。

3．其他护理措施　遵医嘱采用药物治疗控制血压。观察肾上腺皮质功能不全的表现，发现异常应及时通知医师处理。

（三）健康教育

1．遵医嘱服药　指导患者若术后血压未降至正常水平，则需继续遵医嘱服用抗高血压药。肾上腺全切除或次全切除术后，患者需终生应用激素替代治疗，嘱患者切勿自行增减药物剂量。

2．定期复查　定期对患者复查 B 超，监测血醛固酮、血钾水平等，以判断疾病的治疗效果及康复情况。

## 第三节　儿茶酚胺增多症

儿茶酚胺增多症（hypercatecholaminemia）包括嗜铬细胞瘤（pheochromocytoma）和肾上腺髓质增生症（adrenal medulla hyperplasia）。两者临床特征相似，均由嗜铬细胞分泌过多的儿茶酚胺引起。病情严重者疾病发作时可致死亡，而及时治疗效果较好。

**【病因与病理】**

1．嗜铬细胞瘤　是指来源于肾上腺髓质及交感神经系节或其他部位嗜铬组织的细胞肿瘤。源于肾上腺的嗜铬细胞瘤约占 90%，其中 10% 为双侧性。肿瘤有完整的包膜，呈圆形或椭圆形，表面光滑，多数为良性肿瘤，恶性肿瘤发生率不足 10%。嗜铬细胞瘤能自主分泌儿茶酚胺，包括肾上腺素、去甲肾上腺素，可引起一系列临床表现。

2．肾上腺髓质增生症　病因不明，表现为双侧肾上腺体积增大，可不对称，有时可见肾上腺结节样改变。此病较少见。

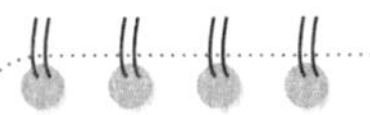

## 【护理评估】

（一）临床表现

1．高血压　表现为阵发性高血压和持续性高血压，或持续性高血压阵发性发作。高血压发作可由突然发生体位变化、取重物、咳嗽、情绪波动等因素诱发，表现为剧烈头痛、面色苍白或潮红、四肢厥冷、恶心、呕吐、大汗淋漓、心动过速、视物模糊等。严重者可因心力衰竭、肺水肿、脑出血而死亡。持续性高血压阵发性发作时，由于血管高度收缩，血压极度升高，甚至用一般血压计不能测得。

2．代谢紊乱　大量儿茶酚胺分泌可引起多种代谢紊乱。由于基础代谢率增高，肝糖原分解加速和胰岛素分泌受抑制，患者可出现高血糖、糖尿、糖耐量异常。由于脂肪代谢加速，可使血胆固醇升高。

（二）辅助检查

1．实验室检查

（1）肾上腺髓质激素及其代谢产物测定：①儿茶酚胺，包括肾上腺素、去甲肾上腺素和多巴胺，24 h 尿内儿茶酚胺含量升高 2 倍以上即有临床意义。② 24 h 尿香草扁桃酸（vanillylmandelic acid，VMA）测定，VMA 是肾上腺素和去甲肾上腺素的代谢产物，可随尿液排出体外，通常需送检 24 h 尿标本 3 次。③血儿茶酚胺测定，尤其在高血压发作时测定有重要意义。

（2）酚妥拉明试验：酚妥拉明为 α 受体阻滞剂，可使因儿茶酚胺水平升高而引起的高血压迅速下降。

2．影像学检查

（1）B 超检查：对肿瘤的检出率高，操作简便，可作为肾上腺占位性病变的初始检查手段。

（2）CT 与 MRI：检查确诊率可达 90%以上，已成为诊断肾上腺疾病的首选方法。

（三）与疾病相关的健康史

了解患者的性别、年龄，既往有无高血压、糖尿病、高脂血症病史。

（四）心理社会状况

由于分泌大量肾上腺素、去甲肾上腺素，患者常处于易兴奋、恐惧、烦躁不安、精神紧张的应激状态，而情绪激动、休息不好等可诱发高血压发作，因此要重视患者的情绪管理，并注意避免诱发因素。

（五）治疗原则

主要为手术治疗。对嗜铬细胞瘤和肾上腺髓质增生症患者，均可采用腹腔镜肿瘤或肾上腺切除术。由于治疗过程中患者血压波动及血容量减少所引起的血流动力学改变复杂且凶险，故应加强围手术期处理，包括充分的术前准备及严密的术后监测。

**知识链接**

**嗜铬细胞瘤的术前准备**

因为嗜铬细胞瘤是功能性肿瘤，所以术前应做好充分准备，以免患者在麻醉过程中、术中和术后出现血压大幅度波动，甚至危及患者生命。术前可用选择性 $\alpha_1$- 受体阻滞剂或非选择性 α- 受体阻滞剂控制血压，如药物治疗后血压未能控制，则可再加用钙拮抗剂。使用 α- 受体阻滞剂后，如患者发生心动过速，则应加用 β- 受体阻滞剂。绝对不能在未用 α- 受体阻滞剂之前先用 β- 受体阻滞剂，以免引起急性心功能不全。α- 甲基酪氨酸可抑制儿茶酚胺合成，与α-受体阻滞剂短期联合使用可以控制血压，并减少围手术期血流动力学波动。此外，还应指导患者摄入高钠饮食和增加液体摄入，补充血容量，以防止肿瘤切除后引起严重低血压。术前准备充分的标准包括：①持续性高血压患者血压≤140/90 mmHg，阵发性高血压患者发作频率减少、幅度降低；②血容量恢复，血细胞比容降低、体重增加，肢端温暖，无明显直立性低血压；③高代谢状态及糖代谢异常改善。

## 【主要护理诊断 / 问题】

1．体液不足　与术中激素分泌突然减少引起的血管扩张以及水、电解质紊乱有关。

2．潜在并发症：低血压或高血压、出血、感染。

## 【护理措施】

### （一）术前护理

1．控制高血压　遵医嘱应用肾上腺素受体阻滞剂控制血压，常用药物有酚苄明、硝苯地平等，对心率加快的患者可加用β受体阻滞剂（如普萘洛尔）。告知患者在血压较高时注意休息，避免情绪激动和过量活动。

2．扩充血容量　应充分了解儿茶酚胺增多症患者术前血管处于长期收缩状态，血容量低，切除肿瘤或增生腺体后可引起血压急剧下降，术中及术后可出现难以纠正的低血容量性休克。因此，术前应遵医嘱进行扩容治疗，常用低分子右旋糖酐 500 ml/d 静脉滴注。

### （二）术后护理

1．严密监测血压　术后患者若出现低血压，除遵医嘱补充液体外，还需应用去甲肾上腺素增加血管壁张力，以升高血压。

2．预防术后出血　严密观察患者的病情变化，定时测量血压、脉搏，观察引流物的性状和量。若患者出现血压下降、脉搏增快、引流管内引流液为鲜红色，每小时引流量超过 100 ml，则提示有出血，应立即通知医师处理。

3．预防感染　加强基础护理，保持手术切口清洁、干燥，保持引流通畅，预防性应用广谱抗生素。

### （三）健康教育

1．自我护理　对阵发性高血压患者，应指导其尽量避免诱发因素，如突然发生体位变化、取重物、咳嗽、情绪波动等。

2．用药指导　某些手术后，患者需接受肾上腺皮质激素替代治疗，应指导患者坚持遵医嘱服药，不要擅自停药或增减药物剂量。

3．定期复查　告知患者术后需要定期复查血儿茶酚胺等指标，以了解其病情变化。

## 小　结

1．病因　皮质醇增多症分为 ACTH 依赖性皮质醇增多症和 ACTH 非依赖性皮质醇增多症。原发性醛固酮增多症的病因是醛固酮分泌过多。儿茶酚胺增多症的病因为儿茶酚胺分泌过多。

2．临床表现　皮质醇增多症的典型临床表现包括向心性肥胖、皮肤菲薄、皮肤痤疮和多毛、高血压、低血钾、糖尿病和糖耐量减低、性腺功能紊乱、精神异常等。原发性醛固酮增多症主要表现为高血压和低血钾。儿茶酚胺增多症以高血压和代谢紊乱为主要表现。

3．治疗原则　皮质醇增多症及原发性醛固酮增多症的治疗包括药物治疗及手术治疗。儿茶酚胺增多症主要以手术治疗为主。

4．护理措施　皮质醇增多症的术前护理包括心理护理、饮食指导、激素的应用与护理、预防受伤。术后护理主要是并发症的观察与护理，患者可能出现的并发症有肾上腺危象、气胸、出血和感染。原发性醛固酮增多症的术前护理包括纠正水、电解质及酸碱失衡，预防跌倒及心理护理。术后护理应注意密切监测患者的血压、尿量、血清电解质等检查结果，遵医嘱补充液体，纠正水、电解质及酸碱失衡，控制血压等。儿茶酚胺增多症的术前护理包括控制高血压、扩充血容量。术后护理包括严密监测血压、预防术后出血和感染。

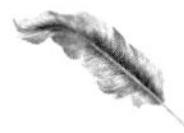

## 思考题

患者，女性，32 岁，因“发现高血压 5 年”入院。患者于 5 年前发现血压升高，最高达 220/100 mmHg，平素有头晕，伴恶心，时常感到乏力，无其他不适。

体格检查：血压 180/100 mmHg。血清电解质：$Na^+$ 151 mmol/L，$K^+$ 2.8 mmol/L，$Cl^-$ 102 mmol/L。血、尿醛固酮含量升高。CT 检查提示：右侧肾上腺皮质腺瘤。诊断为原发性醛固酮增多症。患者由于多年高血压治疗效果欠佳，反复追问护士“这次我的病真的能治好吗？”

请回答：

1．该患者目前的主要护理诊断 / 问题有哪些？

2．该患者目前的主要护理措施有哪些？

（金三丽）

第 40 章数字资源

# 骨折患者的护理

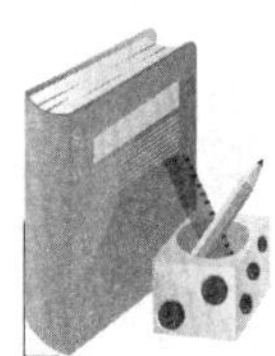

**导学目标**

通过本章内容的学习，学生应能够：

◆ **基本目标**

1. 复述骨折的定义、病因及分类。
2. 复述骨折患者的临床表现、急救方法和治疗原则。
3. 解释脊柱骨折、脊髓损伤、骨盆骨折和断肢（指）再植的临床表现。
4. 比较常见四肢骨折的临床表现特点。
5. 应用所学知识为骨折患者提供护理。

◆ **发展目标**

综合运用护理程序评估骨折患者，并为其制订护理计划。

◆ **思政目标**

培养学生始终把患者的生命安全放在首位的意识，强调爱伤观念，培养学生尊重患者的理念。

## 第一节　概　述

骨折（fracture）是指骨的完整性和连续性中断。

### 【病因与分类】

（一）病因

骨折可以由创伤和骨骼疾病所致，创伤是骨折的主要原因，如交通事故、坠落或摔倒等。

1．直接暴力　暴力可直接作用于受伤部位而引发骨折，常伴有不同程度的软组织损伤。例如，车轮碾压小腿，可以在碾压处造成胫腓骨骨折。

2．间接暴力　暴力可通过传导、杠杆、旋转作用或肌肉收缩使肢体远端发生骨折。如跌倒时以手掌撑地，暴力向上传导，可以导致桡骨远端骨折或肱骨髁上骨折。

3．肌肉牵拉　肌肉突然强烈收缩时，可造成肌肉附着部位骨折。

4．疲劳损伤　长期、反复、轻微的暴力可致使肢体某一特定部位骨折，又称疲劳性骨折，常发生在第 2、3 跖骨和腓骨下 1/3 处。

5．病理性骨折　由于骨骼疾病导致骨质破坏，在轻微外力作用下即可发生骨折，如骨质疏松症、骨髓炎、骨肿瘤等引起的骨折。

（二）分类

1．根据骨折处皮肤、筋膜或骨膜的完整性分类

(1) 开放性骨折（open fracture）：是指骨折处皮肤及筋膜或骨膜破裂，骨折断端与外界相通。例如，合并膀胱或尿道破裂的耻骨骨折，合并直肠破裂的骶骨和尾骨骨折。

(2) 闭合性骨折（closed fracture）：是指骨折处皮肤及筋膜或骨膜完整，骨折断端不与外界相通。

2．根据骨折的程度和形态分类

(1) 完全骨折：是指骨的完整性和连续性全部中断。按照骨折线的方向及形态又可分为以下类型（图 40-1）。

1）横行骨折：即骨折线与骨干纵轴接近垂直。

2）斜行骨折：即骨折线与骨干纵轴呈一定角度。

3）螺旋形骨折：即骨折线呈螺旋状。

4）嵌插骨折：即骨折片相互嵌插，骨密质端嵌插入骨松质端内。

5）粉碎性骨折：是指骨质碎裂成 3 块及以上的骨折。骨折线呈“T”形或“Y”形者又称“T”形骨折或“Y”形骨折。

6）压缩骨折：是指骨质因压缩而变形，多见于松质骨，如椎骨和跟骨。

7）骨骺分离：是指发生于骺板且有骨骺移位的骨折，骨骺的断面可带有数量不等的骨组织。

(2) 不完全骨折：是指骨的完整性或连续性部分中断，如颅骨、肩胛骨的裂缝骨折，发生于儿童的青枝骨折等。

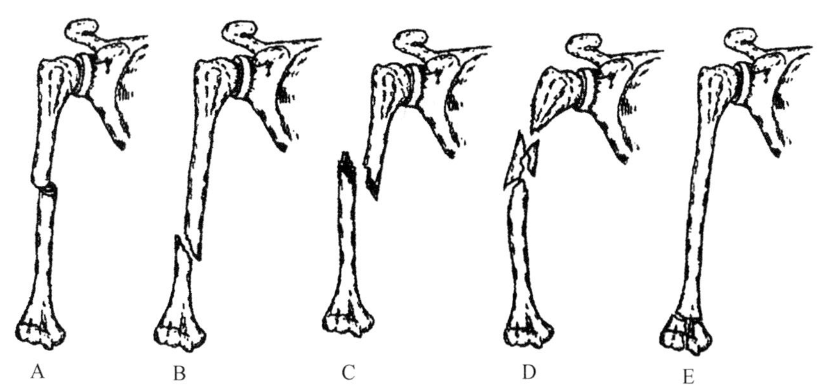


**图 40-1　完全骨折**

A．横行骨折；B．斜行骨折；C．螺旋形骨折；D．粉碎性骨折；E．“T”形骨折

3．根据骨折断端的稳定程度分类

(1) 稳定性骨折：是指在生理外力作用下，骨折断端不易发生移位的骨折，如裂缝骨折、青枝骨折、嵌入骨折、横行骨折、压缩骨折等。

(2) 不稳定性骨折：是指在生理外力作用下，骨折断端易发生移位的骨折，如斜行骨折、螺旋形骨折、粉碎性骨折等。

## 【骨折的愈合过程】

1．血肿炎症机化期　发生骨折后，骨膜、骨质和骨髓等组织损伤或断裂，同时损伤骨骼周围的小血管，引起血管破裂、出血，形成血肿。新生的毛细血管、成纤维细胞和吞噬细胞侵

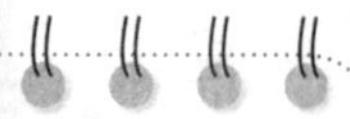

入骨折断端及其血肿内，逐渐形成纤维组织并连接骨折两端，约需 2 周可形成纤维连接。

2．原始骨痂形成期　骨折 2 周后，骨内、外膜增生，新生血管长入，成骨细胞大量增生，经 6 ～ 12 周，内骨痂和外骨痂形成，继而形成桥梁骨痂，此期需 12 ～ 24 周。

3．骨痂改造塑形期　原始骨痂内新生骨小梁逐渐增加，排列逐渐规则和致密。骨折断端的坏死骨经破骨和成骨细胞的侵入，完成死骨清除和新骨形成的爬行替代过程。原始骨痂被板层骨所替代，使骨折部位形成坚强的骨性连接，这一过程需 1 ～ 2 年。

## 【护理评估】

### （一）临床表现

大多数骨折只引起局部症状，严重骨折和多发性骨折可导致全身反应。

1．全身表现

（1）休克：骨折后休克的主要原因是出血，特别是骨盆骨折、股骨骨折和多发性骨折，出血量多者可达 2000 ml 以上（图 40-2）。严重的开放性骨折或并发重要内脏器官损伤时，亦可导致休克。

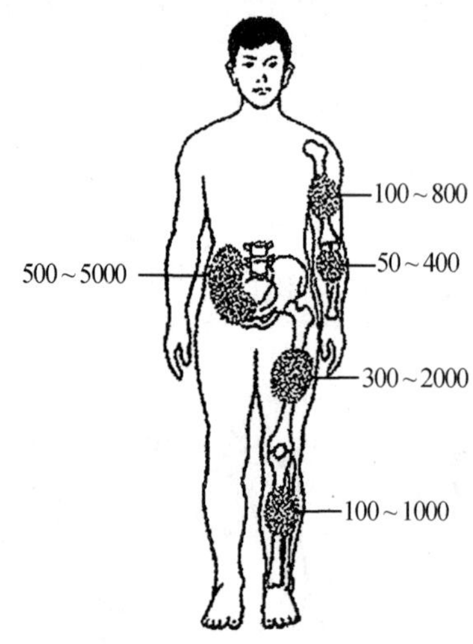


**图 40-2　各部位骨折的失血量（ml）**

（2）发热：骨折后患者体温一般正常，出血量较大的骨折（如股骨骨折、骨盆骨折等）患者，血肿吸收时可出现低热，但体温一般不高于 38.0℃。开放性骨折患者出现高热时，应考虑感染的可能。

2．局部表现

（1）一般表现：包括局部疼痛、肿胀和功能障碍。发生骨折时，骨髓、骨膜及周围软组织血管破裂出血后，在骨折处形成血肿，加之软组织损伤所致水肿，使患肢严重肿胀，甚至出现张力性水疱和皮下瘀斑。骨折局部剧烈疼痛，特别是患肢移动时加剧，伴明显压痛。局部肿胀和疼痛使患肢活动受限。若为完全骨折，则可导致患肢活动功能完全丧失。

（2）特有体征

1）畸形：骨折断端移位后，可使患肢外形发生改变，表现为短缩、成角或旋转畸形。

2）反常活动：正常情况下肢体不能活动的部位，骨折后可出现不正常的活动。

3）骨擦音或骨擦感：骨折断端相互摩擦时，可产生骨擦音或骨擦感。

具有以上 3 个骨折特有体征之一者，即可初步诊断为骨折。值得注意的是，部分骨折（如裂缝骨折、嵌插骨折）患者可不出现上述 3 个典型的骨折特有体征，故应常规进行 X 线检查，以便确诊。

随堂测 40-1

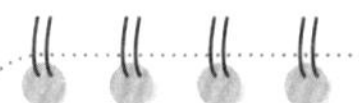

3．并发症

（1）早期并发症

1）休克：常由于严重创伤、骨折引起大出血或重要脏器损伤所致。

2）脂肪栓塞综合征（fat embolism syndrome，FES）：多见于成人，多发生于粗大的骨干部位，如股骨干骨折。由于骨折处髓腔内血肿张力过大，骨髓被破坏，脂肪滴进入破裂的静脉窦内，可引起肺、脑脂肪栓塞。通常发生于骨折后 48 h 内，典型表现有进行性呼吸困难、发绀、烦躁不安、嗜睡、皮下瘀斑，甚至昏迷和死亡。

3）重要内脏器官损伤：骨折可导致肝、脾、肺、膀胱、直肠、尿道等损伤。如骨盆骨折可导致膀胱破裂。

4）重要周围组织损伤：骨折可导致重要血管、周围神经、脊髓等损伤。

5）骨筋膜室综合征（osteofascial compartment syndrome）：即由骨、骨间膜、肌间隔和深筋膜形成的筋膜隔室内肌肉和神经因急性缺血而产生的一系列早期综合征。最多见于前臂掌侧和小腿，常由于创伤、骨折血肿和组织水肿使筋膜内容物体积增加或外包扎过紧、局部压迫使筋膜容积减小而导致筋膜隔室内压力增高所致。当压力达到一定程度时，可使供应肌肉的小动脉关闭，形成缺血 - 水肿 - 缺血的恶性循环。怀疑患者出现骨筋膜室综合征时，应注意评估"5P"征，即疼痛（pain）、苍白（pallor）、感觉异常（paresthesia）、麻痹（paralysis）及无脉（pulselessness）。若筋膜隔室压力＞ 30 mmHg，则应早期行筋膜切开减压手术。

（2）晚期并发症

1）坠积性肺炎：主要发生于因骨折长期卧床不起的患者，以年老、体弱或伴有慢性疾病者多见。

2）压疮：因骶尾部、髋部、足跟部等骨突处受压时，局部血液循环障碍所致。

3）下肢深静脉血栓形成：由于下肢长时间制动，静脉血液回流缓慢，以及因创伤所致的血液高凝状态，均可导致血栓形成。

**知识链接**

**下肢深静脉血栓形成的介入治疗**

下肢深静脉血栓形成（deep venous thrombosis，DVT）是由于血液在下肢深静脉内异常凝结而引起的疾病。患者因血液回流受阻，出现下肢肿胀、疼痛、功能障碍，血栓脱落可引起脉栓塞（pulmonary embolism，PE）。深静脉血栓形成如在急性期未得到有效治疗，则可导致血栓机化，常遗留静脉功能不全，称为血栓后综合征（post-embolization syndrome）。1960 年，Greenfield 开始在 X 线透视下进行静脉切开后经导管抽吸血栓；1984 年，Sniderman 等首次报道采用经皮穿刺导管抽吸技术，即介入方法治疗血管腔内血栓形成。目前在抗凝治疗的基础上，介入治疗深静脉血栓形成的主要方法有：经导管接触性溶栓疗法、经皮机械性血栓清除术、经皮腔内血管成形术及支架植入术。对下肢深静脉血栓形成患者实施介入治疗应考虑安全性、时效性、综合性和长期性等，根据临床分型和临床分期加以选择和应用。

4）感染：对开放性骨折患者，特别是污染较重的软组织损伤患者，若清创不彻底，坏死组织残留或骨外露，则存在感染的风险，严重者可发生化脓性骨髓炎。

5）骨化性肌炎：又称损伤性骨化。由于关节扭伤、脱位或关节附近骨折，骨膜剥离形成骨膜下血肿，处理不当可使血肿扩大、机化，并在关节附近软组织内广泛骨化，造成严重关节活动功能障碍。

6）创伤性关节炎：关节内骨折，使关节面遭到破坏，又未能准确复位，骨愈合后关节面不平整，长期磨损易引起创伤性关节炎，致使关节活动时出现疼痛。

7）关节僵硬：是指患肢长时间固定，导致静脉和淋巴回流不畅，关节周围出现纤维渗出、纤维蛋白沉积，导致纤维粘连，致使关节活动障碍。

8）缺血性骨坏死：骨折段的血液供应被破坏，导致该骨折段缺血、坏死。如股骨颈骨折后发生的股骨头缺血性坏死。

9）缺血性肌挛缩：是骨折最严重的并发症之一，是骨筋膜室综合征的一种严重后果。一旦发生，即难以治疗，可造成典型的爪形手或爪形足。

10）创伤后骨萎缩：是骨折所致关节附近的痛性骨质疏松，又称反射性交感神经性营养不良综合征。

**（二）辅助检查**

1．实验室检查　术前应常规进行血常规、凝血功能、血生化、尿常规等检查。骨折导致大量出血的患者可出现血红蛋白和血细胞比容降低。开放性骨折患者合并感染时可出现白细胞计数升高。在骨折愈合阶段，血钙、血磷水平常升高。发生脂肪栓塞综合征时，患者尿液中可出现脂肪滴。

2．影像学检查

（1）X线检查：可明确骨折发生的部位、类型，是否有移位和畸形。

（2）CT：可以发现结构复杂的骨折和其他组织损伤程度，如椎体、颅骨骨折情况。

（3）MRI：可发现CT检查未能发现的隐匿性骨折，并确定骨挫伤的范围。

（4）骨扫描：有助于确定骨折的性质和并发症，如有无病理性骨折、合并感染、缺血性坏死、延迟愈合或不愈合。

**（三）与疾病相关的健康史**

了解患者受伤的原因、部位及时间，受伤时的体位和环境，外力作用的方式、方向和性质，伤后患者功能障碍及伤情发展，急救处理经过等。了解患者的职业特点、运动爱好、日常饮食、有无酗酒等，以便指导骨折的治疗和护理。此外，还应重点评估影响骨折愈合的因素，主要包括以下几方面。

1．全身因素　如年龄、健康状况。

2．局部因素　如骨折部位的血液供应、骨折的类型、软组织损伤程度，以及是否有软组织嵌入、感染等。

3．影响治疗方法的因素　反复多次手法复位、切开复位时过多剥离骨膜、持续牵引时牵引力过大、骨折固定不牢固、过早或不恰当的功能锻炼等，均可影响骨折愈合。

**（四）心理社会状况**

患者的心理状况取决于损伤的范围和程度，以及治疗后的功能恢复情况。多发性损伤患者常需住院和手术治疗，由此造成的压力可影响患者与家庭成员的心理状况及其相互关系。因此，应评估患者和家属的心理状况、家庭经济情况和社会支持系统。

**（五）治疗原则**

对于骨折患者，特别是严重骨折患者，现场急救尤其重要。骨折急救的目的是用最简单、有效的方法抢救生命、固定患肢、迅速转运，以便尽快妥善处理。骨折治疗的三大原则是复位、固定和功能锻炼。

1．复位　是将移位的骨折段恢复正常或接近正常的解剖关系，重建骨的支架作用，是骨折固定和功能锻炼的基础。复位的标准包括解剖复位和功能复位，解剖复位是指骨折段恢复了正常的解剖关系，对位（两骨折端的接触面）和对线（两骨折段在纵轴上的关系）完全良好。

功能复位是指骨折段虽未恢复至正常的解剖关系，但骨折愈合后对肢体功能无明显影响。临床上应根据骨折的部位和类型，选用合适的方法予以复位。

（1）手法复位：应用手法使骨折复位，称为手法复位。应注意，反复多次手法复位可能会导致骨折断端损伤骨折局部的血管、神经及周围组织。

（2）切开复位：手术切开骨折部位的软组织，暴露骨折段，在直视下将骨折复位，称为切开复位。切开复位较手法复位恢复快，但可能会发生手术和麻醉意外。

2．固定　即将骨折维持在复位后的位置，使其在良好对位情况下达到牢固愈合，是骨折愈合的关键。常用方法有外固定和内固定。

（1）外固定：常用方法有小夹板、石膏、持续牵引和外固定支架等。

1）小夹板：利用具有一定弹性的柳木板、竹板或塑料板制成，在骨折部肢体的外面固定骨折。主要适用于四肢管状骨骨折者。其优点是一般不包括骨折的上、下关节，便于及早进行功能锻炼，防止关节僵硬，并发症少，治疗费用低。缺点是易导致骨折再移位、压迫性溃疡、缺血性肌挛缩等并发症，目前已很少应用。

2）石膏绷带：石膏绷带是将熟石膏粉洒在特制的稀孔纱布绷带上，用木板刮匀，卷制而成。近年来采用树脂绷带固定者日益增多。石膏绷带可根据肢体形状和骨折类型选择石膏托、石膏管型、石膏背心或髋部“人”字形石膏。因固定范围一般须超过骨折部的上、下关节，无法进行关节活动，故易引起关节僵硬和肌肉萎缩。

3）持续牵引：牵引既有复位作用，也属于外固定。牵引方法包括皮肤牵引、骨牵引和兜带牵引 3 种。

A．皮肤牵引：又称间接牵引，是指借助胶布贴于患肢皮肤上或用海绵牵引带包绕患肢皮肤，利用肌肉在骨骼上的附着点，将牵引力传递到骨骼。皮肤牵引重量一般为体重的 1/10。注意进行下肢皮肤牵引时不能压迫腓骨头，以免损伤腓总神经，导致足下垂。

B．骨牵引：又称直接牵引，是指将不锈钢针插入骨骼的坚硬部位，通过牵引钢针直接牵引骨骼。下肢牵引重量一般是体重的 1/10 ～ 1/7。骨牵引属于有创牵引方式，有导致牵引部位感染和组织损伤的可能。

C．兜带牵引：是指利用布袋或海绵兜带兜住骨突出部位并施加牵引力。枕颌带牵引重量一般不超过 5 kg，牵引时应注意避免压迫双耳及头面部两侧。若压迫气管，则可能导致呼吸困难、窒息。

4）头颈及外展支具：前者主要用于颈椎损伤患者，后者主要用于肩关节周围骨折、肱骨骨折及臂丛神经损伤等患者。将患肢处于抬高位，有利于消肿，并且可避免肢体重量的牵拉，引发骨折分离移位。

5）外固定器：骨折复位后，将钢针穿过远离骨折处的骨质，利用夹头在钢管上的移动和旋转矫正骨折移位，最后用金属外固定器固定。外固定器主要用于开放性骨折，或闭合性骨折伴有局部软组织损伤或感染灶等患者，具有固定牢固、易处理伤口、不限制关节活动、可早期进行功能锻炼等优点。

（2）内固定：主要在切开复位后将骨折端固定在解剖复位的位置。内固定物包括钢针、螺钉、接骨板、髓内钉、加压钢板、假体、自体或异体植骨片等。成功进行内固定后，患者可早期活动，有利于预防长期卧床引起的并发症，尤其适用于老年患者。

3．功能锻炼　骨折后的功能锻炼是防止出现并发症和及早恢复患肢功能的重要保证。应在医护人员指导下，遵循主动与被动运动相结合、循序渐进的原则，鼓励患者早期进行功能锻炼，以促进骨折愈合，消除肿胀，减少肌萎缩，防止骨质疏松、关节僵硬等并发症的发生。

临床愈合是骨折愈合的重要阶段，骨折临床愈合标准包括：①局部无压痛及纵向叩击痛；②局部无异常活动。③ X 线检查显示骨折处有连续性骨痂，骨折线已模糊。达到临床愈合后，即可拆除患者的外固定，通过功能锻炼逐渐恢复患肢功能。

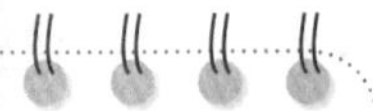

## 【主要护理诊断/问题】

1．急性疼痛　与骨折、软组织损伤、肌痉挛和水肿有关。

2．（有）外周神经血管功能障碍（的危险）　与骨和软组织创伤、石膏固定不当有关。

3．（进食、如厕、沐浴）自理缺陷　与骨折后患肢功能丧失或医嘱制动有关。

4．潜在并发症：休克、脂肪栓塞综合征、感染、肌萎缩、关节僵硬及深静脉血栓形成等。

## 【护理措施】

1．急救护理

（1）抢救生命：首先抢救危及患者生命的紧急情况，如心搏和呼吸停止、开放性气胸、休克、大出血、颅脑损伤等。

（2）止血和包扎：对开放性骨折患者，可采用绷带加压包扎止血，合并大血管损伤时，也可绑扎止血带止血。对于露出伤口的骨折端不应予以回纳，以免将污物带入伤口内而导致感染。

（3）妥善固定：采用专用小夹板、树枝、木棍、木板等固定受伤肢体。在找不到任何固定材料的情况下，可利用患者的躯干或肢体进行固定，如将受伤的上肢绑在胸部，将受伤的下肢与健侧捆绑在一起。对脊柱骨折患者，应由多人联合将患者平托于硬板上，防止牵拉及旋转脊柱。对颈椎骨折患者，还应安排专人扶持头部。

（4）安全转运：搬运时应注意保护患者，避免加重或引发新的损伤。运送途中，应观察患者的全身和受伤局部情况，若发现危及生命的征象，应及时处理。

2．体位护理　应根据骨折的部位、程度、治疗方式、有无合并其他损伤等使患者采取不同的体位。

3．病情观察　观察患者的生命体征以及患肢疼痛、肌力、感觉、活动和末梢血液循环情况。对开放性骨折患者，应观察是否发生感染，骨牵引或外固定架的穿刺部位是否有感染征象，及时发现和预防并发症。

4．消除肿胀及疼痛　了解患者的疼痛原因和程度，予以患肢制动，局部进行冰敷，抬高发生骨折的患肢，以促进静脉回流，消除患肢肿胀，遵医嘱使用止痛药物。

5．预防早期并发症

（1）休克：密切观察患者的意识、体温、脉搏、血压、呼吸、尿量和末梢循环情况，如毛细血管充盈时间、患肢骨折远端动脉搏动情况、有无肿胀及感觉和运动障碍，及时处理出血和休克，根据医嘱予以输液、输血。

（2）脂肪栓塞综合征：观察患者的呼吸、意识状态，监测血氧饱和度、血气分析，及时予以吸氧和呼吸支持。

（3）重要内脏器官损伤：观察患者有无腹痛、腹胀、血尿、呼吸困难等症状，以便及时发现重要内脏器官损伤，并报告医师积极处理。

（4）周围神经损伤：与骨折断端对神经的牵拉损伤、石膏或夹板包扎过紧、手术牵拉等有关。应注意观察患者的肢体活动、肌力、感觉情况，并进行双侧对比，发现异常应立即查找原因，并报告医师积极处理。

6．石膏绷带固定的护理

（1）石膏干固前

1）标记：石膏绷带包扎完毕，应在石膏上标记固定日期和预定拆除石膏的日期。

2）开窗：石膏未干时，为便于局部检查或伤口引流、更换敷料等，可在相应部位石膏处予以开窗。对已开窗的石膏，须用棉花填塞后包好，或将石膏盖复原后，用绷带加压包扎，以防止软组织向外突出。

3）正确托扶：石膏未干时，不应改变肢体位置，特别是关节部位，以免折断。搬动患者时，不可用手指按压，应用手掌平托，以免石膏向内凸起，压迫局部组织。

4）体位：潮湿的石膏容易变形，因此需维持石膏固定的位置直至石膏完全干固。患者需卧硬板床，用软枕垫好石膏。术后 8 h 内嘱患者勿翻身。抬高患肢，以利于静脉回流。

5）保暖：寒冷季节应注意保暖，石膏干固前，需覆盖毛毯时可使用支被架。

（2）石膏干固后

1）保持石膏清洁、干燥：对采用髋部“人”字形石膏或石膏背心固定者，大、小便后应及时清洁臀部和会阴部，注意石膏有无潮湿、污染、变形或断裂，轻度污染时可用纱布蘸取少许洗涤剂擦拭。对断裂、变形和严重污染的石膏应及时予以更换。

随堂测 40-2

2）保持有效固定：对采用石膏管型固定者，因肢体肿胀消退或肌萎缩可导致原石膏失去固定作用，所以必要时应及时更换。

3）并发症的观察与护理

A．骨筋膜室综合征：对前臂和小腿石膏固定的患者，应注意评估发生骨筋膜室综合征的“5P”征。若患者出现不能缓解的疼痛、皮温下降、脉搏减弱、感觉异常等肢体血液循环受阻或神经受压的征象，则立即放平肢体，并全层剪开固定的石膏。对病情严重者需拆除石膏，甚至行筋膜切开减压术。

B．压疮：多因石膏塑形不良，石膏干固前搬运或放置不当等导致石膏凹凸不平。另外，采用石膏固定术的患者多需长期卧床，容易发生骨突部位的压疮。注意嘱患者翻身时避免受到剪切力、摩擦力损伤。

C．石膏综合征：躯干部石膏固定患者由于上腹部包裹过紧，可影响进食后胃容量和扩张功能，进食后可能出现反复呕吐、腹痛甚至呼吸窘迫、面色苍白、发绀、血压下降等表现，称为石膏综合征。因此，对躯干部石膏固定患者，应注意观察是否有呼吸受限、腹胀、恶心、呕吐等情况。石膏固定不能过紧，上腹部应予以充分开窗。嘱患者少食多餐，避免过快、过饱进食或进食产气多的食物。发生轻度石膏综合征时，可通过调整饮食、充分开窗等加以处理。对病情严重者，应立即拆除石膏，予以禁食、胃肠减压、静脉补液等处理。

D．皮肤破损及感染：石膏固定一般需要 4 ～ 6 周，患肢固定石膏后，由于透气性差，加之无法清洗，易导致皮肤干燥、瘙痒，部分患者将异物伸入石膏内搔抓可导致皮肤破损。主要表现为局部持续性疼痛、形成溃疡、有恶臭和脓性分泌物流出或渗出石膏，应及时进行开窗检查和处理。

E．关节僵硬：由于肢体长期固定、缺乏功能锻炼，导致关节内纤维粘连，可引发关节僵硬。因此，石膏固定期间，应加强肢体的功能锻炼。

7．牵引的护理

（1）保持有效牵引

1）检查皮肤牵引时胶布绷带、海绵有无松脱，扩张板位置是否正确。若出现移位、松脱，则应及时调整。

2）进行骨牵引时，应定期检查牵引弓，并拧紧螺母，以防止牵引弓脱落。

3）保持对抗牵引力：进行颅骨牵引时，应抬高床头；进行下肢牵引时，应将床尾抬高 15 ～ 30 cm。身体不可抵住床头或床尾，以免失去反作用力。

4）保持牵引重锤悬空，不可随意放松牵引绳，不可随意增减牵引重量。若牵引力量过小，则达不到矫正和复位的目的；若牵引力量过大，则可因过度牵引而导致骨折不愈合。

随堂测 40-3

5）定期检查牵引绳是否脱离滑轮的滑槽，滑轮是否光滑、灵活。避免被褥等压住牵引绳而影响牵引效果。

6）告知患者及家属牵引期间应保持正确位置，牵引方向与肢体长轴应成一条直线。

（2）局部皮肤护理：对采用胶布牵引的患者，应注意观察胶布边缘皮肤有无水疱、溃疡、

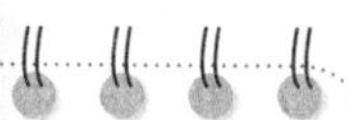

压疮和皮炎。在可能发生压疮的部位应放置棉垫、气圈、减压贴，保持床单位整洁、干燥，定时协助患者翻身。

(3) 预防并发症

1) 牵引针眼感染：进行骨牵引时，应每日用75%乙醇溶液消毒皮肤针孔处，以无菌敷料覆盖。及时擦去针眼处的分泌物或痂皮。牵引针两端应套上软木塞或胶盖小瓶，以防伤及他人或挂钩被褥。牵引针若向一侧偏移，则应及时报告医师，经严格消毒后加以调整。若发生感染，则应充分引流，严重时拔去钢针，更换牵引位置。

2) 血管和神经损伤：密切观察患肢远端感觉、血运和运动情况。若患者出现肢端疼痛、麻木，伴皮温下降、皮肤发绀，远端动脉搏动减弱，毛细血管充盈时间延长，被动活动指(趾)关节时出现剧痛，则应立即检查局部包扎是否过紧或牵引重量是否过大，并予以积极处理。进行骨牵引后，应密切观察创口敷料渗血、肢体末梢血运及肢体活动情况。对颅骨牵引患者，还应关注其意识状态、神经系统检查结果等。进行下肢皮肤牵引时，膝关节外侧腓骨小头长期受压，易引起腓总神经损伤，导致足下垂，因此行下肢水平牵引时，应用足底托板将足底托起置于功能位，在膝外侧垫棉垫，以防止压迫腓总神经。若患者病情允许，则应定时做踝关节旋转、背伸、背屈活动，以预防足下垂。

3) 牵引针、牵引弓脱落：多因牵引针插入过浅、螺母未拧紧或术后未定期拧紧所致。护士应定时检查牵引针是否移位，一旦出现牵引针、牵引弓脱落，应立即报告医师，经严格消毒后重新拧紧或更换牵引位置。

8．指导功能锻炼　早期进行功能锻炼可以促进骨折愈合和预防并发症，有助于损伤部位功能的恢复。

(1) 骨折初期：骨折后1～2周内，功能锻炼的目的是促进患肢血液循环，消除肿胀，防止肌萎缩。功能锻炼以患肢肌肉等长舒缩活动为主，如下肢骨折患者主要进行股四头肌的肌肉收缩锻炼。

(2) 骨折中期：骨折2周以后，患肢肿胀已消退，局部疼痛减轻，骨折处已有纤维连接，切口已愈合。此期可在器械或健侧肢体辅助下逐渐增加活动强度和范围，以防止发生肌萎缩和关节僵硬。

(3) 骨折后期：骨折已达临床愈合标准，外固定已拆除。此期是功能锻炼的关键时期，特别是初期、中期功能锻炼不足的患者，应加强关节活动范围和肌力的锻炼，并辅以物理治疗和外用药物熏洗，以促进关节活动范围和肌力的恢复。

## 第二节　常见四肢骨折

### 一、肱骨髁上骨折

**案例 40-1A**

患儿，男，8岁，1 h前于玩耍时不慎被同伴推倒，致右侧手掌着地。伤后患儿肘部剧烈疼痛、肿胀，患儿哭闹，不敢活动患肢，被家人急送至医院。患儿既往身体健康。

**请回答：**

1. 该患儿可能出现了什么情况？
2. 对该患儿的护理评估内容有哪些？

肱骨髁上骨折（supracondylar fracture of humerus）是发生在肱骨干与肱骨髁交界处的骨折，多发生于 10 岁以下儿童。

## 【病因与分类】

肱骨髁上骨折多为间接暴力引起。根据暴力类型和骨折移位方向，可分为伸直型和屈曲型，其中伸直型肱骨髁上骨折占 85.4%。

1．伸直型　多因间接暴力引起，如跌倒时肘关节呈半屈或伸直位，手掌着地，导致暴力经前臂向上传递，引发肱骨干与肱骨髁交界处骨折。

2．屈曲型　较少见。跌倒时肘关节屈曲，肘后部着地，暴力传导至肱骨下端导致骨折。

## 【护理评估】

### （一）临床表现

1．症状　受伤后，肘关节出现肿胀、压痛和功能障碍。

2．体征　局部压痛明显、肿胀，有骨擦音和反常活动。肘部可扪及骨折断端，肘后三角关系正常。若合并正中神经、桡神经和尺神经损伤，则可导致手臂感觉异常和运动功能障碍。伸直型骨折易损伤肱动脉，从而导致前臂缺血，患者可出现剧痛，手部皮肤苍白、发凉、麻木，被动伸指疼痛，桡动脉搏动减弱或者消失等表现（图 40-3）。由于肘后软组织较少，骨折端锐利，所以屈曲型骨折端可刺破皮肤，形成开放性骨折。

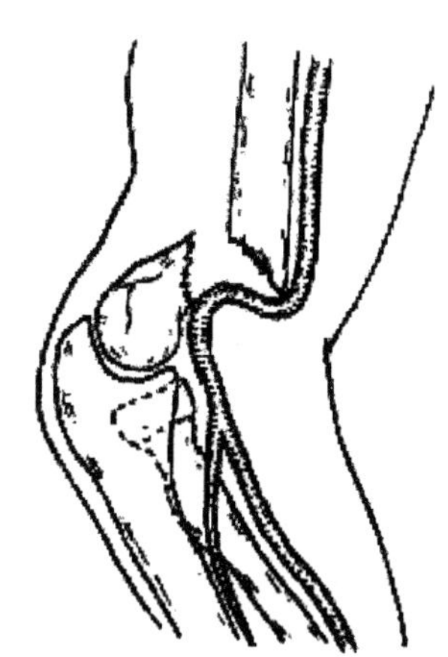

**图 40-3　肱骨骨折致肱动脉损伤**

### （二）辅助检查

肘部正、侧位 X 线检查可确定骨折的部位、类型和移位情况。

### （三）与疾病相关的健康史

了解受伤和急救过程。了解患者是否曾有患肢重要神经、血管损伤史，以及患肢正常情况下的活动能力等。

### （四）心理社会状况

患者多为幼儿，不能清楚描述主观感受，且常由于受到惊吓和局部疼痛而哭闹不止。家长迫切希望尽快解除患儿的疼痛，并对骨折进行积极、有效的处理，担心影响患肢功能。应评估患儿及家属对骨折相关知识的了解情况及其心理承受能力，评估家属对患儿的支持程度。

### （五）治疗原则

1．手法复位外固定　对受伤时间短，局部肿胀程度轻，无血液循环障碍的患者，可行手法复位外固定。复位后用石膏托固定 4 ～ 6 周，对伸直型骨折患者，应固定肘关节于屈曲

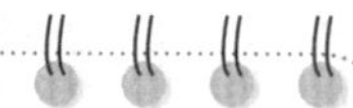

90°～100°位；对屈曲型骨折患者，应固定肘关节于屈曲40°位。

2．手术治疗　对手法复位失败者或合并神经、血管损伤的患者，应行手术复位。

**案例 40-1B**

体格检查：右肘部肿胀、畸形，可扪及骨折端，局部压痛明显，肘关节活动障碍，肘后三角关系正常，右侧桡动脉搏动较左侧稍弱，右手各指活动正常，毛细血管充盈时间为1 s，皮肤颜色红润，感觉正常。

X线检查：右侧肱骨髁上骨折（伸直型）。

**请回答：**

1. 该患儿可能会出现什么并发症？
2. 应如何进行病情观察与护理？

### 【主要护理诊断 / 问题】

1．有外周神经、血管功能障碍的危险　与骨折合并软组织损伤或骨折固定不当有关。

2．不依从行为　与患儿年龄小、缺乏对健康的正确认知有关。

### 【护理措施】

1．加强病情观察　患者受伤后，应严密观察其前臂肿胀程度及手部感觉、运动功能。若患者出现高张力性肿胀，手指主动活动障碍，被动活动时剧烈疼痛，手部皮肤颜色苍白、发凉、麻木，感觉异常，桡动脉搏动减弱或消失，即应确定存在骨筋膜室高压的情况，须立即解除外固定并通知医师，做好手术切开减压的准备。

2．指导功能锻炼　复位固定后，尽早开始患侧手指及腕关节屈伸活动，并进行上臂肌肉的主动舒缩运动，有利于减轻水肿。4～6周后，外固定解除，即可开始进行肘关节屈伸运动。进行手术切开复位且内固定稳定者，术后2周即可开始肘关节活动。若患者为小儿，则应耐心向患儿及家属解释功能锻炼的重要性，并指导锻炼的方法，使家属能协助其进行功能锻炼。

3．关心、爱护患儿　对待患儿应态度和蔼、亲切，及时给予其生活上的照顾。患儿哭闹时，应耐心询问患儿及家属，仔细检查患肢情况，查明原因并及时处理。指导患儿家属学习疾病相关知识，协助患儿正确认识疾病。

## 二、桡骨远端骨折

桡骨远端骨折（fracture of distal radius）是指距桡骨远端关节面3 cm以内的骨折。该部位是松质骨与密质骨交界处，一旦遭受外力，即容易发生骨折。常见于有骨质疏松的中老年患者。

### 【病因与分类】

骨折多为间接暴力所致。跌倒时手部着地，暴力向上传导，导致桡骨远端骨折。根据受伤机制不同，可分为伸直型和屈曲型，临床上以伸直型多见。

1．伸直型（Colles 骨折）　跌倒后，手掌着地，腕关节背伸，前臂旋前而导致骨折。

2．屈曲型（Smith 骨折）　跌倒后，手背着地，腕关节屈曲而导致骨折。

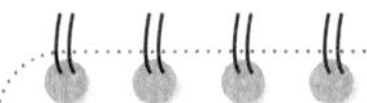

## 【护理评估】

（一）临床表现

1．症状　主要表现为腕关节肿胀明显、疼痛、功能障碍及局部瘀斑。

2．体征　Colles 骨折移位明显时，侧面观腕关节呈餐叉样畸形，正面观呈枪刺刀样畸形（图 40-4）。Smith 骨折患者伤后腕部呈下垂畸形。

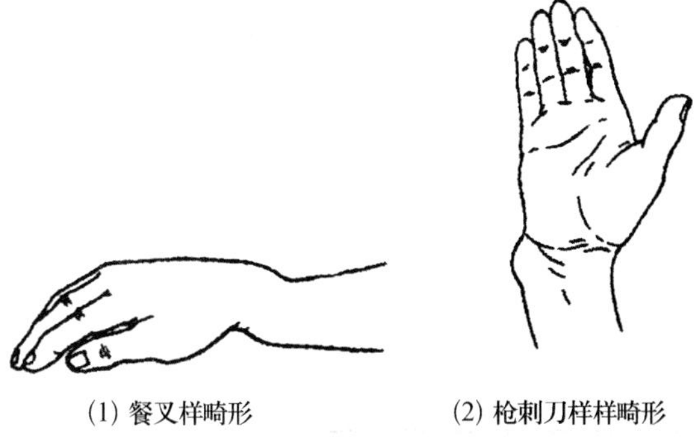

(1) 餐叉样畸形　　(2) 枪刺刀样样畸形

**图 40-4　伸直型桡骨远端骨折后的畸形**

（二）辅助检查

X 线检查可见典型移位，伸直型骨折可见骨折远端向背侧和桡侧移位，屈曲型骨折可见骨折远端向掌侧和桡侧移位。

（三）与疾病相关的健康史

评估患者的年龄、性别和工作性质，是否有骨质疏松病史等。

（四）心理社会状况

患者多为中老年女性，常担心骨折会影响工作和家务劳动。年轻患者希望达到解剖复位，以保持外形正常、美观。应评估患者对骨折相关知识的了解情况及其心理承受能力。

（五）治疗原则

1．手法复位外固定　对 Colles 骨折患者，经手法复位后，在旋前、屈曲、尺偏位用石膏托、特制小夹板或超腕关节石膏固定 2 周。水肿消退后，可在腕关节中立位更换石膏托或前臂以管型石膏固定 2 周。对 Smith 骨折患者，复位手法则与 Colles 骨折相反，复位后应保持背伸位固定。

2．手术治疗　对严重的粉碎性骨折移位明显、手法复位失败或复位后外固定不能维持复位的患者，可行切开复位内固定。

## 【主要护理诊断 / 问题】

（进食、如厕、卫生）自理缺陷　与骨和软组织损伤有关。

## 【护理措施】

1．局部制动　防止腕关节旋前、旋后。用吊带或三角巾将患肢托起，避免患肢下垂而引起静脉回流障碍。

2．生活护理　桡骨远端骨折患者多为中老年女性，是家务劳动的主力，发生骨折后，其进食、如厕、卫生等自理能力均会受到影响。护士应在患者入院后即指导其正确对待病情，必要时使用辅助用具协助进行生活护理。

3．功能锻炼　复位固定后，患者均应早期进行手指屈伸和用力握拳活动，并进行前臂肌肉收缩运动。4 ~ 6 周后，可去除外固定，应指导患者逐渐开始进行腕关节活动。

**案例 40-2A**

患者，女性，68 岁，1 h 前下公共汽车时摔伤。患者伤后感右髋部疼痛，不敢站立和行走，由 120 急救车送至医院急诊科。

**请回答：**

1. 该患者可能出现了什么情况？
2. 该患者的护理评估内容有哪些？

## 三、股骨颈骨折

股骨颈骨折（fracture of the femoral neck）多发于中老年人，以女性多见，约占成人骨折的 3.6%，常出现骨折不愈合（15%）或股骨头缺血性坏死（20% ~ 30%）。

### 【病因与分类】

股骨颈骨折多发生于中老年人，尤其是女性，与骨质疏松导致的骨组织量减少、髋关节周围肌群退行性变有关。若行走过程中突然滑倒，身体发生扭转而倒地，间接暴力传导至股骨颈，即可导致骨折。青壮年人群发生股骨颈骨折较少见，常需较大的暴力才会引起。

1．按骨折线的部位分类　①股骨头下骨折；②经股骨颈骨折；③股骨颈基底骨折（图 40-5）。前两者属于关节囊内骨折，由于股骨头的血液供应大部分中断，因而骨折较难愈合，容易造成股骨头缺血性坏死。股骨颈基底骨折由于骨折端的血供良好而较易愈合。

2．根据骨折线的方向分类　①内收型骨折：Pauwels 角大于 50°（股骨颈骨折线与两侧髂棘连线所成角度，即为 Pauwels 角），属于不稳定性骨折；②外展型骨折：Pauwels 角小于 30°，属于稳定性骨折（图 40-6）。

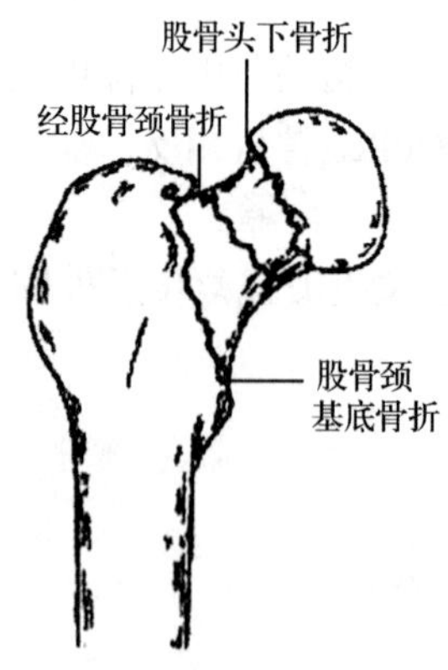


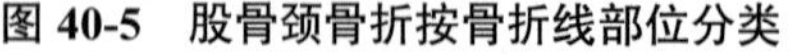
图 40-5　股骨颈骨折按骨折线部位分类

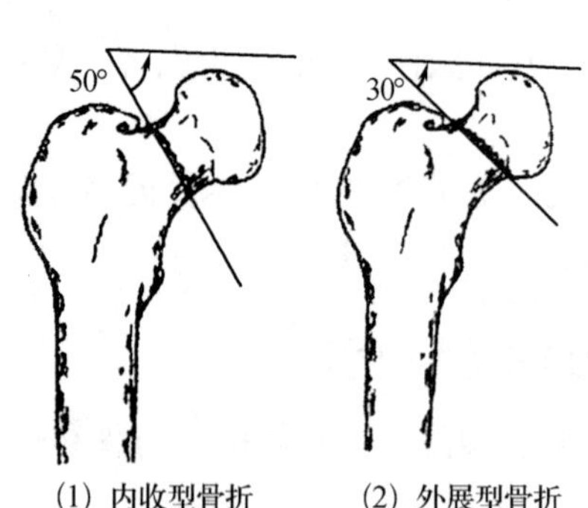


图 40-6　股骨颈骨折按骨折线方向分类

3．按骨折移位的程度分类　常采用 Garden 分型分为 4 型（图 40-7）：①Ⅰ型，不完全骨折，骨的完整性部分中断；②Ⅱ型，完全骨折，不发生移位；③Ⅲ型，完全骨折，发生部分移位；④Ⅳ型，完全骨折，完全移位。

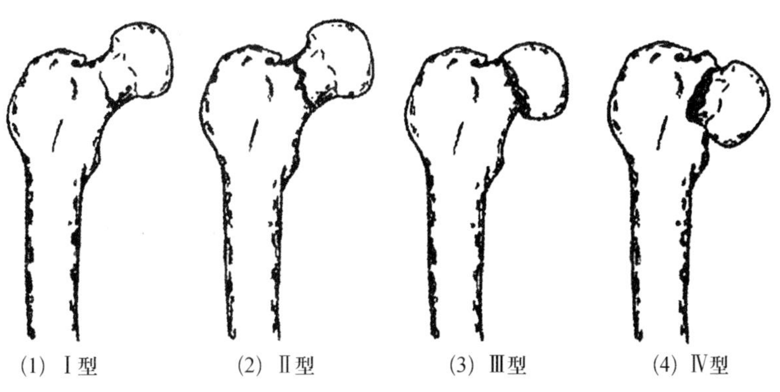


**图 40-7　股骨颈骨折按移位程度分类——Garden 分型**

## 【护理评估】

### （一）临床表现

1．症状　患者有摔倒受伤史，伤后感觉髋部疼痛，下肢活动受限，不敢站立和行走。外展型嵌插骨折患者受伤后仍能行走或骑自行车，数日后髋部疼痛加重，活动后更明显，提示可能由无移位的稳定性骨折发展为移位的不稳定性骨折。

2．体征　患侧大转子突出，髋部有压痛和纵向叩击痛，较少出现髋部肿胀和瘀斑。内收型骨折患者可有患肢短缩、内收和 45°～ 60° 外旋畸形（图 40-8）。

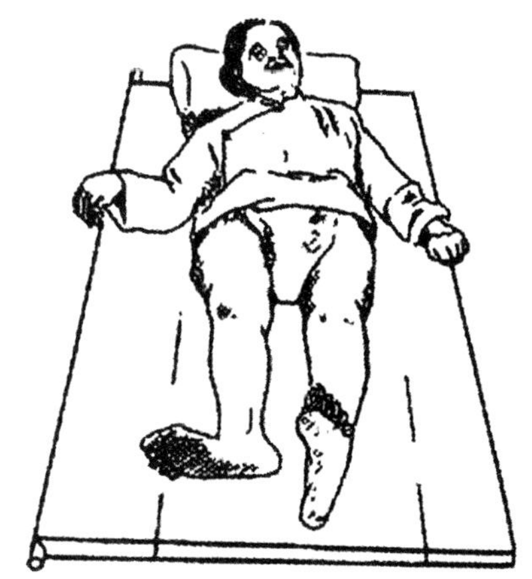

**图 40-8　股骨颈骨折时患肢的外旋畸形**

### （二）辅助检查

股骨颈正、侧位 X 线检查可以确定骨折的部位、类型和移位方向。

### （三）与疾病相关的健康史

评估患者的年龄、性别，受伤过程和急救措施。了解患者既往是否有骨质疏松病史，是否有心脏、肝、肺、肾等重要脏器的严重疾病。

### （四）心理社会状况

患者多为老年人，骨折后常担心生活上无人照顾或给子女添麻烦。应评估患者是否有充足的社会支持系统和家庭经济能力。评估患者对功能锻炼方法和日常生活注意事项的掌握程度。评估患者的家居环境是否会对骨折后的生活造成影响。

### （五）治疗原则

1．非手术治疗　对年龄过大，全身情况差或合并有严重心脏、肺、肝、肾等功能障碍而不能耐受手术者，可选择非手术治疗。嘱患者穿防旋鞋，进行下肢骨牵引或皮肤牵引 6 ～ 8 周。3 个月后，患者可逐渐扶双拐下地，注意指导患者患肢不负重行走。

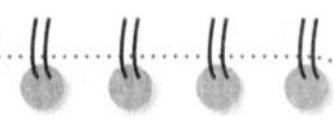

2．手术治疗　适用于内收型或发生移位的骨折患者，65 岁以上发生股骨头下型骨折的老年患者。可采取闭合复位内固定、切开复位内固定、人工股骨头或全髋关节置换术等手术方式。

**案例 40-2B**

体格检查：一般情况好，右下肢缩短 2 cm，右足无外旋畸形，右髋部有压痛，右下肢纵向叩击痛呈阳性。X 线检查示：右股骨颈中段骨折。

诊断为右股骨颈骨折，拟行人工关节置换术。

**请回答：**

1. 该患者目前主要的护理诊断 / 问题有哪些？
2. 目前的护理措施有哪些？

## 【主要护理诊断 / 问题】

1．急性疼痛　与骨折、软组织损伤、手术有关。

2．躯体活动障碍　与骨折、牵引或手术有关。

3．潜在并发症：骨折移位、人工关节脱位、人工关节感染、人工关节松动或磨损等。

## 【护理措施】

### （一）非手术治疗的护理与术前护理

1．体位护理　患肢制动，穿防旋鞋固定。卧床时，双腿之间放一枕头，使患肢呈外展中立位，以防止髋关节外旋或脱位。指导患者卧硬板床休息，更换体位时应注意避免患肢内收、外旋或髋关节屈曲，以防止骨折移位，6 个月内避免患侧卧位。尽量避免搬运患者，必须搬运时，注意将髋关节与整个患肢托起，防止骨折端移位而造成新的损伤。

2．皮肤牵引的护理　对进行下肢皮肤牵引治疗的患者，应注意皮套有无松脱和移位、足跟部有无压疮和溃疡、腓总神经有无受压、是否保持有效牵引。在足跟部、膝关节外侧等骨突部位使用厚棉垫，以防止压疮形成。

**科研小提示**

研究提示，营养状态在股骨颈骨折患者的康复过程中起着至关重要的作用，可探索股骨颈骨折患者围手术期的营养管理模式。

### （二）术后护理

1．体位护理　采用内固定治疗的患者，卧床期间应避免髋关节内收、内旋。人工髋关节置换术后，为避免人工髋关节脱位，患者术后卧床期间可使用外展枕，以保持患肢呈外展中立位。患者侧卧时，应注意健肢在下，患肢在上，双腿间夹厚枕。指导患者 3 个月内避免屈髋超过 90° 和下肢内收超过身体中线，因此应避免深蹲、坐矮凳和软沙发、使用蹲厕、过度弯腰拾物、盘腿、跪姿、交叉腿站立、跷二郎腿等。嘱患者上楼时应健肢先上，下楼时则应患肢先下。在床上排尿、排便时应使用矮便盆，如厕时应使用加高的坐便器。

随堂测 40-4

2．并发症的预防　若术后关节持续疼痛，伤口有异常液体溢出，局部皮肤发红、肿胀，则应警惕关节感染的发生。关节感染虽然少见，但是最严重的并发症。若患者摔倒或体位不当后出现髋部不能活动、疼痛、双下肢不等长，则提示可能发生人工髋关节脱位，应立即报告医师，进行患侧髋部X线检查，并予以手法或手术复位。若人工关节置换术多年后，患者出现关节疼痛、跛行，髋关节功能减退，则可能为关节松动或磨损。

3．功能锻炼

（1）内固定术后：对采用内固定治疗的患者，应指导其卧床期间避免患肢内收，坐起时避免交叉盘腿。若骨折复位良好，患者早期即可遵医嘱在床上坐起和借助双拐下床活动，并逐渐增加负重量。经X线检查证实骨折愈合后，可弃拐负重行走。

（2）人工关节置换术后：术后一般采取外展中立位。待患者麻醉清醒后，即可开展肌力训练，包括踝关节背伸和跖屈运动，以及股四头肌和髋部肌肉的收缩与舒张运动。之后可逐渐开始进行髋关节外展、膝关节和髋关节屈伸、抬臀、直腿抬高等运动。患者可在术后1周开始使用助行器、拐杖等进行行走练习。具体功能锻炼计划应根据患者的具体情况制订。

（三）健康教育

1．保护人工髋关节　指导患者出院后避免损伤人工关节的活动，如登山、爬楼梯和跑步等。避免在负重状态下反复做髋关节屈伸活动，或做剧烈跳跃和急停、急转活动。肥胖患者应注意控制体重，预防骨质疏松，避免过度负重。

2．循序渐进地进行功能锻炼　应根据患者个体情况的不同，帮助患者制订个性化康复计划。如果患者活动后感到关节持续疼痛和肿胀，则说明锻炼强度过大。

3．定期复诊　嘱患者出院后3个月内每月复诊1次，然后6个月、1年各复诊1次，以后每年复诊1次。告知患者出现异常情况应随时复诊。

## 四、股骨干骨折

股骨干骨折（fracture of shaft of femur）是指股骨转子以下、股骨髁以上部位的骨折，约占成人骨折的4.6%，多见于青壮年。

### 【病因】

股骨干是人体最粗、最长、承受应力最大的管状骨，因此需遭受强大暴力作用后才会发生骨折。重物直接打击、车轮碾压等直接暴力作用可使股骨干发生横行骨折或粉碎性骨折，高处坠落伤、机器扭转伤等间接暴力作用可使股骨干发生斜行骨折或螺旋形骨折。股骨干骨折可分为上1/3、中1/3和下1/3骨折。

### 【护理评估】

（一）临床表现

1．症状　主要表现为受伤后患肢肿胀、疼痛，远端肢体异常扭曲，不能站立和行走。

2．体征　患肢明显畸形，可出现反常活动、骨擦音。患者可因出血量大而发生休克。发生股骨干下1/3骨折时，可能损伤腘动脉、腘静脉、胫神经或腓总神经，引起远端肢体相应的血液循环、感觉和运动功能障碍。

（二）辅助检查

股骨正、侧位X线检查可明确骨折的准确部位、类型和移位情况。

（三）与疾病相关的健康史

患者多在严重交通事故或从高处坠落后发生股骨干骨折，评估患者是否有贫血史，有无心脏、肝、肺、肾等重要脏器疾病等病史。

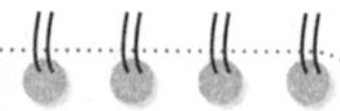



（四）心理社会状况

由于受到重大应激事件的刺激，加之骨折后伤口剧痛、出血和手术等因素，使患者情绪不稳定，身心俱疲。年轻患者常担心骨折会影响工作和学习，害怕康复后不能进行剧烈运动。

（五）治疗原则

1．非手术治疗

（1）皮肤牵引：对儿童股骨干骨折患者，多采用手法复位、小夹板固定，持续皮肤牵引等方法治疗。对 3 岁以下儿童患者，则采用垂直悬吊皮肤牵引。

（2）骨牵引：对成人股骨干骨折患者，经闭合复位后可采用 Braun 架固定持续牵引，或采用 Thomas 架平衡持续牵引。牵引可持续 8 ～ 10 周，牵引重量一般为体重的 1/10 ～ 1/7。

2．手术治疗　对成人股骨干骨折患者，近年来多采用手术内固定治疗。对于严重的开放性骨折患者，可采用外固定架治疗。

## 【主要护理诊断 / 问题】

1．躯体活动障碍　与骨折或牵引有关。

2．潜在并在症：低血容量性休克、脂肪栓塞。

## 【护理措施】

1．休克的观察与护理　由于股骨干骨折时失血量大，故应观察患者有无脉搏加快、皮肤湿冷、血压下降等低血容量性休克的表现。观察患者的足背动脉搏动和毛细血管充盈情况，同时与健侧进行比较。一旦发现异常，应及时报告医师积极处理。

2．脂肪栓塞的观察与护理　发生股骨干骨折后，骨髓被破坏，脂肪滴进入破裂的静脉窦，可引起脂肪栓塞。若栓塞位于皮下，则患者双肩前部、锁骨上部、前胸部、腹部等部位可出现皮下出血点。若栓塞于肺部，则患者可出现呼吸困难、咳嗽、咳痰。若栓塞于脑部，则患者可出现头痛、不安、失眠、兴奋、谵妄、精神错乱、昏睡、昏迷、痉挛、尿失禁等表现。因此，发生骨折后 2 ～ 3 d 内，应密切观察患者是否出现上述临床表现，并及时采取抢救措施。

3．牵引护理　对 3 岁以下儿童股骨干骨折患者采用双下肢垂直悬吊皮肤牵引时，应注意牵引重量以臀部悬离床面约患儿 1 拳大小的距离为宜（图 40-9）。其余牵引护理措施参见本章第一节相关内容。

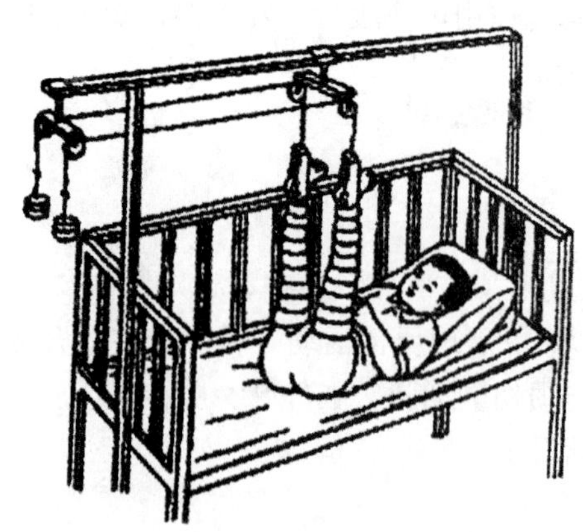

**图 40-9　儿童垂直悬吊皮肤牵引**

4．指导功能锻炼　术后即可指导患者练习患肢股四头肌的等长舒缩运动，以促进静脉回流，减轻水肿，防止肌萎缩和关节僵硬。术后 1 ～ 2 周，指导患者进行膝关节屈伸运动。术后 6 ～ 8 周，指导患者由不负重行走开始，逐渐增加负重训练。

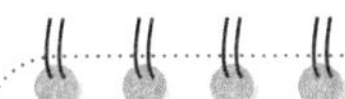

# 第三节　脊柱骨折与脊髓损伤

## 一、脊柱骨折

脊柱骨折（fracture of the spine）十分常见，约占全身骨折的 6.4%，胸腰段脊柱骨折多见。脊柱骨折患者往往伤情较重且复杂，最常见的合并症是脊髓损伤（spinal cord injury），尤其是颈椎骨折及脱位合并脊髓损伤者，可严重致残甚至危及生命。

### 【病因】

多数脊柱骨折因间接暴力引起，少数为直接暴力所致。间接暴力多见于从高处坠落时，头、肩、臀部或足部着地，地面对身体的阻挡使身体猛烈屈曲，所产生的垂直应力可导致椎体压缩骨折，水平应力较大时则可同时发生脊椎脱位。直接暴力所致的脊柱骨折多见于战伤、爆炸伤、直接撞伤等情况。

### 【护理评估】

（一）临床表现

1．症状

(1) 局部疼痛、站立及翻身困难：颈椎骨折患者可有头颈部疼痛，不能活动。胸腰椎损伤时，因腰背部肌痉挛、局部疼痛，患者无法站立，或站立时腰背部无力，疼痛加重。

(2) 腹胀、腹痛：高处坠落、挤压、车祸等所致下段脊柱骨折可能损伤腹膜后血管，从而导致腹膜后血肿。血肿可刺激腹腔神经节，使肠蠕动减慢，患者常出现腹痛、腹胀甚至肠麻痹症状。

2．体征　患者脊柱活动受限，胸腰段脊柱骨折时常可见或扪及后凸畸形。从上至下逐个按压或叩击棘突，损伤部位可有明显压痛。如合并脊髓损伤，则表现为四肢或双下肢感觉、运动、反射等功能障碍。

（二）辅助检查

X 线检查是首选的检查方法，可明确骨折的部位、类型和移位情况。CT 检查可显示椎体骨折情况、椎管内有无出血和碎骨片。MRI 可用于观察和确定脊髓、神经、椎间盘损伤的程度和范围。

（三）与疾病相关的健康史

了解患者是否有骨质疏松症、脊柱结核或肿瘤病史，肢体运动、感觉和反射等功能是否正常。评估患者有无烟、酒嗜好，有无心脏、肝、肺、肾等重要脏器疾病等病史。

（四）心理社会状况

本病发生较突然，患者及家属可因担心遗留后遗症而产生焦虑情绪。病情稳定后，由于活动受限，患者容易出现烦躁情绪，对生活缺乏信心，甚至不配合治疗和康复锻炼。

（五）治疗原则

1．非手术治疗

(1) 急救搬运：脊柱骨折患者合并颅脑、胸腔、腹腔脏器损伤或发生休克时，应优先处理紧急问题，抢救患者生命。应尽快将患者搬离现场，避免二次损伤或加重损伤。一人抬头，另一人抬下肢，或用搂抱的搬运方法十分危险（图 40-10），因为这些搬运方法会增加患者脊柱的弯曲度，可能将碎骨片向后挤入椎管内，从而加重脊髓损伤。正确的方法是采用担架、门板或木板运送。搬运时，应采用平托法或滚动法（图 40-11），安排专人保护损伤部位，注意保持伤者身体呈一直线，避免扭曲、移位和震动。转运过程中，应予以患者戴颈托或在其颈旁放置沙袋加以制动。

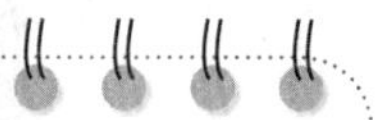

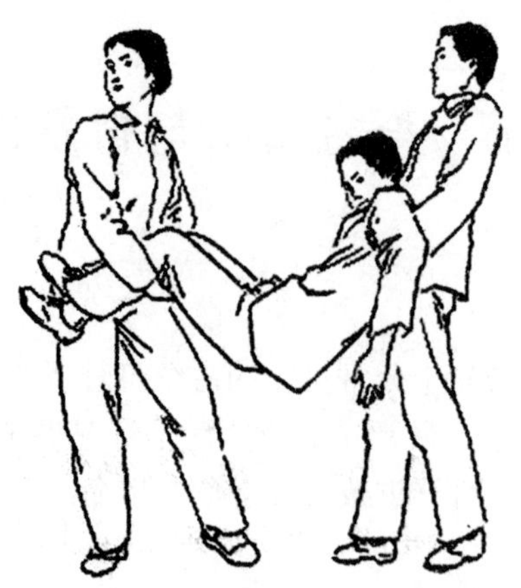

图 40-10　脊柱骨折患者不正确搬运法

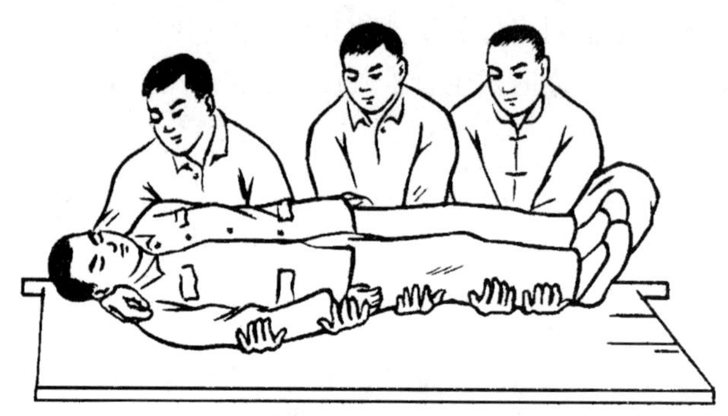

图 40-11　脊柱骨折患者正确搬运法（三人法）

（2）卧硬板床：发生胸腰椎单纯压缩骨折时，若椎体压缩程度＜ 1/5 或患者年老体弱，可使其仰卧于硬板床上，骨折部位垫以厚枕，使脊柱过伸。

（3）复位与固定：对于稳定型颈椎骨折患者，可采用枕颌带予以卧位牵引复位，牵引重量为 3 kg。对于发生明显压缩移位的颈椎骨折患者，可采用持续颅骨牵引复位，牵引重量为 3 ～ 5 kg。对于寰椎、枢椎骨折患者，也可采用 Halo 架固定 8 ～ 12 周进行治疗。

2．手术治疗　对于移位严重、保守治疗无效的脊柱骨折患者，可采用骨折内固定、植骨融合或椎管减压术。

## 【主要护理诊断 / 问题】

1．（进食、如厕、卫生）自理缺陷　与躯体活动功能丧失或医嘱制动有关。

2．潜在并发症：脊髓损伤。

## 【护理措施】

1．病情观察　观察患者的肢体感觉、运动、反射和括约肌功能。若发现脊髓损伤征象，应及时报告医师予以处理。

2．生活护理　协助患者进食、沐浴和排便，尽量满足其基本生活需求。注意观察肢体感觉、运动和肌力的变化，鼓励患者做力所能及的自理活动。

3．体位护理　患者受伤后，应使其平卧于硬板床上。翻身时，应采用轴线翻身法或滚动法：对于胸腰椎骨折患者，应将其双臂交叉放于胸前，两名护士分别托扶患者肩背部和腰腿部，并将其翻至侧卧位，始终保持脊柱处于中立位。对于颈椎骨折患者，还需安排专人托扶其头部，沿纵轴向上略加牵引，使其头部与肩部同时翻动。患者自行翻身时，应先挺直腰背部再

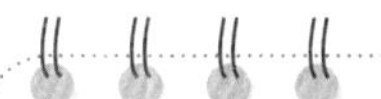

翻身，以利用紧绷的躯干肌肉产生天然内固定夹板作用。侧卧时，患者背侧从肩部到臀部应垫枕抵住，以免胸腰部脊柱发生扭转。上腿屈髋、屈膝，下腿伸直，双腿间应垫枕，以防止髋部内收。对颈椎骨折患者，应嘱其不可随意低头、抬头或转动颈部。

4．指导功能锻炼　发生脊柱骨折后，长期卧床可导致关节僵硬和肌萎缩。因此，应根据骨折的部位和严重程度，帮助患者制订相应的功能锻炼计划。指导患者早期活动并进行功能锻炼。单纯压缩骨折患者，卧床 3 d 后即可进行开始腰背肌锻炼，开始时臀部左右移动，然后做背伸运动，使臀部离开床面。随着腰背肌力量逐渐加强，臀部离开床面的高度也应逐渐增加。2 个月后骨折基本愈合，第 3 个月患者即可下地少量活动，以卧床休息为主。

5．预防腹胀　腹胀是胸腰椎骨折患者常见的并发症，应指导患者进食富含膳食纤维的食物（如萝卜粥、山楂、玉米、绿叶蔬菜等），适量进食水果（如火龙果、香蕉、猕猴桃等），饮用适量酸奶。鼓励患者多饮水，每日饮水量为 2000 ～ 2500 ml。避免食用腌制、辛辣、油腻等易产气及不易消化的食物。

## 二、脊髓损伤

脊髓损伤是脊柱骨折脱位患者最严重的并发症。由于椎体发生移位和碎骨片突出至椎管内，使脊髓或马尾神经产生不同程度的损伤，多发生于颈椎下部和胸腰椎。胸腰椎损伤可导致下肢感觉与运动功能障碍，称为截瘫（paraplegia），而颈段脊髓损伤后，双上肢也可出现神经功能障碍，称为四肢瘫（tetraplegia）。脊髓损伤多由外伤所致，直接暴力和间接暴力均可导致脊髓损伤。

**案例 40-3A**

患者，女性，45 岁，20 min 前和丈夫吵架后从 5 楼窗台跳下，跌落地面为平坦硬土地。伤后，患者立即被其丈夫送到医院。入院后，患者自诉腰部剧烈疼痛，双下肢不能活动，无昏迷，无呕吐，问话能正确对答，面部和双手有小面积擦伤，身体其他部位未见外伤，裤子被尿湿。患者既往身体健康。

**请回答：**

1. 该患者护理评估的内容包括哪些？
2. 应如何进行紧急处理？

## 【护理评估】

（一）临床表现

脊髓损伤患者可因损伤部位和程度不同而有不同的表现。

1．脊髓震荡　主要表现为损伤平面以下感觉、运动、反射及括约肌功能丧失，可在数小时或数天内完全恢复，不留任何神经系统后遗症。

2．不完全性脊髓损伤

（1）脊髓半切综合征：即布朗 - 塞卡综合征（Brown-Séquard syndrome），是指脊髓损伤平面以下同侧肢体的运动和深感觉消失，对侧肢体痛觉和温觉消失。

（2）脊髓前动脉综合征：颈段脊髓前方受压严重，有时可引起脊髓前动脉闭塞，导致四肢瘫痪，下肢瘫痪重于上肢瘫痪，但下肢和会阴部位置觉和深感觉存在，有时甚至还保留有浅感觉。

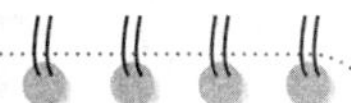

(3) 脊髓中央管周围综合征：多发生于颈椎过伸性损伤。颈椎管因颈椎过伸而发生急剧容积变化。脊髓受黄韧带皱褶、椎间盘或骨刺的前后挤压，使脊髓中央管周围的传导束受到损伤，表现为损伤平面以下的四肢瘫，上肢重于下肢，不伴有感觉分离。

3．完全性脊髓损伤　是指脊髓实质发生完全性横断性损伤，损伤平面以下的最低位骶段感觉、运动功能丧失，包括肛门周围的感觉和肛门括约肌的收缩功能完全丧失，称为脊髓休克（spinal shock）。2 ~ 4 周后可逐渐演变成痉挛性瘫痪，表现为肌张力增高，腱反射亢进。颈段脊髓损伤患者可表现为四肢瘫，胸段脊髓损伤患者则表现为截瘫。$C_1$ ~ $C_2$ 骨折脱位导致的高位颈髓损伤，如该处生命中枢直接受压并超过其代偿限度，则患者多立即死亡。$C_3$ 以下的颈髓损伤不仅可导致四肢瘫痪，还可引起胸式呼吸消失或者出现反常呼吸（因肋间肌麻痹所致）。

4．脊髓圆锥损伤　正常人脊髓终止于第 1 腰椎椎体下缘，因此第 1 腰椎骨折时可发生脊髓圆锥损伤，表现为会阴部（鞍区）皮肤感觉缺失，括约肌功能丧失，致排尿、排便不能控制和性功能障碍，双下肢感觉和运动功能仍保留正常。

5．马尾神经损伤　马尾神经起自第 2 腰椎骶髓，一般终止于第 1 骶椎下缘。马尾神经完全性损伤者较少见。主要表现为损伤平面以下弛缓性瘫痪，感觉和运动功能障碍，括约肌功能丧失，腱反射消失。

脊髓损伤严重程度分级可作为脊髓损伤后自然转归和治疗前后对照的观察指标。通常根据脊髓损伤的临床表现进行分级，目前较常用的是截瘫指数和美国脊柱损伤协会（American Spinal Injury Association，ASIA）神经功能分级（表 40-1）。脊髓损伤后，由于损伤程度不同，患者的瘫痪表现也存在差异。截瘫指数是将瘫痪程度进行量化，分别用 0、1、2 表示，0 代表没有或基本没有瘫痪，1 代表功能部分丧失，2 代表完全或者接近完全瘫痪。一般应记录肢体的自主运动，感觉及大、小便 3 项功能，将各项数值相加，即为该患者的截瘫指数。ASIA 神经功能分级按照损伤程度将脊髓损伤分为 A、B、C、D、E 5 级。

**表 40-1　脊髓损伤 ASIA 神经功能分级**

| 分级 | 功能情况 |
|---|---|
| A 级 | 完全性损伤，骶段（$S_4$ ~ $S_5$）感觉及运动功能完全丧失 |
| B 级 | 不完全性损伤，神经损伤平面以下包括骶段（$S_4$ ~ $S_5$）存在感觉功能，但无任何运动功能 |
| C 级 | 不完全性损伤，神经损伤平面以下存在运动功能，且大部分关键肌群肌力 $<$ 3 级 |
| D 级 | 不完全性损伤，神经损伤平面以下存在运动功能，且大部分关键肌群肌力 $\geq$ 3 级 |
| E 级 | 正常，感觉和运动功能正常 |

### （二）辅助检查

1．实验室检查　除进行围术期准备（如血常规检查、红细胞沉降率测定、出血与凝血时间测定等）外，还应注意对患者进行血气分析，以明确患者是否发生脊髓损伤或脊髓水肿所导致的缺氧情况。

2．影像学检查

(1) X 线检查：是首选的检查方法，可明确骨折的部位、类型和移位情况。

(2) CT：可显示椎体的骨折情况、椎管内有无出血和碎骨片。

(3) MRI：可用于观察和确定脊髓、神经、椎间盘损伤的程度和范围。

3．其他检查　如进行超声检查，观察是否发生腹膜后血肿。进行电生理检查，观察双下肢神经功能情况等。

### （三）与疾病相关的健康史

评估患者的受伤史，既往肢体运动、感觉和反射等功能是否正常。了解患者从事的工作和

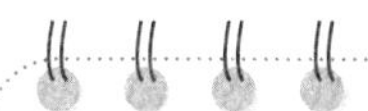

日常生活方式等。

（四）心理社会状况

本病发生较突然，多见于年轻人，患者及家属通常难以接受，担心遗留后遗症而影响正常生活。患者常有强烈丧失感，可出现骂人、打人或摔砸物品等攻击行为，或疼痛时哭泣，或有幼稚行为，或出现抑郁、悲观、厌世等情绪反应。治疗和康复所需的巨额费用也会给患者及其家庭带来沉重的负担。应注意评估患者及家属对疾病的了解程度及其经济承受能力，以及社会支持系统。

（五）治疗原则

1．非手术治疗　伤后 6 h 内是关键时期，24 h 内为急性期，应抓住早期治疗的时机。

（1）固定和制动：一般先予以枕颌带牵引或颅骨牵引，防止因损伤部位移位而导致脊髓再损伤。

（2）甲泼尼龙冲击疗法：适用于受伤 8 h 以内的患者，按照 30 mg/kg 的剂量一次给药，15 min 内静脉注射完毕，然后让患者休息 45 min，在之后 23 h 内以 5.4 mg/（kg · h）的剂量持续静脉滴注。其作用是减轻脊髓水肿和继发性损害，促进机体新陈代谢和预防神经纤维变性。

（3）高压氧治疗：高压氧治疗能改善脊髓缺氧、缺血情况，一般于伤后 4 ～ 6 h 内应用。

2．手术治疗　手术治疗只能解除对脊髓的压迫和恢复脊柱的稳定性，目前还无法使已损伤的脊髓恢复功能。手术途径和方式应视骨折的类型和受压部位而定。

**案例 40-3B**

体格检查：患者后背部疼痛，腰部活动受限，腹胀，无腹痛，$T_{10\sim11}$ 棘突有明显压痛。尿失禁。双下肢不能活动，双下肢股四头肌及小腿各肌群肌力为 0 级，被动活动正常。躯干部于脐水平以下痛觉消失，中下部腹壁反射消失，肛门括约肌反射消失，膝反射和跟腱反射消失。

X 线检查显示：第 11 胸椎椎体压缩成楔形，压缩高度为原高度的 1/3。胸腰段 MRI 示：第 11 胸椎压缩骨折，脊柱后凸畸形，脊髓受压。

诊断为第 11 胸椎椎体压缩骨折，伴脊髓损伤。拟行甲泼尼龙冲击疗法 + 手术治疗。

**请回答：**

1. 该患者目前的主要护理诊断 / 问题是什么？
2. 应如何进行护理？

## 【主要护理诊断 / 问题】

1．低效性呼吸型态　与脊髓高位损伤致呼吸肌麻痹有关。

2．排尿障碍　与脊髓损伤致逼尿肌无力、尿潴留有关。

3．有体温失调的危险　与脊髓损伤、自主神经功能紊乱有关。

4．有便秘的危险　与脊髓损伤、饮食和活动受限有关。

## 【护理措施】

（一）非手术治疗的护理与术前护理

1．心理护理　由于突发的肢体功能丧失以及缺乏疾病相关知识，患者和家属的心理压力往往较大。护士应向患者和家属讲解疾病相关知识，帮助患者和家属掌握正确的应对技巧，鼓

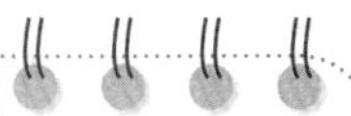

励患者积极参与康复，提高自我护理能力。可协助患者加入脊髓损伤互助协会，建立有效的社会支持系统。

2．并发症的预防与护理　脊髓损伤一般不直接危及生命，但其并发症是导致患者死亡的主要原因。截瘫患者常见的并发症有呼吸衰竭与呼吸道感染、高热和低体温、泌尿系感染与结石、便秘和压疮等。

（1）呼吸衰竭与呼吸道感染：是颈段脊髓损伤的严重并发症。人体有胸式呼吸和腹式呼吸两组肌群，胸式呼吸由肋间神经支配的肋间肌管理，腹式呼吸由膈肌管理。膈神经由 $C_3 \sim C_5$ 组成，其中 $C_4$ 是主要成分。颈髓损伤时，肋间肌完全麻痹，胸式呼吸消失，患者能否生存，主要取决于腹式呼吸是否存在。$C_1$、$C_2$ 损伤患者往往在受伤现场已经死亡。$C_3$、$C_4$ 损伤患者由于膈神经受影响，也常因早期发生呼吸衰竭而死亡。即使是 $C_4$、$C_5$ 以下平面的损伤，患者也可因脊髓水肿蔓延波及呼吸中枢而出现呼吸功能障碍。因此，任何阻碍膈肌活动和呼吸道通畅的原因均可导致呼吸衰竭。

呼吸道感染是脊髓损伤患者晚期死亡的常见原因。由于患者呼吸肌力量不足，呼吸道分泌物不易排出，使呼吸道阻力增加，长期卧床者容易发生坠积性肺炎。患者一般在 1 周内即可发生呼吸道感染，吸烟者呼吸道感染更容易提前发生，其结果是患者常因呼吸道感染难以控制或痰液堵塞气管而导致窒息死亡。为保持患者呼吸道通畅，常需行紧急气管插管或气管切开。护理时应注意维持有效呼吸，防止发生呼吸道感染。

1）病情观察：颈髓损伤者 48 h 内可因脊髓水肿而造成呼吸抑制，故需密切观察患者的呼吸情况，做好及时抢救的准备。对于无自主呼吸或呼吸微弱的患者，应立即行气管插管或气管切开，以呼吸机维持呼吸。对于行气管切开的患者，应予以气管切开术后常规护理。

2）氧疗：给予氧气吸入，根据血气分析结果及血氧饱和度的情况调整吸氧浓度、吸氧量和持续时间，以改善机体缺氧状况。

3）减轻脊髓水肿：遵医嘱给予地塞米松、甘露醇、甲泼尼龙等进行脱水治疗，避免脊髓水肿蔓延而进一步影响呼吸功能。

4）呼吸道的护理：应注意预防因气道分泌物阻塞而并发坠积性肺炎或肺不张。①协助翻身、叩背：每 2 h 协助患者翻身、叩背一次，以促进痰液排出。②辅助咳嗽、排痰：患者咳嗽、排痰有困难时，应予以辅助排痰。护士将双手放在患者上腹部两侧肋缘下，嘱患者深吸气，在其呼气时向上推，以加强膈肌向上反弹的力量，促进咳嗽与咳痰。③吸痰：患者不能自行咳嗽、咳痰或发生肺不张时，可用导管插入气管，吸出分泌物。必要时协助医师经纤维支气管镜进行支气管肺泡灌洗，同时予以吸痰。④雾化吸入：遵医嘱在雾化吸入液中加入抗生素、地塞米松等药物，以稀释分泌物并有利于排出。⑤指导深呼吸训练：指导患者练习深呼吸，以防止呼吸活动受限引起的肺部并发症。每 2 ～ 4 h 用呼吸锻炼器进行一次呼吸锻炼。

（2）体温异常：颈髓损伤后，患者可出现自主神经功能紊乱，损伤平面以下皮肤不能出汗，机体对气温的变化丧失调节和适应能力，常导致高热（体温可达 40.0℃以上）或低体温（体温降至 35.0℃以下）。对高热患者，应以物理降温为主。护理方法包括：①将患者安置在空调房内；②予以物理降温，如冰敷、冰水灌肠、乙醇溶液擦浴；③药物疗法，予以输液和应用冬眠药物。

（3）泌尿系感染和结石：排尿的脊髓反射中枢在 $S_2 \sim S_4$，位于脊髓圆锥内。脊髓圆锥以上脊髓损伤患者，由于尿道外括约肌收缩，不能放松，因而可出现尿潴留；脊髓圆锥以下脊髓损伤患者，则可因尿道外括约肌放松，而出现尿失禁。脊髓损伤患者由于需长期留置导尿管，所以容易发生泌尿系感染与结石，男性患者还可发生附睾炎。主要护理措施包括以下几方面。

1）留置导尿：对截瘫早期（脊髓休克期）患者，可留置导尿管，持续引流尿液并记录尿量，以防止膀胱过度充盈。

随堂测 40-5

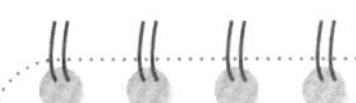

2）间歇性导尿（intermittent catheterization，IC）：待患者病情稳定后（伤后 2 ~ 3 周），可教会患者严格遵循无菌操作原则，自行插入导尿管进行间歇性导尿。白天每 4 h 导尿 1 次，晚间每 6 h 导尿 1 次，以预防泌尿系感染和膀胱萎缩。

3）保持液体出入量：鼓励患者多饮水，每天饮水量为 3000 ml 左右，以稀释尿液，增加尿量，起到局部冲洗的作用。

（4）预防便秘：脊髓损伤后 72 h 内，患者易发生麻痹性肠梗阻或腹胀。应指导或协助患者在餐后 30 min，取坐位或卧位做腹部环形按摩，以刺激肠蠕动。对部分患者可采用手指按压肛门周围组织或扩张肛门，以刺激肛门括约肌，逐渐建立反射性排便的习惯。必要时可戴手套徒手掏出肛门内硬结的粪便。对顽固性便秘患者，可遵医嘱给予灌肠或缓泻药。

**知识链接**

**间歇性导尿用于脊髓损伤患者膀胱功能训练**

早期进行间歇性导尿是对脊髓损伤患者进行膀胱功能训练的一种重要方式，是协助膀胱排空的“金标准”。对急性脊髓损伤患者，应尽早开始进行间歇性导尿。间歇性导尿包括间歇性无菌导尿和间歇性清洁导尿。间歇性导尿的前提条件包括：①患者有足够的膀胱容量，规律饮水，保持 24 h 尿量为 1500 ~ 2000 ml；②每 4 ~ 6 h 导尿 1 次，可以根据导出的尿量进行适当增减，每次导出的尿量不超过 500 ml；③患者病情稳定，不需要抢救、监护治疗或大量输液治疗。间歇性导尿的要点包括：①选择适当尺寸的导尿管，推荐使用 12 ~ 14 Fr 的导尿管（女性患者可以选用 14 Fr 或 16 Fr）；②严格执行无菌操作，尿道外口消毒后，经尿道插管；③充分润滑尿道，使用润滑剂，以避免发生尿道损伤等并发症；④操作轻柔，缓慢插入导尿管，避免损伤尿道黏膜；⑤完全引流尿液后，轻柔按压耻骨上区，同时缓慢拔出导尿管。导尿管完全拔出前，应先夹闭导尿管末端，再完全拔出导尿管，以防止尿液反流。

（二）术后护理

1．体位　瘫痪的肢体应保持关节处于功能位，防止关节屈曲、过伸或过展。患者可穿矫正鞋或使用足踝托，以防止足下垂。

2．观察感觉和运动功能　脊髓受手术刺激易出现水肿，术后应严密观察患者躯体及肢体感觉、肌力、运动情况。当出现瘫痪平面上升、肢体麻木、肌力减弱、运动功能下降时，应立即通知医师，及时予以处理。

3．功能锻炼　对于截瘫患者，应每日进行全范围关节被动活动和肌肉按摩，防止肌萎缩和关节僵硬。对于未瘫痪的肢体部位，可指导患者通过举哑铃和拉力器等方法加强肌肉力量，通过挺胸和俯卧撑等锻炼腰背部力量，为日后的生活自理活动做准备。

（三）健康教育

1．告知患者出院后需继续进行康复锻炼，并注意预防并发症的发生。

2．指导患者练习床上坐起，使用轮椅、助行器等上下床和行走的方法，注意安全，谨防跌倒。

3．指导患者及家属进行间歇性清洁导尿，注意预防长期留置导尿管而引起泌尿系感染。

4．告知患者如出现任何并发症，则需及时返院接受检查和治疗。

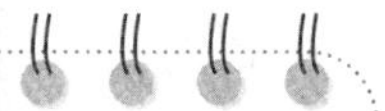

## 第四节　骨盆骨折

在躯干骨损伤中，骨盆骨折（fracture of the pelvic）的发生率仅次于脊柱损伤，且常合并静脉丛和动脉大量出血，以及盆腔内脏器损伤。

### 【病因】

骨盆骨折多由强大的暴力作用所致。年轻人骨盆骨折主要是由于交通事故和高处坠落引起，老年人骨盆骨折最常见的原因是摔倒。

### 【护理评估】

（一）临床表现

1．症状　患者可出现髋部肿胀、疼痛，不敢坐起或站立。发生大出血或严重器官损伤者可有面色苍白、出冷汗、脉搏细速、烦躁不安等低血压和休克早期表现。

2．体征

（1）骨盆分离试验与挤压试验阳性：检查者双手分撑患者两侧髂嵴，使骨盆前环产生分离，如患者出现疼痛，即为骨盆分离试验阳性。检查者用双手挤压患者两侧髂嵴，如患者出现疼痛，即为骨盆挤压试验阳性。

（2）肢体长度不对称：测量胸骨剑突与两侧髂前上棘之间的距离，骨盆向上移位的一侧长度变短。也可测量脐与两侧内踝尖端的距离。

（3）会阴部瘀斑：是耻骨与坐骨骨折的特有体征。

（二）辅助检查

X线检查可显示骨折的类型和骨折块的移位情况，但骶髂关节情况以CT检查显示更为清晰，CT三维重建扫描可更加立体、直观地显示骨折的类型和移位情况。

（三）与疾病相关的健康史

评估患者的受伤史，了解患者从事的工作和日常生活方式等。

（四）心理社会状况

本病发生较为突然，多见于年轻人，病情严重且变化快。患者可出现躁动、焦虑或恐惧等情绪反应。年轻女性患者还可能担心治愈后是否会影响生育能力。应评估患者对疾病相关知识的了解情况及其心理承受能力，以及家庭支持程度和社会支持系统。

（五）治疗原则

1．非手术治疗

（1）卧床休息：骨盆边缘性骨折、骶骨与尾骨骨折和骨盆环单处骨折时若无移位，则患者卧床休息3～4周，疼痛可逐渐消失。

（2）牵引：对单纯性耻骨联合分离且病情较轻者，可用骨盆兜带悬吊牵引。对于耻骨联合分离＞2.5 cm者，目前大都主张采用手术治疗。

2．手术治疗　对于骨盆环双处骨折伴骨盆环断裂者，多主张采取手术复位及内固定，必要时辅以外固定支架固定。

### 【主要护理诊断/问题】

1．组织灌注不足　与骨盆损伤、大出血有关。

2．潜在并发症：腹膜后血肿、膀胱损伤、尿道损伤、直肠损伤、神经损伤、脂肪栓塞和静脉栓塞。

## 【护理措施】

（一）非手术治疗的护理与术前护理

1．急救处理　若患者出现危及生命的并发症，则应先抢救生命。对休克患者，应及时予以抗休克治疗，监测患者的血压和脉搏，快速建立输血、补液通道。

2．并发症的观察与护理

(1) 腹膜后血肿：骨盆部位主要为松质骨，邻近又有许多动脉、静脉丛，血液供应丰富。骨折可引起广泛出血，巨大血肿可沿腹膜后疏松结缔组织间隙蔓延至肠系膜根部、肾区及膈下，使患者出现腹痛、腹胀等腹膜刺激征。若诊断性腹腔穿刺抽出不凝血，则提示有腹腔内脏器官损伤的可能，应嘱患者禁食，密切观察其腹痛、腹胀症状，遵医嘱补液。

(2) 盆腔内脏器官损伤：包括膀胱、后尿道和直肠损伤，尿道损伤远比膀胱损伤多见。耻骨支骨折移位易引起尿道损伤、会阴部撕裂。嘱患者排尿，若尿液清澈，则表示泌尿道无损伤。若患者出现血尿，则表示有肾损伤或膀胱损伤。若尿道口流血，导尿管难以插入膀胱内，则提示有后尿道断裂，可行耻骨上膀胱造瘘术。若患者出现直肠损伤，则应予以严格禁食，遵医嘱给予静脉补液，合理应用抗生素。

(3) 神经损伤：主要是腰骶神经丛与坐骨神经损伤。注意观察患者是否有括约肌功能障碍，下肢某些部位感觉减退或消失。发现异常应及时报告医师予以处理。

(4) 脂肪栓塞与静脉栓塞：盆腔内静脉丛破裂可引起脂肪栓塞，其发生率高达35%～50%，有症状性肺栓塞发生率为2%～10%。注意观察患者是否出现胸闷、血氧饱和度下降、呼吸困难等肺栓塞症状，并及时处理。

3．体位护理

(1) 不影响骨盆环完整性的骨折：对髂前上、下棘撕脱骨折患者，可于屈髋、屈膝位固定3～4周。对坐骨结节撕脱骨折患者，应嘱其卧床休息时采取大腿伸直、外旋位。髂骨翼骨折、骶骨与尾骨骨折和骨盆环单处骨折时，若无移位，则可嘱患者卧床休息3～4周，仰卧与侧卧交替（健侧在下）。

(2) 影响骨盆环完整性的骨折：骨盆环双处骨折伴骨盆环断裂者，需要绝对卧床休息，注意不可随意搬动患者。在条件允许的情况下，可使用翻身床。

（二）术后护理

1．外固定支架的护理

(1) 外固定针眼的护理：外固定针眼处应每日用75%乙醇溶液消毒1次，并注意及时擦去针眼处分泌物和血痂。若针眼处出现红、肿、发热、疼痛等感染迹象，则应使用聚维酮碘消毒处理，患者病情严重时，需将其送至手术室拆除外固定支架。

(2) 维持固定：骨盆外固定术后，协助患者转身或移位时应避免牵拉外固定支架，以防止外固定松脱、移位。

2．功能锻炼

(1) 不影响骨盆环完整性的骨折：①单纯单处骨折，无合并伤，又不需要复位者，早期可在床上做上肢伸展运动、下肢肌肉收缩运动以及足部活动；②伤后1周可进行半卧位及坐位练习，并进行髋关节、膝关节的屈伸运动；③伤后2～3周，如患者全身情况尚好，则可下床站立并缓慢行走，之后逐渐加大活动量；④伤后3～4周，不限制活动，患者可练习正常行走及下蹲。

(2) 影响骨盆环完整性的骨折：①伤后无合并症的患者，应卧硬板床休息，并进行上肢活动；②伤后第2周开始，患者可取半坐位，进行下肢肌肉收缩锻炼，如股四头肌收缩等活动；

③伤后第 3 周开始，患者可在床上进行髋关节、膝关节活动，并逐渐由被动活动转为主动活动；④伤后第 6 ~ 8 周，拆除牵引固定后，患者即可扶拐行走；⑤伤后第 12 周开始，患者应逐渐增加活动量，并练习弃拐负重步行。

（三）健康教育

1．饮食指导　指导患者进食富含营养的食物，适当增加粗纤维食物，以促进骨折愈合，防止便秘。嘱患者戒烟、戒酒，以免导致骨折不愈合。

2．功能锻炼　鼓励患者出院后继续进行功能锻炼。

3．复诊　嘱患者出院后 1 个月、3 个月返院复查。

## 第五节　断肢（指）再植

外伤所致肢（指）体离断，没有任何组织相连或虽有受伤或失活的组织相连，但在清创时必须切除的，称为完全性断肢（指）。肢（指）体骨折或脱位、断面相连的软组织少于断面总量的 1/4，主要血管断裂，若不修复血管，远端肢（指）体将发生坏死的称为不完全性断肢（指）。断肢（指）主要由外伤所致，包括切割伤、碾压伤和撕脱伤等。1963 年，我国首次报道了断肢再植术（limb replantation）成功，1965 年又成功开展了断指再植术（replantation of amputated finger）。断肢（指）再植技术目前已相当成熟，在国内外已广泛开展。我国断肢（指）再植技术也取得了一系列突破性进展，长期处于国际领先地位。

### 【护理评估】

（一）临床表现

1．症状　主要表现为肢体剧烈疼痛，局部出血，肢（指）体离断。发生大出血的患者可有面色苍白、出冷汗、脉搏细速、烦躁不安等低血压和休克早期表现。

2．体征　离断肢（指）体功能全部或部分丧失。

（二）辅助检查

1．实验室检查　可进行血型检验、血常规检查，并配好同型血 1000 ~ 2000 ml，做好围手术期准备。

2．影像学检查　X 线检查主要用于评估肢（指）体骨折或脱位的情况。

（三）与疾病相关的健康史

了解患者的年龄、工作性质、受伤时间、受伤原因、受伤后断肢（指）的保存、肢体创面的处理等情况，有无断肢（指）再植的适应证。了解患者既往有无血管疾病及高血压、糖尿病、冠心病等病史。

（四）心理社会状况

断肢（指）多为突发事件，多数患者较为年轻，既往身体健康，对意外受伤及可能伤残缺乏心理准备。应评估患者及家属对疾病相关知识和治疗效果的认知程度，以及对护理措施的了解程度和期望。

（五）治疗原则

1．非手术治疗

（1）急救处理：包括止血、包扎、固定、离断肢（指）体的保存，以及迅速转运。

（2）断肢（指）的保存：离断肢（指）体断面应用无菌敷料或清洁布类包裹，以减少污染。如受伤现场离医院较远，则应对离断肢（指）体采用干燥冷藏法保存（图 40-12），即将断肢（指）用无菌或清洁敷料包裹，置入塑料袋内密封，再放置于加盖的容器内，外周加冰块

随堂测 40-6

保存。切忌将离断肢（指）体浸泡于任何液体中。到达医院后，应及时检查断肢（指），用无菌敷料包裹，并放置于无菌盘中，然后置入 4℃冰箱内。若断肢（指）为多个手指，则应分别予以标记，按手术程序逐个取出，以缩短断肢（指）缺血时间。

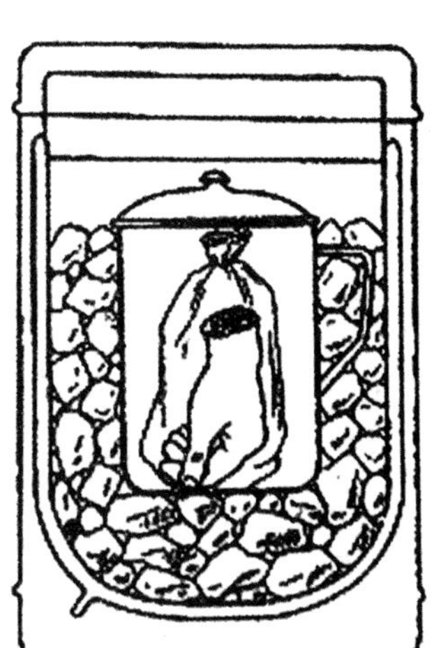

图 40-12　断手的干燥冷藏法

2．手术治疗　断肢（指）再植是创伤外科各种技术操作的综合，要求术者必须具备良好的外科基础知识和娴熟的显微外科技术，以确保肢（指）体再植成活。基本处理原则和程序包括：①彻底清创；②重建骨的连续性；③缝合肌腱；④重建血液循环；⑤缝合神经；⑥闭合创口；⑦包扎。

（1）断肢（指）再植适应证

1）全身情况：良好的全身情况是再植的必要条件。若患者有重要器官损伤，则应先抢救生命，将断肢（指）置于 4℃冰箱内，待患者生命体征平稳后，再进行再植术。

2）肢（指）体损伤程度：肢（指）体损伤程度与损伤性质有关。锐器切割伤的肢（指）体断面整齐、污染程度较轻、重要组织挫伤轻，再植成活率高。碾压伤患者局部组织损伤严重，若损伤范围不大，切除碾压部分组织后，将肢（指）体在一定范围内短缩，则再植成活率仍可较高。撕脱伤患者组织损伤广泛，血管、神经、肌腱从不同平面发生撕脱，再植成功率低，功能恢复差。

3）断肢（指）离断平面与再植时限：断肢（指）再植术越早进行越好，一般以外伤后 6 ~ 8 h 为限。早期冷藏断肢（指）或寒冷季节，可适当延长时限。再植时限与离断平面有密切的关系。断指对全身情况影响不大，可延长至 12 ~ 24 h，而高位断肢缺血后易释放有毒物质引起全身毒性反应，因此再植时间应严格控制在 6 ~ 8 h 内。

（2）断肢（指）再植禁忌证：①患有全身性慢性疾病，身体条件不允许长时间进行手术或出血倾向者；②断指伴有多发性骨折或严重软组织损伤者；③断肢（指）经刺激性液体或其他消毒液长时间浸泡者；④高温季节，断肢（指）未经冷藏者；⑤患者出现精神异常、本人无再植要求且不能合作者。

## 【主要护理诊断 / 问题】

1．组织灌注不足　与血管痉挛、血管栓塞有关。

2．焦虑　与突发意外创伤事件、担心术后效果有关。

3．潜在并发症：休克、急性肾衰竭、断肢（指）再植失败、感染。

## 【护理措施】

（一）非手术治疗的护理与术前护理

1．心理护理　由于创伤引起肢（指）体离断，多为突发事件，患者及家属短时间内都难以接受现实，易产生焦虑、恐惧心理，同时担心断肢（指）再植后，能否恢复到正常状态，或担心再植失败后会造成终生残疾。因此，患者入院后，护士应适时加以引导，向患者及家属讲解保持良好的心态与手术成功的关系，并用成功的病例进行宣传教育，以消除或减轻患者的顾虑，帮助其树立信心，从而保持良好的情绪，积极配合治疗。

2．术前准备　术前应了解患者的实验室检查指标，予以备血，常规注射破伤风抗毒素。患者入院后，即应予以禁食、禁饮水，留置导尿管，遵医嘱进行术前用药。

3．环境准备　保持室温在 20 ~ 25℃，病室应保持安静、通风，限制人员探视。

（二）术后护理

1．防治血管痉挛的护理　保持室温在 20 ~ 25℃，将患肢抬高，使其处于心脏水平。局部用 60 W 落地灯照射，照射距离为 30 ~ 50 cm。嘱患者卧床休息 10 ~ 14 d，注意避免寒冷刺激，切忌患者及他人在室内吸烟，以防止引起血管痉挛。

2．预防和处理休克　患者因创伤大、出血多、手术时间长，容易出现低血容量性休克。此外，如果肢（指）体创伤严重、发生高平面离断、缺血时间长或发生严重感染等，可使大量毒素被吸收而导致感染性休克。患者发生休克时，除表现为低血压外，还可出现中枢神经系统症状，如神志不清、四肢抽搐、口吐白沫、牙关紧闭等。因此，术中和术后应注意补充血容量。严密观察患者的血压、意识改变和神经系统体征，以便及早发现休克迹象。一旦患者出现休克表现，即应积极采取抗休克治疗措施，如输血、输液，以维持收缩压在 100 mmHg 以上。若患者发生感染性休克而危及生命，则应及时截除再植的肢体。

3．急性肾衰竭的观察与处理　一般低位断肢和断指再植术后，患者全身反应较轻。对高位断肢（指）再植术后患者，特别是缺血时间较长的高位断肢（指）再植术后患者，除需要注意是否因血容量不足而引起休克和再植肢（指）体血液循环不良外，还应注意是否发生因长时间低血压、肢体挤压伤、离断肢体缺血时间长、清创不彻底等原因导致的急性肾衰竭。患者早期可表现为少尿或无尿、尿比重降低。应严密观察患者的尿量，若每日排尿量 $<$ 500 ml 或每小时尿量 $<$ 30 ml，则应及时通知医师予以处理。

4．及时发现和处理血管危象　再植肢（指）体于术后 48 h 内易发生动脉供血不足或静脉回流障碍，因此应每 1 ~ 2 h 观察一次再植肢（指）体的血液循环情况，并与健侧进行对比，做好记录。正常情况下，再植肢（指）体指腹饱满、皮肤颜色红润、皮温较健侧稍高，毛细血管回流良好，指腹末端侧方切开，1 ~ 2 s 即可有鲜红色血液流出。若皮肤颜色苍白、皮温下降、毛细血管回流消失、指腹干瘪，指腹侧方切开不出血，则表示动脉血供中断，即动脉危象，常因血管痉挛或血管吻合口血栓形成所致。一旦发现异常，即应及时解开敷料，解除压迫因素，遵医嘱应用止痛、解痉药物，并予以高压氧治疗。经短时间观察病情仍未见好转者，应立即予以手术探查，取出血栓，以确保再植肢（指）体存活。若指腹由红润变成暗紫色，且指腹张力高，毛细血管回流加快，皮温逐渐下降，指腹切开后立即流出暗紫色血液，则提示静脉回流障碍，即静脉危象。应首先解除压迫，予以指腹切开放血，必要时进行手术探查。

5．预防和处理感染　伤口感染可直接威胁再植肢（指）体的成活，严重时还可危及患者生命。术中应严格执行无菌操作，彻底清创，伤口处放置引流管，并应用抗生素，以预防感染。患肢（指）伤口愈合前，应保持局部干燥、清洁，敷料浸湿后应及时更换。如患者出现高热，则应打开创口，观察是否发生局部感染。当感染严重并危及患者生命时，应将再植肢（指）体截除。

6．功能锻炼　是术后康复护理的重要环节，应遵循循序渐进、主动锻炼的原则，按计划进行，不可操之过急。在肢（指）体成活、骨折愈合外固定拆除后，患者即可进行主动或被动功能锻炼，并适当辅以物理治疗，以促进功能恢复。

（1）术后3周左右：再植肢（指）体血液供应基本平稳，软组织已愈合，此期康复护理的重点是预防和控制感染。可用红外线理疗等方法促进淋巴回流，减轻肿胀，促进伤口一期愈合。未制动的关节可做轻微的屈伸活动，以免因长期制动而影响关节活动。

（2）术后4～6周：骨折端愈合尚不牢固，康复护理的重点是预防关节僵硬、肌肉和肌腱粘连及肌萎缩。应以主动活动为主，指导患者练习患肢（指）屈伸、握拳等动作。进行被动活动时，动作应轻柔，并对再植部位进行妥善保护。

（3）术后6～8周：骨折已愈合，功能锻炼的重点是促进神经功能的恢复、软化瘢痕、减少粘连。应加强受累关节的主动活动，指导患者进行患侧手提、挂、抓的练习，并配合理疗、中药熏洗等方法，促进肢体运动和感觉功能的恢复。

**（三）健康教育**

1．向患者解释吸烟与断肢（指）再植的利害关系，说明吸烟的危害，劝导患者绝对禁烟。

2．指导患者做好情绪调适，尽量保持安静。加强再植肢体的功能锻炼，争取达到最大限度的功能恢复。

3．加强饮食营养　指导患者注意增加高蛋白、高热量、高维生素、易消化食物的摄入，以增强机体抵抗力。限制刺激性食物的摄入，以减少引起血管痉挛的因素。

## 小　结

1．病因　骨折主要是由于直接暴力和间接暴力作用而导致骨的完整性和连续性中断，其次是疲劳损伤和病理性骨折。

2．临床表现　骨折局部有疼痛、肿胀、瘀斑和功能障碍。骨折的专有体征包括畸形、反常活动、骨擦音或骨擦感。较大的骨折或多发性骨折患者可出现休克和低热等全身表现。

3．治疗原则　包括复位、固定及功能锻炼。

4．护理措施　主要包括体位的护理、消除肿胀和疼痛、病情观察、预防并发症、指导功能锻炼等。

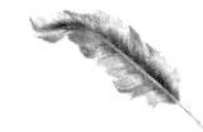

## 思考题

患者，女性，80岁，因“跌倒致左髋部疼痛、畸形、活动受限10 h”而入院。患者在家不慎跌倒，左髋部着地，当时即自觉左髋部疼痛剧烈，不能站立和行走，无头晕、头痛，无恶心、呕吐，无昏迷，次日由家人送至急诊科就诊。行急诊X线检查示“左股骨头下骨折”。入院时患者神志清楚，精神尚可，由平车推送入院。左下肢发生屈曲、外旋畸形，左髋部疼痛，疼痛评分为6分，活动受限。左下肢末端血运、感觉良好。左下肢发生屈曲、外旋畸形，左侧腹股沟中点压痛（+），纵向叩击痛（+），左下肢股四头肌、髂腰肌肌力约为4级，右侧股四头肌、髂腰肌肌力约为4级，末端血运情况及感觉功能良好。拟在腰硬联合麻醉下行全髋关节置换术。该患者反复念叨，担心本次骨折损伤较大，预后不良，并且担心术后康复时间长，给儿女增添照顾负担。

请回答：

1．该患者目前主要的护理诊断 / 问题有哪些？

2．患者术后可能会出现哪些并发症？

3．如何预防和处理并发症？

（夏杰琼）

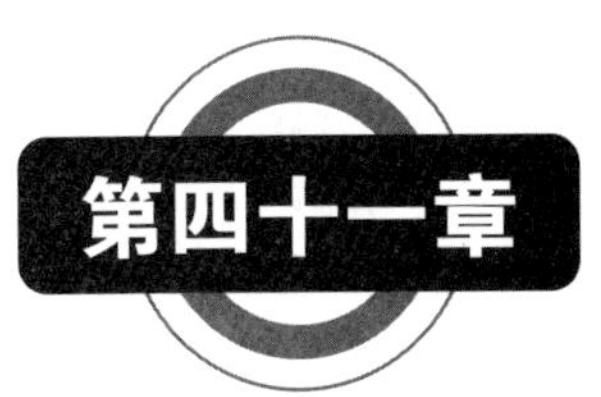

# 第四十一章 关节脱位患者的护理

第41章数字资源

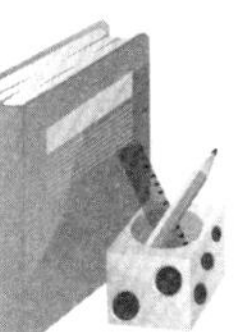

导学目标

通过本章内容的学习，学生应能够：

◆ 基本目标

1. 复述关节脱位的定义、病因和分类。

2. 解释关节脱位患者的临床表现、辅助检查和治疗原则。

3. 比较肩关节脱位、肘关节脱位和髋关节脱位的病因、临床特点、处理措施和护理要点。

4. 运用所学知识指导关节脱位患者进行患肢功能锻炼。

◆ 发展目标

综合运用所学知识正确评估关节脱位患者，并为其制订护理计划。

◆ 思政目标

具有医者仁心，关爱病人，守护健康的医学人文素养。

## 第一节 概 论

关节脱位（dislocation of joint）俗称"脱臼"，是指由于直接或间接暴力作用于关节，或关节发生病理性改变，使骨与骨之间的相对关节面失去正常的对合关系。关节脱位多见于青壮年和儿童，老年人少见。活动范围较大的肩关节、肘关节及髋关节等较容易发生关节脱位。

### 【病因与分类】

1. 按脱位发生原因分类

(1) 外伤性脱位：最多见，是指由外来暴力作用于正常关节所引起的脱位。

(2) 先天性脱位：胚胎发育异常致使关节先天性发育不良，出生后即发生脱位，如由于髋臼和股骨头先天发育不良或发育异常所引起的先天性髋关节脱位。

(3) 病理性脱位：病变使关节结构遭到破坏而发生脱位，如髋关节结核或类风湿性关节炎所致的脱位。

(4) 习惯性脱位：发生外伤性脱位后，关节囊及韧带松弛或在骨附着处被撕脱，使关节存在不稳定因素，轻微外力即可导致反复多次再脱位，如此反复即形成习惯性脱位，如习惯性颞下颌关节脱位、习惯性肩关节脱位。

2．按脱位发生的时间分类

（1）新鲜脱位：是指脱位时间不超过 2 周；

（2）陈旧性脱位：是指脱位时间超过 2 周。

3．按脱位程度分类

（1）全脱位：是指关节面的对合关系完全丧失。

（2）半脱位：是指关节面的对合关系部分丧失。

4. 按脱位后关节腔是否与外界相通分类

（1）闭合性脱位：是指局部皮肤完好，脱位处关节腔与外界不相通。

（2）开放性脱位：是指脱位处关节腔与外界相通。

**知识链接**

**发育性髋关节发育不良**

发育性髋关节发育不良（developmental dysplasia of the hip，DDH）是儿童常见疾病之一，包括髋臼发育不良、髋关节半脱位及髋关节脱位。本病的内在诱因包括关节韧带松弛、女性、基因缺陷、原发性髋关节发育不良等。外在诱因包括臀位产、第一胎、羊水过少等。其中最重要的危险因素是疾病家族史和臀位产。新生儿及婴幼儿绑腿或强迫伸髋并腿的襁褓方式也与本病的发生有关。另外，如果存在先天性肌性斜颈或足部畸形，则可使患病风险增加。目前公认的治疗原则是早期发现、早期治疗。筛查是早期诊断的重要手段。应对新生儿进行基本的体格检查，并对体格检查结果异常或存在高危因素者进行超声检查，以期达到早期发现及早期治疗的目的，减少本病晚发现病例。

## 【护理评估】

**（一）临床表现**

1．症状　患者一般无明显全身症状。局部症状主要包括关节疼痛和压痛、肿胀、功能障碍。早期患者全身可发生复合伤、休克等，局部可合并骨折、神经损伤和血管损伤等。晚期并发症可有骨化性肌炎、缺血性骨坏死和创伤性关节炎等。

2．体征　脱位的关节处可出现特有体征。

（1）畸形：发生脱位后，关节处明显畸形，可出现肢体旋转、内收或外展、变长或缩短，与健侧肢体不对称。关节的正常骨性标志发生改变。

随堂测 41-1

（2）弹性固定：发生脱位后，由于关节周围韧带牵拉，使患肢固定在异常位置，进行被动活动时可感到弹性阻力。

（3）关节盂空虚：触诊可发现关节头所在的部位有空虚感，并可在邻近异常位置触及移动的骨端。

**（二）辅助检查**

X 线检查可确定有无脱位，以及脱位的方向、程度，有无合并骨折等。必要时，可应用 CT 或 MRI 检查，以判断有无合并其他周围组织（如血管、神经）损伤。

**（三）与疾病相关的健康史**

评估患者的性别、年龄，受伤原因、受伤时的临床表现和处理方法。了解患者既往是否发生过关节脱位，是否有骨与关节疾病病史等。外伤性关节脱位患者都有跌倒、高处坠落或车祸等明确外伤史。先天性脱位患者以婴幼儿多见，病理性脱位患者发病前有骨或关节疾病病史，习惯性脱位患者有明确的关节脱位病史，且在同一部位多次复发，此 3 种脱位均在轻微外力作用下即发生。

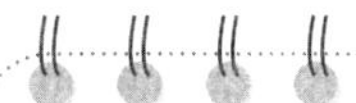

（四）心理社会状况

患者常会担心损伤愈合后关节活动受到影响，可出现焦虑和烦躁情绪。也有患者由于担心关节愈合不良而过于谨慎，不敢进行任何锻炼。部分患者不能理解为何需要固定患肢。由于肿瘤和骨骼疾病导致的关节脱位，肢体功能可暂时或永久性丧失，常使患者产生悲观、失望情绪。应评估患者对关节脱位相关知识的了解情况及其心理承受能力。评估患者的家庭支持程度与社会支持系统。

（五）治疗原则

1．复位　包括手法复位和切开复位，以手法复位为主。关节脱位后 3 周内，复位容易成功，且患肢功能恢复好。若脱位时间较长，关节周围组织粘连，空虚的关节腔被纤维组织充填，则手法复位难以成功。若发生以下情况，即应考虑采用手术切开复位：①关节腔内有骨折碎片或有软组织嵌入而影响复位；②合并神经、血管损伤或明显移位的骨折；③手法复位失败或难以经手法复位。关节复位成功的标志是患肢被动活动恢复正常，骨性标志恢复，X 线检查提示已复位。

2．固定　复位后，一般将关节固定 2 ~ 3 周，使损伤的关节囊、韧带和肌肉等组织得以修复愈合，以防止再脱位。对陈旧性脱位患者，经手法复位后，固定时间应适当延长。

3．功能锻炼　在固定期间，要指导或协助患者进行脱位关节周围肌肉的等长运动和其他未固定关节的主动活动，防止肌萎缩及关节僵硬。解除固定后，应指导患者逐渐扩大创伤关节的活动范围，同时配合热敷、理疗或中药熏洗等治疗，以促进关节功能的恢复。

## 【主要护理诊断 / 问题】

1．急性疼痛　与关节周围组织和韧带撕裂、神经损伤或受压有关。

2．躯体移动障碍　与关节脱位、疼痛、制动有关。

3．（进食、如厕、穿衣、沐浴）自理缺陷　与关节制动或功能障碍有关。

4. 潜在并发症：神经或血管损伤等。

## 【护理措施】

1．病情观察　发生关节脱位后，移位的骨端可能压迫或损伤邻近血管和神经，因此应观察患者是否出现患肢远端皮肤颜色、温度、感觉、运动和反射功能等改变。若发现患肢末端肿胀、青紫、发凉、麻木和剧烈疼痛等表现，应及时报告医师予以相应处理。

2．减轻疼痛　关节脱位 24 h 内可予以局部冷敷，以减轻肿胀。24 h 后，应予以局部热敷，以促进血液循环，减轻肌痉挛引起的疼痛。可适当采用心理暗示、转移注意力或松弛疗法等缓解疼痛，疼痛严重时可遵医嘱给予止痛药。

3．外固定期间的护理　向患者及家属讲解复位后固定的目的、方法、意义及注意事项。对石膏或牵引外固定患者，应做好石膏或牵引的护理，相关内容参见第 40 章。在固定期间，应保持患肢处于功能位。移动患者时，应由专人托扶患肢，动作应轻柔。另外，还应注意观察牵引和固定是否有效，评估关节愈合和患肢功能恢复等情况。

4．生活护理　在患肢功能恢复前，应根据需要协助患者进食、如厕、沐浴等。

5．功能锻炼　向患者及家属讲解关节脱位后进行康复锻炼的重要性及必要性，指导患者按计划正确地进行功能锻炼。对习惯性关节脱位患者应遵医嘱保持有效固定，同时鼓励患者坚持功能锻炼。

**科研小提示**

研究提示，功能锻炼有助于改善患者预后，而现代信息技术为患者出院后延续护理提供了有效手段。因此，可探索通过远程管理平台对关节脱位患者进行功能锻炼的随访和指导模式。

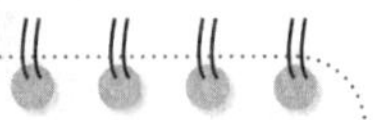

**案例 41-1A**

患者，女性，25 岁，上班途中骑电动自行车摔倒，右侧肩关节着地。患者头向右侧偏斜，右上肢呈半伸直状，左手托扶右前臂，步行到急诊科就诊。

初步诊断为“肩关节脱位”。

**请回答：**

该患者的护理评估内容有哪些？

## 第二节　肩关节脱位

参与肩关节运动的关节包括肱盂关节、肩锁关节、胸锁关节和肩胸关节，其中，以肱盂关节的活动最重要。习惯上将肱盂关节脱位称为肩关节脱位（shoulder dislocation）。此处的关节盂面小而浅，肱骨头相对大而圆，关节囊和韧带松弛，周围韧带较薄弱，因此，肩关节是人体活动范围最大且最灵活的关节。肩关节周围的肌肉能在一定程度上维持关节的稳定性。肩关节脱位约占关节脱位的 50%，好发于青壮年，男性多见。

### 【病因与分类】

1．病因　创伤是主要原因，多为间接暴力作用所致。当身体侧位跌倒时，上肢呈外展、外旋位，暴力经肱骨传导到肩关节，使肱骨头突破关节囊而发生脱位。患者跌倒时上肢处于后伸位，或向后跌倒时肱骨后方撞击于硬物，均可发生肩关节脱位。

2．分类　根据肱骨头脱位的方向，可将肩关节脱位分为前脱位、后脱位、盂上脱位和盂下脱位 4 种类型，以前脱位最多见。肩关节前脱位分为锁骨下、喙突下、肩前方及关节盂下脱位，其中以喙突下脱位最常见。

### 【护理评估】

（一）临床表现

随堂测 41-2

1．症状　肩关节疼痛、肿胀，伴有活动受限。患者常采取以健手托住患侧前臂、头向患侧倾斜的特殊姿势。

2．体征　肩关节脱位后，关节盂空虚，肩峰突出，失去正常的膨隆外形，可出现方肩畸形（图 41-1），上肢弹性固定。在腋窝、喙突下或锁骨下可触及肱骨头。将患侧手掌搭到健侧肩部，则肘部不能贴近胸壁；将患侧肘部紧贴胸壁，则手掌搭不到健侧肩部，即搭肩试验（Dugas 征）阳性。

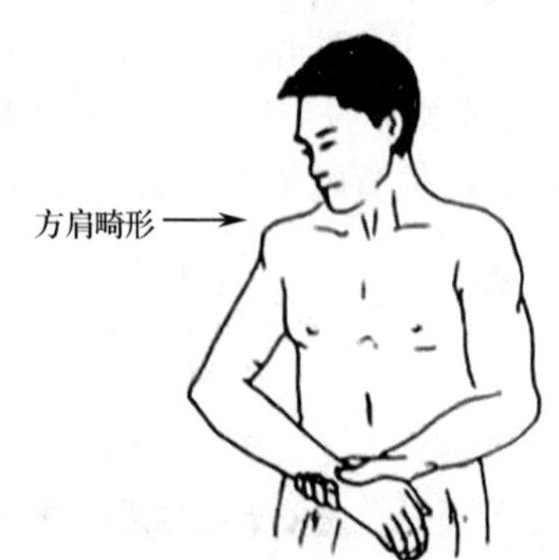


图 41-1　肩关节前脱位，方肩畸形

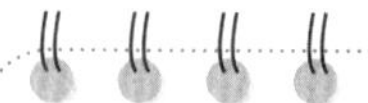

（二）辅助检查

X 线检查可明确脱位的类型及是否合并骨折。

（三）与疾病相关的健康史

患者多有侧方跌倒时上肢撑地或肩部受强烈碰撞等外伤史。应了解患者既往有无习惯性肩关节脱位病史。

（四）心理社会状况

关节脱位常为发生突然，复位时的疼痛、长时间的肩部固定和对预后的担心，容易使患者产生烦躁或焦虑情绪。

（五）治疗原则

1．复位　多在局部浸润麻醉下行手牵足蹬法（Hippocrates 法）复位（图 41-2）。复位后，搭肩试验可由阳性转为阴性。

2．固定　对单纯肩关节脱位患者，可用三角巾悬吊上肢呈屈肘 90° 位约 3 周，腋窝处垫海绵垫。对合并肱骨大结节骨折患者，则应延长固定 1 ~ 2 周。

3．功能锻炼　固定期间，应协助或指导患者进行患肢等长运动。解除外固定后，应指导患者进行肩关节活动，配合理疗、按摩，则效果更好。

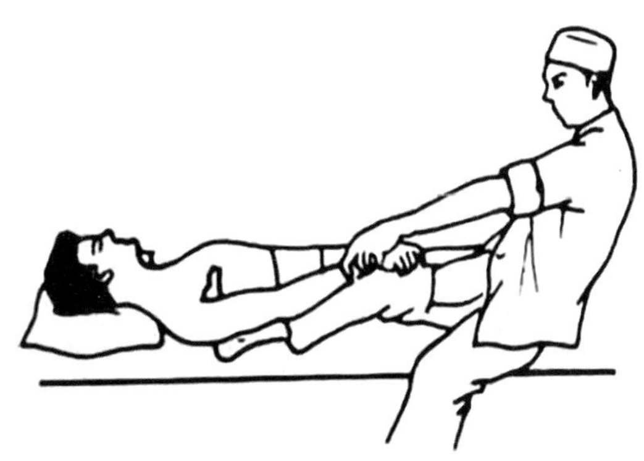

图 41-2　肩关节前脱位的 Hippocrates 法复位

**案例 41-1B**

患者主诉右侧肩部疼痛、肿胀，活动受限。体格检查示：右侧方肩畸形，搭肩试验（Dugas 征）呈阳性。X 线检查示：右肩关节前脱位。

诊断为右肩关节前脱位。在局部麻醉下行肩关节闭合复位术，复位成功。

请回答：

1. 该患者为何会出现方肩畸形？
2. 该患者肩关节复位后的护理要点有哪些？

## 【主要护理诊断 / 问题】

1．疼痛　与肩关节脱位引起局部组织损伤有关。

2．潜在并发症：骨折、腋神经损伤、肩袖损伤、习惯性脱位。

## 【护理措施】

1．病情观察　肩关节脱位早期，应观察患者是否伴有骨折、腋神经损伤。若复位后肩关

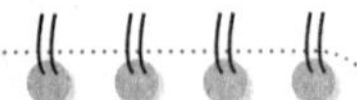

节仍然存在持续性疼痛、功能障碍和肌萎缩等表现，则应高度警惕是否发生了肩袖损伤。康复后期，应注意观察患者是否有习惯性肩关节脱位发生。

2．功能锻炼　固定期间，应指导患者活动腕部与手指。解除固定后，鼓励患者主动进行肩关节屈伸和旋转活动，如手指爬墙外展、爬墙上举、滑车带臂上举、举手摸头顶锻炼等。

3．其他护理措施　减轻疼痛、外固定期间的护理和生活护理措施参见本章第一节。

## 第三节　肘关节脱位

肘关节脱位（elbow dislocation）发病率仅次于肩关节脱位，好发于青壮年、成人和儿童。发生脱位后，局部肿胀明显，若不及时复位，则易导致前部缺血性痉挛。

### 【病因与分类】

肘关节脱位多由间接暴力作用所致。患者跌倒时，若肘关节处于半伸直位，手掌着地，暴力传递至尺、桡骨近端，则可使其向肱骨后方脱出而发生肘关节后脱位，此类脱位最多见。若受伤时肘关节处于内翻或外翻位，则可发生尺侧或桡侧侧方脱位。若肘关节屈曲时受到后方直接暴力作用，则可发生肘关节前脱位，较少见。肘关节脱位常可引起内、外侧副韧带断裂，导致肘关节不稳定。

### 【护理评估】

#### （一）临床表现

1．症状　主要表现为肘部疼痛、肿胀，活动受限，肘部和上肢变粗。

2．体征　患者以健侧手托患侧前臂，肘关节弹性固定于半伸直位。可触及肘后空虚感，尺骨鹰嘴后突明显。肘后三点失去正常关系。发生脱位后，肿胀明显时可压迫或损伤周围血管和神经，导致患肢出现麻木、肿胀、活动不灵活等表现。

#### （二）相关检查

X 线检查有助于明确脱位的类型、移位情况及有无合并骨折。

#### （三）与疾病相关的健康史

患者多为青壮年，由于跌倒时手掌撑地或肘部受到撞击时发生损伤。

#### （四）心理社会状况

患者大多较年轻，活动较多，患肢固定后对肢体功能影响较大，可出现烦躁或紧张等情绪，或者不愿配合进行肘部固定。应评估患者对疾病相关知识的了解情况及其心理承受能力。

#### （五）治疗原则

1．复位　以局部麻醉下手法复位为主，必要时可行手术切开复位。复位成功的标志是肘关节恢复正常活动，肘后三角关系恢复正常。

2．固定　用长臂石膏托或支具将肘关节固定于屈曲 90°，再用三角巾将前臂悬吊于胸前 2 ~ 3 周。

3．功能锻炼　肘关节固定期间，以患肢等长运动为主。固定解除后，应指导患者进行肘关节运动。

### 【主要护理诊断 / 问题】

1．（进食、如厕、穿衣、沐浴）自理缺陷　与肘关节功能障碍或医嘱制动有关。

2．潜在并发症：患肢神经和血管损伤、关节僵硬、骨化性肌炎。

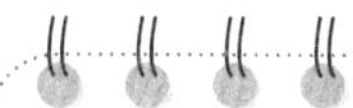

【护理措施】

1．病情观察　观察患肢皮肤颜色、温度、感觉、运动和反射功能，以便及时发现尺神经损伤、肱动脉受压等早期并发症。病变后期，应注意观察患者肘关节功能恢复情况，是否发生关节僵硬、骨化性肌炎等并发症。

2．功能锻炼　固定期间，应指导患者进行固定部位肌肉的等长舒缩运动及手指和腕部活动。固定解除后，应指导患者进行肘关节活动练习，如肘部屈伸、前臂旋转运动，以及提物、推墙等动作。

3．其他护理措施　减轻疼痛、外固定期间的护理和生活护理措施参见本章第一节。

## 第四节　髋关节脱位

髋关节是人体最大的关节，由髋臼和股骨头构成，为典型的杵臼关节。由于髋臼深而大，周围有坚强的韧带与强壮的肌群，结构相对稳定，所以髋关节脱位（dislocation of hip joint）发生率较低。

【病因与分类】

髋关节脱位多由强大暴力作用引起，常见于车祸伤。由于多为高速和高能量暴力致伤，因此患者常有多发性损伤。根据脱位后股骨头的位置，可将髋关节脱位分为前脱位、后脱位和中心脱位，以后脱位最为常见，占85%～90%。当患者膝关节和髋关节处于屈曲、内收、内旋位时，若膝部受到来自前方的暴力，股骨头即可从髋关节囊的后下部薄弱区脱出。

【护理评估】

（一）临床表现

1．症状　主要表现为髋关节疼痛明显，不能主动活动，但肿胀不明显。

2．体征　患肢缩短，呈屈曲、内收、内旋畸形（图41-3），伤肢弹性固定，股骨大转子上移明显，臀部可能触及脱位的股骨头。若合并坐骨神经损伤，则多表现为以腓总神经损伤为主的体征，患者可出现足下垂、趾背伸无力、足背外侧感觉障碍等，多为暂时性功能障碍，大多数患者可逐渐恢复。

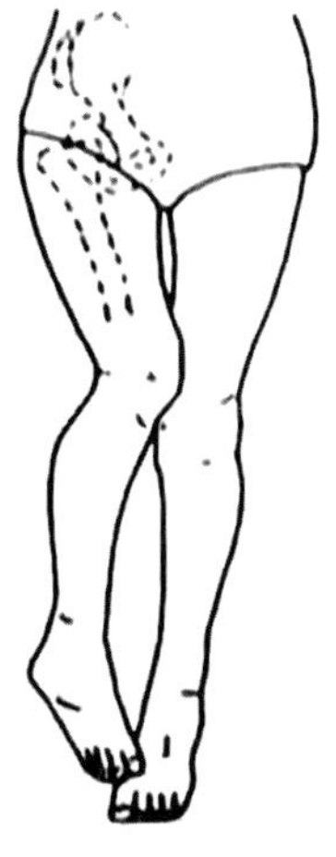

**图41-3　髋关节后脱位的典型畸形**

（二）相关检查

X 线检查有助于了解脱位情况及有无合并其他骨折。必要时可行 CT 检查，了解骨折移位情况。

（三）与疾病相关的健康史

大部分髋关节脱位是由于交通事故所致，所以应评估患者的受伤史和伤后急救措施。

（四）心理社会状况

患者及家属常担心伤愈后遗留下肢残疾，容易出现烦躁、焦虑甚至预感性悲哀等情绪。部分患者可因担心患处愈合不良而不愿活动下肢，或因担心再次受伤而在伤愈后仍不敢弃拐行走。

（五）治疗原则

1．复位　应争取在 24 h 内进行手法复位。在全身麻醉或椎管内麻醉下行提拉法（Allis 法）复位（图 41-4）。对手法复位失败或合并骨折的患者，应采用切开复位加内固定。复位后关节畸形可消失，髋关节活动可恢复。

2．固定　应予以患肢持续皮肤牵引、穿丁字鞋或骨牵引固定 2 ～ 3 周。

3．功能锻炼　患者卧床期间，应协助其进行患肢等长运动。外固定解除后，应指导患者逐渐恢复髋关节活动和负重行走。

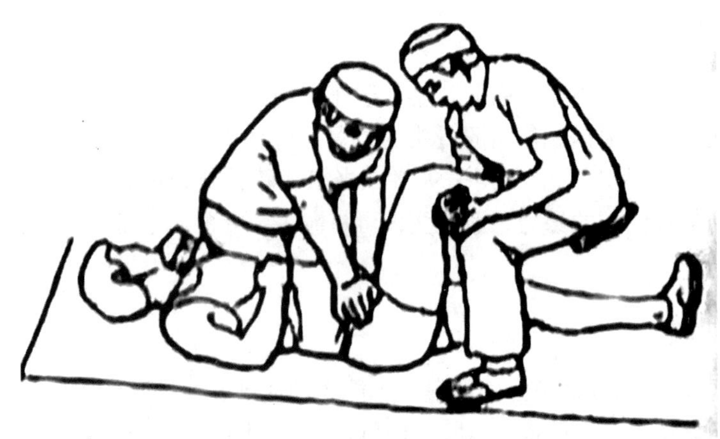

**图 41-4　Allis 法复位**

## 【主要护理诊断 / 问题】

1．躯体移动障碍　与关节脱位、疼痛、制动有关。

2．潜在并发症：股骨头缺血性坏死、坐骨神经损伤。

## 【护理措施】

1．病情观察　观察患肢皮肤颜色、温度、感觉和运动功能等情况。观察患者是否出现股骨头缺血性坏死、坐骨神经损伤等并发症。若因车祸等强大暴力致伤，则患者可合并创伤性休克。应注意观察患者是否出现休克征象，发现异常应及时报告医师予以处理。

2．体位护理　复位后，应固定双下肢，保持髋关节处于伸直位，将患者搬运至床上。对进行患肢持续皮肤牵引、穿丁字鞋或骨牵引固定者，应做好牵引的护理。

3. 功能锻炼　卧床期间，应指导患者尽早做股四头肌收缩运动，2 ～ 3 周后开始活动关节，4 周后扶双拐离床活动。3 个月后病情恢复良好者，可遵医嘱完全负重活动和行走。

4．其他护理措施　减轻疼痛的护理和生活护理措施参见本章第一节。

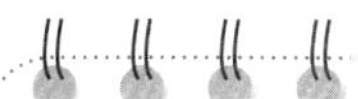

## 小 结

1．病因　关节脱位主要由外伤、关节病变或先天性因素等引起，临床上以外伤性脱位最多见。

2．临床表现　脱位的特有体征包括畸形、关节盂空虚、弹性固定。肩关节脱位以方肩畸形为特征，Dugas 征呈阳性。肘关节脱位以肘后三角失去正常关系为特征。髋关节脱位以后脱位常见，其特征为髋关节弹性固定于屈曲、内收、内旋位，患肢短缩畸形。

3．治疗原则　关节脱位的治疗原则包括复位、固定和功能锻炼。对肩关节脱位患者，常用手牵足蹬法复位。对肘关节脱位患者常用手法复位。对髋关节脱位患者常用提拉法复位。

4．护理措施　密切观察患者的病情变化，及时发现固定及锻炼期间的并发症，应做好体位护理、外固定期间的护理，减轻患者的疼痛，予以生活护理，并指导患者进行功能锻炼。

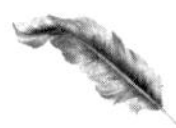

## 思考题

患者，男性，42 岁，因在交通事故中受伤而急诊入院。患者左下肢疼痛剧烈，大腿内收、内旋，膝关节屈曲，左腿较右腿缩短，左足尖可触及右足背。患者大、小便正常，左下肢感觉正常，活动受限。右下肢体格检查未见异常。X 线检查提示：左侧髋关节后脱位。

请回答：

1．该患者目前主要的护理诊断 / 问题有哪些？

2．对患者进行 Allis 法闭合复位后，左下肢予以皮肤牵引固定。复位后，该患者应如何进行左下肢功能锻炼？

（庞　冬）

第 42 章数字资源

# 颈肩痛与腰腿痛患者的护理

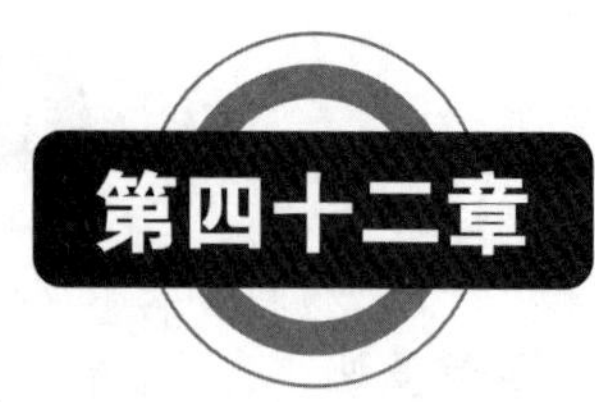


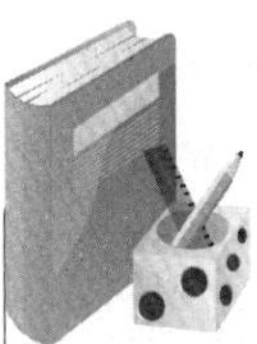

**导学目标**

通过本章内容的学习，学生应能够：

◆ **基本目标**

1. 复述颈椎病、腰椎间盘突出症的定义和病因。
2. 复述颈椎病、腰椎间盘突出症患者的临床表现、辅助检查和治疗原则。
3. 比较不同类型颈椎病患者的临床表现特点及其原因。
4. 解释腰椎间盘突出症患者出现腰腿痛的原因和预防措施。

◆ **发展目标**

综合运用所学知识正确评估颈肩痛与腰腿痛患者，并为其制订护理计划。

◆ **思政目标**

具有医者仁心、关爱患者、守护健康的医学人文素养。

**案例 42-1A**

患者，女性，58 岁，颈肩痛伴左手部麻木 1 年，咳嗽时加重，疼痛向左上肢放射，左手握力减退，用筷子夹菜、系纽扣等精细动作困难。

体格检查：颈部活动受限，左拇指及前臂桡侧感觉减退。X 线检查显示颈椎曲度变直，MRI 显示 $C_{4\sim6}$ 椎间盘向椎管内突出，压迫左侧神经根。

初步诊断为颈椎病。

**请回答：**

1. 该患者为什么会出现上述临床表现？
2. 该患者的护理评估内容有哪些？

## 第一节　颈椎病

椎间盘是位于脊柱各椎体之间的纤维软骨盘，由髓核及四周的纤维环组成。颈椎病（cervical spondylosis）是颈椎间盘退行性变及其继发性椎间关节退行性变所致脊髓、神经、血管损害而出现相应症状和体征的综合征。本病多见于中年或中年以上人群，男性居多，好发部位依次为 $C_{5\sim6}$、$C_{4\sim5}$ 和 $C_{6\sim7}$。

## 【病因】

1．颈椎间盘退行性变　是最根本的原因。颈椎活动度大而且数量多，随着年龄增长，椎间盘发生退行性变，使椎间隙狭窄，关节囊和韧带松弛，脊柱活动时稳定性下降。脊柱不稳定又可加速椎体、椎间关节、钩椎关节、黄韧带、前纵韧带及后纵韧带等的变性、增生和钙化。二者形成恶性循环，最后可压迫或刺激脊髓、神经或血管。

2．颈椎损伤　急性损伤可使原已发生退行性变的椎体和椎间盘损害加重而诱发颈椎病。慢性损伤可加速已退变颈椎的退行性变过程，使症状提早出现。但暴力作用导致颈椎骨折、脱位所并发的脊髓或神经根损害则不属于颈椎病的范畴。

3．发育性颈椎管狭窄　脊髓有 3 个生理性膨大，以下颈段的颈膨大为最大，且颈膨大的左右径约为前后径的 2 倍，这使椎管变得相对狭窄，容易受到外来因素的压迫。若胚胎发育过程中椎弓根过短，使颈椎管的矢状内径小于正常范围（14 ~ 16 mm），即使退行性变程度较轻，也可引起脊髓、神经或血管受压迫或受刺激而产生临床表现。

## 【护理评估】

### （一）临床表现

颈椎病的临床表现多样，因此有多种分型方法。我国传统上沿用 4 种基本分型方法。若患者有 2 种或 2 种以上类型同时存在，则称为混合型。

1．神经根型　发病率最高，占 50% ~ 60%，主要是由于椎间盘突出，钩椎关节或关节突关节增生，刺激或压迫神经根所致。患者常先有颈肩痛，短期内疼痛加重并向上肢放射，以单侧为多，咳嗽、打喷嚏及活动时加重。当头部或上肢姿势不当，或突然牵拉、碰撞患肢时，即可产生剧烈的放电样锐痛。上肢皮肤可有麻木或过敏等感觉异常。上肢肌力下降，手指动作不灵活。检查可见患侧颈部肌肉痉挛，故将头偏向患侧，且肩部上耸。颈肩部有压痛，颈部和肩关节活动可有不同程度的受限，有颈神经根受累的相应神经定位体征。

随堂测 42-1

臂丛神经牵拉试验：又称上肢牵拉试验。检查者一手扶患者患侧颈部，另一手握住患肢腕部，并外展牵拉上肢，双手反向牵引臂丛神经，若患肢出现疼痛和麻木感，则为臂丛神经牵拉试验阳性。

压头试验：患者端坐，头部向后仰并偏向患侧，检查者用手掌在其头顶部加压，若患者出现颈部疼痛并向患肢放射，则为压头试验阳性。

2．脊髓型　发病率仅次于神经根型，占 10% ~ 15%，是最严重的颈椎病类型。主要因颈椎退变结构压迫脊髓或影响脊髓血液供应而引起。由于下段颈椎活动度较大，且椎管内有脊髓颈膨大，因此容易发生退行性变和脊髓受压。脊髓受压早期，由于压迫来自脊髓前方，所以侧束和椎体束损害表现最明显。此时患者颈部疼痛不明显，而是最先出现四肢乏力和步态不稳。患者可出现手部发麻，精细活动失调，握力减退；下肢发麻，行走时有踩棉花样感觉；躯体有感觉障碍平面，躯干有紧束感。随着病情加重，可发生自下而上的上运动神经元性瘫痪，表现为行走困难，排尿、排便困难，尿潴留，肌力下降和病理反射呈阳性等。

3．椎动脉型　由于颈椎发生退行性变，造成机械性压迫，或颈椎稳定性降低，直接刺激、牵拉或压迫椎动脉，造成椎基底动脉供血不足。常见的临床表现有：①眩晕，是此型的主要症状，呈旋转性、浮动性或摇晃性眩晕，头部活动时可诱发或加重眩晕；②头痛，由椎基底动脉供血不足而侧支循环血管代偿性扩张引起，呈发作性胀痛，以枕部、顶枕部为主，也可放射到颞部；③视觉障碍，突发性弱视或失明、复视，短期内自行恢复，由大脑后动脉及脑干内的脑神经核缺血所致；④猝倒，由椎动脉受到刺激发生痉挛引起，多在头部快速旋转或屈伸时四肢突然无力而跌倒，倒地后站起即可继续正常活动，患者意识清楚。

4．交感型　临床表现复杂，主要由于颈椎不稳定而压迫或刺激颈交感神经所引起。患者可表现为交感神经兴奋症状，如头痛或偏头痛、头晕；恶心、呕吐等胃肠道症状；视物模糊、视力减退；心率加快、心律失常、心前区疼痛和血压升高；头颈部及上肢出汗异常、面部麻木；耳鸣、听力减退等。患者也可表现为交感神经抑制症状，如头晕、眼花、流泪、鼻塞、心动过缓、血压下降以及胃肠胀气等。

### （二）辅助检查

X 线检查可以直接显示钩椎关节、椎间隙、颈椎序列、椎间孔、骨赘形成和软组织钙化等，也可判断椎管狭窄的程度和节段性不稳定程度。CT 扫描可以清晰地显示颈椎的结构。颈部 MRI 可以清晰地显示神经结构、椎管内和脊髓内部改变情况、脊髓受压部位及形态改变。经颅多普勒超声检查、脊髓造影和肌电图检查对本病的诊断也有一定的价值。

### （三）与疾病相关的健康史

患者往往有颈肩部急、慢性损伤史，长期伏案工作，或者有其他颈部不良姿势习惯等。应了解患者既往病史和工作性质等。

### （四）心理社会状况

由于长时间疼痛及肢体功能障碍，患者在身体和心理上往往承受很大痛苦，可显著影响其生活质量。患者及家属若对手术、术后康复过程和可能出现的后遗症等不了解，则可能产生焦虑、恐惧等情绪反应。应评估患者及家属对疾病相关知识的了解情况。评估家庭成员对患者的支持程度。

### （五）治疗原则

1．非手术治疗　治疗原则是去除压迫，消炎止痛，恢复颈椎的稳定性。

（1）枕颌带牵引：可解除肌痉挛、增大椎间隙、降低椎间盘内压力，使嵌顿于小关节内的滑膜皱襞复位，减轻对神经根的压迫和对椎动脉的刺激。患者取坐位或卧位，头部微屈曲，予以持续或间歇牵引（图 42-1）。对有明显脊髓压迫症状者，不宜采用枕颌带牵引。

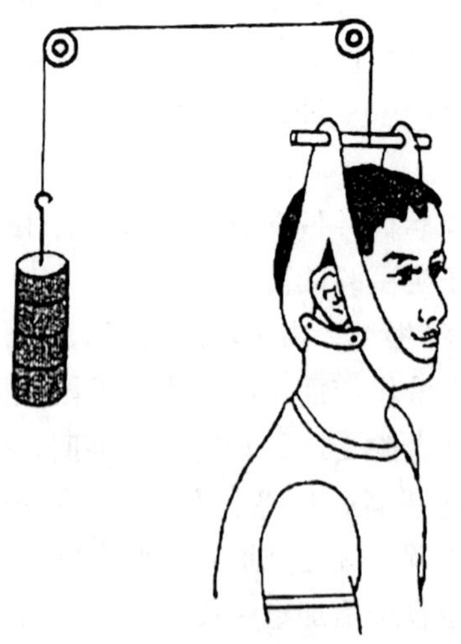

图 42-1　枕颌带牵引

（2）颈部制动：通过使用颈托或围领，可限制颈椎过度活动而不影响患者的行为。充气型围领除具有固定作用外，还有牵引治疗作用。

（3）推拿和按摩：可以减轻肌肉痉挛，改善局部血液循环。应嘱患者到正规机构由专业人士进行，手法应轻柔，以免进一步损伤颈椎。推拿和按摩不适用于脊髓型颈椎病患者。

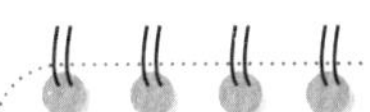

（4）理疗：热疗、磁疗、超声疗法或电刺激等理疗方法可改善颈肩部血液循环，加速炎性水肿消退，并使肌肉松弛。

（5）药物治疗：目前尚无特效治疗药物，非甾体抗炎药、肌肉松弛药和神经营养药等均为对症治疗药物。颈椎病为慢性病，长期用药可产生一定的不良反应，故宜在患者症状明显、严重影响生活及睡眠时短期、交替使用。

2．手术治疗　适应证：①神经根型，疼痛剧烈，保守治疗无效者；②脊髓型或神经根型，颈椎受压明显，伴有神经功能障碍者；③症状虽然不严重，但保守治疗半年无效，或影响正常生活和工作者。常用的手术方式包括：①颈椎前路减压融合术，如颈椎前路椎间盘切除或椎体次全切除、神经减压、椎间植骨融合术，必要时还可以切除钩椎关节，行椎间孔扩大减压术。②后路减压术，如椎板单（双）开门椎管扩大成形术。

**案例 42-1B**

完善相关检查后，确诊为神经根型颈椎病，拟行颈椎前路手术。

**请回答：**

1．该患者术后的护理要点有哪些？

2．手术完毕，将患者送回病房后 3 h，患者突然出现颈部肿大，鲜红色引流液量增多，伴进行性呼吸困难，四肢肌力减弱。该患者可能出现了何种并发症？应如何处理？

## 【主要护理诊断 / 问题】

1．慢性疼痛　与颈部肌痉挛、脊神经根受压迫或刺激有关。

2．有受伤的危险　与步态不稳、椎基底动脉供血不足引起的眩晕有关。

3．潜在并发症：脊髓损伤、神经损伤、伤口出血、呼吸困难等。

## 【护理措施】

### （一）非手术治疗的护理及术前护理

1．心理护理　颈椎病的恢复是个漫长的过程。患者的病程、年龄、脊神经受压迫程度、脊神经是否发生变性、颈椎管狭窄程度等均可影响手术的疗效，二次手术或颈椎病合并外伤导致脊髓损伤者一般效果较差。术后部分患者感到症状即刻减轻，但绝大多数患者需要数月甚至更长时间才能恢复，所以一般应在手术 1 年后观察疗效。应使患者对此有思想准备，告知患者坚持治疗和康复锻炼才能获得最大限度的功能恢复。

2．缓解疼痛　遵医嘱予以枕颌带牵引、颈部制动、推拿、按摩和理疗，必要时使用药物缓解疼痛。

3．佩戴围领　合适的围领可使颈椎保持中立位，防止颈髓或神经根的进一步损伤，尤其适用于颈椎不稳定的患者。围领应上缘抵于下颌，下缘至胸骨，保证颈部不能进行屈伸活动。帮助患者分别取立位、卧位，检查围领是否合适，以免引起术后不适。嘱患者起床活动时佩戴围领，卧床休息时可不戴。

4．预防外伤　应保持房间地面干燥，减少障碍物。患者应穿平底鞋，有痉挛步态或眩晕的患者行走时应有人陪伴，并提供手杖、步行器等辅助工具。

5．提高自理能力　在病情允许的情况下，应指导患者练习精细动作，如穿针、系衣扣、握筷和执笔等。同时，可以指导患者相应地改变生活方式，如衣服改用搭扣，用勺进餐，用吸

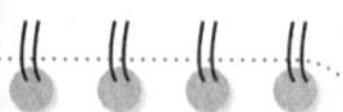

管饮水等，以鼓励和帮助患者提高生活自理能力。

6．术前训练　术前患者均应严格戒烟 1 周，并进行深呼吸、吹气球等呼吸功能训练，以减少痰液的产生，并加强肺通气功能。此外，还应指导患者进行以下练习，以适应术中操作。

（1）气管、食管推移训练：适用于前路手术者。术前 3 ～ 5 d 开始，指导患者用 2 ～ 4 指插入切口侧的内脏鞘和血管神经鞘间隙，将气管向非手术侧推移，起初为每次 15 ～ 20 min，之后逐渐增至每次 30 ～ 60 min，直至将气管推过中线。

（2）俯卧位训练：适用于后路手术者。指导患者头部顶书本样硬物，收下颌，胸下垫枕 20 ～ 30 cm，以坚持 3 h 为宜。

**（二）术后护理**

1．颈部制动　对于行植骨固定椎体融合术的患者，颈部制动十分重要。将患者送回病房时，应有专人陪护，用围领固定患者颈部。搬运患者时，应由一人专门保护颈部，另外三人搬运患者。将患者送回病房后，其颈部两侧应垫枕，以制动。嘱患者咳嗽、打喷嚏时，最好用手轻按颈前部。一般于术后 12 周去除围领，或遵医嘱去除围领。

2．体位护理　前路手术患者回病房后应取平卧位，颈后垫毛巾等柔软物品支撑，避免颈部后方空虚。拔除引流管前，患者应取左侧、右侧卧位和仰卧位交替进行。后路手术患者拔除引流管前，应以左侧、右侧卧位为主，保持引流管针头与肩部高度一致。患者卧床时，应保持轴线翻身，并应侧起、侧卧。具体方法为：指导患者将身体移向床边，抬高床头，将腿在床边下垂，上肢支撑身体坐起，双足踩地并利用腿部肌肉收缩以站立。

3．并发症的观察与护理　密切观察患者的生命体征，四肢感觉、运动和反射功能。观察患者有无声音嘶哑、饮水呛咳，敷料有无渗血，颈部有无明显肿胀，以及引流情况和氧饱和度等，以便及时判断是否出现脊髓损伤、神经损伤或伤口出血等并发症。

呼吸困难是前路手术患者最危急的并发症，多发生在术后 24 h 内，若处理不当，则患者可死亡。常见原因有：①切口内出血压迫气管，常因骨面渗血或术中止血不彻底，导致引流不畅而引起窒息；②喉头水肿，如术前患者未进行气管推移练习，术中牵拉过度或持续时间过长，则可使气管黏膜受损而发生水肿；③术中损伤脊髓，易发生在用刮匙刮除上、下椎体后缘骨赘时，由于刮匙进入过深所致；④植骨块松动、脱落，压迫气管。术后 24 h 内，若患者出现皮肤张力进行性增大、颈部包块进行性肿大、引流量突然增多且颜色鲜红、进行性呼吸困难、四肢肌力明显减弱，则应考虑可能发生血肿。此时应进行对因、对症处理，必要时剪开缝线，清除血肿，或者行气管切开和再次手术。因此，颈椎手术患者床旁应常规备气管切开包。

4．功能锻炼　术后进行功能锻炼不仅可以促进脊髓功能恢复，而且可以改善血液循环，加强肌肉力量，维持颈椎的稳定性。在围领保护下，患者术后第 1 天即可下床活动，上肢可进行肩、肘、腕部活动和握拳练习，下肢可进行踝关节主动屈伸（踝泵）、股四头肌舒缩和直腿抬高运动。

**知识链接**

**颈椎后路手术后 $C_5$ 神经根麻痹**

颈椎后路手术是治疗颈椎病和颈椎后纵韧带骨化症的常用手术方法之一，其中最常见的术式有两种：颈椎管扩大成形术和颈椎椎板切除减压融合术。循证证据表明，这两种术式都可以获得较好的临床疗效，但有部分患者可在术后出现 $C_5$ 神经根麻痹，导致肢体无力、麻木、疼痛等。目前对 $C_5$ 神经根麻痹的发病原因尚不完全清楚，但常见的理论推测包括以下几方面：①脊髓向背侧漂移后导致神经根牵拉；②椎间孔狭窄；③缺血再灌注损伤；④术中医源性损伤。上述因素可能单独或共同参与神经根麻痹的病理过

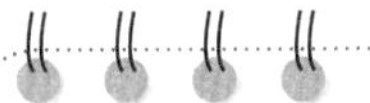

程。对于$C_5$神经根麻痹患者，目前尚无特效治疗方法，但临床上可以应用营养神经药物、理疗（如低频治疗）、肌肉强度训练、保持肩关节活动度等手段。大多数患者预后较好，一般在术后1个月即有所缓解，多数患者病情在术后6个月内可以得到改善，仅极少数患者可能终生遗留神经功能障碍。

（三）健康教育

1．避免颈部损伤　指导颈椎病患者遵医嘱戴围领进行活动。避免猛然转头动作。乘坐高速行驶的汽车时，为预防急刹车导致颈部剧烈摆动，应与行驶方向垂直而坐，或平卧于车上并屈腿。

2．保持良好的颈部姿势

(1) 指导患者纠正头、颈、肩部的不良姿势，保持颈部平直。

(2) 嘱患者在日常生活中主动加大头、颈部活动范围，避免颈部长时间固定在某种姿势。长期伏案工作者应定时向远处眺望，以缓解颈部肌肉的慢性劳损。

(3) 睡眠时，枕头宜中间低两端高，透气性好，长度超过肩宽10～16 cm，高度以头颈部压下后与一侧肩宽相平为宜，避免头部过伸或过屈。

3．运动锻炼　前路手术患者伤口疼痛消失后，后路手术患者术后1个月，可遵医嘱开始进行颈背肌力量训练。具体方法为：用手分别向前、后、左、右方向推头部，头颈部同时反向用力，以保持颈椎处于中立位。每次练习10～15 s，休息5 s，每组10次，每天2～3组。术后应指导患者遵医嘱开始颈椎活动度练习。具体方法为：将头部分别向前、后、左、右方向缓慢屈伸至最大角度，再回到中立位，每组3～5次，每天1～2组。应告知患者功能锻炼需要循序渐进，并长期坚持。

**案例 42-2A**

患者，男性，48岁，无诱因反复出现腰痛4年，左下肢放射痛8个月，卧床休息后可好转。1周前，患者再次发病，腰部疼痛剧烈，左下肢疼痛，并放射至小腿，伴麻木感。

体格检查：腰背肌痉挛，$L_{4\sim5}$和$S_1$椎旁压痛，向前弯腰活动受限，左侧直腿抬高试验和加强试验（+）。X线检查和CT检查均提示$L_{4\sim5}$和$L_5S_1$椎间盘突出压迫神经根。

初步诊断为腰椎间盘突出症。

**请回答：**

1. 该患者为什么会出现上述临床表现？
2. 该患者目前的护理评估内容有哪些？

## 第二节　腰椎间盘突出症

腰椎间盘突出症（lumbar disc herniation）是指腰椎间盘发生退行性变以后，在外力作用下，纤维环部分或全部破裂，连同髓核一并向外突出，刺激或压迫神经根或马尾神经所引起的以腰腿痛为主要症状的综合征。腰椎间盘突出症是引起腰腿痛最常见的原因。本病好发于20～50岁，男性与女性发病率之比为（4～6）∶1。

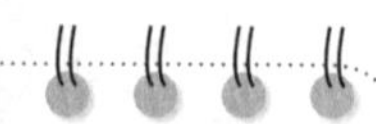

随堂测 42-2

## 【病因与病理生理】

（一）病因

1．椎间盘退行性变　是腰椎间盘突出症最基本的病因。在退行性变的基础上，由于劳损积累和外力作用，使椎间盘破裂，髓核和纤维环向后突出，严重者可压迫神经而产生相应症状。

2．腰部损伤　积累性损伤是椎间盘发生退行性变的主要原因。由于纤维环由粗大的胶原纤维以 45° 附着于椎体边缘，且相互呈 90° 交织，故腰椎承受纵向压力的能力较强，但易于受反复扭转应力作用而发生撕裂。因此，腰部急、慢性损伤，尤其是反复弯腰和扭转动作极易引起髓核后移，纤维环破裂，导致椎间盘突出。驾驶员由于长期坐位和颠簸，重体力劳动者由于长期负重，均易造成椎间盘早期发生退行性变。急性外伤可作为腰椎间盘突出的诱发因素。

3．遗传　年龄小于 20 岁的青少年患者中约 32% 有家族史。

4．妊娠　妊娠期盆腔和腰部组织充血明显，各种结构相对松弛，腹内压增高，而腰骶部又承受较平时更大的重力，使椎间盘突出的风险增加。

5．发育异常　腰椎骶化、骶椎腰化和关节突不对称等腰骶部先天发育异常，均可使腰椎承受异常应力，导致椎间盘损伤的风险增加。

（二）病理生理

当人体进行直立活动时，各种负荷应力均集中在腰骶段，尤其是两个生理弯曲交界处，因此，椎间盘突出多发生在 $L_{4\sim5}$ 和 $L_5S_1$ 椎间盘。椎间盘的血液供应有限，营养主要依靠软骨终板的渗透，所以容易发生退行性变。

髓核具有弹性和膨胀性，运动时可缓冲和减轻对脊柱和颅脑的震荡，并参与和增加脊柱活动幅度。随着年龄的增长，髓核内生化成分发生改变，含水量下降，造成髓核弹性减退，椎间盘变薄，结构松弛，抗负荷能力减弱。

纤维环在横断面上呈同心圆状排列，其后外侧薄弱，且缺乏后纵韧带的支持，容易导致髓核突出。由于此处也是神经根离开硬膜囊进入椎间孔的部位，故椎间盘突出可使硬膜囊和神经根受到压迫和刺激，从而引起下肢放射痛。

## 【护理评估】

（一）临床表现

1．症状

（1）腰痛：是最常见的症状。部分患者无明显诱因可突然出现腰痛，还有部分患者在某次较明显的腰部外伤后出现腰痛。主要原因是突出的髓核压迫外层纤维环及后纵韧带中的窦椎神经纤维，刺激神经纤维而引起腰痛。早期患者仅有腰痛，表现为急性剧痛或慢性隐痛，病程较长者因疼痛影响仅能短距离行走。做弯腰、咳嗽、排便等用力动作时，均可使疼痛加剧。

（2）坐骨神经痛：坐骨神经由 $L_4$、$L_5$ 和 $S_1$ 神经根共同组成。典型的坐骨神经痛是从腰部向臀部、大腿后方、小腿外侧，直至足背或足外侧的放射痛，并可伴麻木。咳嗽、排便或打喷嚏时，腹内压增高，患肢疼痛可加剧。为了减轻疼痛，有的患者行走时取前倾位，卧床时取弯腰侧卧屈髋屈膝位。

（3）马尾神经受压：中央型突出的髓核或脱垂游离的椎间盘组织可压迫马尾神经，引起鞍区感觉迟钝，排尿、排便功能障碍。

2．体征

（1）腰椎侧凸：是缓解神经根受压和减轻疼痛的姿势性代偿畸形。若髓核突出至神经根外侧，腰椎凸向患侧，则可松弛受压的神经根。若髓核突出至神经根内侧，则腰椎凸向健侧。

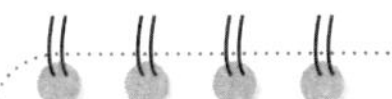

（2）腰部活动受限：几乎所有患者都有各个方向不同程度的活动受限。由于前屈位可促使髓核向后移位并增加对受压神经根的牵张，因此，患者以前屈活动受限最明显。

（3）压痛及骶棘肌痉挛：病变间隙的棘突间有压痛，其旁侧 1 cm 处有深压痛和叩痛，并可引起沿坐骨神经引起下肢放射痛。约 1/3 的患者有腰部骶棘肌痉挛，使腰部固定于强迫体位。

（4）直腿抬高试验及加强试验呈阳性：正常人神经根有 4 mm 的滑动度，下肢抬高到 60° ~ 70° 才开始感到腘窝不适。本病患者神经根受压或粘连，致使活动度减小或消失。患者取仰卧位，被动直腿抬高患肢时，抬高在 60° 以内即出现坐骨神经痛，称为直腿抬高试验阳性。直腿抬高试验呈阳性时，缓慢降低患肢高度，待放射痛消失，再被动背屈踝关节，以牵拉坐骨神经，若再次出现坐骨神经痛，称为直腿抬高加强试验阳性（图 42-2）。

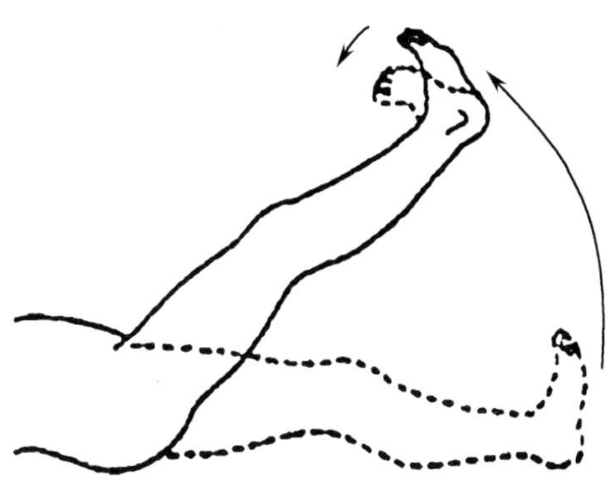

**图 42-2　直腿抬高试验和加强试验**

（5）神经系统表现：80%的患者有感觉异常，70% ~ 75%的患者有肌力下降，约 71%的患者有反射改变。$L_{4\sim5}$ 椎间盘突出压迫 $L_5$ 神经根时，患者可出现小腿前外侧及足背内侧痛、触觉减退，踝关节和踇背伸力减弱。$L_5S_1$ 椎间盘突出压迫 $S_1$ 神经根时，患者出现外踝附近及足外侧痛、触觉减退，趾及足跖屈力减弱，跟腱反射减弱或消失。如马尾神经受压，则表现为肛门括约肌张力下降及肛门反射减弱或消失。

### （二）辅助检查

X 线检查在判断椎骨结构及序列变化方面有较多优势，但不能直接用于诊断腰椎间盘突出症。CT 可以更好地显示椎骨的结构，CT 及三维重建扫描可提高腰椎间盘突出症的检出率。MRI 是本病首选的影像学检查手段，可用于评估椎间盘的退变情况，更好地观察突出椎间盘与神经根的关系。必要时还可以进行造影检查和神经电生理检查。

### （三）与疾病相关的健康史

评估患者的性别和年龄，是否有腰部急性或慢性损伤病史，生活和工作中是否经常久坐、负重或搬运重物等，有无类似疾病家族史，是否妊娠等。

### （四）心理社会状况

急、慢性腰腿痛和下肢感觉障碍会给患者造成很大的痛苦，严重时可导致患者生活自理能力下降，影响其正常生活与工作，并由此使其产生不良情绪。另外，由于本病非手术治疗时间较长，患者往往难以坚持，因此，拥有良好的社会支持系统和掌握疾病知识可以帮助患者积极配合治疗，以取得良好的治疗效果。应评估患者对疾病相关知识的了解情况及其心理承受能力。评估家属对患者的支持程度，以及社会支持系统。

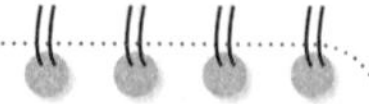

**科研小提示**

研究提示，腰椎间盘突出症对老年患者生活质量和生理功能的影响更显著，出院后更需要提供延续护理，可探索老年腰椎间盘突出症患者的延续护理模式。

（五）治疗原则

1．非手术治疗　非手术治疗的成功率为80%～90%，但临床症状复发率约为25%。适应证：①年轻、初次发作或病程较短者；②休息后症状可自行缓解者；③由于全身疾病或局部皮肤病变而无法接受手术治疗者；④不同意手术者。

（1）卧床休息：可以降低椎间盘承受的压力，减轻疼痛。但是越来越多的证据表明，与日常活动相比，卧床休息并不能降低患者的疼痛程度和促进功能恢复。疼痛严重需卧床休息的患者，应在症状缓解后尽早恢复适度活动，同时注意活动姿势，避免扭转、屈曲及过度负重。指导患者下床活动时应佩戴围腰，卧床时可不用佩戴。

（2）药物治疗：非甾体抗炎药是一线治疗药物，可缓解急、慢性腰痛。阿片类镇痛药和糖皮质激素有短期镇痛作用。肌肉松弛药和抗抑郁药也有一定的疗效。

（3）运动疗法：包括核心肌群肌力训练、方向特异性训练和身心训练（如瑜伽、普拉提、太极等），可以在短时间内缓解坐骨神经痛。

（4）硬膜外类固醇激素注射：可用于腰椎间盘突出症的诊断与治疗，对根性症状明显者短期内可改善症状，但长期治疗效果不显著。

（5）骨盆牵引：可使椎间隙增宽，降低椎间盘内压，缓解肌痉挛，使早期突出的椎间盘部分还纳（图42-3）。进行持续或间歇牵引者、妊娠期妇女、高血压和心脏病患者禁用。

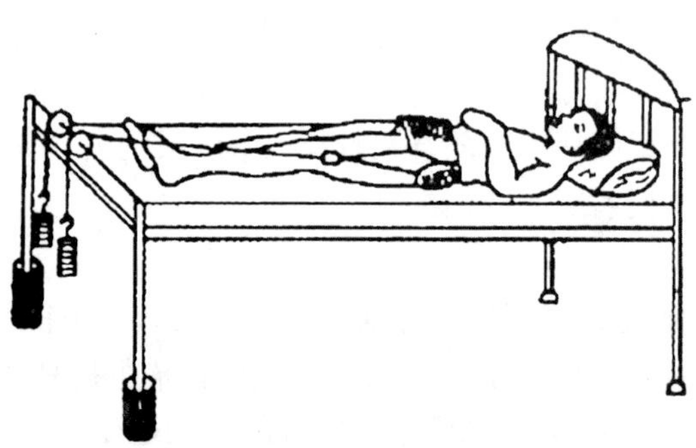

图 42-3　骨盆牵引

（6）推拿和按摩：若方法选择正确，则效果较好，可使痉挛的肌肉松弛，减轻椎间盘压力。但不适用于中央型椎间盘突出症患者。

（7）其他治疗方法：如热敷、针灸、中医药治疗等，可在一定程度上缓解症状。

2．手术治疗　适应证：①病史超过6～12周，经非手术治疗无效，或治疗过程中症状加重或反复发作；②疼痛剧烈，或处于强迫体位，影响工作或生活；③出现单根神经麻痹或马尾神经麻痹，表现为肌肉瘫痪或出现直肠、膀胱症状。

手术方式：①开放式手术，包括全椎板切除髓核摘除术、半椎板切除髓核摘除术以及椎板开窗髓核摘除术。②微创手术，如经皮穿刺介入手术、显微镜腰椎间盘切除术、显微内镜腰椎间盘切除术、经皮内镜腰椎间盘切除术等。③腰椎融合术，是指在椎体间插入一个楔形骨块或骨条，以稳定脊柱，不作为首选的手术方案。④人工椎间盘置换术，手术适应证尚存在争论，有待进一步研究。

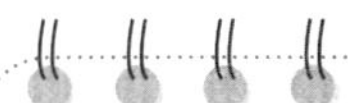

**案例 42-2B**

经相关检查后，确诊为腰椎间盘突出症，拟行手术治疗。

**请回答：**

该患者的术后护理要点有哪些？

## 【主要护理诊断 / 问题】

1．慢性疼痛　与肌肉痉挛、突出椎间盘压迫和刺激神经根等有关。

2．躯体移动障碍　与腰背部肌肉痉挛和疼痛有关。

3．潜在并发症：椎间盘感染、脊髓或神经损伤、脑脊液漏、伤口出血、神经根粘连、肌肉萎缩等。

## 【护理措施】

（一）非手术治疗的护理及术前护理

1．缓解疼痛

（1）卧床休息：侧卧位时屈髋、屈膝，双腿分开，上腿下垫枕，避免脊柱弯曲的“蜷缩”姿势。患者取仰卧位时，可在膝部、腿下垫枕，垫起肩部，避免头向前倾、胸部凹陷的不良姿势。患者取俯卧位时，可在腹部及踝部垫薄枕，以使脊柱肌肉放松。卧床时间遵医嘱，并注意侧身起床和卧床。

（2）用药护理：对疼痛严重者，可遵医嘱给予非甾体抗炎药等，但不推荐长期用药。

（3）骨盆牵引的护理：牵引时，应抬高床腿做反牵引，在牵引带压迫的髂缘部位加垫，以预防压疮。观察患者的体位、牵引力线及重量是否正确，皮肤有无疼痛、发红或压疮等。

（4）推拿、按摩和理疗：指导患者选择专业机构和专业人员进行推拿、按摩和理疗，可促进局部血液循环，减轻肌肉痉挛，缓解疼痛。

2．佩戴围腰　围腰可增加腰椎的稳定性，对腰椎起到保护和制动作用。持续工作或可能增加脊柱负荷时，可佩戴围腰，松紧度以能伸进 1 ～ 2 个手指为宜。指导患者下床活动时佩戴围腰，卧床时可不用佩戴。

3．术前训练　指导患者采用正确的翻身、床上排便及术后功能锻炼方法，练习俯卧位，以适应术中和术后治疗的需要。

（二）术后护理

1．体位护理　3 个搬运人员均位于患者的外侧，分别托住患者肩背部、腰臀部及下肢，保持患者身体轴线平直，然后将其平托至床上。另有专人扶持输液侧肢体。患者术后取平卧位，每 2 h 进行轴线翻身一次。下床活动时佩戴围腰 2 ～ 3 个月或遵医嘱活动。

2．病情观察　观察患者的生命体征，下肢皮肤颜色、温度、感觉及运动功能，伤口恢复情况，及时发现椎间盘感染、脊髓或神经损伤征象。观察引流液的颜色、性质和量，观察有无脑脊液漏或者活动性出血。

3．功能锻炼　待患者麻醉清醒后，即可指导其进行踝泵练习，以预防肌肉萎缩和下肢深静脉血栓形成。术后 24 h 开始，指导患者进行直腿抬高练习，以加强肌力，防止神经根粘连。术后 3 周或遵医嘱开始进行腰背肌练习，如五点支撑法和飞燕点水（图 42-4）。要求每次抬起后坚持 5 s，继而放松 5 s，每天 2 ～ 3 组，每组 10 ～ 30 次，应注意循序渐进，鼓

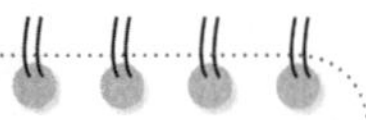

励患者坚持锻炼6个月以上。若锻炼过程中症状复发或加重，则患者需卧床休息直至症状缓解，或及时就医。

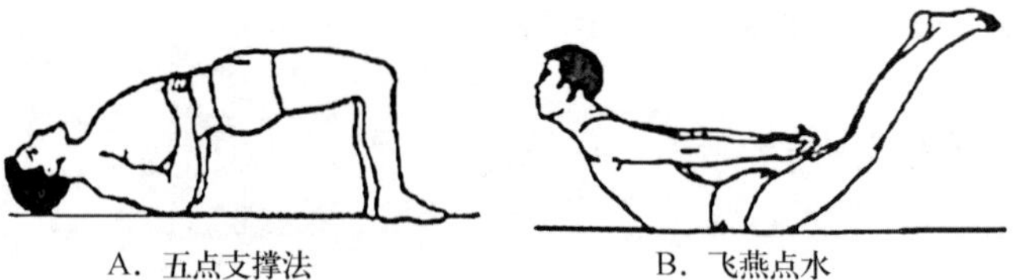

A. 五点支撑法　　B. 飞燕点水

图 42-4　腰背肌锻炼方法

（三）健康教育

1．采取正确的姿势

（1）日常生活中保持良好姿势：站立时，应尽量使腰部伸直，收腹提臀。坐位时，应选择坐高合适、有扶手的靠背椅，膝部与髋部同高，身体靠向椅背，并在腰部衬一靠垫。卧位时，应参考卧床期间的姿势。行走时，患者应抬头、挺胸、收腹，使腹肌收缩。跳跃时，着地前应做好屈髋、屈膝和足跖屈的姿势。

（2）经常变换体位：避免长时间穿高跟鞋站立或行走，久坐工作者需定时改变姿势，常弯腰者应定时做伸腰、挺胸活动。

（3）避免损伤：搬运重物时，应利用人体力学原理，如伸直腰背，使重物靠近身体等，以节省体力，保护腰背部肌肉不受损伤。腰部活动强度较大者，应佩戴宽腰带，以保护腰部。参加剧烈运动时，应指导患者注意做准备活动和加强保护措施，切忌活动突起突止。

2．运动锻炼　应在康复医学专业人员指导下，基于康复评定结果，按照运动处方正确执行。中等强度的运动可对脊柱产生保护作用，可预防腰痛发生或复发。急性腰痛患者若症状不再加重，则可在症状持续3周时开始进行运动锻炼。亚急性或慢性病程者，若无危险因素，则应鼓励其尽早开始运动锻炼。

**知识链接**

**腰痛学校**

通常以小组的方式进行授课，在职业机构内进行的高强度方案（基于原始瑞典腰痛学校方案）可获得更好的效果，这类方案为患者提供解剖学、生物力学、最佳姿势及人体工学的相关信息，并使患者进行连续超过2周的腰部运动训练。有证据显示，对于急性腰痛患者，腰痛学校在促进患者短期恢复及重返工作方面的作用优于接受热疗，但二者在缓解疼痛和预防复发方面没有显著差异。对于慢性腰痛患者，腰痛学校也有一定的积极作用。

## 小　结

1．病因与病理　椎间盘发生退行性变是基本病因。损伤和发育性颈椎管狭窄可促进颈椎病的发生。损伤、遗传、妊娠和发育异常等可促进腰椎间盘突出症的发生。

2．临床表现及辅助检查　神经根型颈椎病最常见。不同类型的颈椎病患者，其临床表现各有特点。腰椎间盘突出症患者最常见的症状是腰痛和坐骨神经痛，部分患者可有

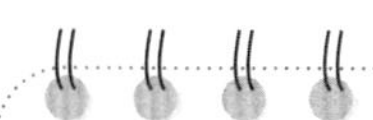

马尾神经受压的表现，并出现相应体征。

3．治疗原则　非手术治疗方法主要包括卧床休息、牵引、局部制动、推拿和按摩、理疗、药物治疗等。对于非手术治疗无效的患者，可采用手术治疗。

4．护理措施　非手术治疗的护理和术前护理重点是缓解疼痛、佩戴围领或围腰、预防外伤以及进行术前训练等。术后护理重点是局部制动、体位护理、病情观察以及功能锻炼等。另外，还应指导健康人群和患者预防疾病的发生和发展。

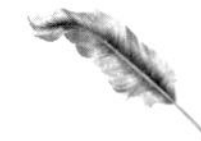

## 思考题

患者，男性，52 岁，1 天前搬重物时不慎扭伤腰部，当时腰背部即疼痛剧烈，并有右下肢放射痛伴麻木感，不能平卧，咳嗽、打喷嚏和排便时，疼痛可加重，排尿、排便功能正常。该患者为旅游大巴司机，自诉既往有慢性腰痛病史多年，否认腰椎疾病家族史。

体格检查和影像学检查均提示 $L_{4\sim5}$ 椎间盘突出，压迫神经根。

诊断为“腰椎间盘突出症”，拟行非手术治疗。医师建议患者卧床休息，口服非甾体抗炎药，佩戴围腰。患者向护士询问自己为何会患此病，以及如何配合治疗。

请回答：

1．该患者目前的主要护理诊断 / 问题有哪些？

2．作为责任护士，应如何回答患者的问题？

（庞　冬）

第 43 章数字资源

# 骨与关节感染患者的护理

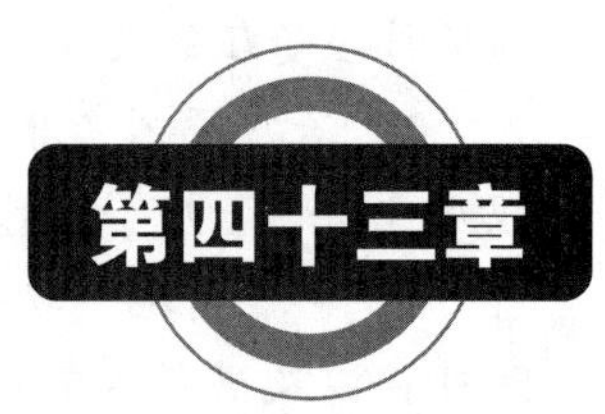


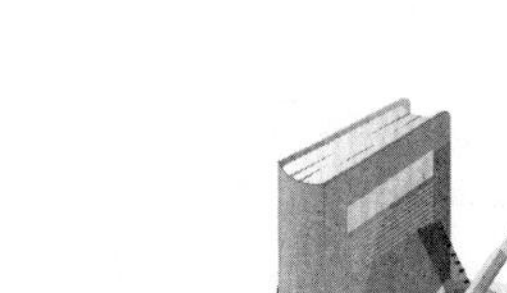

**导学目标**

通过本章内容的学习，学生应能够：

◆ **基本目标**

1. 解释化脓性骨与关节感染的病理生理变化以及骨关节结核的病理改变。
2. 复述化脓性关节炎患者的临床表现及治疗原则。
3. 解释急性骨髓炎和慢性骨髓炎患者的临床特点及处理措施。
4. 运用所学知识，为骨与关节感染患者提供术后护理。

◆ **发展目标**

综合运用所学知识正确评估骨与关节感染患者，并为其制订护理计划。

◆ **思政目标**

培养救死扶伤的精神，积极解除患者的病痛。

## 第一节　化脓性骨髓炎

化脓性骨髓炎（suppurative osteomyelitis）是由化脓性细菌感染引起的骨膜、骨质及骨髓的炎症，好发于长骨干骺端。本病的感染途径有：①血源性感染，最常见，身体其他部位化脓性病灶中的细菌经血液循环播散至骨骼，称为血源性骨髓炎；②创伤后感染，开放性骨折发生感染或骨折手术后发生感染，称为创伤后骨髓炎；③邻近感染灶蔓延，邻近软组织感染直接蔓延至骨骼，称为外来性骨髓炎。化脓性骨髓炎按发病缓急分为急性和慢性，临床上以急性血源性骨髓炎最多见。

### 【病因与分类】

1．急性血源性骨髓炎（acute hematogenic osteomyelitis）　最常见的致病菌是金黄色葡萄球菌，其次为链球菌，对于儿童要注意流感嗜血杆菌感染。致病菌经血行播散，患者发病前大多有身体其他部位的感染灶。儿童血液供应较成人丰富，干骺端有许多终末动脉形成血管袢，血流缓慢，致病菌易在此处沉积而致病。原发病灶处理不当或机体抵抗力降低时，即可引起感染。因此，儿童长骨干骺端为本病的好发部位。另外，局部外伤可成为诱因，导致干骺端附近血肿，有利于细菌的生长。

随堂测 43-1

2．慢性血源性骨髓炎（chronic hematogenic osteomyelitis）　多因急性骨髓炎治疗不及时或

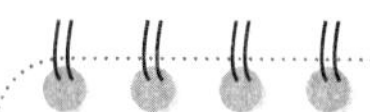

不彻底转变而成。少数为低毒性细菌感染，患者在发病时即有慢性骨髓炎的表现。

## 【病理】

1．急性血源性骨髓炎　早期以骨质破坏和坏死为主，晚期以新骨形成为主，可形成骨性包壳。大量细菌停滞在长骨干骺端，阻塞小血管，可迅速导致骨坏死，并形成局限性脓肿。脓液沿哈弗斯管蔓延至骨膜下间隙，使骨膜掀起，可形成骨膜下脓肿，导致骨密质外层缺血、坏死。脓液若穿破骨膜沿筋膜间隙流注，则可形成深部脓肿；若穿破皮肤流出体外，则形成窦道。脓液进入骨髓腔后，可破坏骨髓组织、骨松质及内层骨密质的血液供应，形成大片死骨。在死骨形成过程中，病灶周围的骨膜因炎性充血和脓液的刺激而产生新骨，包围在骨干的外层，形成“骨性包壳”。若干骺端位于关节内，则脓液可进入关节内，引起化脓性关节炎。因骨骺板具有屏障作用，故脓液进入邻近关节者较少见（图 43-1）。

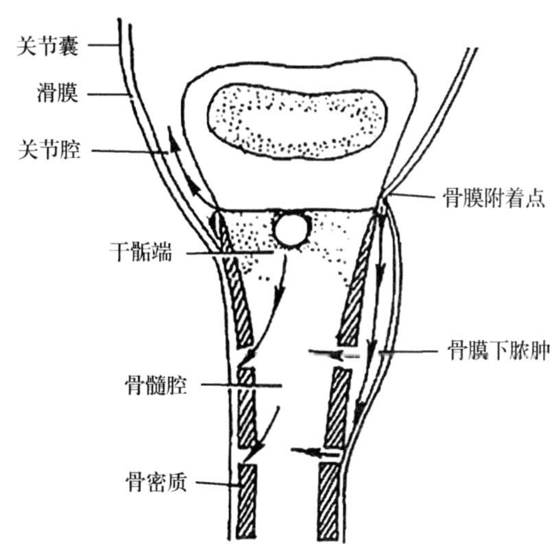


**图 43-1　急性血源性骨髓炎的扩散途径**

2．慢性血源性骨髓炎　基本病理改变是病灶区内遗留无效腔、死骨、窦道。若急性期感染未能有效控制，因骨质的破坏、坏死和吸收，局部可形成无效腔，腔内含死骨、脓液、坏死组织和炎性肉芽组织，腔外包有新生骨的“骨性包壳”，局部形成慢性窦道。有时，死骨、脓液经窦道排出后，窦道可暂时闭合，但因无效腔的存在，炎症难以得到彻底控制，当机体抵抗力降低时，炎症可再次急性发作。窦道周围皮肤受炎性分泌物的长期刺激，可产生色素沉着，也可发生癌变。

**案例 43-1**

患儿，男，8 岁，2 周前有跌倒外伤史，伤后右膝关节及其周围组织疼痛，但患肢活动度尚可。今日，患儿因发热伴右膝关节周围疼痛 6 d 入院。

**请回答：**

1. 该患儿最可能的疾病诊断是什么？
2. 护理评估要点有哪些？

## 【护理评估】

（一）临床表现

1．症状

（1）急性血源性骨髓炎：起病急骤，患者早期即有寒战、高热、头痛、食欲减退等全身中毒症状。儿童患者可出现烦躁、呕吐、惊厥，病情严重者可昏迷，甚至发生感染性休克。局部症状以疼痛为主，早期患肢有剧痛，患者呈半屈曲状。骨膜下脓肿形成时，局部肿胀、皮肤紫红，疼痛加剧。若脓肿穿破骨膜，疼痛反而减轻，但局部红、肿、发热更为明显。若脓液扩散至骨髓腔，则整段肢体疼痛和肿胀更加严重。若整个骨干均受破坏，在外力作用下即可发生病理性骨折。

（2）慢性血源性骨髓炎：病变静止期，患者可无症状，急性发作期可有疼痛、发热，窦道流脓，有时可见小的死骨片排出。

2．体征

（1）急性血源性骨髓炎：早期患肢局部皮温升高，有固定的局限性压痛。当形成骨膜下脓肿或软组织深部脓肿时，压痛明显。

（2）慢性血源性骨髓炎：骨骺受炎症刺激可使患肢增长或缩短，肢体局部增粗变形，肌萎缩，邻近关节畸形、僵硬，可出现运动障碍。局部可见经久不愈的瘢痕和窦道，窦道有肉芽组织突出。

（二）辅助检查

1．实验室检查　急性血源性骨髓炎患者白细胞计数增高，中性粒细胞比例增加。但在起病急骤、抵抗力极低的患儿，白细胞计数可不升高。

2．影像学检查

（1）X线检查：急性血源性骨髓炎早期，检查常无异常，2周后才可出现骨质破坏、死骨形成等改变，对早期诊断意义不大。慢性血源性骨髓炎时，显示骨质增厚、硬化，“骨性包壳”形成，有死骨或无效腔存在。

（2）CT、MRI检查：CT扫描可较早发现骨膜下脓肿，慢性血源性骨髓炎时，可清楚显示脓腔与较小的死骨。MRI检查有助于早期发现骨髓腔内的炎性病灶，观察病灶范围及有无脓肿形成，具有早期诊断价值。

（3）放射性核素骨显像：急性血源性骨髓炎发病48 h后，即可发现感染灶放射性核素浓聚，但只能显示病变部位，不能进行定性诊断。

（4）窦道造影检查：对慢性血源性骨髓炎患者，经窦道插管注入造影剂，可以显示窦道内的脓腔情况。

3．局部脓肿分层穿刺　在压痛最明显部位进行穿刺，边抽吸边深入，不可一次穿入骨质内，以免将单纯软组织脓肿的细菌带入骨内。抽出液应及时送检，若涂片中多为脓细胞或细菌，即可明确诊断。同时应做细菌培养和药物敏感试验。

（三）与疾病相关的健康史

本病常见于儿童和体质虚弱者。应评估患者发病前是否有其他部位的感染病灶，如疖、痈、扁桃体炎、咽炎或中耳炎等，有无局部外伤史。

（四）心理社会状况

本病起病急，病情发展迅速，并可伴有疼痛、肢体肿胀，患儿和家属可因此产生紧张或不知所措等表现。病情演变为慢性血源性骨髓炎后，病程长，且常反复发作，加之畸形、残障等，患者常有急躁、悲观、绝望等情绪。经济状况不佳者可因昂贵的医疗费用而放弃治疗。应评估患者及家属对疾病相关知识的了解情况及其心理承受能力。评估患者的家庭经济情况，了解家属对患者的支持程度以及社会支持系统。

（五）治疗原则

1．急性血源性骨髓炎　治疗的关键是控制感染，防止炎症扩散和发展成为慢性骨髓炎。

(1) 非手术治疗

1）抗感染：早期足量联合应用针对革兰氏阳性球菌的抗生素，然后根据细菌培养和药物敏感试验结果，进行相应的调整。抗生素应持续使用至局部症状和体征消失后 3 周左右。

2）支持治疗：予以降温、补液，维持水、电解质和酸碱平衡。增加营养摄入，必要时少量多次输注新鲜血、血浆或球蛋白，以增强患者抵抗力。

3）局部制动：患肢可进行皮肤牵引或采用石膏固定于功能位，以减轻疼痛，防止关节挛缩、畸形及发生病理性骨折。

**知识链接**

**儿童急性骨髓炎抗生素治疗药动学的研究进展**

检测出儿童急性骨髓炎的致病菌对选择抗生素及整体管理十分重要。儿童患者在抗生素药动学方面与成人不同，且在不同年龄段的儿童之间可能存在显著差异。如在婴儿（1 月龄～1 岁）、儿童（1 ～ 12 岁）和青少年（13 ～ 18 岁）中，细胞外液和全身体液的比例较高，导致抗生素的分配比例也随之增加。此外，与成人相比，儿童患者的抗生素代谢和清除常增加，因此他们往往需要更高的基础剂量和更短的使用间隔，以获得类似成人的疗效。

(2) 手术治疗：若局部分层穿刺抽出脓液或经非手术治疗 2 ～ 3 d 炎症仍未得到控制，即应手术治疗。手术方法有局部钻孔引流或开窗减压术（图 43-2）。对术后需做闭式引流灌洗者，在钻孔或开窗的骨腔内留置冲洗管和引流管各 1 根备用。进行闭式引流灌洗时，经冲洗管滴注抗生素溶液，经引流管进行持续负压引流。对脓液不多者，可行单纯闭式引流，于骨腔内放置单根引流管，接负压吸引瓶，每天经引流管注入少量高浓度抗生素溶液。术后伤口内填充碘仿纱条，待 5 ～ 10 d 后，视伤口情况可做延迟缝合。

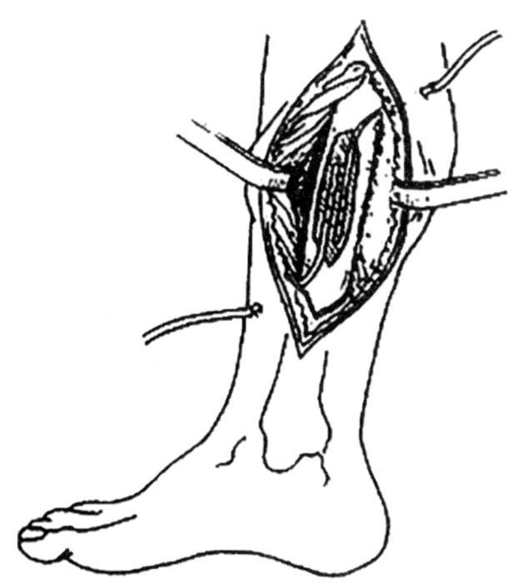

图 43-2　急性骨髓炎的开窗引流术

2．慢性血源性骨髓炎　以手术治疗为主，治疗原则是清除死骨和肉芽组织、消灭无效腔和切除窦道。

（1）病灶清除术：切口沿窦道壁周围正常组织显露，然后切除窦道。在骨壳上开窗，进入病灶，然后吸出脓液、清除死骨及炎性肉芽组织。

（2）消灭无效腔

1）碟形手术：适用于无效腔不大、需削去骨量不多的患者。具体方法是病灶清除后，削去一部分骨腔边缘，使创面呈浅碟状，以利于周围组织向腔内填充而消灭无效腔。

2）肌瓣填塞：适用于无效腔较大者。病灶清除后，用邻近带蒂肌瓣填塞封闭骨腔。

（3）闭式引流灌洗：仅适用于小儿患者。儿童生长代谢旺盛，骨腔容易闭合。清除病灶后，应用抗生素溶液进行闭式引流灌洗。

（4）庆大霉素骨水泥珠链填塞：将庆大霉素粉剂与骨水泥混合，制成直径为 5 ～ 7 mm 的小珠，每粒小珠约含 4.5 mg 庆大霉素。然后用不锈钢丝将小珠串起后填塞于骨腔内，留 1 粒小珠在皮肤外。珠链可持续释放庆大霉素，维持骨腔内抗生素浓度稳定约 2 周。随着基底肉芽组织的生长，可逐步拔出串珠。对存在大型无效腔的患者，可在拔出珠链后再行植骨术。

## 【主要护理诊断 / 问题】

1．体温过高　与急性感染有关。

2．疼痛　与局部炎症和手术创伤有关。

3．潜在并发症：感染性休克、病理性骨折。

## 【护理措施】

### （一）非手术治疗的护理及术前护理

1．病情观察　严密观察患者的生命体征，定时监测体温、脉搏。若患者出现烦躁、嗜睡或昏迷，则应考虑是否发生感染性休克，须立即通知医师，并按危重患者护理。

2．维持正常体温　患者高热期间应卧床休息，保护患肢，减少能量消耗。及时予以降温，注意观察患者的意识状态，防止中枢神经系统功能紊乱。遵医嘱合理使用抗生素，控制感染和发热。保证液体输入顺利，纠正水、电解质紊乱，维持酸碱平衡。

3．缓解疼痛　局部制动，维持患肢于功能位，减轻疼痛，促进局部病灶修复，同时防止关节畸形和病理性骨折。移动患肢时，动作应轻稳，做好支撑或托扶，避免患处产生应力而导致疼痛或骨折。必要时遵医嘱给予止痛药，以缓解疼痛。

4．避免意外伤害　密切观察患者的病情变化，对出现惊厥、谵妄、昏迷等中枢神经系统功能紊乱表现的患者，应用床栏、约束带等保护措施，必要时遵医嘱给予镇静药物。

### （二）术后护理

1．闭式引流的护理　对进行骨腔灌洗者，应妥善连接冲洗管和引流管。入水管应高于伤口水平位置 60 ～ 70 cm，引流袋低于伤口 50 cm，以防止引流液逆流。保持入水管通畅、出水管呈负压状态。每日连续滴入含抗生素的溶液 1500 ～ 2000 ml，术后 12 ～ 24 h 内应快速滴入，之后可根据引流液的性状调节滴速。若连续冲洗时间达到 3 周或患者体温恢复正常，引流液变得清亮，连续 3 次细菌培养结果呈阴性，即应做好拔管的准备。

2．功能锻炼　为防止长期制动导致肌萎缩及关节粘连，急性期应指导患者进行患肢的等长舒缩运动。待炎症消退后，若关节未明显破坏，可指导患者可进行关节功能锻炼。

### （三）健康教育

1．康复指导　指导患者每日进行患肢等长舒缩运动及关节的被动活动或主动活动，预防患肢功能障碍。教会患者使用辅助器材（如拐杖、助行器等），减轻患肢负重。经 X 线等影像学检查证实治愈后，患者方可负重，以免发生病理性骨折。

2．治疗指导　指导患者出院后继续按医嘱应用抗生素治疗，持续用药至症状消失后 3 周，以巩固疗效，防止转为慢性骨髓炎。告知患者定期进行 X 线检查，以观察治疗效果。

## 第二节　化脓性关节炎

**案例 43-2**

患儿，男，8 岁，40 d 前发生跌倒外伤，伤后右膝关节及其周围疼痛，因“发热伴右膝关节周围疼痛 6 d”入院治疗，治疗 1 个月后出院。患儿现因高热，左膝关节出现红肿，屈曲、伸直功能障碍 3 d 再次入院。入院后 MRI 检查显示膝关节周围软组织肿胀。

**请回答：**

1. 该患儿可能的医疗诊断是什么？
2. 目前有哪些护理诊断 / 问题？

化脓性关节炎（suppurative arthritis）是指关节腔内的化脓性感染，多见于儿童，成人创伤后感染多见，好发于髋关节和膝关节，病变多为单侧。

### 【病因】

最常见的致病菌为金黄色葡萄球菌，其次为白色葡萄球菌、肺炎球菌及大肠埃希菌等。细菌进入关节内的途径有：其他部位的感染病灶经血液循环进入关节内；关节附近的感染病灶直接侵入；细菌通过开放性伤口直接进入关节内而引起感染；医源性感染，如关节手术或关节穿刺等造成关节感染。

### 【病理生理】

病变的发展过程可分为 3 期，这 3 期有时演变缓慢，有时发展迅速而难以区分。

1．浆液性渗出期　关节腔内有浆液性渗出物，内含白细胞。病变最早发生在滑膜，使滑膜充血、水肿，关节软骨未被破坏，病理改变为可逆性。若治疗及时，则关节功能可完全恢复。

2．浆液纤维素性渗出期　病变进一步发展，渗出物增多、浑浊，内含大量白细胞及纤维蛋白。纤维蛋白沉积可影响软骨代谢，白细胞释放溶酶体可破坏软骨基质，导致修复后的关节粘连，出现功能障碍。此期部分病理改变已不可逆。

3．脓性渗出期　关节腔内的渗出液为脓性，滑膜和关节软骨都已破坏，关节周围亦有蜂窝织炎。此期病变为不可逆性，修复后关节重度粘连、强直，关节功能障碍严重。

### 【护理评估】

（一）临床表现

1．症状　起病急骤，病变关节疼痛剧烈，可出现功能障碍。患者可有寒战、高热等症状，体温可达 39℃以上，严重者可出现谵妄与昏迷，小儿可有惊厥。

2．体征　病变关节常处于半屈曲位，以使关节腔内的容量达到最大，从而松弛关节囊，以缓解疼痛。膝、肘和踝关节等浅表关节出现局部红、肿、发热和关节积液。关节腔内积液在膝部最明显，表现为髌上囊隆起，浮髌试验可呈阳性。深部关节病变，局部表现不明显，脓肿穿破皮肤可形成瘘管，关节常处于屈曲、外展、外旋位。患肢固定时间较长者可有肌萎缩和关节僵硬。

（二）辅助检查

1．实验室检查　白细胞计数升高，中性粒细胞比例升高，红细胞沉降率加快。血培养可检出病原菌。

2．影像学检查　X 线检查早期可见关节周围软组织肿胀、关节间隙增宽。中期可见周围骨质疏松。后期可见关节间隙变窄或消失，关节面毛糙。CT 及 MRI 检查比 X 线检查能够更早、更清晰地显示病灶情况。

3．关节液检查　关节液早期为淡黄色、澄清的浆液性液，中期为黄色、浑浊的纤维蛋白液，后期为黄白色脓性液。镜检：早、中期只有红细胞、白细胞、纤维蛋白，可无细菌；晚期则可见大量脓细胞和细菌。

（三）与疾病相关的健康史

了解患者的年龄，评估患者有无外伤史或手术史，有无全身其他部位或邻近关节的化脓性病灶，有无急、慢性骨髓炎病史，或其他骨与关节疾病史。

（四）心理社会状况

长时间的关节疼痛和功能障碍可影响患者的正常生活与工作。关节穿刺检查或治疗会给患者造成巨大的痛苦，并由此使患者产生一系列不良情绪。应评估患者及家属对检查和治疗的心理承受能力，了解家属对患者的态度和支持程度。评估家庭经济情况和社会支持系统等。

（五）治疗原则

1．全身治疗　早期、足量应用敏感抗生素。加强全身支持治疗，改善患者的营养状况，提高机体抵抗力。

2．关节腔内注射抗生素　经关节穿刺抽出关节液后，注入抗生素，每天 1 次，连续注入 3 ~ 4 次。若患者局部症状缓解，抽出液逐渐变得澄清，则表明治疗有效，可继续使用抗生素，直至关节积液消失、患者体温正常，否则须及时改为关节灌洗或切开引流。

3．经关节镜灌洗　在关节镜直视下反复冲洗关节腔，清除脓性渗液、脓苔与组织碎屑。灌洗结束后，在关节腔内留置敏感抗生素，可减轻症状。

4．关节腔持续灌洗　适用于表浅的大关节（如膝关节）感染者。于关节部位两侧穿刺，经穿刺套管置入灌洗管和引流管，然后退出套管。每日经灌洗管滴入含抗生素的溶液 2000 ~ 3000 ml，直至引流液变得清亮，细菌培养呈阴性后，即可准备停止灌流。继续引流数日，直至无引流液吸出、局部症状和体征消失后，即可拔管。

5．关节切开引流术　适用于较深的大关节感染，穿刺插管不易成功者，如髋关节感染者。手术过程中，应彻底清除关节腔内的坏死组织、纤维素性沉积物，并用生理盐水冲洗。然后在关节腔内置入两根硅胶管，予以缝合，进行关节腔持续灌洗。

6．关节矫形术　适用于关节功能严重障碍者，常采用关节融合术或截骨术。

## 【主要护理诊断 / 问题】

1．体温过高　与关节腔感染有关。

2．疼痛　与关节腔感染、炎性渗出、关节腔内压力增高有关。

3．焦虑　与躯体不适、担心术后康复及预后等有关。

4．潜在并发症：肌萎缩、关节僵硬。

## 【护理措施】

1．维持正常体温　参见本章第一节化脓性骨髓炎患者的护理。

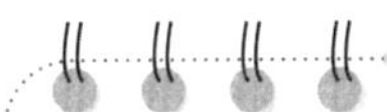

2．缓解疼痛　急性期应适当抬高患肢，保持患肢处于功能位，以防止感染扩散、减轻肌肉痉挛和疼痛，防止畸形和病理性脱位，减轻关节软骨面的压力及软骨破坏。对不能避免发生关节强直的患者，可将肢体固定于功能位。

3．功能锻炼　患者卧床期间，应做肌肉等长舒缩运动，为后期活动做准备。予以局部治疗后，可协助患者将肢体置于肢体功能训练器上，做 24 h 持续性被动活动，也可用石膏托或皮肤牵引固定，以防止或纠正肌萎缩和关节僵硬，直至急性炎症消退。一般 3 周后即可进行肢体主动活动，如关节屈伸、内旋、外旋等活动。

4．心理护理　根据患者的情况，及时消除患者的顾虑。向患者及家属讲解化脓性关节炎的有关知识，使其对疾病有充分的了解，正确面对现实，保持情绪稳定，积极配合治疗与护理。

5．手术前、后的护理　参见本章第一节化脓性骨髓炎患者的护理。

## 第三节　骨关节结核

骨关节结核（osteoarticular tuberculosis）是由结核分枝杆菌侵入骨或关节而引起的慢性感染性破坏性病变。本病好发于儿童与青少年，以脊柱结核最多见，其次为膝关节、髋关节和肘关节结核，病灶大多为单发。

### 【病因】

本病是一种继发性疾病，原发病常为肺结核或消化道结核。结核分枝杆菌可经血液循环到达骨与关节部位。骨关节结核可出现在原发病活动期，但大多发生于原发病灶已静止，甚至痊愈多年以后，当机体抵抗力降低时诱发。如机体抵抗力增强，潜伏的结核分枝杆菌可被抑制甚至消灭。

### 【病理】

骨关节结核的最初病理变化是单纯滑膜结核或单纯骨结核，病变局限于滑膜或骨组织，关节软骨完好。如能及时控制病情，则关节功能可不受影响。若病变进一步发展，结核分枝杆菌侵及关节腔，破坏关节软骨，即为全关节结核，可遗留各种关节功能障碍。若全关节结核未得到控制，则可造成继发感染或形成窦道，导致关节完全损毁（图 43-3）。

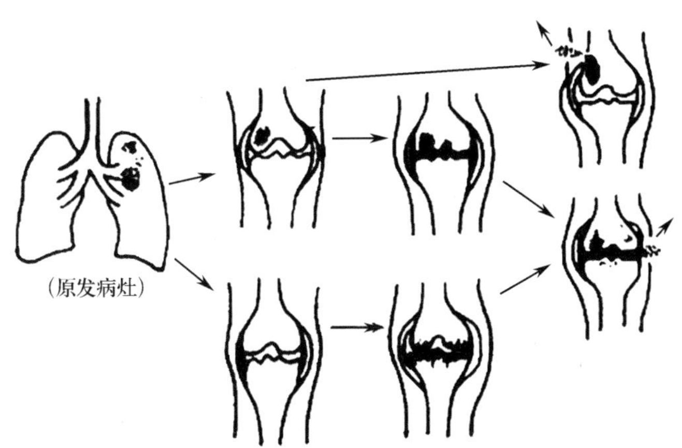


**图 43-3　骨关节结核临床病理过程示意图**

1．脊柱结核（spine tuberculosis）　多为椎体结核，附件结核较少见。发病部位以腰椎最多见，其次为胸椎、颈椎、骶尾部。椎体结核的病理变化类型包括中心型和边缘型。

（1）中心型：多见于10岁以下儿童，好发于胸椎。病变始于椎体骨松质，以骨质破坏为主，易形成小的死骨和空洞，空洞内充满脓液和干酪样物质，椎体可被压缩呈楔形。病变多侵犯单个椎体，也可穿透椎间盘而累及邻近椎体。

（2）边缘型：多见于成人，好发于腰椎。病变局限在椎体上、下缘，以溶骨性破坏为主，死骨较少，邻近椎间盘破坏是此型的特征。病灶处有脓液、结核性肉芽组织、死骨和干酪样坏死物质，由于缺乏发红、发热等急性炎症反应，称为寒性脓肿。寒性脓肿有两种表现形式。

1）椎旁脓肿：脓液积聚在椎体旁骨膜下，将骨膜掀起，并沿韧带间隙蔓延，使多个椎体边缘出现骨破坏。另外，脓液还可向后方进入椎管，压迫脊髓和神经根。

2）流注脓肿：椎旁脓肿压力增高，脓液可穿破骨膜，沿肌筋膜间隙或神经血管束流注至远离病灶的部位而形成脓肿。常见的流注途径有：①颈椎结核患者可见咽后壁脓肿，易流注到锁骨上窝；②胸椎结核患者多表现为椎旁脓肿，可流注到背部；③胸腰段结核患者可同时有椎旁脓肿和腰大肌脓肿；④腰椎结核患者，脓液积聚在腰大肌鞘内，可流注到腹股沟部、小转子甚至腘窝部，形成脓肿；⑤腰骶段结核患者可有腰大肌脓肿和骶前脓肿。脓肿破溃后可形成窦道。

2．髋关节结核（hip joint tuberculosis） 多为单侧病变。早期以单纯滑膜结核多见，后期脓肿侵入髋关节腔，可形成全关节结核。脓液可向前内方髋关节囊的薄弱点突出至腹股沟的内侧方，或向后方流注而形成臀部脓肿，也可穿过骨盆内壁，形成盆腔内脓肿。由于关节组织受损，可导致病理性髋关节脱位。

3．膝关节结核（knee joint tuberculosis） 起病时以滑膜结核多见，表现为膝关节肿胀和积液。随之，滑膜附着处的病灶可侵蚀骨质，软骨面受破坏而形成全关节结核。晚期，脓液破溃可形成慢性窦道，关节韧带破坏可引起病理性半脱位或脱位。病变静止后，可引起膝关节纤维性强直，有时还伴有屈曲挛缩畸形。儿童患者骨骺破坏可造成肢体短缩畸形。

## 【护理评估】

### （一）临床表现

1．症状

（1）全身症状：患者起病缓慢，可有低热、盗汗、食欲缺乏、消瘦、乏力和贫血等症状。儿童往往起病急骤，伴高热及毒血症表现。

（2）疼痛

1）脊柱结核：疼痛出现较早，表现为局部隐痛或钝痛，活动、劳累、咳嗽时加重，休息后可减轻。随着病情的发展，疼痛逐渐加重，夜间疼痛更严重，儿童患者常有夜间哭闹。疼痛可放射至其他部位，如胸椎结核患者可有背痛。疼痛也可沿肋间神经向腹部放射。颈椎结核患者除有颈部疼痛外，疼痛还可向枕部和上肢放射。

2）髋关节结核：早期表现为髋部疼痛，可放射至膝部。随着病程的进展，疼痛逐渐加重，患者可有跛行。

3）膝关节结核：早期关节呈弥漫性肿胀，患者可有轻度跛行。全关节结核时，患者可有明显的关节肿胀、疼痛和功能障碍。

（3）寒性脓肿和窦道：部分患者因发现寒性脓肿才就诊。颈椎结核患者出现咽后壁或食管后脓肿时，可影响呼吸和吞咽功能。髋关节结核后期，患者腹股沟内侧与臀部可出现寒性脓肿。膝关节结核患者寒性脓肿常见于腘窝和膝关节两侧。脓肿破溃后可形成慢性窦道，易造成混合感染。

（4）肢体功能障碍或截瘫：截瘫是脊柱结核患者的严重并发症。脓液、死骨和坏死的椎间盘可压迫髓核，造成部分或完全截瘫，导致相应肢体感觉、运动异常和括约肌功能障碍。

2．体征

（1）脊柱结核

1）姿势异常：疼痛可导致椎旁肌痉挛，脊柱活动受限，致使患者姿势异常。颈椎结核患者常表现为斜颈、头向前倾、颈缩短和双手托下颌。胸腰椎或腰骶椎结核患者可有挺胸、凸肚姿势。腰椎结核患者弯腰拾物时需挺腰、屈膝、屈髋、下蹲，即拾物试验阳性。

2）脊柱畸形：椎体病变塌陷后，脊柱可呈局限性成角后凸畸形，以胸段多见。脊柱侧凸较少见。

3）压痛和叩击痛：受累脊柱棘突处可有压痛和叩击痛。

（2）髋关节结核

1）畸形和脱位：早期髋关节肿胀不明显，患肢呈屈曲、外展、外旋畸形。随着病情的发展，可表现为屈曲、内收、内旋畸形，并可引起髋关节半脱位或全脱位，通常为后脱位，患肢缩短。

2）"4"字试验阳性：可用于检查髋关节屈曲、外展或外旋运动。患者取仰卧位，患肢屈髋、屈膝，并将外踝置于健侧髌骨上方，呈"4"字状。检查者一手扶住健侧髂嵴部，另一手向下按压患侧膝部，若患者因疼痛而致膝部不能接触床面，即为骶髂关节分离试验阳性，又称"4"字试验阳性。

3）托马斯征阳性：可用于检查髋关节有无屈曲畸形。患者取仰卧位，检查者将其健侧髋、膝关节屈曲，使膝部尽可能贴近前胸，若患侧下肢不能伸直，则为阳性。

（3）膝关节结核

1）关节积液：早期可见髌上囊肿大，浮髌试验呈阳性。后期因持续积液和失用性肌萎缩，可使膝部呈典型的梭形肿胀。

2）畸形和脱位：全关节结核时，患肢因疼痛而呈屈曲畸形，并逐渐演变为屈曲挛缩、半脱位或膝外翻。病情严重时，髋关节强直、跟腱挛缩，患肢呈现屈髋、屈膝、足下垂畸形，足尖着地。

**（二）辅助检查**

1．实验室检查　患者可有轻度贫血，白细胞计数一般正常，发生混合感染时，白细胞计数可增高。结核活动期，红细胞沉降率加快。

2．影像学检查

（1）X 线检查：早期改变不明显，2 个月后可显示病变。可见骨质破坏或增生，关节间隙变窄或消失，关节脱位与畸形等。

（2）CT：可发现 X 线检查不能发现的部分病灶，可清晰显示病灶、死骨和寒性脓肿。

（3）MRI：具有早期诊断价值，脊柱 MRI 检查还可观察脊髓受损情况。

（4）B 超检查：可探查寒性脓肿的位置和大小。

（5）关节镜检查及滑膜活检：对诊断滑膜结核有一定的价值。

**（三）与疾病相关的健康史**

评估患者的年龄，既往有无结核病史或与结核病患者密切接触史，有无外伤、营养不良、过度劳累等引起抵抗力下降的因素。了解抗结核药物的用药史等。

**（四）心理社会状况**

评估患者及家属是否因预后差，患者的形象和自理能力受损，甚至可能截瘫而产生负面情绪，以及对长期治疗的心理承受能力和期望。另外，还应评估患者家庭的经济承受能力等。

**（五）治疗原则**

1．非手术治疗

（1）全身支持治疗：注意保证患者休息、改善营养状况，对贫血严重或反复发热且不退热

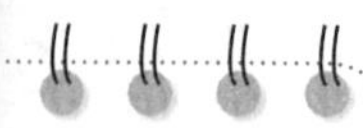

者，可少量多次输血。发生混合感染时，可应用抗生素。

（2）抗结核药物治疗：常用的抗结核药物有异烟肼、利福平、吡嗪酰胺、链霉素及乙胺丁醇。一般主张联合应用 2 ～ 3 种药物，用药时间不少于 1 年。

随堂测 43-2

（3）局部制动：目的是保持关节处于功能位，防止发生病理性骨折，预防与矫正患肢畸形。制动的方法有夹板、石膏绷带和牵引等。一般小关节固定 4 周，大关节固定 12 周左右。

（4）局部注射抗结核药物：常用药物为异烟肼。此法用药量小、局部药物浓度高、不良反应少。适用于单纯滑膜结核及寒性脓肿穿刺抽出脓液后，但寒性脓肿反复穿刺注药有诱发混合感染和窦道的可能，不主张反复进行。

2．手术治疗

（1）脓肿切开引流：适用于寒性脓肿合并混合感染、中毒症状明显或全身情况差，不能耐受病灶清除术的患者。但应注意切开引流后易形成慢性窦道。

（2）病灶清除术：通过手术将脓液、死骨、结核性肉芽组织与干酪样坏死物质等彻底清除。因手术可能造成结核分枝杆菌经血行播散，故术前应进行全身抗结核治疗 2 ～ 4 周。

（3）矫形手术：根据患者病情，可选择进行关节融合术、关节成形术、截骨术等，以改善关节功能。

对于脊柱结核伴截瘫患者，原则上应在术前积极处理合并症后，尽早予以手术治疗，无须进行急诊手术。

## 【主要护理诊断 / 问题】

1．营养失调（低于机体需要量） 与结核长期消耗有关。

2．疼痛 与骨关节结核和手术创伤有关。

3．（卫生、进食、如厕）自理缺陷 与体质虚弱或医嘱制动有关。

4．潜在并发症：抗结核药物不良反应。

## 【护理措施】

### （一）非手术治疗的护理及术前护理

1．加强营养 给予高热量、高蛋白、高维生素饮食，注意膳食均衡。对经口摄入不足者，可遵医嘱提供肠内或肠外营养支持。对严重贫血、低蛋白血症患者，可遵医嘱分次输注新鲜血或白蛋白等，使血红蛋白保持在 100 g/L 以上。

2．疼痛护理 嘱患者注意休息。疼痛严重者，应卧床休息，局部予以制动，以减轻疼痛，防止病理性骨折、关节畸形和截瘫的发生及发展，并做好相应的生活护理。必要时遵医嘱予以使用镇痛药物。

3．生活护理 患者常有多汗、乏力和活动困难等表现，特别是脊柱结核伴截瘫者，生活自理能力下降。因此，应加强基础护理，经常帮患者擦身、更换衣物和按摩受压部位，保持床铺干燥、整洁。

4．抗结核药物治疗的护理

（1）观察药物疗效：用药后，应注意观察患者是否有体温下降、食欲改善、体重增加、局部疼痛减轻以及红细胞沉降率恢复正常或接近正常。如有上述改变，则说明药物治疗有效。

（2）观察药物不良反应：用药期间，应注意观察药物的不良反应，如异烟肼可引发末梢神经炎、肝损害和精神症状，利福平、吡嗪酰胺可导致胃肠道反应和肝损害，链霉素有肾毒性和耳毒性，乙胺丁醇偶尔可导致视神经炎。用药过程中，若患者出现眩晕、口周麻木、听力异常、肢端麻木、胃部不适、肝区疼痛、黄疸、尿常规改变等异常表现，应及时通知医师调整用药。

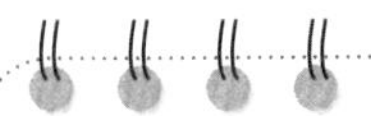

（二）术后护理

1．病情观察　监测患者的生命体征，观察肢端温度、色泽，患者皮肤弹性和尿量等。胸椎结核术后，若患者出现胸闷、术侧呼吸音减弱，叩诊呈鼓音，则应考虑是否发生胸膜损伤，须立即报告医师处理。

2．体位　待患者麻醉清醒、血压平稳后，可调整至合适的体位。脊柱结核术后，患者应改为侧卧位或俯卧位，以保持脊柱伸直，避免扭曲。髋关节术后，患者应取患肢外展 15°、伸直中立位。膝关节术后，应将患者下肢抬高、膝关节屈曲 10°～15°。

3．用药护理　术后应继续进行抗结核治疗 3～6 个月。对于无混合感染者，应用广谱抗生素治疗 1 周左右。对于有混合感染者，应用抗生素 2～3 周，直至切口愈合。

4．卧床期间的护理　结核手术后，患者卧床时间较长。对术后脊柱不稳的患者，必要时还需予以局部制动，以免导致病灶感染复发或截瘫等，故应对卧床患者提供生活护理。对脊柱结核合并截瘫者，术后应按截瘫患者常规护理程序提供护理，预防肺部感染、压力性损伤、泌尿系感染等长期卧床并发症。

5．功能锻炼　在病情允许的情况下，应鼓励和协助患者进行功能锻炼。腰椎结核术后第 2 天，患者即可进行直腿抬高练习，活动下肢各关节，防止关节粘连、强直。对合并截瘫或脊柱制动不稳定者，应鼓励其进行抬头、扩胸、深呼吸和上肢活动。活动量视患者病情和体力而定，注意循序渐进，持之以恒。

（三）健康教育

1．用药指导　应向患者说明骨关节结核有复发的可能，必须长期坚持用药，不得随意停药。向患者讲解抗结核药物的剂量、用法、不良反应及其表现特点，并教会患者进行自我观察。告知患者用药过程中应定期到医院复诊，若出现耳鸣、听力改变、肢端麻木等异常情况，须立即停药并及时复诊。

2．自我保健　骨关节结核是全身性感染的局部表现，机体抵抗力下降和卫生习惯不良易导致发病，因此。应指导患者保持良好的心态，注意加强营养，充分休息，做好个人卫生，及时治疗身体其他伴发疾病，减少发病的可能性。

**科研小提示**

骨关节结核患者需要长期使用抗结核药物治疗，可探索促进患者服药依从性的护理方案。

## 小　结

（一）化脓性骨髓炎

1．病因　本病好发于长骨干骺端。急性血源性骨髓炎最常见的致病菌为金黄色葡萄球菌，外伤可作为本病的诱因。若治疗不及时或不彻底，则急性骨髓炎可转变为慢性骨髓炎。

2．临床表现　急性血源性骨髓炎起病急骤，患者有全身感染中毒症状，疼痛出现较早。慢性骨髓炎病变静止期，患者可无症状，急性发作期可有急性骨髓炎的表现。病程较长者可有患肢畸形、窦道形成、病理性骨折等。

3．治疗原则　急性血源性骨髓炎早期，需要足量应用抗生素，给予支持治疗，患肢予以制动，进行手术减压，做闭式引流灌洗。对慢性骨髓炎患者，应予以切开引流。若患者病情反复发作，或存在无效腔、死骨或窦道形成，则需进行手术治疗。

4．护理措施　对高热患者，应予以降温，缓解疼痛，避免意外伤害。术后做好闭式引流灌洗的护理，指导患者尽早进行功能锻炼。另外，还应及时关注患者的心理状态。

（二）化脓性关节炎

1．病因　最常见的致病菌是金黄色葡萄球菌。

2．临床表现　起病急骤，病变关节疼痛剧烈，出现功能障碍。

3．治疗原则　包括全身支持治疗、关节腔内注射抗生素、关节腔灌洗、切开引流等。

4．护理措施　同化脓性骨髓炎患者的护理。

（三）骨关节结核

1．病因　本病为继发性结核，以脊柱结核最常见。

2．临床表现　患者可有全身结核中毒症状，局部表现为关节疼痛、肿胀、畸形、功能障碍、寒性脓肿及窦道形成。

3．处理原则　包括全身支持治疗、抗结核治疗及局部固定，配合手术治疗。

4．护理措施　术前应注意加强营养，鼓励患者适当活动，缓解疼痛，注意用药护理，预防药物不良反应的发生。术后应做好病情观察，继续用药和指导患者进行功能锻炼。

## 思考题

患者，女性，36 岁。胸背部疼痛 4 个月，体温 37.6℃，夜间盗汗。

体格检查：棘突叩击痛。X 线检查显示 $T_{9\sim10}$ 椎体溶骨性破坏，椎间盘受累。诊断为 $T_{9\sim10}$ 椎体结核。

请回答：

1．针对该患者，应采取哪些治疗措施？

2．目前主要的护理措施有哪些？

（何　洁）

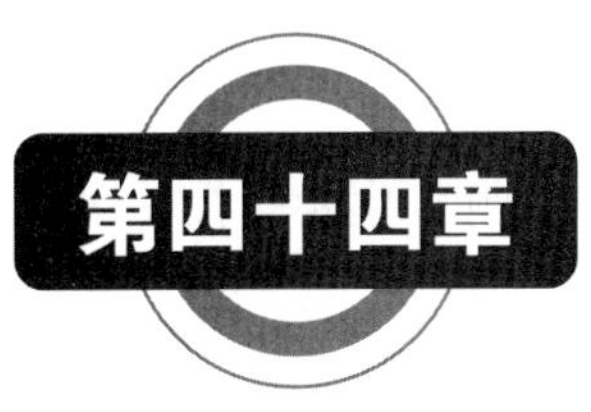

# 第四十四章 骨肿瘤患者的护理

第 44 章数字资源

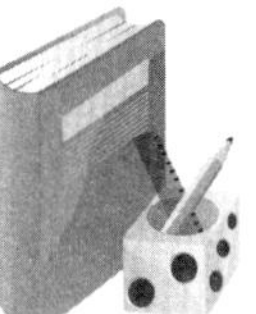

导学目标

通过本章内容的学习，学生应能够：

◆ **基本目标**

1. 描述常见良、恶性骨肿瘤的病理改变。
2. 复述骨肿瘤的处理原则。
3. 解释骨软骨瘤、骨巨细胞瘤、骨肉瘤、骨髓瘤的临床表现。
4. 运用所学知识，为骨肿瘤患者提供合理的术后护理。

◆ **发展目标**

综合运用所学知识，正确评估骨肿瘤患者，并为其制订护理计划。

◆ **思政目标**

培养爱伤观念和人文意识，构建和谐医患关系。

## 第一节 概 述

骨肿瘤是指发生在骨组织细胞或其附属组织的肿瘤，包括良性和恶性肿瘤。良性骨肿瘤易根治，预后良好，但也可发生恶变。恶性骨肿瘤包括原发性或继发性肿瘤，病情发展迅速，预后不佳，死亡率高。骨肿瘤的发病与年龄有关，骨肉瘤多见于儿童和青少年，骨巨细胞瘤多见于成人，骨髓瘤多见于老年人，软骨肉瘤和骨纤维肉瘤好发于 11 ~ 50 岁。多发性骨软骨瘤可恶变为软骨肉瘤。骨肿瘤好发于长管状骨的干骺端，如股骨下端、胫骨上端、肱骨上端。

随堂测 44-1

### 【病因】

骨肿瘤的病因复杂，尚未明确。内因有基因学说、内分泌学说等；外因有化学物质和内外照射慢性刺激学说、病毒感染学说等。

### 【护理评估】

（一）临床表现

1．局部表现

(1) 疼痛与压痛：疼痛为恶性骨肿瘤患者的主要症状，早期呈间歇性。随着病情的进展，疼痛可逐渐加重，并发展为持续性疼痛，且有压痛。多数患者因夜间疼痛加剧而影响睡眠。发生在脊柱的肿瘤可引起放射痛，根据部位不同可导致颈肩痛、肋间神经痛和腰腿痛。良性肿瘤患者多无疼痛和压痛，或仅有轻度疼痛。

(2) 肿胀或肿块：良性肿瘤患者以肿块为首发症状，常偶然被发现。肿瘤生长缓慢，对周围关节功能影响不大。恶性肿瘤患者局部肿块和肿胀发展迅速，可触及骨膨胀、变形。如肿瘤穿破到骨外，则可形成固定的软组织肿块，表面光滑或者凹凸不平，局部皮肤发热，浅静脉怒张。

(3) 压迫症状：巨大良、恶性肿瘤，肿块可压迫血管、神经、肌肉，引起相应的症状。脊柱肿瘤可压迫脊髓而导致截瘫。向颅腔和鼻腔内生长的肿瘤，可导致脑组织受压和呼吸不畅的症状。盆腔肿瘤可压迫直肠与膀胱，导致排便及排尿困难。

(4) 功能障碍：发生在长管状骨干骺端的肿瘤，因疼痛、肿胀导致邻近关节功能障碍，可造成相应部位肌萎缩。肿瘤压迫可导致相应器官功能障碍。

(5) 畸形：因肿瘤可影响肢体骨骼发育，所以易导致畸形，尤以下肢为著。

(6) 病理性骨折：轻微外力作用即可引起骨折，骨折部位肿胀、疼痛剧烈。椎骨发生病理性骨折波及脊髓时，可合并截瘫。

2. 全身表现　由于肿瘤消耗、疼痛、毒素刺激，患者可出现失眠、食欲缺乏、精神萎靡、进行性消瘦、贫血、恶病质等。

**（二）辅助检查**

1. 实验室检查　检测血钙、血磷、碱性磷酸酶和酸性磷酸酶的变化，如患者有广泛溶骨性反应，则可表现为血钙升高。成骨性肿瘤（如骨肉瘤）患者血清碱性磷酸酶可明显增高。

2. 影像学检查　是诊断骨肿瘤的重要检查方法。① X 线检查：良性骨肿瘤形态规则，密度均匀，多为外生性生长，与周围正常骨组织界限清楚，无骨膜反应。恶性骨肿瘤形态不规则，边缘模糊不清，溶骨现象明显，骨质破坏、变薄、断裂，如骨肉瘤患者常出现骨膜反应，可见“Codman 三角”和“日光射线征”。② CT 和 MRI 检查：能较早发现病变组织，诊断率高。③放射性核素检查：可用于骨转移瘤的早期诊断。

3. 病理学检查　是确定肿瘤性质最可靠的诊断方法，包括切开活检和穿刺活检。

4. 其他检查　通过电子显微镜技术、免疫组化技术、流式细胞技术，可了解骨肿瘤的分化程度，良、恶性，疗效及预后等。

**（三）与疾病相关的健康史**

评估患者的年龄、发病部位，有无原发肿瘤病史及肿瘤家族史等。

**（四）心理社会状况**

评估患者有无因肿瘤、疼痛、截肢而引起焦虑、恐惧等负性情绪和体象紊乱等问题。评估患者对疾病的认知程度和家庭支持情况。

**（五）治疗原则**

1. 良性肿瘤　多以手术治疗为主，包括病灶刮除植骨术及外生肿瘤切除术。

(1) 病灶刮除植骨术：将局部病灶刮除，并植入自体骨或以生物活性骨修复材料填充。术后一般不复发，预后良好。

(2) 外生肿瘤切除术：对骨软骨瘤和骨样骨瘤等外生性骨肿瘤，可在肿瘤基底部正常骨质处将其完整切除。

2. 恶性肿瘤　以手术治疗为主，辅以化疗、放疗和生物治疗等综合治疗。

(1) 手术治疗：包括截肢术、关节离断术和保肢手术。①截肢、关节离断术：适用于晚期骨质破坏广泛以及对其他辅助治疗无效的患者。应掌握手术适应证，并考虑是否需要术后安装假肢等情况。②保肢手术：近年来采取保留肢体的“局部广泛切除加功能重建”辅以化疗等措施，如瘤骨骨壳灭活再植术、异体骨半关节移植术、人工假体置换术等。

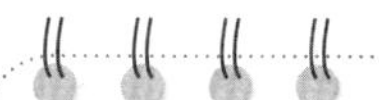

（2）化学治疗：术前进行 6 ～ 8 周化疗，术后再进行 4 ～ 6 个月化疗。术前及术后大剂量化疗是治疗原发性恶性骨肿瘤的标准模式。另外，还可采用动脉内持续化疗及区域灌注化疗，常用药物有多柔比星及大剂量甲氨蝶呤等。

（3）放射治疗：术前及术后配合放疗可控制病变和缓解疼痛，降低局部复发率。对病变广泛不能进行手术者，可单独予以放疗。尤因肉瘤对放疗敏感，骨肉瘤对放疗不敏感。

（4）其他疗法：如肿瘤血管栓塞治疗，该治疗是应用血管造影技术施行血管栓塞，从而达到治疗的目的。另外，采用温热 - 化学疗法可起到热疗与化疗的叠加作用。

## 【主要护理诊断 / 问题】

1．焦虑、恐惧、预感性悲哀　与担心疾病预后或肢体缺失有关。

2．疼痛　与肿瘤浸润生长、手术伤口有关。

3．体象紊乱　与截肢有关。

4．（卫生、如厕、进食）自理缺陷　与伤口疼痛、卧床或截肢有关。

5．潜在并发症：病理性骨折。

## 【护理措施】

### （一）非手术治疗护理与术前护理

1．心理护理　①做好解释工作，尤其恶性骨肿瘤患者多有恐惧、悲观等心理反应，应关心、安慰患者，及时消除患者的顾虑。②对接受综合治疗的患者，要向患者及其家属说明化疗的重要性，使其接受并配合治疗。③帮助截肢患者接受并正视手术后肢体残缺的事实。

2．疼痛护理　为提高恶性肿瘤患者的生活质量，减轻患者的痛苦，应根据 WHO 推荐的癌症三阶梯止痛疗法，遵医嘱予以镇痛处理。

3．病情观察　观察肿瘤患者的病情变化，若肿块在短时间内增长迅速、出现疼痛或疼痛加重，应及时通知医师进行处理。

4．营养支持　对于恶性骨肿瘤患者和进行化疗的患者，应给予高热量、高蛋白和高维生素饮食，确保患者摄入足够的水分，必要时可采用肠外营养支持。

5．预防病理性骨折　下肢肿瘤患者易发生病理性骨折，应嘱患者避免下肢负重，活动时注意保护病变部位。

6．功能锻炼　对进行下肢手术者，术前 2 周开始指导其做股四头肌等长舒缩锻炼，为手术后的康复打下基础。

7．化疗的护理

（1）观察化疗效果：如疼痛减轻、肿块缩小、局部活动改善或恢复正常，影像学检查可见瘤体缩小，骨肉瘤患者实验室检查显示碱性磷酸酶降至正常，则说明化疗效果较好。

（2）不良反应的观察与护理：化疗的不良反应包括恶心、呕吐等胃肠道反应，骨髓抑制，肝、肾功能损害，脱发，血管及皮肤组织损伤等，具体护理措施参见第九章肿瘤患者的护理相关内容。

### （二）术后护理

1．病情观察　①观察患肢有无疼痛及疼痛性质的变化；②观察伤口和肢体远端的肿胀程度，以及患肢的感觉、运动、皮肤温度和血运情况；③观察患者有无术后并发症的发生，发现异常应及时报告医师。

2．引流管的护理　妥善固定引流管，保持引流管通畅，观察引流液的性状和量，并做好记录。

3．体位　术后应抬高患肢，以促进血液回流，减轻肢体肿胀。

4．生活护理　①因伤口疼痛、医嘱卧床或截肢，可影响患者的生活自理能力，护理人员应协助患者进食、排便等；②创造良好的条件，确保患者有足够的休息和睡眠；③对不能下床活动的患者，可用轮椅将其推到户外活动。

5．功能锻炼　①术后 48 h 开始，应指导患者进行肌肉收缩锻炼，以改善血液循环，防止关节粘连，减少失用性肌萎缩的发生；②术后 3 周，可指导患者进行手术部位远、近侧关节的轻度活动，但不可负重；③术后 6 周，可指导患者进行全身活动，并协助患者利用拐杖、轮椅等助行工具下床活动。

**科研小提示**

*骨肿瘤患者的疼痛护理与其他肿瘤患者存在明显差异，可探索骨肿瘤患者的疼痛管理模式。*

（三）健康教育

1．保持身心健康，提高生活质量　鼓励患者树立战胜疾病的信心，消除消极情绪，积极锻炼身体，增强自理能力，提高生活质量。

2．正确使用拐杖　当患者下肢不能负重时，必须使用双拐，应教会患者根据身高和上臂长度调节拐杖，以便在直立或行走时，对身体起到支撑作用。对初次下床活动的患者，要防止其失去重心而发生跌倒。

3．定期复查　告知患者定期到医院接受检查并进行化疗，若发现病情变化，则应随时复诊。

## 第二节　常见骨肿瘤

### 一、骨软骨瘤

骨软骨瘤（osteochondroma）是最常见的良性骨肿瘤，多见于 11 ～ 20 岁青少年，好发于长骨干骺端，尤以股骨下端、胫骨上端最为多见，其次为肱骨上端。

#### 【病理】

肿瘤结构包括正常骨组织及其表面覆盖的软骨帽，中间为髓腔，肿瘤骨组织由软骨帽逐渐骨化而成。肿块可随着身体发育而逐渐增大，当骨骺线闭合后，肿瘤生长即可停止。骨软骨瘤可呈单发性和多发性，单发性骨软骨瘤又称骨软骨性外生骨疣，最多见。多发性骨软骨瘤又称骨软骨瘤病，具有恶变倾向，多数患者有家族遗传史。

#### 【护理评估】

（一）临床表现

患者可长期无症状，大多为无意中发现骨性包块。若肿瘤压迫周围组织或表面滑囊而发生炎症，则可产生疼痛。如果肿块体积迅速增大，软骨帽增厚至 1 cm 以上，则须考虑恶变的可能。

（二）辅助检查

X 线检查在干骺端可见皮质突向软组织的骨性突起，其骨皮质和骨松质以窄小或宽广的蒂

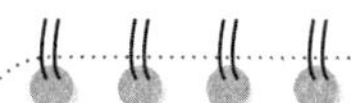

与正常骨相连，彼此的髓腔相通，突起表面为软骨帽，厚薄不一，有时可呈不规则的钙化影。

（三）与疾病相关的健康史

评估患者既往是否有骨与关节炎症、结核、损伤等，有无多发性骨软骨瘤家族史。

（四）心理社会状况

评估患者是否对病变的性质有怀疑和担心，是否产生焦虑、恐惧等负性情绪。评估患者对疾病的认知程度和家庭支持情况。

（五）治疗原则

一般不需要治疗。对肿瘤生长较快、出现疼痛和影响关节活动者或有压迫症状者，应进行手术治疗。

### 【主要护理诊断 / 问题】

1．疼痛　与肿瘤压迫周围组织或发生炎症有关。

2．潜在并发症：病理性骨折。

### 【护理措施】

1．缓解疼痛　观察肿块的变化，有无在短时间内迅速增长并压迫周围组织而引起疼痛的现象。对疼痛较轻者，可通过转移注意力的方法缓解疼痛，必要时可遵医嘱给予止痛药物。

2．活动与休息　注意保护患部，可适当活动，但应注意避免下肢负重，以防止发生病理性骨折。

## 二、骨巨细胞瘤

骨巨细胞瘤（giant cell tumor of the bone）是一种常见的骨肿瘤，是具有潜在恶性或介于良、恶性之间的溶骨性肿瘤，多见于 20 ～ 40 岁青壮年，好发于下肢长骨干骺端。

### 【病理】

肿瘤组织可能起源于骨髓结缔组织间充质细胞，以单核细胞和多核巨细胞为主要结构。按细胞分化程度可将其分为 3 级：Ⅰ级偏良性；Ⅱ级为侵袭性；Ⅲ级为恶性。基质细胞越多，核分裂象越多，多核巨细胞数量越少，则肿瘤恶性程度越高。

### 【护理评估】

（一）临床表现

主要症状为疼痛、压痛和局部肿胀。若肿瘤侵及关节软骨，则可引起运动受限，其程度与肿瘤的生长速度有关。当肿瘤增大而使表面骨皮质膨胀、变薄时，压之可有捏乒乓球样感觉。

（二）辅助检查

X 线检查可见病灶呈偏心位溶骨性破坏，无骨膜反应。病灶区骨皮质膨胀、变薄，呈肥皂泡样改变。血管造影可显示肿瘤血管丰富，并有动静脉瘘形成。

（三）与疾病相关的健康史

评估患者既往是否有骨与关节疾病史。了解患者近期是否有病变局部肿胀、疼痛或关节活动受限等异常情况。

（四）心理社会状况

评估患者是否因疾病具有潜在恶性、放疗及化疗、手术而产生恐惧心理。评估患者对疾病的认知程度和家庭支持情况。

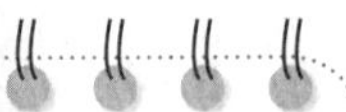

（五）治疗原则

以手术治疗为主。采用切除术加灭活处理，并植入自体骨、异体骨或骨水泥，但易导致复发。对于肿瘤复发者，应行节段切除术或截肢术。对难以施行手术者，可予以放疗，但照射后有恶变的可能。

## 【主要护理诊断 / 问题】

1．焦虑、恐惧　与担心疾病恶变有关。

2．急性 / 慢性疼痛　与肿瘤生长速度快、压迫周围组织有关。

3．潜在并发症：病理性骨折。

## 【护理措施】

1．心理护理　若患者担心肿瘤恶变，可向其介绍疾病相关知识，使其了解肿瘤恶变可能出现的临床表现、治疗方法和预后等，以稳定患者情绪，减轻焦虑心理。

2．疼痛护理　帮助患者取舒适体位，转移其注意力或应用止痛药，以减轻疼痛。

3．病情观察　观察肿瘤的变化，有无压迫周围组织而产生疼痛等症状。

4．预防病理性骨折　指导患者活动时注意保护患肢，避免负重，以预防病理性骨折的发生。

**案例 44-1A**

患者，女性，23 岁，半年前无明显诱因出现左膝关节疼痛，近 1 个月来疼痛加重，疼痛部位可触及肿块，行走时出现明显跛行。

**请回答：**

1. 该患者的疾病诊断最可能是什么？
2. 目前的护理评估要点有哪些？

## 三、骨肉瘤

骨肉瘤（osteosarcoma）是原发性恶性骨肿瘤中最常见、恶性程度最高的肿瘤，多发生在骨骼生长发育的旺盛时期，多见于 11 ~ 20 岁，其次为 21 ~ 30 岁，年龄越大，发病率越低。好发部位为长骨干骺端，依次为股骨远端、胫骨近端、肱骨近端的干骺端。

## 【病理】

肿瘤常形成梭形瘤体，可累及骨膜、骨皮质及髓腔，病灶切面呈鱼肉状，为棕红色或灰白色。肺转移发生率较高。

## 【护理评估】

（一）临床表现

1．局部表现　以局部疼痛为主要症状。早期为间歇性，之后逐渐发展为持续性剧痛，伴明显压痛。在肢体疼痛部位可触及肿块，肿块增长迅速，表面皮温升高，可见浅静脉怒张。下肢疼痛可导致跛行、邻近关节活动受限和肌萎缩，易发生病理性骨折。

2．全身表现　患者一般情况较差，表现为发热、体重减轻、贫血、恶病质。肿瘤增长迅速者，早期可发生肺转移，导致全身情况恶化。

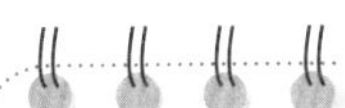

知识链接

**骨肿瘤的最新分类**

WHO 2020 年骨肿瘤的分类主要按软骨源性肿瘤、成骨源性肿瘤、纤维源性肿瘤、骨血管性肿瘤、富于破骨细胞样多核巨细胞的肿瘤和骨造血系统肿瘤等类别进行。骨软骨瘤（9210/0）、骨巨细胞瘤（9250/1）和骨肉瘤（9180/3）分别属于上述类别中的软骨源性肿瘤、富于破骨细胞样多核巨细胞的肿瘤和成骨源性肿瘤。括号中为肿瘤的形态学代码，来自肿瘤学国际疾病分类（ICD-10）编码第 3 版第二次修订：0 代表良性，1 代表不确定、交界性或生物学行为未定，2 代表原位癌 / 上皮内瘤变Ⅲ级，3 代表原发恶性，6 代表转移。

（二）辅助检查

X 线检查的典型表现为溶骨性破坏。X 线表现可分为 3 种类型：①硬化型，由肿瘤骨化及钙化的软骨组成。②溶骨型，表现为骨质破坏，无明显肿瘤骨形成。③混合型，有硬化型和溶骨型的表现。骨膜反应明显，呈侵袭性发展，在骨皮质有骨膜掀起形成三角形的新生骨，称为“Codman 三角”；或从骨皮质发出与骨干纵轴垂直或呈放射状的新生骨，呈现特异性放射状骨密度增高影，称为“日光射线征”（图 44-1）。

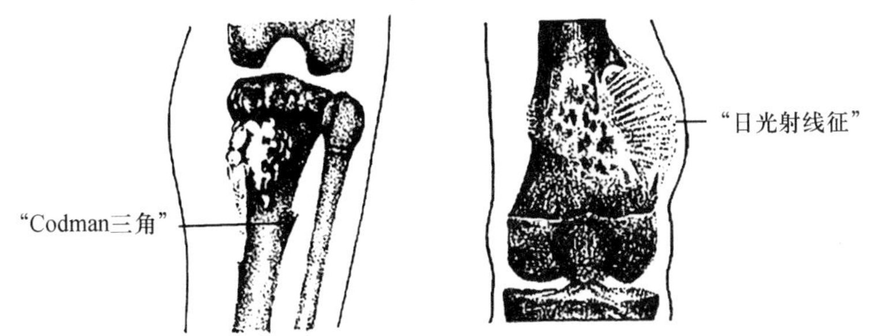


**图 44-1　骨肉瘤的 X 线表现**

（三）与疾病相关的健康史

评估患者有无骨与关节疾病史。了解患者局部疼痛、肿胀的发生时间及肿瘤进展速度等情况。了解患者有无关节活动受限等异常情况。

（四）心理社会状况

评估患者是否因病情重、发展快或因需要截肢而产生恐惧、绝望、预感性悲哀等情绪反应。评估患者能否正视和接受身体残缺。评估患者对疾病的认知程度和家庭支持情况。

（五）治疗原则

本病以手术治疗为主。根据肿瘤浸润范围，可采用根治性瘤段切除术、灭活再植术、植入假体的保肢手术或截肢术。术前、术后进行化疗，也可采用经导管介入化疗。近年来，因早期诊断技术和化疗的迅速发展，5 年存活率提高至 50%以上。对于不能进行手术的患者，可采用放射治疗。

随堂测 44-2

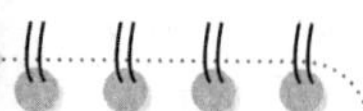

**案例 44-1B**

诊断为骨肉瘤，行左下肢截肢术。术后第 3 天，患者仍感觉左下肢远端剧烈疼痛。

**请回答：**

1. 该患者目前最可能发生的术后并发症是什么？
2. 还需要关注哪些并发症？如何防治？

## 【主要护理诊断 / 问题】

1．焦虑、恐惧、预感性悲哀　与担心疾病预后或肢体缺失有关。

2．疼痛　与肿瘤浸润生长、手术伤口有关。

3．(沐浴、如厕、进食）自理缺陷　与肢体疼痛、截肢术后行动不便、医嘱要求卧床等有关。

4．潜在并发症：肢体残端出血、幻肢痛、关节挛缩、神经瘤等。

## 【护理措施】

### （一）非手术治疗的护理与术前护理

1．心理护理　应向患者及家属做好解释工作，使患者认识到截肢手术的安全性、治疗效果及对挽救生命的意义。帮助患者接受截肢术后肢体残缺的现实，说明假肢安装对身体形象的弥补和修饰作用，及时消除患者的顾虑。

2．疼痛护理　①帮助患者采取舒适体位，鼓励其参加娱乐活动，以转移注意力。②在疼痛开始或加重前，给予止痛药，如给予阿司匹林等非阿片类止痛药。若患者疼痛未缓解，可加用可待因或布桂嗪等药物，仍无效时，再使用阿片类制剂，如吗啡和哌替啶。

3．生活护理　由于肢体疼痛、截肢或医嘱要求卧床等，可影响患者的生活自理能力。应协助患者完成洗漱、进食、排便等日常活动，也可指导患者借助辅助行走工具等，使其尽快恢复正常生活。

### （二）术后护理

1．病情观察　观察患者术后是否出现残肢痛和幻肢痛。观察伤口和肢体远端肿胀程度，患肢感觉、运动、皮肤温度和血运情况。注意肢体残端有无水肿、渗液、皮肤坏死及术后并发症的征象。

2．体位　术后应抬高患肢。膝部手术后，膝关节屈曲 15°，踝关节屈曲 90°，髋关节呈外展中立位，以防止发生膝关节内收、外旋脱位。

3．截肢术后并发症的观察与护理

(1) 出血和血肿：①为避免肢体残端积血和水肿，应用棉垫加弹性绷带包扎，不可在残肢近端加压，以免肢体远端水肿和缺血。②床旁备止血带、沙袋，若伤口出血量大，则在其近端予以结扎。髋关节离断术后，若患者发生股动脉出血，则可予以沙袋压迫止血。③止血带切忌扎在前臂和小腿部位，以避免止血效果不佳。④引流物一般于术后 48 ~ 72 h 取出，若取出引流物后出现残端血肿，则可在无菌条件下穿刺抽吸，并予以加压包扎。对严重出血或反复形成血肿的患者，需要进行手术止血。

(2) 幻肢痛：是指患者感到已切除的肢体仍然有疼痛或其他异常感觉。幻肢痛属于精神因素性疼痛，药物治疗虽有止痛和暗示作用，但效果不明显。护理人员术后应引导患者注视肢体

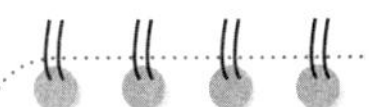

残端，感到疼痛时嘱其轻轻敲打残端肢体，以确认残肢，消除幻肢痛。应鼓励安装临时性假肢的患者尽早下床活动，对残肢进行热敷和间歇性加压刺激，一般数月后可安装永久性假肢，幻肢痛有望自然消失。对顽固性幻肢痛者，除采取药物治疗、心理治疗和物理治疗外，还可行神经切断术。

(3) 神经瘤：是由被切断的神经断端再生神经纤维而形成。瘤体一旦被触碰，即可产生针刺样痛，并且沿神经放射，此时应及时使用镇痛药和镇静药。术后理疗、热敷、按摩、加强运动和适当变动假肢套筒可减轻疼痛。对顽固性疼痛者，可切除局部瘢痕组织和神经瘤，使神经断端回缩到正常的肌肉间隙中。

(4) 关节挛缩：由于肢体残端疼痛、感染、肌肉痉挛、残肢肌力不平衡、患肢固定于功能位、未进行关节功能锻炼等，可导致残肢上方发生关节挛缩，严重影响假肢的安装。①术后应及时给予镇痛药，解除痉挛，并注意预防肢体残端感染。②对下肢截肢患者，抬高残肢不可超过 2 d，应注意及时将残肢维持在伸展位或功能位。③对大腿截肢患者，应防止髋关节屈曲、外展挛缩；对小腿截肢患者，应避免膝关节屈曲挛缩。④对关节发生轻、中度挛缩的患者，可通过强化肌肉力量运动，使关节的屈伸和平衡活动得到改善。⑤对病情严重者，应进行手术治疗。

**（三）健康教育**

1．加强功能锻炼　指导患者进行残肢锻炼，加强关节屈伸、灵活性及负重能力，为安装假肢做好准备。一般在残端伤口完全愈合后，患者即可开始锻炼，过早锻炼可引起疼痛。具体方法为：①用弹性绷带进行均匀压迫包扎，每天数次，以促进软组织收缩；②可对肢体残端进行按摩或拍打，用残端蹬踩柔软物品，逐渐过渡到蹬踩较硬的物体；③鼓励患者使用扶车、拐杖、手杖和吊架等辅助设备进行肌肉强度、关节活动性和平衡性训练。

2．促使肢体残端成熟　是指经过早期负重锻炼，使残端水肿消除，脂肪和肌肉不断萎缩，接受腔不断变大、变松，以利于假肢安装。具体方法是：在截肢术后，立即用石膏绷带在肢体残端敷料外缠绕，或于伤口拆线后在残端制作临时假肢，以促使残端成熟。此过程通常在 3 个月内完成。为适应变小、萎缩的残端，大腿接受腔可不断填充石膏末，小腿残端可增加穿戴袜套的层数。如果连续 3 周以上接受腔不再变大、变松，则说明残端已经成熟，即可考虑安装永久性假肢。

3．假肢的安装和使用　①应向患者说明假肢和辅助行走工具可以对身体形象和肢体功能有一定的弥补作用，可帮助患者修饰仪表，使其逐渐接受肢体残缺的现实，尽快恢复正常生活。②安装临时假肢并进行训练，术后 3 个月后可考虑安装永久性假肢。半年内未安装假肢的患者，也要进行肢体残端锻炼和临时假肢训练，并坚持到安装永久性假肢为止。

## 小　结

骨肿瘤包括良性和恶性肿瘤，前者以骨软骨瘤常见，后者以骨肉瘤常见。骨肿瘤好发于长管状骨干骺端，临床表现多为局部疼痛与压痛、肿胀或肿块、压迫症状、功能障碍、局部畸形，轻微外力作用即易引起病理性骨折。骨巨细胞瘤 X 线检查可呈肥皂泡样改变，骨肉瘤的 X 线表现为“Codman 三角”或“日光射线征”。另外，恶性肿瘤患者晚期可有进行性消瘦、贫血、恶病质等。良性肿瘤多以手术治疗为主。恶性肿瘤主要采用以手术治疗为主，辅以化疗、放疗和生物治疗的综合治疗。

非手术治疗的护理及术前护理主要包括疼痛护理、心理护理、观察病情变化、加强营养支持、预防病理性骨折，做好术前准备。术后护理包括病情观察、引流管的护理、

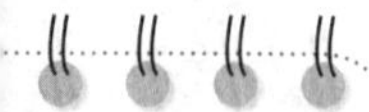

生活护理、功能锻炼、指导患者正确使用拐杖等辅助器具。对于恶性肿瘤（如骨肉瘤）患者，还需注意截肢术后并发症的护理，指导患者正视截肢的事实，尽快进行早期康复训练，促使肢体残端成熟，为安装假肢做准备。

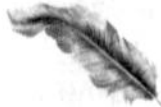

## 思考题

患者，男性，20 岁，3 个月前不明原因出现右膝部疼痛，活动后疼痛加重，伴跛行。

体格检查：右小腿上段有一 4 cm × 6 cm 大小的包块，边界不清，有压痛，局部皮温略高，右膝关节活动尚可。X 线检查：右胫骨干骺端可见不规则骨质破坏，可见层状骨膜反应。CT 检查显示：右胫骨上段骨结构异常，可见不规则破坏区及高密度影，周围可见放射状骨针，即“日光射线征”。

初步诊断为右胫骨中上段骨肉瘤。

请回答：

1．该患者符合骨肉瘤诊断的表现有哪些？

2．该患者目前存在哪些主要护理诊断 / 问题？

3．如对患者行截肢术，术后可能出现哪些并发症？

（何　洁）

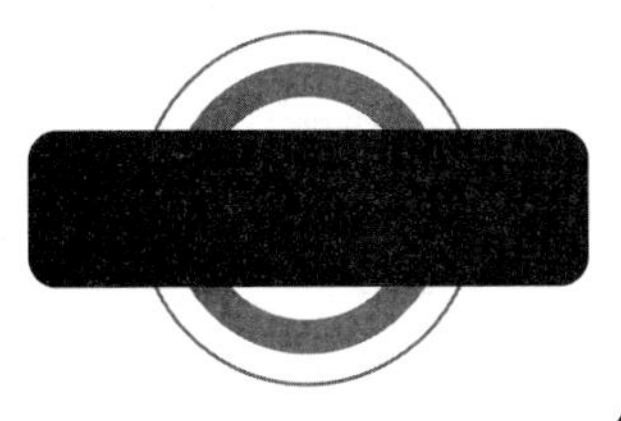

# 中英文专业词汇索引

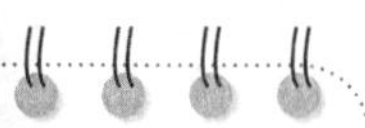



## E



## F



## G

## H



## J

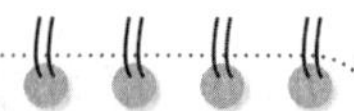



## K



## L



## M

## N



## P



## Q

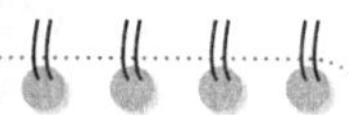



# R



# S



# T

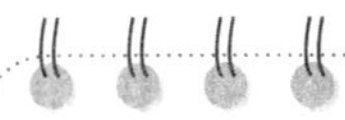

## Z